营养与医疗膳食学

第 2 版

主　编　胡　雯

副主编　于　康　成　果

编　委　（按姓氏笔画排序）

于　康	北京协和医院	张片红	浙江大学医学院附属第二医院
马文君	广东省人民医院 / 广东省医学科学院	张文青	山西医科大学第二医院
马向华	南京医科大学第一附属医院 / 江苏省人民医院	张勇胜	广西医科大学第一附属医院
		陈永春	河南省人民医院
王　建	陆军军医大学第二附属医院	周春凌	哈尔滨医科大学
王海宽	天津科技大学	郑锦锋	中国人民解放军东部战区总医院
叶文锋	中山大学附属肿瘤医院	赵　勇	重庆医科大学
成　果	四川大学华西临床医学院 / 华西第二医院	胡　雯	四川大学华西临床医学院 / 华西医院
刘英华	中国人民解放军总医院第一医学中心	柳　园	四川大学华西临床医学院 / 华西医院
刘景芳	复旦大学附属华山医院	饶志勇	四川大学华西临床医学院 / 华西医院
齐玉梅	天津市第三中心医院	施万英	中国医科大学附属第一医院
许红霞	陆军军医大学大坪医院	姚　颖	华中科技大学同济医学院附属同济医院
李　莉	新疆医科大学第一附属医院	顾中一	北京顾中一健康管理有限公司
李增宁	河北医科大学第一医院	翁　敏	昆明医学院第一附属医院
杨大刚	贵州医科大学附属医院	梁爱华	四川省旅游学院
杨建军	宁夏医科大学	葛　声	上海交通大学附属第六人民医院
辛　宝	陕西中医药大学	韩　磊	青岛大学附属医院

编写秘书　程　懿　王　艳　李晶晶　四川大学华西临床医学院 / 华西医院

人民卫生出版社

·北京·

图书在版编目（CIP）数据

营养与医疗膳食学 / 胡雯主编 . —2 版 . —北京：
人民卫生出版社，2022.6（2024.2重印）
ISBN 978-7-117-32352-9

Ⅰ.①营…　Ⅱ.①胡…　Ⅲ.①膳食营养　Ⅳ.
①R151.3

中国版本图书馆 CIP 数据核字（2021）第 225623 号

人卫智网	www.ipmph.com	医学教育、学术、考试、健康， 购书智慧智能综合服务平台
人卫官网	www.pmph.com	人卫官方资讯发布平台

营养与医疗膳食学

Yingyang yu Yiliao Shanshixue

第 2 版

主　　编：胡　雯
出版发行：人民卫生出版社（中继线 010-59780011）
地　　址：北京市朝阳区潘家园南里 19 号
邮　　编：100021
E - mail：pmph @ pmph.com
购书热线：010-59787592　010-59787584　010-65264830
印　　刷：天津市银博印刷集团有限公司
经　　销：新华书店
开　　本：850×1168　1/16　印张：37
字　　数：1146 千字
版　　次：2017 年 3 月第 1 版　　2022 年 6 月第 2 版
印　　次：2024 年 2 月第 2 次印刷
标准书号：ISBN 978-7-117-32352-9
定　　价：128.00 元

打击盗版举报电话：010-59787491　E-mail：WQ @ pmph.com
质量问题联系电话：010-59787234　E-mail：zhiliang @ pmph.com

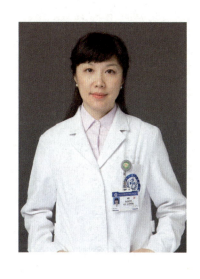

胡雯，教授，硕士生导师，四川省临床营养质量控制中心主任，四川大学华西医院临床营养科主任，四川省卫生科学技术营养与食品卫生学学术和技术带头人，中国老年医学学会科技成果转化工作委员会首席专家。现任中国老年医学学会副会长、中国老年医学学会营养与食品安全分会会长、中国医师协会营养医师专业委员会第三届委员会顾问、中国医疗保健国际交流促进会营养与代谢管理分会副主任委员、国家临床营养专业质控中心专家委员、第九届国家卫生健康标准委员会营养标准专业委员会委员、全国学校食品安全与营养健康工作专家组专家、全国特殊膳食标准化技术委员会委员、四川省营养师协会会长、四川省医师协会临床营养医师分会会长、四川省食品安全专家委员会特殊食品与食品添加剂安全分委员会副主任委员、中国营养学会理事、四川省营养学会副理事长等。《肿瘤代谢与营养电子杂志》副主编，*American Journal of Clinical Nutrition*（AJCN）中文版编委等。

近十年负责／主研 20 余项国家级、部省级科研课题；以第一作者或通讯作者发表 SCI／核心论文 60 余篇；制定／参编 10 余项营养指南／共识；主编／参编专著 20 余本。参与制定／修订《特殊医学用途配方食品（FSMP）临床管理专家共识（2021 版）》、国家卫生健康委员会优质医院评审标准中临床营养科评审标准及多项营养团体标准。

从事临床营养相关工作 30 余年，拥有丰富的医学营养学医、教、研、管经验。擅长诊治营养相关性疾病：常见慢性疾病、老年疾病、危重症患者、肿瘤患者、术后患者的营养管理，消瘦及肥胖患者体重管理。带领团队建立临床营养学本科专业；创新施行循证医学营养学科建设，坚持循证指导实践；首创住院营养师规范化培训；首创国内 H2H 营养管理模式，即以 NRASA 营养行动计划实现院内营养筛查、评价、干预全覆盖，以家庭营养随访体系行延续性营养管理，解决了患者由医院到家庭全病程营养管理的问题。

第一版序

"民以食为天"，营养是生命的物质基础，大部分疾病的代谢、病因及治疗都直接或间接与营养相关。所以在医学模式日新月异的今天，良好且系统的营养管理是身体健康、疾病治疗及生命长寿的保证，也是临床整体治疗的重要组成部分。

目前我国已将"推进健康中国建设"提升为国家战略。截至 2015 年 9 月底，全国医疗卫生机构数达 99.0 万个，总诊疗人次达 56.8 亿人次，而营养代谢类疾病及常见慢性病发病率更是居高不下。治疗膳食是疾病营养治疗的具象化体现，本质是一种医嘱，贯穿了疾病的预防和治疗全过程。在日常生活中，治疗膳食对降低此类疾病的发生及延缓病程进展、减少并发症，都具有独立、重要的治疗作用。在医院治疗期间，治疗膳食通过为患者提供合理、有效的营养支持干预，保证其在住院期间所摄入的膳食营养符合临床治疗要求，实现提高治愈率、降低死亡率、减少并发症等重要作用。

我国治疗膳食受众人群庞大，提供标准、规范的治疗膳食不仅可以改变住院患者的饮食行为，还可让患者出院后形成长期规范的饮食习惯，对于建立起延续、连贯、生态的营养管理机制——"Hospital to Home"（H2H）具有积极意义。我国现有的营养学专业图书中尚无涉及治疗膳食相关的教材和专著，更无结合临床实践与膳食制作的专业图谱。对于广大医务工作者，尤其是临床营养从业者，是一本兼具专业和实用意义的学习教材及工作实践手册。希望这本书能帮助人们收获更健康的未来！

陈君石

2016 年 11 月

前　言

随着综合医院现代化进程的推进,医疗膳食管理已逐步标准化。2011年卫生部发布的《三级综合医院评审标准实施细则》对临床营养科医疗膳食业务的规范化管理明确提出了高标准、高要求。为了指导和规范特殊膳食用食品的研发生产与临床应用转化,国家市场监督管理总局及其他相关部门近年又颁布了《特殊医学用途配方食品通则》等系列国家标准。由此第1版《医疗膳食学》顺势推出,旨在指导临床营养学专业学生及医院临床营养工作者实践医疗膳食设计及制备等临床实践技能。该版教材通过临床案例精确展现了膳食处方单的制定及医疗膳食配制过程,用精准称量的实物图片呈现了医疗膳食设计及制作的细节流程和方法,为临床营养学专业学生及工作者传递了当时最新、最全的规范化医疗膳食制备及实践经验,得到了广泛好评,并要求再版。因此我们在首版基础上更新并撰写了《营养与医疗膳食学》(第2版)。

本书围绕"医疗膳食"主题,分为"食物营养与科学烹饪、医疗膳食学总论、疾病膳食各论"三大板块内容,汇集了国内外最新临床营养研究与数据,阐述了各类营养素在烹饪中的变化,介绍了医院膳食规范化分类,涵盖了各系统疾病的医疗膳食,特别增加了"现代热点食品概述""饮食心理与营养治疗""乳糜胸""进食障碍"等内容。本书辅以"实重称量、实际拍摄"的规范化医疗膳食制作彩页,较首版有更高的"实物"直观体验感,创新性高、实践性强。本书以临床营养学、医学营养学及食品卫生与营养学等专业学生为主要读者对象,也可作为临床营养工作者的实用工作参考手册,广泛适用于各等级医院。

本书的编写人员均为临床营养学医疗、教学、科研相关专业领域的一线专家学者,经过十余次讨论、修订后最终成稿。在此,向参与编写的30余名专家学者表示衷心感谢;向全程参与本书设计、制作、拍摄及后期编辑等工作的华西团队表示感谢。限于学科认知水平、临床实践经验及学科日新月异的发展速度,本书不足、遗漏乃至错误之处在所难免,恳请广大读者批评指正,以供更正与更新。

谨以此书献给现在及将来的临床营养工作者们!不忘初心,方得始终!

胡　雯

2021年6月

目　录

第一篇　食物营养与科学烹饪

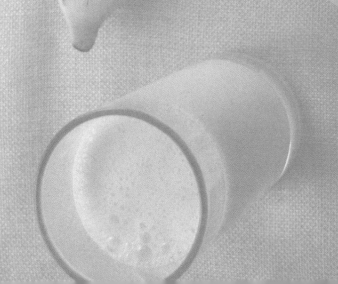

第一篇

食物营养与科学烹饪

　　食物营养（food nutrition）是指人体从食品中所能获得的能量和营养素的总称。食物营养价值是指食物中所含的能量和营养素能满足人体需要的程度，包括营养素的种类、数量和比例，被人体消化吸收和利用的效率，所含营养素之间的相互作用等几方面。

　　目前，常用于评价食物营养价值的营养素主要包括水分、能量、蛋白质、饱和脂肪酸、单不饱和脂肪酸、多不饱和脂肪酸、胆固醇、碳水化合物、总膳食纤维、4 种矿物质（钙、铁、钾、钠）和 5 种维生素（维生素 A、维生素 B_1、维生素 B_2、烟酸和维生素 C）等。

第一章

各类食物营养价值及特点

第一节 食物营养价值的评价及影响因素

一、食物营养价值的评价

（一）食物营养素的种类及含量

食物营养素的种类及含量不能反映食物营养质量。但食物中没有含有一定种类及数量的营养素，再好的食物其营养价值也有限。所以，当评定某种食物的营养价值时，应对其所含营养素的种类及含量进行确定，即食物中所提供的营养素的种类和营养素的相对含量越接近于人体需要或组成，该食物的营养价值就越高。

（二）食物营养素质量

食物营养价值不能以一种或两种营养素的含量来决定，必须看它在整体膳食中对营养平衡的贡献。一种食物，无论其中某些营养素含量如何丰富，也不能代替由多种食物组成的营养平衡的膳食。由于食物的营养素组成特点不同，在平衡膳食中所发挥的作用也不同。即食物质量的优劣可体现在所含营养素被人体消化吸收利用的程度。消化和吸收利用率越高，其营养价值就越高。例如，同等重量的蛋白质，因其所含必需氨基酸（essential amino acid，EAA）的种类、数量、比值不同，机体对其的消化、吸收和利用程度也存在差异。

（三）食物营养质量评定常用的指标

1. 营养质量指数（index of nutrition quality，INQ） 以食物营养素能满足人体营养需要的程度（营养密度）与同一种食物能满足人体能量需要的程度（能量密度）之比值来评定食物营养价值。INQ=1，表示该食物营养素与能量的供给平衡；>1 表示该食物营养素的供给量高于能量的供给；<1 表示该食物营养素的供给量少于能量的供给，长期摄入会发生营养不平衡。INQ 的优点在于它可以根据不同人群的营养需求分别进行计算，同一食物对不同人的营养价值也是不同的。INQ 是评价食物营养价值的一个简明指标。

食物的营养价值并非绝对的，而是相对的。在评价食物的营养价值时必须注意的问题是，营养素的含量与其营养素密度并非等同。以维生素 B_2 含量而论，炒葵花子的含量为 0.12mg/100g，而全脂牛奶的含量为 0.11mg/100g，前者比较高。然而若以维生素 B_2 的营养素密度而论，炒葵花子为 0.41，而全脂牛奶为 0.78，显然后者更高。这就意味着安排平衡膳食时，如果不希望增加更多能量而希望供应较多的维生素 B_2，选择牛奶更为适当。因此，用食物补充某些维生素或矿物质时，营养素密度是比营养素含量更为重要的参考数据。

2. 食物血糖指数（glycemic index，GI） 不同来源的碳水化合物进入机体后，因其消化吸收率的不同，对血糖的影响也不同，特别是在医院的医疗膳食中，用血糖指数来评价食物碳水化合物对血糖的影响具有重要的医学价值。

食物血糖指数（GI）：以50g葡萄糖生成血糖的水平为100，将某种含50g碳水化合物的食物生成血糖水平与之比较，就能得出该食物的血糖指数。一般而言，谷物类食物的血糖指数较高，蔬菜、水果（除西瓜70、菠萝66、葡萄干64等外）的血糖指数较低。畜禽、水产等动物性食物不含碳水化合物（忽略不计），因而不考虑其血糖生成水平。

食物血糖指数反映的是食物生成血糖的速率，但并没有告知吃多少食物将升高多少血糖，因此，不足以指导我们建立健康饮食。将某种食物血糖指数乘以该食物所含的碳水化合物除以100，就可得出该食物的血糖生成水平，即食物血糖负荷（glycemic load，GL）。比如，100g米饭中含碳水化合物77g，大米血糖指数为88，那么，吃100g米饭的血糖负荷为77乘以88除以100等于68。如此类推，就计算出每种（份）食物的血糖负荷。食物血糖负荷≤10的，为"低"（low GL≤10）；>10~<20的，为"中"（medium GL >10~<20）；≥20的，为"高"（high GL≥20）。

食物血糖指数在医院膳食中的应用规则如下：①选用血糖指数低的食物，尽量避免食用血糖指数高的食物，控制每种食物的血糖负荷。②将早餐、中餐、晚餐的食物血糖负荷值分别设定为30、40、30。将每种（份）食物的血糖负荷值相加，可得出当餐的食物血糖负荷。③将每天摄入食物的血糖负荷控制在80~120。将每餐的食物血糖负荷值相加，可得出每天的食物血糖负荷。控制每日食物血糖负荷，选用碳水化合物含量低的食物是关键。蔬菜的碳水化合物含量较低，每天食用量应在400g以上。豆制品（除豆腐花外）的碳水化合物含量也较低，适合选用，以满足蛋白质的摄入。

3. 食物中的植物化学物 随着对植物性食物中植物化学物的深入研究，其所含植物化学物的种类与含量也是评价食物营养价值的重要内容之一。种类越多，含量越丰富，其营养价值亦越高。主要包括的种类有类胡萝卜素、酚类化合物、植物甾醇、蛋白酶抑制剂、萜类、含硫化物及植酸等。其中，研究最多的是黄酮类化学物和生物碱类物质，主要表现为抗癌、抗氧化、免疫调节、抗微生物和降低胆固醇作用，此外还具有调节血压、血糖、血小板、血凝、抑制炎症及维持视网膜黄斑功能等作用。

二、食物营养价值评价的意义

了解各种食物的天然组成成分，包括营养素、非营养素类物质、抗营养因素等；提出现有主要食品的营养缺陷；并指出改造或创制新食品的方向，解决抗营养因素问题，以充分利用食物资源。

了解在加工烹调过程中食物营养素的变化和损失，采取相应的有效措施，最大限度地保存食物中的营养素含量，提高食物营养价值。

指导人们科学选购食品及合理营养搭配，以达到平衡膳食、促进健康、延缓衰老及预防疾病的目的。

三、食物营养价值的影响因素与可防控措施

（一）加工对食物营养价值的影响与可防控措施

1. 加工及烹调对谷物营养组成的影响与可防控措施 谷类加工主要有制米、制粉两种。其主要加工是通过碾磨除去表皮成为米或面，以利于食用和消化吸收。谷物中所含的无机盐、维生素、蛋白质和脂肪大部分都在谷粒的胚芽和表皮中。谷物加工时，如果加工精度过高，不但会使表皮脱落，也会使胚芽脱落，造成营养素的损失；如果加工精度过低，虽然出粉率或出米率提高，也保留了较多的营养素，但产品中会含有大量谷皮，使纤维素和植酸含量过高，妨碍蛋白质的吸收，而且口感粗糙。其影响结果见表1-1。

其次，谷物类在烹调过程中也可使一些营养素损失。如大米在淘洗过程中，维生素B₁可损失30%~60%，维生素B₂和烟酸可损失20%~25%，矿物质损失70%。淘洗次数越多，浸泡时间越长，水温越高，损失越多。米、面在蒸煮过程中，B族维生素也有不同程度的损失，烹调方法不当，如加碱蒸煮、炸油条等，损失就更严重。因此，稻米以少搓少洗为好，面粉蒸煮加碱要适量，且要少炸少烤。

表 1-1　不同出粉率小麦营养素的含量变化

出粉率 /%	粗蛋白 /%	粗脂肪 /%	碳水化合物 /%	粗纤维 /%	灰分 /%	B 族维生素 / (mg·100g⁻¹)	维生素 E/ (mg·100g⁻¹)
100	9.7	1.9	84.8	2.0	1.6	5.7	3.5
93	9.5	1.8	86.0	1.4	1.3	2.5	3.3
88	9.2	1.7	87.2	0.8	1.1	1.8	3.1
80	8.8	1.4	88.6	0.5	0.7	1.1	2.5
70	8.3	1.2	89.8	0.3	0.5	1.0	1.9
60	8.2	1.0	90.1	0.2	0.4	0.8	1.7

资料来源：孙长颢. 营养与食品卫生学 .8 版 . 北京：人民卫生出版社，2017。

2. 加工、烹调对豆类营养组成的影响与可防控措施　豆类的营养价值虽然很高，但直接食用不仅口感不好，易造成肠胃胀气，还会影响蛋白质的吸收和利用。一般情况下，豆类通常经浸泡、制浆、加热、凝固等工序处理后食用，这一过程不但去除了豆类中的抗营养因子，而且可使豆类蛋白质结构从密集变成疏松状态，使蛋白质分解酶容易进入分子内部分解蛋白质，从而提高了消化率。说明其加工越精，利用率越高，如炒豆的蛋白质消化率为 60%，煮熟整豆为 68%，熟豆浆为 85%，而豆花、豆腐、豆粉的消化率高达 95%。其次，大豆经浸泡和保温发芽后制成豆芽，其所含维生素 C 从 0 增至 5~10mg/100g，维生素 B$_{12}$ 的含量可达到 20mg，同时可增加钙、磷、铁等矿物质的吸收利用率。再次，大豆经发酵工艺制成的豆腐乳、豆豉等发酵制品过程中，某些营养素(氨基酸、维生素 B$_2$)和有益成分含量也会增加，如豆豉中维生素 B$_2$ 可达到 0.61mg/100g。值得注意的是：豆类食物加热过度会使水溶性维生素损失。

3. 加工、烹调对水果、蔬菜类营养组成的影响与可防控措施　蔬菜的初加工应遵循原料处理时间尽量短、组织破碎尽量少的原则。蔬菜初加工时宜先洗后切，而且切块不要太小，以减少蔬菜与水和空气的接触面积。洗涤蔬菜时，如担心农药残留，将蔬菜在水中浸泡 5 分钟即可，以免造成农药的反渗透和水溶性维生素、无机盐过多流失，尤其要避免将切碎的蔬菜长时间浸泡在水中。另外，能用手处理的尽量用手处理，减少与刀的接触，因为蔬菜中的维生素 C 易与菜刀的铁反应。蔬菜初加工时还要尽量利用可食用部分，对于人们不常用而弃之的部分也可合理利用，如芹菜叶、莴笋叶等都可以吃，它们当中的铁和胡萝卜素含量很高。吃水果也一样，应尽量不去皮，以免造成茎皮上的维生素损失。

其次，蔬菜在烹调中应注意预防水溶性维生素和矿物质的损失与破坏，特别是维生素 C。蔬菜在烹调过程中，其营养素与洗涤方式、切碎程度、用水量、pH、加热的温度和时间有关。如蔬菜煮 5~10 分钟，维生素 C 损失 70%~90%。为防止营养素损失，烹调时要尽可能做到急火快炒，而且要遵循先洗后切，现切现烹，现做现吃的原则。

4. 加工、烹调对畜禽肉类、蛋类及油脂营养组成的影响与可防控措施　畜禽肉在加工过程中对蛋白质、脂肪、矿物质影响不大，但高温制作时会损失部分 B 族维生素。为防止 B 族维生素损失过多，常采用上浆挂糊、急火快炒等方法减少营养素的外溢损失。

对蛋类而言，常用的烹调加工方法，如煮整蛋、油煎、油炒、蒸蛋等，除使维生素 B$_2$ 少量损失外，对其他营养成分影响不大。烹调加热不仅具有杀菌作用，而且具有提高蛋的消化吸收率的作用，因为生蛋中存在的抗生物素蛋白和抗胰蛋白酶因子在加热后被破坏。但是蛋不宜过度加热，否则会使蛋白过分凝固，甚至变硬变韧，形成硬块，反而影响食欲及消化吸收。

对于油脂，在使用时应尽量避免温度过高，一般控制在 200℃以下，同时尽量减少油的反复使用次数。过高的油温不仅会使一部分脂溶性维生素、蛋白质变性，而且会引起它们自身发生分解、聚合等反应，产生毒性物质。

（二）储存对食物营养价值的影响与可防控措施

1. 对粮谷类营养组成的影响与可防控措施　谷物在一定条件下可以储存很长时间而质量不会发

生变化,但当环境条件发生改变,如水分含量提高、环境湿度增大、温度提高时,谷粒内酶的活性将增大,呼吸作用会加强,使谷粒发热,促进霉菌生长,导致蛋白质、脂肪分解产物积聚,酸度升高,最后霉烂变质,失去食用价值。故谷物应在避光、通风、阴凉和干燥的环境中储存。如谷粒活性的水分为17%时,贮存5个月,维生素B_1损失30%;活性的水分为12%时,维生素B_1损失减少至12%。谷类不除壳可贮存2年,维生素B_1几乎不损失。

2. **对水果、蔬菜营养组成的影响与可防控措施** 水果、蔬菜含丰富的维生素。其在采收后仍会不断发生生理、物理和化学变化。当贮存条件不当时,蔬菜的春化作用和水果所含酶的呼吸作用,可使其鲜度和品质发生改变,营养价值和食用价值降低。因此,蔬菜和水果都应现用现购,不应储存时间过长。其常用的保藏方法有低温保藏法、气调保藏法和辐照保藏法。

3. **对畜禽肉及蛋类营养组成的影响与可防控措施** 肉中含有丰富的营养物质,但不宜久存,如在常温下放置时间过长,就会发生质量变化,引起腐败。肉腐败的原因主要是由微生物作用引起变化的结果。肉内的微生物是在畜禽屠宰时由血液及肠管侵入到肌肉里,当温度、水分等条件适宜时,便会高速繁殖而使肉质发生腐败。肉的腐败过程使蛋白质分解成蛋白胨、多肽、氨基酸,进一步再分解成氨、硫化氢、酚、吲哚、粪臭素、胺及二氧化碳等,这些腐败产物具有浓厚的臭味,对人体健康有很大的危害。鱼类因水分和蛋白质含量高,结缔组织少,较畜禽肉更易腐败变质。鱼类的多不饱和脂肪酸含量较高,所含的不饱和双键极易被氧化破坏,能产生脂质过氧化物,对人体有害。因此打捞的鱼类需及时保存或加工处理,防止腐败变质。

为了防止其腐败变质,贮存一般采用低温保藏,含冷藏法和冷冻法。同时为减少其营养损失,食用时常采用"快速冷冻,缓慢融化"的方法。

4. **对油脂类营养组成的影响与可防控措施** 油脂贮藏时,通常会或多或少地暴露在空气中,使不饱和脂肪酸发生自动氧化,饱和脂肪酸能被缓慢自动氧化,生成酮酸与酮类。光、金属也能加速油脂的氧化程度而导致色泽加深、香味变酸臭、口味变苦。因此油脂的贮藏要注意:

(1)食用油脂宜在阴凉、避光处贮藏,尽量避免与金属设备或容器长时间接触,尤其要防止和铝、铜等金属接触。

(2)食用油不宜用塑料壶(桶)、可乐饮料瓶等长期盛装。目前用于食品包装的塑料制品有聚氯乙烯、聚乙烯、聚苯乙烯、聚丙烯。这些塑料制品在酸和油脂中易分解并析出毒性很强的氯化氢和氯。有的塑料制品还含有增塑剂、稳定剂等有毒性且易溶于油脂的物质。透明玻璃瓶也不宜储存食用油,因为光线能促使油脂氧化,食用油放在透明玻璃瓶中容易发生变质。宜采用绿色或棕色瓶子。

(三)合理搭配对食物营养质量的影响

谷物蛋白质中的赖氨酸含量普遍较低,宜与含赖氨酸多的豆类和动物性食物混合食用,以提高谷物蛋白质的营养价值。为了更好地提高各种营养素的吸收、利用率,往往通过"二合面""三合面"或"二米饭""三米饭"等粗细粮搭配方法来克服精白米、面在营养方面的缺陷。在考虑合理搭配对食物营养质量的影响时,应注意以下几方面的问题:

1. **食品的消化率** 例如虾皮中富含钙、铁、锌等元素,然而由于很难将其彻底嚼碎,故其消化率较低,因此其中营养素的生物利用率受到影响。

2. **食物中营养素的存在形式** 例如在植物性食物中,铁主要以不溶性的三价铁复合物存在,其生物利用率较低;而动物性食品中的铁为血红素铁,其生物利用率较高。

3. **食物中营养素与其他食物成分共存的状态** 搭配时要注意是否有干扰或促进吸收的因素,例如在菠菜中由草酸的存在,使钙和铁的生物利用率降低。

4. **人体的需要状况与营养素的供应充足程度** 在人体需求迫切或是食物供应不足时,许多营养素的生物利用率提高;反之,在供应过量时便降低。

5. **不同食物中能量和营养素的含量不同,但同一种食物的不同品种、不同部位、不同产地、不同成熟程度之间也有相当大的差别** 例如,同样是番茄,大棚生产与露天生产的果实维生素C含量不同。因此,食物成分表中的营养素含量只是这种食物的一个代表值。

6. 食品安全　食品的安全性是首要的问题。如果食品受到来自微生物或化学毒物的污染,就无法考虑其营养价值。

总而言之,营养与食品工作者还应当认识到,食品除了满足人的营养需要之外,尚有社会经济和文化习俗等意义。食物的购买和选择取决于价格、口味嗜好、传统观念和心理需要等多种因素。因此,食物的营养价值常常与其价格相去甚远。

(杨建军)

第二节　植物性食物的营养价值

一、谷类的营养价值

谷类是人类的主要食物之一,包括禾本科的大米、小麦、玉米、小米、高粱米、莜麦及其他杂粮,也包括蓼科作物荞麦。谷类是我国居民碳水化合物、蛋白质、膳食纤维及 B 族维生素等营养素的主要提供者。

(一)谷类的结构和营养特点

各种谷粒的形态和大小不一,但结构基本相似,都由谷皮、糊粉层、胚乳、谷胚(或胚)4 个主要部分组成(荞麦除外)。谷皮外的一层硬壳为种皮,谷皮内是糊粉层,糊粉层内为占谷粒绝大部分的胚乳,在其一端有谷胚。谷胚由胚芽、胚根、胚轴和子叶 4 部分组成。各层的营养分布不均匀(表 1-2)。

表 1-2　小麦籽粒各部分的化学成分(以干基计)　　　　单位:%

籽粒部分	质量比例	粗蛋白质	粗脂肪	淀粉	糖分	戊聚糖	纤维	灰分
全粒	100.00	16.07	2.24	63.07	4.32	8.10	2.76	2.18
胚乳	87.60	12.91	0.68	78.93	3.54	2.72	0.15	0.45
果皮种皮	8.93	10.56	7.46	0	2.59	51.43	23.73	4.78
糊粉层	6.54	53.16	8.16	0	6.82	15.64	6.41	13.93
胚	3.24	37.63	15.04	0	25.12	9.74	2.46	6.32

1. 谷皮　谷皮是谷粒的外壳,由多层坚实的角质化细胞构成,对谷胚和胚乳起保护作用。谷皮主要由纤维素、半纤维素等组成,含较高的矿物质、脂肪和 B 族维生素。谷皮中的植酸含量较高,不宜食用。

2. 糊粉层　糊粉层位于谷皮与胚乳之间,含有大量纤维素、无机盐(较多的磷)、B 族维生素。糊粉层还含有一定量的蛋白质和脂肪。碾磨加工时,糊粉层易与谷皮同时脱落而混入糠麸中。

3. 胚乳　胚乳是谷类的主要部分,位于谷粒的中部,占谷粒重量的 83%~87%,是谷粒的主要部分,含有大量淀粉和一定量的蛋白质。其所含蛋白质在胚乳内的分布是由内向外含量逐渐增大的。

4. 胚　胚位于谷粒的一端,是种子中生理活性最强、营养价值最高的部分,占谷粒重量的 2%~3%,富含蛋白质、脂肪、无机盐、B 族维生素和维生素 E。在胚乳和胚的连接处含有丰富的维生素 B_1。面粉加工精度过高易把维生素 B_1 除去。胚芽质地比较软而有韧性,不易粉碎,加工时易与胚乳分离而损失。

(二)谷物的营养组成

1. 蛋白质　谷物的蛋白质含量一般在 7.5%~15%,其中稻谷中的蛋白质含量低于小麦粉。而各类小麦粉中以小麦胚粉中的蛋白质含量最高,可达 36.4%,莜麦面的含量也较高。

谷物蛋白质多为简单蛋白质,根据溶解度不同可将种子蛋白分为 4 类:白蛋白(如小麦蛋白质、大麦蛋白质)、球蛋白(如小麦球蛋白、燕麦球蛋白)、醇溶蛋白(小麦醇溶蛋白、玉米胶蛋白、大麦胶蛋白)、谷蛋白(小麦谷蛋白)。谷物蛋白质主要是醇溶蛋白和谷蛋白,占蛋白质总量的 80% 以上。其氨基酸组成中赖氨酸、苯丙氨酸、蛋氨酸含量相对较低,其中以面粉、小米中的赖氨酸含量最低。不同谷类中各种蛋白质组分所占比例有所不同,见表 1-3。

表 1-3　主要谷类蛋白质组成　　　　　　　　　　　　　　　　　　　　单位:%

谷类	白蛋白	球蛋白	醇溶蛋白	谷蛋白
小麦	3~5	6~10	40~50	30~40
玉米(普通)	4	2	50~55	30~45
玉米(0~2)	15	5	25	55
大麦	3~4	10~20	35~45	35~45
大米	5	10	5	80
莜麦	1	80	10~15	5
高粱	1~8	1~8	50~60	32

资料来源:孙长颢.营养与食品卫生学.第 5 版.北京:人民卫生出版社,2003。

2. **碳水化合物**　谷粒中碳水化合物的含量很高,主要是淀粉,平均达 70%~80%,是人类最理想、最经济的能量来源。此外,还有一部分糊精、果糖和葡萄糖等。谷类淀粉可分为直链淀粉和支链淀粉。直链淀粉含量为 20%~25%,其易溶于水,较黏稠,易消化;支链淀粉则相反。研究认为,直链淀粉使血糖升高的幅度较小,目前已培育出直链淀粉达 70% 的玉米品种。谷粒中的膳食纤维含量在 2%~12%,主要存在于谷壳、谷皮和糊粉层中,胚乳几乎不含膳食纤维。因此,精米、精面中膳食纤维含量极低。

3. **脂肪**　谷类的脂肪主要集中在糊粉层和胚芽,含量很少,为 1%~4%。如大米、小麦为 1%~2%;玉米、小米约为 4%;但燕麦为 7%。谷物油脂中含丰富的亚油酸、卵磷脂和植物甾醇。玉米胚油中不饱和脂肪酸的含量达 85%(亚油酸含量占 60%),含 6%~7% 的磷脂,主要是卵磷脂和脑磷脂。谷胚油常常被作为营养补充剂使用,并具有防止动脉硬化的效果。

4. **矿物质**　谷类矿物质含量为 1.5%~3.0%,其中磷的含量最为丰富,占矿物质总量的 50% 左右;其次是钾,为 25%~33%;镁、锰的含量也较高,钙含量为 2~58mg/100g;铁的含量不等,大米为 0.4~5.5mg/100g,面粉约含 3.5mg/100g。且钙、铁、锌等是以植酸盐形式存在,因而消化吸收率较低。

5. **维生素**　谷类中的维生素主要集中在谷胚和谷皮中。是膳食中 B 族维生素的重要来源,特别是维生素 B_1 和烟酸含量较高。此外,尚含一定数量的维生素 B_2、泛酸和维生素 B_6。黄色玉米和小米中含有较多胡萝卜素。小麦胚芽和玉米胚芽中含有丰富的维生素 E。玉米含烟酸较多,但主要为结合型,不易被人体吸收利用。

6. **植物化学物**　谷类含有多种植物化学物,主要存在于谷皮部位,包括黄酮类化合物、酚酸类物质、植物甾醇、类胡萝卜素、植酸和蛋白酶抑制剂等。

二、薯类的营养价值

薯类包括甘薯、木薯、马铃薯、山药等,是植物的块根、块茎。鲜薯中含水分 70%~80%,其余主要是碳水化合物,包括淀粉和多糖类,其中淀粉含量为 8%~29%。由于薯类糖类和水分含量都高,通常既当主食,又作蔬菜食用。

薯类除富含淀粉外,还含有大量纤维素、半纤维素,含一定量的矿物质和维生素,但蛋白质和脂肪含量相对较低。由于该类食物有类似的营养成分,因此在食品加工、工业应用上有近似用途。下面以常用几种薯类为例说明其营养特点。

(一)马铃薯

马铃薯,别名土豆、山药蛋、洋芋、地蛋、荷兰薯,种植遍及各大洲。马铃薯中碳水化合物占 14.6%~25.8%,主要由淀粉和糖分组成,淀粉中支链淀粉约占 80%,约含 1.5% 的糖分,主要是葡萄糖、果糖和蔗糖。鲜马铃薯的脂肪含量较低,平均为 0.1% 左右,马铃薯的蛋白质含量平均为 2.3% 左右,主要由球蛋白和白蛋白组成,其中球蛋白约占 2/3。此外,还含有丰富的维生素 C、B 族维生素和胡萝卜素等,铁、磷等矿物质含量也较高。由于马铃薯含有较高的水分、矿物质及水溶性维生素,又被人们普遍作为蔬菜食用。马铃薯加全脂牛奶就可提供完全平衡的膳食。

马铃薯中含有少量有毒成分茄碱(又称龙葵素)。在一般情况下,每100g鲜马铃薯中的茄碱含量为0.5~0.7mg。低量茄碱不但对人体无害,而且可控制胃液分泌过量,缓解胃痉挛。但当马铃薯发芽经光照后,茄碱含量可达10~20mg,高茄碱含量会引起人、畜中毒。食用轻度发芽的马铃薯时,应挖去发芽部分,做菜时先切成丝、片放入水中浸泡30分钟左右,使茄碱溶于水中。发芽严重的马铃薯茄碱含量过高,不宜食用。

(二) 甘薯

甘薯又称红薯、白薯、番薯、地瓜,为旋花科植物的块根。甘薯含有丰富的淀粉、胡萝卜素、维生素A、维生素B、维生素C、维生素E以及钾、铁、铜、硒、钙等10余种微量元素和亚油酸等,营养价值很高。每100g鲜甘薯仅含0.2g脂肪,产生238kJ(57kcal;1kal≈4.2kJ)能量,为大米的1/6,是很好的低脂肪、低能量食品。甘薯中还含有大量膳食纤维,在肠道内无法被消化吸收,能刺激肠道、增强蠕动、通便排毒,尤其对老年性便秘有较好的疗效。因此吃甘薯不仅不会发胖,相反能够减肥、健美、防止亚健康、通便排毒。但吃甘薯一定要蒸熟煮透,且不宜过量。

(三) 木薯

木薯又称南洋薯、木番薯、树薯,是大戟科植物的块根,主要分布于热带地区。木薯的营养成分与甘薯相似,鲜品淀粉约为28%,蛋白质1.0%,脂肪0.2%。100g木薯中含钙85mg、磷30mg、铁1.3mg、维生素B_1 0.08mg、维生素B_2 0.9mg、维生素C 22mg。还含有少量维生素B_2和烟酸。木薯中淀粉含量很高,可以作为经济的能量来源。由于木薯淀粉易与蛋白质和脂肪分离,只要用水洗沉淀的方法即可分离出淀粉,可用作工业淀粉的原料来源。木薯中含有氰苷,食用前要去除干净,否则可能会中毒。

(四) 山药

山药又称薯蓣、薯药、长薯,为薯蓣科植物的块根。山药含有大量蛋白质、各种维生素和有益的微量元素、糖类。此外还含有较多的保健成分,如黏多糖、山药素、胆碱、盐酸多巴胺等,是营养价值很高的药食同源食物,具有降血糖、增强免疫的作用。

(五) 芋头

芋头又称芋、芋艿,为天南星科植物的地下球茎,形状、肉质因品种而异,通常食用的为小芋头。肉质为黏质,水分含量是薯类中最高的,所含碳水化合物只有10%左右,其中主要成分是淀粉,约占干物质重的70%。此外,还含有聚半乳糖、多聚戊糖、还原糖和非还原糖。芋头的黏性物质是多聚半乳糖的复合物,芋头中维生素C含量很少,煮30分钟约损失50%。

(六) 魔芋

魔芋也叫蛇六谷、麻芋子、蛇头草、花秆天南星和蒟蒻等,同芋头一样是天南星科植物的地下球茎。魔芋是一种低能量、高纤维素的传统食品。

近年来,魔芋食品以它奇特的保健和医疗功效而风靡全球,并被称为"魔力食品"。魔芋含有独特的营养:每100g魔芋球状茎中,含葡萄甘露聚糖高达50g,还含有葡萄糖、果糖、蔗糖等。每100g魔芋精粉中含蛋白质4.6mg、脂肪0.1mg、钙45mg、磷272mg、铁1.6mg、锌2.1mg、锰0.88mg、铬0.25mg、铜0.17mg、葡萄甘露聚糖74.4mg。因其相对分子质量大,黏性高,能延缓葡萄糖的吸收,有效地降低餐后血糖,从而减轻胰岛的负担。又因它吸水性强,含能量低,既能增加饱腹感,又能降低体重,所以它又是糖尿病患者和体胖减肥者的理想食品。

三、豆类及其制品的营养价值

豆类品种很多,一般分为大豆类和其他豆类。大豆按种皮的颜色可分为黄豆、黑豆、青豆、褐色豆及双色豆;其他豆包括豌豆、蚕豆、豇豆、绿豆、赤豆等。按食用种子的营养成分可分成两大类,一类含高蛋白(35%~40%)、中等脂肪(15%~20%)、较少碳水化合物(35%~40%),如大豆;另一类含高碳水化合物(55%~70%)、中等蛋白质(20%~30%)、低脂肪(<5%),如豌豆、绿豆等。豆制品是由大豆或其他豆类作为原料制作的发酵食品,如豆腐、豆浆、豆芽、腐竹等。它们是植物蛋白的主要来源,主要提供蛋白质、脂肪、膳食纤维、矿物质和B族维生素。

（一）豆类的结构特点与营养分布

豆科作物的结构基本相同，属于双子叶植物，由种皮、子叶和胚构成。

1. **种皮** 种皮位于种子的外层，约占豆粒的 5%，成分主要是粗纤维、核黄素、少量无机盐。种皮的颜色有黄、黑、红、青绿、褐及杂色，以此可区别豆类的不同品种。

2. **子叶** 豆类的子叶肥厚，是储存营养物质的部位，约占豆粒的 90%，富含蛋白质、脂肪和碳水化合物。

3. **胚** 豆类的胚占豆粒的 5%，是豆粒发芽形成植株的部位，含丰富的蛋白质、脂肪、维生素 A、维生素 E、维生素 B_2 和烟酸，矿物质主要有钙、磷和铁等。

（二）大豆类的营养组成

1. **蛋白质** 含量一般为 35%~40%，以黄豆和黑豆的含量最高。蛋白质由球蛋白、白蛋白、谷蛋白及醇溶蛋白组成，其中球蛋白含量最高。蛋白质中含有人体需要的全部氨基酸，属完全蛋白，其中赖氨酸含量较多，但蛋氨酸较少，与谷类食物混合食用，可较好地发挥蛋白质的互补作用。

2. **脂肪** 含量为 15%~20%，以不饱和脂肪酸居多，其中油酸占 32%~36%，亚油酸占 51.7%~57.0%，亚麻酸 2%~10%，此外尚有约 1.64% 的磷脂。由于大豆富含不饱和脂肪酸，所以是高血压、动脉粥样硬化等疾病患者的理想食物。

3. **碳水化合物** 含量为 25%~30%，其组成比较复杂，多为纤维素和可溶性糖，几乎完全不含淀粉或含量极微，在体内较难消化，其中有些在大肠内成为细菌的营养素来源。细菌在肠道内生长繁殖过程中能产生过多的气体而引起肠胀气。

4. **维生素和矿物质** 含有丰富的钙、铁和 B 族维生素。此外，还含有维生素 E。干豆类几乎不含维生素 C，但经发芽做成豆芽后，其含量明显提高。

（三）其他豆类

其他豆类的营养组成蛋白质含量中等，脂肪含量较低，碳水化合物含量较高。蛋白质含量为 20%~25%，其蛋白质属完全蛋白，含有较多的赖氨酸，蛋氨酸含量较少；脂肪含量 1% 左右；碳水化合物在 55% 以上，主要以淀粉形式存在。维生素和矿物质的含量也很丰富。

（四）豆制品

豆制品包括豆浆、豆腐脑、豆腐、豆腐干、百叶、豆腐乳、豆芽等。豆制品在加工过程中一般要经过浸泡、细磨、加热等处理，使其中所含的抗胰蛋白酶被破坏，大部分纤维素被去除，因此消化吸收率明显提高。豆制品的营养素种类在加工前后变化不大，但因水分增多，营养素含量相对较少。豆芽一般是以大豆和绿豆为原料制作的，在发芽前几乎不含维生素 C，但在发芽过程中，其所含的淀粉水解为葡萄糖，可进一步合成维生素 C。

1. **豆浆** 豆浆是中国人的常用饮料。豆浆含有丰富的植物蛋白、磷脂、维生素 B_1、维生素 B_2、烟酸、铁、钙等（表 1-4），其中所含的大豆异黄酮对于预防乳腺癌、直肠癌、结肠癌有良好的效果。

表 1-4 豆浆的主要营养成分（每 100g）

营养素	含量	营养素	含量
水分	93.8g	维生素 E	1.1mga-TE
能量	30.0kcal	钙	5.0mg
蛋白质	3.0g	磷	42.0mg
脂肪	1.6g	钾	117.0mg
碳水化合物	1.2g	镁	15.0mg
膳食纤维	0.3g	铁	0.4mg
硫胺素	0.2mg	锌	0.3mg
核黄素	0.1mg	铜	0.2mg
叶酸	5.0mg	钠	3.7mg
烟酸	0.1mg	碘	10.1mg

2. **豆腐** 豆浆中加入盐卤(主要含氯化镁)或石膏(硫酸钙),即可将分散的蛋白质团粒聚集到一块,成为豆腐脑,挤出水分,豆腐脑就变成了豆腐。豆腐含蛋白质 5.7%~9.2%;脂肪 5.8%~8.1%;碳水化合物 3.0%~3.9%。此外,豆腐还含有铁、钙、磷、镁等人体必需的多种矿物质。

3. **豆腐干** 豆腐经压榨成型,水分大量排出,因此豆腐干的含水量只有 30.1%,各种营养成分也因此而浓缩。豆腐皮的含水量更低,蛋白质含量可达到 51.6%。

4. **豆芽** 大豆和绿豆发制成豆芽,除含原有营养成分外,还可产生维生素 C。当新鲜蔬菜缺乏时,豆芽是维生素 C 的良好来源。大豆芽中含天冬氨酸较多,常用来吊汤增鲜。

5. **腐乳** 豆腐乳是豆腐经霉菌发酵而成的大豆发酵食品,是我国著名的具民族特色的发酵调味品,有红腐乳、青腐乳、白腐乳、酱腐乳、花色腐乳等品种。腐乳蛋白质在微生物作用下分解成多肽和氨基酸,尤其是富含人体不能合成的 8 种必需氨基酸和不饱和脂肪酸,易被人体吸收,滋味鲜美,并富含糖、钙、磷、铁及多种维生素。常吃腐乳对防治高血压、动脉硬化、风湿病等有一定作用。

四、蔬菜和水果的营养价值

蔬菜和水果是人体维生素、矿物质和膳食纤维的主要来源。含有一定量的碳水化合物、水分、有机酸和酶类,但蛋白质和脂肪含量极少。由于富含有机酸、芳香物质和色素等成分,能刺激胃肠蠕动和消化液的分泌,促进人们的食欲和帮助消化,对维持体内的酸碱平衡起重要作用。

(一) 各类蔬菜的营养价值

蔬菜按其结构及可食部分不同,可分为叶菜类、根茎类、瓜茄类和鲜豆类,所含的营养成分因其种类不同,差异较大。

1. **叶菜类** 主要包括白菜、菠菜、油菜、韭菜、苋菜等,是胡萝卜素、维生素 B_2、维生素 C 和矿物质及膳食纤维的良好来源。绿叶蔬菜和橙色蔬菜营养素含量较为丰富,特别是胡萝卜素的含量较高,维生素 B_2 含量虽不太丰富,但在我国人民膳食中,仍是维生素 B_2 的主要来源。国内一些营养调查报告表明,维生素 B_2 缺乏症的发生,往往同食用绿叶蔬菜不足有关。蛋白质含量较低,一般为 1%~2%,脂肪含量不足 1%,碳水化合物含量为 2%~4%,膳食纤维约 1.5%。

2. **根茎类** 主要包括萝卜、胡萝卜、荸荠、藕、山药、芋艿、葱、蒜、竹笋等。根茎类蛋白质含量为 1%~2%,脂肪含量不足 0.5%,碳水化合物含量相差较大,低者 5% 左右,高者可达 20% 以上。膳食纤维的含量较叶菜类低,约 1%。唯有胡萝卜中胡萝卜素含量最高,每 100g 可达 4 107μg。硒的含量以大蒜、芋艿、洋葱、马铃薯等中最高。

3. **瓜茄类** 包括冬瓜、南瓜、丝瓜、黄瓜、茄子、番茄、辣椒等。瓜茄类因水分含量高,营养素含量相对较低。蛋白质含量为 0.4%~1.3%,脂肪微量,碳水化合物 0.5%~3.0%。膳食纤维含量 1% 左右,胡萝卜素含量以南瓜、番茄和辣椒中最高,维生素 C 含量以辣椒、苦瓜和番茄中较高。辣椒中还含有丰富的硒、铁和锌,是一种营养价值较高的食物。

4. **鲜豆类** 包括毛豆、豇豆、四季豆、扁豆、豌豆等。与其他蔬菜相比,营养素含量相对较高。蛋白质含量为 2%~14%,平均 4%。脂肪含量不高,除毛豆外,均在 0.5% 以下;碳水化合物为 4% 左右,膳食纤维为 1%~3%。胡萝卜素含量普遍较高,每 100g 中的含量大多在 200μg 左右,其中豇豆高达 526μg/100g。此外,还含有丰富的钾、钙、铁、锌、硒等。铁的含量以发芽豆、刀豆、蚕豆、毛豆较高,每 100g 中含量在 3mg 以上。锌的含量以蚕豆、豌豆和芸豆中含量较高,每 100g 中含量均超 1mg。硒的含量以玉豆、龙豆、毛豆、豆角和蚕豆较高,每 100g 中的含量在 2μg 以上。维生素 B_2 含量与绿叶蔬菜相似。

(二) 各类水果的营养价值

水果类可分为鲜果、干果和野果。水果与蔬菜一样,主要提供维生素和矿物质。

1. **鲜果类** 鲜果种类很多,主要有苹果、橘子、桃、梨、杏、葡萄、香蕉和菠萝等。新鲜水果的水分含量较高,营养素含量相对较低。蛋白质、脂肪含量均不超过 1%,碳水化合物含量差异较大,低者为 6%,高者可达 28%。矿物质含量除个别水果外,相差不大。维生素 B_1 和维生素 B_2 含量也不高,胡萝卜素和维生素C含量因品种不同而异,其中含胡萝卜素最高的水果为柑、橘、杏和鲜枣;维生素C含量丰富的水果为鲜枣、草莓、橙、柑、柿等。水果中的碳水化合物主要以双糖或单糖形式存在,所以食之甜。

2. **干果类** 是新鲜水果经过加工晒干制成,如葡萄干、杏干、蜜枣和柿饼等。由于加工的影响,维生素损失较多,尤其是维生素C,但蛋白质、糖类和无机盐的含量相对增加。干果便于储运、别具风味,并且利于食物的调配,使饮食多样化,有一定的食用价值。

3. **野果** 在我国蕴藏十分丰富,这类资源亟待开发利用。野果含有丰富的维生素C、有机酸和生物类黄酮。如酸枣每100g含维生素C 900mg;沙棘每100g含维生素C 204mg;刺梨每100g含维生素C 2 585mg,比柑橘高50~100倍。

五、其他植物性食物的营养价值

(一) 野菜的营养组成

野菜含有丰富的蛋白质、糖类、粗纤维、矿物质和维生素,是维生素和矿物质的良好来源。有的野菜营养成分比栽培种植的含量还要高。

值得注意的是,野生蔬菜虽然含有人体所需的各种营养物质,但有些野菜因含有某种有毒物质(如生物碱、苷类物质和毒蛋白),如食用不当可能会引起中毒。往往通过水煮和浸泡来消除或减少所含的毒物。

(二) 菌藻类的营养组成

菌藻包括食用菌和藻类食物。食用菌是指供人类食用的真菌,有5 000多个品种,常见的有蘑菇、香菇、银耳、木耳等品种。藻类是指无胚、自养、以孢子进行繁殖的低等植物,供人类食用的有海带、紫菜、发菜等。菌藻类食物富含蛋白质、膳食纤维、糖类、维生素和微量元素。蛋白质含量以发菜、香菇和蘑菇最为丰富,在20%以上。蛋白质氨基酸组成比较均衡,必需氨基酸含量占蛋白质总量的60%以上。脂肪含量低,约为1.0%。糖类含量差别较大,干品在50%以上,如蘑菇、香菇、银耳、木耳等,鲜品较低,如金针菇、海带等不足7%。胡萝卜素含量差别较大,紫菜和蘑菇中含量丰富,其他菌藻中较低。维生素B_1和维生素B_2含量比较高。微量元素含量丰富,尤其是铁、锌和硒,含量是其他食物的数倍甚至10余倍。海产植物中,如海带、紫菜等还含丰富的碘,每100g海带(干)中碘含量可达36mg。

六、植物化学物的营养特点

植物化学物(phytochemicals)由种类繁多的化学物质组成,根据其代谢产物的产生过程将代谢产物分为初级代谢产物和次级代谢产物。前者主要包括蛋白质、脂肪、碳水化合物,其主要作用是参与植物细胞的能量代谢和结构重建。后者是植物代谢产生的多种低分子量的末端产物,通过降解或合成产生不再对代谢过程起作用的化合物。这些产物除个别是维生素的前体物(如β胡萝卜素)外均为非营养素成分,通常被称作"植物化学物质""植物营养素""保健品"和"功能性成分"。

广义上讲,植物化学物质是生物进化过程中植物维持其与周围环境(含紫外线)相互作用的生物活性分子;从化学结构上讲,这些次级代谢产物结构复杂,种类繁多,主要包括萜类化合物、生物碱类、酚类化合物、苷类、含硫化合物及甾类化合物等。其中,研究最多的是黄酮类化学物和生物碱类物质;从数量上讲,天然存在的植物化学物的总数量还不清楚,但估计有6万~10万种;与初级代谢产物相比微乎其微,但对人类具有独特的药理学作用,常见的有酚类、萜类、含硫化合物等。主要表现为抗癌、抗氧化、免疫调节、抗微生物和降低胆固醇作用,此外还具有调节血压、血糖、血小板、血凝,抑制炎症及维持视网膜黄斑功能等作用。

(一) 酚类化合物

酚类化合物的共同特性是分子中含有酚的基团,因而具有较强的抗氧化功能。根据分子组成的不同,植物性食物中的酚类化合物分为简单酚、酚酸、羟基肉桂酸衍生物、类黄酮和茶多酚。常见的酚类化合物有:儿茶素、原花青素、槲皮素、花色苷、大豆异黄酮、姜黄素、绿原酸、白藜芦醇。其生物学作用主要表现为抗氧化作用、血脂调节作用、血管保护作用、预防肿瘤作用和类雌激素作用。

（二）含硫化合物

含硫化合物指分子结构中含有元素硫的一类植物化学物,它们以不同的化学形式存在于蔬菜或水果中。其一是异硫氰酸盐(isothiocyanates,ITC),以葡萄糖异硫氰酸盐缀合物形式存在于十字花科蔬菜中;其二是葱、蒜中的有机硫化合物(大蒜辣素)。常见的含硫化合物主要有:异硫氰酸盐、硫辛酸、大蒜素。其生物学作用主要是抑癌和杀菌。此外,文献报道大蒜还具有增强机体免疫力、降血脂、减少脑血栓和冠心病发生等多种生物学作用。

（三）萜类化合物

萜类化合物(terpenoids)分子的基本单元是异戊二烯。常见的萜类化合物主要有:番茄红素、叶黄素、植物甾醇。萜类化合物多存在于中草药和水果、蔬菜以及全谷粒食物中。富含萜烯类的食物有柑橘类水果;芹菜、胡萝卜、茴香等伞形科蔬菜;番茄、辣椒、茄子等茄科蔬菜;葫芦、苦瓜、西葫芦等葫芦科蔬菜以及黄豆等豆科植物。其生物学作用为抑制胆固醇合成和抑制肿瘤。

（四）大豆皂苷

大豆皂苷中的糖链部分是由几种单糖组成,具有辛辣和苦味。其生物学功能是降脂减肥、抗凝血、预防血栓形成、抗氧化、抑制过氧化脂质生成和预防肿瘤作用。

（五）食物中的天然色素

食品中的天然色素是指在新鲜食品原料中人的视觉能够感受到的有色物质。主要有类胡萝卜素(carotinoid)和番茄红素。生物学功能主要有抗氧化、延缓衰老、抑制肿瘤、调节血脂和抗辐射。

（杨建军）

第三节　动物性食物的营养价值

一、畜禽肉类的营养价值

畜禽肉包括畜肉和禽肉,前者指猪、牛、羊等的肌肉、内脏及其制品,后者指鸡、鸭、鹅等的肌肉、内脏及其制品。畜禽肉的营养价值较高,饱腹作用强,可加工烹制成各种美味佳肴,是一种食用价值很高的食物。畜禽肉类营养组成如下:

1. **蛋白质**　畜禽肉中的蛋白质含量为 10%~20%,因动物的种类、年龄、肥瘦程度以及部位而异。在畜肉中,猪肉的蛋白质含量平均为 13.2%;牛肉的蛋白质含量平均为 19.9%;羊肉介于猪肉和牛肉之间;兔肉、马肉、鹿肉和骆驼肉的蛋白质含量也达 20% 左右;狗肉约 17%。在禽肉中,鸡肉的蛋白质含量较高,约 20%;鸭肉约 16%;鹅肉约 18%;鹌鹑的蛋白质含量也高达 20%。

动物不同部位的肉,因肥瘦程度不同,其蛋白质含量差异较大。例如:猪通脊肉蛋白质含量约为 22.3%,后臀尖约为 20.8%,肋条肉约为 10.8%,奶脯仅为 8%;牛通脊肉的蛋白质含量为 22.3% 左右,后腿肉约为 23.0%,腑肋肉约为 17.1%,前腿肉约为 14.1%;羊前腿肉的蛋白质含量约为 19.8%,后腿肉约为 20.6%,通脊和胸腑肉约为 17%;鸡胸肉的蛋白质含量约为 24.6%,鸡翅约为 19.0%。

2. **碳水化合物**　畜禽肉碳水化合物含量为 1%~3%,平均 1.5%,主要以糖原的形式存在于肌肉和肝脏中。动物在宰前过度疲劳,糖原含量下降,宰后放置时间过长,也可因酶的作用使糖原含量降低,乳酸相应增高,pH 下降。

3. **脂肪**　畜禽肉脂肪含量因动物品种、年龄、肥瘦、部位不同而有较大差异,低者为 2%,高者可达 89% 以上。在畜肉中,猪肉的脂肪含量最高,羊肉次之,牛肉最低。例如:猪瘦肉中的脂肪含量为 9.1%,羊瘦肉为 3.2%,而牛瘦肉仅为 2.6%。兔肉的脂肪含量也较低,为 2.2%。在禽肉中,火鸡和鹌鹑的脂肪含量较低,在 3% 以下;鸡和鸽子的脂肪含量类似,为 14%~17%;鸭和鹅的脂肪含量达 20% 左右。

畜肉脂肪组成以饱和脂肪酸为主,主要由硬脂酸、棕榈酸和油酸等组成,熔点较高。禽肉脂肪含有较多的亚油酸,熔点低,易于消化吸收。胆固醇含量在瘦肉中较低,每 100g 含 70mg 左右,肥肉比瘦肉高 90% 左右,内脏中更高,一般为瘦肉的 3~5 倍,脑中胆固醇含量最高,每 100g 可达 2 000mg 以上。

4. 矿物质　矿物质的含量一般为 0.8%~1.2%,瘦肉中的含量高于肥肉,内脏高于瘦肉。铁的含量为 5mg/100g 左右,以猪肝最为丰富。畜禽肉中的铁主要以血红素形式存在,消化吸收率很高。在内脏中还含有丰富的锌和硒。牛肾和猪肾的硒含量是其他一般食品的数十倍。此外,畜禽肉还含有较多的磷、硫、钾、钠、铜等。钙的含量虽然不高,但吸收利用率很高。

禽类的肝脏中富含多种矿物质,且平均水平高于禽肉。肝脏和血液中铁的含量十分丰富,高达 10~30mg/100g 以上,可称铁的最佳膳食来源。禽类的心脏和胗也是含矿物质非常丰富的食物。

5. 维生素　畜禽肉可提供多种维生素,以 B 族维生素和维生素 A 为主。内脏含量比肌肉中多,其中肝脏的含量最为丰富,特别富含维生素 A 和维生素 B_2,维生素 A 的含量以牛肝和羊肝为最高,维生素 B_2 含量则以猪肝中最丰富。在禽肉中还含有较多的维生素 E。

6. 水分　肌肉中的水分含量约为 75%,以结合水、不易流动的水和自由水的形式存在。结合水约占肌肉总水分的 5%,与蛋白质分子表面借助极性基团与水分子的静电引力紧密结合,形成水分子层;不易流动的水约占肌肉总水分的 80%,以不易流动水状态存在于肌原丝、肌原纤维及肌膜之间;自由水约占肌肉总水分的 15%,存在于细胞外间隙,能自由流动。

二、蛋类的营养价值

蛋类包括鸡蛋、鸭蛋、鹅蛋、鹌鹑蛋、鸽蛋、鸵鸟蛋、火鸡蛋、海鸥蛋等,蛋制品有咸蛋、松花蛋、糟蛋、冰蛋、全蛋粉、蛋白粉、蛋黄粉等。蛋类的营养成分不仅丰富而且质量也很好,是一类营养价值较高的食品。

(一) 蛋的结构

蛋类的结构基本相似,主要由蛋壳、蛋清和蛋黄三部分组成。

1. 蛋壳　位于蛋的最外层,蛋壳主要由 93%~96% 碳酸钙、0.5%~1% 碳酸镁、0.5%~2.8% 磷酸钙和磷酸镁以及少量黏多糖组成,其质量和厚度与饲料中的矿物质含量,特别是钙含量关系密切。此外,蛋壳厚度与其表面色素沉积有关,色素含量高则蛋壳厚。在蛋壳最外面有一层水溶性胶状黏蛋白,对防止微生物进入蛋内和蛋内水分及二氧化碳过度向外蒸发起着保护作用。当蛋生下来时,这层膜即附着在蛋壳的表面,外观无光泽,呈霜状,根据此特征,可鉴别蛋的新鲜程度。如蛋外表面呈霜状,无光泽而清洁,表明蛋是新鲜的;如无霜状物,且油光发亮不清洁,说明蛋已不新鲜。由于这层膜是水溶性的,在储存时要防潮,不能水洗或雨淋,否则会很快变质腐败。

2. 蛋清　位于蛋壳与蛋黄之间,为白色半透明黏性溶胶状物质。蛋清分为 3 层:外层稀蛋清、中层浓蛋清和内层稀蛋清。外层稀蛋清水分含量为 89%,浓蛋清水分含量为 84%,内层稀蛋清水分含量为 86%,蛋黄系带水分含量为 82%。蛋清中主要是卵清蛋白,遇热、碱、醇类发生凝固,根据这种性质,蛋可加工成松花蛋和咸蛋。

3. 蛋黄　为浓稠、不透明、半流动黏稠物,由鸡蛋钝端和尖端两侧的蛋黄系带固定在内层稀蛋清和浓蛋清之中,呈球形。系带呈螺旋结构,鸡蛋尖端系带为右旋,钝端系带为左旋。蛋黄系带是一种卵黏蛋白,其中含葡萄糖胺 11.4%,并结合较多溶菌酶。随着保管时间的延长和外界温度升高,系带逐渐变细,最后消失,蛋黄随系带变化,逐渐上浮贴壳。由此也可鉴别蛋的新鲜程度。

(二) 蛋类的主要营养成分及组成特点

蛋的微量营养成分受到品种、饲料、季节等多方面因素的影响,但蛋中大量营养素含量总体上基本稳定,各种蛋的营养成分有共同之处。

1. 蛋白质　蛋类蛋白质含量一般在 10% 以上。蛋清中略低,蛋黄中较高,加工成咸蛋或松花蛋后变化不大。蛋清中所含蛋白质的种类超过 40 种,主要有卵清蛋白、卵伴清蛋白、卵黏蛋白、卵胶黏蛋白、卵类黏蛋白及卵球蛋白等糖蛋白,其含量共占蛋清总蛋白的 80% 左右。卵清蛋白也是一种含磷蛋白。此外,蛋清中还含有卵球蛋白、溶菌酶以及 9% 左右的其他蛋白质。蛋黄中的主要蛋白质是与脂类相结合的脂蛋白和磷蛋白,其中低密度脂蛋白占 65%,卵黄球蛋白占 10%,卵黄高磷蛋白占 4%,而高密度脂蛋白占 16%,低密度脂蛋白含脂类达 89%,比重较低。高密度脂蛋白也称为卵黄磷脂蛋白,与卵黄高磷蛋白形成复合体而存在。卵黄高磷蛋白存在于蛋黄颗粒中,含磷约 10%,包含了蛋黄中 60%~70% 的磷。此外还含有蛋黄核黄素结合蛋白,占 0.4% 左右,可与核黄素特异性地结合。见表 1-5。

表 1-5 蛋类各部分的主要营养素含量

营养成分	全蛋	蛋黄	蛋清
水分 /(g·100g^{-1})	74.1	51.5	84.4
蛋白质 /(g·100g^{-1})	13.3	15.2	11.6
脂类 /(g·100g^{-1})	8.8	28.2	0.1
碳水化合物 /(g·100g^{-1})	2.8	3.4	3.1
视黄醇当量 /(μg·100g^{-1})	234.0	438.0	—
核黄素 /(mg·100g^{-1})	0.27	0.29	0.31
烟酸 /(mg·100g^{-1})	0.2	0.1	0.2
硫胺素 /(mg·100g^{-1})	0.11	0.33	0.04
钙 /(mg·100g^{-1})	56.0	112.0	9.0
硒 /(μg·100g^{-1})	14.34	27.01	6.97
铁 /(mg·100g^{-1})	2.0	6.5	1.6
锌 /(mg·100g^{-1})	1.10	3.79	0.02

2. 脂类 蛋清中含脂肪极少,98% 的脂肪存在于蛋黄中。蛋黄中的脂肪几乎全部以与蛋白质结合的良好乳化形式存在,因而消化吸收率高。

鸡蛋黄中脂肪含量 28%~33%,其中中性脂肪含量占 62%~65%,磷脂占 30%~33%,固醇占 4%~5%,还有微量脑苷脂类。蛋黄中性脂肪的脂肪酸中,以单不饱和脂肪酸油酸最为丰富,约占 50%,亚油酸约占 10%,其余主要是硬脂酸、棕榈酸和棕榈油酸,含微量花生四烯酸。

蛋黄是磷脂的极好来源,所含卵磷脂具有降低血胆固醇的效果,并能促进脂溶性维生素的吸收。鸡蛋黄中的磷脂主要为卵磷脂和脑磷脂,此外尚有神经鞘磷脂。各种禽蛋的蛋黄中总磷脂含量相似,它们使蛋黄具有良好的乳化性状,但因含有较多不饱和脂肪酸,容易受到脂肪氧化的影响。

胆固醇含量极高,主要集中在蛋黄,其中鹅蛋黄含量最高,每 100g 达 1 696mg,是猪肝的 7 倍、肥猪肉的 17 倍,加工成咸蛋或松花蛋后,胆固醇含量无明显变化。

3. 碳水化合物 鸡蛋中碳水化合物含量极低,约为 1%,分为两种状态存在,一部分与蛋白质相结合而存在,含量为 0.5% 左右;另一部分游离存在,含量约 0.4%。后者中 98% 为葡萄糖,其余为微量果糖、甘露糖、阿拉伯糖、木糖和核糖。这些微量的葡萄糖是蛋粉制作中发生美拉德反应的原因之一,因此生产上在干燥工艺之前采用葡萄糖氧化酶除去蛋中的葡萄糖,使其在加工储藏过程中不发生褐变。

4. 矿物质 蛋中的矿物质主要存在于蛋黄部分,蛋清部分含量较低。蛋黄中含矿物质 1.0%~1.5%,其中磷最为丰富,为 240mg/100g,钙为 112mg/100g。蛋黄是多种矿物质的良好来源,包括铁、硫、镁、钾、钠等。蛋中所含铁元素数量较高,但以非血红素铁形式存在,其生物利用率较低,仅为 3% 左右。不同禽类所产蛋中矿物质含量有所差别。其蛋黄中铁、钙、镁、硒的含量排序为:鹅蛋、鸭蛋、鸽蛋、洋鸡蛋、草鸡蛋;蛋白中含量排序为鸭蛋、鸽蛋、鹅蛋、洋鸡蛋、草鸡蛋。鹌鹑蛋含锌量高于鸡蛋,而鸵鸟蛋的各种矿物元素含量与鸡蛋相近。消费者通常认为草鸡蛋营养素含量更高,然而分析结果表明,洋鸡蛋的微量元素含量略高于草鸡蛋,可能与饲料当中所提供的矿物质更为充足有关。

5. 维生素和其他微量活性物质 蛋中维生素含量十分丰富,且品种较为完全,包括所有的 B 族维生素、维生素 A、维生素 D、维生素 E、维生素 K 和微量的维生素 C。其中绝大部分的维生素 A、维生素 D、维生素 E 和大部分维生素 B$_1$ 都存在于蛋黄当中。总体而言,鸭蛋和鹅蛋的维生素含量高于鸡蛋。

此外,蛋中的维生素含量受到品种、季节和饲料中含量的影响。

（三）蛋制品的营养价值

常见的蛋制品有咸蛋、蛋粉、皮蛋、咸蛋、糟蛋等。制作咸蛋对营养素的含量影响不大,但增加了钠盐的含量。制作松花蛋需加入氢氧化钠等碱性物质,使维生素 B_1 受到一定程度的破坏。传统松花蛋的制作需要使用黄丹粉,即氧化铅,使产品中的铅含量有所增加,对人体健康不利,若用铜或锌盐代替氧化铅制成"无铅皮蛋",则可有效降低铅的含量。制作蛋粉对蛋白质的利用率无影响,B 族维生素有少量损失,但维生素 A、维生素 D 含量不受影响。

三、乳类的营养价值

乳类是指动物的乳汁,经常食用的是牛奶和羊奶。乳类经浓缩、发酵等工艺可制成奶制品,如奶粉、酸奶、炼乳等。乳类及其制品几乎含有人体需要的所有营养素,除维生素 C 含量较低外,其他营养素含量都比较丰富,具有很高的营养价值,不仅是婴儿的主要食物,也是老弱病患者的营养食品。

（一）牛乳类的组织结构

乳类为白色乳状复杂乳胶体,水分约占 83%。

(1)由乳糖、水溶性盐、维生素呈分子或离子态构成真溶液。

(2)乳白蛋白和乳球蛋白呈大分子态构成高分子溶液。

(3)酪蛋白在乳中形成酪蛋白钙 - 磷酸钙复合胶粒,呈胶体悬浮液。

(4)乳脂呈细小微粒分散在乳清中,少量的蛋白质和磷脂包裹在脂肪粒周围起乳化作用,维持脂肪粒呈乳胶状态。

（二）主要营养成分及组成特点

乳类的水分含量为 86%~90%,因此它的营养素含量与其他食物比较时相对较低。

1. **蛋白质** 牛乳中的蛋白质含量比较恒定,约为 3.0%。

传统上将牛乳蛋白质划分为酪蛋白和乳清蛋白两类。酪蛋白约占牛乳蛋白的 80%,乳清蛋白约占总蛋白质的 20%。牛乳蛋白质为优质蛋白质,生物价为 85,容易被人体消化吸收。

(1)酪蛋白:凡 20℃条件下于 pH 4.6 沉淀的牛乳蛋白被称为酪蛋白,在制酸奶和乳酪时沉淀的蛋白质主要是酪蛋白。牛乳中 80% 的蛋白质为酪蛋白,它赋予牛乳独特的性质和营养。酪蛋白的特点是含有大量磷酸基,能与 Ca^{2+} 发生相互作用,并具有特定的三级和四级结构。

(2)乳清蛋白:乳清中的蛋白质属于乳清蛋白,其中主要包括 β- 乳球蛋白和 α- 乳清蛋白,此外还有少量血清蛋白、免疫球蛋白等。牛奶的乳清蛋白当中,α- 乳清蛋白约占 19.7%,β- 乳球蛋白占 43.6%,血清蛋白占 4.7%。

2. **脂类** 牛乳含脂肪 2.8%~4.0%。乳中磷脂含量为 20~50mg/100ml(磷脂一半存在于脂肪球膜中,另一半以蛋白质复合物形式存在于脱脂乳中),胆固醇含量约为 13mg/100ml(胆固醇 75% 溶于乳脂肪中,10% 在脂肪球膜中,其他则与蛋白质结合而存在于脱脂乳中)。

3. **碳水化合物** 乳类碳水化合物含量为 3.4%~7.4%,人乳中含量最高,羊乳居中,牛乳最少。碳水化合物的主要形式为乳糖。

由于乳糖可促进钙等矿物质的吸收,也为婴儿肠道内双歧杆菌的生长所必需,对于幼小动物的生长发育具有特殊的意义。但对于部分不经常饮奶的成年人来说,体内乳糖酶活性过低,大量食用乳制品可能引起乳糖不耐受的发生(摄入体内的牛奶中的乳糖无法转化为半乳糖和葡萄糖供小肠吸收利用,而是直接进入大肠,肠腔渗透压升高,使大肠黏膜吸入大量水分,造成腹胀、腹痛、排气和腹泻等症状,称乳糖不耐受症)。用固定化乳糖酶将乳糖水解为半乳糖和葡萄糖可以解决乳糖不耐受问题,同时可提高产品的甜度。

4. **矿物质** 乳中的矿物质主要包括钠、钾、钙、镁、氯、磷、硫、铜、铁等,大部分与有机酸结合形成盐类,少部分与蛋白质结合或吸附在脂肪球膜上。乳中的矿物质含量因品种、饲料、泌乳期等因素而有所差异,初乳中含量最高,常乳中含量略有下降。

5. **维生素** 牛乳中含有几乎所有种类的维生素,包括维生素 A、维生素 D、维生素 E、维生素 K、各种 B 族维生素和微量的维生素 C。只是这些维生素的含量差异较大。总的来说,牛奶是 B 族维生素的良好来源,特别是维生素 B_2。

6. **其他成分** 牛奶蛋白质部分为血液蛋白转化而来,其中含有大量酶类,主要有氧化还原酶、转移酶和水解酶。水解酶中包括淀粉酶、脂酶、酯酶、蛋白酶、磷酸酯酶等。其中的各种水解酶可以帮助消化营养物质,对幼小动物的消化吸收具有意义。乳中含有大量的生理活性物质,其中较为重要的有乳铁蛋白、免疫球蛋白、生物活性肽、共轭亚油酸、激素和生长因子等。

(三)乳制品

乳制品主要包括炼乳、奶粉、酸奶、干酪等。因加工工艺不同,乳制品营养成分有很大差异。

1. **炼乳** 炼乳为浓缩奶的一种,分为淡炼乳和甜炼乳。新鲜奶在低温真空条件下浓缩,除去约 2/3 的水分,再经灭菌而成,称淡炼乳。甜炼乳是在鲜奶中加约 15% 的蔗糖后按上述工艺制成。

受加工的影响,维生素遭受一定的破坏,因此常用维生素加以强化,按适当的比例冲稀后,营养价值基本与鲜奶相同。淡炼乳在胃酸作用下可形成凝块,便于消化吸收,适合婴儿及对鲜奶过敏者食用。

甜炼乳中糖含量可达 45% 左右,利用其渗透压的作用抑制微生物的繁殖。因糖分过高,需经大量水冲淡,营养成分相对下降,不宜供婴儿食用。

2. **奶粉** 奶粉是经脱水干燥制成的粉。根据食用目的,可制成全脂奶粉、脱脂奶粉、调制奶粉等。

全脂奶粉是将鲜奶浓缩除去 70%~80% 水分后,经喷雾干燥或热滚筒法脱水制成。喷雾干燥法所制奶粉粉粒小,溶解度高,无异味,营养成分损失少,营养价值较高。热滚筒法生产的奶粉粉粒较大不均,溶解度小,营养素损失较多。一般全脂奶粉的营养成分约为同等重量鲜奶的 8 倍。

脱脂奶粉是将鲜奶脱去脂肪,再经上述方法制成的奶粉。此种奶粉脂肪含量仅为 1.3%,脱脂过程使脂溶性维生素损失较多,其他营养成分变化不大。脱脂奶粉一般供腹泻婴儿及需要少油膳食的患者食用。

调制奶粉又称"母乳化奶粉",是以牛奶为基础,参照人乳组成的模式和特点进行调整和改善,使其更适合婴儿的生理特点和需要。调制奶粉主要是减少了牛乳粉中酪蛋白、甘油三酯、钙、磷和钠的含量,添加了乳清蛋白、亚油酸和乳糖,并强化了维生素 A、维生素 D、维生素 B_1、维生素 B_2、维生素 C、叶酸和微量元素铁、铜、锌、锰等。

3. **酸奶** 酸奶是在消毒鲜奶中接种乳酸杆菌并使其在控制条件下生长繁殖而制成。牛奶经乳酸菌发酵后,游离的氨基酸和肽增加,因此更易消化吸收。乳糖减少,使乳糖酶活性低的成人易于接受。维生素 A、维生素 B_1、维生素 B_2 等的含量与鲜奶含量相似,但叶酸含量却增加了 1 倍,胆碱也明显增加。此外,酸奶的酸度增加,有利于维生素的保护。乳酸菌进入肠道可抑制一些腐败菌的生长,调节肠道菌群,防止腐败胺类对人体的不良作用。

4. **干酪** 干酪也称奶酪,为一种营养价值很高的发酵乳制品,是在原料乳中加入适当量的凝乳酶,使蛋白质发生凝固并加入真菌和乳酸菌,并加盐、压榨排除乳清之后再经长时间发酵的产品。

干酪中的蛋白质大部分为酪蛋白,经凝乳酶或酸作用而形成凝块。但也有一部分白蛋白和球蛋白被机械地包含于凝块之中。此外,经过发酵作用,奶酪当中还含有肽类、氨基酸和非蛋白氮成分。除少数品种之外,蛋白质中包裹的脂肪成分多占干酪固形物的 45% 以上,而脂肪在发酵中的分解产物使干酪具有特殊的风味。奶酪制作过程中大部分乳糖随乳清流失,少量乳糖在发酵过程中起到促进发酵的作用,对抑制杂菌的繁殖有意义。

奶酪含有原料中的各种维生素,其中脂溶性维生素大多保留在蛋白质凝块当中,而水溶性维生素部分损失了,但含量仍不低于原料牛奶;原料乳中微量的维生素 C 几乎全部损失;干酪的外皮部分 B 族维生素含量高于中心部分。

硬质干酪是钙的极佳来源,软干酪含钙较低。镁在奶酪制作过程中也得到浓缩,硬质干酪中约为原料乳含量的 5 倍。钠的含量因品种不同而异,农家干酪因不添加盐,钠含量仅为 0.1%;而法国羊奶干酪中的盐含量可达 4.5%~5.0%。

四、水产品的营养价值

水产动物种类繁多,全世界仅鱼类就有 2.5 万 ~3.0 万种,海产鱼类超过 1.6 万种。水产食用资源与人类饮食关系密切。从巨大的鲸鱼到游动的小虾,许多都具有丰富的营养价值。这些丰富的海洋资源作为高生物价的蛋白、脂肪和脂溶性维生素来源,在人类的营养领域具有重要作用。可供人类食用、具有食用价值的主要有鱼类、鲸类、甲壳类、软体类和海龟类。

(一) 鱼类主要营养成分及组成特点

1. 蛋白质　鱼类蛋白质含量为 15%~20%,平均 18%,分布于肌浆和肌基质。肌浆主要含肌凝蛋白、肌溶蛋白、可溶性肌纤维蛋白、肌结合蛋白和球蛋白;肌基质主要包括结缔组织和软骨组织,含有胶原蛋白和弹性蛋白质。

除了蛋白质外,鱼还含有较多的其他含氮化合物,主要有游离氨基酸、肽、胺类、胍、季铵类化合物、嘌呤类和脲等。

2. 脂类　脂肪含量为 1%~10%,平均 5%,呈不均匀分布,主要存在于皮下和脏器周围,肌肉组织中含量甚少。不同鱼种含脂量有较大差异,如鳕鱼含脂肪量在 1% 以下,而河鳗脂肪含量高达 10.8%。

鱼类脂肪多由不饱和脂肪酸组成,一般占 60% 以上,熔点较低,通常呈液态,消化率为 95% 左右。不饱和脂肪酸的碳链较长,其碳原子数多在 14~22 个,不饱和双键有 1~6 个,多为 n-3 系列。

鱼类中的 n-3 多不饱和脂肪酸存在于鱼油中,主要是二十碳五烯酸(EPA)和二十二碳六烯酸(DHA)。EPA 与 DHA 可以在动物体内由亚麻酸转化而来,但是非常缓慢。而在一些海水鱼类和藻类中却可以大量转化。EPA 与 DHA 的研究起源于 20 世纪 70 年代流行病学调查。调查中发现,因纽特人通过吃生鱼摄食大量 EPA 与 DHA,其心血管发病率远低于丹麦人;同时发现,因纽特人一旦流鼻血,流血时间远长于丹麦人。研究还发现,EPA 具有抑制血小板形成作用;EPA 与 DHA 不仅可以降低低密度脂蛋白、升高高密度脂蛋白,还具有抗癌作用。EPA 和 DHA 在鱼体内的合成很少,主要是由海水中的浮游生物和海藻类合成的,经过食物链进入鱼体内,并以甘油三酯的形式贮存。二者低温下呈液体状态,因此冷水鱼中含量较高。研究发现,大型洄游性鱼的眼窝脂肪中 DHA 含量高,其含量占总脂肪酸的 30%~40%。与不饱和脂肪酸的高含量相反,抗氧化物质维生素 E 的含量很低,因此鱼油在贮藏过程中易于氧化。

3. 碳水化合物　碳水化合物的含量较低,约为 1.5%。有些鱼不含碳水化合物,如鲳鱼、鲢鱼、银鱼等。碳水化合物的主要存在形式是糖原,鱼类肌肉中的糖原含量与其致死方式有关,被捕杀者糖原含量最高;挣扎疲劳后死去的鱼类,体内糖原消耗严重,含量降低。除了糖原之外,鱼体内还含有黏多糖类。根据这些黏多糖类是否含有硫酸基,可分为硫酸化多糖和非硫酸化多糖,前者如硫酸软骨素、硫酸乙酰肝素、硫酸角质素;后者如透明质酸、软骨素等。

4. 矿物质　鱼类矿物质含量为 1%~2%,其中锌的含量极为丰富;此外,钙、钠、氯、钾、镁等含量也较多,其中钙的含量多于禽肉,但钙的吸收率较低。海产鱼类富含碘,有的海产鱼含碘 500~1 000μg/kg,而淡水鱼含碘仅为 50~400μg/kg。

5. 维生素　鱼油和鱼肝油是维生素 A 和维生素 D 的重要来源,也是维生素 E(生育酚)的一般来源。多脂的海鱼肉也含有一定量的维生素 A 和维生素 D。维生素 B_1、维生素 B_2 和烟酸等的含量也较高,而维生素 C 含量则很低。一些生鱼制品中含有硫胺素酶和催化硫胺素降解的蛋白质,因此大量食用生鱼可能造成维生素 B_1 的缺乏。

(二) 软体动物类主要营养成分及组成特点

软体动物类含有丰富的蛋白质和微量元素,某些软体动物还含有较多的维生素 A 和维生素 E,但脂肪和碳水化合物含量普遍较低。蛋白质中含有全部的氨基酸,其中酪氨酸和色氨酸的含量比牛肉和鱼肉都高。在贝类肉质中还含有丰富的牛磺酸,贝类中牛磺酸的含量普遍高于鱼类,其中尤以海螺、毛蚶和杂色蛤中为最高,每 100g 新鲜可食部中含有 500~900mg。软体动物微量元素的含量以硒最为突出,其次是锌的含量,此外还含有碘、铜、锰、镍等。

(杨建军)

第四节　其他食物的营养价值

一、食用油的营养价值

食用油依据来源可分为植物油和动物油。常见的植物油包括豆油、花生油、菜籽油、芝麻油、玉米油等;常见的动物油包括猪油、牛油、羊油、鱼油等。油脂的组成特点与营养价值如下:

油脂是甘油和不同脂肪酸组成的酯。植物油含不饱和脂肪酸(表1-6),熔点低,常温下呈液态,消化吸收率高;动物油以饱和脂肪为主,熔点较高,常温下一般呈固态,消化吸收率不如植物油高。

表1-6　常见食用油的各种主要脂肪酸含量(以占总脂肪百分比计)

食用油	多不饱和脂肪酸		单不饱和脂肪酸	饱和脂肪酸		特殊脂肪酸	数据来源*
	亚油酸(n-6)	亚麻酸(n-3)	油酸	硬脂酸	棕榈酸		
大豆油	49.8%~59.0%	5.0%~11.0%	17.7%~28.0%	2.5%~5.4%	8.0%~13.5%	—	GB 1535—2003
菜籽油(普通)	11.0%~23.0%	5.0%~13.0%	8.0%~60.0%	0.5%~3.1%	1.5%~6.0%	芥酸3.0%~60.0%	GB 1536—2004
菜籽(低芥酸)	15.0%~30.0%	5.0%~14.0%	51.0%~70.0%	0.8%~3.0%	2.5%~7.0%	芥酸0.05%~3.0%	GB 1536—2004
花生油	13.0%~43.0%	0.05%~0.30%	35.0%~67.0%	1.0%~4.5%	8.0%~14.0%	花生酸1.0%~2.0%	GB 1534—2003
棉籽油	46.7%~58.2%	0.05%~0.40%	14.7%~21.7%	2.1%~3.3%	21.4%~26.4%	豆蔻酸0.6%~1.0%	GB 1537—2003
葵花子油	48.3%~74.0%	0.05%~0.30%	14.0%~39.4%	2.7%~6.5%	5.0%~7.6%	山嵛酸0.3%~1.5%	GB 10464—2003
高油酸葵花子油	2.0%~20.0%	—	70.0%~92.0%	3.0%~5.0%	3.0%~5.0%	—	AOCS数据
棕榈油	9.0%~12.0%	0.05%~0.50%	36.0%~44.0%	3.5%~6.0%	39.3%~47.5%	豆蔻酸0.5%~2.0%	GB 15680—2009
橄榄油	3.5%~21.0%	1.0%	55.0%~83.0%	0.5%~5.0%	7.5%~20.0%	棕榈油酸0.3%~3.5%	GB 23347—2009
油茶籽油	7.0%~14.0%	—	74.0%~87.0%	7.0%~11.0%	—	—	GB 11765—2003
亚麻籽油	12.0%~30.0%	39.0%~62.0%	13.0%~39.0%	2.0%~6.5%	3.7%~7.9%	—	GB/T 8235—2008
紫苏子油	14.0%~17.0%	44.0%~64.0%	13.0%~15.0%	1.0%~2.0%	6.0%~7.0%	—	AOCS数据
芝麻油	36.9%~47.9%	0.2%~1.0%	34.4%~45.5%	4.5%~6.7%	7.9%~12.0%	花生酸0.3%~0.7%	GB/T 8233—2008

| 食用油 | 多不饱和脂肪酸 | | 单不饱和脂肪酸 | 饱和脂肪酸 | | 特殊脂肪酸 | 数据来源 |
	亚油酸（n-6）	亚麻酸（n-3）	油酸	硬脂酸	棕榈酸		
米糠油	29.0%~42.0%	0.05%~1.00%	40.0%~50.0%	1.0%~3.0%	12.0%~18.0%	—	GB 19112—2003
玉米油	34.0%~65.6%	0.05%~2.00%	20.0%~42.2%	0.05%~3.30%	8.6%~16.5%	花生酸0.3%~1%	GB 19111—2003
核桃油	50.0%~69.0%	6.5%~18.0%	11.5%~25.0%	2.0%~6.0%	6.0%~10.0%	—	GB/T 22327—2008
南瓜子油	36.0%~61.0%	—	21.0%~47.0%	3.0%~13.0%	7.0%~15.0%	—	AOCS 数据
葡萄籽油	58.0%~78.0%	0.05%~1.00%	12.0%~28.0%	3.0%~6.5%	5.5%~11.0%	—	GB/T 22478—2008
红花籽油	67.8%~83.2%	0.05%~0.10%	8.4%~21.3%	1.9%~2.9%	5.3%~8%	—	GB/T 22465—2008
月见草油	65.0%~80.0%	γ-亚麻酸8.0%~14.0%	5.0%~12.0%	1.5%~3.5%	6.0%~10.0%	—	AOCS 数据
椰子油	1.0%~2.5%	0.05%~0.20%	5.0%~10.0%	2.0%~4.0%	7.5%~10.2%	月桂酸45.1%~50.3%肉豆蔻酸16.8%~21.0%	NY/T 230—2006
花椒籽油	18.0%~33.0%	17.0%~24.0%	25.0%~32.0%	1.0%~3.0%	9.0%~14.0%	棕榈油酸2.0%~8.0%	GB/T 22479—2008
杏仁油	20.0%~34.0%	—	43.0%~70.0%	1.0%~10.0%	4.0%~13.0%	—	AOCS 数据
小麦胚芽油	50.0%~59.0%	2.0%~9.0%	13.0%~23.0%	0.3%~3.0%	12.0%~20.0%	—	AOCS 数据

注：数据来源 GB 为"国家标准"的缩写；AOCS 为"美国油类化学家学会"。

二、坚果类食物的营养价值

（一）坚果的营养组成

坚果是以种仁为食用部分，因外覆木质或革质硬壳，故称坚果。按照脂肪含量的不同，坚果可以分为油脂类坚果和淀粉类坚果。前者富含油脂，包括核桃、榛子、杏仁、松子、香榧、腰果、花生、葵花子、西瓜子、南瓜子等；后者淀粉含量高而脂肪很少，包括栗子、银杏、莲子、芡实等。

1. **蛋白质**　含量多在 12%~22%，有些蛋白质含量更高，如西瓜子和南瓜子蛋白质含量可达 30% 以上；淀粉类干果中以栗子的蛋白质含量最低，为 4%~5%，芡实为 8% 左右，而银杏和莲子都在 12% 以上。

2. **脂肪**　含量多在 40% 左右，其中松子、杏仁、榛子、葵花子等达 50% 以上。坚果脂肪多为不饱和脂肪酸，富含必需脂肪酸，是优质的植物性脂肪。葵花子、核桃和西瓜子的脂肪中特别富含亚油酸，核桃和松子含有较多的 α-亚麻酸。榛子、澳洲坚果、杏仁、美洲山核桃和开心果中所含的脂肪酸当中，57%~83% 为单不饱和脂肪酸；花生、松子和南瓜子所含脂肪酸中，约有 40% 来自单不饱和脂肪酸；巴西坚果、腰果和榛子中约有 1/4 的脂肪酸为单不饱和脂肪酸。温带所产坚果的不饱和脂肪酸含量普遍高于热带所产坚果,通常达 80% 以上。

3. 碳水化合物　含量多在 15% 以下。如花生为 5.2%,榛子为 4.9%。富含淀粉的坚果则是碳水化合物的较佳来源,如栗子、莲子中的含量较高,分别为 77.2% 和 64.2%,银杏淀粉含量为 72.6%。坚果类的膳食纤维含量也较高,例如花生的膳食纤维含量达 6.3%,榛子为 9.6%,中国杏仁更高达 19.2%。此外,坚果类还含有低聚糖和多糖类物质。

4. 维生素　坚果是维生素 E 和 B 族维生素的良好来源,包括维生素 B_1、维生素 B_2、烟酸和叶酸。黑芝麻中维生素 E 含量为 50mg/100g,在栗子和莲子中含有少量维生素 C。其次,很多坚果品种含少量胡萝卜素,例如榛子、核桃、花生、葵花子、松子的胡萝卜素含量为 0.03~0.07mg/100g,鲜板栗和开心果为 0.1mg/100g 以上。

5. 矿物质　坚果富含钾、镁、磷、钙、铁、锌、硒、铜等矿物质。黑芝麻中的铁含量最高,腰果中的硒含量最高,榛子含有丰富的锰,坚果中的锌含量普遍较高。

三、加工食品的营养价值

(一)酒类

1. 酒的分类　按酿造方法可分为发酵酒、蒸馏酒和配制酒。

(1)发酵酒(酿造酒):酒精含量一般在 3%~18%(v/v),酒中除酒精以外,富含糖、氨基酸和多肽、有机酸、维生素、核酸和矿物质等营养物质。

(2)蒸馏酒:酒精含量一般在 30%(v/v)以上;酒中其他成分均是易挥发的组分,如醇类、酯类、醛酮类、挥发酸类等;能量密度至少有 962kJ(230kcal)/100ml 以上,但几乎不含人类必需的营养成分。

(3)配制酒:我国的配制酒划分为露酒和调配酒两类。露酒如竹叶青酒、红茅药酒、蛇酒、鹿心血酒、麝香酒、参茸酒等。

2. 酒的营养成分与其他成分

(1)酒的营养成分

1)能量:酒提供能量主要取决于酒所含乙醇的量(7kcal/g 乙醇)。

2)蛋白质:主要以氨基酸和短肽的形式存在。由于酒的配料和酿造方法不同,其含量相差较大。如黄酒、葡萄酒、啤酒等发酵酒富含氨基酸和短肽;葡萄酒等果酒含量则较少,蒸馏酒类几乎不含氨基酸。

3)碳水化合物:主要有葡萄糖、麦芽糖、麦芽三糖、麦芽四糖、糊精等;另外还含有阿拉伯糖、木糖、鼠李糖、棉籽糖、蜜二糖、半乳糖等。

4)矿物质:其含量与酿酒的原料、水质和工艺有着密切的关系。葡萄酒、黄酒和啤酒中矿物元素含量最多,其中钾的含量较为丰富,一般含量为 0.3~0.8g/L;其他矿物元素如钠、镁、钙、锌等都有不同程度存在。

5)维生素:啤酒和葡萄酒内含有多种 B 族维生素及烟酸、泛酸、叶酸和生物素等。啤酒中维生素 B_1、烟酸含量丰富,但维生素 B_2 的含量很低。此外,每升葡萄酒中还含有 220~730mg(平均为 436mg)肌醇。

(2)酒的其他成分:酒类有很多其他非营养化学成分,虽然含量较少,但影响着酒的营养作用、保健作用或其他生理作用。

1)有机酸:无论是发酵酒还是蒸馏酒,都含有很多种类的有机酸,它们是在酿酒过程中糖类和氨基酸分解而产生的,具有一定的营养价值,也是供能物质。

2)酯类:酯类是酒类重要香气成分,对酒的口味起到重要作用。

3)醇类:乙醇是酒类的主要成分,是形成酒类特有口感的物质基础。高度白酒中的含量为 50%~60%(v/v),在黄酒中为 10%~20%(v/v),在啤酒中为 3%~6%(v/v)。适量饮酒有一定的精神兴奋作用,可以产生愉悦感;据多项研究表明对心血管健康有一定的保护作用,但过量饮酒,特别是长期过量饮酒对健康有危害。

4）醛类：酒中的醛类主要为甲醛、乙醛、糠醛、丁醛、戊醛、乙缩醛等，是在发酵过程中由糖和氨基酸等转变而来的。

5）酚类化合物：酒中含有一定量的酚类，并且多数是多酚化合物。许多多酚物质具有很强的抗氧化性，如黄酮类具有预防心血管疾病的功能。酒中的酚类含量很不一致，葡萄酒的酚类物质最为丰富。

（二）茶、咖啡

茶是世界三大饮料之一。中国是茶树的原产地，不同地区，生长着不同类型和不同品种的茶树。现代科学研究发现，茶有抗老延年、抗突变、抑癌、降血压、消炎、杀菌等功效。

1. 茶叶的分类 茶叶品类的划分尚无规范化的方法。以茶叶加工过程中发酵程度的不同，分为发酵茶，半发酵茶和不发酵茶；以采制工艺和茶叶品质特点为主，结合其他条件划分为绿茶、红茶、乌龙茶、白茶、花茶、黑茶和再加工茶等。

2. 茶叶的营养成分及其他成分

（1）茶叶的营养成分：包括蛋白质、脂肪、碳水化合物、多种维生素和矿物质。蛋白质含量一般为20%~30%，但能溶于水而被利用的只有1%~2%；所含的多种游离氨基酸为2%~4%，易溶于水而被吸收利用。脂肪含量2%~3%，包括磷脂、硫脂、糖脂和各种脂肪酸，其中亚油酸和亚麻酸含量较多，部分可为人体所利用。碳水化合物含量20%~25%，多数是不溶于水的多糖，能溶于水可为机体所利用的糖类仅占4%~5%。维生素含量丰富。

（2）茶叶中的其他成分较多，主要以植物化学物为主，包括多酚类、色素、茶氨酸、生物碱，芳香物质，皂苷等。

1）多酚类物质：茶鲜叶中多酚类的含量一般为18%~36%（干重），包括儿茶素、黄酮及黄酮苷类、花青素等。其中干绿茶含儿茶素（811.72 ± 21.10）mg/100g。黄酮类也称花黄素，由茶鲜叶中分离出3种主要的黄酮醇，其中山奈素含量为1.42~3.24mg/g，槲皮素为2.72~4.83mg/g。花青素又称花色素，一般在茶叶中占干重的0.01%左右。

2）嘌呤碱：这类化合物主要有咖啡因、可可碱和茶叶碱。

3）咖啡因：是茶叶生物碱中含量最多的，一般含量为2%~4%，夏茶比春茶含量高。其对人体具有兴奋作用。可可碱是茶叶碱的同分异构体，是咖啡因重要的合成前体，茶叶中的含量一般为0.05%。茶叶碱在茶叶中的含量只有0.002%左右，对人体有利尿作用。

4）芳香物质：茶叶香气是决定茶叶品质的重要因素之一。其主要包括醇类、酮类、酸类、醛类、酯类、酚类、含硫化合物类及芳胺类等，在茶叶的绝对含量很少，一般只占干重的0.02%，在绿茶中占0.05%~0.02%，在红茶中占0.01%~0.03%，在鲜叶中占0.03%~0.05%。

3. 咖啡 早在2 500多年前的阿拉伯就开始种植咖啡并作为饮品，9世纪传入也门，15世纪传入欧洲、亚洲，随后传入美洲；19~20世纪，我国才开始栽培咖啡。咖啡的化学成分及其生物活性备受人们关注。咖啡豆的主要营养成分见表1-7。

（1）蛋白质：咖啡生豆中含18种氨基酸，占总量的10%左右，其中必需氨基酸约占3.7%；所含的主要氨基酸是谷氨酸、天冬氨酸和亮氨酸，色氨酸含量最少。

（2）碳水化合物：咖啡生豆总糖含量相差不大，约8%；单糖含量极少，果糖和葡萄糖含量在检测限0.4g/100g以下。

（3）脂肪：主要是酸性脂肪及挥发性脂肪。

（4）矿物质：含有少量石灰、铁质、磷、碳酸钠等。

（5）咖啡因：有特别强烈的苦味，刺激中枢神经系统、心脏和呼吸系统。适量的咖啡因亦可减轻肌肉疲劳，促进消化液分泌。

（6）酸类：咖啡生豆的酸类主要以绿原酸为主，其他酸类物质含量极少，在国家规定的最低检测限下，仍未能检出。

表 1-7　咖啡豆的主要营养成分

项目	含量	项目	含量
水分	0.7g	烟酸	26.3mg
能量	203.0kcal	维生素 E	11.2mga-TE
蛋白质	17.1g	钙	81.0mg
脂肪	8.8g	磷	204.0mg
碳水化合物	68.9g	钾	2 013.0mg
膳食纤维	55.1g	镁	132mg
维生素 A	17.0μgRE	铁	4.2mg
胡萝卜素	99.0μg	锌	1mg
硫胺素	0.1mg	硒	2.72mg
核黄素	0.1mg	铜	1.32mg
叶酸	3.2mg	钠	2.2mg

（三）调味品

1. **调味品**　是指以粮食、蔬菜等为主要原料,经发酵、腌渍、水解、混合等工艺制成的各种用于烹调调味和食品加工的产品以及各种食品的添加剂。

2. **调味品分类**　主要包括 6 大类:

(1)发酵调味品:这一类是以谷类和豆类为原料,经微生物的酿造工艺而生产的调味品,包括酱油类、食醋类、酱类、腐乳类、豆豉类、料酒类等。

(2)酱腌菜类:包括酱渍、糖渍、糖醋渍、糟渍、盐渍等各类制品。

(3)香辛料类:是以天然香料植物为原料制成的产品,包括辣椒制品、胡椒制品及其他香辛料的干制品及配制品等。

(4)复合调味品类:包括固态、半固态和液态复合调味料。

(5)其他调味品:包括盐、糖、调味油以及水解植物蛋白、鲣鱼汁、海带浸出物、酵母浸膏、香菇浸出物等。

(6)食品添加剂:指为改善食品品质和色、香、味以及防腐和加工工艺的需要而加入食品中的化学合成或天然物质,包括味精、酶制剂、柠檬酸、甜味剂、酵母、香精香料、乳化增稠剂、品质改良剂、防腐剂、抗氧化剂、食用色素等。

3. **主要调味品的特点和营养价值**

(1)酱油和酱类:酱油和酱是以小麦、大豆及其制品为主要原料,接种曲霉菌种,经发酵酿制而成。

1)蛋白质:酱油和酱的鲜味主要来自含氮化合物,含量高低是其品质优劣的重要标志。优质酱油的总氮含量多在 1.3%~1.8%;氨基酸态氮 ≥ 0.7%。其中谷氨酸含量最高,其次为天冬氨酸,这两种氨基酸均具鲜味。

2)碳水化合物:酱油中含有少量还原糖以及少量糊精。糖的含量差异在不同品种之间较大,从 3%以下直到 10% 左右。黄酱中含还原糖很低,以面粉为原料的甜面酱糖含量可高达 20%,高于以大豆为原料的大酱。以大米为主料的大酱其碳水化合物含量在 19% 左右。

3)维生素:酱油中含有较丰富的 B 族维生素,其中维生素 B_1 含量在 0.01mg/100g 左右,而维生素 B_2 含量较高,可达 0.05~0.20mg/100g,烟酸含量在 1.0mg/100g 以上。酱类中维生素 B_1 含量与原料含量相当,而维生素 B_2 含量在发酵之后显著提高,含量为 0.1~0.4mg/100g,烟酸含量则达到 1.5~2.5mg/100g。

4)矿物质:酱油和酱中的咸味来自氯化钠。酱油中所含的氯化钠在 12%~14%,酱类的含盐量通常在 7%~15%,是膳食中钠的主要来源之一。

5）有机酸和芳香物质：酱油中有机酸含量约2%，其中60%~70%为乳酸，还有少量琥珀酸，其钠盐也是鲜味的来源之一。

（2）醋类：醋是一种常用的调味品，按原料可以分为粮食醋和水果醋。

粮食醋的主要原料是大米、高粱、麦芽、豆类等加上麸皮，其酸味的主要来源是醋酸。

水果醋的主要原料是苹果、葡萄、柠檬、菠萝、柿子、香蕉、草莓等水果，其酸味除了醋酸之外，还含有柠檬酸、苹果酸、琥珀酸、乳酸等成分。

白醋是用醋酸为主料，配以其他有机酸，再加入水、蔗糖、食盐、谷氨酸钠和酯类香精，使酸味柔和而制成的。

我国优质酿造食醋的pH在3~4，总酸含量在5%~8%，其中老陈醋总酸含量可达10%以上。醋中蛋白质、脂肪和碳水化合物的含量都不高，但却含有较为丰富的钙和铁。醋的总氮含量在0.2%~1.2%。碳水化合物含量差异较大，多数在3%~4%，而老陈醋可高达12%，白米醋仅为0.2%。氯化钠含量在0~4%，多数在3%左右。

水果醋含酸量约5%，还原糖0.7%~1.8%，总氮0.01%左右。

（3）味精和鸡精：鲜味是引起强烈食欲的可口滋味，食品中鲜味的主要来源是氨基酸、肽类、核苷酸和有机酸及其盐类。味精是最主要的鲜味调味品，它是咸味的助味剂，也有调和其他味道、掩盖不良味道的作用。

目前市场上销售的鸡精、牛肉精等复合鲜味调味品中含有味精、鲜味核苷酸、糖、盐、肉类提取物、蛋类提取物、香辛料和淀粉等成分，调味后能赋予食品复杂而自然的美味，增加食品鲜味的浓厚感和饱满度，消除硫黄味和腥臭味等异味。需要注意的是，核苷酸类物质容易被食品中的磷酸酯酶分解，最好在菜肴加热完成之后再加入这类含有鲜味核苷酸的调味品。

（4）盐：咸味是食物中最基本的味道，而膳食中咸味的来源是食盐（氯化钠），钠离子可以提供最纯正的咸味，氯离子为助味剂。

健康人群每日摄入6g食盐即可完全满足机体对钠的需要。摄入食盐过量，与高血压病的发生呈正相关。由于我国居民平均摄入量远高于推荐数值，因此在日常生活当中应当注意控制食盐摄入量，已经患有高血压病、心血管疾病、糖尿病、肾脏疾病和肥胖等疾病的患者应当选择低钠盐，并注意调味清淡。

（5）糖和甜味剂：食品中天然含有的各种单糖和双糖都具有甜味，其中甜度以果糖最高，蔗糖次之，乳糖最低。日常使用的食糖主要成分为蔗糖，是食品中甜味的主要来源（表1-8）。木糖醇、山梨醇、甘露醇等糖醇类物质为糖类加氢制成，为保健型甜味剂，不升高血糖，不引起龋齿，然而保持了糖类的基本物理性质，已经广泛应用于糖尿病患者、减肥者食用的甜食，以及口香糖、糖果等食品当中。

表1-8 食用糖及糖醇的相对甜度

名称	相对甜度	名称	相对甜度
乳糖	0.2	麦芽糖	0.4
果糖	1.2~1.8	山梨醇	0.6
葡萄糖	0.7	甘露醇	0.7
蔗糖	1.0	木糖醇	0.9

资料来源：孙长颢.营养与食品卫生学.第5版.北京：人民卫生出版社，2003。

（四）乳酸菌、功能性饮料等

1. **乳饮料** 包括乳饮料、乳酸饮料及乳酸菌饮料等，严格来说不属于乳制品范畴。乳饮料、乳酸饮料和乳酸菌饮料均为蛋白质含量≥1.0%的含乳饮料。其中配料为水、糖或甜味剂、果汁、有机酸、香精等。乳酸饮料中不含活乳酸菌，但添加有乳酸使其具有一定酸味；乳酸菌饮料中应含有活乳酸菌，为发酵乳加水和其他成分配制而成。总的说来，乳饮料的营养价值低于液态乳类产品，蛋白质含量约为牛奶的 1/3。但因其风味多样、味甜可口,受到儿童和青年的喜爱。

2. **功能性饮料**　根据国际饮料行业协会的新规定,功能性饮料是指具有保健作用的软饮料。即通过调整饮料中天然营养素的成分和含量比例,以适应某些特殊人群营养需要的饮品,包括运动饮料、能量饮料、营养素饮料等。

(1)运动饮料:营养素的成分和含量能适应运动员或参加体育锻炼人群的运动生理特点、特殊营养需要的软饮料。其特定功用能使运动员或参加体育运动的人员在饮用后迅速补充水分和多种营养元素。

(2)能量饮料:为一种果汁风味或无果汁风味、能够提供能量的一类软饮料,多数充有碳酸气,但也有不充气以及粉状产品。产品一般含有牛磺酸、咖啡因、瓜拉拿藤、葡萄糖和植物萃取物以及矿物质、维生素。

(3)营养素饮料:指饮料中加入人体日常所需的一些维生素和矿物质,具有和保健品类似的功效。大多以抗疲劳为主。

(杨建军)

参 考 文 献

[1] 陆勤丰.谷物制品营养强化及品质改良新工艺技术.北京:化学工业出版社,2008.

[2] 丁文平.小麦加工过程中的营养损失与面粉的营养强化.粮油加工,2008(5):87-89.

[3] 王兴国.食用油与健康.北京:人民军医出版社,2011.

第二章

烹饪加工对食物营养成分的影响

第一节　合理科学烹饪

烹饪加工在食物制作中的作用主要有 3 方面：一是达到食物消毒、杀菌的目的，消除食物中的危害因素如致病菌、一些有毒化合物，以免对健康造成危害。二是通过一系列复杂的物理变化与化学变化改变食物性状，使食物由硬变软，由生变熟，粗纤维组织松散软化，蛋白质变性及凝固并释放出鲜味等。烹调是食物进入人体之前的初步机械消化过程，减轻了人体消化道的负担，使食物进入人体后更容易被消化吸收，提高食物的消化吸收率。三是改善食物原有的感官性状，使食物产生令人愉快的味道，外观更加诱人，从而引起人们旺盛的食欲。例如去除生鱼的腥气、生羊肉的膻气，增加滋味与色泽；使有机物挥发而香气四溢；使汁液逸出，味道鲜美。烹调可使食物的色、香、味、形都得到改善，成为在感官性质上更受欢迎的食品。

食物在烹饪加工中会发生一系列物理化学变化，有的变化会控制不利因素，增进食品的色香味，减少营养素损失，提高营养素消化吸收率和利用率；有的则会破坏营养素，降低其利用效率。合理科学烹饪是保证食物营养质量和色香味的重要手段。

合理科学烹饪是指在烹调的各环节和操作过程中采用恰当的方法和技术，综合考虑食物营养、卫生和膳食美感等的要求，烹调出理想的膳食。合理烹调包括从合理配菜到合理烹饪加工的各个环节，即对各个单份或组合的菜肴，合理选择其原辅料和烹调方法，使其在加工中能减少或者弥补营养素损失，改善菜肴和膳食的营养构成，消除或降低食品原料的危险因素，提高营养价值，保证食品安全。同时，还要做到使菜肴感官品质良好，具有良好的色香味形和质地。其中，科学地选择搭配烹饪原料和烹饪加工方法，对于充分发挥食物营养素的效能至关重要。

一、合理科学配菜

（一）烹饪原料选择与搭配的原则

1. **膳食平衡原则**　根据膳食营养目标合理选择和搭配食物，满足平衡膳食的要求。不同年龄、性别、劳动强度、生理状态及疾病的个体其营养需求有差异，烹饪原料提供的营养素必须适应其营养需求，保证食物营养素齐全，营养素水平适宜。平衡膳食不仅表现在能量和每一种营养素必须满足机体的生理需求，还表现在能量和营养素之间以及营养素之间要有合适的比例。例如，各种蛋白质、脂肪酸、碳水化合物、维生素、矿物质之间的平衡，必需氨基酸之间的平衡，维生素 B_1、维生素 B_2、烟酸和能量之间的平衡，呈酸性和呈碱性元素之间的平衡等。

2. **食物种类多样化原则**　常用的烹饪原料营养成分各有侧重，食物种类多样，才能保证各类营养素需要。《中国居民膳食指南(2016)》将食物分为五大类,即谷薯类、蔬菜和水果类、动物性食物类、豆类及其制品及纯能量食物类。谷类及薯类主要提供碳水化合物、蛋白质、膳食纤维及B族维生素等;蔬菜和水果主要提供膳食纤维、矿物质、维生素C和胡萝卜素等;动物性食物主要提供蛋白质、脂肪、矿物质、维生素A和B族维生素等;豆类及其制品主要提供蛋白质、脂肪、膳食纤维、矿物质和B族维生素等;油类主要提供能量,植物油还可提供维生素E和必需脂肪酸。

每日膳食应包括这五大类食物,每类食物选2~4种,一天至少能吃到10~20种食物(图2-1)。

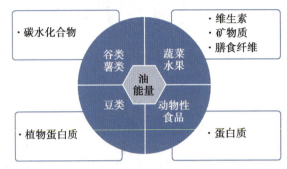

图 2-1 五大类食品的主要营养贡献

3. **恰当搭配原料营养成分** 除母乳外,没有一种天然食物包含人体所需要的所有营养素。如猪肉富含蛋白质、脂肪、无机盐,但缺少碳水化合物与维生素;某些蔬菜无机盐、维生素C含量十分丰富,但缺乏维生素B_2。合理配菜,能使各种原料的营养成分互为补充,提高菜肴的营养价值。在有限的进食量中获得尽可能多的营养素,在合理配菜中获得合理营养。

(二) 合理配菜的方法

1. **重视具有特殊营养价值的原料选择** 我国多数居民的膳食食物组成是以谷类为主的植物性食物,在不影响治疗的情况下,配菜时应当特别重视富含优质蛋白、钙、维生素A、赖氨酸、维生素B_2、可溶性膳食纤维等原料的选择。在不影响疾病状态下,多选用富含如香菇素、番茄红素、葱蒜素、葡甘聚糖、可溶性膳食纤维等生理活性成分的原料,如菌类、生葱、生蒜、西红柿、魔芋、苹果等。

2. **尽量少配"单料菜点"** 根据烹饪原料的品种、数量、质量及其营养价值,按照进餐者的生理和治疗的需要,把主料和若干辅料进行合理搭配,使各种原料的营养成分互为补充,提高菜肴营养价值。尽量少配"单料菜点"(指单一原料组成的菜点),即使是某些具有特殊风味的传统单料菜,如香酥鸭、北京烤鸭、樟茶鸭、烤猪方等,也提倡搭配适宜的蔬菜。宜用植物性辅料搭配以弥补动物性主料营养成分的缺陷,如红烧肉加土豆或萝卜;粉蒸肉加红薯、土豆、干菜、鲜豆类等;炒鸡蛋加葱、西红柿、韭菜;炒肉片加根茎类新鲜蔬菜等。

即使是主食也因品种不同,加工方法不同,而应采取粗细粮混食、粗粮细作、干稀搭配、粮豆配合、面点小吃与单一的主食配合等方式,例如各类荤素包子、饺子、馄饨、烩面等。这样,可使主食中的各种营养素相互补充,达到尽可能全面地摄取营养素之目的。

3. **合理配菜满足特殊营养素需求** 通过合理配菜,可以有目的地给人们提供一些富含某种营养素的特殊菜肴,如含蛋白质、维生素B_1高的干烧腺子鲫鱼,鲜熘兔丝等;含粗纤维、维生素C、胡萝卜素高的素炒豌豆尖、韭黄肉丝、珊瑚鸡丸等;含铁、钙、维生素B_2、维生素A高的白油肝片、熘鸭肝等。合理配菜也可以依患者特殊情况有目的地提供某种特殊成分少的膳食,如低嘌呤菜肴、低糖膳食等。

4. **满足进餐者的口感需求、经济条件、饮食习俗。**

二、合理科学烹饪

(一) 合理烹调方法的选择

合理的营养需要通过合理的烹调加工来实现。在烹调加工时,要充分考虑不同烹调方法对营养素的影响,尽量设法保存食品中原有的营养素。中式烹饪的烹调方法多样。常见烹调方法对营养素的影响见表 2-1。

表 2-1 常见烹调方法对营养素的影响

烹调方法	对营养素的影响	减少营养素损失的措施
煮、蒸	(1)对碳水化合物及蛋白质起部分分解作用 (2)使水溶性维生素及矿物质溶于水中(矿物质不会因蒸而遭损失)	连汤一同食用
炖、煨、卤	可使水溶性维生素及矿物质溶于汤中,一部分维生素遭到破坏	连汤带汁食用
煎、炸、烤	(1)对所有营养素都有不同程度的破坏 (2)蛋白质因高温而变性,温度越高时间越长,变性越严重 (3)油脂热聚合物和过氧化脂质含量升高;食物中脂肪含量增加,能量增加 (4)产生丙烯醛等	(1)上浆挂糊 (2)急炒 (3)勾芡 (4)加醋 (5)降低油温,控制在 170~200℃ (6)避免反复使用陈油
腌	维生素和矿物质损失,腌制时间长短与营养素损失成正比	尽量缩短腌制时间
烤	(1)维生素 A、B、C 部分损失 (2)脂肪、蛋白质受损 (3)明火烤可能产生 3,4- 苯并芘	(1)尽量少用明火 (2)缩短烧烤时间
熏	(1)破坏维生素,特别是维生素 C (2)脂肪、蛋白质受损 (3)可能产生 3,4- 苯并芘	避免烟熏温度过高(200~400℃为宜)

(二) 合理科学烹饪

从烹饪工艺过程看,应该从以下几方面做到合理烹饪。

1. 合理采购与储存 合理采购是合理烹饪的基础。应该严格按菜单选原料,要保证原料新鲜优质,能满足烹调的要求,要在合理节约采购成本与保证原料质量之间找到平衡点。

食品原料应尽快食用,避免长时间储存。否则,原料的营养素易被分解破坏,尤其蔬菜和水果应临用现购,不要存放过久,以免果蔬中的氧化酶在长时间贮存中造成维生素 C 氧化,各种降解酶导致风味物质和营养成分分解,甚至微生物污染而导致食品腐败变质。

冷冻虽然可以减缓食品变质和营养素损失,但解冻后的渗出液中含有一定量的水溶性维生素和无机盐,特别是解冻后如不及时加工,容易导致食品腐败。冷冻猪肉可损失维生素 B_1 17%~20%、维生素 B_2 16%~25%、泛酸 18%、烟酸 6%~18% 以及维生素 B_6 22%。

2. 合理初加工 初加工包括择理、清洗、刀工处理、初步熟处理等。

(1)择理:主要目的是去除不可食部分,如削除硬皮、剃去黄叶、清除污物。一方面,食品原料变质腐烂的部分要坚决除去;另一方面,能够吃的部分尽量保留,以免浪费,应合理利用常常被人忽略的可食用部分,如铁和胡萝卜素含量较高的芹菜叶、莴笋叶等。

(2)清洗:各种食物原料都要用净水进行认真的清洗、洗涤,减少微生物、寄生虫卵、泥沙杂物以及农药残留等,有利于食物的卫生。对于未被霉菌污染的粮食或没有农药残留的蔬菜,不要用水长时间浸泡,以免造成水溶性维生素和无机盐过多地流失。在淘洗时,应尽量减少淘洗次数,一般为 2~3 次,一般不要用流水冲洗或用热水淘洗,不宜用力搓洗。

(3)涨发:干货原料(干制品)是烹饪常用原料,使用前需要复水处理,使原料吸水膨润,质地回软恢复原有的新鲜状态,以利烹调加工,这一过程称为涨发。

干货涨发的主要方法有水发、油发、盐发、碱发、火发等。干货原料涨发常采用水泡(冷水发、温水发、沸水发)、汽蒸(蒸发)等手段,使原料吸收水或水蒸气而膨润复原。富含胶原蛋白的干货原料,如蹄筋、猪肉皮、鱼肚等,在干制过程中原料失水而导致蛋白质变性等一系列变化,干货原料质地坚硬,不易吸水,为加速水的吸收,往往利用油炸、热盐或沙粒炒、火烤等手段处理干货原料,使其组织呈蜂窝状结构,体积膨大,便于快速吸水。而鱿鱼等富含蛋白质的原料往往借助碱液破坏蛋白结构而加速水的吸收,烹饪行业称为"碱发"。

涨发时采用的水浸泡以及加热处理、碱液处理等辅助手段,可导致干货原料残留的维生素、矿物质以及其他水溶性营养成分流失,碱发对蛋白质有一定破坏。应尽量缩短涨发水浸泡的时间。

(4)刀工处理

1)先洗后切,切后不泡:各种原料应洗涤后再改刀切配,切忌切后再进行洗涤。切成片、丁、丝、条、块后不要再用水冲洗,更不能在水中浸泡,以减少水溶性营养素如维生素 C 及无机盐随水流失。

2)改刀不宜过碎:原料切块要稍大,若切得过碎,增加了与水、空气的接触面,从而加速营养素(尤其是维生素)的流失和氧化破坏。应在烹调允许的范围内尽可能使其形状大一些。小白菜切段炒后维生素 C 的损失率为 31%,而切成丝炒后损失率为 51%。将黄瓜切成薄片后放置 1h,其中维生素 C 就损失 33%~35%,放置 3h,损失可达 41%~49%。

3)现烹现切:应注意切后不要长时间放置,应尽快使用原料,以免空气中的氧使维生素 C 和维生素 A 氧化。

(5)初步熟处理:某些原料正式烹调加工前,要进行初步熟处理,以缩短烹调时间、去除异味、护色或保持原料间一致的质地。初步处理的方法主要有焯水(热烫)、汽蒸和油炸等。例如用沸水焯蔬菜,可去除菠菜、竹笋等含有的草酸,虽然会损失一部分维生素,但也能除去较多的草酸,而有利于钙铁和其他无机盐在人体内的吸收。油炸、汽蒸处理可使原料骤受高温,蛋白质凝固,从而保护内部营养素不致外溢。

初步熟处理应注意掌握时间、温度、原料块形大小和冷却等影响因素。焯水应注意以下几方面:

1)火旺水沸,短时速成:原料应该切较大块,火大、水宽,水沸后分批下入原料,断生后迅速取出,尽快让其冷却,可减少维生素受热损失,减少原料内部汁液溢出导致水溶性维生素和矿物质的损失。快速破坏蔬菜中的氧化酶,如蔬菜的氧化酶(过氧化氢酶、多酚氧化酶、抗坏血酸氧化酶等)易使维生素 C 等氧化破坏,这些酶活性在温度处于 50~60℃最强,若温度达到 80℃以上则活性被破坏。

2)快速冷却,不挤汁水:焯水后的高温可导致维生素和叶绿素受损,应立即冷水冲洗冷却;原料焯水后,不要挤去汁水,否则会使大量水溶性营养素流失。

3. 合理成菜加工　合理选择适合原料和满足成菜要求的烹调方法。

(1)菜肴提倡旺火急炒:旺火急炒可使原料迅速成熟,明显缩短食物水分扩散、营养素破坏的时间。如果不是成菜要求时间长,都应"急火快烹",迅速成菜。叶菜类用旺火急炒的方法,温度较高,可使蔬菜中的氧化酶迅速失活,维生素 C 的损失相对较少,维生素 C 的平均保存率为 60%~70%,而胡萝卜素的保存率可达 76%~90%。

(2)主食提倡焖、煮、蒸:粮食类原料应该提倡焖、煮或蒸的方法做米饭;若吃捞饭,米汤不应弃掉;熬粥时要盖上锅盖,开锅后改用小火,以免水溶性维生素和其他营养素随水蒸气挥发。面条、水饺的汤汁也可利用,以减少营养素的损失。

(3)面食提倡酵母发酵替代老面发酵:面食不同的制作方法营养素的损失差别很大。面团发酵尽量使用优质鲜酵母发酵面团,可代谢产生 B 族维生素,增加面团营养价值;同时可分解面团中所含的植酸盐络合物,有利于人体对无机盐如钙、铁的吸收。

(4)慎用碱:烹饪中加碱主要为了三项目的:一是蔬菜护绿,常在焯水时加碱;二是肉类嫩化时加碱;三是发老面发酵用碱中和酸味。碱能破坏蛋白质、维生素等多种营养素,所以加入量要合适。加碱过多,营养素的破坏增多,同时影响外观和口味。最好避免使用纯碱。

(5)适时加盐:对于一些肌肉较多、富含蛋白质、质地较老的原料,如老母鸡、鸭、鹅、牛肉、豆类等,不宜过早放盐。因先放盐,可使原料表面蛋白质凝固,内层蛋白质吸水难,不易煮烂,不易形成鲜味物质和其他风味物质,不但延长了加热时间,而且影响人体的消化吸收。烹制蔬菜加盐过早会在表面形成较高渗透压,使水分迅速外渗,不仅形态干瘪,质地变软,水溶性营养素随水分外溢流失,也增加氧化损失。而在调制肉末肉馅时,先加入适量的盐可使肉馅越搅黏度越大,加入肉馅中的水与蛋白质结合,馅料成团不散,加热后的肴馔质地松软鲜嫩,有利消化吸收。

(6)适量用油:蔬菜中的脂溶性营养素如胡萝卜素只有与脂肪共同食用才能被较好吸收,在烹制油菜、菠菜、韭菜、胡萝卜等深色蔬菜时,要适量加入食用油或与脂肪含量较高的动物性食品一同烹制。

(三)常见减少营养素损失的烹调措施

采用保护性措施,可以降低营养素在烹饪中的损失。常见的保护性措施有:

1. **上浆挂糊**　上浆挂糊是利用淀粉、面粉、水或鸡蛋等原料,给经过刀工处理的菜肴主料拌裹上一层"外衣"的过程。食物原料经上浆挂糊,加热时外层淀粉首先受热糊化,可使食物表面多一层保护层,不但原料中的蛋白质不会过度变性,维生素可少受高温分解破坏,还可减少营养素与空气接触而被氧化,水分、水溶性营养素及脂肪不易外溢,特别是淀粉中含有谷胱甘肽还可保护维生素C、维生素A。而且菜肴口感或细嫩润滑,或外酥内嫩,还能够锁住原料鲜香味,给菜肴的成型带来美感。上浆挂糊的特点,见表2-2。

表 2-2　上浆挂糊的特点

特点	上浆	挂糊
糨糊黏稠度	稀薄	黏稠
原料表面厚度	薄	较厚
食品原料要求	形态小	—
适用烹调方法	炒、爆、熘	炸、熘、煎、贴
成菜特点	柔、滑、嫩	香、酥、脆

2. **加醋**　维生素大多具有怕碱不怕酸的特性,很多维生素在碱性条件下易破坏损失,而在酸性环境中比较稳定。凉拌蔬菜,可适当加醋。适当加醋还有利于无机盐的溶解和吸收。动物性原料的菜肴,如红烧鱼、糖醋排骨,烹调过程中也可适当加醋,促使原料中的钙游离而易于吸收。此外加醋还有利于增加菜肴风味,并有一定杀菌作用。

3. **勾芡**　勾芡是在菜肴接近成熟时,将调匀的淀粉汁淋在菜肴上或汤汁中,使菜肴汤汁浓稠,并黏附或部分黏附于菜肴之上的过程。勾芡后,芡汁的糊化作用增加了卤汁的黏稠度,芡汁会紧包原料,从而制止了原料内部水分连同水溶性营养素外溢。芡汁增加汤汁的黏稠度,使汤料混为一体,使食品中渗出到汤汁的营养成分可以连同菜肴一同摄入,减轻营养素的损失。

(梁爱华)

第二节　营养素烹饪过程中理化性质的改变

一、营养素在烹饪中的变化及其营养卫生意义

食品成分在烹饪加工中可发生复杂、多样的物理、化学或生物学变化,有的可以增进食物营养价值,但有的则会降低食品的营养价值,食物中的各种营养素也会因烹饪过程中的理化变化而产生不同程度的破坏损失。就一般的烹调方法而言,食物中维生素最易损失,各种无机盐次之,蛋白质、脂肪和碳水化合物在通常情况下损失较少。注意选择加工方法,控制加工过程,可降低有害衍生物和添加物的危害,防止或减少营养素的损失。

(一)烹饪加工导致的食品成分变化

烹饪加工中食物营养素可发生数量、存在状态等方面的改变,从而提高或降低其营养价值。包括:

1. **营养素流失**　食品中的水溶性维生素、无机盐等低分子水溶性成分在加工中的流失是导致食物营养价值降低的重要原因。在某些物理因素如加热、盐渍、淘洗、搅拌、切割、研磨、挤压等作用下,食物失去了其完整性,食物成分通过扩散、渗出或溶解于水中,如果不能利用其水溶液,营养素便会丢失。

2. 营养素分解和转化　营养素可能在一定物理因素(温度、紫外线等)、化学因素(强酸或强碱、表面活性剂、催化剂、金属、有机溶剂等)或生物因素(霉菌、某些细菌和酵母菌、内源或外源酶等)的作用下,发生物理、化学或生化变化,使营养素分解或转化,失去其营养功能,甚至转变为有害成分,导致营养素的破坏。例如,油炸食品时硫胺素的损失就是其发生了以脱硫为特征的化学反应所致。

3. 食品的其他变化间接影响营养价值　食品色、香、味成分和质感改变或改善,对人的食欲和营养素消化吸收产生影响,进而影响食品的营养利用。例如:生淀粉加热糊化后的 α- 淀粉不仅能被消化酶水解,直接有利于其营养价值的提高;而且糊化后淀粉粒晶体结构的瓦解和生淀粉分子螺旋结构的伸展,不仅使食物变软,还具有可口的质感,增强食欲,间接提高其营养价值。

(二) 营养素在烹饪加工中理化性质的改变

1. 蛋白质在烹饪过程中的变化

(1)变性:蛋白质受热或受酸碱等其他因素影响后,蛋白质的空间结构受到破坏,逐渐发生变性凝固,理化性质发生改变,并失去原来的生理活性,这种变性是不可逆的。通常炖、煨、烧等烹调处理,温度上升慢并保持在稍低于100℃,肉类或蛋类蛋白质凝固较慢,质地较软,这种状态的蛋白质容易被消化;如果在沸水或热油中煮、炸时间过长,变性的蛋白质质地较坚硬,较难消化。未变性的蛋白质吸水性较强,受热变性后持水性减弱,导致烹调成熟的富含蛋白质的食物脱水,体积缩小,同时伴随血红蛋白变性凝固,肉色变为灰白色。

(2)水解作用:烹调过程中,蛋白质可能发生不同程度的水解,生成脲、胨、多肽、低聚肽、氨基酸、含氮浸出物及相应的非蛋白物质,如糖类、色素、脂肪等。熬汤时,蛋白质水解使不溶性蛋白质变成低分子可溶成分,从而产生鲜味,这是使肉汤味道鲜美、滋味协调的主要成分。不稳定的氨基酸,如赖氨酸、色氨酸、精氨酸、组氨酸和含硫氨基酸在烹饪中容易被分解,使菜肴风味更加多样。

(3)分解反应:蛋白质分解后形成一定的风味物质,如吡嗪类、吡啶类、含硫杂环等香气物质。如果温度超过130℃,部分蛋白质会最终分解为挥发性氮、硫化氢、硫醇化合物等低分子物质,失去营养价值,产生苦焦味;温度超过190℃,蛋白质分解产物可产生杂环胺、苯并芘等致癌物质。

(4)水化作用:蛋白质分子结构中的多肽链含有多种亲水基,与水充分接触后能聚集大量水分子,形成水化层。烹调中打鱼胶、做肉丸拌入水就是利用了蛋白质的亲水作用,使原料吸附大量的水,快速成熟后质地细嫩,有弹性。

(5)胶凝作用:动物性原料中的胶原蛋白在水中加热后水解产生胶原质,可溶于热水,使汤汁变稠,黏度增加。汤汁中胶原质越多,越易凝结成胶冻,凝结度也越强。鱼汤冻、猪皮冻、某些煨菜或扒菜的"自来芡"等,都是胶凝的作用。

2. 脂肪在烹饪过程中的变化

(1)水解作用:脂肪在水中加热后可有少量被水解为脂肪酸和甘油,脂肪酸可与烹调时加入的醋、酒等调味品生成芳香物质酯类。

(2)乳化作用:一般情况下,脂肪与水不相容。烹调时,由于沸水不断翻腾,将脂肪分离成非常微小的脂肪滴,沸水振荡使脂肪滴均匀分布于水中,形成乳白色的水包油型乳浊液。烹饪制作奶汤即利用油脂的乳化作用。

(3)食用油高温劣化:食用油经高温加热或反复加热后,脂肪中的不饱和碳键与氧作用生成过氧化物,过氧化物还可能继续分解产生具有特殊辛辣刺激气味的酮类或醛类。随着温度的升高和加热时间的延长,脂肪中不饱和脂肪酸含量下降,饱和脂肪酸含量升高,反式脂肪酸生成量增加,羰基值增加,温度大于150℃后这种变化更加明显,导致脂肪消化率降低。高温加热还会破坏食用油中的维生素A(含胡萝卜素)、维生素E、维生素C及B族维生素等,破坏必需脂肪酸,破坏程度取决于食用油炸制食物的次数和时间。油温超过200℃脂肪会产生有害的热聚合物。所以烹调时应控制油温,尽量少用温度可高达400℃的炙烤和烧烤。

(4)油脂氧化:油脂氧化是油脂及油基食品败坏的主要原因。油脂在加工和储存期间,因空气中的氧气、光照、微生物、酶等的作用,产生不愉快的气味、苦涩味和一些有毒性物质。脂肪氧化不仅降低脂肪的消化吸收,还破坏必需脂肪酸和脂溶性维生素、脂氧化物,甚至与蛋白质反应,影响蛋白质的消化吸收,大大降低食物的营养价值。油脂自动氧化产生的过氧化物、环氧化物、低级羰基化合物和大分子缩合物、聚合物严重影响食品的卫生安全。虽然油脂适度氧化对于腌腊制品和油炸制品香气的形成是必需的,但严重酸败食品的感官难以被人们接受。所以,油脂自动氧化导致的食品酸败成为严重影响食物营养卫生,甚至感官和工艺质量的一个重要问题。

3. 碳水化合物在烹饪过程中的变化

(1)淀粉糊化与老化:淀粉在常温下不溶于水,但当水温升至53℃以上时,淀粉溶胀、分裂形成均匀糊状溶液的特性,称为淀粉的糊化。淀粉糊化后,体积膨胀,颗粒破裂,消化吸收率提高。淀粉老化是糊化的逆过程,老化后的淀粉不仅口感变差,消化吸收率也随之降低。

(2)淀粉水解:淀粉水解产物为糊精、麦芽糖、葡萄糖等,使制品甜味增加。富含淀粉的大米较长时间熬煮可促进淀粉水解为麦芽糖和葡萄糖。

(3)蔗糖焦糖化反应:蔗糖在烹调时(150~200℃)可发生焦糖化反应,碳链断裂,颜色变深,由浅黄色到棕红色,直至出现炭黑色,甜味逐渐消失,出现苦味。蔗糖的营养价值随焦糖化作用加深而降低。

(4)蔗糖水解反应:蔗糖在有水加热时可水解为单糖和果糖,称转化糖。转化糖黏度低,吸湿性强,具有清新爽口之感,可改进食品的质地和风味。

4. 维生素在烹饪过程中的变化　维生素稳定性差,食物原料所含维生素最易在烹饪加工时被破坏,是影响营养价值的突出问题。一般认为,在烹饪加工中最易分解破坏的维生素是维生素 C 和维生素 B_1,其次为维生素 B_2 和维生素 E,其保存率不到一半,甚至为零。而维生素 D、烟酸的稳定性较高。

水中加热一般对脂溶性的维生素 A、维生素 D、维生素 E 等影响不大,但高温油炸会对其破坏较多。水溶性维生素对热敏感,容易被分解破坏,温度越高,加热时间越长,损失越多。

水溶性维生素因易溶解于水中而易流失,切割断面越多、漂洗次数越多、浸泡时间越长,流失越多。

不少维生素在空气中容易被氧化分解。

碱性条件下,多数维生素容易被破坏;而酸性条件下,多数维生素更稳定,损失较小。维生素的不稳定性见表 2-3。

表 2-3　维生素的不稳定性

营养素	酸性	中性	碱性	氧气/空气	光/辐射	加热 110℃	加热 >150℃	备注
硫胺素		√	√	√		√	√	不稳定
维生素 B_6					√		√	较稳定
烟酸								稳定
叶酸	√		√	√	√	√	√	不稳定
核黄素			√		√		√	普通烹饪稳定
维生素 B_{12}					√		√	普通烹饪稳定
维生素 C		√	√	√	√	√	√	金属可催化,很不稳定
维生素 A	√			√	√		√	普通烹饪稳定
维生素 D				√	√		√	普通烹饪稳定
维生素 E			√	√	√		√	不稳定
维生素 K	√		√	√	√		√	不稳定

注:"√" 代表不稳定。

5. 矿物质在烹饪过程中的变化 食物原料所含矿物质在烹饪过程中一般化学变化不多,最主要的变化是溶解于水。酸性溶液中溶解量较大。溶解量与原料切割大小、浸泡时间长短、加热与否有关。

6. 其他影响食物营养卫生的化学反应

(1)羰氨反应:羰氨反应是食品中羰基化合物如糖、脂氧化物与氨基化合物如氨基酸等进行一系列化学反应,生成有色物质类黑色素、挥发性物质低级活性醛酮,以及其他杂环化合物的现象。它能使食品增色、增香,是烹饪过程中食品良好感官的主要来源,但同时它对食品中的营养素,特别是必需氨基酸中的赖氨酸、色氨酸等有破坏作用,降低食品的营养价值。200℃烘烤15分钟的蛋糕,其蛋白质的功效比值(protein efficiency ratio,PER)自烘烤前的3.6降至2.4,如继续在130℃烘烤1小时,则进一步降至0.8,这是由于赖氨酸的减少引起的,补充赖氨酸后可使PER值回升。

(2)碱劣化:烹饪中常运用碱处理食品,如碱发干货、码味、嫩肉、去油、做面点等。但是,碱对食品的营养价值影响很大,例如,在碱性条件下脂肪容易水解,必需脂肪酸和氨基酸更容易裂解破坏;氨基酸还可通过异构化作用从 L-氨基酸转变为人体不能利用的 D-氨基酸,大大降低营养价值;赖氨酸和丝氨酸、半胱氨酸等会发生所谓"碱劣化"反应,生成赖丙氨酰、羊毛硫酸交联物,不但影响消化吸收,还具有毒性;单糖、寡糖在强碱作用下能发生重排和裂解反应,产生有毒性的糖精酸。

二、烹调加工对各类食物营养素的影响与对策

(一)烹调加工对谷类营养素的影响及对策

1. 淘洗的影响及对策 虽然大米生产大多已升级为"免淘大米",但人们仍习惯在做饭煮粥前淘洗大米。淘洗大米时用水搓洗,倾去悬浮物,如此反复5~6次,直到水洗液澄清可除去大部分霉菌毒素、糠和灰尘。但淘洗过程中可使水溶性维生素和无机盐损失,维生素 B_1 损失30%~60%,维生素 B_2 和烟酸损失20%~25%,无机盐损失70%。营养素损失程度与淘洗次数、浸泡时间和用水温度密切相关。淘米时水温高、浸泡时间长、搓洗次数多,营养素损失就大。

对策:尽量选购正规厂家生产的免淘洗大米。如确实需要淘洗,正确的方法是先挑除机械杂质如沙石、谷皮等,再用足量的冷水淘洗2~3次,不可用力搓洗、长时间浸泡及用热水淘洗或流水冲洗。

2. 加工方式的影响及对策 不同烹调方式引起营养素损失的程度不同,主要是对B族维生素的影响。原锅原汤焖饭或碗蒸米饭的维生素和无机盐损失小,而捞饭弃去米汤则损失很大,维生素的保存率比其他方法低30%以上。米饭在电饭煲中保温,随时间延长硫胺素损失程度加大。一般蒸、烤、烙保存B族维生素较多,而高温油炸损失较大,尤其是面食加碱再经高温油炸,可使B族维生素大部分损失。面食在烘烤时,过度的褐变反应会降低赖氨酸的质量分数,所以烘烤时应注意烘烤温度和时间。

维生素 B_1 遇碱会破坏。据报道,加碱稀饭中维生素 B_1 的保存率仅为4%,无碱稀饭是40%。故煮饭不宜加碱,面食中也尽量不加碱。但玉米食品在制作时加入0.6%~1.0%碳酸氢钠,按1:1加水蒸煮,结合型烟酸就可分解为游离型烟酸,从而被机体吸收利用,对预防癞皮病有明显效果。

3. 其他

(1)以酵母来代替面肥进行发酵:采用酵母发酵的面团不仅增加了B族维生素含量,破坏了面粉所含的植酸盐,有利于钙和铁的吸收,且避免了使用碱中和杂菌产生的酸,减少了碱劣化现象。

(2)提倡不剩饭:熟食米面反复加热对维生素的损失影响很大,最好当餐制作当餐食用。

(3)适当搭配不同原料混合烹调:烹调米面时加入其他原辅料,能够保护维生素和无机盐,减少营养损失;还能利用蛋白质互补,提高蛋白质的利用率。例如,肉类中较多的含硫氨基酸可保护B族维生素,并有利于钙、铁的吸收,可提高米面的维生素保存率和无机盐的吸收率。利用粮豆混食、粗细搭配能明显提高蛋白质的生物效价。

(二)烹调加工对蔬菜水果营养素的影响及对策

蔬菜水果主要是供给维生素C、胡萝卜素、核黄素、无机盐和膳食纤维,在烹调中应注意水溶性维生素及矿物质的损失和破坏,特别是维生素C。

新鲜蔬菜水果含水分多、质地嫩,组织细胞仍具旺盛的生命代谢。在烹调过程中,一旦经刀工切割

和加热,其组织容易破坏,导致汁液流失,同时发生许多影响营养素的酶化学反应。各种维生素在烹调中都有不同程度的破坏,烹调对蔬菜水果维生素的影响程度与烹调过程中洗涤方式、切碎程度、用水量、pH、加热温度及时间关系密切。β胡萝卜素较耐氧化,又是脂溶性,保存率较高,一般都在80%以上。水煮法对营养的影响比炒更大,尤其是煮后挤汁、弃汤、脱水,维生素 B_1、维生素 B_2 和维生素 C 损失高达 80%。

为了减少营养素的损失,蔬菜水果烹调加工时,应采用临用现购、合理择理、尽量利用、先洗后切、急火快炒、现烹现吃、适当生食的方法。有时通过加醋调味、挂糊上浆、勾芡收汁、荤素搭配也能保护营养素免遭流失或破坏分解。水果以生食为主,烹调加工影响小,但在加工成拼盘时,其营养成分会有不同程度的损失,应注意不能放置时间过久。

(三)烹调加工对畜、禽、鱼营养素的影响及对策

烹调加工的温度、加热时间长短和汤汁多少直接影响畜、禽、鱼肉类营养素的保存。在煮炖过程中肉类蛋白质含量变化不大,蛋白质、脂肪有不同程度的变性或水解,可以提高蛋白质和脂肪的消化吸收率。脂肪、水溶性维生素、无机盐可较多地溶于汤汁中,除 B 族维生素有损失外,其他营养素含量变化较少。如果能利用汤,营养损失不大,因为肉汤一般都要与肉同食。只有在加热不当出现焦糊现象时,其营养价值才会降低甚至丧失。炒炸肉类时维生素 B_1 和维生素 B_2 在高温环境与空气中的氧接触,可被破坏,而维生素 A 损失较小。例如,炒猪肉中硫胺素保存率 87%,核黄素 80%,烟酸约 60%。清炖及蒸则保存较少。炒猪肝各种维生素的保存率都高于卤猪肝。但高温加工时蛋白质和脂肪的消化吸收率不如各种煮、烧、炖等长时间烹调方法。

应该根据肉类原料质地,利用不同方法对肉类进行加工。避免高温、长时间烹调肉类。码味时不要加碱,可通过挂糊、上浆和收汁有效地防止肉中的汁液渗出,从而减少维生素和无机盐的损失。由于有氨基酸、无机盐和维生素溶解在汤汁中,要充分利用烧、炖类菜肴的汤汁。

(四)烹调加工对其他食品的影响

1. **鲜蛋**　蛋类加热不仅具有杀菌作用,而且还能提高其消化吸收率。一般烹调加工方法,如煮、油煎、油炒、蒸等,除维生素 B_1 和维生素 B_2 少量损失外,其他营养成分影响不大,尤以蒸煮损失较少。生蛋清中含有抗生物素蛋白和抗胰蛋白酶,前者抑制生物素吸收,后者抑制胰蛋白酶消化蛋白质,妨碍蛋白质的吸收,因此鲜蛋不宜生食。

2. **大豆**　生大豆中含有蛋白酶抑制剂、红细胞凝集素和其他有害物质,加热处理可被破坏,同时加热烹调还可增进大豆蛋白的消化率和含硫氨基酸(半胱氨酸、胱氨酸、蛋氨酸)的利用率。

(梁爱华)

参 考 文 献

[1] 卢一. 烹饪营养卫生学. 成都:四川人民出版社,2004.

[2] 周世中. 烹饪工艺. 成都:西南交通大学出版社,2011.

第三章

现代热点食品概述

第一节　特殊膳食用食品

一、概述

《食品安全国家标准　预包装特殊膳食用食品标签》(GB 13432—2013)指出,特殊膳食用食品(foods for special dietary uses)是为满足特殊的身体或生理状况和/或满足疾病、紊乱等状态下的特殊膳食需求,专门加工或配方的食品。这类食品的营养素和/或其他营养成分的含量与可类比的普通食品有显著不同。

二、特殊膳食用食品的分类及组成

根据《食品安全国家标准　食品添加剂使用标准》实施指南(GB 2760—2014),特殊膳食用食品包括婴幼儿配方食品、婴幼儿辅助食品、特殊医学用途配方食品(特殊医学用途婴儿配方食品涉及的品种除外)、辅食营养补充品、运动营养食品,以及其他具有相应国家标准的特殊膳食用食品。

(一) 婴幼儿配方食品

1. 婴儿配方食品

(1)定义:适用于正常婴儿食用,其能量和营养成分能满足0~6月龄婴儿正常营养需要的配方食品。

(2)适用人群:适用于0~6月龄婴儿食用。

(3)常见类型:根据蛋白的来源可分为乳基婴儿配方食品和豆基婴儿配方食品。

1)乳基婴儿配方食品:指以乳类及乳蛋白制品为主要蛋白来源,加入适量的维生素、矿物质和/或其他原料,仅用物理方法生产加工制成的产品。

2)豆基婴儿配方食品:指以大豆及大豆蛋白制品为主要蛋白来源,加入适量的维生素、矿物质和/或其他原料,仅用物理方法生产加工制成的产品。

(4)营养成分:产品中所有必需成分对婴儿的生长和发育是必需的,所使用的原料应符合相应的安全标准和/或相关规定,应保证婴儿的安全、满足营养需要,不应使用危害婴儿营养与健康的物质。所使用的原料和食品添加剂不应含有谷蛋白,不应使用氢化油脂,不应使用经辐照处理过的原料。

产品在即食状态下每100ml所含的能量应在250~295kJ(60~70kcal)范围。乳基婴儿配方食品蛋白质的含量应在0.43~0.72g/100kJ(1.8~3.0g/100kcal);豆基婴儿配方食品蛋白质的含量应在0.53~0.72g/100kJ(2.2~3.0g/100kcal)。其中乳基婴儿配方食品乳清蛋白含量应≥60%(按原料添加量计算);碳水化合物的来源应首选乳糖(乳糖占碳水化合物总量应≥90%),可适当添加葡萄糖聚合物(其中淀粉经预糊化后才可加入),不应使用果糖和蔗糖;亚油酸的含量应在 0.07~0.33g/100kJ(0.3~1.4g/100kcal)。

2. 较大婴儿和幼儿配方食品

(1)定义:适用于正常较大婴儿/幼儿食用,其能量和营养成分能满足 7~12 月龄较大婴儿/13~36 月龄幼儿部分营养需要的配方食品。

(2)适用人群:适于 7~12 月龄较大婴儿/13~36 月龄幼儿食用。

(3)常见类型:根据蛋白的来源可分为乳基较大婴儿/幼儿配方食品和豆基较大婴儿/幼儿配方食品。

1)乳基较大婴儿/幼儿配方食品:指以乳类及乳蛋白制品为主要蛋白来源,加入适量的维生素、矿物质和/或其他原料,仅用物理方法生产加工制成的产品。

2)豆基较大婴儿/幼儿配方食品:指以大豆及大豆蛋白制品为主要蛋白来源,加入适量的维生素、矿物质和/或其他原料,仅用物理方法生产加工制成的产品。

(4)营养成分:产品中所有必需成分对较大婴儿/幼儿的生长和发育是必需的,所使用的原料应符合相应的安全标准和/或相关规定,应保证较大婴儿/幼儿的安全、满足营养需要,不应使用危害较大婴儿/幼儿营养与健康的物质。所使用的原料和食品添加剂不应含有谷蛋白(幼儿配方食品可含有),不应使用氢化油脂,不应使用经辐照处理过的原料。

1)较大婴儿配方食品在即食状态下每 100ml 所含的能量应在 250~314kJ(60~75kcal)范围。乳基婴儿配方食品蛋白质的含量应在 0.43~0.84g/100kJ(1.8~3.5g/100kcal);豆基婴儿配方食品蛋白质的含量应在 0.53~0.84g/100kJ(2.2~3.5g/100kcal),其中乳基较大婴儿配方食品中乳清蛋白含量应 ≥40%(按原料添加量计算);亚油酸的含量应在 0.07~0.33g/100kJ(0.3~1.4g/100kcal)。

2)幼儿配方食品在即食状态下每 100ml 所含的能量应在 250~334kJ(60~80kcal)范围。蛋白质的含量应在 0.43~0.96g/100kJ(1.8~4.0g/100kcal);亚油酸的含量应在 0.07~0.33g/100kJ(0.3~1.4g/100kcal)。对于乳基幼儿配方食品(无乳糖和低乳糖产品除外),乳糖占碳水化合物总量应 ≥50%(固态无乳糖配方食品中乳糖含量应 ≤0.5g/100g;固态低乳糖配方食品中乳糖含量应 ≤2g/100g)。

3. 特殊医学用途婴儿配方食品

(1)定义:指针对患有特殊紊乱、疾病或医疗状况等特殊医学状况婴儿的营养需求而设计制成的粉状或液态配方食品。在医生或临床营养师的指导下,单独食用或与其他食物配合食用时,其能量和营养成分能够满足 0~6 月龄特殊医学状况婴儿的生长发育需求。

(2)适用人群:适于 0~6 月龄特殊医学状况婴儿食用。

(3)营养成分:特殊医学用途婴儿配方食品中所使用的原料应符合相应的食品安全国家标准和/或相关规定,禁止使用危害婴儿营养与健康的物质。所使用的原料和食品添加剂不应含有谷蛋白,不应使用氢化油脂,不应使用经辐照处理过的原料。特殊医学用途婴儿配方食品在即食状态下每 100ml 所含的能量应在 250~295kJ(60~70kcal)范围。蛋白质的含量应在 0.45~0.70g/100kJ(1.88~2.93g/100kcal);亚油酸的含量应在 0.07~0.33g/100kJ(0.29~1.38g/100kcal)。

(4)常见类型(表 3-1)

表 3-1　常见特殊医学用途婴儿配方食品

产品类别	适用的特殊医学状况	主要技术要求
无乳糖配方或低乳糖配方	乳糖不耐受婴儿	1. 以其他碳水化合物完全或部分代替乳糖; 2. 蛋白质由乳蛋白提供
乳蛋白部分水解配方	乳蛋白过敏高风险婴儿	1. 乳蛋白经加工分解成小分子乳蛋白、肽段和氨基酸; 2. 可用其他碳水化合物完全或部分代替乳糖
乳蛋白深度水解配方或氨基酸配方	食物蛋白过敏婴儿	1. 不含食物蛋白; 2. 所使用的氨基酸来源应符合 GB 14880—2012 的规定; 3. 可适当调整某些矿物质和维生素的含量

产品类别	适用的特殊医学状况	主要技术要求
早产/低出生体重婴儿配方	早产/低出生体重儿	1. 能量、蛋白质及某些矿物质和维生素的含量应高于(3)的规定； 2. 早产/低体重婴儿配方应采用容易消化吸收的中链脂肪作为脂肪的部分来源，但中链脂肪不应超过总脂肪的40%
母乳营养补充剂	早产/低出生体重儿	可选择性地添加(3)中的必需成分和可选择性成分，其含量可依据早产/低出生体重儿的营养需求及公认的母乳数据进行适当调整，与母乳配合使用可满足早产/低出生体重儿的生长发育需求
氨基酸代谢障碍配方	氨基酸代谢障碍婴儿	1. 不含或仅含有少量与代谢障碍有关的氨基酸，其他的氨基酸组成和含量可根据氨基酸代谢障碍做适当调整； 2. 所使用的氨基酸来源应符合 GB 14880—2012 的规定； 3. 可适当调整某些矿物质和维生素的含量

（二）婴幼儿辅助食品

1. 婴幼儿谷类辅助食品（cereal-based complementary foods for infants and young children）

（1）定义：以一种或多种谷物（如小麦、大米、大麦、燕麦、黑麦、玉米等）为主要原料，且谷物占干物质组成的 25% 以上，添加适量的营养强化剂和/或其他辅料，经加工制成的适于 6 月龄以上婴儿和幼儿食用的辅助食品。

（2）适用人群：适用于 6 月龄以上婴儿和幼儿食用。

（3）常见类型

1）婴幼儿谷物辅助食品：用牛奶或其他含蛋白质的适宜液体冲调后食用的婴幼儿谷类辅助食品。

2）婴幼儿高蛋白谷物辅助食品：添加了高蛋白质原料，用水或其他不含蛋白质的适宜液体冲调后食用的婴幼儿谷类辅助食品。

3）婴幼儿生制类谷物辅助食品：煮熟后方可食用的婴幼儿谷类辅助食品。

4）婴幼儿饼干或其他婴幼儿谷物辅助食品：可直接食用或粉碎后加水、牛奶或其他适宜液体冲调后食用的婴幼儿谷类辅助食品。

（4）营养成分：产品中所使用的原料应符合相应的安全标准和/或相关规定。应保证婴幼儿的安全，满足营养需要，不应使用危害婴幼儿营养与健康的物质，不应使用氢化油脂，不应使用经辐照处理过的原料。详见表 3-2。

表 3-2　基本的营养成分指标

项目	指标				检验方法
	婴幼儿谷物辅助食品	婴幼儿高蛋白谷物辅助食品	婴幼儿生制类谷物辅助食品	婴幼儿饼干或其他婴幼儿谷物辅助食品	
能量 /(kJ/100g)(kcal/100g) ≥	1 250(299)	1 506(360)	1 250(299)	1 250(299)	—
蛋白质 /(g/100kJ)(g/kcal)	≥0.33 (1.4)	0.66~1.30 (2.8~5.4)	≥0.33 (1.4)	0.33~1.30 (1.4~5.4)	GB 5009.5—2016
脂肪 /(g/100kJ)(g/kcal) ≤	0.8(3.3)	1.1(4.6)	0.8(3.3)	0.8(3.3)	GB 5413.3—2016
其中：亚油酸 /(g/100kJ)	—	0.07~0.29	—	—	GB 5413.27—2010
月桂酸 /(% 总脂肪) ≤		15.0			GB 5413.27—2010
肉豆蔻酸 /(% 总脂肪) ≤		15.0			GB 5413.27—2010

2. 婴幼儿罐装辅助食品(canned complementary foods for infants and young children)

(1)定义:食品原料经处理、灌装、密封、杀菌或无菌灌装后达到商业无菌,可在常温下保存的适于6月龄以上婴幼儿食用的食品。

(2)适用人群:适用于6月龄以上婴儿和幼儿食用。

(3)常见类型

1)泥(糊)状罐装食品:吞咽前不需咀嚼的泥(糊)状婴幼儿罐装食品。

2)颗粒状罐装食品:含有5mm以下的碎块,颗粒大小应保障不会引起婴幼儿吞咽困难、稀稠适中的婴幼儿罐装食品。

3)汁类罐装食品:呈液体状态的婴幼儿罐装食品。

(4)营养成分:产品中所使用的原料应符合相应的安全标准和/或相关规定,应保证婴幼儿的安全,满足营养需要,不应使用危害婴幼儿营养与健康的物质。与产品直接接触的生产用水应符合《生活饮用水卫生标准》(GB 5749—2006)的要求。畜肉和禽肉类、鱼类原料应去掉骨、鳞、刺等不适宜婴幼儿食用的物质;对植物来源的原料必要时去除粗纤维。水果、蔬菜类原料应使用未腐败变质的优质原料或其制品;畜肉和禽肉类、鱼类原料应使用新鲜或冷冻的优质原料或其制品。不应使用经辐照处理过的原料,不应使用氢化油脂,不应使用香辛料。

(三)老年食品

1. 定义　经改善食物物理性状和/或调整膳食(营养)成分的种类及含量,以适应咀嚼和/或吞咽功能下降、营养不良老年人生理特点,满足其饮食需要或营养需求的一类特殊膳食用食品。主要包括易食食品、老年营养配方食品和老年营养补充食品。

2. 适用人群　适用于老年人食用。

3. 常见类型

(1)易食食品:经改善食物物理性状以满足咀嚼和/或吞咽功能下降老年人群膳食需求的一类特殊膳食用食品。食物形态从固态到液态,包括软质型、细碎型、细泥型、高稠型、中稠型和低稠型(表3-3)。

表3-3　易食食品性状特征及检测方法

类型[a]	性状特征	检测方法[b]
软质型	可以用牙齿轻松碾碎的食物。质构松软、湿润,可以用汤匙边缘或筷子将此类食物切断或分成小块;固体颗粒粒径[c]不超过1.5cm	当使用餐叉底部下压测试食物(约1.5cm×1.5cm)时,可将食物压扁(用力时可见拇指和示指指甲发白),且将餐叉移开后,食物不会恢复原状
细碎型	可以用牙龈碾碎的食物。质构松软、湿润,容易形成食团;食物中可见块状固体,其颗粒粒径[c]不超过0.5cm	当使用餐叉下压测试食物时,食物小碎粒比较容易被分开且易穿过餐叉缝隙,使用较小的力就可以将食物碾碎(此等大小的力不会把指甲压得发白)
细泥型	可以用舌头和上腭碾碎的食物,不需要咀嚼。可在餐盘独立成型,质构不均一的泥状,含有少量颗粒,不含块状	测试食物在餐叉上可成堆状,少量食物可能从餐叉缝隙缓慢流出,在餐叉叉齿下形成挂尾,但不会持续流下
高稠型	质构均一、顺滑,无法在餐盘上独立成型,不能用吸管或杯子[e]饮用,需要用勺子挖取送食;即使倾斜杯子也不会流出	测试液体流经10ml注射器[d],10秒后剩余多于8ml残留液
中稠型	质构均一的液体,可通过粗吸管或杯子[e]饮用。从杯子倒出时会有一层液体附着在杯子[e]表面	测试液体流经10ml注射器[d],10秒后剩余4~8ml残留液
低稠型	质构均一的液体,可以用吸管轻松吸取;用杯子饮用后会在杯内留下模糊痕迹	测试液体流经10ml注射器[d],10秒后剩余1~4ml残留液

注:[a]以即食状态计。

[b]检测时食物温度应为最佳食用温度。

[c]颗粒粒径可用质构仪检测。

[d]注射器从0刻度到10ml刻度的测量长度是61.5mm。

[e]杯子指的是内壁光滑的玻璃杯。

(2)老年营养配方食品：以乳类、乳蛋白制品、大豆蛋白制品、粮谷类及其制品为主要原料，加入适量的维生素、矿物质和/或其他成分生产加工制成的特殊膳食用食品，适用于营养不良和/或有营养需求的老年人群。其营养成分能满足老年人的全部营养需求。

(3)老年营养补充食品：以乳类、乳蛋白制品、大豆蛋白制品中一种或以上为食物基质，添加维生素、矿物质和/或其他成分制成的适应老年人群营养补充需要、改善老年人群营养状况的特殊膳食用食品。

4. 营养成分 老年营养配方食品每100ml(液态产品或可冲调为液体的产品为即食状态下)或每100g(直接食用的非液态产品)所含的能量应不低于295kJ(70kcal)。蛋白质的含量应不低于0.8g/100kJ(3.3g/100kcal)，其中优质蛋白所占比例不少于50%。饱和脂肪酸供能比应不大于10%；亚油酸供能比应不低于2.0%；α-亚麻酸供能比应不低于0.5%。

（四）运动营养食品

1. 定义 为满足运动人群(指每周参加体育锻炼3次以上、每次持续30分钟及以上、每次运动强度达到中等及以上的人群)的生理代谢状态、运动能力及对某些营养成分的特殊需求而专门加工的食品。

2. 适用人群 适用于运动人群食用。

3. 常见类型

(1)针对能量和蛋白质等的不同需求而设计的运动营养食品，分为以下3类：

1)补充能量类：以碳水化合物为主要成分，能够快速或持续提供能量的运动营养食品。

2)控制能量类：能够满足运动控制体重需求的运动营养食品，含促进能量消耗和能量替代两种。

3)补充蛋白质类：以蛋白质和/或蛋白质水解物为主要成分，能够满足机体组织生长和修复需求的运动营养食品。

(2)针对不同运动项目的特殊需求而设计的运动营养食品，分为以下3类：

1)速度力量类：以肌酸为特征成分，适用于短跑、跳高、球类、举重、摔跤、柔道、跆拳道、健美及力量器械练习等人群使用的运动营养食品。

2)耐力类：以维生素 B_1 和维生素 B_2 为特征成分，适用于中长跑、慢跑、快走、自行车、游泳、划船、有氧健身操、舞蹈、户外运动等人群使用的运动营养食品。

3)运动后恢复类：以肽类为特征成分，适用于中、高强度或长时间运动后恢复的人群使用的运动营养食品。

4. 营养成分 运动营养食品中所使用的原料应符合相应的标准和/或相关规定，不得添加世界反兴奋剂机构禁用物质。按特征营养素分类的各类产品需满足的技术指标应符合表3-4的要求。其中补充蛋白质类产品中优质蛋白质所占比例不低于50%。

表3-4 各类产品的特征营养素技术要求

项目	补充能量类		控制能量类				补充蛋白质类		
			促进能量消耗		能量替代				粉状(需冲调后食用)
	固态	半固态或液态	固态	半固态或液态	部分代餐	完全代餐	固态	半固态或液态	
能量	≥1 500kJ/100g	≥150kJ/100g	≤300kJ/100g	≤80kJ/100g	835～1 670kJ/餐	3 350～5 020kJ/d	—	—	—
碳水化合物提供的能量占产品总能量的比例/%	≥60	≥60	—	—	—	—	—	—	—
蛋白质*/(g·100g⁻¹)	—	—	—	—	—	—	≥15	≥4	≥50

续表

项目	补充能量类		控制能量类				补充蛋白质类		
			促进能量消耗		能量替代				粉状（需冲调后食用）
	固态	半固态或液态	固态	半固态或液态	部分代餐	完全代餐	固态	半固态或液态	
蛋白质提供的能量占产品总能量的比例/%	—	—	—	—	25~50	25~50	—	—	—
脂肪/(g·100g⁻¹)	—	—	—	—	—	—	≤15	≤1.5	≤6
脂肪提供的能量占产品总能量的比例/%	—	—	≤25	≤25	≤25	≤25	—	—	—

注：*蛋白质含量的计算，应以氮(N)×6.25。

第二节　特殊医学用途配方食品

一、概述

(一) 定义

《特殊医学用途配方食品通则》(GB 29922—2013)指出,特殊医学用途配方食品(foods for special medical purposes,FSMP)是为了满足进食受限、消化吸收障碍、代谢紊乱或特定疾病状态人群对营养素或膳食的特殊需要,专门加工配制而成的一类配方食品。该类产品必须在医生或临床营养医(技)师指导下,单独食用或与其他食品配合食用。

(二) 国内外现状和发展

特殊医学用途配方食品作为一种为疾病或特殊医学状况人群提供营养支持治疗的食品,在国外已经有很长的使用历史,并且取得了很好的临床效果。目前国际上很多国家和地区都制定了特殊医学用途配方食品的标准和法规,如国际食品法典委员会(Codex Alimentarius Commission,CAC)、欧盟、美国、澳大利亚、新西兰、日本等。国际食品法典委员会(CAC)《特殊医用食品标签和声称法典标准》(CODEX STAN 180-1991)主要对特殊医学用途配方食品的定义和标签标识进行了详细规定。

欧盟在1999年正式颁布了FSMP标准(dietary foods for special medical purpose,1999/21/EC),在2001年又颁布了"可用于特殊营养目的的食品中的可添加物质名单"(2001/15/EEC),明确规定了可在FSMP中使用的营养物质。

美国食品药品监督管理局(FDA)于1988年出台了特殊医学用途配方食品生产和监管的指导原则,包括生产、抽样、检验和判定等多项规定。

澳大利亚/新西兰食品法规委员会于2012年5月发布了特殊医学用途配方食品标准(Standard 2.9.5),并于2014年6月实施。该标准主要规定了特殊医学用途配方食品的定义、销售、营养素含量、标签标识四部分内容。

日本健康增进法(2002年法律第103号)第26条确定了特殊医学用途配方食品的法律地位。

在我国,临床上常用的特殊医学用途配方食品是肠内营养制剂(enteral nutrition,EN),一直作为药品管理。随着对肠内营养作用的不断认识,肠内营养制剂也就是特殊医学用途配方食品的使用量上升,临床需求在逐年增加。为解决我国特殊医学用途配方食品不足的情况,保障特殊医学用途配方食品的安全,促进其在国内的健康发展,满足临床需求,原卫生部制定了《食品安全国家标准 特殊医学用途婴儿配方食品通则》(GB 25596—2010)(2010 年 12 月发布,2012 年 1 月正式实施)、《食品安全国家标准 特殊医学用途配方食品通则》(GB 29922—2013)(2013 年 12 月发布,2014 年 7 月 1 日正式实施)2 项产品标准和《食品安全国家标准 特殊医学用途配方食品良好生产规范》(GB 29923—2013)(2013 年 12 月发布,2015 年 1 月 1 日实施)1 项生产规范标准;2016 年 3 月 7 日,国家食品药品监督管理总局发布了《特殊医学用途配方食品注册管理办法》,并规定于 2016 年 7 月 1 日起施行。截至 2020 年 1 月 1 日,已有 45 款特殊医学用途配方食品获国家药品监督管理局注册审批,其中 16 款为国产特殊医学用途配方食品,其余 29 款为进口特殊医学用途配方食品。

二、特殊医学用途配方食品的分类及组成

根据《特殊医学用途配方食品注册管理办法》,特殊医学用途配方食品包括适用于 0~12 月龄的特殊医学用途婴儿配方食品和适用于 1 岁以上人群的特殊医学用途配方食品,本部分内容主要针对适用于 1 岁以上人群的特殊医学用途配方食品。《特殊医学用途配方食品通则》(GB 29922—2013)将该类产品分为 3 类,即全营养配方食品、特定全营养配方食品和非全营养配方食品。

(一)全营养配方食品

1. 定义 全营养配方食品是指可作为单一营养来源满足目标人群营养需求的特殊医学用途配方食品。

2. 适用人群 用于需要加强营养补充和 / 或营养支持的人群。这类人群对特定营养素的需求没有特殊要求,如体弱、长期营养不良、长期卧床患者、老年人、偏食等长期营养素摄入不足的人群。

3. 营养成分 全营养配方食品的设计目的是单独食用时即可满足目标人群的全部营养需求,因此该类产品中应包含人体所需的全部必需营养素,包括能量、蛋白质、脂肪、碳水化合物及各种维生素、矿物质等,且对各营养素的含量有严格要求,对于 1~10 岁和 10 岁以上人群,分别还有 11 种和 9 种营养成分作为可选择添加的成分。

(1)适用于 1~10 岁人群的全营养配方食品:每 100ml(液态产品或可冲调为液体的产品在即食状态下)或每 100g(直接食用的非液态产品)所含有的能量应不低于 250kJ(60kcal);蛋白质的含量应不低于 0.5g/100kJ(2g/100kcal),其中优质蛋白质所占比例不少于 50%;亚油酸供能比应不低于 2.5%;α- 亚麻酸供能比应不低于 0.4%。

(2)适用于 10 岁以上人群的全营养配方食品:每 100ml(液态产品或可冲调为液体的产品在即食状态下)或每 100g(直接食用的非液态产品)所含有的能量应不低于 295kJ(70kcal)。蛋白质的含量应不低于 0.7g/100kJ(3g/100kcal),其中优质蛋白质所占比例不少于 50%;亚油酸供能比应不低于 2.0%;α- 亚麻酸供能比应不低于 0.5%。

4. 常见类型 根据氮的来源可分为氨基酸 / 短肽型和整蛋白型全营养配方食品。

(1)氨基酸 / 短肽型全营养配方食品:氮的来源是氨基酸和多肽类,此类制剂不含残渣或残渣极少,稍加消化即可完全吸收,并可使粪便数量显著减少;但因含有氨基酸,其味道、口感不佳,渗透压一般为 400~700mOsm/(kg·H$_2$O)。适用于肠功能严重障碍、不能耐受整蛋白制剂的患者,如胰腺炎、炎性肠道疾病、肠瘘及短肠综合征、化学性及放射性肠炎、胆囊纤维化、艾滋病、大面积烧伤、严重创伤、脓毒血症、大手术后的恢复期及营养不良患者的术前准备或肠道准备等。

(2)整蛋白型全营养配方食品:氮的来源是整蛋白或蛋白质游离物,渗透压接近等渗,约 300mOsm/L,能量密度为 0.5~2kcal/ml,口感较好,可用于有一定胃肠道功能或胃肠功能较好但不能自主进食或意识不清的患者,是临床上应用最广泛的全营养配方食品。

(二)特定全营养配方食品

1. 定义 特定全营养配方食品是指可作为单一营养来源,能够满足目标人群在特定疾病医学状况下营养需求的特殊医学用途配方食品。

2. 适用人群 由于特定疾病或医学状况而产生的对能量、营养素有特殊要求的,且无并发症或其

他疾病人群。对于某一特定疾病(如糖尿病)伴随其他疾病或有合并症的患者,应由医生或临床营养医(技)师决定是否可以选用此类食品。

3. 营养成分 特定全营养配方食品是在全营养配方食品的基础上,依据特定疾病的病理生理变化而对能量和部分营养素进行适当调整,以满足目标人群的营养需求。例如适用于10岁以上糖尿病患者使用的特定全营养配方食品,其能量和营养成分在10岁以上全营养配方食品规定的基础上,依据糖尿病患者对某些营养素的特殊要求进行调整,如限制碳水化合物和饱和脂肪酸的供能比,添加膳食纤维,并且要求配方为低GI配方,为糖尿病患者提供全面、均衡营养的同时不引起血糖的过度波动。

4. 常见种类

(1)糖尿病全营养配方食品:碳水化合物由支链淀粉、果糖和膳食纤维等成分组成,其含量低于普通配方,占总能量比例的55%~60%,能减慢葡萄糖的释放和吸收速度,减少对胰岛素的依赖。

(2)呼吸系统疾病全营养配方食品:脂肪供能比为30%左右;如果添加n-3多不饱和脂肪酸(以EPA和DHA计),其在配方中的供能比应为1%~6%。该配方食品可用于肺部疾病的高代谢状态。

(3)肾病全营养配方食品:含有8种必需氨基酸,还有肾功能损害时必需的组氨酸。可使机体重新利用体内分解的尿素氮以合成非必需氨基酸(non-essential amino acid, NEAA),这样既可减轻氮质血症,又有助于合成体蛋白,因而能节省蛋白质。针对非透析依赖性慢性肾脏病(chronic kidney disease, CKD)患者的产品配方中,蛋白质含量不高于0.65g/100kJ(2.7g/100kcal);针对透析治疗患者的产品配方中蛋白质含量不低于0.8g/100kJ(3.3g/100kcal),其中钠、钾、钙、镁、磷等的含量都进行了适当调整。

(4)肿瘤全营养配方食品:针对肿瘤患者的配方食品,应适当提高蛋白质含量和脂肪的供能比,保证基础氮平衡。添加具有免疫调节作用的营养素,如n-3多不饱和脂肪酸、精氨酸、谷氨酰胺、核苷酸、亮氨酸等有助于改善肿瘤患者的免疫功能。可适量提高维生素E、维生素C、硒等抗氧化营养素的含量。

(5)肝病全营养配方食品:支链氨基酸(亮氨酸、异亮氨酸、缬氨酸)的含量占总氨基酸量的35%~40%;而芳香氨基酸(色氨酸、酪氨酸、苯丙氨酸)的含量较低,有助于防治肝性脑病,改善肝性脑病症状和提供必需氨基酸。

(6)难治性癫痫全营养配方食品:难治性癫痫配方即生酮饮食配方。经典的生酮饮食配方是以高脂肪、低碳水化合物为基础,添加蛋白质、多种维生素和矿物质,按一定比例配制而成的配方食品。配方中脂肪与碳水化合物和蛋白质的比例为4:1(质量比),即脂肪:(碳水化合物+蛋白质)=4:1,能量供应90%来自脂肪,10%来自碳水化合物和蛋白质。对于部分对4:1经典配方耐受不是很好的患者,可以适当减少配方中脂肪所占比例,将脂肪与碳水化合物和蛋白质的比例调整为3:1以帮助其适应。此配方不可长期使用,应依据病情及时调整,同时进行相关指标的监测。

除此之外,还包括肌肉衰减综合征,创伤、感染、手术及其他应激状态,炎性肠病,食物蛋白过敏,胃肠道吸收障碍、胰腺炎,脂肪酸代谢异常,肥胖、减脂手术等共计13种特定全营养配方食品。由于开发难度大、需要进行临床试验,目前国内尚无相应的产品。

(三)非全营养配方食品

1. 定义 非全营养配方食品是指可满足目标人群部分营养需求的特殊医学用途配方食品,不适用于作为单一营养来源满足目标人群的全部营养需求。该类产品应在医生或临床营养师的指导下,按照患者个体的特殊医学状况要求,与其他食品配合食用。其他食品包括日常普通食品,也包括其他类的特殊医学用途配方食品。

2. 适用人群 对某种物质代谢障碍或有特殊要求,或对食品形态有要求的目标人群,如苯丙酮尿症时使用限制苯丙氨酸配方。

3. 分类及营养成分 非全营养特殊医学用途配方食品按照其产品组成特征分类,可分为营养素组件、电解质配方、增稠组件、流质配方、氨基酸代谢障碍配方等。

(1)营养素组件:指以宏量营养素为基础的非全营养配方食品。主要包括蛋白质组件、脂肪组件、碳水化合物组件。

1)蛋白质(氨基酸)组件:由蛋白质和/或氨基酸构成;蛋白质来源为一种或多种氨基酸、蛋白质水解物、肽类或优质的整蛋白(如乳清蛋白、酪蛋白、大豆蛋白等)。蛋白质(氨基酸)组件类产品主要适用于需要增加蛋白质摄入人群,如创(烧)伤、手术等患者。

2)脂肪(脂肪酸)组件:由脂肪和/或脂肪酸构成;有长链甘油三酯(long-chain triglycerides,LCT)、中链甘油三酯(medium-chain triglycerides,MCT)。适用于对脂肪有特殊需求的疾病状态人群,如对部分脂肪不耐受、脂肪吸收代谢障碍患者等。LCT适用于必需脂肪酸缺乏患者;MCT适用于脂肪消化或吸收障碍患者,因不含必需脂肪酸,不可单独使用。

3)碳水化合物组件:由碳水化合物构成,包括单糖(葡萄糖、果糖、半乳糖)、双糖(蔗糖、乳糖和麦芽糖)、低聚糖、多糖(淀粉、麦芽糊精)。主要适用于对碳水化合物有特别需求的人群或作为基质与其他类别产品配合使用等。

(2)电解质配方:是以碳水化合物为基础并添加适量电解质的非全营养配方食品。呕吐、腹泻等存在脱水症状的患者服用含有电解质的碳水化合物配方,可在迅速补充水分的同时提供需要的电解质,维持身体电解质平衡。一般手术患者在手术前禁食状态下需要口服电解质配方食品,并且能够一直用到手术前2小时。研究表明,该类产品使用在降低手术后患者胰岛素抵抗、减少体重的丢失、减轻恶心呕吐症状、改善围手术期状态及缩短住院时间等方面有一定作用。

(3)增稠组件:增加液体食品的黏稠度并降低其流动性的非全营养配方食品。该类产品以碳水化合物为基础,添加一种或多种增稠剂以帮助增加液态食物的黏稠度,延迟气道保护机制的启动时间,防止或减少吞咽过程中误吸的发生,适用于吞咽障碍和/或有误吸风险的患者。

(4)流质配方:以碳水化合物和蛋白质为基础,可以添加多种维生素、矿物质和适量膳食纤维的非全营养配方食品,一般为液态产品。这类产品由于不含脂肪,适用于需要限制脂肪摄入、神经性厌食、吞咽困难、肠道功能紊乱和围手术期等患者。

(5)氨基酸代谢障碍配方:以氨基酸为主要原料,不含或仅含少量与代谢障碍有关的氨基酸,可以加入适量脂肪、碳水化合物、维生素、矿物质和/或其他成分,加工制成的适用于氨基酸代谢障碍人群的非全营养配方食品。此类配方食品在临床上通常由医生通过监测患者血液中与代谢障碍有关的氨基酸浓度,指导患者食用该类配方食品并同时低蛋白饮食。常见的氨基酸代谢障碍配方产品种类主要包括:苯丙酮尿症配方、枫糖尿症配方、丙酸血症/甲基丙二酸血症配方、酪氨酸血症配方、高胱氨酸尿症配方、戊二酸血症Ⅰ型配方、异戊酸血症配方和尿素循环障碍配方。

三、特殊医学用途配方食品的特性及评价

(一)特殊医学用途配方食品的特性

1. **渗透压及酸碱度(pH)** 根据渗透压的高低,可将FSMP分为等渗[<350mOsm/(kg·H$_2$O)]、中等高渗[350~550mOsm/(kg·H$_2$O)]及显著高渗[>550mOsm/(kg·H$_2$O)]共3类。FSMP的渗透压主要决定于电解质与游离氨基酸的含量。氮源为整蛋白的配方渗透压较低,而氨基酸/短肽型配方的渗透压则较高。FSMP大多呈弱酸性至中性,pH为4~7。

2. **溶解度** FSMP的溶解度决定于其组成成分,含氨基酸混合物或水解蛋白、单糖、双糖或低聚糖、低脂肪的粉剂,加水后可形成溶液;含多聚体糊精或可溶性淀粉、溶解度小的钙盐、高脂肪的粉剂,加水后形成稳定的混悬液。

3. **膳食纤维(残渣)** 氨基酸/短肽型配方一般为无渣,部分整蛋白型配方含膳食纤维。

4. **口感与色泽** FSMP的口味取决于其氮源与矿物质等成分。以氨基酸或蛋白水解物为氮源者口感较以整蛋白为氮源者差,加入香料或冰块或制成冻胶,可减少或避免异味。含单糖或双糖过多,可造成甜度过高而不宜长期服用。以结晶氨基酸混合物为氮源的要素型配方呈金黄色,以蛋白质部分水解物及糊精配制者呈棕色。

（二）特殊医学用途配方食品的评价

根据特殊医学用途配方食品的组成、患者的代谢需要与胃肠道功能有关参数的重要性,可通过以下几方面对其进行评价:

1. **能量密度**　能量密度与营养素含量有关,与其中水分含量成反比。常用的能量密度分为 1kcal/ml、1.5kcal/ml 和 2kcal/ml 三种。

2. **蛋白质来源及含量**　氮的来源包括整蛋白(乳清蛋白、酪蛋白、大豆蛋白)、蛋白质水解物和氨基酸。蛋白质含量包括蛋白质重量及蛋白质供能占总能量的百分比。一般全营养配方食品中蛋白质供能比 <20%。

3. **脂肪来源及含量**　脂肪来源包括 LCT 或 MCT 或 LCT+MCT 混合物。吸收不良或有 LCT 代谢异常的患者,以 MCT 或 LCT+MCT 供能为宜。根据脂肪供能占总能量的百分比可分为 3 类,即标准型(>20%)、低脂肪型(5%~20%)及极低脂肪型(<5%)。显著吸收不良、严重胰腺外分泌不足或高脂血症患者宜用低脂肪型配方。

4. **膳食纤维含量**　含膳食纤维的配方食品对长期肠内营养或易便秘者很重要。

5. **乳糖含量**　乳糖不耐受者宜用无乳糖配方。

6. **电解质、矿物质及维生素含量**　多数全营养配方食品和特定全营养配方食品全量提供时,其电解质、矿物质及维生素含量都可满足推荐膳食标准。

7. **渗透压**　渗透压与胃肠道耐受性密切相关,高渗配方易引起腹泻及其他肠道反应,而低渗透压配方的胃肠道耐受性较好。

8. **供给途径**　FSMP 均可管饲或口服,但有的因以氨基酸或蛋白质水解物为氮源,口感欠佳。

9. **剂型**　包括液体和粉剂两种。前者有袋装、灌装与瓶装,在开启后均可直接使用。后者需加水配制。

四、特殊医学用途配方食品的临床应用

（一）临床作用

特殊医学用途配方食品可以改善营养状况,纠正代谢失衡,增强机体抵抗力;在外科术前使用,使患者有足够的营养储备,可增加对手术和麻醉的耐受度;术后补充,有利于减少感染等并发症,促进创口的愈合;可增强各种治疗手段,如肿瘤患者放化疗的效果,改善患者生活质量。研究显示,对于院外和住院的营养不良或有营养不良风险的患者,经口服用 FSMP 能增加患者的能量摄入,增加体重、防止体重丢失。一项荟萃分析表明,口服 FSMP 可显著降低住院患者并发症的发生率。FSMP 不仅可以降低住院患者死亡率,还能减少再入院率,平均住院天数缩短 2~33 天。研究显示,高蛋白的配方食品已被证明可减少 30% 的再入院次数。国外多项研究表明 FSMP 的使用有助于减少医疗费用,如德国一项研究中具有疾病相关营养不良风险的患者口服 FSMP,每位患者节省医疗费用 234~257 欧元,每年节省 6 亿多欧元。

（二）适应证

特殊医学用途配方食品可口服或管饲,可用于营养状况较差、摄入不足,胃肠道功能正常,或伴有部分胃肠道功能受损者或意识障碍者。具备下列条件之一者,可考虑使用 FSMP。

(1)营养状况较差:①体重指数(body mass index,BMI)<18.5kg/m²;②最近 3~6 个月体重丢失超过 10%;③BMI<20kg/m²,且过去 3~6 个月体重丢失超过 5%。

(2)摄入量不足:①摄入很少或未进食超过 5 天,或预计摄入很少或未进食超过 5 天;②营养吸收不良,或营养成分丢失过多,或营养需求量增加。

需使用 FSMP 常见的疾病状态包括:①营养不良患者的术前、术后营养支持治疗;②严重的创伤、烧伤等高分解代谢的患者;③肿瘤导致的营养不良;④胃肠道消化吸收功能不良;⑤老年营养不良;⑥卒中、昏迷等管饲患者;⑦长期或严重的腹泻;⑧口腔、耳鼻咽喉科手术后需流质饮食的患者;⑨消化道手术患者等。

（三）禁忌证

1. 完全性机械性肠梗阻、胃肠道出血、严重腹腔感染。

2. 严重应激状态早期、休克状态、持续麻痹性肠梗阻。

3. 短肠综合征早期。

4. 高流量空肠瘘　因小肠吸收面积缺失会增加漏出量；重度吸收不良者。

5. 持续性呕吐、顽固性腹泻患者，重度炎性肠病患者。

6. 急性重症胰腺炎患者的急性期。

7. 3 个月内婴儿、氨基酸代谢异常者不宜使用氨基酸 / 短肽型配方。

（四）临床应用

1. 特殊医学用途配方食品必须在医生或临床营养医（技）师指导下使用。

2. 选择不同的 FSMP 应考虑下列因素：

（1）患者年龄：不同年龄患者选择不同年龄段适宜的 FSMP，如 6 个月以下的婴儿，应采用母乳或接近母乳组成的配方。

（2）临床诊断及治疗（包括药物与营养素关系、配伍禁忌等）：对糖尿病、恶性肿瘤、肺部疾病、肝或肾衰竭、高代谢状态（创伤、烧伤、大手术等）患者，可分别采用特定全营养配方食品。

（3）评估患者的营养状况（性质和程度）和物质代谢改变：评估患者能量、营养素消耗量及需要量，有无血脂、血糖、氨基酸代谢紊乱；物质代谢改变对心、肝、肾功能有无影响等。

（4）评估胃肠道功能：对胃肠道功能正常者，可选择整蛋白为氮源的 FSMP；对于胃肠道功能低下者（如胰腺炎、短肠综合征、炎性肠病等），可选择氨基酸 / 短肽型配方食品。

（5）对牛奶有变应性的患者，可采用以大豆蛋白为氮源的配方食品。对大豆蛋白或牛奶蛋白有变应性时，可采用以动物蛋白为氮源的配方食品。对膳食蛋白有变应性或胰外分泌不足时，应采用以蛋白质水解物或氨基酸混合物为氮源的配方食品。

（6）糖的耐受情况：如对乳糖不耐受者，采用无乳糖或玉米淀粉水解物的糖类配方食品。对其他糖类不耐受者，采用葡萄糖或低聚糖型配方食品。

（7）脂肪吸收情况：对有脂肪泻或脂肪吸收不良的患者，可采用 MCT 替代部分 LCT 的配方食品，或采用 MCT 与 LCT 混合的配方食品。

（8）特殊医学用途配方食品中的营养素种类和含量，能量及三大供能营养素的比例，该产品中的特殊成分，剂型（粉剂或液体）等。

常用 FSMP 产品及其组成成分，见表 3-5。常用 FSMP 产品中蛋白质、脂肪、碳水化合物含量及比例，见表 3-6。

表 3-5　常用 FSMP 产品及其组成成分

品名	短肽型肠内营养制剂	肠内营养粉剂（AA）	肠内营养粉剂（TP）	整蛋白纤维型肠内营养混悬液（TPF）	整蛋白全营养配方粉剂	匀浆膳
蛋白质			√	√	√	√
氨基酸	√	√				
肽类	√					
植物油	√	√	√	√	√	√
MCT	√				√	
蔗糖			√			
葡萄糖	√					
麦芽糖	√			√	√	√

续表

品名	短肽型肠内营养制剂	肠内营养粉剂(AA)	肠内营养粉剂(TP)	整蛋白纤维型肠内营养混悬液(TPF)	整蛋白全营养配方粉剂	匀浆膳
糊精	√	√	√		√	√
乳糖						
纤维素				√	√	√
谷氨酰胺		√				√

表3-6　常用FSMP产品(每100g)中蛋白质、脂肪、碳水化合物含量及比例

产品	蛋白质		脂肪		碳水化合物		能量/kcal	氮/g	氮/热
	g	%	g	%	g	%			
益力佳(营养配方粉)	21.2	20.9	15.4	32.6	55.9	52.7	424	3.4	1:125
伊全素(整蛋白型肠内营养粉)	18.5	17.2	11.0	23.1	64.0	59.7	429	3.0	1:143
立适康(短肽全营养粉)	15.2	15.5	1.8	4.1	76.0	77.6	392	2.5	1:157
佳膳(全营养配方粉)	18.4	16.0	17.5	34.0	58.2	50.0	461	2.9	1:159
整蛋白型肠内营养剂(粉剂)	18.6	16.0	18.1	35.0	57.2	49.0	465	3.0	1:155
肠内营养粉剂(TP)	15.9	14.1	15.9	31.8	60.7	53.9	450	2.5	1:180
力衡全(营养粉)	16.0	16.2	4.0	9.1	74.0	74.7	396	2.5	1:158
立适康(肾病全营养粉)	11.1	9.8	12.3	24.4	72.2	63.8	453	1.8	1:252
立适康(匀浆膳)	18.2	17.0	12.0	25.2	62.0	57.8	429	2.9	1:148
三九全营素	17.0	17.0	8.2	18.5	64.5	64.5	400	2.7	1:148

3. 使用方法

(1)口服:经口服用特殊医学用途配方食品亦可称为口服营养补充(oral nutritional supplement, ONS)。其目的是用来增加营养物质的摄取,不同于普通膳食,用于特殊医疗目的的,经口摄入的营养补充剂。能提供完整的或部分营养素的需求,可以作为三餐之间的补充营养,也可作为人体唯一的营养来源,满足机体需要。

(2)管饲:经鼻胃管、鼻十二指肠管、空肠管、胃造口、空肠造口使用特殊医学用途配方食品供给肠内营养。根据疾病状态、营养评价结果,选择适合的FSMP,可单独使用或与食物混合使用,每日2~6次,具体用量根据营养评价诊断结果而定。注意开始时采用低浓度、低剂量、低速度输注,逐步适应和耐受后再逐渐增加营养液浓度、滴注速度及供给剂量直至全量。

4. 遵循动态化、个体化原则　FSMP的使用不是单纯地增加或补充营养素,而是根据患者营养状况、疾病状态、代谢情况以及胃肠功能等进行个体化物质代谢的动态调整。因此,肠内营养同样是物质代谢的调整过程,应纳入整体治疗。临床上常常是肠内与肠外营养联合应用。其中,各种营养素的供给量应根据患者机体需要量以及其他治疗途径提供的营养素总量而确定,应保持整体治疗的一致性,以促进体内代谢平衡。

五、使用特殊医学用途配方食品的并发症及其防治

特殊医学用途配方食品为营养治疗提供了一种简单、方便、经济的方法,对患者的疾病治疗、康复及

机体功能维持具有重要的支持作用。但若使用不当,也会发生一些并发症,增加患者痛苦且影响疗效。临床上常见的由于特殊医学用途配方食品使用不当引起的并发症有机械性、胃肠道、代谢性及感染性等几方面。

(一)机械性并发症

由于特殊医学用途配方食品使用不当引起的机械性并发症主要是喂养管堵塞,常见原因是由FSMP配制成的肠内营养液黏稠或浓度过高,喂养管内径小,不适合该营养液通过,肠内营养液输注过程中或输注完毕时未能及时冲洗管道等。可在每次输注后或每输注一定时间后用20~50ml温开水冲洗;选择合适口径的喂养管,或使用肠内营养泵持续匀速输注,或调整肠内营养液配方以解决喂养管堵塞。

(二)胃肠道并发症

胃肠道方面的并发症是肠内营养治疗过程中最常见的并发症,也是特殊医学用途配方食品使用不当最常引起的并发症,包括恶心、呕吐、腹泻、腹胀、肠痉挛等,大多数能够通过调整肠内营养治疗处方和合理的操作来预防和及时纠正、处理。

1. **恶心、呕吐**　在接受肠内营养治疗患者中的发生率为10%~20%。恶心、呕吐的原因很多,主要有营养液的气味、高渗透压或胃排空障碍导致胃潴留、输注速度过快、乳糖不耐受、营养液配方中脂肪含量过高等,其中胃排空障碍是恶心、呕吐最主要的原因,常见于低血压、感染、应激状态及麻醉和手术后,一些药物如吗啡、可待因、芬太尼及抗胆碱能药物等均可影响胃动力。

如果怀疑临床上肠内营养治疗时出现的恶心、呕吐是由于胃排空障碍所致,应停用影响胃动力的药物,排除药物影响后应分析患者的病情变化,及时调整肠内营养方案,如改用低脂配方。改变喂养方式,如由一次性投给改为间歇重力滴注或经泵输注;降低肠内营养液的输注速度,或必要时应用促胃动力药物。同时监测胃内残余液体量,避免胃潴留的发生。

2. **腹泻**　当出现腹泻,应分析腹泻的原因并作相应处理,调整肠内营养方案,如乳糖不耐受者选择不含乳糖的配方;慢性胰腺炎患者易出现脂肪泻,应选择脂肪含量较低的配方等;适当添加膳食纤维和谷氨酰胺调节肠道功能;如与抗生素使用所致肠道菌群失调有关,可加用益生菌或益生元;降低营养液浓度,减慢输注速度;必要时用抗痉挛或收敛药物以控制腹泻。

3. **腹胀与肠痉挛**　营养液输注速度过快、温度过低、高渗透压均能发肠痉挛、腹痛和腹胀。当出现上述症状时,首先要鉴别患者是否存在机械性或麻痹性肠梗阻,如果存在肠梗阻则应及时停止肠内营养,或通过调整FSMP配方、降低营养液浓度、减慢输注速度或注意营养液温度等措施来减轻或消除上述症状。

4. **便秘**　主要原因有入量不足、膳食纤维欠缺、长时间卧床而缺乏活动、肛门粪块嵌塞和肠梗阻等。排除疾病原因,肠内营养时应适当注意水分的补充,选用富含纤维素的产品或额外添加膳食纤维组件,均可有效减少便秘的发生。

(三)代谢性并发症

代谢性并发症的发生常与含特殊医学用途配方食品的处方合理性、肠内营养液的质量管理、营养监测有关。代谢性并发症主要有水、电解质及酸碱代谢异常,糖代谢异常,微量元素代谢异常,维生素及脂肪酸的缺乏。

1. **水代谢异常**　最常见的水代谢异常是高渗脱水,其发生率为5%~10%。主要发生在气管切开或昏迷患者,虚弱的老年患者,年幼的患儿。在这些患者中,用高渗和高蛋白质配方更易发生脱水。应在肠内营养治疗时结合患者其他途径如静脉、经口进入机体的液体量来确定肠内营养液体量,同时应监测每日的出入水量和电解质情况。

2. **酸碱平衡紊乱**　在肠内营养时较少见,主要是与应用不适当的配方产品或与原发疾病有关。高碳酸血症主要是摄入过高能量或高碳水化合物所致,常见于慢性阻塞性肺疾病患者或刚停止机械辅助通气而二氧化碳排出困难的患者。因此,临床能量供给应根据营养评价结果来确定,以避免过度喂养。对于上述患者,可选择呼吸系统疾病全营养配方食品,降低碳水化合物供能比,增加脂肪供能比。

3. **糖代谢异常**　包括高血糖和低血糖。高血糖主要与能量供给过量,营养素比例供给不当,患者疾病状态,如应激状态、糖尿病等有关。低血糖与能量供给不足有关,但不可忽视临床降糖药物的过量使用。应根据患者机体代谢能力供给适宜的能量及营养素。

4. **电解质和微量元素异常**　高钾血症、低钾血症、低钠血症、高钠血症,锌、铜、维生素 D 水平低下等,可能与患者疾病本身有关,上述物质水平低下也可能是补充不足造成,故在营养治疗过程中应密切监测。可选择非全营养配方食品中相应的组件制剂。

5. **必需脂肪酸缺乏**　在临床肠内营养实践中较少见,长期应用低脂配方可导致必需脂肪酸的缺乏(如慢性胰腺炎或胰腺功能不全患者长期应用脂肪含量低的 FSMP)。一般来说,FSMP 中亚油酸所占的能量 >4% 即可有效预防必需脂肪酸的缺乏。

(四)感染性并发症

造成感染的因素和环节是多方面的,主要与肠内营养液的误吸和营养液污染有关。

1. **吸入性肺炎**　是肠内营养治疗中最常见的感染并发症,如幼儿、老年及意识障碍患者,其发生率为 1%~4%。临床上,若患者有呼吸困难、呼吸急促、喘鸣、烦躁、心率加快、胸片上有肺下部浸润影,则提示有肺炎。临床上,通过鼻饲进行肠内营养治疗的患者发生吸入性肺炎的可能性比经胃造口或空肠造口进行肠内营养者要大得多。

防止胃内容物潴留及反流是预防吸入性肺炎的根本,具体措施有:①对易引起吸入性肺炎的高危患者应采用幽门后途径进行喂养;②输注营养液时始终保持床头抬高 30°~45°;③输注肠内营养液时应注意输注速度,肠内营养液的量、浓度及输注速度应逐步递增,使肠道逐步适应;④及时检查和调整喂养管头端的位置,防止喂养管卷曲或滑出至食管内;⑤经常检查胃潴留情况,若胃潴留量 >200ml,肠内营养可减量或延时喂养。

2. **营养液污染**　营养液于配制过程中可以直接被污染,最常见的是配制营养液或护理治疗时的细菌污染管道和营养液。故营养液配制和输注应严格遵守无菌技术要求,按照标准操作规程进行;配制好的营养液应放置于冰箱中 4℃冷藏储存,超过 24 小时不能使用。液体配方产品一经打开,未使用完也应放冰箱 4℃冷藏,储存超过 24 小时应丢弃。粉剂配方产品经口食用时,最好即溶即用。

(齐玉梅)

第三节　功能食品

一、概述

(一)定义

到目前为止,功能食品在各国的叫法并不统一,如德国的"改善食品"(reform food)、欧美的"保健食品"(healthy food)或"营养食品"(nutritional food),且全球尚未对功能食品作统一的定义。国际食品信息委员会将其定义为能提供超越普通营养价值的健康益处的食品或膳食成分。

在我国,功能食品也称为保健食品,我国相关法规/标准对功能食品的定义有所不同,见表 3-7。

表 3-7　我国保健(功能)食品定义的演变

法规/标准	实施日期	定义
《中华人民共和国食品卫生法》	1995.10.30	表明具有特定保健功能的食品
《保健食品管理办法》	1996.6.1	表明具有特定保健功能的食品,即适宜于特定人群食用,具有调节机体功能,不以治疗疾病为目的的食品
《保健(功能)食品通用标准》(GB 16740—1997)	1997.5.1	保健(功能)食品是食品的一个种类,具有一般食品的共性,能调节人体的机能,适于特定人群食用,但不以治疗疾病为目的

续表

法规/标准	实施日期	定义
《保健食品注册管理办法（试行）》	2005.7.1	声称具有特定保健功能或者以补充维生素、矿物质为目的的食品，即适宜于特定人群食用，具有调节机体功能，不以治疗疾病为目的，并且对人体不产生任何急性、亚急性或慢性危害的食品
《中华人民共和国食品安全法》	2009.6.1	声称具有特定保健功能的食品，不得对人体产生急性、亚急性或者慢性危害
《食品安全国家标准 保健食品》（GB 16740—2014）	2015.5.24	声称并具有特定保健功能或者以补充维生素、矿物质为目的的食品。即适用于特定人群食用，具有调节机体功能，不以治疗疾病为目的，并且对人体不产生任何急性、亚急性或慢性危害的食品
《中华人民共和国食品安全法》	2018.12.29	保健食品声称保健功能，应当具有科学依据，不得对人体产生急性、亚急性或者慢性危害

欧洲尚无"功能食品"的官方定义，但"欧洲功能食品科学研究项目"（FUFOSE）于 1999 年提出了功能食品的草案定义，功能食品是指"对机体能够产生有益功能的食品，这种功能应超越食品所具有的普通营养价值，能起到促进健康和/或降低疾病风险的作用"。

美国也无"功能食品"的法律定义。市场上的功能食品是通过现有的食品法规框架进行监管的。根据美国现有食品法律和法规框架，功能食品主要包括下述五大类产品：带有特定声称的常规食品、膳食补充剂、强化食品、特殊膳食食品和疗效食品。这些产品一般都在标签上声称食品（或食物成分）与健康的关系。

英国 1995 年为了将"功能食品"与强化维生素、矿物质的早餐谷物类营养强化食品相区分，明确了"功能食品"的概念，即含有某种具有医学和生理作用（而非仅仅是营养功能）成分的食品，并明确了"功能食品"的四大特征：①具有食品的形状（不是胶囊或粉剂）；②天然成分，但可以是非天然的浓缩物或通常并不作为食品食用的物质；③作为日常膳食的一部分，没有专业指导下服用也是安全的；④具有促进健康的作用（而非简单地补充营养素的作用），这种作用通常出现在标签或宣传上。

日本厚生劳动省在 1991 年《营养改善法》中规定，"特殊保健用食品"指根据掌握的有关食品（或食物成分）与健康关系的知识，预期该食品具有一定的保健功效，并经批准允许标签声明人体摄入后可产生保健作用的一类食品，并应具备：①食品中的某种成分具有特殊的保健作用；②食品中的致敏物已被去除；③无论是添加功效成分，还是去除致敏物质都要经科学论证；④特殊功效的声称都是经过审批的；⑤产品不应有健康和卫生的危险。日本特定保健用食品几乎都是传统食品形态的商品。

（二）国内外的发展

功能食品（functional food）最早是于 20 世纪 80 年代由日本提出的，它最初的目的是用于改善老年人群的健康。日本厚生劳动省于 1991 年将功能食品定名为"特定保健用食品（foods for specified health uses, FOSHU）"，正式纳入《营养改善法》进行管理。但事实上，"功能食品"这个词第一次出现是在 1993 年 *Nature* 杂志标题为"日本在探索食品与药物的界限"文章中。

我国现代意义上的保健（功能）食品的发展起始于 20 世纪 80 年代中期。1984 年，中国保健食品协会成立；1995 年，《中华人民共和国食品卫生法》将"表明具有特定保健功能"的食品作为一类特殊的食品进行管理，由国务院卫生行政部门审查批准；1996 年 3 月 15 日，卫生部令第 46 号《保健食品管理办法》强调了保健食品区别于普通食品的特点，即有特定的适宜人群和特殊的保健功能，诞生了"食健字"。2000 年开始取消"药健字"审批，并从 2004 年元旦开始"药健字"产品不得再在市场销售，结束了保健药和保健食品并存的管理方式。2005 年颁布实施的《保健食品注册管理办法（试行）》增加了"对人体不产生任何急性、亚急性或慢性危害"的限定性表述。近年来，保健（功能）食品越来越受到人们的青睐，市场销量逐年增加，对于保健（功能）食品的研究及开发也备受重视。

二、保健(功能)食品的分类及组成

(一) 分类

1. 根据我国保健(功能)食品的定义,可将其分为两大类:

(1)营养素补充剂:即日常保健食品,以补充维生素和矿物质为目的,其功能可以描述为"具有补充……"的保健功能。

(2)具有特定保健功能的食品:它着眼于某些特殊消费群体,强调在预防疾病和促进康复方面的辅助调节功能的食品。

2. 根据保健(功能)食品的加工,可分为含有天然生物活性成分的传统食品,如燕麦麸含有 β- 葡聚糖,可降低血胆固醇;通过富集或其他方法改变了生物活性成分的食品,如添加了植物甾醇的人造黄油;人工合成的膳食成分,如具有益生元作用的某些特定碳水化合物。按此分类,保健(功能)食品可以是天然食品,添加某种成分的食品,剔除某种成分的食品,改变了一种或多种成分的食品,改变了生物利用度的食品或发生了上述多种变化的食品。

3. **按食品的种类和产品剂型分类**　除一般食品如面食类、乳品类、饮料类、酒类等以外,还可以有片剂、粉剂、胶囊、胶丸、口服液、茶等多种形式,如抗衰老富硒维生素 E 胶丸、富锗蜂蜜口服液等。

(二) 组成

1. **功效成分**　保健(功能)食品一般应含有与功能相对应的功效成分。功效成分是指能通过激活酶的活性或其他途径,调节人体机能的物质。目前主要包括:

(1)多糖类:如膳食纤维、香菇多糖等。膳食纤维可预防便秘,调节肠内菌群和辅助抑制肿瘤作用,有研究表明膳食纤维可降低结肠癌、乳腺癌、胃癌、食管癌等癌症的发生率。多糖也称多聚糖,指含有 10 个以上糖基的聚合物,根据来源可分为植物多糖和动物多糖,具有调节免疫功能、抑制肿瘤、延缓衰老、抗疲劳、降低血糖和血脂等作用。

(2)功能性甜味料(剂)类:如单糖、低聚糖、多元糖醇等。低聚糖又称为寡糖,是由 2~10 个单糖通过糖苷键连接形成的直链或分支链的一类低度聚合糖。多元糖醇是一类多羟基醇,如木糖醇、异麦芽糖醇等。低聚糖和多元糖醇作为低能量甜味剂,可添加在糖尿病患者的专用食品中。低聚糖甜度比蔗糖低,口感柔和,不能被口腔病原菌分解而生成导致龋齿的酸性物质,对预防龋齿具有积极作用。此外,低聚糖是体内有益肠道细菌双歧杆菌的增殖因子,可改善肠道微生态环境;还可通过增强免疫作用而抑制肿瘤的生长。

(3)功能性油脂(脂肪酸)类:如多不饱和脂肪酸、磷脂、胆碱等。比较重要而常见的多不饱和脂肪酸,包括二十碳五烯酸(EPA)和二十二碳六烯酸(DHA),具有降血脂、抗凝血、预防心脑血管疾病、抗炎等作用。磷脂如大豆磷脂,是卵磷脂、脑磷脂、肌醇磷脂、游离脂肪酸等成分组成的混合物,具有改善大脑功能、增强记忆力、降低胆固醇、延缓衰老、维持细胞膜结构和功能完整性、保护肝脏等作用。

(4)自由基清除剂类:如超氧化物歧化酶(SOD)、谷胱甘肽过氧化酶等。它们具有抗氧化作用,能清除氧自由基,使细胞免受氧化损伤。

(5)维生素类:如 β 胡萝卜素、维生素 A、维生素 E、维生素 C 等。它们是体内重要的抗氧化物质,可提高机体的抗氧化能力,保护生物膜免受自由基的损伤,延缓衰老,抑制肿瘤等。

(6)肽与蛋白质类:如谷胱甘肽、免疫球蛋白、大豆多肽等。谷胱甘肽是由谷氨酸、半胱氨酸和甘氨酸组成的三肽化合物,广泛存在于动植物中,在面包酵母、小麦胚芽和动物肝脏中含量较高。谷胱甘肽可从上述富含谷胱甘肽的天然产物中提取制备,也可通过生物技术途径获得,如选育富含谷胱甘肽的高产酵母菌株、绿藻等,经分离纯化制备。谷胱甘肽能有效清除自由基、防止自由基对机体的损害;对放射线或抗肿瘤药物引起的白细胞减少症能起到保护作用;可防止皮肤老化及色素沉着,减少黑色素的形成;能与进入机体的有毒化合物、重金属离子与致癌物质等结合,促进其排出体外,起到中和解毒的作用。大豆多肽有增强肌肉运动力、加速肌红蛋白的恢复、促进脂肪代谢、降低血清胆固醇等作用。

(7) 活性菌类：如乳酸菌、双歧杆菌等益生菌。它们具有促进消化吸收、调节肠道菌群、纠正肠道功能紊乱、调节免疫、抑制肿瘤、降低血清胆固醇、防止便秘等作用。

(8) 微量元素类：如硒、锌等。一方面可防治微量元素缺乏，维持机体正常的生理功能，如保证体格和智力的正常发育，维持正常的物质代谢、免疫和内分泌功能；另一方面在特殊生理条件下，或为了预防疾病的需要，额外补充适量的微量元素可增强人体的某些功能。

(9) 其他：还有二十八烷醇、植物甾醇、皂苷等。如植物甾醇可促进胆固醇的转化，预防心血管疾病，对结肠癌、皮肤癌、宫颈癌等的发生具有一定抑制作用。皂苷为糖苷化合物，它们常常作为滋补强壮的作用活性存在于保健中草药中，最为人们所熟知的是人参、西洋参和三七中所含的各种人参皂苷等。还存在于许多食物中，如马铃薯、西红柿、茄子、大豆、豌豆、燕麦、大蒜、马铃薯、洋葱、薯蓣等。皂苷具有多种生理学作用，如人参皂苷具有中枢神经调节、调节血压、降血脂、抗肿瘤作用等。

2. 营养素 保健(功能)食品除含功效成分外，还应含有类属食品应有的营养素。如富硒功能性饼干中除含硒外，还含有一定的蛋白质、脂肪、碳水化合物等营养素。

三、保健(功能)食品的特点

2018 年，国家食品药品监督管理总局《关于规范保健食品功能声称标识的公告》中，对保健食品的功能声称做出了规定：①未经人群食用评价的保健食品，其标签说明书载明的保健功能声称前增加"本品经动物实验评价"的字样；②此前批准上市的保健食品生产企业，应当在其重新印制标签说明书时，按上述要求修改标签说明书。至 2020 年底前，所有保健食品标签说明书均需按此要求修改；③自 2021 年 1 月 1 日起，未按上述要求修改标签说明书的，按《中华人民共和国食品安全法》有关规定查处；④经过人群食用评价的保健食品，具体评价技术要求及标识另行规定。

保健(功能)食品与一般食品、药品有着本质的区别。保健食品是指具有特定保健功能的食品，不是药品，药品是治疗疾病的物质，保健食品虽有调节人体某种机能、强化免疫系统的作用，但它不是人类赖以治疗疾病的物质，保健食品作为食品的一个种类，其本质是食品，具有一般食品的共性，即无毒、无害、符合应有的营养和卫生要求，但又不是一般食品，保健(功能)食品和一般食品既有联系又有区别。二者的主要区别有：①保健(功能)食品含有一定量的功效成分或生理活性物质，能调节人体机能，具有特定的保健功能，即具有食品的第三功能，一般食品不强调食品的第三功能，虽然有些一般食品也含有生理活性物质，但由于含量较低，在人体内无法达到调节机能的浓度，不能实现功效作用。②保健(功能)食品是为特定人群设计，一般有特定的食用范围和食用量，一般食品无特定的食用范围和食用量。③保健(功能)食品必须经国家市场监督管理总局批准注册，一般食品不需要国家市场监督管理总局批准注册。④保健(功能)食品具有某种或几种保健功能，但不要求为人体提供所需的营养素，不能把保健(功能)食品作为各种营养素来源的主要途径。

四、保健(功能)食品的应用

1. 适用人群 不同保健功能的食品适用人群不同。有的适用于健康但有特定营养需求和生理特点的人群，如促进生长发育食品可用于儿童，调节免疫功能食品、延缓衰老食品适用于老年人，抗辐射食品适用于放射场地的工作人员等；还有的适用于存在特定疾病或疾病高风险人群，如调节血糖食品适用于糖尿病患者或糖代谢异常人群。注意使用目的是调节机体功能，而不是治疗疾病。

2. 用法 保健(功能)食品一般经口食用，不能替代常规膳食，可作为膳食的一部分，使总体摄入的能量及营养素均衡、满足机体需要，并使其所含的功效成分真正发挥作用。

3. 并发症 保健(功能)食品摄入过量，可能会导致其富含的营养素摄入过量，不仅对人体无益，还会干扰人体对其他营养素的吸收，甚至可能引起营养不良。

(齐玉梅)

第四节 营养强化食品

一、概述

(一) 定义

营养强化指的是根据营养需要向食品中添加一种或多种营养素或者某些天然食品,提高食物营养价值的过程。这种经过强化处理的食品称为营养强化食品。所添加的营养素或含有营养素的物质(包括天然的和人工合成的)称为食物营养强化剂。《食品营养强化剂使用标准》(GB 14880—2012)规定营养强化剂是为了增加食品的营养成分(价值)而加入到食品中的天然或人工合成的营养素和其他营养成分。

(二) 营养强化的主要目的

1. 弥补食品在正常加工、储存时造成的营养素损失。

2. 在一定的地域范围内,有相当规模的人群出现某些营养素摄入水平低或缺乏,通过强化可以改善其摄入水平低或缺乏导致的健康影响。

3. 某些人群由于饮食习惯和/或其他原因,可能出现某些营养素摄入量水平低或缺乏,通过强化可以改善其摄入水平低或缺乏导致的健康影响。

4. 补充和调整特殊膳食用食品中营养素和/或其他营养成分的含量。

(三) 营养强化食品的发展

营养强化食品起源于二十世纪二三十年代。当时,西方发达国家发起了一项公共卫生行动,在食物中添加微量营养素,消除了碘缺乏和缺铁性贫血。此后,营养强化食品被大力推广。我国食物营养强化工作起步较晚。1981年颁发的《中华人民共和国食品添加剂使用卫生标准》(GB 2760—81)中正式规定,磷酸氢钙可按生产需要用于饼干、代乳品,轻质碳酸钙用于配制发酵粉和罐头的生产。尽管其主要使用目的是食品的膨松作用,但同时对食品也有一定的钙强化作用。

我国在1982年、1992年和2002年组织的全国营养调查促进了营养强化食品的发展。主要表现在食品中强化的营养素不断增多、强化的食品种类也逐步增加。

为规范营养强化食品的生产,确实保证食物营养与安全,我国与强化食品相关的法律法规也在不断健全。1993年卫生部对原有的《营养强化剂使用卫生标准(试行)》进行修改,1994年发布实施《食品营养强化剂使用卫生标准》(GB 14880—1994),规定了可作为营养强化剂的有31个(87种化合物),其中氨基酸及含氮化合物有3个,维生素17个(24种化合物),微量元素10个(59种化合物)以及γ-亚麻油酸,并进一步规定了使用范围、添加量及卫生标准的实施细则。1996年后,陆续增补品种,到2005年止,我国正式许可使用的食物营养强化剂品种已增加到包括氨基酸和含氮化合物、维生素、矿物质、脂肪酸4类,共130多种,并应用于各种不同的食品之中。到2012年,《食品营养强化剂使用标准》(GB 14880—2012)对食品营养强化剂进行清理,调整为维生素类16个、矿物质类9个,其他包括氨基酸和含氮化合物、脂肪酸、低聚果糖等12个,共129种化合物来源,其中乳铁蛋白、酪蛋白钙肽、酪蛋白磷酸肽等物质以往按食品添加剂管理,现归入营养强化剂的管理范畴。

现在营养强化食品发展的趋势就是针对广大居民,特别是贫困地区的居民普遍缺乏的营养素,在消费覆盖面大的食品中进行强化。原卫生部、中华人民共和国国家计划委员会等八部委联合制定了"国家公众营养改善项目",旨在通过推广强化食品来提高我国公众的营养健康状况。该项目共包含4项内容:食用油中添加维生素A、面粉中添加营养素、酱油中添加铁、婴幼儿食品中添加营养素,这些营养强化食品以强制性或国家倡导的方式推广。

二、营养强化剂及其强化食品的类别

(一) 营养强化剂的应用标准

根据《食品营养强化剂使用标准》(GB 14880—2012),①应选择目标人群普遍消费且容易获得的食品进行强化;②作为强化载体的食品消费量应相对比较稳定;③我国居民膳食指南中提倡减少食用的食品不宜作为强化的载体。

(二)可强化食品类别

可强化食品类别有乳及乳制品,脂肪、油和乳化脂肪制品,冷冻饮品,水果、蔬菜包括块根类、豆类、食用菌、藻类、坚果以及籽类等,可可制品、巧克力和巧克力制品包括代可可脂巧克力及制品以及糖果,粮食和粮食制品包括大米、面粉、杂粮、淀粉等,焙烤食品,肉及肉制品,水产及其制品包括鱼类、甲壳类、贝类、软体类、棘皮类等,蛋及蛋制品,甜味料包括蜂蜜,调味品,特殊膳食用食品包括婴幼儿配方食品、特殊医学用途配方食品等。

我国继加碘盐和婴儿分段奶粉营养强化之后,陆续推出了营养强化的面粉、食用油、酱油、大米等主食品及调味品,以强化面粉为原料的强化挂面、强化饼干、强化面包、强化馒头等也见诸市场。但营养调查结果显示,我国居民食盐摄入量过高,同时我国高血压等慢性病的发病率也有升高趋势。为了配合国家的减盐行动,避免居民过多摄入食盐,2012年发布的《食品营养强化剂使用标准》(GB 14880—2012)中取消了食盐作为营养强化剂载体。

(三)各类营养强化剂强化食品的范围

1. 维生素类

(1)维生素 A:主要强化调制乳粉、植物油、人造黄油、豆浆、大米、小麦粉、含乳饮料等。

(2)β 胡萝卜素:主要强化固体饮料类。

(3)维生素 D:主要强化调制乳粉、人造黄油、豆浆、藕粉、饼干、果蔬饮料等。

(4)维生素 E:主要强化调制乳粉、植物油、豆浆、即食谷物、饮料类等。

(5)维生素 K:主要强化调制乳粉。

(6)维生素 B_1:主要强化调制乳粉、豆浆、大米和小麦粉及其制品、面包、饼干、饮料类等。

(7)维生素 B_2:可强化食品类别同维生素 B_1。

(8)维生素 B_6:主要强化调制乳粉、即食谷物、饼干、饮料类等。

(9)维生素 B_{12}:强化食品类别同维生素 B_6。

(10)维生素 C:主要强化风味酸奶、调制乳粉、水果罐头、豆粉、即食谷物、果蔬饮料等。

(11)烟酸(尼克酸):主要强化调制乳粉、豆浆、大米和小麦粉及其制品、面包、饼干、饮料类等。

(12)叶酸:主要强化调制乳粉、大米、小麦粉、果蔬饮料等。

(13)泛酸:主要强化调制乳粉、即食谷物、饮料类。

(14)生物素:强化儿童用乳粉。

(15)胆碱:可强化儿童和孕产妇用乳粉、果冻。

(16)肌醇:可强化儿童用乳粉、果蔬饮料、风味饮料。

2. 矿物质类

(1)铁:主要强化调制乳及乳粉,豆粉、小米和小麦粉及其制品、面包、西式糕点、饼干、酱油、饮料类等。

(2)钙:主要强化调制乳及乳粉、干酪、冰激凌及雪糕类、豆粉、大米和小麦粉及其制品、焙烤食品、肉松类、醋、饮料类等。

(3)锌:主要强化调制乳及乳粉、豆粉、大米和小麦粉及其制品、面包、饼干、饮料类等。

(4)硒:主要强化调制乳粉、小米和小麦粉及其制品、面包、饼干、含乳饮料等。

(5)镁:主要强化调制乳粉、饮料类。

(6)铜:强化调制乳粉。

(7)锰:主要强化调制乳粉。

(8)钾:强化孕产妇用乳粉。

(9)磷:强化豆粉、豆浆粉、固体饮料类。

3. 其他

(1)L- 赖氨酸:强化大米、小麦粉、杂粮粉及其制品,面包。

(2)牛磺酸:主要强化调制乳粉、豆粉、含乳饮料、特殊用途饮料等。

(3)左旋肉碱(L-肉碱):主要强化调制乳粉、果蔬饮料、含乳饮料、运动饮料等。

(4)γ-亚麻酸:主要强化调制乳粉、植物油、饮料等。

(5)叶黄素:强化儿童用乳粉。

(6)低聚果糖:强化儿童和孕产妇用乳粉。

(7)1,3-二油酸-2-棕榈酸甘油三酯、花生四烯酸(AA或ARA):限于强化儿童用乳粉。

(8)二十二碳六烯酸(DHA):限于强化儿童和孕产妇用乳粉。

(9)乳铁蛋白:强化调制乳、风味发酵乳、含乳饮料。

(10)酪蛋白肽:主要强化粮食和粮食制品,包括大米、面粉、杂粮、淀粉等。

(11)酪蛋白磷酸肽:主要强化粮食和粮食制品,包括大米、面粉、杂粮、淀粉等,饮料类。

(四)我国常见的营养强化食品

1. **强化食盐** 我国是世界上碘缺乏病流行最严重的国家之一,而微量元素"碘"是机体所必需的微量元素。日常生活中最普遍、最有效的补碘方法就是食用碘盐,这是因为盐一日三餐都需摄取,每天食用5~6g碘盐中所含的碘即可满足人们日常的生理需要。从1994年我国全面实行食盐加碘以来,已有多项调查表明碘缺乏病防治已取得明显成效。孕妇、哺乳期妇女使用碘强化食盐,使新生儿的脑神经发育、智力发展受到合理的保护。但近年随着甲状腺功能亢进等甲状腺疾病发病率升高,需限制碘的摄入,在高碘地区开始流通无碘盐。此外,还曾出现过微胶囊铁强化盐、硒强化盐、锌强化盐、核黄素强化盐等。

2. **强化面粉** 在面粉等粮食中添加营养素,是我国继对食盐加碘强化后又一改善公众营养状况的重大举措。为解决人群中铁、叶酸等微量营养素缺乏问题,有近80个国家推动强化面粉,大多数国家制定了强化面粉国家标准。我国强化面粉工作是根据2002年中国居民营养与健康状况调查,在面粉中添加了维生素B$_1$、维生素B$_2$、烟酸、叶酸、铁、锌等6种人体所需的维生素和微量元素,并在联合国儿童基金会资助下,开展了一系列干预研究。在中国西部地区贫困农村的研究显示,在食用强化面粉后,试点地区人群的微量元素摄入量全面提高,营养性贫血状况明显好转,锌缺乏有所改善。在山西开展的强化面粉项目也显示,强化面粉可以增加血液中叶酸水平,降低新生儿神经管缺陷的发生率。

3. **强化大米** 大米是人类的主食之一,是硫胺素、核黄素、烟酸、锌等微量营养素的重要食物来源。营养强化大米是以大米为载体,添加某些人体需要的营养物质的大米,从工艺上来说,主要有精白米直接浸吸法、营养粒(假米)法和喷涂法加工而成的营养强化大米。分别介绍如下:

(1)精白米直接浸吸法:是将大米浸泡于营养素溶液中6~24小时,蒸2~3分钟,使大米的表面糊化,干燥(60℃以下)后即得。

(2)营养粒法强化大米:是用维生素B$_1$、维生素B$_2$、叶酸、烟酸、铁、锌等营养素原料,按规定配比与米粉混匀,制作成与普通大米的形状、容重及色泽等各项指标近乎相同的营养粒米,再以一定的比例混匀在普通大米中即成为营养强化大米。该方法营养素分布均一性和稳定性较好,对于淘洗过程,损失也较小。

(3)喷涂法营养强化大米:即首先在黏性多糖类水溶液中加入营养强化素(维生素B$_1$、维生素B$_2$、叶酸、烟酸、铁、锌等)配制成营养强化液,然后将其瞬时喷涂至原料米(免淘洗米)上,迅速将水分蒸发即成强化米。

营养强化大米区别于营养药品和保健食品,它通过人们一日三餐中的主食来平衡膳食,达到促进人们身体健康的目的。这是目前国际上推行的一种最为理想的主食营养强化途径。我国于20世纪90年代法规允许大米的营养强化,2002年开始强化大米试验工作。

4. **铁强化酱油** 铁缺乏是最常见的微量营养素缺乏和全球性健康问题,据估计全球约有1/3的人缺铁。2002年中国居民营养与健康状况调查结果显示,中国居民贫血患病率达20.1%,其中男性为15.8%,女性为23.3%,约有2.6亿人患有缺铁性贫血。2000—2001年中国儿童铁缺乏症流行病学的调查研究发现,我国7个月~7岁儿童铁缺乏症总患病率40.3%,缺铁性贫血患病率7.8%。据WHO资料,发展中国家 5 岁以下和 5~14 岁儿童贫血患病率分别为 39% 和 48%,其中半数以上为缺铁性贫血,而铁缺乏症患病率至少为缺铁性贫血患病率的 2 倍。

铁强化食品在发达国家相当普遍。如美国从 1941 年起就开始在面包和面粉中加入铁强化剂,膳食中摄入的铁约 25% 来源于铁的强化。瑞典居民膳食摄入的铁中 40% 来源于铁强化小麦粉。1965 年,瑞典育龄期妇女的贫血患病率为 30%,经过 10 年的营养强化,到 1975 年,该国贫血患病率降到 7%。针对我国约有 3 亿人口存在缺铁性贫血和铁营养不良的现状,我国于 1997 年开展了铁强化酱油预防缺铁性贫血研究工作,2002 年铁强化酱油进入市场。在贵州地区进行了大规模的试验发现,当地缺铁性贫血的儿童比例由食用铁强化酱油之前的 42% 减少到食用后的 7%。

5. **强化食用油**　根据 2002 年中国居民营养与健康状况调查结果显示,我国 3~12 岁儿童维生素 A 缺乏率为 9.3%,城市为 3.0%,农村为 11.2%,尤其值得重视的是儿童维生素 A 边缘缺乏率很高,全国平均达 45.1%,其中城市为 29.0%,农村为 49.6%。这意味着我国每 3 个城市儿童、每 2 个农村儿童就有 1 个发生维生素 A 的边缘缺乏。

国际维生素 A 咨询专家组(International Vitamin A Consultative Group,IVACG)于 1975 年成立,致力于在全球防治维生素 A 缺乏及并发症。该组织认为食物强化为增加微量营养素摄入、降低其缺乏提供了一种有效的、降低成本的方法。植物油作为食物营养强化的载体之一,非常适合进行维生素 A、维生素 E 等脂溶性维生素的强化。2000 年,国家公众营养改善项目办公室确定了在食用油中强化维生素 A 的方案。用维生素 A 强化食用油对维生素 A 缺乏儿童进行干预,结果显示干预组儿童血清维生素 A 水平升高,血清免疫球蛋白 A 和补体 C3 含量得到显著改善;发生疾病的比例降低,而且咳嗽、流涕和发热持续时间显著缩短,感冒和腹泻的持续时间也呈减少趋势;表明食用油中强化维生素 A 可有效改善儿童维生素 A 的营养状况,提高其免疫功能,减少感染性疾病的发生率和缩短患病时间。

6. **强化辅助食品**　以奶粉为例,普通奶粉一般是鲜牛奶经过干燥工艺制成的粉末状乳制品,常见的有全脂淡奶粉、全脂加糖奶粉和脱脂奶粉等。配方奶粉是根据不同人群的营养需求,通过调整普通奶粉营养成分的比例,强化所需的钙、铁、锌、硒等矿物质,维生素 A、D、E、K、C、B 族,以及牛磺酸、低聚果糖等营养强化剂及益生元功能因子等。市售配方奶粉有孕妇及乳母奶粉、婴幼儿奶粉、儿童和青少年奶粉以及中老年营养强化奶粉等。

三、营养强化食品的应用原则

《食品营养强化剂使用标准》(GB 14880—2012)对使用营养强化剂的要求:①不应导致人群食用后营养素及其他营养成分摄入过量或不均衡,不应导致任何营养素及其他营养成分的代谢异常;②不应鼓励和引导与国家营养政策相悖的食品消费模式;③添加到食品中的营养强化剂应能在特定的储存、运输和食用条件下保持质量的稳定;④添加到食品中的营养强化剂不应导致食品一般特性如色泽、滋味、气味、烹调特性等发生明显不良改变;⑤不应通过使用营养强化剂夸大食品中某一营养成分的含量或作用误导和欺骗消费者。

在使用营养强化食品时应遵循以下原则:

1. **个体化评估人体的营养需求**　首先要了解食用者的健康状况,其次要掌握营养强化剂的天然食物来源和食用者的膳食搭配与摄入量情况,最好经过实验室检查,进行营养评估,明确某种营养素缺乏,然后再选用相应的营养强化食品。

2. **选择营养强化食品应注意机体平衡**　只有食物中可吸收的营养素不足时,缺少的部分才需要由营养强化食品来补充。否则,一种营养素摄入过多,会造成其他营养素吸收减少或排出增加,造成营养素失衡。食物中各种营养素之间有着十分复杂的关系,如铁的摄入量过多会加快维生素 E 的氧化,过多钙的摄入会影响锌的吸收,因此原则上要求平衡膳食。儿童若因生长迅速而缺钙,则可选用强化钙的饼干、面包、代乳粉等,这样也容易被接受。有些维生素及矿物质如供应过量,不仅对机体无益,反而有损其身体健康,如维生素 A、D 食用过量,可引起毒性反应;铁、锌等元素摄取过多,会影响各元素之间的平衡,不利于身体健康。

3. 营养强化食品应保证安全　在选择营养强化食品时要仔细阅读食品标签。按照规定,食品标签必须标明该食品的营养成分、营养强化剂的含量、生产日期、保质期等。选用国家批准、卫生部门验收合格且在保质期内的食品。严格区别食品添加剂(如色素)、矫味剂(如香精、糖精)加于主料后制成的食品。

4. 食用营养强化食品应有时间限制　人体的营养状况是处在动态平衡之中的,营养强化食品不适合长期当作普通食品来食用,如果某种营养素缺乏已得到改善,应及时停用,代之以天然食品供给充足的营养素,以避免因某种营养素摄入过多,而破坏它与其他营养素之间的平衡,从而加重组织器官的代谢负担。

5. 营养强化食品不可替代普通食品　虽然营养强化食品可以补充某些营养素,但是人体所需各种营养素的主要来源和最佳来源还应当是日常合理的膳食,提倡食用天然食物。只要做到食物品种多样化、科学搭配,数量足,质量高,营养素齐全、含量比例合适,烹调加工合理,完全可以均衡地获得人体所需的各种营养物质。

（齐玉梅）

第五节　转基因食品

世界范围内有关转基因食品的讨论,无论是从健康、经济还是环保角度都曾引起争论,人类社会对于这一议题仍然缺乏共识,因此这种争论很可能会随着生物技术的发展而继续下去。

对于消费者来说,当接触一种陌生且难以理解的技术并且意识到可能会诞生未知的新物种时,难免会产生恐惧的心理。此外,早期的转基因作物大多是起到抗虫害等作用,其优势很难让消费者直接获利(比如价格、味道、营养等),再加上消费者对于其他食品安全乃至公共科学问题的不信任,都会加剧对转基因食品的质疑。

站在公共卫生的角度,转基因食品具有增加食物营养成分、降低过敏性、提高生产效率、保护环境等潜力,同时也可能产生负面影响,因此临床营养专业人员应当掌握转基因食品的定义、熟悉转基因技术,特别是转基因食品安全性评估的流程、了解当前的转基因食品政策,以便在实际工作中起到科普教育及指导个人消费的责任。

一、定义与技术介绍

（一）转基因技术
转基因技术是指利用现代基因工程技术,将人们期望的目标基因,经人工分离和遗传修饰,重新导入生物体的基因组中,从而改善生物原有的性状或赋予其新的优良性状的一种技术。

（二）转基因食品
转基因食品是指利用转基因技术使基因构成发生改变的生物直接生产的食品或为原料加工制成的食品。主要可分为3大类:①转基因动植物、微生物产品;②转基因动植物、微生物直接加工品;③以转基因动植物、微生物或以其直接加工品为原料生产的食品和食品添加剂。

（三）生产转基因食品的目的
随着世界人口的增长,世界粮食产量需要提高,而用于种植的土地越发有限,转基因技术作为相比杂交、突变效率更高的育种手段,可以帮助人们更高效地生产粮食。当前市场上的产品主要是增加了对昆虫、病毒、除草剂的抗性,从而使得种植过程更加便捷,一定程度上减少除草剂的使用,节约劳动力与农药成本。比如将苏云金芽孢杆菌(*Bacillus thuringiensis*,Bt)中产生毒素的基因纳入粮食作物,可以起到抗虫害的作用,同时人体的消化液则可以安全分解这种毒素,这种生物杀虫剂甚至可以在有机农业中使用。转基因食品的开发和销售还有望为食品生产商、消费者带来价格更低、营养价值更高的产品。

（四）转基因技术与杂交的区别
育种的本质是把可以产生优良性状的遗传物质结合到一个生物体中,传统的育种方式是通过杂交使得原本不同植物体内的基因通过基因重组的方式集中到一株植物体内,杂交一次"转"入了成千上万的基因,但由于基因重组是随机的,所以想要达到目标性状的效率很低。此外,来自其他物种的基因也无法通过杂交方式转移,而转基因技术可以使特定基因的转移更为准确、快捷。

(五)转基因技术的安全性

转基因是一项中性的技术,是否安全决定于转移的基因、方式以及最终效果,需要由专业机构进行评估。目前国际市场上已上市的转基因食品均已通过安全性评估,被修改的作物基因会在食用后被人体所分解消化,不会改变人的基因。

二、相关规范

(一)我国法规

早在 2001 年国务院便颁布了《农业转基因生物安全管理条例》,农业部制定并实施了《农业转基因生物安全评价管理办法》《农业转基因生物进口安全管理办法》《农业转基因生物标识管理办法》和《农业转基因生物加工审批办法》,国家质量监督检验检疫总局实施了《进出境转基因产品检验检疫管理办法》。2015 年之后修订并颁布的《中华人民共和国食品安全法》(2018 年修正)、《中华人民共和国种子法》(2015 年修订)、《中华人民共和国食品安全法实施条例》(2019 年发布)、《农业转基因生物安全评价管理办法》(2016 年修订)中也有涉及转基因食品的内容。

(二)安全性评估

基因工程产生新生物品种时,其特征的改变既可能是好的、也可能是坏的,因此需要通过特定的系统程序评价转基因食品对于人类健康以及环境的影响。消费者往往认为传统食物长期以来已经有了良好的安全消费记录,因此对传统食品一般不会进行类似的评估。这就导致了目前转基因食品在上市前的安全性评价比以往任何一种食品的安全评价都要全面和严格。国际食品法典委员会(CAC)制定了一系列转基因安全性评价指南,是全球所公认的转基因安全性评价准则以及世界贸易组织国际食品贸易争端的仲裁依据,各国具体的安全性评估模式和程序虽然不尽相同,但总的评价原则、评价方法也是参照 CAC 标准制定的。一般包括:①直接毒性;②致敏性;③被认为有营养或毒性的特定组成部分;④插入基因的稳定性;⑤与基因改良有关的营养改变;⑥可由基因插入产生的任何非预期影响。

以我国为例,转基因作物培育出来后,需要依次经过中间试验、环境释放、生产性试验三阶段的检测和评估,最终结果送交农业农村部审批,综合评估后获得商业化许可后方能大面积推广。

(三)环境风险评估

转基因作物的环境安全性问题因为地方条件的差异会有相当大的差别,一般环境风险评估包括评价转基因生物的特性及其在环境中造成的影响和稳定性、所引入环境的生态特性、引入新基因后的非预期影响。比如转基因生物将人工基因导入野生种群的潜在能力、转基因生物的持续性、非目标生物对基因产物的敏感性、基因的稳定性、其他植物的减少、生物多样性的丧失、农业中增加使用化学品的情况等。

(四)食品标识

目前国际上对于转基因食品的标识主要有 4 种模式。第一种是自愿标识,比如美国、加拿大。第二种是全面强制标识,只要是其转基因成分含量超过阈值就必须作出标识,如欧盟规定 0.9% 为阈值,巴西规定 1% 为阈值。第三种是定量部分强制标识,也就是特定类别的产品只要其中的转基因成分含量超过阈值就必须作出转基因标识,比如日本要求对于豆腐、纳豆、玉米小食品等 24 种由大豆或玉米制成的食品进行转基因标识,阈值为 5%。第四种是定性按目录强制标识,也就是凡是列入目录的产品,只要含有转基因成分或者由转基因作物加工而成,就必须标识,目前我国是唯一采用这种标识方法的国家。农业部发布的《农业转基因生物标识管理办法》(2017 年 11 月 30 日修订版)明确了首批标识目录,包括大豆、油菜、玉米、棉花、番茄 5 大类共 17 种转基因产品。截止到 2015 年,国内批准商业化生产的仅有棉花和番木瓜,批准进口用作加工原料的有转基因大豆、玉米、棉花、油菜和甜菜,与首批标识目录基本一致。2015 年实施的《中华人民共和国食品安全法》规定生产经营转基因食品应当按照规定显著标识。

三、转基因食品的安全性

目前主流科学界对于转基因食品的安全性是有共识的,即转基因食品对于人体健康的风险并不高于常规食物。世界卫生组织认为目前尚未显示转基因食品批准国的广大民众食用转基因食品后对人体健康产生了任何影响。欧盟委员会历时25年,组织500多个独立科学团体参与的130多项科研项目得出结论为:"生物技术,特别是转基因技术,并不比传统育种技术危险"。然而,所有的结论都是基于有限的研究材料,不可能对所有转基因食品统一用"安全"或"不安全"来判断,因此,评估转基因食品的安全性应建立在逐个案例分析的基础之上,进行符合国际食品法典委员会原则的安全性评估,并持续对上市后的转基因食品进行监测。

世界卫生组织对于转基因食品的解读中指出,虽然有关转基因食品的方方面面早已有诸多的讨论,常常引起质疑的主要有下面3个问题。

1. 致敏性 原则上,不鼓励将基因从通常过敏性生物转移到非过敏性生物,除非能证明被转移基因的蛋白产物不会诱发过敏反应。通过传统育种方法开发的食品一般不需要进行致敏性测试,但转基因食品的测试已得到联合国粮食及农业组织和世界卫生组织的评价,尚未发现目前市场中的转基因食品具有致敏性。

2. 基因转移 基因从转基因食品转移到人体细胞或胃肠道的细菌时,如果被转移的遗传物质对人类健康产生不良影响,则会引起关注。如果转移的是创造转基因生物时用作标志物的抗生素抗性基因,则尤其令人担忧。尽管转移的概率很低,但仍鼓励使用不涉及抗生素抗性基因的转基因技术。

3. 异型杂交 转基因植物的基因迁入传统作物或相关野生物种(称为异型杂交)以及常规种子衍生的作物与转基因作物杂交,可能对食品安全和粮食保障产生间接影响。有报告表明,在用于人类消费的产品中发现少量准许用于动物饲料或工业用途的转基因作物。一些国家已采取策略减少作物杂交,包括明确将转基因作物田地与传统作物田地分开。

四、常见的转基因食品

转基因食品自20世纪90年代上市以来,在一些国家已有20年的食用历史。相对来说,在食用时间较长的美国,对转基因食品的态度比较开放,据美国食品饮料和消费品制造商协会(GMA)提供的数据,全美的(加工)食品中70%~80%都含有转基因成分。欧盟则相对保守,特别是在一些国家对转基因食品的管理、法律存在分歧,并没有按照欧盟的转基因食品管理策略运行,但总体上欧洲对转基因食品品种研发上也有较大的投入,仅2015年就批准了10种新的玉米、大豆、油菜、棉花等转基因作物在欧盟上市。我国则相对保守,批准的转基因食品安全证书很少,目前仅允许种植转基因棉花和番木瓜。以下就国人容易接触的转基因食品做一简单介绍。

(一)玉米

玉米常常经过 *Bt* 基因修饰从而杀死某些昆虫,也有草甘膦耐性基因修饰以耐受除草剂玉米、植酸酶玉米、耐旱玉米等。截至2015年,根据美国农业部公布的数据,美国种植的玉米中92%为转基因玉米;国际农业生物技术应用服务组织发布的数据显示,2014年欧盟成员国西班牙的玉米中31.6%为转基因玉米,其种植的转 *Bt* 基因玉米占欧盟总面积的92%。转基因玉米常常作为各种淀粉类食物的原料,如玉米饼、玉米片等。此外,比较常见的是经过酶的处理制作各种糖浆用于加工食品中。要提醒的是,虽然美国等国家市面上早已有转基因甜玉米,但国内并没有允许转基因甜玉米上市,因此国内的甜玉米仍然是非转基因的。甜玉米至少已有数百年的种植历史,普通玉米经过光合作用产生的葡萄糖会在胚乳中储存为淀粉,甜玉米在这个过程中则会产生可溶性的多糖,也就有了甜味。

(二)大豆

最常见的转基因大豆经过 *Bt* 基因的修饰。美国农业部2015年的数据显示,美国种植的大豆94%是转基因大豆,虽然直接进食的比例不高,但我国允许进口转基因大豆用于生产豆粕与大豆油,豆粕只允许用于饲料。值得提醒的是,大豆油实际上已经不含任何蛋白质和DNA,因此并不含转基因成分。

（三）番木瓜

对番木瓜进行遗传修饰是为了对抗环斑病毒。环斑病毒曾造成了整个产业濒临崩溃的局面,转基因木瓜使得这个产业起死回生。2014年的数据显示,广东、海南、广西大约种植了8 500公顷抗病毒木瓜,现如今国内95%以上的木瓜是转基因木瓜。

（顾中一）

第六节 有 机 食 品

20世纪以来,随着工业文明的迅速发展、世界人口的快速增长以及对资源的不合理利用,全球生态环境问题日益突出,农药残留、水体污染、低成本食品生产造成的食物营养与风味的破坏作为现代农业生产的局限性急需解决,有机食品(organic food)被很多人看作是可持续发展农业的典型。作为临床营养专业人员,除了明确有机食品的特征及定义,也应对相关法规、生产过程要求、产品营养价值及不同具体案例中如何具体分析有一定的了解。

一、定义

有机食品是有机农业的产物,根据国际有机农业联盟的定义,有机食品是根据有机农业和有机食品生产、加工标准而生产加工出来的、经过授权的有机颁证组织颁发给证书,供人们食用的一切食品。

在世界范围内,不同国家对于有机食品的定义也是不尽相同的,一般来说促进资源的循环利用、促进生态平衡、保护生物多样性的原则是一致的,禁止使用化学合成的农药和化肥,一般来说也不会使用辐照加工、不使用基因工程,在限定的条件下偶尔允许使用某些有机杀虫剂。

二、技术介绍

除了严格的强制性国家标准外,对于现代的有机农业,不同人常常会有不同的定义和理解。要注意的是,"有机"的概念是针对食品的生产及加工过程,而不是食品的组成符合有机化学中"有机"的概念。

有机农业运动兴起于20世纪40年代,主要是对农业现代化、工业化的一种回应,其特点是把农场作为一个生态平衡的有机生物整体来运作。典型的做法之一是把动物粪便作为有机肥料,增加土壤中的腐殖质,使其成为一个完整的生态圈。倡导者认为,有机生物体往往可以最大限度地利用所拥有的资源,很多代谢"废物"实际是下一个代谢过程的原料,与之相对应的"化学农业"则是依靠系统外的人工合成资源(在那个年代最主要是化肥)来维持。我国的"桑基鱼塘"系统被称为最为古老的有机农业系统。在这一系统中,"桑"利用光能、水和二氧化碳并通过光合作用制造有机物,用桑叶喂蚕则可以将蚕沙、蚕蛹投放到池塘中作为鱼饲料,鱼塘内的微生物分解鱼类、藻类等各种有机物,最终随着塘泥回归桑基,从而形成一个系统。

目前在一些发达国家及国内大城市兴起的部分有机食品运动,也包括让消费者直接与有机食品生产者交流和交易,通过形成紧密的关系令个人或社区持续支持、监督有机生产者,从而保障小农场所种植的蔬菜、饲养的牲畜符合有机农业原则,也让消费者更加了解自己所吃的食物。

三、国内法规

根据《中华人民共和国国家标准 有机产品》(GB/T 19630.1-19630.4—2011),有机农业是:"遵照一定的有机农业生产标准,在生产中不采用基因工程获得的生物及其产物,不使用化学合成的药物、化肥、生长调节剂、饲料添加剂等物质,遵循自然规律和生态学原理,协调种植业和养殖业的平衡,采用一系列可持续发展的农业技术以维持持续稳定的农业生产体系的一种农业生产方式。"

四、有机食品的特征

有机食品与绿色食品、无公害食品最大的差别在于有机食品在生产和加工的过程中完全禁止使用化学合成的农药、化肥、激素等物质；A级绿色食品、无公害食品则允许有限制地使用这些物质，因此有机食品生产的难度要高许多，同时也需要配套的监管机制来保证合规生产者的利益。认证方面，1994年，国家环境保护局建立了有机食品发展中心（OFDC），并开展了有机食品认证。

五、营养价值评价

公众普遍认为有机食品比普通食品更有营养，这可能与有机农业生产商的宣传有关。然而从目前可靠的医学证据来看，有机食品比普通食品更有营养、更健康的证据尚不充足。虽然可能有机食品的某些营养成分以及抗氧化成分（比如多酚）的含量与普通食品存在差异，但是这些仅基于化学分析、动物实验、人体某些生物标志物结果的差异，不等于对于人类健康结局的改善，甚至增加抗氧化成分的摄入是否有益健康都是有争议的。再加上有机农业生产过程稳定性不强的特点，更需要具体对待，很难一概而论。

很多人声称有机食品的味道会更好，确实有研究显示有机蔬菜水果与一般蔬菜水果感官评价不一致，但是很多时候味道美味与否与品种、产地、生长环境、喂养饲料、是否经过精心挑选有关，有时稍微干燥的水果可能由于呈味物质浓度增加，会有更丰富的味道，生长期长的牲畜可能风味物质积累更多。再比如乙烯作为植物激素的使用可以使水果诱导自身成熟，在采摘后安全运到市场，在消费者购买时保持良好的状态，然而这也可能会影响水果的口感。

六、安全性评价

有机食品的安全性也是其受到广泛关注的重要领域，主要分为农药残留、重金属残留以及细菌污染3方面。

（一）农药残留

众所周知，大量接触农药很可能导致严重的后果，即便偶尔摄入高毒性农药也可能导致急性中毒，可是正常情况下食物中的农药残留量是很小的，相对于日常生活中食物中天然含有的化学品、日常接触的合成化学品，食物中合成农药残留的含量极小，因此其对于健康的影响涉及复杂的毒理学效应，很难准确得到量化评估。一般认为农药残留在符合法规标准的情况下都是安全的，传统食品与有机食品中的农药残留在极低水平上绝对值的数倍差异很难说会有多大的影响，且目前也没有任何证据显示食用有机种植的食物相比于传统耕作方式能够降低患癌症的风险。

（二）重金属残留

有研究显示有机种植的谷物中可能含有较低浓度的镉，有机饲养的鸡可能含有更低的砷含量。

（三）细菌污染

由于增加了当作肥料的粪便使用量，有机食品一直被怀疑具有更高的微生物污染风险。这方面的研究结论尚有争议，部分研究显示有机食品相比于传统食品确实有更高的细菌污染风险，但考虑到细菌污染十分常见，且中国人一般会将食材做熟后食用，对于个人健康的影响并不大。

综上所述，有机食品相比于一般食品能否减少健康风险是有争议的，特别是对于个体消费者而言，鉴于每个人对食品安全性的期待不同，即使是远低于食品安全标准的农药残留量也可能被认为是不可接受的。

（顾中一）

第七节 益生菌及制品

一、益生菌定义及菌株选择标准

（一）益生菌定义

1. **肠道菌群** 人体内及体表的细菌总数在10^{14}数量级，一个成人体内的细菌总重量为0.5~1.5kg。

可以说整体上人是一种人菌共生的"超级生物",与其体内、体表的微生物组成一个"共同体"。其中肠道中定植的细菌约占人体总微生物量的 78%,构成了人体的肠道菌群。它们帮助完成我们人类本身不能完成的一些代谢任务,甚至可以被看作是消化系统中的一种特殊器官。人肠道菌群具体是指,人体肠道的正常微生物,负责营养物质的消化吸收、免疫调节、肠黏膜完整性的维护、对病菌的抵抗、神经系统的调节、毒素的排出等许多作用。疾病、劳累、压力过大、抗生素的使用、睡眠不足、饮酒和衰老等都会影响肠道菌群的稳定,从而影响人体健康。

2. **益生菌的定义** 益生菌"probiotics"一词来源于希腊文,意思是"为了生命(for life)",由 Lilly 和 Stillwell 于 1965 年在 *Science* 期刊上发表论文时所创造的,与抗生素相反,益生菌被定义为由微生物衍生出来能刺激其他有益菌增殖的因子。1974 年,Parker 重新定义益生菌为"微生物和促进肠道微生物平衡的物质"。1989 年,Fuller 着重强调了保证益生菌活性的必要性。1992 年,Havenaar 和 Huis int Veld 在定义益生菌时指出:"益生菌应对人或动物产生有益的作用。"2001 年,联合国粮食及农业组织(FAO)和世界卫生组织(WHO)联合对益生菌进行了重新定义:"经适量服用后,有益于宿主健康的活的微生物。"随着对益生菌科学的了解认识,益生菌的定义也在不断完善更正,目前被大多数科学工作者认可的益生菌定义为,能够以活菌形式进入消化道并能够耐受胃中的酸性环境和肠道中的胆盐而定植下来,从而对人体健康发挥有益作用的活性有益微生物的总称。更具体地说,益生菌其益生作用主要是通过直接或者间接地调整宿主肠道微生物的组成,激活宿主内源性微生物群或者免疫系统的活性来实现的。一般益生菌都选择肠道里的共生菌作为候选菌(如乳杆菌和双歧杆菌等)。

2019 年《益生菌类保健食品申报与审评规定(征求意见稿)》中对益生菌的描述是:活的微生物,当摄取足够数量时,对宿主健康有益。益生菌类保健食品系指以益生菌为主要功效成分,添加必要的辅料制成,当摄入足够数量时对人体健康起有益作用的微生物产品。益生菌类保健食品必须食用安全,不得对人体产生急性、亚急性或者慢性危害。表 3-8 列出了目前常用于益生菌制品的菌株。

表 3-8 目前常用于益生菌制品的菌株

乳杆菌属	双歧杆菌属	其他菌属
嗜酸乳杆菌	动物双歧杆菌	丁酸梭菌
植物乳杆菌	长双歧杆菌	凝结芽孢杆菌
干酪乳杆菌	短双歧杆菌	布拉氏酵母
鼠李糖乳杆菌	婴儿双歧杆菌	
罗伊氏乳杆菌	青春双歧杆菌	
约氏乳杆菌	两歧双歧杆菌	
发酵乳杆菌		
瑞士乳杆菌		

了解了什么是益生菌后,我们还要对于人们的一个错误认识"认为乳酸菌都是益生菌"来一次"拨乱反正"。受广告的影响,这种错误认识在消费者中很普遍。实际上乳酸菌与益生菌是从不同角度对某些细菌的定义,"乳酸菌"是从发酵糖产生乳酸机制方面考虑的,是指能够发酵糖类物质产生乳酸的一类细菌的总称,与益生菌完全是两个不同的概念。有一部分乳酸菌,例如双歧杆菌、乳酸杆菌,能够在人体内定植下来,并且对宿主产生有益的影响,则它是益生菌。同时也存在一部分对人体无用的乳酸菌。所以说益生菌包括部分乳酸菌,而乳酸菌不全是益生菌。只有通过科学验证的符合益生菌定义的乳酸菌菌株才能称得上益生菌。认为乳酸菌就是益生菌,这个观点是绝对错误的。

(二)益生菌菌株选择标准

益生菌在保障人畜健康或防治某些疾病方面发挥着越来越重要的作用,筛选不同来源和具有特殊功能的益生菌菌种成为国内外研究的热点。益生菌筛选标准的依据是它所具有的生理和功能特征,可归纳为安全性、有效性、稳定性和生产实用性。

1. **安全性** 筛选鉴定益生菌时,其安全性是首要并且是最重要的一点,需要保证以下几个方面:

(1)微生物安全的先决条件是菌株的鉴定。对待评价的益生菌菌株进行生物学上的分类,即利用生物化学和遗传学等方法明确菌株的属、种、株。

(2)菌株无致病性和毒副作用,有安全应用的历史。

(3)筛选的益生菌源于宿主,或是来源于健康食品中,对宿主健康有一定的促进作用。

(4)益生菌的基因中不可携带致病基因或可转移的抗生素耐药基因。研究深入的菌株可以进行基因组测序确切地明确其安全性。例如商业化菌株乳双歧杆菌 V9 和干酪乳杆菌 Zhang 都完成了全基因组测序。

(5)不能使胆盐早期分离。

考虑到保证安全性的重要性,即使是使用普遍认为安全的菌种,对益生菌菌株也应进行以下特性的试验:①抗生素耐药谱;②某些代谢特征(如 D-乳酸盐产生、胆汁解离);③人体试验中副作用的评估;④进入市场后副作用发生率的流行病学监测;⑤如果评估的益生菌菌株属于已知的能产生针对哺乳动物毒素的种属,必须检测其生产毒素的能力;⑥如果评估的益生菌菌株属于已知的能产生溶血的种属,必须检测其溶血活性。为确保安全,还应进行实验以证实益生菌菌株在免疫受损伤动物中不具有感染的能力。

2. **有效性** 按照益生菌定义,益生菌在摄入宿主体内后必须为"活的微生物"并且"给予一定的数量对宿主有益"。所以要通过动物和人体内试验证实其功效,并通过体外试验验证其耐受性,以及对致病菌的抑制作用。包括:

(1)能够在宿主体内存活:能够耐受胃肠道内环境,主要是胃酸和胆汁的抵抗力,具有在上皮细胞靶点上存活繁殖代谢活性,是益生菌发挥益生作用的先决性条件。存活特性可以通过益生菌对宿主胃肠道中高胆盐、低 pH 和各种消化液(胃液、胰液)环境的耐受性来体现。

(2)菌株能在消化道表面黏附定植:益生菌在肠道内的黏附定植是其发挥生理作用的前提和基础。益生菌进入胃肠道后,首先和肠黏膜表面相接触,并与黏膜表面的黏附素受体结合而发生黏附。另外,黏附定植有利于延长益生菌对宿主胃肠道免疫系统和微生态平衡的调节时间,提高其生理作用的效率。

(3)能够降低致病菌的黏附力:益生菌通过竞争性的占位定植,可以在宿主肠黏膜层形成生物屏障,从而抑制肠内病原体的黏附、定植、繁殖或有活性,改善肠道菌群平衡。

(4)对幽门螺杆菌、沙门菌、艰难梭菌等致病菌有拮抗作用:益生菌通过产生抗菌的代谢产物或细菌素,能对体内致病菌起抑制作用,这是益生菌调节胃肠道微生态平衡,使宿主胃肠道保持健康状态,不受病原菌侵袭的原因所在。

(5)能增强免疫功能:益生菌可以通过刺激宿主肠道的免疫应答,提高宿主免疫力来维持健康的微生态区系平衡状态,同时没有促炎症反应作用。

(6)临床功效性:每一种益生菌都应具有一种或多种益生特性,并能在临床上得到验证,这是益生菌应用价值的体现。

(7)其他:还应测试其胆盐水解活性,对杀精子避孕药物的抵抗力。

3. **稳定性** 要求益生菌在连续培养或工业生产过程中作为菌种的遗传稳定性。制品中活菌的生物学、遗传学特性稳定。

4. **生产实用性** 益生菌主要应用于功能性食品和益生菌制剂的开发。生产用的菌种要求应易于培养生产,合适于大规模工业生产,尽可能使生产工艺和流程简易化,同时益生菌只有在宿主体内达到一定数量时才能够起到益生作用。能在生产工艺流程中以及储存期间持久地保持活力和生物学功能特性是开发应用益生菌的关键。这就对益生菌的筛选提出了很高的要求:菌株在生产处理过程中存活性强,对各种工艺条件的耐受能力强;在产品的使用和保藏过程中保持稳定的存活状态;对于益生乳酸菌等应用于食品中菌株,还要求能形成令人愉悦的风味。

益生菌的筛选标准与流程,见图 3-1。

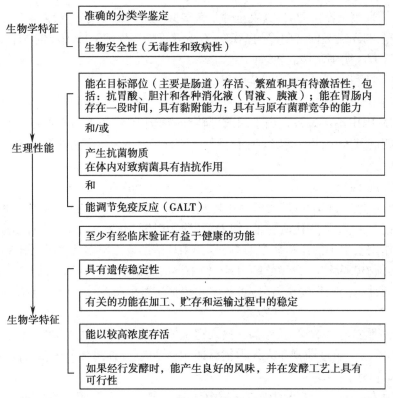

图 3-1　益生菌的筛选标准与流程

二、益生菌制品的发展概况

益生菌的应用可以追溯到微生物发现之前。古埃及的壁画中就记录有埃及人食用发酵牛奶。同样发酵乳也是内蒙古游牧民族的传统食物,他们用发酵的方法来储存牛奶。19 世纪,科学家们逐渐认识到发酵后的乳制品更加有利于人体吸收,但原因仍不清楚。Louis Pasteur 发现了在发酵过程中起作用的细菌和酵母菌,但仍没有发现其与人类健康的关系。直到 1905 年,Elie Mechnikoff 科学地研究了发酵乳中对人体健康有益的细菌,并提出了乳酸菌可以促进健康,延长寿命的假证。他提出通过调整肠道微生物和用有益菌替代蛋白水解酶,可以抑制"肠道自我中毒"及其所导致的衰老。1906 年,Henry Tissier 从母乳喂养儿童的粪便中分离出一种厌氧的革兰氏阳性菌,并命名为双歧杆菌,首次提出它对机体的重要意义,其可以在肠道内定植并取代致病菌,提高肠道对疾病的抵抗力。1917 年,Alfred Nissle 从第一次世界大战健康士兵的粪便中分离鉴定出大肠埃希菌 Nissle 1917 菌株,并用其治疗炎症性肠炎取得良好的疗效。这些发现,激发了研究者对有益菌及其在预防疾病能力的研究。1922 年,嗜酸乳杆菌被应用在 30 名患有便秘、腹泻和湿疹的患者身上,并发现 3 种症状都有所好转。1932 年,又有文献证实了嗜酸乳杆菌在治疗便秘和精神疾病上的功效。

在 20 世纪 40 年代,对微生物的研究大部分仍为致病菌。到了 20 世纪 50—80 年代,对益生菌的研究主要集中在从自然界或是人类身上筛选益生菌菌株。直到 2000 年之后,对益生菌的研究有了井喷式的发展,人们对益生菌的研究逐渐由作用表象转入与之功效相关的作用本质的研究,菌种资源的开发利用也从细菌水平渗透到了分子水平。关于益生菌的年研究报道由 2000 年的 176 篇一跃增长到 2014 年的 1 476 篇。同时,对益生菌的功效和安全性的临床试验也有了长足的进展。随着分析技术的进步,综合对益生菌和临床试验的分析发现益生菌的功效具有菌株特异性,即益生菌的功效取决于菌株而不是我们通常说的菌种。菌株特异性是指每一个具体的菌株都有其独特的生物学特性。与此同时,借助新的工具提出了人类微生物组项目,深入研究微生物群在干扰因素存在下(如抗生素、致病菌等)的变化以及益生菌保持肠道平衡的机制。

三、益生菌及制品的应用

近年来,应用益生菌制剂治疗或辅助治疗疾病的研究越来越多。2011年,世界胃肠病学组织(WGO)根据益生菌制剂临床效能和证据进行了益生菌临床应用证据等级的全球汇总。目前使用益生菌进行治疗的疾病主要有功能性肠病、炎性肠病、抗生素相关性腹泻等。

益生菌的益生作用主要是通过直接或者间接调整宿主肠道微生物的组成,激活宿主内源性微生物群或者免疫系统的活性来实现。益生菌的作用机制主要从以下几方面体现出来:对肠道内部有益菌进行补充,黏附在肠黏膜之上形成一定"膜菌群"来有效增强人体内屏障功能;调节肠道内微生物,抑制潜在致病菌在肠壁上定植、易位,产生具有抗菌作用的代谢产物,对肠道内部有害菌的生长起到一定抑制作用;发酵糖类,产生一定乙酸及乳酸来促进肠蠕动,从而合成生物酶以及维生素来激活机体内吞噬细胞的吞噬活性,刺激肠道黏膜上 Toll 样受体产生信号,促进机体内抗细胞液移动和干扰素感染的物质作用,推进白细胞的产生,实现免疫能力的增强;产生合成酶分解生物异源物质并减少人体内毒素来源,所以被定义为"保护、抑菌、营养、免疫、平衡"。

(一) 益生菌与腹泻

抗生素相关性腹泻(antibiotic associated diarrhea,AAD)是一种常见疾病,可由细菌及其毒素、病毒和真菌等引起。同时抗生素的使用可导致肠道菌群失调,引起以腹泻为主的一系列症状。无论住院或门诊患者,年轻或年老患者,只要使用抗生素,都有罹患 AAD 的风险。

目前关于益生菌预防和治疗腹泻的研究国内外已有1 000多篇,证实了益生菌可以有效改善腹泻相关疾病。腹泻患者肠道菌群紊乱,益生菌能够增加肠道内有益菌的数量和活性,抑制病原菌的生长,从而调节肠道内"有益"与"无益"细菌比例以预防或改善肠道内菌群失调,缓解腹泻症状,减少腹泻的发生率。

临床上已经试验证实的对急性腹泻有确切治疗效果的益生菌包括,干酪乳杆菌、植物乳杆菌、鼠李糖乳杆菌、罗伊氏乳杆菌、嗜酸乳杆菌和双歧杆菌等。它们均能在服用1~2天起到疗效,降低腹泻严重程度。例如使用乳双歧杆菌 V9(*Bifidobacterium animalis* subsp. *Lactis* V9,*Bifidobacterium lactis* V9,*B. lactis* V9)对患有急慢性腹泻患者进行为期21天的临床治疗。结果显示乳双歧杆菌 V9 可有效治疗急性腹泻和慢性腹泻,临床治疗有效率分别为95.4%和89.9%。

此外,大量的临床研究证实,在使用抗生素的同时,服用益生菌可有效降低成人 AAD 的发生率。在国外的一些随机对照研究中,多种益生菌已经被证实可以预防成人和儿童 AAD。而尚未出现联合使用抗生素和益生菌发生严重不良反应(例如中毒、严重感染、死亡等)的病例,证明服用益生菌预防 AAD 是安全的。同时,对于艰难梭菌相关性腹泻、辐射诱发腹泻以及旅行者腹泻等,益生菌也能起到肯定的疗效。

(二) 益生菌与便秘

便秘是消化系统疾病的常见症状,随着饮食结构的改变及精神和社会压力的增加,便秘是困扰很多人的一个问题,严重影响着人们的生活质量,还有可能引发很多肛肠疾病。一般通过调整饮食,增加运动,改变生活方式等措施减缓便秘症状。常用的方式是从肛门用润滑通便剂或泻药治疗,虽然能很快缓解便秘,但不能解决根本问题,长期使用还会损伤肠道神经,使肠道菌群失调,反而使便秘加重。

研究表明,益生菌在繁殖过程中产生有机酸,改善肠道微环境,使肠腔 pH 下降,调节肠道正常的蠕动,同时使肠管的渗透压增高,水分的分泌增加,使粪便软化,从而缓解便秘。

以乳双歧杆菌 V9 为研究对象,对患有便秘的患者进行为期21天的临床治疗。结果显示乳双歧杆菌 V9 可有效治疗便秘,临床治疗有效率为95.3%;将不同剂量的乳双歧杆菌 HN019 用于功能性便秘患者,发现与安慰剂组相比,高剂量和低剂量乳酸双歧杆菌摄入者的肠道转运时间缩短,且排便时间缩短;双盲对照试验证实,干酪乳杆菌可以降低排出干硬粪便的次数,试验组的干硬粪便发生率均为22.4%,而对照组为75.5%,缓解了便秘的严重程度,同时也使日常排便次数增加。

在治疗便秘时,除了生活方式、饮食、运动、情绪等方面加以调整,辅以相应的益生菌制剂可取得良好的效果。

(三) 益生菌与炎性肠病

炎性肠病(inflammatory bowel disease,IBD)表现为肠道的非特异性炎症,主要发生在小肠和直肠,包括溃疡性结肠炎(ulcerative colitis,UC)、克罗恩病(Crohn disease,CD)。目前认为,肠道菌群的失调为始动因素(共生的肠杆菌以及它们的代谢产物所创的环境是 IBD 的诱因),导致肠黏膜屏障功能受损,进而激活 T 淋巴细胞产生细胞因子,引起异常的肠黏膜免疫反应。IBD 患者肠道微生物数量减少并且多样性降低,表现为高浓度的肠杆菌和低浓度的乳酸菌与双歧杆菌。益生菌可直接或间接作用于肠上皮而发挥有益作用,改善肠道菌群,产生抗菌物质,增强肠道屏障功能,调节黏膜免疫系统。IBD 患者可能对肠道内某些食物等抗原分子存在不耐受,益生菌能够降解肠道内这些抗原物质,从而下调人体免疫系统对肠道内抗原的高反应性。近年来提出应用益生菌重建肠道菌群生态平衡作为 IBD 的补充或替代疗法,相关的临床研究均证明益生菌在预防和治疗 IBD 上有良好效果,在食谱中添加合适的益生菌是提高 IBD 患者生活质量的最好策略。

经抗生素治疗取得缓解的溃疡性结肠炎患者会患有贮袋炎,益生菌制剂 VSL#3(一种含有 8 种不同菌株的益生菌混合物)可通过促进结肠黏蛋白(mucin,MUC)的分泌和 MUC2 基因的表达增强黏膜屏障功能。随机、双盲、安慰剂对照研究表明益生菌制剂 VSL#3 对贮袋炎具有预防复发的作用,术后给予益生菌对贮袋炎的发生亦有预防作用;将含有双歧杆菌的牛奶作为日常食物给 UC 患者使用 1 年,其肠道菌群组成明显改善,并具有预防 UC 复发的作用;Zocco 等对 187 例缓解期 UC 患者进行的随机、双盲、空白对照研究显示,鼠李糖乳杆菌与美沙拉秦在维持 UC 缓解中无显著性差异,但与美沙拉秦相比,鼠李糖乳杆菌能更好地延长无复发发生存时间。

(四) 益生菌与肠易激综合征

肠易激综合征(irritable bowel syndrome,IBS)是一组包括腹痛、腹胀、大便性状异常,而无形态学和生化指标异常的综合征。IBS 患者存在肠道菌群失调,表现为双歧杆菌和乳酸杆菌减少,大肠埃希菌和肠球菌明显增加。其发病机制复杂,与肠道菌群紊乱、结肠发酵异常以及细菌导致肠黏膜炎症相关。研究表明益生菌能调节免疫功能和肠动力,改善肠内环境,有效改善 IBS 的临床症状。

目前临床上已开始使用抗生素联合补充益生菌的方法来治疗 IBS。添加益生菌用于恢复肠道菌群失调,构成内源性免疫性防御屏障、拮抗致病菌。Brigidi 等应用混合益生菌制剂 VSL#3 治疗 IBS,证实它能明显缓解 IBS 患者的腹泻和腹痛症状,同时恢复失衡的肠道菌群;乳酸杆菌可显著改善 IBS 患者的腹痛、腹泻和大便性状;双歧杆菌活菌剂对控制 IBS 患者的腹泻也有明显的效果,并且随着疗程的延长,疗效亦增加。

(五) 益生菌与幽门螺杆菌感染

幽门螺杆菌已被确认与慢性胃炎、消化性溃疡、胃癌的发生密切相关。多种抗生素联合治疗仍是抗感染的主要方法,但治疗失败率很高,同时也易产生细菌抗药性,以及由于长期不合理应用抗生素引起的不良反应。因此,近年来提出抗幽门螺杆菌感染的一些新方法,国内外多项研究表明益生菌可根除幽门螺杆菌感染,同时降低副作用的发生。其在生长繁殖期间可以分泌细菌素、过氧化氢和有机酸,具有广谱抗菌活性,能够抑制幽门螺杆菌的生长,阻止其在胃黏膜上皮的黏附和定植。

Laumi 等在临床上提前 7 天及 7 天三联方(阿莫西林、克拉霉素和兰索拉唑)治疗过程中序贯应用酪酸梭菌制剂能明显提高幽门螺杆菌的根除率,并预防三联方减少肠道专性厌氧菌,保护肠道菌群平衡。乳酸菌属、双歧杆菌以及芽孢杆菌都可以减少抗生素所致的腹泻、恶心、呕吐、腹痛等副作用,增加治疗依从性。

(六) 益生菌与肝胆疾病

肝胆与胃肠道解剖学和功能上密切联系,共同组成了人体的消化系统。肝胆疾病患者存在肠道淤血、水肿和缺氧,动力下降,小肠绒毛受损;肝脏分泌胆汁减少,腔内结合胆盐浓度下降等。大量的实验和临床研究证实,肠道微生态的失衡程度与肝胆疾病的严重程度密切相关,菌群的变化造成黏膜屏障受损,引起肠道有害代谢产物、肠道细菌和内毒素移位,导致继发感染,进一步加剧肝胆受损。益生菌制剂不仅可以调节肠道平衡,还可以吸收肠内含氮有害物质抑制产氨的腐败菌,减少内毒素对肝脏的损害。目前益生菌已经应用于肝硬化、肝移植后、婴儿肝炎综合征等胆汁淤积、母乳性黄疸、新生儿黄疸等肝胆疾病的辅助治疗,并取得了一定的疗效。

以酒精性肝损伤大鼠为模型,用 *Lactobacillus casei* Zhang 喂饲大鼠 30 天。结果显示: *Lactobacillus casei* Zhang 可显著降低肝脏中碱性磷酸酶(ALP)、γ- 谷氨酰转移酶(GGT)的活性,调节大鼠肝脏组织中 CYP3A1/GAPDH、CYP3A2/GAPDH 和 CYC/GAPDH 的基因表达水平,起到保护肝脏的作用;同时 *Lactobacillus casei* Zhang 还能通过抗氧化和抗炎症特性保护由脂多糖和 *D*- 半乳糖引起的肝损伤。有研究证实乳杆菌能够增强机体的免疫力,减轻肝内中性粒细胞浸润和肝内水肿,从而阻断巨噬细胞的渗出和炎症细胞的进一步募集。

(七)益生菌与过敏性疾病

过敏性疾病(包括支气管哮喘、过敏性鼻炎、特应性皮炎、食物过敏症等)是机体针对某些抗原初次应答后,再次接触相同抗体刺激时发生的一种以机体生理功能紊乱或组织细胞损伤为主的特异性免疫应答。换句话说,过敏性疾病就是机体免疫系统的过度反应。

过敏性疾病病原学卫生假说认为:高水平的生活环境和卫生条件,使人接触那些暴露在环境中微生物及其产物的机会减少,导致免疫系统功能失衡(Th1 和 Th2 之间的比例失调,Th2 细胞所占比例相对增加),从而诱发由 IgE 介导的过敏反应。肠道菌群参与调节宿主的免疫作用,与体内免疫应答反应有着密切的联系。通过口服益生菌补充患者肠道菌群中缺乏的微生物种类,有助于过敏性疾病的治疗。当再次有外来抗原进入肠道后,减轻人体对于外来抗原产生的过敏反应。

给猪喂食鼠李糖乳杆菌,结果证实鼠李糖乳杆菌对于减轻过敏模型动物的皮肤和肺部过敏反应是有效果的。其能够增加 IFN-γ 的分泌,帮助诱导 Th1 应答,减轻过敏反应的强度。

Weston 等采用随机双盲空白对照法,让 53 名患有特异性皮炎的 6~18 个月的婴幼儿服用一定剂量发酵乳杆菌一段时间,结果发现发酵乳杆菌对特异性皮炎的炎症反应面积和严重程度都有所缓解。

(八)益生菌与癌症

癌症是由于机体细胞失去正常调控、过度增殖而引起的疾病,其根本原因是细胞凋亡系统紊乱,导致了细胞的无序繁殖和过度增殖。益生菌抗癌作用主要体现在:优化肠道菌群组合,阻断潜在致癌物的致癌作用,抑制癌症细胞的生长,提高机体的免疫力。益生菌在肠道内的繁殖可改善肠道菌群的组成,促进肠道蠕动,从而减少致癌物在肠道内的停留时间。同时抑制腐败菌生长定植,而腐败菌可以促进肿瘤形成和致癌物前体的产生。此外,一些肠道细菌也会调控一些酶的产生,这些酶包括 β- 葡糖醛酸糖苷酶,偶氮还原酶和硝基还原酶,它们可以将致癌前体转化为致癌物,从而导致结肠癌。已有研究报道,嗜酸乳杆菌和双歧杆菌能够通过降低 β- 葡糖醛酸糖苷酶,偶氮还原酶和硝基还原酶的活性来降低肿瘤的产生率。

益生菌能够黏附或者降解潜在的致癌物质,抑制致癌物在体内代谢及保护机体免受致癌物质的损伤。大量的实验证明乳杆菌和双歧杆菌能够发酵分解致癌物 N- 亚硝基胺,还有抗 1,2- 二甲肼对肠道损伤的作用。干酪乳杆菌可抑制由亚硝基胍诱导的小鼠结肠损伤。另外,双歧杆菌和鼠李糖乳杆菌等可有效降低氧化偶氮甲烷诱发大鼠结肠癌的致癌率。Hosono 等研究了印度尼西亚、中国、高加索地区发酵乳中乳酸菌的细胞壁及其对氨基酸加热分解物和挥发性 N- 亚硝基胺化合物的结合性,发现乳酸菌的细胞壁对这些物质具有极高的吸着率(98%),细胞壁对这些变异原和致癌性物质的吸附现象主要是与细胞壁的肽聚糖有关。

益生菌及其代谢产物能诱导干扰素和促细胞分裂剂的产生,活化自然杀伤(NK)细胞并产生免疫球蛋白抗体,从而活化巨噬细胞的功能,增强人体的免疫力,提高对癌症的抵抗力。研究显示益生乳酸菌可使巨噬细胞活性增加,小鼠的 NK 细胞活化,促进人外周血单核细胞释放肿瘤坏死因子 TNF-α、白介素 IL-10、IL-12 等,并且刺激树突状细胞释放 IL-12、调控 IL-10 的释放。

（九）益生菌与糖尿病

糖尿病是一组以高血糖为特征的代谢性疾病,高血糖导致眼、肾、心脏、血管、神经的慢性损害、功能障碍。糖尿病的发病及并发症十分复杂,其病因一直是世界糖尿病研究的重要课题。越来越多的研究证明,肠道菌群参与了糖尿病的发生,菌群功能性失调会导致胰岛 B 细胞被自身免疫系统破坏,出现 1 型糖尿病,或增加炎症细胞因子的表达,导致胰岛素抵抗和 2 型糖尿病（type 2 diabetes mellitus，T2DM）。

益生菌可以帮助机体维持健康的肠道微生物群,减少炎症反应、氧化应激反应,增加肠道上皮细胞中黏附蛋白的表达,降低肠道通透性,从而增加胰岛素的敏感性和降低自身免疫反应,在预防和治疗糖尿病方面有着重要的作用。动物实验证明,益生菌 *Lactobacillus casei* Zhang 对大鼠糖耐量受损有良好的改善作用,对 2 型糖尿病起到积极的预防作用。给予高脂喂养的大鼠添加双歧杆菌菌株 *Bifidobacterium animalis* ssp. *lactis* 420,可以减少肠系膜脂肪组织中肿瘤坏死因子、IL-1β、纤溶酶原激活物抑制剂 -1（PAI-1）和 IL-6 含量,改善胰岛素敏感性。

（十）益生菌与其他疾病

益生菌的生理活性还包括,可产生多种营养物质,包括氨基酸、短链脂肪酸、维生素（包括泛酸、烟酸、维生素 B_1、维生素 B_2、维生素 B_5、维生素 B_6 及维生素 K 等）、抗氧化剂等,对骨骼成长和心脏健康有重要作用;缓解乳糖不耐受症;防止有害物质产生、延缓人体衰老;降低胆固醇、降低血压、减少心血管疾病的发病率。Anderson 等研究发现,嗜酸乳杆菌是一种能吸收膳食中部分胆固醇的微生物,可以减少人体对胆固醇的吸收;降低与酒精中毒性肝病相关的内毒素的作用等;促进生殖系统健康,欧洲所做的双盲对照试验（46 名有阴道真菌感染史的妇女参与试验）显示,每人每日口服 150ml 含大量益生菌的酸奶的女性阴道感染发生率大大低于安慰剂组妇女,主要机制是酸牛奶中的嗜酸乳杆菌可抑制阴道内白念珠菌的繁殖。

四、益生菌制品日常选择标准

目前市面上的益生菌产品五花八门。商家更是使出浑身解数,有的宣传菌株功效,有的包装精美,有的宣传性价比,可谓"乱花渐欲迷人眼",孰优孰劣,应该怎么分辨呢? 我们在选择益生菌时要遵循以下几个原则:

1. 首先验明正身,菌株编号很重要。例如植物乳杆菌后面的 P-8 就是代表菌株编号。有菌株编号的益生菌一般是一所大学或者专业公司多年科学研究的积累,有大量科学研究数据证实了该菌株的益生功效,并且拥有相关的知识产权保护（可以根据菌株编号查到原始研究数据和相关专利）。在没有专利拥有者授权的情况下,其他企业是不能随便使用的。目前市场上很多益生菌产品只有菌种名称却没有菌株编号,一般这样的益生菌菌株来源不清。还有一些益生菌的益生作用并没有通过科学验证,是否能改善肠道菌群连生产者自己也不清楚。最可怕的是有些益生菌产品使用了一些外来的有可能携带抗生素耐药基因和其他致病基因,大众一旦使用这样的益生菌将后患无穷!

2. 最好要选择本土的益生菌。欧美国家总体科技水平比中国要高,导致现在中国老百姓普遍认为只要是进口的产品都比国产的好,从而盲目崇拜和购买国外的产品。在购买益生菌的选择上也有这种倾向,认为"外来的和尚好念经",但是益生菌不同于其他商品。"一方水土养一方人",从生物学角度来看这句话的真正含义是"一方水土养一方肠道菌群"。肠道菌群中的微生物种类以及各种菌的数量,对于生活在不同国家和地区的个体而言,因为其遗传背景各异、生活方式不同、气候环境有别而存在较大的差异,不同地域居民肠道内所栖居的益生菌种类具有一定的地域特异性。大量研究表明,中国人肠道菌群的构成和欧美及其他国家人群肠道有很大差异,因此一种益生菌即使适用于当地（国家）的居民,但不一定适用于其他国家和地区的居民,没有一种益生菌适用于全世界各族民众。因而益生菌产品的开发一定要以当地居民肠道菌群的数据为基础,结合当地居民肠道菌群构成特点,研发出适合当地居民肠道菌群特点的益生菌才能有效发挥作用。因此,益生菌选择也不能违背这一科学原理!

3. 活菌量大,要以活菌的形式和足够的数量才能发挥作用。一个好的益生菌菌株,如果在产品中的含量太低,或是到达人体内不能以活菌形式在体内定植,也不足以发挥其益生功效。比如有些酸奶及其他保健品里面虽然添加了很多益生菌,但是由于存活力太差,最后能以活菌形式到达肠道的数量非常少,所以效果也就不明显了。所以在选择益生菌产品时,不仅要看菌株如何,而且看数量是否够,是不是活菌,一般来讲即使是好的益生菌菌株,一般每人每天必须摄取至少30亿~50亿个活菌才能充分发挥作用。我们在摄入益生菌时也要遵循这个原则,益生菌在保质期内应保持一定数量级,才能起到活菌应有的作用。所以从饮用的效果来说,益生菌要想到达肠胃产生作用,首先在销售过程中要保持存活,所以一般超市将酸奶放在0~4℃环境下,而许多小店都把益生菌酸奶放在常温条件下,益生菌存活有限。一般益生菌酸奶的保质期在15~20天,所以消费者应该选择生产日期最近的酸奶。酸奶不能烧煮加热,也不能用微波炉加热,否则会结块,其中的乳酸杆菌也会被杀灭,失去原有的健康功效。因此酸奶只可冷饮,或放在温水中温热后饮用。

4. 以身试菌,好不好,试过才知道。不要盲目看宣传材料里一些眼花缭乱、故弄玄虚的宣传语,如多重包埋技术、靶向作用、抗突变技术、采用国外先进技术等。一些产品因为没有优势技术,只能在广告上做文章,真正的好产品从不需要这些词语来包装,靠的是自身的质量和消费者的真实感受。微生物制剂大多数为细菌和蛋白,在服用时有可能出现过敏反应,也可能会出现因不同疾病或与其他药物的不合理联用出现副作用,个体差异较大。最可靠的做法是自己买1周的产品试用一下。

(王海宽)

第八节　新型食品加工技术

食品加工,是指直接以农、林、牧、渔业产品为原料进行的谷物磨制、饲料加工、植物油和制糖加工、屠宰及肉类加工、水产品加工,以及蔬菜、水果和坚果等食品的加工活动,是广义农产品加工业的一种类型。如果没有这一过程,我们将无法完成食品的长途运输以及储存。时至今日,消费者对于加工食品的要求已经不仅限于感官方面的感受(如食品的形状、颜色、纹理、气味、入口的回味),而是更加注重加工食品的营养成分和携带、食用方便程度。通常来说,消费者更希望购买零添加、简单加工而便于保存的食物。所以,新型食品加工技术的目标就是在尽量满足人们对食品的感官享受、营养成分需求的同时,降低加工过程对食品本身的改变,同时延长食品的储藏寿命。

传统的食品加工工业发展至今,已经有多种杀菌贮存技术被广泛应用,包括加热、冷冻、冷却、脱水、真空包装等物理方法,降低pH、添加防腐剂等化学方法。这些方法的原理都是通过降低微生物的代谢和生长速度来防止食品变质。在这些技术中,热加工(thermal treatment)是最常用的方法(如巴氏杀菌法),然而这种方法在消灭微生物的同时,也改变了食品本身的口感和气味,甚至会造成营养成分的流失。

新型食品加工技术的研究和应用,在不进行加热和添加防腐剂的前提下,为制造安全、新鲜、营养的加工食品开拓了全新的思路和新型食品工业的未来。创新的非加热食品加工贮存技术,如脉冲电场技术、高压加工、辐照技术等逐渐应用于食品加工领域,满足不同种类食品的加工和储存运输需求。

一、主要新型食品加工技术介绍

(一) 高压加工

高压加工(high pressure processing,HPP)也叫作静水压力加工或者高压巴氏杀菌,是指在600MPa左右的压力下灭活食物中的细菌、酵母和霉菌,如果联合高温加热还可以灭活孢子,被称为"适度加工"技术。高压加工可以用于液体、固体及冷藏食品的加工,并且不会改变食品的色、香、味及营养成分;高压加工处理对食物中酶类活性会产生影响,不过其影响是可变的。

与其他新型技术相比,高压加工技术的研究开展较早。自2000年日本东京举行了第一届国际高压食品和生物技术会议以来,该技术在近20年得到了长足的发展。目前市场上常见的有高压加工的橙汁、苹果汁等果汁产品(避免了维生素C的加热损失),加压草莓酱等果酱(保持色、味营养成分),奶类、熟肉类(灭菌、延长保质期)。美国及日本的果蔬汁、果酱类产品的高压加工技术应用尤为广泛。

除了高压加工技术的单独使用外,还有与其他技术联用的高压冷冻技术、高压解冻技术、高压非冷冻储存、高压提取技术等。

(二) 脉冲电场技术

脉冲电场技术(pulsed electric field, PEF)是指对两电极间的流态物料反复施加高电压的短脉冲(通常为 20~80kV/cm)进行处理的过程,可以对微生物的细胞膜造成不可逆的破坏。和高压加工技术相似,它能破坏细菌、酵母和霉菌,但对孢子的处理能力有限,对大多数酶类没有影响。这项技术可以在常温下或更低的温度下进行杀菌;杀菌时间非常短,通常几十微秒便可以完成;节省能源,不会污染环境;对产品的营养成分没有破坏,能保持产品的新鲜度。

在食品的色、香、味保持上,"温和加工"的脉冲电场技术可以称为业界翘楚。由于它不会对蛋白质造成破坏,所以非常适用于牛奶、鸡蛋类产品的保鲜加工。另外,果汁、茶叶、薄荷等植物类产品也非常适用,其口感和色泽在加工过程中几乎不会发生改变。

(三) 纳米技术

根据欧洲食品安全局 2009 年的定义,纳米技术(nano-technology)是对 1~100nm 以内大小的材料及结构的操纵技术。纳米技术研究吸引了主要农业及食品生产国的大规模投资,其中一些国家已经将该技术应用于食品、饮料和包装工艺。纳米技术的研究和应用几乎涵盖了有关食品科学的所有领域,包括农业、食品加工、包装、食品安全、营养与保健行业。

在食品包装方面,纳米复合材料的应用可以减少加工过程,延长新鲜食品的保质期,保证食品的品质与风味,并减少包装垃圾的产生。纳米复合材料包括不可降解的纳米复合材料,如可加速氧化水果蔬菜释放出的乙烯从而延长保鲜时间的纳米银粉;可生物降解的纳米复合材料,如可塑性、阻隔性、稳定性、抗菌性、保鲜性均高于传统塑料包装的淀粉/蒙脱石纳米粒;可食用纳米复合材料,如在可食用薄膜中加入纳米成分,减低透氧率从而增加食物贮存期。

在食品加工及营养方面,纳米技术可以改善食物的纹理、色泽和香味,使加工过程更加卫生,还可改变食物的营养结构,降低糖、脂肪的含量,提高特定维生素及微量元素的含量。通过天然的或人工合成的纳米营养物质运输体系,还可以将食品中特定的营养物质进行缓释加工,使其运输到身体内的特定靶点,可以应用于临床治疗。

(四) 食品辐照技术和紫外线照射

食品辐照(food irradiation)是通过伽马射线、X 射线或高能电子束这 3 种放射源中的任何一种来照射食品,延迟新鲜食物某些生理过程(如发芽和成熟)的发展,或对食品进行杀虫、消毒、杀菌、防霉等处理,达到延长保藏时间,稳定、提高食品质量的一种食品保藏技术。已有多项农业及食品加工业的研究验证了辐照技术的保鲜效果,如经伽马射线照射的袋装大米可以在 1 年内防止霉变及虫害,鱼肉、水果经适量照射后也能达到很好的杀虫抑菌效果。另外,连续低剂量的射线辐照还可以使药物分子或化学污染残留物分子发生断裂、交联等一系列反应,改变这些分子原有的结构及生物学特性,从而去除食品中残留的有毒有害物质,对食品的安全性控制具有重要的意义。

辐照技术是基于电离辐射作用,而波长范围为 200~280nm 的紫外线照射(ultraviolet light, UV)则是基于非电离辐射作用进行杀菌的。它可用于食品表面处理和液体及配料的非加热杀菌处理。

(五) 渗透性脱水

通过浸泡在高渗溶液中使植物组织水分流出细胞膜外从而达到脱水效果的技术叫作渗透性脱水(osmotic dehydration),被广泛应用于脱水水果与蔬菜的加工过程中。由于细胞膜的渗透作用是非选择性的,早期的脱水技术在脱去水分的同时也会造成有机酸、还原糖、矿物质、色素和芳香成分的流失,降低食物的营养价值与口感。在脱水过程中,水分的扩散是一个缓慢的过程,主要取决于以下因素:高渗溶液的浓度和温度,食物的体积和几何结构,液体-固体质量比和溶液的搅拌速率。近年来,通过新型加工技术的研究,许多食品加工产业使用了渗透脱水联合技术,大大提高了食物的脱水速率,降低了营养成分的流失。包括高净水压力渗透脱水技术,高电场脉冲预处理渗透脱水技术,渗透脱水-超声波联用技术等。

(六)新型加热技术

1. **微波加热**(microwave heating,MWH) 指利用特定频率(915MHz 和 2 450MHz)的高频电磁波产生的介电感应加热效应。在微波高频变化电场作用下,食品中的水、蛋白质、脂肪、碳水化合物等成分快速转动,引起剧烈摩擦产生热。除了日常家用的解冻和烹饪之外,微波加热还可以用于食品加工中的食品物料干燥、烘焙、去壳去皮、动物油脂的熬制、酒类的陈化等。

2. **红外加热**(infrared radiative heating,IRH) 一般指利用 1.3~4.0μm 的电磁辐射(红外辐射)来进行加热,根据加工食品材料的不同,0.75~1.40μm 的近红外线和 3~1 000μm 的远红外线也会应用于加工产业中。由于不同材料对红外射线的吸收波长不同,红外加热可以通过调整不同的发射频谱,根据不同的加工需要进行浅表、深层的照射,或者局部干燥加热,而不需要加热整个对象。红外干燥、红外联合干燥及红外加热灭酶已经应用于谷物和果蔬中,大大延长了农产品的保质或保鲜时间。在对辐射波长和辐射量进行适当调整后,红外加热对于厚度适中的食品也能达到良好的杀菌效果。

3. **欧姆加热**(ohmic heating,OMH) 也称为电阻加热或焦耳加热,交变电流通过食物后,食物的电阻直接促进了内部的加热效应。与传统的加热方法相比,欧姆加热的热容积包括整个加热对象。该技术可以用于固体、可泵送食品以及含有大量颗粒的液体加热。当食品材料不导电时,此方法不适用。对于极低水分、干燥状态的食品,这种方法也不适用。

除此之外,新型食品加工技术还包括超声波微生物灭活技术、磁场非热加工技术、联合保藏非热加工技术等。在这些新型技术中,目前脉冲电场技术与高压加工技术是研究最成熟,产业链应用最广泛、业内公认前景最广阔的两种技术。

二、新型食品加工技术的发展趋势

(一)新型食品加工技术的公众态度概述

每一项新技术的推广应用,在给经济发展和人们生活带来更多便利的同时,也会引发舆论的关注和一定的争议。由于食品安全和营养与人们的健康息息相关,因此食品领域新型技术的发展往往会受到更多的关注。对于新型食品加工技术而言,虽然许多国家和地区已经在部分食品产业中投入了使用,但是技术应用的范围和产业推广还停留在较为初级的阶段。

与传统食品加工技术相比,新型加工技术之所以受欢迎是因为它能为消费者和食品生产加工商都带来益处。新型技术加工的食品更加安全、健康,富含更多的营养成分,同时还能节约能源、使用水和化学试剂,并减少原材料的浪费。使用较为广泛的技术如超高压加工,可以对传统加工工艺难以处理的鱼类、螺、贝类进行灭菌、灭虫卵的处理,更加安全卫生;然而某些更加新颖的加工技术,如纳米技术、辐射技术等所存在的潜在毒理学风险和对消费者可能带来的危害还存在一些未知的可能性。比如辐射射线的选择和剂量不当是否会对食物造成改变,从而影响消费者的健康?部分纳米材料是否会对环境和健康带来潜在的危害?许多消费者对于这些技术并不了解,因而对它们的应用存在疑虑和担忧。

国外有多项研究关注了新型食品加工技术和消费者之间的关系,并对人群作出了详细的研究。通过这些调查报告,可以使我们对新型食品加工技术的社会反响及公众接受程度有更深的了解。将来随着技术研发的发展,可能会有更多的新技术应用于个体膳食治疗中(如对食品安全性及营养保留程度的考虑、纳米靶向营养补给、营养组学的相关技术),对于营养科学从业者来说,了解公众对新技术的看法可以进行更好的科学宣教及临床指导服务工作。

几种新型食品加工技术与公众接受度的简要总结,见表3-9。

(二)新型食品加工技术的推广应用实例

新型食品加工技术的应用和推广及其对传统方法的取代是一个较为漫长的过程,尤其是由于其中某些技术原理的特殊性,相关管理机构提出了更严格的规范。本书将以食品辐照技术为例,说明该技术在欧美国家应用的历程和现状。

表 3-9　几种新型食品加工技术与公众接受度的简要总结

接受程度的影响因素	食品辐照技术	纳米技术	高压加工技术	脉冲电场技术
个人效益(健康,经济,社会,环境)	尽管近年来食源性疾病报道的增多促进了公众对新型食品加工技术的接受程度,然而却并未导致对食品辐照技术接受度的上升。事实上,许多消费者并不知道辐照是什么	预期的效益增加了纳米技术加工食品的购买意愿。部分人群的接受程度很高。然而和其他领域相比,纳米技术在食品领域的公众接受度相对较低;相比于纳米食品,人们更容易接受纳米包装	已知的益处与该项技术支持者的预期一致,包括更好的食品质量、安全性与更长的货架期。消费者愿意接受这些概念并倾向购买此种产品	已知的益处和接受程度与高压加工技术相似
社会效益(健康,经济,社会,环境)	许多消费者认为对牛肉等肉产品进行辐射处理是没有必要的	已知的社会效益尚不明确	社会效益集中在健康与环境两方面。与传统技术相比,在环境影响和工人安全两方面,这项技术获得了许多积极评价	对环境友好,减少污染与浪费,节省经济资源。尤其是对环境的益处受到了很多积极评价
个人风险(公众对可能带来的自身危险的认识)	消费者存在对自身健康安全的担忧,比如经过辐射的食品是否具有致癌性,食品质量是否发生改变等	一些证据表明,关于部分纳米技术和材料存在潜在风险的报道降低了消费者对此类产品的购买意愿	在安全性和健康影响方面,已知的风险很低且罕见	在安全性和健康影响方面,已知的风险很低且罕见
社会风险(公众对环境,公共安全风险的认识)	公众的关注重点包括辐射对工厂工人的影响,辐照设施是否会存在射线逃逸,放射性材料的运输规范和安全性	早期的调查表明美国和加拿大公众认为纳米技术是风险更低、比转基因更有利的技术。但近期的调查显示公众对纳米技术带来的社会风险的评估带有明显个体差异性,但普遍认为该技术应用于食品加工领域比其他领域具有更高风险	未见报道	未见报道
公众意识(公众对该项技术的关注程度)	公众意识程度不高,调查显示许多消费者对该技术的看法是矛盾的	大多数人对该技术并不了解	公众意识低。许多消费者并不知道自己购买的果蔬汁是高压加工的产品,还有人认为高压加工的橙汁有不明后果	公众意识低

1. **食品辐照的应用现状和临床应用价值**　对于食品辐照加工技术而言,常用的低剂量辐射可以成功降低食物中细菌数量,但是不足以影响病毒和有毒物质,用于一般食品的加工产业中。而较大剂量的辐射可以杀灭所有活性物质并制造无菌食物。目前,食品辐照技术已经应用于 40 个国家的超过 60 种食物中。在临床上,无菌食物对于免疫系统有缺陷的患者是必不可少的,如艾滋病患者和癌症患者的膳食必须满足食品安全,减少有害活性物质,以免引发严重后果。

2. **食品辐照技术的立法与规定**　在立法方面,关于辐照食品已有两个欧盟指令(1999/2/EC 和 1999/3/EC)。1986 年、1992 年和 1998 年欧盟食品科学委员会(SCF)对一系列食品辐照技术表示支持。世界卫生组织(WHO)、联合国粮食及农业组织(FAO)和国际原子能机构在 1997 年的研究小组得出结论:任何适宜剂量的辐照技术加工的产品都是营养充足并对消费者安全的。2003 年,SCF 发表一项行业意见,建议最大剂量辐照应该仍然只用于特定食品的加工中。根据 1999/2/EC 指令和欧盟委员会2007 年的规定,在欧盟范围内,经辐射处理过的任何辐照食品都必须在突出位置标明"辐射"字样。国际辐照食品的图标也被称为"Radura"标志(图 3-2)。

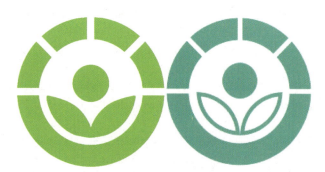

图 3-2　欧盟(左)及美国 FDA(右)使用的"Radura"标志

3. 公众态度对辐射食品应用推广的阻碍　公众对于辐照食品的态度一直是消极的。尽管科学界认为食品辐照是一种安全、有效的方法,并且世界各国的健康相关机构对于这种技术都进行了宣教和代言,但显著的消费阻力严重阻碍了辐照技术在欧美食品加工业中的应用。2005 年一项研究标明,随着科技的发展和辐照食品信息的不断宣传,部分消费者接受了辐照食品的实际性质和益处,并转而积极购买此类产品。"辐照"或"经过电离辐射处理"的食品标签的规定也对消费者的心理产生了影响。1/3的消费者表示,他们会将"Radura"标签作为警示,会尽量避免购买这种产品。

(顾中一)

参 考 文 献

［1］中华人民共和国国家卫生和计划生育委员会 . 食品安全国家标准特殊医学用途配方食品通则 [EB/OL].[2014-04-10]. http://www. cnhfa. org. cn/file/upload/201705/27/154505171. pdf.

［2］NORMAN K, PIRLICH M, SMOLINER C, et al. Cost-effectiveness of a 3-month intervention with oral nutritional supplements in disease-related malnutrition: a randomised controlled pilot study [J]. Eur Journal of Clin Nutr, 2011, 65 (6): 735-742.

［3］CAWOOD AL, ELIA M, STRATTON RJ. Systematic review and meta-analysis of the effects of high protein oral nutritional supplements [J]. Ageing Res Rev, 2012, 11 (2): 278-296.

［4］HENRY CJ. Functional foods [J]. Eur J Clin Nutr, 2010, 64 (7): 657-659.

［5］黄雄超 , 刘玥 , 姜猛 , 等 . 我国保健食品的发展现状与前景 [J]. 中国保健营养 , 2013, 23 (01): 492-493.

［6］郭晓燕 , 王俊平 . 我国功能性食品管理面临的问题与对策 [J]. 食品研究与开发 , 2013, 34 (4): 106-109.

［7］刘礼平 , 钟文 , 杨通 , 等 . 广东省补碘 15 年后儿童智商水平分析 [J]. 华南预防医学 , 2015, 41 (1): 65-67.

［8］孙殿军 . 我国重点地方病主要防治问题的梳理和认识 [J]. 中华地方病学杂志 , 2014, 33 (2): 121-124.

［9］MCFARLAND LV. From Yaks to Yogurt: The history, development, and current use of probiotics [J]. Clinical Infectious Diseases, 2015, 60 (suppl 2): S85-S90.

［10］SAAD N, DELATTRE C, URDACI M, et al. An overview of the last advances in probiotic and prebiotic field [J]. LWT-Food Science and Technology, 2013, 50 (1): 1-16.

［11］张和平 . 益生乳酸菌 *Lactobacillus casei* Zhang——从基础研究到产业化开发 [J]. 中国乳品工业 , 2011, 39 (10): 32-36.

［12］王淑梅 , 张兰威 , 单毓娟 . 乳酸菌与结肠癌 [J]. 微生物学报 , 2015, 55 (6): 667-674.

［13］DIMIDI E, CHRISTODOULIDES S, FRAGKOS KC, et al. The effect of probiotics on functional constipation in adults: a systematic review and meta-analysis of randomized controlled trials [J]. The American Journal of Clinical Nutrition, 2014, 100 (4): 1075-1084.

［14］朱路 , 李华荣 . 益生菌对糖尿病作用的相关研究进展 [J]. 实用药物与临床 , 2015, 18 (7): 860-864.

［15］吴江 , 吴正钧 , 郭本恒 . 益生菌辅助防治过敏性疾病的研究进展 [J]. 微生物学通报 , 2013, 40 (2): 279-286.

［16］张春东 , 戴冬秋 , 赵哲明 . 益生菌预防成人抗生素相关性腹泻的荟萃分析 [J]. 世界华人消化杂志 , 2012, 20 (21): 2006-

2011.

[17] MARCIN B, DOMINIKA ST, NIKOLAOS V, et al. Higher antioxidant and lower cadmium concentrations and lower incidence of pesticide residues in organically grown crops: A systematic literature review and meta-analyses [J]. British Journal of Nutrition, 2014, 112 (5): 1-18.

[18] CRYSTAL SS, BRANDEAU ML, HUNTER GE, et al. Are organic foods safer or healthier than conventional alternatives: a systematic review [J]. Annals of Internal Medicine, 2012, 157 (9): 348-366.

[19] FANNY ROLLIN, JEAN KENNEDY, JOSEPHINE WILLS. Consumers and new food technologies [J]. Trends in Food Science & Technology, 2011, 22 (2-3): 99-111.

[20] FREWERA LJ, BERGMANNC K, BRENNANA M, et al. Consumer response to novel agri-food technologies: Implications for predicting consumer acceptance of emerging food technologies [J]. Trends in Food Science & Technology, 2011, 22 (2-3): 442-456.

[21] COLETTE JERMANN, TATIANA KOUTCHMA, EDYTA MARGAS, et al. Mapping trends in novel and emerging food processing technologies around the world [J]. Innovative Food Science and Emerging Technologies, 2015 (31): 14-27.

第四章

医院膳食制作卫生管理

医院医疗膳食是现代化医院进行综合治疗不可或缺的一个重要组成部分。以医疗膳食为代表的营养膳食,从统计订餐量开始,到设计、制作、分餐、配送、发放、监控都离不开系统的膳食管理,这种管理是一项连贯性工作,制约医疗膳食制备流程中的各部分工作得以协调进行,通过为患者合理安排饮食,以增强机体抵抗力,改善代谢,修补组织,积极地促进疾病的转归,从而使患者早日康复。

第一节　医院医疗膳食菜单设计基本原则

医院医疗膳食属于非营利性质的团体膳食,膳食制备的过程是有计划、协调、组织、控制的,其中菜单设计(表 4-1)是医院医疗膳食制备的重要环节。医疗膳食菜单设计的工作十分繁杂,容易出现一些错误,如制作材料不当、装帧过于简陋、随意涂改菜单、缺少描述性说明等。

表 4-1　菜单设计流程

流程	项目	详情
前提	了解当前菜品订购动态 菜单分析	定期进行菜品订购动态的调查、研究并辅以分析,确定各种菜品的订购情况 $菜品欢迎值 = \dfrac{某种菜订购百分比}{各种菜订购百分比}$
	确定价格范围	$订购金额值 = \dfrac{某菜品订购金额百分比}{各菜应订购百分比}$ $菜品平均价 = \dfrac{期望人均订购金额 \times 该菜品占订购金额百分比}{菜品订购率}$
原则	满足就餐人员需求 品种不宜过多 选择毛利润较大的品种 经常更换菜品 品种要平衡	普通饮食、医疗膳食 保证供应、减少原料库存量 明确目标成本和盈利指标 保持菜单的新鲜感 价格、原料搭配、烹调方法、口味、营养平衡 品种要有独特性,要考虑厨房设备及员工技术水平
菜单内容 安排	按一定顺序排列菜式,突出 主要菜式,加强特色菜推销	通常按就餐顺序排列,方便点菜和及时备菜上菜,主要菜式放在目光集中之处,通过字体、图形、描述、图片等进行特殊处理
	临时推荐	可用小卡片形式附在菜单上以供挑选 订购

(柳园　王艳　刘普健)

第二节　医院医疗膳食管理

医院医疗膳食管理是全方面、多方位的管理,是一种根据医院医疗膳食特殊需要进行整体布局的综合管理模式,包括设备、食物采购、制作流程及从事医疗膳食制备的员工的卫生管理。通过规范化的综合化管理模式,来确保良好的医院医疗膳食制备环境。

一、布局

(一)医院医疗膳食制备区域整体布局

高效率的制备区布局,可最大化分配厨具和操作台的空间,提高员工的工作效率,为提供优质的医疗膳食打下良好的基础。良好的制备区域布局依照清洁度要求可分为一般清洁区、清洁区、准清洁区、非食品处理区(图4-1)。

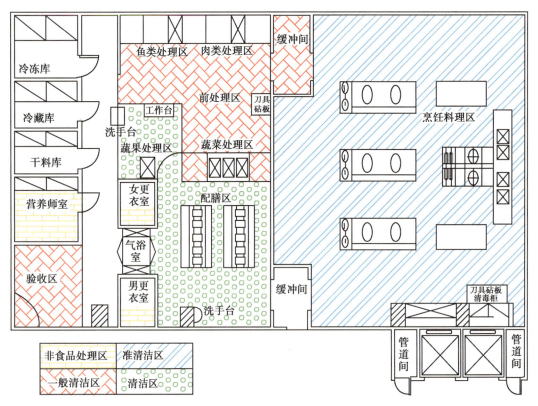

图 4-1　制备区域整体布局

(二)医院医疗膳食储存区域布局

食品原料储存环境要求严格,不同种类所需要的设备、储存温度和湿度、通风程度各异。总体来说,良好的布局环境对于储存食物非常重要,储存区的合理布局不仅可以使食物保鲜,最大限度地保持食物中的营养成分,而且可以减少食源性疾病的发生(表4-2)。

表 4-2　医院医疗膳食储存区域布局

区域	食材	设备	温度/℃	相对湿度/%	要求
台账		纸笔			出入库食材登记
验收区	所有食物	篮子,推车,托盘			生熟分开,分类验收
干料区	米面辅料	隔离平台、货架	5~22	40~60	最底层距离地面30~40cm,货架离墙10~30cm

区域	食材	设备	温度 /℃	相对湿度 /%	要求
冷藏区	蔬菜水果	专用冰柜	1~7	85~95	分类存放
	乳类及乳制品	专用冰柜	3~7	80~85	按保质期顺序存放
	肉类及家禽	专用冰柜	1~3	75~85	分类包装存放
	鱼类及海鲜类	专用冰柜	-5~1	75~85	分类包装存放
冷冻区	长时保存食物	专用冰柜	-18	75~85	分类包装存放
专用区	半成品	专用冰柜	3~7	80~85	按保质期顺序摆放

二、管理

（一）食物制作流程管理

1. **食材采购**　规范化采购是医疗膳食制备流程中的重要环节。采购医院医疗膳食所需食材时,以周为单位的采购计划可以发挥最大的订购效率(图 4-2)。

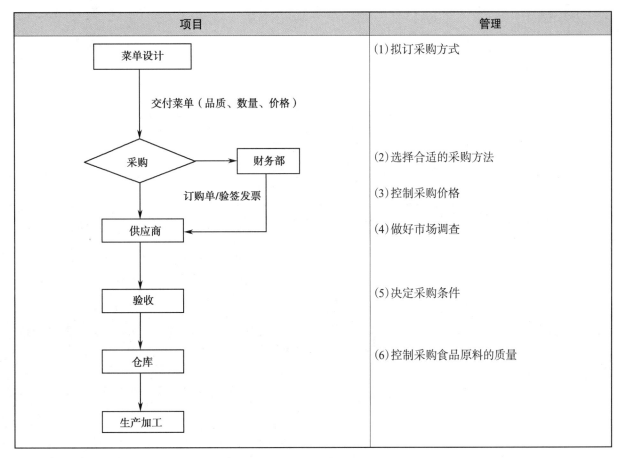

图 4-2　医院膳食采购流程

2. **验收**　验收可以确保采购食材的品质与规格,验收过程必须严格,医疗膳食验收人员不仅需要对食物种类、数量、品质具有良好的判断力,而且还需要检查食材是否受损以及品质、数量是否与订购单上的规格相符(图 4-3)。

3. **食材出入库**　食品及食品原料进入储存区时,库管员应对其质量和数量进行验收,做好材料的验收把关工作,出库时做好登记,并及时更新储存区食物。库房应有完善的设备与健全的管理方法,才能确保食物的品质(图 4-4)。

验收程序	类别	验收项目	措施/管理
准备验收器具 → 质量核查 → 数量核查 → 价格核查 → 填写验收单 → 退货、换货等处理（数量核查、价格核查 → 不合格 → 退货、换货等处理）	肉类	形、色、味、清洁度、新鲜度、有无注水等	(1) 原料验收标准：原料品质应注明新鲜度、成熟度、纯度、清洁程度和质地等特质，包括大小、个数、色泽要求、肥瘦比例、切割情况、冷冻状态等。 (2) 对验收人员及验收条件都有相应条件要求。 (3) 验收过程中若出现数量、原料、质量不符的情况，则要求供货商予以相应的处理
	豆制品类	形、色、味、有无异物、有无违禁添加物等	
	水产类	形、色、味、大小等	
	禽蛋类	形、色、味、有无污染等	
	蔬菜、水果类	形、色、味、清洁度、新鲜度、完整度、有无虫咬等	
	粮油类	包装、形、色、味等	
	饮品、干杂、调料类	包装、生产日期、保质期、形、色、味、密封情况等	
	冷冻肉类	形、色、味、包装是否完整等	
注意事项：专业的验收人员及相关负责人必须按照要求进行验收，以保证原料质量，对于不合格的原料应坚决予以退、换。验收后的食材要经常检查，遵循先进先出的原则，保证食材在保质期内，不浪费。			

图 4-3 验收流程

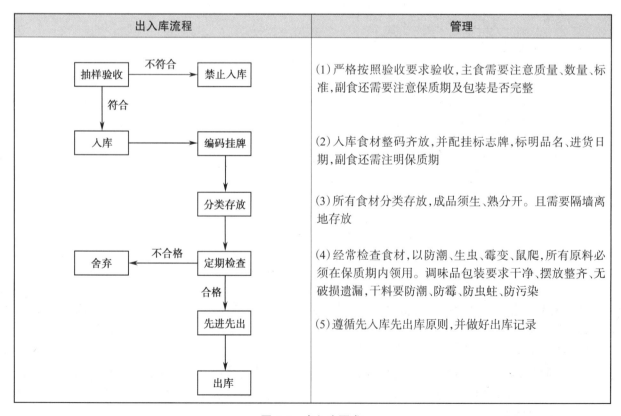

出入库流程	管理
抽样验收 → 不符合 → 禁止入库 抽样验收 → 符合 → 入库 → 编码挂牌 → 分类存放 → 定期检查 → 合格 → 先进先出 → 出库 定期检查 → 不合格 → 舍弃	(1) 严格按照验收要求验收，主食需要注意质量、数量、标准，副食还需要注意保质期及包装是否完整 (2) 入库食材整码齐放，并配挂标志牌，标明品名、进货日期，副食还需注明保质期 (3) 所有食材分类存放，成品须生、熟分开。且需要隔墙离地存放 (4) 经常检查食材，以防潮、生虫、霉变、鼠爬，所有原料必须在保质期内领用。调味品包装要求干净、摆放整齐、无破损遗漏，干料要防潮、防霉、防虫蛀、防污染 (5) 遵循先入库先出库原则，并做好出库记录

图 4-4 出入库要求

食材入库后的储存至关重要。在食物储存期间,因本身酵素的自身消化作用、微生物的分解、虫害、鼠害、温度而造成食品腐败,储存食物的温度不当,也会导致细菌滋生,引发食物中毒,夏季更要特别注意。因此需按照食物种类的不同、生熟状态的不同,选择最佳的储存方法(表4-3)。

表4-3 各类食材储存示意表

食物种类	盛装容器	存放地方	高度	温度/℃	可保存天数
米面薯豆类	包装袋	隔离地面	离地 >25cm,离墙 >10cm	5~22	保质期
蔬菜	竹篮	专用冰柜	离墙 >10cm	0~10	2
水果	水果盘	专用冰柜	离墙 >10cm	0~10	2~7
畜禽肉鱼虾	保鲜袋	专用冰柜	离墙 >10cm	−18~1	3
蛋	托盘	冰柜	离墙 >10cm	0~10	14
调料	包装袋	货架	离地 >25cm,离墙 >10cm	16~21	保质期
半成品	盘子	专用冰柜	离墙 >10cm	0~10	2
奶	盒子	专用冰柜	离墙 >10cm	0~10	保质期

4. 食材的制备(图4-5)

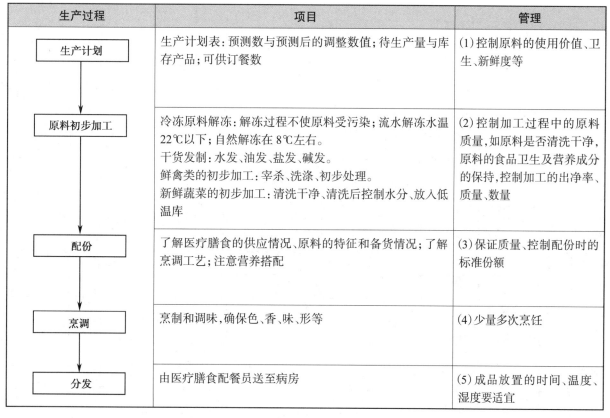

生产过程	项目	管理
生产计划	生产计划表:预测数与预测后的调整数值;待生产量与库存产品;可供订餐数	(1)控制原料的使用价值、卫生、新鲜度等
原料初步加工	冷冻原料解冻:解冻过程不使原料受污染;流水解冻水温22℃以下;自然解冻在8℃左右。 干货发制:水发、油发、盐发、碱发。 鲜禽类的初步加工:宰杀、洗涤、初步处理。 新鲜蔬菜的初步加工:清洗干净、清洗后控制水分、放入低温库	(2)控制加工过程中的原料质量,如原料是否清洗干净,原料的食品卫生及营养成分的保持,控制加工的出净率、质量、数量
配份	了解医疗膳食的供应情况、原料的特征及备货情况;了解烹调工艺;注意营养搭配	(3)保证质量、控制配份时的标准份额
烹调	烹制和调味,确保色、香、味、形等	(4)少量多次烹饪
分发	由医疗膳食配餐员送至病房	(5)成品放置的时间、温度、湿度要适宜

图4-5 医院膳食的生产流程

(二)医疗膳食相关人员的管理

医疗膳食配制员、管理员及配餐员应当保持个人卫生,制作分配食品时,应当将手洗净,穿戴清洁的工作衣、帽等;且应当每年进行健康检查,取得健康证明后方可上岗工作。患有国务院卫生行政部门规定的有碍食品安全疾病的人员,不得从事医疗膳食的相关工作。每个月轮流安排医疗膳食负责人员对医疗膳食配制员、管理员及配餐员个人卫生情况进行登记。合格项目打勾,不合格打叉并写明应对措施,任何一项不符合要求,不允许进入工作间,最后负责人签字(表4-4)。

表4-4 一月个人卫生检查表

姓名:_____ 年龄:_____ 工号:_____ 月份:_____

日期	手卫生	形象							疾病							措施对策	负责人
		指甲	头发	配饰	化妆	衣帽	口罩		腹泻	恶心呕吐	发热	感冒	咳嗽	手部伤口	手部化脓		

（柳 园 王 艳 刘普健）

第三节 医院医疗膳食食品安全

在医院医疗膳食中,食品安全关系到患者的疾病恢复和生命安全,至关重要。

如原料采购时需关注蔬菜中的农药残留、发芽的马铃薯、病死的畜禽、海产品变质产生组胺以及禁止添加的非食用物质;烹调加工过程中的致病菌、寄生虫、龙葵素、秋水仙碱等毒素、多环芳烃类等致癌物质;食品留样时产生的致病菌、有毒有害物质;餐具清洗消毒时致病菌、消毒剂残留;医院医疗膳食从业人员致病菌的带入。食品污染的可能性无处不在。

(一)食物中毒

食物中毒属于食源性疾病,是食源性疾病中最为常见的疾病。食物中毒系指摄入含有生物性、化学性有毒有害物质的食品或把有毒有害物质当作食品摄入后所出现的非传染性的急性、亚急性疾病。发生的场所多见于集体食堂、饮食服务单位和家庭。一般按发病原因,将食物中毒分为细菌性食物中毒、真菌及其毒素食物中毒、有毒动物中毒、有毒植物中毒和化学性食物中毒,虽然食物中毒发生的原因各不相同,但发病具有如下共同特点:

(1)发病潜伏期短,来势急剧,呈暴发性,短时间内可能有多数人发病。

(2)发病与食物有关,患者有食用同一有毒食物史,流行波及范围与有毒食物供应范围相一致,停止该食物供应后,流行即告终止。

(3)中毒患者临床表现基本相似,以恶心、呕吐、腹痛、腹泻等胃肠道症状为主。

(4)一般情况下,人与人之间无直接传染。发病曲线呈突然上升之后又迅速下降的趋势,无传染病流行时的余波。

(二)食品安全标准

食品安全标准是指食品中具有与人类健康相关的质量要素和技术要求及其检验方法、评价程序等所作的规定。食品安全标准是判定食品是否符合安全卫生要求的重要技术依据,对食品安全监督管理有重要意义。

食品安全标准应当包括下列内容:

(1)食品、食品添加剂、食品相关产品中的致病性微生物,农药残留、兽药残留、生物毒素、重金属等污染物质以及其他危害人体健康物质的限量规定。

(2)食品添加剂的品种、使用范围、用量。

(3)专供婴幼儿和其他特定人群的主辅食品的营养成分要求。

(4)对与卫生、营养等食品安全要求有关的标签、标志、说明书的要求。

(5)食品生产经营过程的卫生要求。

(6)与食品安全有关的质量要求。

(7)与食品安全有关的食品检验方法与规程。

(8)其他需要制定为食品安全标准的内容。

(三)HACCP 在食品安全管理中的运用

危害分析与关键控制点(hazard analysis critical control point,HACCP)是保障食品安全最有效的体系,被美国农业部(USDA)和食品药品管理局(FDA)一致认为是控制食源性疾病的最好方法,也是医院医疗膳食不可或缺的一部分。HACCP 的运用,见图 4-6。

(四)危害防治措施

1. 危害防治措施拟定 以炸丸子为例(表 4-5)。

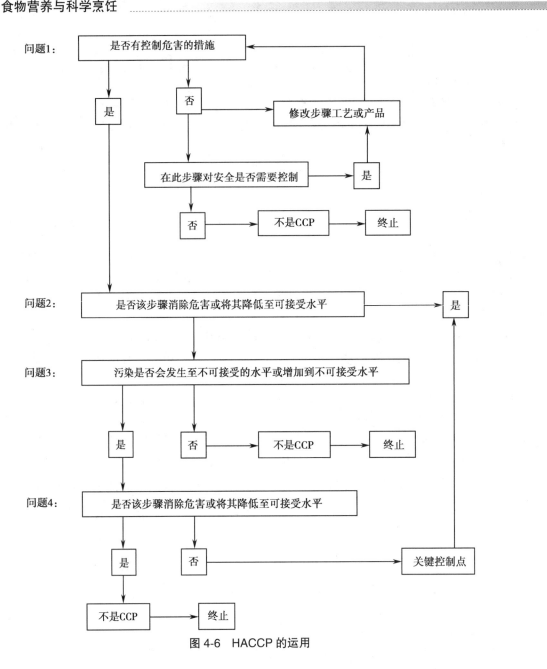

图 4-6 HACCP 的运用

表 4-5 危害防治措施举例

原料加工步骤	潜在安全危害		该潜在危害显著影响产品安全（YES/NO）	判定左栏的理由	显著危害的防治措施	本步骤是一关键控制点（YES/NO）
冷冻猪肉馅验收	物理性	异物夹杂	NO	采购单中规定猪肉需为优良肉品,故判定其危害不显著		
	化学性	抗生素、磺胺类药物残留	NO	采购单中规定猪肉需为优良肉品,故判定其危害不显著		
	生物性	旋毛虫寄生、病原菌滋生	YES	旋毛虫和虫卵在冷冻过程中已死亡,但病原菌残留可能对人体造成危害	在后续油炸步骤可将其危害排除	NO

续表

原料加工步骤	潜在安全危害		该潜在危害显著影响产品安全（YES/NO）	判定左栏的理由	显著危害的防治措施	本步骤是一关键控制点（YES/NO）
冷冻储存	物理性	无				
	化学性	无				
	生物性	病原菌滋生	NO	依规定,冷冻库温度应在-18℃以下,故判定其危害不显著		NO
冷藏解冻	物理性	无				
	化学性	无				
	生物性	病原菌滋生	NO	依规定,解冻应使用冷藏解冻,时间应在(48±2)小时,故判定危害不显著		NO
腌制	物理性	无				
	化学性	无				
	生物性	病原菌滋生	NO	腌制过程温度控制在(15±2)℃,时间为(16±2)小时,油炸过程也可充分杀死病原菌		
加工成型	物理性	异物夹杂	YES	成型后丸子直接烹饪并送至患者处,后续无处理异物措施,可能造成患者呛咳或不满	严格制备区卫生要求,制备人员需戴清洁一次性手套操作,无关人员不得靠近	YES
	化学性	无				
	生物性	毒素污染	YES	员工伤口直接接触食材可能造成毒素污染,对人体造成危害	在后续油炸步骤可将其危害排除	NO
裹粉	物理性	无				
	化学性	无				
	生物性	无				
油炸	物理性	无				
	化学性	无				
	生物性	病原菌滋生	YES	产品未完全加热,导致病原菌未完全杀灭,其后再无杀菌措施,病原菌繁殖至一定数量后会对人体造成危害	留样48h以用于检测,并以备溯源	NO
出餐	物理性	异物夹杂	YES	其后再无加工处理过程,餐食直接到达患者手中,异物夹杂会造成患者满意度下降,且可能导致食物污染	规范出餐流程,餐食在运输全程处于密封状态,无关人员不得接触餐食	YES
	化学性	无				

续表

原料加工步骤	潜在安全危害		该潜在危害显著影响产品安全（YES/NO）	判定左栏的理由	显著危害的防治措施	本步骤是一关键控制点（YES/NO）
出餐	生物性	病原菌污染	YES	其后再无加工处理过程,餐食直接到达患者手中,可能导致食物污染,对患者健康造成伤害	留样48h以供检测,并以备溯源	NO

2. 食物制作过程中危害防治(图4-7)

(1)凉菜及熟食必须专人、专间、使用专用工具制作。

(2)每天制作前,必须按规定对刀具、砧板、抹布、操作台面等相关用具进行消毒。

(3)腌卤、凉菜原材料进货渠道必须来自固定且有资质的供货商,不得销售无证熟食品。

(4)生食品不得进入凉菜和熟食专间,熟食专用冰箱冰柜内不准存放生食及其他无关食品。

(5)盛放熟食时需用餐盒、餐盘等容器,保持冰箱清洁,盛装所用餐具不得重叠,以避免交叉污染。

(6)膳食制备过程中,切、拌菜、运送、分发时,均不可用手直接接触餐食,必须使用清洁的一次性手套或夹子夹取。

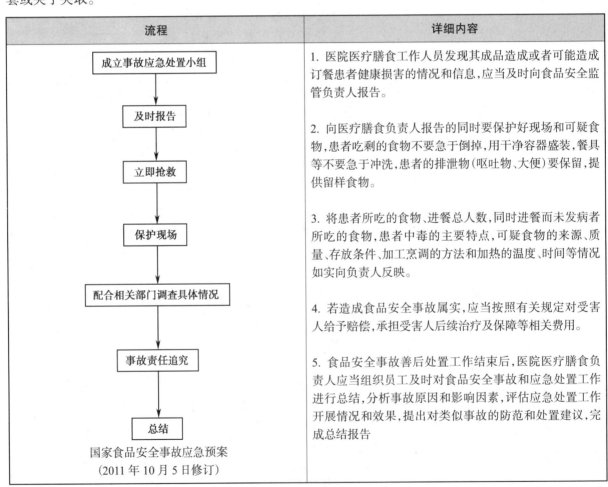

流程	详细内容
成立事故应急处置小组 ↓ 及时报告 ↓ 立即抢救 ↓ 保护现场 ↓ 配合相关部门调查具体情况 ↓ 事故责任追究 ↓ 总结 国家食品安全事故应急预案 (2011年10月5日修订)	1. 医院医疗膳食工作人员发现其成品造成或者可能造成订餐患者健康损害的情况和信息,应当及时向食品安全监管负责人报告。 2. 向医疗膳食负责人报告的同时要保护好现场和可疑食物,患者吃剩的食物不要急于倒掉,用干净容器盛装,餐具等不要急于冲洗,患者的排泄物(呕吐物、大便)要保留,提供留样食物。 3. 将患者所吃的食物、进餐总人数,同时进餐而未发病者所吃的食物,患者中毒的主要特点,可疑食物的来源、质量、存放条件、加工烹调的方法和加热的温度、时间等情况如实向负责人反映。 4. 若造成食品安全事故属实,应当按照有关规定对受害人给予赔偿,承担受害人后续治疗及保障等相关费用。 5. 食品安全事故善后处置工作结束后,医院医疗膳食负责人应当组织员工及时对食品安全事故和应急处置工作进行总结,分析事故原因和影响因素,评估应急处置工作开展情况和效果,提出对类似事故的防范和处置建议,完成总结报告

图4-7　危害防治流程

(柳 园　王 艳　刘普健)

参 考 文 献

［1］蔡昌晶，王春艳，智春，等.食品安全示范校食堂食品安全现况及学生员工相关认知调查[J].中国健康教育，2014，30 (4): 351-353, 359.

［2］马晓明.中央厨房规划设计要点研究[J].物流技术，2011，30 (9): 88-90.

［3］戚仁江，张秀军，高国朋，等.HACCP与六常法结合模式在学校食堂食品安全管理中的应用[J].中国学校卫生，2013，34 (12): 1475-1478.

［4］孙长颢.营养与食品卫生学[M].8 版.北京：人民卫生出版社，2017.

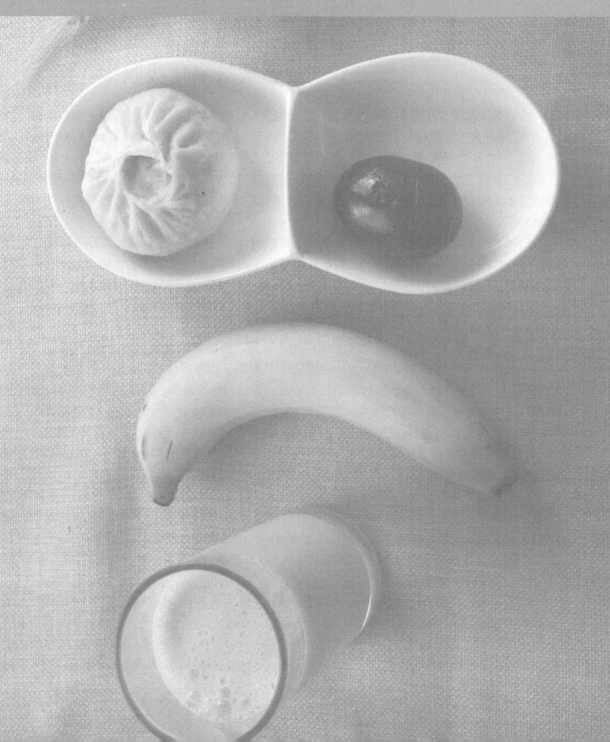

第二篇

医疗膳食学总论

第五章

膳食与营养治疗

第一节 营养素的消化吸收

食物是人类赖以生存的物质基础,供给人体必需的各类营养素。不同食物所含营养素的数量与种类不同,每种营养素都有各自的消化吸收特点。因此,了解膳食营养素的代谢特点,对于维持机体的生理功能、生长发育、促进健康及预防疾病至关重要。

小肠是营养物质的主要吸收部位。单糖、氨基酸、甘油、维生素、电解质在十二指肠和空肠吸收,只有营养物质吸收入肠黏膜内才算进入机体。水溶性营养物质进入小肠后,通过肠黏膜的微绒毛进入门脉循环,脂溶性营养物质进入淋巴循环。

营养物质的吸收机制极其复杂,主要有3种机制,即被动扩散、主动转运和胞饮作用。被动扩散是通过渗透作用在细胞膜两侧进行的,如水和电解质从高浓度区向低浓度区渗透。主动转运是通过载体或生物泵进行的,如水溶性颗粒,由于细胞膜含脂量高而不能穿透细胞膜,因此水溶性颗粒需与载体结合通过细胞膜,再在细胞内被释放出。只有少量营养物质是以胞饮方式吸收的,胞饮一般发生于大分子物质如整蛋白的吸收。

单糖、氨基酸、甘油、水溶性维生素和矿物质通过小肠黏膜吸收入门脉循环,然后进入肝脏开始代谢。一般而言,营养物质被动扩散、吸收发生在十二指肠。糖和蛋白质消化后的最终产物是单糖和氨基酸,常在十二指肠下段和空肠通过主动转运吸收。甘油和中短链脂肪酸是水溶性的,可进入门脉循环,除维生素 B_{12} 外的所有水溶性维生素都很容易通过小肠黏膜吸收,这种吸收是需要能量并由载体转运的。电解质也是经主动转运吸收入绒毛内。钠、钾、氯、硝酸盐和碳酸氢盐很容易被吸收,但多数多价离子,特别是钙和铁离子的吸收较差。胃可吸收少量水,但 80%~90% 的水在小肠内由渗透过程被动吸收,机体每日可吸收 8L 的水,包括食物中摄入的水及胃肠分泌液中的水。

脂溶性营养物吸收较复杂,脂肪消化产物与胆盐形成的微胶粒被运送、释放和穿过小肠细胞膜,在细胞内重新合成甘油三酯,并由蛋白质包裹进入淋巴系统。这种脂蛋白复合物称为乳糜微粒,它最后经胸导管进入血液循环。乳糜微粒可被肝或脂肪组织代谢或储存。维生素 A、维生素 D、维生素 E 和维生素 K 四种脂溶性维生素也经淋巴系统吸收入血。下面主要介绍三大产能营养素的消化吸收过程。

(一)蛋白质的消化吸收

膳食中蛋白质的消化从胃开始。胃中的胃酸(主要为盐酸)先使蛋白质变性,破坏其空间结构以利于酶发挥作用,同时胃酸可激活胃蛋白酶水解蛋白质,活化的胃蛋白酶可将蛋白质及大分子多肽水解成小分子多肽和游离氨基酸。但蛋白质消化吸收的主要场所在小肠,由胰腺分泌的胰蛋白酶和糜蛋白酶使蛋白质在小肠中被分解为氨基酸和寡肽,再被小肠黏膜细胞吸收。在小肠黏膜细胞中,寡肽酶将寡肽最终水解为氨基酸。这些氨基酸通过黏膜细胞进入肝门静脉而被运送到肝和其他组织或器官被利用。也有报道称少数蛋白质大分子和多肽可直接被吸收。

氨基酸通过小肠黏膜细胞是由3种主动运输系统来进行的。它们分别转运中性、酸性和碱性氨基酸。具有相似结构的氨基酸在共同使用同一种转运系统时,相互之间具有竞争机制,这种竞争的结果使含量高的氨基酸相应地被吸收多一些,从而保证了肠道能按食物中氨基酸的含量比例进行吸收。如果在膳食中过多地加入某一种氨基酸,这种竞争作用会造成同类型的其他氨基酸吸收减少。

影响蛋白质消化吸收的因素很多,包括胃肠道的动力、黏膜的吸收等。近年来有研究发现,单一饮食中蛋白质的消化和氨基酸在消化道吸收的速度与食物中蛋白质的类型有关,并影响到餐后蛋白质的合成、分解和沉积。肠道中被消化吸收的蛋白质,除了来自食物外,还有来自肠道脱落的黏膜细胞和消化液等,每天约有70g。其中大部分可被消化吸收,未被吸收的由粪便排出体外,这种蛋白质中的氮称内源性氮或粪代谢氮。

(二)脂类的消化吸收

机体每天从肠道吸收的甘油三酯为50~100g,磷脂为4~8g,胆固醇为300~450mg。食物进入口腔后,唾液腺分泌的脂肪酶可水解部分食物脂肪,但消化能力较弱,而婴儿口腔中的脂肪酶则可有效地分解奶中短链脂肪酸和中链脂肪酸。脂肪在胃里的消化有限,主要消化场所是小肠。正常条件下脂肪吸收率成人约为95%,婴幼儿为85%~90%(母乳中的脂肪)。在相对较大摄入量范围内,成人脂肪消化吸收率都维持在较高水平,不饱和脂肪酸吸收率比饱和脂肪酸的吸收率要高一些。在消化过程中,食糜间歇地从胃进入十二指肠,由于食糜本身对胃肠道的刺激而引起胆囊收缩素等激素的释放,进而刺激胰液和胆汁的合成与分泌。胆汁使肠内容物的pH升高,同时胆汁本身也有表面活化剂的作用,这两个作用对脂肪酶作用的发挥都极为重要。胆汁首先将脂肪乳化,这使得甘油三酯的表面积成万倍地增大,有利于胰脂肪酶和肠脂肪酶将甘油三酯水解。胰液中的脂肪酶被胆汁激活,脂肪酶作用于甘油-脂肪酸酯键,将甘油三酯水解成游离脂肪酸和甘油一酯。

脂肪水解后的小分子很容易被小肠细胞吸收,直接进入血液。甘油一酯和长链脂肪酸被吸收后,先在小肠细胞中重新合成甘油三酯,并和磷脂、胆固醇及蛋白质形成乳糜微粒,由淋巴系统进入血液循环。血液中的乳糜微粒是一种颗粒最大、密度最低的脂蛋白,是食物脂肪的主要运输形式,可以满足机体对脂肪和能量的需要,最终被肝脏吸收。

磷脂的消化吸收和甘油三酯相似。磷脂消化的产物——游离脂肪酸和溶血磷脂一同渗入肠道内微胶粒中,通过与甘油三酯水解产物相同的过程被吸收。胆固醇则可直接被吸收,如果食物中的胆固醇和其他脂类呈结合状态,则先被酶水解成游离的胆固醇,再被吸收。胆固醇是合成胆酸的主要成分,胆酸在乳化脂肪后一部分被小肠吸收,由血液到肝和胆囊,通过肝肠循环被重新利用;另一部分和食物中未被吸收的胆固醇一道被膳食纤维吸附并由粪便排出体外。

(三)碳水化合物的消化吸收

碳水化合物的消化从口腔开始。口腔分泌的唾液中含有 α-淀粉酶,可部分分解碳水化合物。胃液不含任何能水解碳水化合物的酶,其所含的胃酸只能水解少量碳水化合物。碳水化合物的消化主要是在小肠进行,极少部分非淀粉多糖可在结肠内通过发酵消化。小肠内消化分为肠腔消化和小肠黏膜上皮细胞表面上的消化。肠腔中的主要水解酶是来自胰液的胰淀粉酶,通过水解 α-1,4-糖苷键使淀粉变成麦芽糖、麦芽三糖、异麦芽糖等。小肠黏膜上皮细胞刷状缘上含有丰富的酶类,可将淀粉消化中的多糖及寡糖完全分解为葡萄糖、极少量果糖和半乳糖,从而被小肠黏膜上皮细胞吸收。葡萄糖、果糖及寡糖和半乳糖在小肠内由绒毛上皮细胞或细胞间隙直接吸收;单糖首先进入肠黏膜上皮细胞,再进入小肠壁的门静脉毛细血管,并汇合于门静脉而进入肝脏,最后由门静脉进入大循环,运送到全身各器官。在吸收过程中,也可能有少量单糖经淋巴系统而进入大循环。双糖在双糖酶的作用下水解成单糖形式,为小肠绒毛上皮细胞吸收。小肠内不被消化的碳水化合物到达结肠后,被结肠菌群分解,产生氢气、甲烷气、二氧化碳和短链脂肪酸等,该过程称为发酵。

葡萄糖的吸收机制可分为3个途径:主动吸收、被动吸收和通过细胞间隙直接吸收。其中主动吸收是主要的吸收途径。调控小肠可消化性碳水化合物吸收的因素较多,包括吸收面积、Na$^+$电化学梯度、细胞膜脂质成分、转运细胞与非转运细胞比例、转运子周转速率、亲和系数等因素。通过多种因子的调控作用,能有效地促进碳水化合物的吸收,以满足动物体的生长和发育需要。

(刘英华)

第二节 营养治疗概述

俗话说:"疾病三分治,七分养",营养治疗是目前临床综合治疗中不可或缺的重要组成部分。营养治疗根据疾病的病理生理特点,为患者制订各种不同的治疗饮食或肠内肠外营养配方,以达到辅助治疗及辅助诊断的目的,借以增强机体的抵抗力,促进组织修复代谢功能,纠正营养状态。

一、营养治疗的目的

(一)调整能量及营养素供给

根据疾病需要调整能量及某种营养素供给,补充或减少某些营养素以达到辅助治疗的目的。如肥胖患者通过减少能量、脂肪和糖类,补充足够的蛋白质、维生素和矿物质,从而达到减轻体重的目的;蛋白质-能量营养不良(protein-energy malnutrition,PEM)者通过补充高蛋白及高能量饮食,纠正营养不良状态;手术前后根据患者的病情适当调整营养素结构,有利于手术进行及术后康复。

(二)减轻脏器负荷

减轻某一脏器负荷,以利于疾病的治疗和康复。如肾功能不全的患者,当尿量少、有水肿时,需适当限制食盐、蛋白质、钾盐及水分等摄入量,以减轻肾脏负担;再如,为了抑制胰液的分泌,减轻胰腺负担,给予病情缓解期的慢性胰腺炎者高糖、低脂、少渣、半流质饮食。

(三)纠正代谢紊乱

通过控制某种营养素摄入量,以调节代谢失常。如糖尿病患者胰岛素分泌存在绝对或相对不足,从而引起糖类、脂肪、蛋白质、水及电解质代谢紊乱,可通过调整产能营养素比例来控制能量,以稳定病情。

(四)促进利用和吸收

注重食物的选择和烹调方法,使其变得细软易消化,从而增加营养素吸收。如消化性溃疡患者应给予少纤维的食物,切碎煮烂以易于消化吸收。

(五)补充机体消耗

超高代谢状态下的患者对营养素的需要量大大增加。如大面积烧伤患者,需及时、合理地供给高氮、高能量营养,以补充机体大量耗损,对于预防和减少并发症也同样具有极为重要的作用。

(六)维持消化道功能

消化道的功能是通过对食物的消化、吸收、排泄来实现的。食物营养不仅促进全身各组织系统正常工作,更直接支持着消化道的功能。

(七)辅助诊断

通过给予维生素治疗可确诊维生素缺乏病。除此以外,还可通过特定试验或代谢饮食来辅助临床诊断某种疾病。如为辅助诊断原发性醛固酮增多症,可用钾钠定量试验饮食;胆囊造影试验膳食可检查胆囊及胆管功能;隐血试验膳食可判断消化道是否出血。

(八)辅助某种特殊治疗

通过营养治疗,可为某些损伤性治疗提供更好的身体条件。如手术前通过膳食营养增加体内营养素储备,增强抵抗力,提高手术成功率,再如放化疗前的营养补充等。

二、营养治疗的原则

(一)符合规范要求

制订营养治疗计划,必须符合该疾病的治疗原则和营养要求,以及制作时的食品卫生规定。

（二）饮食配制

详细了解患者的一般情况，结合不同疾病的病理生理要求，制订饮食营养治疗计划。在原则和要求的指导下详细规划食物的选择，还应结合患者的病情和饮食性质制订餐次。如普食宜每天3餐，早餐占25%~30%，午餐占40%，晚餐占30%~35%；软食4~5餐，半流质饮食5~6餐，流质饮食每天6~7餐。

（三）烹调方法

结合饮食性质，选择蒸、煮、氽、烧、烩、焖、煨、炒、煎、卤、炸等不同烹调方法。饭菜宜色、香、味、形俱佳，美味可口，品种多样化，以利于增进食欲，有助于消化吸收。

（四）仔细观察病情

危重患者的营养治疗非常重要，必须深入病房，密切结合病情的变化以修订营养治疗方案。并观察和记录实际摄入量、营养代谢变化等情况。

（五）特殊要求

凡因治疗或检查需要严格控制能量时，要称重饮食并嘱患者卧床休息，减少活动，避免发生低血糖。

（六）出院饮食指导

患者出院时，应结合病情和饮食习惯给予饮食指导，并增强其依从性。必要时给予饮食营养处方。

总之，营养治疗是对疾病进行综合诊疗的重要组成部分。"医食同源，药食同根"，营养治疗的作用有时不像药物治疗那么快，但经一段时间后其治疗效果是肯定的。饮食营养治疗不仅可以全面调节体内代谢，更以其没有毒副作用的特点，在医院疾病综合诊疗、社区慢性病防治、家庭合理膳食中发挥越来越重要的作用。

（刘英华）

第三节　膳食制作与营养治疗的关系

临床营养学（clinical nutrition）是研究食物中的有益成分与患者健康关系的一门学科。疾病营养治疗（nutrition therapy）是临床营养学的一个分支，是研究各种营养性疾病的代谢特点、营养需要、营养治疗原则和措施的一门学科。它是通过膳食营养措施对疾病进行综合治疗的一个重要组成部分。食物和药物的区别在于它既有营养作用，也有治疗作用；既具有美味，支持消化道的功能，又无毒副作用。

随着医学水平的迅猛发展，营养治疗在临床综合诊治中发挥着不容小觑的作用。我们可以通过特殊配制的膳食以达到辅助治疗疾病的作用，医疗膳食配制室的建立是现代化医院的基本要求。在制作针对不同疾病以及疾病不同阶段的膳食前，需要了解膳食营养素与疾病的关系，了解病情对膳食制作的要求，了解患者的接受度，这样才能让膳食在疾病治疗中更好地发挥作用。

膳食制作与营养治疗相辅相成，膳食制作需要以营养治疗方案为指导，而营养治疗又必须依靠膳食制作得以实施。膳食制作是遵营养医嘱行为，是执行营养医嘱的过程。

（一）膳食制作需考虑营养原则

膳食制作中食物的选择和烹调方式必须考虑疾病营养治疗原则，如肥胖患者需考虑低能量密度和低能量烹调方式；胃食管静脉曲张患者需要选择柔软易消化、无粗纤维的食物，制作时需去掉硬物，切细或捣末，制作成软食。

（二）膳食制作应最大限度保留营养素

无论是原料制作还是烹调过程，均可能会损失部分营养素，但通过合理的烹调制作方式可减少营养素的丢失或破坏。

（三）营养治疗应当结合膳食制作特色

营养治疗中食物的选择还必须考虑地域性、季节性以及食物本身制作的特点，使营养治疗与膳食制作相互结合，既色、香、味、形俱全，又能达到营养治疗的要求。

（焦广宇）

第四节 饮食心理与营养治疗

广义的心理治疗,涉及所有临床专业领域的医务人员与患者之间的交流、互动过程,体现在医务人员随时随地表现出来的基本素质、专业精神与态度之中。医生在日常工作中,如看门诊、查房、与患者及其家属谈话、患者健康教育与培训等工作中,随时都在应用心理学原理和技术。不过临床上大量的医患关系问题,甚至严重的纠纷、差错、事故,恰恰容易产生于这些日常交往、沟通过程中。

患者疾病的治愈或好转,满意度的提高,这本身属于心理学过程或范畴。

在营养师对患者进行营养干预(如营养宣教、营养咨询)及提高患者依从性的过程中,均离不开心理学原理、方法和技巧。

许多慢性病是营养师工作中的重要内容,而慢性病大多数是身心疾病;许多急性创伤性疾病虽然不是身心疾病,但是这种创伤或外伤对患者的心理造成了损害,此时营养师对患者的干预离不开心理学的范畴。

营养师或营养科室单独的个人或单位,医疗膳食或肠内外营养是具体的工作;无论个人、单位或者具体的工作,其发展是一个心理学的过程,也是心理学范畴。

临床营养学是一门应用学科,其服务对象是群体或个体,两者都有相应的心理学活动的特点,因此营养师的工作离不开心理学。

一、患者心理

个体患病后,其生理功能和心理状态都会发生相应的变化,患者的心理状态受疾病本身的影响,反过来又影响疾病的发生和发展。古希腊名医希波克拉底说过:"了解什么样的人得了病,比了解一个人得了什么病更重要。"因此,熟悉各类患者的心理特征并进行有效心理干预,能够促进患者康复,提高患者的生活质量,是临床医疗工作的重要环节。

(一)患者概念与患者角色

"患者"是指患有各种躯体疾病,包括生理功能障碍、心理障碍或精神性疾病的个体,不论其求医与否。

患者角色(patient role)又称患者身份,是一种特殊的社会角色,是处于患病状态中同时又有求医要求和医疗行为的社会角色。具有了患者身份,在心理和行为上就产生了变化。患者角色被期望采取切实行动来减轻自身的症状,如按医嘱服药、卧床休息、接受医生治疗等,努力使自己恢复健康。

(二)患者的心理需要

人们在健康时往往能够自己去主动满足各种需要,而患病后往往无法按照通常的方式去满足需要,而且因社会角色的变化还会产生新的需要。所以,医护人员应了解并帮助患者满足其心理需要,促进疾病的康复。患者的心理需要包括患病期间的生存需要,患病期间的安全需要,社会联系和交往的需要,患病期间尊重的需要,患病时的自我成就需要。

(三)患者的一般心理特征

1. 患者的认知活动特征

(1)感知觉异常:由于主观感觉异常,患者还会出现时间知觉异常和空间知觉异常,有的患者甚至会出现味觉异常等现象。

(2)记忆和思维能力受损。

2. 患者的情绪特征

(1)焦虑:焦虑时常伴有明显的生理反应,主要表现为交感神经系统兴奋的症状,如心率增快、血压升高、出汗、呼吸加速、失眠及头痛等。

(2)抑郁:在抑郁状态下,个体会感到悲观失望、自卑自责;生理功能方面会有精力疲惫、严重顽固的失眠及食欲、性欲减退等多种躯体不适;社会功能方面会有活动水平下降、言语减少、兴趣缺乏及社会退缩等。

（3）愤怒。

3. **患者的意志行为特点**　患病后患者主要表现为意志行为的主动性降低,对他人的依赖性增加,如有的患者意志力减退,不能按医生的要求完成治疗,使疗效受到影响。许多患者有行为退化的现象。行为退化指的是患者的行为表现与年龄、社会角色不相称,显得幼稚,退回到婴幼儿时期的模式。

（四）患者心理问题的基本干预方法

临床上主要采用以下几种方法:

1. **支持疗法**　了解患者的不良精神因素及各种应激,要充分理解和尊重患者。鼓励患者倾诉,耐心倾听患者的痛苦与忧伤,帮助患者疏导负性情绪,鼓励患者培养积极、乐观的情绪;帮助患者建立社会支持系统,树立战胜疾病的信心;给患者提供有关的信息,建立良好的医患关系,指导患者调整各种不良的生活方式与饮食习惯,帮助患者科学地安排生活,消除各种心理社会压力。给患者提供心理支持,促进机体的抗病能力,鼓励患者顽强地生存下去。

2. **认知治疗**　患者会有怎样的心理反应,强度如何,取决于患者对疾病和症状的认识与评价。而认知模式又与患者的个性特征及社会文化背景有关,错误的认知会歪曲客观事实和阻碍疾病康复过程的进行。

首先,帮助患者识别自己的不良情绪和认知系统里的问题;然后,通过各种认知治疗技术,帮助患者改变观察问题的角度,赋予问题不同的解释,使患者的情绪和行为问题有所改善,努力达到纠正错误认知,重建合理的信念和认知模式的目的。

3. **行为治疗技术**

4. **健康教育和咨询**　健康教育可增加患者对疾病和自己身体状况的了解,减轻焦虑,增强治愈疾病的信心。健康教育的内容广泛,包括疾病的基本知识、紧急状况的处理和应对策略、病情的监测及生活管理等;为患者提供有关疾病和康复的医学知识,还可以帮助患者了解和解决患病后可能出现的婚姻和性生活的问题,提高生活质量。

（五）不同病期患者的心理特征

临床各科疾病种类繁多、病因复杂、病情轻重不一,病程长短各异。不同病期的患者心理变化有不同的特点,以下主要介绍临床上常见的几类患者的心理特征。

1. **急性期患者的心理特点**　急性期患者大多病情危急,需要紧急处理,患者的心理反应往往非常强烈。常见的主要为情绪反应(焦虑和恐惧)和相应的行为反应。

医务人员的心理素质和技术水平对急性期患者的心理反应起关键作用。医护人员积极、快速和有序地投入抢救与治疗,可以减轻或消除患者的紧张心理;医务人员的沉着、冷静和果断,可以增加患者及家属的安全感。对于急性期患者主要是给予支持治疗,要理解和尊重患者的情绪和行为反应,耐心地安慰和鼓励患者,向患者提供有关信息,帮助患者正确对待疾病,积极配合各种检查和治疗措施,促使病情稳定和早日康复。

2. **慢性病患者的心理特征及干预**

（1）慢性病患者的心理反应

1）主观感觉异常:慢性病患者常常将注意力转向自身,感觉异常敏锐,对自己身体的细微变化感受性明显增高,尤其对疾病的症状反应明显。患者常会诉说自己的各种不适,并且总是思虑着自己的疾病,而对其他事物很少关心。

2）情绪反应:否认是慢性病的一种常见反应。否认是一种防御机制,个体用于回避疾病的危害性。慢性病被诊断后,焦虑、抑郁是很常见的反应。

3）患者角色强化:慢性病患者行为上表现出较强的依赖性,更强烈地需要他人关注。

（2）慢性病患者的干预:慢性病患者的综合治疗是一个长期的过程,要有一个科学、合理的治疗计划。目前已有许多用于处理慢性病相关问题的干预措施。包括药物干预,个体心理治疗,患者教育,放松、应激管理和锻炼及社会支持。

3. 康复期患者的心理问题及干预

(1)康复期的心理问题:康复期患者的心理问题有错误认知、不良情绪(焦虑、抑郁、愤怒)和不健全人格。

(2)伤残患者康复期心理问题的干预:包括培养积极的情绪状态,动员心理的代偿功能,纠正错误的认知、康复运动锻炼的心理效应和各种积极的社会因素都有利于患者的康复。

4. 手术患者的心理问题及干预

(1)手术后患者心理反应的特点:一些手术可能引起部分生理功能丧失和体像改变,容易导致许多心理问题如自卑、焦虑及人际关系障碍等。反复手术而久治不愈者术后心理反应强烈,有的患者可能因术后一时不能生活自理、长期卧床以及术后不能继续工作等原因,而继发严重的心理障碍。

(2)手术患者心理问题的干预

1)心理支持与指导:首先,要建立良好的医患关系,与患者进行耐心交谈,听取患者的意见和要求,以估计患者的心理反应、手术动机及应对方式;其次,医务人员应及时向患者和家属提供有关手术的信息。详细耐心地介绍患者的病情,阐明手术的重要性和必要性,尤其要对手术的安全性给出恰当的解释;术后要及时反馈手术完成的情况,及时处理术后疼痛;还要提供有关医院规章制度及个人生活料理等手术前需要准备的信息。

2)行为控制技术。

二、饮食心理及重要性

饮食心理学是专门研究食物引起人们心理变化的科学。人脑占体重的2%,却要消耗20%的能量和营养。大脑通过介质和神经机制发布信号,不同食物会刺激不同激素分泌从而诱发出不同信号指令。饮食心理学通过外部感觉如视觉、皮肤感觉、嗅觉、味觉等几方面引起人们的心理变化,从而产生喜欢、厌恶、恶心等心理过程,最终改变食物以适应人本能的需要。饮食心理是人们头脑中反映饮食功用、价值和饮食消费行为的过程。人的饮食心理需求是人们由饮食需要而产生的心理要求。它是由饮食心理的先天基础、饮食实践、文化素养和生活环境的影响而形成的。

人的饮食心理非常复杂,会产生各种各样的心理活动。但不外乎两点,人们饮食主要是满足生理与精神两方面的需求。首先,人们求食是基本的生理需求。其次,人们求食是获得心理上的满足。随着国民经济的快速发展,我国人民的生活已由温饱型转入营养型。人们的饮食心理要求:不仅要吃饱,而且要吃好;不仅要注重色、香、味、形,而且要讲究合理营养。

情感所构成的恒常的心理背景或一时的心理状态,都影响人的求饮、求食的需要,以及对食物的主观感觉。情绪影响饮食变化,主要表现在两方面:其一,情绪可以影响和调节人的认知过程,从而调控人的摄食心理与行为。其二,情绪变化所产生的一系列生理、生化的改变而影响消化、吸收功能。例如:应激状态下所表现出的交感神经活动亢进,神经内分泌、胃肠分泌功能的变化,可以直接影响人的摄食。在临床上当患者处于焦虑、抑郁和心境不佳时,则表现出胃肠呆滞,饮食难下。如遇突发的事件而引起强烈情绪变化时,则会中断正在进行的摄食行为。

三、心理学主要理论流派(常见心理干预技术及饮食营养相关案例)

以下内容介绍了精神分析与心理动力学理论、行为学习理论、认知理论、人本主义心理学理论及心理生物学理论的主要内容。同时,为了加深医学生对这些理论在健康和疾病中作用的理解,我们在介绍每种理论时,都提供了该理论在医学中应用的案例。

心理干预的主要技术包括精神分析、行为疗法、认知疗法、以人为中心疗法、森田疗法、暗示和催眠疗法、家庭治疗、团体治疗危险干预及临床心理会诊服务。为了使医学生能更好地掌握医学中常用的心理干预技术,在介绍这些技术时,也同时提供了一些简要案例。

(一)案例1:行为学习理论在临床中的应用举例

1. 内容

患者的一般资料:王某,女,20岁,大学生。

就诊的主要原因：患者半年前与男朋友分手之后，心情低落，产生难以抗拒的饮食欲望，在外暴饮暴食，一直吃到撑得难受才罢休，暴食后心情稍有缓解。之后每逢心情不好或遇事不顺心即会产生强烈的饮食欲望，暴饮暴食。开始时每 2~3 周发作一次，每次暴食维持 1~2 天，饭量是常人的 3~5 倍。发作时，每 1~2 小时即会产生难以忍受的饥饿感，若不进食则头晕、心慌、易怒，进食后缓解。3 个月前发作变得频繁，发作维持时间变长，体重明显增加。因担心身材改变，而在暴食后采用引吐、导泻、增加运动量等方法，以消除暴食引起身体发胖的恐惧心理。一再发誓不再暴饮暴食，但饥饿感来袭时又无法控制。患者近半年来学习效率下降，有时旷课，感觉难以应付考试。

重要的成长经历：患者 9 岁时父母离异，之后随父亲生活，在患者不开心的时候父亲就会给她买好吃的东西来哄她开心，她就会觉得心情好些，患者认为吃东西让胃满满的能改善心情。

从该理论出发的心理学发现：此患者被诊断为神经性贪食症。患者存在暴食的问题行为，这种行为被情绪的短期改善所强化，当患者觉得暴食能改善情绪时，暴食的问题行为就逐渐固定下来。

结合该理论对案例形成的心理学解释：患者的成长经历中曾有遇到不开心的事情时，可以通过进食缓解情绪，进食和缓解情绪之间建立了操作性条件反射，即不开心时吃东西能获得改善心情的奖励。所以当患者再次遭遇强烈的生活实践刺激时，会通过暴食的方式来缓解情绪。对此案例，医生决定使用行为疗法中的正强化法矫正其不良饮食行为。

2. 相应理论背景简介　在操作性条件反射中，行为强化是一个十分重要的理论。它是指：一个具体行为的发生，有一个直接结果紧随着这个行为，导致了这个具体行为在将来被加强的过程。行为强化分为正强化和负强化。所谓正强化是指具体行为之后，出现了刺激结果的增加，导致具体行为的增强；所谓负强化是指具体行为之后，出现了刺激结果的移除，导致了具体行为的增强。

（二）案例 2：认知理论在临床中的应用举例

1. 内容

患者的一般资料：李某，男，36 岁，汉族，已婚，未育，大学文化程度，工程师、职业经理人。于 2012 年 5 月 28 日入院。

现病史：糖尿病病史 16 年，考虑为"2 型糖尿病"，不规律使用口服降糖药物，2011 年 2 月开始加用基础胰岛素，2011 年 3 月因腹痛、腹泻在当地医院诊断为"酮症酸中毒"，予小剂量胰岛素治疗可缓解。出院后患者治疗不规律，血糖控制差。1 年前无明显诱因出现上腹剧痛，为阵发性绞痛。查腹部 X 线平片、B 超、CT 均未见异常，胃镜示"反流性食管炎、胃炎"，肠镜未见异常。后上腹痛、呕吐症状发作愈发频繁，伴多次呕吐，性质基本同前。为求进一步诊治入院。

初步诊断：①糖尿病性胃轻瘫；②反流性食管炎；③2 型糖尿病、糖尿病周围神经病变、糖尿病肾病；④高血压病（3 级，极高危组）；⑤高脂血症。

该患者对糖尿病的治疗存在错误的认知：糖尿病药物用上了就不能停了，最好尽量迟些开始用药，而且平时不吃药、经常到饭店吃大餐也没有什么不适，做运动太辛苦。

入院后进行健康教育，患者认识到控制饮食、适当运动和规律用药能让糖尿病控制良好，减少糖尿病并发症的出现。患者认知的改变使其治疗依从性提高，出院至今已经半年一直规则治疗。

2. 相应理论背景介绍　认知流派强调认知可以改变人们的观念、行为和情绪。在临床上，认知理论不仅运用于心理障碍的治疗，还被引入于对各科患者的健康教育，便于增加患者对疾病的认识，改变患者对疾病的错误认知，从而改变他们对疾病的诊疗行为，提高患者的依从性。

医护人员在糖尿病健康教育中应用认知理论，结果发现可以提高糖尿病患者的依从性。他们在门诊及病区的走廊以及病房内张贴糖尿病专业知识，包括疾病发生发展的过程和转归，使患者感受一些糖尿病方面的知识；向患者介绍饮食原则和运动疗法，教会患者测定尿糖或正确使用便携式血糖仪，逐步学会胰岛素的注射方法，掌握降血糖药物的注意事项；在医院建立糖尿病基础知识和治疗控制讲座，由糖尿病防治专业医护人员主讲，使患者及其家属认识到糖尿病是终身疾病，治疗需持之以恒；在医院召开公休座谈会，会议主要由糖尿病患者发表自己对糖尿病知识的认知，对医生的医嘱执行情况，讨论分析个人行为因素。在会上鼓励治疗效果好的病友介绍自己的经验共同分享并制订奖励措施，唤起糖尿病患者的模仿意识,提高糖尿病患者依从性。实验组的规则用药和健康教育计划执行情况显著高于对照组,说明认知理论对提高糖尿病患者依从性有明显作用。糖尿病患者通过学习,交流心得,模仿榜样,改变了他们对糖尿病的错误看法,从而改变自己的行为,积极配合治疗,提高患者用药的依从性,使血糖控制在正常范围,对提高生活质量有重要意义。

(三)案例3:"多问题家庭"的会诊及家庭治疗在临床中的应用举例

1. 内容

患者的一般资料:患者李某,女,55岁,因1个月内体重骤降15kg,晕厥2次而在某综合医院多个科室就诊。但除营养状况差、贫血外,大量躯体及实验室检查未发现明显异常。后由精神科会诊后收治。第一次主任查房时,坐位发生低血糖反应、意识丧失数十秒。

住院期间约其丈夫、3个儿子进行家庭访谈,发现患者近3个月以来遭遇应激性事件,当前仍存在困难处境。较突出的问题是:

(1)丈夫59岁,为一县级银行行长,个性内向,平素工作认真,待人处事讲原则而显刻板、不讲情面,无亲信、朋友,无任何兴趣爱好。面临退休时,对退休后生活心生恐惧,随后突然出现心悸、烦躁、失眠,曾于3个月前前往县医院治疗,对症处理有效,但诊断不明。

(2)小儿子自幼聪明,受到全家宠爱和高度期待,但高考失利,在县里当上公务员后嗜酒。父亲住院期间,因酗酒后在公共场所有违法行为,被送往州精神卫生中心住院治疗。患者坚持为丈夫、儿子日夜操劳,但两人一个多月前先后出院回家后,自觉虚弱、食欲丧失、入睡困难,日渐消瘦。

患者诊断为"广泛性焦虑障碍伴厌食、营养不良"。鉴于患者其实是一个"多问题家庭(family with multiple problems)"中的"索引患者",家中存在其他在疾病发生、发展、转归方面互相影响和制约的成员(如丈夫有明显的焦虑障碍,儿子对酒精依赖,而另外两位儿子身体健康、社会功能良好),所以在对其进行营养治疗、对症药物治疗的同时,进行了系统式家庭治疗,一共4次访谈,两次在住院期间,两次在出院以后,均约家人从老家赶来参加。两年后到患者家中随访,患者身体、精神状况恢复;丈夫已平稳退休,发展了养鱼、钓鱼、种花、打牌等爱好,安享退休生活;儿子戒酒成功,努力工作,保住了公职。

2. 相应理论背景介绍 该患者在多个科室治疗,因营养状况差、体重骤降、贫血到营养门诊就诊,在住院期间和出院后营养师已对其进行营养治疗。

在营养门诊咨询和对住院患者进行营养干预及治疗过程中,营养师应当具备基本的心理学理论和技巧,对于有心理治疗需求的患者,营养师及时发现,请精神科会诊。

例如,在门诊咨询、医生谈话方面,如果其他科的非精神科医生觉得接受询问、给予解答的过程不顺畅,认为与患者或其家属沟通不良,而且经过耐心听讲、分析、解释仍无改善,或者已经产生明显困惑、误解,甚至冲突,可以考虑请精神科或临床心理科协助,以便探询并澄清对方的不解、疑惑、犹豫、阻抗等认知屏障,减轻其恐惧、焦虑、忧郁,甚至不满、敌对等负性情绪,争取合作。

同样重要的是,在患者健康教育与培训中,在许多慢性疾病的长期治疗和康复计划中,有计划地促进患者心理、行为上的改变或适应,与躯体治疗同等重要。所以,应该有意识地融合医学、心理学和教育学原理,邀请精神科医生、心理治疗师参加。例如,高血压病、糖尿病、肿瘤、支气管哮喘、骨质疏松等都有比较成熟的健康教育培训课程包。

临床心理会诊人员擅长在传达有关知识、建议、医嘱时,十分注意话语的语用学效果,即患者方对信息真正理解、采纳的程度。非精神科人员能够从与他们的联合工作中,改进沟通技巧,更加注意使用适应于患者认知水平、情感状态、价值观、意志力和期待的语言,简明扼要地传达专业信息,让患者有恰当的心理准备、依从性,增强应对疾病的能力。

(四)案例4:健康行为的不稳定性在临床中的应用举例

1. 内容

患者的一般资料:冯某,男,42岁,公务员。吸烟史20余年,35支/d;BMI 30.4kg/m²,因肥胖就诊于营养门诊,通过营养师的干预,体重减轻23kg且戒烟。后因工作压力又吸烟且体重又有所反弹。

举这个例子的原因在于说明健康行为习惯的不稳定性,即随着时间的推移,健康行为不能长期保持,可能会出现反复,发生改变。那么,为什么健康习惯彼此相对独立而又不稳定呢?

2. 相应理论背景简介

首先,不同的健康行为习惯受不同因素的影响。例如,吸烟可能与压力有关,而锻炼可能取决于是否有便利的运动条件。

其次,对于不同的人来说,同样的健康行为可能有不同的原因,或者说在不同的个体中,同样的不健康行为表现可能受不同因素的影响。例如,同样是进食过量的行为,对一个人来说,可能是一种"交际"的表现,她可能主要表现为在有其他人在场时出现这种过量进食行为;相反,对另一个人来说,过量进食行为主要取决于他的压力水平,只有当他感到有压力或紧张的情况下才出现这种过量进食的行为。

第三,随着时间的推移,控制某种健康行为的因素也会发生改变。最初对健康行为具有促进性的因素可能就不再有意义,可能被一种新的作用持久的因素所取代。尽管同龄群体的压力(社会因素)对抽烟习惯的养成比较重要,但是随着时间的推移,抽烟行为的保持可能是因为它能减少压力感,能满足心理的需要,而实际上到了成年时期,大多数同龄人是反对抽烟的。

第四,控制健康行为的因素可能会随着个体生命阶段的不同而发生改变。例如,在童年时期会定期进行体育锻炼,这是因为体育是在学校期间必须上的课程;但到了成年,这种自动的不需提醒的锻炼习惯就必须经自我提醒才会进行。

第五,健康行为模式的发展过程,以及那些在不同时期起到控制和影响健康行为的因素,在不同个体之间存在着相当大的差异。

总而言之,对于不同的个体,健康行为由不同的因素所引发和维持,而这些健康行为的影响因素将在个体生命的不同时期以及健康习惯形成的过程中发生不断变化。因此,健康习惯是非常难以改变的。由此可见,健康习惯干预应主要针对那些最可能从中获得帮助的人群,主要是针对年轻人来进行。

(五)案例5:改变健康行为的认知疗法在临床中的应用举例

1. 内容

基本资料:刘某,女,身高166cm,体重82kg,BMI 29.8kg/m²,体脂肪率35.5%,腰臀比0.84,因肥胖至营养科门诊咨询。

作为肥胖治疗的第一步,营养师要鼓励个体减少甚至消除那些引起食欲和进食行为的辨别刺激,要让他们清除家里那些令人满意的、令人愉快的增肥食品,限制他们一个人在家里进食,并且在从事其他活动时不能吃东西,如打电话或看电视时不能同时进食,并把其他有利于控制饮食的刺激引入环境中来,并给予强化。例如:可以在家里显眼的地方放一些标志,以提示自己在行为改变成功之后要去进行强化。

2. 相应理论背景介绍　吸烟、喝酒、贪食,个体的这些行为与环境中的一些刺激之间已形成了联系,这些刺激中的每一种都可能是一种辨别刺激(discriminative stimulus),都能引起目标行为。例如:对食物的颜色和香味作为一种辨别刺激能引起食欲和进食行为。辨别刺激是很重要的,因为它的出现是对某一行为的一种正强化,使得某种行为随后出现。

刺激控制干预(stimulus-control interventions)是对那些想改变自己健康习惯的人可采取前两项措施,即将引起问题行为的辨别刺激中的环境因素去掉,创造一种能预示新的反应将被强化的新的辨别刺激。

进食是在辨别刺激的控制之下,这包括所期望食物的出现,以及经常与进食相伴随的一些行为动作(如:电话中的交谈、看电视)。

3. 体重控制综合方法的某些技术(表5-1)

表5-1描述了近来认知行为方法中有关促进长期减肥的技术。对于认知减肥计划的早期评价表明它能适度降低体重,每周降低约0.45kg直到第20周,这种效果能够维持1年。对这些计划的反应不一致,有些人减轻了体重并成功保持,但另外一些人却在减肥后体重迅速反弹。而且,这些方法对真正的肥胖者来说强度是不够的。许多健康心理学家已得出结论,减肥最好的方法是鼓励人们去培养健康的生活方式,包括合理的饮食和锻炼,而不是特殊的减肥技术。

表 5-1　体重控制综合方法的某些技术

生活方式技术	态度技术
坚持记进食日记	权衡节食的利弊
强化进食意识	认识导致肥胖的复杂原因
检查进食方式	区分饥饿和嘴馋
防止无意识的进食	抵抗或忽视嘴馋
确定进食的触发点	建立现实的目标
定期测量体重	通过改变观念去改变习惯
制订体重变化图	拒绝食物和体重方面的幻想
检查在进食前、中、后出现的情况	禁止完美主义的态度
改变进食前的习惯	意识到态度的陷阱
进食中不做其他的事	停止双重思维
遵循饮食计划表	反对不可能的梦想
在固定的地方进餐	注意行为而不是体重
不要把盘子吃干净	不要使用命令性的字眼
在咀嚼时要放下叉子	了解高危情境
在进餐期间要有停顿时间	区分发作和复发
吃饱后再去买东西	延长想吃的冲动
根据购物单买东西	积极应对失败
买那些需要准备的	在发作时分步骤进行控制
食物不去看那些有问题的食品	时刻注视进食冲动和发作关系技术
关注健康的食品	鉴别并选择合作伙伴
不要赠送的菜	告诉你的伙伴如何帮助你
饭后立刻离开餐桌	对伙伴提出具体积极的合作要求
一次只准备一份食物	奖励你的伙伴与伙伴一起去购物
饿的时候，进食前先等 5 分钟	让你的伙伴为你购物
避免贮存食物	让伙伴和家人读这份材料，与伙伴一起锻炼
有选择性地进食	拒绝强迫进食
在外面用餐时使用进食技术	进行使伙伴快乐的活动
为特殊事件提前做准备	营养技巧
为高危情境提前计划	决定你要的能量水平的目标
确定你的行为步骤	了解食物的能量值
打破你的行为步骤	知道 4 类食物品种
锻炼技巧：每天坚持锻炼	进食平衡饮食
了解锻炼的益处	使饮食中含有足够的蛋白质
多行走	使饮食中含有足够的碳水化合物
使散步的快乐最大化	增加复合的碳水化合物
增加积极的生活方式	脂肪限制在总能量的 30% 以下
尽可能步行上楼	使用低能量的食物
了解锻炼消耗的能量	保持适量维生素的摄入
常检查脉搏	摄入推荐的维生素剂量
选择和使用计划好了的活动	增加饮食中纤维的含量
保持情绪的适度波动	
跑步 / 骑自行车 / 进行有氧锻炼	
记住任何锻炼都是有益的	

（陈永春）

第五节　营 养 宣 教

一、医院健康教育的基本概念

医院健康教育是以健康为中心,以医疗保健机构为基础,为改善患者及其家属、社区成员和医院职工的健康相关行为所进行的有组织、有计划、有目的的教育活动。医护人员是实施健康教育的主体,同时也是健康教育的接受者,应不断提高自身的保健意识和能力,采取健康行为,促进自身健康。

卫生宣教主要是指卫生宣教机构或工作人员利用宣传栏、宣传单和现代媒体把医疗卫生保健知识传播给广大群众的工作,它重在卫生知识的传播。尽管卫生宣教也希望人们改变不健康的行为,但由于其相对忽略信息反馈和效果评价,实践证明单纯的卫生宣教难以达到改变行为的目的。

健康促进是指运用健康教育、组织立法、政策和经济等综合手段对健康有害的行为和生活方式进行干预,创造良好的社会和生态环境,以促进人类的健康。

人们常常把健康教育、健康促进与卫生宣教等同看待。其实,健康教育、健康促进与卫生宣教有着重要的区别。卫生宣教、健康教育、健康促进是健康教育发展过程的 3 个阶段。它们的关系是:后者包容前者,后者是前者的发展。用类似公式可把三者描述为:

卫生宣教 = 卫生知识普及 + 宣传鼓动

健康教育 = 知(知识)+ 信(信念)+ 行(行为)

健康促进 = 健康教育 + 社会支持

二、医院健康教育的基本方法

医院患者健康教育对象存在着很大的个体差异,他们面临的疾病或健康问题不同,每个人所处的心理状态和社会环境亦不同。为满足患者和家属的不同需求,在诊疗过程中,健康教育必须采用多种形式,有计划、分对象、分层次地进行。常用的方法见表 5-2。

表 5-2　健康教育常用方法

患者健康教育方式		定义	内容 / 意义
门诊教育	候诊教育	在患者候诊期间,针对候诊知识及该科的常见疾病防治所进行的教育,通过口头讲解、宣传栏、教育材料、广播,有条件的医院可设闭路电视网等进行的教育	使患者在候诊期间一方面可接受卫生保健知识,另一方面可减少候诊过程中的焦虑、紧张、烦躁心理,保持心情愉快,主动配合医生治疗
	随诊教育	医生在治疗过程中根据患者所患疾病的有关问题进行的口头教育	最主要、最经常的宣传教育方法,它不受时间、地点、设备等条件的限制,利用候诊、就诊、取药,进行各种治疗机会,针对不同人群、不同对象、不同疾病的患者宣传不同的内容
	咨询教育	包括院内单科专门咨询及面向社会人群的综合性咨询。内容跨度大,主要由医护人员解答患者的提问	针对患者知识层次、掌握疾病知识及信息程度不同,对患者进行一对一指导,耐心、准确地回答并解释患者提出的问题
	健康教育处方	在诊疗过程中,把疾病的主要病因、常见症状、治疗原则和自我保健方法等知识以书面的形式告知患者,以使患者在接受治疗的同时能更好地做好预防保健	特别适用于有一定文化程度的慢性病患者,他们久病后积累不少医学知识,对健康教育的期望值也高

续表

患者健康教育方式		定义	内容/意义
住院教育	入院教育	在患者入院时对患者或家属进行的教育	主要包括病房环境、作息时间、探视制度、卫生制度、有关检查和注意事项等
	病房教育	在患者住院期间进行的教育,是住院教育的重点	常用方法:口头交谈、患者咨询会、医患座谈会、卫生科普读物入病房、健康教育专题讲座、设置健康教育宣传栏、闭路电视、电子屏幕、播放录像片等
	出院教育	患者病情稳定或康复出院时所进行的教育	是一个连续的追踪过程,主管医生通过书信往来、定期或不定期家访、电话咨询等方式,针对病情发展修订治疗方案,给患者以长期、动态的健康咨询和指导

在健康教育活动中适当地使用健康教育材料,可以起到如下作用:

1. 吸引受众的注意。

2. 提高教育对象对卫生保健知识的理解和记忆。

3. 有助于解释抽象的或敏感性问题,如女性生殖器官的解剖部位。

4. 有助于教育对象学习和掌握操作技能,如成年妇女如何进行乳腺癌自检。

5. 有助于传播者准确、完整地在不同场合向不同教育对象提供标准化信息,从而保证健康传播的效果。

根据对象不同,健康教育材料的使用技巧如表 5-3 所示。

表 5-3 健康教育材料的使用技巧

材料种类	面向个体	面向群体	面向大众
概念	发放给个人或家庭使用的健康教育处方、图片、折页、小册子等健康教育材料,应当对材料的使用方法给予具体指导	在组织健康教育培训、专题讲座或小组讨论时,常常需要用挂图、幻灯片、投影片、模型等辅助性材料	在公共场所或单位张贴的宣传画、卫生报刊、布置的宣传栏等属于此类
技巧	①向教育对象强调学习和使用材料的重要性,引起对方的重视;②提示材料中的重点内容,引导教育对象加强学习和记忆;③讲解具体的使用或操作方法,使教育对象能够遵照有关步骤自行操作;④在患者复诊或再次进行家访时,了解材料的保管和使用情况,必要时再次给予辅导	①距离适中,向教育对象显示的文字、图片要让他们看得见,看得清;②面向大家,身体站在一侧,避免挡住部分与会者的视线;③重点讲解材料中的主要内容,边讲解边指示;④有计划地提出问题或让大家提问题,对不清楚的地方做进一步的解释;⑤活动结束时,总结要点,以加强印象	①地点便利,选择目标人群经常通过且易于驻足的地方;②位置适宜,挂贴的高度应以成人阅读时不必过于仰头为宜;③定期更换,一种材料不宜留置过久,应适时更换,保持新鲜感;④注意维护和保管,发现有损坏者应及时更换

三、患者营养教育的概念及意义

营养教育是健康教育的重要组成部分,指营养工作人员通过有计划、有组织、有系统的营养卫生知识教育活动,促进个体或群体自愿采取有利于健康的饮食行为,消除或减少与营养相关的危险因素,降低营养相关疾病的发病率、伤残率及死亡率,提高生活质量,并对教育结果做出评价。开展营养教育的最终目的是使人们能自觉地在生活中养成科学饮食的良好习惯,预防营养相关疾病的发生。

患者营养教育贯穿于整个医疗、护理、营养治疗及康复过程,是营养治疗工作的重要组成部分。由于目前在我国医学院校中尚未普及临床营养学这门课程,多数临床医护人员对营养教育的重要性并不十分了解,而患者及其家属大多迫切地渴望了解与疾病相关的各方面知识,使得在医院进行患者营养教育具有一定优势和特殊意义。其主要表现在以下几方面：①有利于现代医学模式由治病向防病转变；②能指导患者及其家属学习和掌握基本的营养卫生知识和保健技能，可以帮助患者在出院后自觉建立良好的饮食行为方式；③有利于社区营养教育的进一步开展；④有利于患者及家属对疾病的了解；⑤有助于消除其不良心理反应，使其易于配合临床治疗；⑥有利于建立密切的医患关系，能够提高患者及家属对医护人员的信任感和依从性；⑦由于有专门的营养工作人员对患者进行营养教育，可以节省临床医护人员的时间和精力，使其能够全身心地投入医疗护理工作；⑧有助于流行病学病因调查和疾病危险因素的确定，可以帮助分析影响健康的因素；⑨有利于筛选健康优先问题并制订相应政策。

四、患者营养教育的方法、实施及评价

（一）患者营养教育的方法

根据目标人群、教育场所、健康信息的不同，患者营养教育的方法可分为人际传播和大众传播。

1. 人际传播　人际传播是传者与受者直接进行信息交流的方法。在医院进行的健康咨询、营养会诊、营养知识讲座及培训都属于人际传播。它主要通过说、听、问、答等语言形式及动作、眼神、表情等非语言形式进行，具有针对性，在传播过程中能够及时、有效地发出或收到反馈信息，并且可以调整或控制传播过程，方便易行，非常适合于患者营养教育。

因为患者的生理和病理条件不同，治疗方案不同，对治疗产生的反应也不同，营养工作人员需要对患者及家属的接受能力和反应情况制订或随时调整传播方案。运用人际传播方法进行营养教育时，传播者应注意传播技巧，如说话时语音不宜过高、语速不宜过快，态度应肯定，问题应简单、明确，避免给患者造成压力，传播所用语言应通俗易懂，选择患者易于接受的传播媒介，善于捕捉患者忽略的信息等。

2. 大众传播　大众传播指在医院运用报纸、杂志、多媒体等传播途径进行营养教育的方法，最常见的即在病区内的宣传栏和招贴画。这种方法弥补了人际传播覆盖面窄的缺陷，具有信息量大、易保存整理等特点；但传播对象过于松散，传播过程缺乏交流，且不能及时反馈信息，因此需要选择恰当的传播媒介，尽量满足目标人群的需要，以达到预期的效果。

（二）患者营养教育的实施

患者营养教育的实施应遵循科学性、思想性、趣味性、保护性的原则。主要步骤如下：

1. 评估患者的需求　目的是了解患者及其家属所需要的知识及技能。评估内容包括患者对所患疾病的认识水平、患者对相关营养知识的掌握程度、患者的接受愿望和能力及患者的环境因素。

2. 确定营养教育目标　教育目标应明确、具体，具有可行性与实际性，以确保营养教育计划能够被顺利接受并实施。

3. 拟订营养教育计划　在初步了解患者的营养需求后，应制订具有针对性的营养教育计划。主要考虑以下几方面：①进行营养教育的时间与场所；②营养教育的内容；③营养教育方法；④营养工作人员、相关科室及医院管理者之间的沟通等。

4. 患者营养教育的实施　在实施过程中，应注意与患者的交流，使用适当的传播媒介，使教育信息表达明确、重点突出，避免平铺直叙、枯燥无味的讲解，应动员患者家属、朋友一起参加营养教育，以改善患者周围的环境，使之利于行为的转变。

（三）患者营养教育的效果评价

效果评价是根据患者认知和行为的改变情况评价营养教育活动取得的效果。只有进行效果评价，才能发现不足，分析原因，总结规律，完善教育计划，使患者营养教育活动科学化、规范化、程序化。因此，效果评价是实现健康教育目的的关键。

1. 效果评价的设计　效果评价是将客观实际与预期目标相比较，找出差距，分析原因，为分析、解释营养教育实施的效果及改善营养教育计划提供依据。常用方案有两种：

（1）自身比较：自身比较即对同一患者接受教育前后的情况进行比较。该方案的优点在于不需要额外的受者，操作简便，计算、分析的工作量较小；缺点是因教育效果易受时间影响而变得不确定，导致结

果的可信度降低,因此只适用于近期效果评价。

需设计的内容主要包括:①制定评价效果的问卷;②患者接受健康教育前后的问卷调查;③健康教育的实施;④在接受相同营养教育内容的患者中随机抽取问卷进行比较;⑤统计分析。使用该方案进行效果评价时,应保证比较前后所使用的问卷及收集材料、统计分析的方法一致,以减少系统误差。

(2)对照比较:对照比较即设立非干预组,通过干预组与非干预组之间的比较,分析判断健康教育是否有效。该方案的设计内容与自身比较相似,其优点在于排除了时间因素的影响,且设立对照使评价结果更具说服力。缺点在于工作量加大,使用时需注意干预组与非干预组的构成比、基线指标等的一致性。

2. 效果评价的内容　健康教育活动实施后,最早出现的改变是相关知识、观念和态度的变化,然后是行为的改变,最终结果则是疾病和健康状况的改善。因此,可以相应地将效果评价分为近期、中期、远期效果评价。

(1)近期效果评价:主要针对知识、观点、态度的变化进行评价。主要评价指标包括营养卫生知识的掌握程度、自我保健技能的掌握程度、健康行为模式的知晓率及健康观念的形成率等。

(2)中期效果评价:主要针对行为的改变。主要评价指标有健康行为模式的形成率、行为改变率等。

(3)远期效果评价:主要针对健康教育在患者出院后的持续作用效应进行评价。主要评价目标包括患者的生存情况、疾病状况、健康状况及生活质量等。

五、患者营养教育的案例

案例:某三级甲等医院胃肠外科有 3 个病区,床位数 123 张,收治病种依次为:胃肠疾病,结直肠与肛管疾病,周围血管疾病和腹外疝等。假如您是该科室的责任营养师,请问如何在该科室开展对住院患者的小组式宣教? 实施过程如下:

(一)(该科室)营养教育整体工作准备[①]

1. 与科主任和护士长沟通,说明营养教育的目的、意义、适宜的方式和基本流程;达成基本一致,并初步确定共同教育的方式和目标。

2. 调查该科室近 3 个月内收治病种的频率,由高至低排序,选出高频病种(分布在累计频率 80% 以内);向临床医护和患者进行调查,询问各高频病种的常见问题、误区及需要强化的知识点等;同理,再由高至低排序,选出每一高频病种的高频问题(分布在累计频率 80% 以内)。

3. 依据该科室各高频病种的高频问题,制作相应的基础电子资料,并与病区护士长或临床医师交流,共同审核修订。

4. 在基础电子资料之上,衍生制作系列教育资料(如:多媒体课件、宣传页、展板、海报、微信、手册等),共同审核、修订和实施。

(二)(该科室)小组式宣教专项工作准备

1. 根据临床护理的治疗工作周期、医护患的需求和场地硬件特点,制订小组式宣教的目标和方案[②]。例如单次现场目标:术后规范饮食的知晓度达 90% 以上,对营养师知晓率 90% 以上等;方案:每周四下午 3 :30 在宣教室进行小组式宣教。

2. 制作张贴科室宣传海报,书面告知病区患者及家属(此次小组式宣教的时间、地点、目标、适用对象和主题等);每次小组式宣教开始前 15 分钟,护士 / 长口头通知患者及家属参加。

(三)单次小组式宣教现场工作程序

1. 在护士 / 长的协作下,提前 15 分钟布置场地(宣教室或医生办公室),连接投影,准备其他设备等。

2. 按照宣教的时间、适用对象和主题,提前 15 分钟,护士 / 长组织目标患者及家属前来听课。

3. **开场白**　3~5 分钟,营养师自我介绍,告知此次宣教的目标和主题,并发放纸质材料,由护士或营养师助手组织听课对象登记签到。

4. **专题讲座(单向传播)**[③]　15~40 分钟,利用各种视听工具辅助,多选用例证法进行讲授。

5. 小组讨论(群体传播)③　10~20分钟,组织听课对象围绕此次主题展开提问,营养师现场解答;组织并鼓励听课对象相互之间进行交流。

6. 结尾　10~20分钟,留下营养师联系方式④;告知获取其他教育资料的途径④;组织填写问卷调查⑤;宣布结束并致谢。

(四)效果评价

1. 单次小组式宣教现场效果评价

(1)调查对象:参与小组式宣教的患者及家属。

(2)问卷调查表:见表5-4。

表5-4　单次小组式宣教现场效果评价

单次小组式宣教现场效果评价:
1. 请写出胃肠外科责任营养师联系方式
2. 对本次宣教是否满意?　A满意　B一般　C不满意
3. 本次宣教是否通俗易懂?　A是　B一般　C否
4. 术后饮食流程的知晓程度?　A熟悉　B了解　C不了解
5. 术后订餐流程的知晓程度?　A掌握　B了解　C未掌握
6. 营养不良监控要点的知晓程度?　A掌握　B了解　C未掌握
7. 还有哪些问题?　(请书写补充)

2. 长期营养教育的效果评价⑥

(1)调查对象:临床医护。

(2)问卷调查表:见表5-5。

表5-5　长期营养教育的效果评价

长期营养教育的效果评价:
1. 对营养师开展的健康教育的满意程度?　A满意　B一般　C不满意
2. 是否减少了您的时间(回答患者饮食问题)?　A减少　B不明显　C未减少
3. 患者的饮食依从性是否提高?　A是　B不明显　C不是
4. 有什么意见/建议?　(请书写补充)

六、反馈改进

根据短期和长期的评价结果,与该科室共同分析问题并逐步改进解决问题。

(一)(医院)小组式宣教的定义、适用对象和作用

1. 定义　营养师在单位时间内(30~60分钟),利用多媒体教育手段,结合其他健康教育资料和方式等,采用专题讲座(单向传播)与小组讨论(群体传播)相结合,强化目标对象对宣教主题内容的认识,以改善其行为。

2. 适用对象　住院患者及家属,根据每次宣教主题确定适用对象。

3. 作用

(1)提高临床医护人员和患者对营养师的知晓率、依从性和满意度。

(2)减少一对一咨询解答,缩短工作时间;提高医护人员和营养师的工作效率。

(二)文中注释

①小组式宣教不是孤立的,与其他教育手段相互呼应协同;开展前,要先在该科室建立营养教育整

体的工作体系,是多角色、多形式、多频次的实施体系。

②尽可能选用定量数据作为目标,例如:知晓率达到 90% 以上(首选数值型数据目标,方便评价和改进;其次选用等级型数据目标)。

③由于文化层次、职业、社会地位等不同,患者对营养宣教的接受能力差异大,互动式授课组织难度高,因此选择专题讲座(单向传播)形式为主,在此过程中,语言通俗易懂,可准备些小幽默,多次强调宣教目标。而在小组讨论(群体传播)环节,要注重组织,引导大家围绕此次主题展开讨论,否则较难完成预设目标。

④患者住院时间短、单次小组式宣教时间有限,多数患者仅能知晓少数高频病种和高频问题;因此要告知患者获取其他教育资料的方法。例如:公共邮箱下载多媒体课件、添加新媒体平台(微信)获取营养知识、其他辅助教育资料如何获取和浏览等。还要留下该科室责任营养师联系方式:包括营养师的微博、个人网站、邮箱、甚至电话等,方便患者出院回家后能够及时与营养师联系,强化居家营养的概念。

⑤组织填写问卷调查:匿名填写有利于患者表达其真实观点;考虑到患者的文化水平、病区秩序和治疗时间的限制,避免过多文字书写,最好是以客观选择题为主(比例在 80% 以上)。

⑥营养师宣教工作的目的是节约临床医护人员时间和精力,因此要将临床医护人员作为长期效果评价的调查对象。住院患者周转快,不固定,不宜作为长期评价对象;周期可以为一个季度或半年一次。

(陈永春)

参 考 文 献

［1］姚树桥,杨彦春. 医学心理学. 6 版 [M]. 北京:人民卫生出版社,2013.

［2］毛有金,张清,崔磊. 大学生饮食心理认知与饮食行为调查 [J]. 基层医学论坛,2013 (31):4106-4107.

［3］周柏岭,田辉. 浅谈新时期人的饮食心理需求 [J]. 管理观察,2010 (27):253.

［4］侯家训. 探究饮食心理的内涵形成与典型饮食心理需求 [J]. 科技资讯,2012 (32):231.

［5］张影. 饮食心理学初解 [J]. 民营科技,2011 (10):101.

［6］田本淳. 健康教育与健康促进实用方法 [J]. 北京:北京大学医学出版社,2005.

［7］郑振佺,霍建勋. 健康教育学 [M]. 北京:科学出版社,2008.

［8］任善华. 小组式宣教在产科病区的应用 [J]. 中国美容医学,2012, 7 (21):409-410.

第六章

医院膳食总论

医院基本膳食又叫医院常规膳食,是医院一切医疗膳食的基本形式。医院的膳食种类很多,可从以下几方面考虑:

1. 根据对膳食中营养素种类及含量是否有特殊要求营养作用分为:

(1)基本膳食:对营养素种类及含量没有特殊要求的膳食。

(2)医疗膳食:需要对膳食中营养素的种类或含量进行调整的膳食,如高蛋白质膳食、低蛋白质膳食、低脂肪膳食、低盐膳食、高纤维膳食、糖尿病膳食、低嘌呤膳食等。

(3)诊断用试验膳食:是有助于对疾病病因进行检验或诊断的一类特殊膳食,如胆囊造影试验膳食、隐血试验膳食等。

2. 根据膳食的性状分类 可分为普通饮食、软食、半流质膳食、流质膳食等。

3. 根据膳食的摄取方式分类 可分为经口膳食和管饲膳食。

4. 根据膳食的原料来源分类 可分为由天然食物配制的常规膳食和以营养素单体成分为原料生产的、营养素种类及含量明确的配方膳食。

目前,临床应用的配方膳食基本都是商品化产品,有的医院营养科也可利用营养素单体原料或组件膳原料自行配制配方膳。

营养治疗是指通过调整膳食营养对疾病进行治疗的方法,它是疾病综合治疗的一个重要组成部分。外科医师用手术刀治病,内科医师用药物,营养师则用食物。食物和药物的区别在于它既有营养作用,也有治疗作用,但一般无毒副作用。每一种疾病有其代谢特点,各种疾病的营养需要也应不同,因此应对每一种疾病制定其膳食指南和膳食原则,如有可能还应该对每一种疾病制定膳食营养素参考摄入量编制食谱。

食谱编制:食谱(recipes)是合理调配食物以达到合理营养要求而制订的膳食计划,即根据用膳者的营养需要、饮食习惯和食物供应情况,制订在一定时间内每天各餐的主副食品种类、数量、烹调方法等。食谱编制原则:结合饮食习惯和供给量,结合供给标准选择适宜的食物,注意食物搭配。食谱编制方法:确定能量及营养素摄入量,计算三大营养素及主食的摄入量,确定副食数量,制定食谱。

第一节 普 通 膳 食

一、定义、适用范围

1. **定义** 普通膳食简称普食,同正常健康人平时用的膳食相同,是一种能量充足、营养素全面、比例恰当的平衡膳食。其中总能量、蛋白质、矿物质和微量元素、维生素、水分等均应充分均匀地供给,达到平衡饮食的要求,不使患者住院期间因饮食配制不当而体重减轻,也称医院基本膳食。普食在医院内应用范围最广,占住院患者膳食的 50%~65%。一般包括 4 种形式:普通膳食、软食、半流质膳食和流质膳食。

2. 适用范围　普食基本与健康人饮食相似,主要适用于饮食不限制,体温正常或接近正常,无咀嚼或消化吸收功能障碍以及无特殊膳食要求,不需限制任何营养素的恢复期患者。但油煎炸、辛辣、刺激性大的食物应少用。适用于眼科、妇科、手术前后,以及内外科患者恢复期等。应用范围广,占所有住院患者饮食的 50%~60%。

3. 能量与营养素供给

(1)能量:按基础代谢、食物特别动力作用和从事活动及疾病消耗计算总能量,通常普食宜供给 2 200~2 600kcal。

(2)蛋白质:蛋白质应占总能量的 12%~14%,全天量为 70~90g。其中动物性蛋白最好达总蛋白的 30%,包括动物蛋白和豆类蛋白在内的优质蛋白质应占 40% 以上为好。

(3)脂肪:每天脂肪总量占总能量的 20%~25%,以不超过 30% 为宜。全天饮食脂肪总量宜在 60~70g,包括主、副食中含有的脂肪,以及 20g 左右的烹调用油。

(4)碳水化合物:碳水化合物宜占总能量的 55%~65%,或每天 450g 左右的主食,包括米、面等粮食类。

(5)维生素:每天供给视黄醇当量最好保持在 750μg 左右,相当于维生素 A 750μgRE;其中 1/3 最好来源于动物食品。不宜全部由植物性食品供给,因为植物性食物中胡萝卜素的利用率为 50%。每天供给维生素 B_1 1.2~1.5mg,维生素 B_2 1.2~1.5mg,烟酸 12~15mg,维生素 C 60mg,维生素 D 5μg。

(6)矿物质和微量元素:全天饮食中供给钙 800mg,磷为钙的 1.0~1.5 倍,即 800~1 200mg,铁 12~18mg、碘 150μg、镁 300~350mg、锌 15mg、铜 2~3mg、钼 0.15~0.5mg、锰 2.5~5mg、硒 50μg、铬 0.05~0.2mg、氟 1.5~4mg、镍 0.25~0.5mg。选用普食时钾、钠、镁、锰等均不致发生缺乏。食物草酸和植酸与钙形成不溶性钙盐,影响其吸收。草酸和植酸均存在于植物性食物中,故植物性钙吸收一般不理想。过高的脂肪摄入,可因大量脂肪酸与钙结合成为不溶性的皂化物,从粪便中排出。食物中奶及奶制品含钙丰富,而且吸收率高,其次为蛤蜊、螃蟹、虾米皮、鸡蛋、骨粉等。蔬菜和豆类食物中钙的吸收受草酸、植酸的影响,饮食配制时需注意调配恰当。

(7)水:水是饮食中最重要的成分之一。住院患者视病情确定其水的摄入量。通常情况下,水的出入量应保持平衡。通常摄入量为食物水 1 000ml、饮料水 1 200ml、代谢水 300ml,共 2 500ml。水的排出量为呼吸蒸发水 350ml、皮肤蒸发水 550ml、粪便排出水 100ml 及肾排出水 1 500ml,合计 2 500ml。应保持每天水分出入量平衡。

(8)膳食纤维:供给量无明确规定,是饮食必需供给的物质,每天宜进食 300~500g 蔬菜。膳食纤维可促进肠蠕动,并增加粪便体积和重量,还有降低血脂、预防癌症等功用。饮食中缺乏食物纤维可引起一些疾病发病增加,如肠癌、肥胖症等。

二、膳食设计与编制

配膳原则要做到以下几方面:

(1)平衡饮食:供给平衡饮食,饮食中能量要充足,各种营养素种类要齐全,数量要充足,相互间比例要恰当,以保持饮食平衡及满足机体对营养素的需要。

(2)品种多样化:食物品种及膳食花色应多样化,运用科学的烹调方法,做到色、香、味、形俱全,以增进食欲并促进消化。一般人食用营养素可基本满足符合《中国居民膳食营养素参考摄入量》(2013 版)的要求。

(3)保证体积:每餐食物必须保持适当体积,以满足饱腹感。特别是限制能量供给时,如糖尿病饮食。

(4)合理分配:应将全天膳食适当地分配于三餐中。一般能量分配比例为早餐 25%~30%,午餐

40%,晚餐 30%~35%。

(5)能量及蛋白质:以《中国居民膳食营养素参考摄入量》(2013 版)为基础,按不同年龄、性别供给。

(6)注意不同民族的饮食习惯及禁忌,例如回民膳食、西餐等。

(7)注意食品过敏因素,如部分皮肤病患者对海产品过敏等;注意原料成本及食物安全,尽可能选择应季、主流食物。

(8)避免各种刺激性食物:根据住院患者的特点,慎用辛辣、煎、炸等膳食品种。如尖辣椒,强烈调味品如芥末、胡椒、咖喱等,应尽量少吃。难以消化的如油炸食物,十分坚硬的食物,以及产气过多的食物亦应少吃。

普通膳食一日范例食谱,见表 6-1;营养成分分析,见表 6-2。

表 6-1 普通膳食一日范例食谱

餐别	食物名称	原料	重量 /g	多餐能量构成比 /%
早餐	牛奶	牛奶	200	32.2
	花卷	标准粉	125	
	煮鸡蛋	鸡蛋	50	
	凉菜	黄瓜	100	
		豆腐丝	45	
	早餐用油	香油	3	
早加餐	苹果	苹果	125	
午餐	米饭	粳米	150	35.6
	炒菜	菠菜	200	
		瘦肉	45	
	红烧鱼	鲤鱼	90	
	午餐用油	菜籽油	15	
午加餐	橙子	橙子	75	
晚餐	米饭	标准米	150	32.2
	烧油菜	香菇	15	
		油菜	200	
	青椒肉丝	青椒	100	
		瘦肉	45	
	晚餐用油	花生油	17	
烹调用盐		精盐	6	

表 6-2 营养成分分析

宏量营养素				微量营养素			
三大营养素	含量 /g	能量 /kcal	供能比 /%				
蛋白质	105.3	421.2	16.8	维生素 B_1	1.7mg	钠	2 915.2mg
				维生素 B_2	1.5mg	钾	3 066.2mg
脂肪	66.3	596.7	23.7	叶酸	623.3μg	钙	865.2mg
				烟酸	19.1mgNE	磷	1 517.7mg

续表

宏量营养素				微量营养素			
三大营养素	含量 /g	能量 /kcal	供能比 /%				
碳水化合物	373.3	1 493.2	59.5	维生素 C	238.9mg	铁	30.4mg
				维生素 A	1 505.4µgRE	锌	17.0mg
合计	—	2 511.1	100	维生素 E	39.7mgα-TE	镁	501.0mg

（李 莉）

第二节　医院基本膳食

一、软食

（一）定义

软食是介于普食与半流质之间的膳食,其特点为含膳食纤维少,便于咀嚼,易于消化,是由半流质膳食向普通膳食过渡的中间膳食。每日供应 3~5 餐。三次正餐数量可略少于普通膳食,可在下午或晚上增加一次辅餐。

（二）适用范围

软食适用于轻度发热、消化不良、咀嚼困难(如拔牙)而不能进食大块食物者、老年人以及 3~4 岁小儿,也可用于痢疾、急性肠炎等恢复期患者,以及肛门、结肠及直肠术后恢复期患者等。

（三）膳食原则和要求

1. **膳食构成合理**　应符合平衡膳食原则。

2. **满足机体对能量和营养素的需要**　能量和蛋白质略低于普通膳食,总能量为 7 531.2~10 042kJ/d(1 800~2 200kcal),蛋白质为 70~80g/d,其他营养素按照膳食营养素参考摄入量(dietary reference intakes,DRIs)要求供给,长期采用软食的患者因蔬菜切碎、煮软流失较多的维生素,应注意适当补充。

3. **食物要求**　食物烹调和加工要细、软、烂,尽可能保证食物细软、易消化,便于咀嚼。不选含膳食纤维多的蔬菜,如多采用果菜汁或泥、肉泥的形式,且保证食物少辛辣、少油炸、少糖、少盐。烹调的适宜方法为蒸、拌和炖等。

4. **食物选择**　主食以发酵类面食为主。米饭、面条应比普食更为软烂,包子和饺子等应选择含纤维素较少的蔬菜作为馅料。肉类应选择细嫩的瘦肉,多选用禽肉和鱼虾等,也可制成肉丸、肉末等。多用含膳食纤维少的蔬菜,如南瓜、冬瓜、薯类等,可煮烂制成菜泥。豆制品亦可食用。忌用油炸食物和强烈刺激性调味品,不宜食用凉拌蔬菜以及含膳食纤维较多的蔬菜如芹菜、豆芽、竹笋等,不宜食用坚果类等。

5. **每日供应 3~5 餐**　三次主餐数量可略少于普通膳食,可在下午或晚上增加一次辅餐。

（四）范例食谱及其营养成分分析

软食一日范例食谱,见表 6-3；营养成分分析,见表 6-4。

二、半流质饮食

（一）定义

半流质膳食是比较稀软的、易于咀嚼吞咽及易消化的膳食,介于软食与流质膳食之间的过渡膳食,外观呈半流质状。

（二）适用范围

半流质膳食适用于食欲差、咀嚼吞咽不便者,高热者,消化道疾病(如腹泻、消化不良)患者,口腔疾病患者,手术恢复期患者,以及身体虚弱者。

表 6-3　软食一日范例食谱

餐别	食物名称	原料	重量 /g	多餐能量构成比 /%
早餐	馒头	小麦粉	50	24.9
	粥	粳米	50	
		肉松	15	
	鸡蛋	鸡蛋	50	
早加餐	果汁	苹果	125	
午餐	金银软饭	粳米	100	36.3
		玉米糁	50	
	炖鱼	鲳鱼	100	
	油菜烧肉	油菜	150	
		瘦肉	25	
	午餐用油	花生油	5	
午加餐	果汁	番茄	80	
晚餐	软米饭	粳米	150	38.8
	炒猪肝	猪肝	100	
	白菜炒肉	白菜	150	
		瘦肉	25	
	晚餐用油	花生油	15	
全天	烹调用盐	精盐	6	

表 6-4　营养成分分析

宏量营养素				微量营养素			
三大营养素	含量 /g	能量 /kcal	供能比 /%				
蛋白质	96.7	386.8	17.8	维生素 B_1	1.5mg	钠	2 840.9mg
				维生素 B_2	2.9mg	钾	1 909.1mg
脂肪	45.4	408.6	18.9	叶酸	629.6μg	钙	415.9mg
				烟酸	28.5mgNE	磷	1 318.7mg
碳水化合物	342.6	1 370.4	63.3	维生素 C	140.7mg	铁	38.0mg
				维生素 A	5 403.5μgRE	锌	16.5mg
合计	—	2 165.8	100	维生素 E	22.9mgα-TE	镁	353.5mg

（三）膳食原则和要求

1. **符合平衡膳食原则**　能量供给应适宜,尤其是术后早期或虚弱、高热者不宜供给过高的能量,能量摄入量为 1 500~1 800kcal/d,蛋白质 50~60g/d,脂肪 40~50g/d,碳水化合物约 250g/d。

2. **食物要求**　各种食物均应细、软、碎,易咀嚼,易吞咽。少膳食纤维,无刺激性的半固体食物。呈半流体,细软状态,利于机体的消化和吸收。尽量减少辛辣、油腻、坚硬食物的摄入。

3. **限量多餐次**　通常每日供应 5~6 餐,每餐之间间隔 2~3 小时,全天主食不超过 300g。既能满足机体能量与营养素需求,又能减轻消化道负担。

4. **食物选择**　可用稀饭、细面条、面包、蛋糕、藕粉、馄饨,芝麻糊、蛋花汤等。肉类可选择猪肉、鸡肉,应煮烂、切碎,也可制成肉泥。乳类、豆制品均可食用,蔬菜水果需制成蔬果汁。忌用蒸饺、烙饼、粗粮等不易消化的食物,不宜食用油炸食品和膳食纤维较多的食物,忌用刺激性调味品。

5. 加餐食物的总容量为 300ml 左右。

6. 腹部手术后禁食胀气食物,如牛奶、过甜食物、豆类等。

(四) 范例食谱及其营养成分分析

半流质饮食一日范例食谱,见表 6-5 ;营养成分分析,见表 6-6。

表 6-5　半流质饮食一日范例食谱

餐别	食物名称	原料	重量 /g	多餐能量构成比 /%
早餐	赤豆粥	粳米	35	19.2
		碎赤豆	15	
	嫩鸡蛋	鸡蛋	50	
	酱豆腐	豆腐	15	
午餐	馄饨	面粉	100	37.4
		瘦肉	50	
		香菇	50	
晚餐	汤面	挂面	100	43.4
	青菜炒肉	鸡胸脯肉	50	
		青菜叶	100	
	晚餐用油	花生油	15	
早加餐	豆浆	豆浆	200	
午加餐	牛奶	牛奶	200	
晚加餐	豆奶	豆奶	250	
全天	烹调用盐	精盐	6	

表 6-6　营养成分分析

宏量营养素				微量营养素			
三大营养素	含量 /g	能量 /kcal	供能比 /%				
蛋白质	77.5	310.0	21.1	维生素 B$_1$	1.3mg	钠	2 790.9mg
				维生素 B$_2$	0.9mg	钾	1 770.2mg
脂肪	40.8	367.2	25.1	叶酸	357.7μg	钙	432.7mg
				烟酸	15.8mg	磷	1 030.7mg
碳水化合物	197.3	789.2	53.8	维生素 C	9.5mg	铁	12.6mg
				维生素 A	274.0μgRE	锌	7.0mg
合计	—	1 466.4	100	维生素 E	26.3mgα-TE	镁	235.6mg

三、流质饮食

(一) 定义

流质膳食是极易消化、含渣很少、呈流体状态或在口腔内能融化为液体的膳食,如各种肉汤、米汤、牛奶、蒸蛋羹等。流质膳食是不平衡膳食,不宜长期使用。医院常用流质膳食一般分 5 种形式,即流质、浓流质、清流质、冷流质和不胀气流质。

(二) 适用范围

流质膳食多适用于极度衰弱、无力咀嚼者,高热、急性传染病患者,病情危重者,术后患者以及肠道手术术前准备等。由肠外营养向全流质或半流质膳食过渡之前,宜先采用清流质或不胀气流质。清流质也可用于急性腹泻和严重衰弱患者初期。口腔、颌面部及颈部术后宜进食浓流质。喉部术后 1~2 天宜进食冷流质。适用于急症患者、高热、消化道急性炎症、外科大手术后和极度虚弱者。

(三) 膳食原则和要求

1. **保证能量和营养素供给**　能量供给量为 800~1 600kcal/d,蛋白质 20~40g/d,脂肪 30g/d,碳水化合物 130g/d,其中浓流质能量最高,清流质能量最低。在病情允许的情况下,可选择少量易消化的脂肪来源,如芝麻油、花生油、黄油和奶油等,以增加膳食中的能量。

2. **食物要求**　流体状态或进入口腔后即溶化成液体的食物,具有易吞咽、易消化、少渣、不油腻、不胀气的特点。同时,应避免过甜、过咸和过酸食物。

3. **少量多餐**　餐液量 200~250ml/ 次,每天 6~7 餐为宜。

4. **食物选择**　可选择牛奶、蒸蛋、米汤、米糊、土豆泥浓汤、菜汁、果汁、藕粉、肉汤、排骨汤、豆浆等。不宜选用一切非流质的固体食物、多膳食纤维食物以及刺激性调味品。清流质等特殊流质应按照病情的需要特殊配制。

(四) 范例食谱及其营养成分分析

流质饮食一日范例食谱,见表 6-7;营养成分分析,见表 6-8。

表 6-7　流质饮食一日范例食谱

餐别	食物名称	原料	重量 /g	多餐能量构成比 /%
早餐	豆浆	豆浆	250	37.0
		白糖	25	
早加餐	豆奶	豆奶	250	
		白糖	25	
午餐	牛奶	牛奶	200	31.0
午加餐	米粉	大米粉	15	
		白糖	25	
晚餐	豆粉猪肝泥	豆粉	10	32.0
		猪肝	20	
		花生油	5	
晚加餐	藕粉	藕粉	15	
		白糖	25	
全天	烹调用盐	精盐	3	

表6-8　营养成分分析

宏量营养素				微量营养素			
三大营养素	含量/g	能量/kcal	供能比/%				
蛋白质	23.7	94.8	11.3	维生素B₁	0.23mg	钠	1 293.3mg
				维生素B₂	0.92mg	钾	817.6mg
脂肪	19.6	176.4	21.0	叶酸	257.51μg	钙	336.5mg
				烟酸	4.5mg	磷	426.9mg
碳水化合物	142.1	568.4	67.7	维生素C	6mg	铁	12.5mg
				维生素A	1 086.2μgRE	锌	3.7mg
合计	—	839.6	100	维生素E	19.31mgα-TE	镁	84.1mg

四、温和饮食

医学界所述的温和饮食,是一种无刺激性,含低纤维质,易于消化且具有足够营养的饮食。这类饮食的特点为:

(1)无刺激性:不会促进胃液分泌或者是让胃黏膜受到损伤的物质,注意要避免咖啡、酒、辛辣的调味品。

(2)低纤维质:纤维质大都来自植物性食物,在人体中不易被消化吸收,如谷类的麸皮、水果的皮及种子、豆类的外皮、蔬菜中的粗组织等,这些比较粗糙的物质容易使胃肠受损,应该避免摄食。但若口腔环境良好、牙齿健全的人,能够充分咀嚼食物并与唾液完全混合,则并不需要完全限制不吃。

(3)易消化:讲究科学的烹调方法,将一些纤维质、动物的筋和不易消化之品,应用适宜的烹调方法,如蒸、煮、炖等,将其做成糊泥状的食物,使其比较容易消化。

(4)营养足:虽然因为疾病的关系,在饮食上有所调整,但所供给的营养素一定要足够,在饮食摄取上尽可能广泛选择各种食物,以获得各类营养成分。

五、特殊人群膳食

(一)婴儿辅食

营养是维持生命与生长发育的物质基础,同时也是健康成长的关键。婴幼儿期(0~3岁)生长发育迅速,是人体生长发育的重要时期,合理营养将为婴幼儿一生的体力、智力发育打下良好基础,而且可以预防某些成年或老年疾病的发生。婴幼儿的生长发育是机体各组织器官增长和功能成熟的过程,这一过程由遗传因素和环境因素的共同作用决定,其中营养因素是十分重要的一方面。婴幼儿又可分成婴儿和幼儿两个时期。

1. 婴儿的生理特点

(1)体格生长:婴儿期指从出生到1周岁以前。婴儿期是人类生命生长发育的第一高峰期。婴儿的生长发育首先表现为体重的增加,尤其是出生后头6个月的生长最快,此阶段的婴儿体重平均每个月增加0.6kg,半岁至1岁的婴儿体重平均每个月增加0.5kg。在出生5~6个月时体重可增至出生时的2倍,而1周岁时将增加至出生时的3倍。身长是反映骨骼系统生长的指标,婴儿期内身长平均增长25cm,1周岁时增长至75cm,为出生时的1.5倍。头围的大小反映脑及颅骨的发育状态,出生时头围平均为34cm,婴儿期内头围平均每个月增加1cm,1岁时增至46cm。而且这一时期脑细胞数目持续增加,至6月龄时脑重增加至出生时的2倍(600~700g),至1周岁时脑重达900~1 000g,接近成人脑重的2/3。胸围、上臂围在这一时期也得以迅速增加,胸围反映胸廓和胸背肌肉的发育,比头围小1~2cm,但增长速度快,到1岁时与头围基本相等并开始超过头围。上臂围在婴儿期由11cm增长至16cm。

(2)消化系统:营养素的消化和吸收是其被机体利用的关键,机体消化吸收功能的状态将直接影响营养素的利用。婴儿消化系统尚未发育成熟,功能不够完善,胃容量小,各种消化酶活性低,消化功能较弱,其消化功能与成人相比明显不全,食物的消化吸收和利用都受到一定的限制,若喂养不当易发生腹泻而导致营养丢失。婴儿口腔狭小,口腔容量小,舌短宽而厚,吞咽功能好,生后即可开奶。但口腔黏膜相当柔软且血管丰富,易受损伤,故应特别注意保持婴儿口腔的清洁。清洁口腔时需谨慎擦洗,不宜进食过热、过硬的食物,避免损伤婴儿的口腔黏膜。婴儿双颊有发育良好的脂肪垫,有利于其吸吮乳汁。新生儿的唾液腺发育尚不完善,唾液分泌量少,唾液中淀粉酶含量低,不利于消化淀粉。出生时唾液分泌量少,3~4个月时唾液腺逐渐发育完全,同时唾液内淀粉酶也逐渐增加,6个月以后唾液的作用更为增强。牙齿是食物消化过程中重要的器官之一,婴幼时期正是乳牙萌出的阶段,婴儿牙齿发育变化大,6~8个月时乳牙开始萌出,共20颗,通常按照一定的顺序萌出,于2岁左右出齐,因牙齿的生长影响婴儿的咀嚼功能,故婴幼儿咀嚼食物的能力较差。胃是食物消化的主要场所。婴儿胃呈水平位,贲门处肌肉约束力较弱,而幽门处肌肉较紧张。当开始会走时,其位置逐渐变为垂直。小肠是食物吸收最重要的场所。大肠进一步吸收水分和剩余营养成分,食物残渣成为粪便。新生儿肠的长度约为身长的8倍,婴儿期超过6倍,但胃肠道消化酶的分泌及蠕动能力远不如成人,成人仅为身长的4倍。婴儿肠道相对较长且固定性较差,易吸收流质食物,也易发生肠套叠及肠扭转。肠壁黏膜细嫩,血管和淋巴结丰富,透过性强,有利于营养物质的吸收;但肠壁肌肉较薄弱,肠蠕动较成人差,食物在肠腔内时间较长,一方面有利于食物的消化吸收,另一方面如果大肠蠕动功能不协调,易造成大便滞留或功能性肠梗阻。婴儿肠壁屏蔽功能较差,肠腔中微生物、毒素以及过敏物质可渗入肠壁进入血液而致病。婴儿出生时已有乳糖酶和蔗糖酶,有利于乳糖和蔗糖的吸收。肠壁刷状缘已产生肠激酶和肽酶,有助于蛋白质的消化和吸收。婴幼儿的胰腺发育尚不成熟,所分泌的消化酶活性低,5~6个月以下的婴儿只分泌少量胰淀粉酶,因此3~4个月以前婴儿不宜添加淀粉类辅食。胰脂酶出生时量少,第1周内增加5倍,1~9个月增加20倍。故小婴儿脂肪消化能力较弱,但是胰蛋白酶和胰凝乳酶在出生时就已经很充足。婴儿肝脏相对较大,新生儿时肝重占体重的4%(成人为体重的2%),10个月时增加1倍,1岁前肝脏常在右肋下1~2cm处扪及。婴儿肝脏血管丰富,但肝细胞分化不全,肝功能较差,胆汁分泌较少从而影响脂肪的消化吸收。

(3)神经系统:婴儿出生时的脑重量约为370g,占体重的1/8左右,出生后脑发育迅速,6个月时脑重为600~700g,1岁时可达950g,6岁就接近成人水平。大脑的发育尤其是大脑皮质细胞的增殖、增大和分化主要发生在孕后期和出生后第1年内,尤其是出生后头6个月内,是大脑和智力的关键期。出生后大脑功能逐步完善;充足的营养和大量的信息刺激,可以高效帮助婴儿建立起感觉通道。通常到6岁时完成神经纤维髓鞘化。大脑容易兴奋,易疲劳。注意力不能持续集中。

2. 婴儿营养需要 一方面,婴儿时期发育迅猛,代谢旺盛需要得到足量优质的营养素供给,以满足正常生理功能活动和生长发育的需要;另一方面,婴幼儿的消化吸收功能尚不够完善,对营养的吸收和利用有一定的限制。因此如果喂养不当,容易引起消化功能紊乱和营养不良,影响婴幼儿的生长发育。婴幼儿营养需要特点具体表现在以下几方面。

(1)能量:婴幼儿基础代谢所需能量约占总能量的60%,每天15~20kcal/kg,1周岁末需要5~15kcal/kg,以后逐渐降低。婴幼儿的总能量消耗包括基础代谢、食物的能量效应、活动的能量消耗、排泄能量和组织生长合成过程消耗能量(储存能量)。活动消耗的能力主要是指肌肉活动消耗的能量,婴儿活动或较少,仅仅是啼哭,吸奶和简单的四肢活动,因此消耗的能量少,每天仅20kcal左右。排泄能量主要指未被消化吸收的能量,主要是由于少量蛋白质和脂肪不被吸收,随尿液、粪便排出体内引起的能量丢失,约占基础代谢能量的10%。储存能量是婴幼儿特有的能量消耗,指身体生长所需的能量,与生长的速度成正比,出生后头几个月,这部分能量占摄入能量的1/4~1/3,每日每千克体重需要能量供给不足时,其他营养素在体内的利用会受到影响,同时机体还会动用自身的能量储备,甚至消耗自身组织来满足生理需要,因而导致生长发育迟缓、消瘦、活动力减弱或消失,甚至死亡;能量供给过多可导致肥胖症,因此能量摄入应与需要平衡。婴儿时期基础代谢的能量需要约占总能量的60%,每天约需要55kcal/kg。食物的能量效应占婴儿每日能量消耗的5%~10%。2000年,中国营养学会推荐婴幼儿能量日摄入量如下：

1 周岁以内适宜摄入量（adequate intake,AI）为 95kcal/（kg·bw）

1~2 岁推荐摄入量（recommended nutrient intake,RNI）为男童 1 100kcal/d；女童 1 050kcal/d

2~3 岁 RNI 为男童 1 200kcal/d；女童 1 150kcal/d

推荐的数值对个体婴幼儿差异较大，但对集体婴幼儿而言，不应低于推荐值的 90%。

（2）蛋白质：婴幼儿正处于生长阶段，要求有足量优质的蛋白质来提供其氨基酸需要，以维持机体蛋白质的合成和更新。膳食蛋白质供给不足时，婴幼儿可表现为生长发育迟缓或停滞、消化吸收障碍、肝功能障碍、抵抗力下降，消瘦、腹泻、水肿、贫血等症状。婴幼儿的肾及消化器官尚未发育完全，过高的蛋白质摄入也会对机体产生不利影响，常会引起便秘、肠胃疾病、口臭、舌苔增厚等现象。婴儿的蛋白质需要量是以营养状态良好的母亲所喂养婴儿的需要量为标准来衡量的。在充足母乳喂养时，婴儿蛋白质摄入量相当于 1.6~2.2g/kg，其他的食物蛋白质的生物价值低于母乳蛋白质，因此需要量应相应增加。

中国营养学会在 2000 年建议蛋白质 RNI 婴儿为 1.5~3.0g/（kg·d），1~2 岁幼儿为 35g/d，2~3 岁幼儿为 40g/d。

（3）脂肪：脂肪是体内重要的能量来源，摄入过多和过少对婴儿的生长发育都不利。脂肪摄入超过限度，会影响蛋白质和碳水化合物的摄入并影响钙的吸收；反之，脂肪摄入过低，会导致必需脂肪酸缺乏以及过量的蛋白质或碳水化合物摄入。

中国营养学会推荐的婴幼儿每日膳食中脂肪能量占总能量的适宜比例：6 月龄以内为 45%~50%，6 月龄~2 岁为 35%~40%，2 岁以上为 30%~35%。

（4）碳水化合物：碳水化合物主要供给婴幼儿能量，帮助机体蛋白质的体内合成以及脂肪的氧化，具有节约蛋白质作用。如能早期给婴幼儿添加适量的淀粉，可以刺激唾液淀粉酶的分泌。但如婴幼儿食物中含碳水化合物过多，则会在肠腔内发酵过强，产生大量短链脂肪酸，刺激肠蠕动而引起腹泻。如果伴有蛋白质摄入不足，还会出现虚胖或水肿等营养不良表现。同时不应养成婴幼儿爱吃甜食的习惯，以预防龋齿发生。

（5）常量元素和微量元素：为人体必需的营养物质，在婴幼儿时期具有极为重要的作用。较容易缺乏的常量元素和微量元素有以下几种。

1）钙：婴儿出生时体内钙含量占体重的 0.8%，到成年时增加为体重的 1.5%~2.0%，这表明在生长过程中需要贮留大量的钙。母乳喂养的婴儿一般不会引起明显的缺钙。

2）铁：铁供应不足可导致缺铁性贫血，在婴幼儿和学龄前儿童中发病率较高，患病高峰年龄主要是 6 月龄至 2 岁的婴幼儿。缺铁除了引起血液系统的改变以外，还可影响婴幼儿行为和智能的发育，严重贫血可增加婴幼儿的死亡率。婴儿出生后体内有一定量的铁贮备，可供 3~4 个月之内使用，母乳含铁不高，婴儿在 4~6 个月后即需要从膳食中补充铁。

3）锌：锌对机体免疫功能、激素调节、细胞分化以及味觉形成等过程有重要影响。婴幼儿缺锌可表现为食欲缺乏、生长停滞、味觉异常或异食癖、认知行为改变等。

4）维生素：几乎所有的维生素在缺乏时都会影响婴幼儿的生长发育。①维生素 A：婴幼儿维生素 A 摄入不足可以影响体重的增长，并可出现上皮组织角化、眼干燥症、夜盲症等缺乏症状；但维生素 A 过量摄入可以引起中毒，表现出呕吐、昏睡、头痛、皮疹等症状。②维生素 D：维生素 D 缺乏可导致佝偻病，我国婴幼儿佝偻病的患病率一直较高，主要原因就是膳食中维生素 D 的含量较低。因此，应给婴幼儿适量补充维生素 D 并且应多晒太阳。但应该注意的是长期过量摄入维生素 D 会引起中毒，产生对机体健康成长不利的影响。③其他：B 族维生素中的硫胺素、核黄素和烟酸能够促进婴幼儿的生长发育，而且其需要量随能量需要量的增加而增高。人工喂养的婴幼儿还应该注意维生素 E、维生素 K 和维生素 C 的补充，尤其是早产儿更应该注意补充维生素 E。

3. 不同阶段喂养指南 婴儿期是生长发育过程中的关键时期，生长发育所需要的能量和营养素必须通过合理的喂养来获得，应该结合婴幼儿生长发育特点以及胃肠道功能尚未完善的特点，确定科学的喂养方式。科学喂养是保证母乳喂养和人工喂养的婴儿，均应随着婴儿的生长发育和消化功能的成熟逐步按计划添加辅食,以促进儿童健康成长、降低营养不良的发生率。

(1)母乳喂养:对人类而言,母乳是自然界中唯一的营养最全面的食物,是婴儿的最佳食物。母乳喂养是人类哺育下一代的天然喂养方式,具有诸多优点。

1)母乳中营养素齐全,能全面满足婴儿生长发育的需要。按正常乳母每日分泌800ml乳汁计算,其提供的能量和各种营养素的种类、数量及质量优于任何代乳食品,能完全满足4~6月龄以内婴儿生长发育的需要。这些营养素既与婴儿消化功能相适应,亦不增加婴儿未成熟肾脏的负担。

2)母乳(尤其是初乳)含有丰富的抗感染物质,能提高婴儿对疾病的抵抗力。初生婴儿免疫系统处于生长和发育阶段,非特异性免疫功能和特异性免疫功能均尚未发育完善,抵抗力较差,易患消化道和呼吸道感染。母乳喂养儿对消化道及呼吸道感染的抵抗依赖于母乳中的免疫物质。母乳中特异性免疫物质包括免疫细胞和抗体,如T淋巴细胞、B淋巴细胞以及分泌型免疫球蛋白A等,均可保护婴儿呼吸道及消化道抵抗细菌及滤过性病毒的侵袭,安全渡过无抗体阶段。研究表明,母乳喂养儿腹泻病病率为25%,人工喂养儿腹泻患病率高达73%,两种喂养儿粪便分析结果表明,母乳喂养儿肠道致病性大肠埃希菌、轮状病毒、柯萨奇病毒带菌远少于人工喂养儿。母乳中的非特异性免疫物质包括吞噬细胞、乳铁蛋白、溶菌酶、乳过氧化氢酶、补体C_3及双歧杆菌因子等,可以使婴儿有效地抵御致病菌及病毒的侵袭。

3)含优质蛋白质:母乳中总蛋白质含量虽低于牛乳,但其中乳白蛋白与酪蛋白的比例为2:1,优于牛乳,白蛋白在胃内形成较稀软的凝乳,易于消化吸收利用。母乳蛋白中必需氨基酸的构成与婴儿体内必需氨基酸的构成最为一致,能被婴儿最大限度利用。

4)含丰富的必需脂肪酸:母乳含有较多的牛磺酸,能满足婴儿脑组织发育的需要。母乳脂肪以不饱和脂肪酸为主,并含有脂酶,易于消化吸收。其中丰富的必需脂肪酸为亚油酸和亚麻酸,能满足进一步合成n-3和n-6系列长链多不饱和脂肪酸的需要,也能有效预防因缺乏必需脂肪酸引起的婴儿湿疹。母乳中还含有少量花生四烯酸和二十二碳六烯酸(DHA),可直接供给婴儿以满足脑部及视网膜发育的需要。

5)含丰富的乳糖:乳糖是母乳中碳水化合物的主要形式。乳糖在肠道可促进钙的吸收,并经细菌分解转变成乳酸,降低肠道的pH以诱导肠道正常菌群的生长,从而有效地抑制致病菌或病毒在肠道生长繁殖,有利于婴儿肠道的健康。母乳中钙含量约为30mg/100ml,低于牛乳,但母乳中钙磷比例适宜,加上乳糖的作用,可满足婴儿对钙的需要,而且这也与婴儿的肾溶质负荷相适应。肾溶质负荷指的是尿中各种溶质的浓度,婴幼儿由于对尿液的浓缩和稀释功能不完善,排泄相同量的溶质所需要的水分比成年人要多,当肾溶质负荷过高时容易发生脱水或水肿。

6)母乳中其他常量元素和微量元素齐全,含量可满足婴儿生长发育的需要而又不会增加婴儿肾脏的负担。乳母膳食营养充足时,婴儿在头6个月内所需要的维生素基本上可从母乳中得到满足。母乳中维生素C、B族维生素、类胡萝卜素及维生素A常随乳母膳食中的含量而改变,维生素D难以通过乳腺进入乳汁,母乳喂养儿应在出生2~4周后补充维生素D和多晒太阳。

7)哺乳行为可增进母子间情感的交流,促进婴儿的智能发育。哺乳是一个有益于母子双方身心健康的活动,哺乳过程有一种潜在的母子心灵的沟通,使母子双方获得身心方面的满足。此外,婴儿对乳头的吮吸可反射性引起催乳素分泌并有利于子宫的收缩和恢复,加速母体的复原。

8)母乳既卫生又无菌,经济、方便、温度适宜,而且新鲜不变质。一般健康的母乳是无菌的,而且温度对婴儿最合适,保证母亲合理的营养即可满足婴儿的需要。

随着经济和生产的发展,母乳喂养曾一度被忽视,尤其在城市及发达的西方国家。20世纪80年代WHO提出号召,要求80%的婴儿母乳喂养至少4个月。1992年国务院批准的《九十年代中国儿童发展规划纲要》及1995年国务院颁布的《中国营养改善行动计划》明确提出,婴儿出生后纯母乳喂养4~6个月者应达40%,母乳喂养率应达80%的目标。近年来,随着《中华人民共和国母婴保健法》的实施及爱婴医院的建立,母乳喂养率已有了较大提高,但推广母乳喂养的工作仍任重而道远。

(2)断奶过渡期喂养:婴儿期是人类生命从母体内生活到母体外生活的过渡期,亦是从完全依赖母体营养到母乳外其他食物营养的过渡期。在母乳喂养期间,为满足婴儿迅速发育的营养需要,逐步地添加除母乳外的其他食物,使婴儿从单纯靠母乳营养逐步过渡到完全由母乳外其他食物营养的过程。这一过程通常从 4 月龄开始,持续 6~8 个月或更长,其间母乳照常喂养,直到断奶。随婴儿生长至 4~6 个月时,母乳的分泌量并不随婴儿长大而相应增加,此时母乳喂养已不能完全满足婴儿生长发育的需要,应添加断奶食物作为母乳的补充。

婴儿消化系统及各器官的协调性已发育成熟,肠道消化淀粉的酶也逐渐活跃,断奶食物的添加有助于婴儿完成从依赖母乳营养到利用母乳外其他食物营养的过渡。具体添加断奶食物的顺序可以是:

1)4~5 月龄:添加的食物包括米糊、粥、水果泥、菜泥、蛋黄、鱼泥、豆腐及动物血。

2)6~9 月龄:添加饼干、面条、水果泥、菜泥、全蛋、肝泥和肉糜。

3)10~12 月龄:添加稠粥、烂饭、面包、馒头、碎菜及肉末。

另外,为与肾溶质负荷相适应,至少至婴儿 1 周岁前,食物应尽量避免含盐量或调味品多的家庭膳食。

4. 婴儿辅助食品

(1)辅助食品添加目的:补充乳类的不足;增加营养以促进其生长发育;为断奶做准备。

(2)原则:量由少变多;食物从稀到稠,从细到粗;增加食物品种要习惯了一种再加另一种;添加新的辅食,要在婴儿健康、消化功能正常时。

4~6 个月的婴儿添加辅食,可补充母乳中的营养不足,提高宝宝的消化功能,锻炼咀嚼和吞咽能力,建立良好的饮食习惯,是智力开发的重要部分。4~6 个月是辅食添加的关键时期,是婴儿味觉敏感期,学认知的关键时期,咀嚼功能建立敏感期,同时是适应消化功能的生理发育进程。4~6 个月宝宝辅食添加原则:由一种到多种,由少量到多量,由流质—半流质—少渣—软固体—固体,重视个体差异,循序渐进,不要强迫添加,患病或酷暑时暂缓添加,注意观察和调整等。

7~12 个月婴儿活动量日益增大,能量需要增加,牙齿萌出,是断奶食品的重要过渡期;且肾功能日臻完善,是手拿食品训练的关键期,铁储备已用完,需合理补充铁,是良好膳食习惯形成时刻。

幼儿膳食从婴儿期以乳类为主过渡到以谷类为主,奶、蛋、鱼、禽、肉及蔬菜和水果为辅的混合膳食,但其烹调方法应与成人有别。

1)以谷类为主的平衡膳食:幼儿膳食应以含碳水化合物丰富的谷类食品为主,还应包括肉、蛋、禽、鱼、奶类和豆类及其制品,以供给优质蛋白质,每日供给牛奶或相应的奶制品不应少于 350ml。幼儿的每周食谱中应安排一次动物肝、动物血及至少一次海产品,以补充视黄醇、铁、锌和碘。

2)合理烹调:幼儿主食以软饭、麦糊、面条、馒头、面包、饺子、馄饨等交替使用。蔬菜应切碎煮烂,瘦肉宜制成肉糜或肉末,易为幼儿咀嚼、吞咽和消化。硬果及种子类食物,如花生、黄豆等应磨碎制成泥糊状,以免呛入气管。幼儿食物烹调宜采用清蒸、切煮,不宜添加味精等调味品,以原汁原味最好。

3)膳食安排:每日 4~5 餐,除三顿正餐外,可增加 1~2 次点心,进餐应该有规律。早餐宜安排含一定量碳水化合物和蛋白质的食物,提供一日能量和营养素的 25%。午餐应品种丰富并富含营养,提供一日能量和营养素的 35%。每日 5%~10% 的能量和营养素可以零食或点心的方式提供,如午睡后可以食用少量有营养的食物或汤水。但晚饭后除水果或牛奶外应逐渐养成不再进食的良好习惯,尤其睡前忌食甜食,以保证良好的睡眠,预防龋齿。夏日的水分补充宜用清淡的饮料或冲淡的果汁,但不可过量,忌在餐前补充以免影响正餐。

5. 婴儿配方奶粉

(1)概念:婴儿配方奶粉又名婴儿奶粉,是根据不同生长时期婴幼儿的营养需要进行设计的,以奶粉、乳清粉、大豆、饴糖等为主要原料,加入适量维生素和矿物质以及其他营养物质,经加工后制成的粉状食品。其营养结构与母乳相似。另外,婴幼儿奶粉针对婴幼儿不同的生长阶段,其营养配方均不相同,只有正确地购买合适的产品才能达到最好的营养效果。对缺乏母乳喂养的婴儿而言,配方奶尤为重要。牛乳蛋白质中酪蛋白过高,不利于婴儿消化;牛乳脂肪中饱和脂肪酸太多、亚油酸太少而不能满足婴儿对亚油酸的需要;牛乳中蛋白质、钙、钠、钾、氯和磷酸的高含量引起相当高的肾溶质负荷,与婴儿未成熟肾脏的能力不相适应。

（2）分类：奶粉大致可以分为两种，一种是由鲜牛奶干燥而来的全脂奶粉，另一种是改变了牛奶营养成分、向母乳成分靠拢的配方奶粉。

婴儿配方奶粉依其适用对象可分为下列三大类：

1）以牛乳为基础的婴儿配方奶：适用于一般的婴儿。

2）特殊配方婴儿配方奶：一些特殊生理状况的婴儿，需要食用经过特别加工处理的婴儿配方食品，此类婴儿配方食品需经医师、营养师指示后，才可食用。依其成分特性又可进一步分为：①不含乳糖的婴儿配方奶：适用于对乳糖无法耐受的婴儿。依原料来源可分为：以牛乳为基础的无乳糖婴儿配方奶，以及以黄豆为基础的无乳糖婴儿配方奶。②部分水解奶粉：适用于较轻度的腹泻或过敏婴儿。③完全水解奶粉：适用于严重的腹泻、过敏或短肠综合征婴儿。④元素配方奶粉：适用于最严重的慢性腹泻、过敏或短肠综合征婴儿。

3）早产儿配方奶：主要成分（如乳糖改为葡萄糖聚合物，以及中链脂肪酸油取代部分长链脂肪酸油）已经修正为适合早产儿使用。酷似母乳的早产儿奶粉才是最好的。2 岁以下婴幼儿不适宜喝鲜牛奶，所以也不适宜喝全脂奶粉。

配方奶则是按照年龄段配制的，分为 0~6 个月、6~12 个月、1~3 岁等，年龄段不同，成分也各不相同，家长要根据自己孩子的年龄来选择。另外，由产品的价格判断奶粉好坏是不可行的，我国进口奶粉的价格多数比其他国家要高。从奶粉所含的营养成分，比如能量、蛋白质、脂肪、碳水化合物、维生素、矿物质等参数的含量方面了解该奶粉的品质，才足以判断产品的好坏。

（3）使用原则：因母乳不足或母亲因工作或其他原因不能按时给婴儿哺乳时可采用混合喂养方式，即以配方奶粉作为母乳不足的补充物或每日替代 1~2 次母乳喂养。较好的方法是每次哺乳后加喂一定量的配方奶粉，可避免母乳分泌的逐渐减少。由于各种原因不能母乳喂养时，则只能采用人工喂养。

在配方奶粉的选用上，小于 6 月龄婴儿宜选用蛋白质含量较低的（12%~18%）配方奶粉，而 6 月龄以上婴儿可选用蛋白质含量大于 18% 的配方奶粉，并且 6 月龄以上婴儿还应逐渐添加各种断奶食物，以完成从乳类到其他食物的过渡。对浓度过高的牛奶，婴儿的胃肠是不能完全吸收的，尤其是不能吸收蛋白质，反而增加了婴儿的胃肠负担，造成腹胀、腹泻，给营养吸收造成障碍。所以，婴儿的奶粉喂食量一定要与婴儿月龄相宜。一般配法是：半个月内，每 100ml 牛奶中含约 9g 奶粉。2 个月内含 12g，3 个月内不超过 15g。如果婴儿奶粉的月食量超过标准，会出现厌食症，或是成为肥胖儿。肥胖容易使体内脂肪组织增加，心脏负担过重，造成婴儿动作迟缓，活动减少，发育受到影响，3 个月后的婴儿每天食量要控制在 1 000ml 以内。如果婴儿仍感到饥饿，应停止奶粉的添加，只能加代乳粉，以增加碳水化合物的摄入，有利于婴儿生长。在正常情况下，家长完全不用担心婴儿的营养不足，因此任何强化婴儿增加食量的做法都是不可取的。

（二）产褥期膳食

1. 产褥期妇女的营养需要　产褥期是指胎儿和胎盘娩出后产妇身体、生殖器官和心理方面调适复原的 6~8 周时间，俗称坐月子。此期妇女的营养与饮食非常重要。产褥期中，产妇生理上迅速发生变化，乳房发生明显的变化，分泌乳汁，哺乳新生儿成长。因此，产妇需要足够的营养，以补偿妊娠和分娩时消耗及生殖器官的恢复，分泌乳汁等额外的营养需要。产褥期妇女所需要的营养物质更要丰富，而食物的质地更要细软、易消化、温热，如果饮食不当，会给产妇身体健康带来不良影响。因分娩过程中出血和极重的体力消耗，产妇产后第 1~2 天常感疲乏无力，体温略升，口渴，要多喝水，此时饮食欠佳；产后第 3~4 天，乳房充盈，也可能有低热，分泌乳汁后恢复正常。

（1）产褥期饮食和合理营养原则：①少食多餐，营养均衡，每天分 5~6 餐进食；②饮食搭配要合理：干稀搭配，荤素搭配；③清淡适宜，多吃易消化和少刺激性食物；④不要偏食，挑食。具体应做到：

1）高蛋白、低脂肪，保证能量摄入：产后妇女身体虚弱、活动减少、食欲不佳并有组织受损，此时应以高蛋白、低脂肪为主。不同食物中蛋白质含有的氨基酸尤其是必需氨基酸种类和数量各不相同，其中牛奶和鸡蛋中的生物学价值最高，其次是瘦肉、鱼肉、黄豆，其中脂肪含量相对较少，避免因摄入脂肪过多引起产后生育性肥胖。多采用蒸、炖、煮、炒的烹调方法，最大限度地减少营养成分的损失。红糖水可为机体提供能量,有补血和活血作用,是较好的补益佳品,但不宜久喝,因不利于子宫收缩,血性恶露持续时间延长。一般以 7~10 天为宜。

2) 主食种类多样化:不同食物所含的营养成分和量不同,要多样化饮食,粗细粮搭配。膳食要有良好的感官性状,做到色、香、味、形俱佳,能增加产妇的食欲,易于消化和吸收。产妇饮食应以清淡为主,尽量避免煎、炸的方法,因为这类食品较油腻且损失较多营养,反复高温加热会氧化脂肪而降低食用价值,甚至对人体有害。每天要补充丰富的营养,要有荤有素,做到既能满足机体的需要又对身体的康复有益。尤其是产后最初几天,多吃含纤维素多的蔬菜和水果有利于改善便秘。奶类及其制品含丰富的钙质,可预防骨质疏松、婴儿佝偻病;动物内脏含丰富铁质,可预防贫血等。

3) 适量的水果:食用适量水果不仅能增加营养、帮助消化,还可提供丰富的维生素、矿物质和纤维素,以补充体内缺乏的营养素。如香蕉含有大量纤维素和矿物质,有补血通便的作用;橘子含较多维生素 C 和钙质,可降低产后出血、补充钙质,橘核、橘络尚有通乳作用;葡萄有生津止渴、助消化、止泻、利尿作用并富含维生素 B_1,可消除疲劳、增进食欲,有利于产后的体力恢复;火龙果低脂肪、高纤维、低能量,适于产褥期妇女食用。除产后 3~4 天不吃梨、柿子、猕猴桃、苹果等寒性水果外,其他时间可用温开水烫食。要保证每天摄入 150g 左右的水果。

4) 多食各种汤类,少食辛辣,忌食生冷坚硬的食品:产褥期妇女要多进食包括催乳汤在内的汤类,这有利于分泌乳汁,补充机体的营养需要,但要注意摄入时间和汤的成分。要让婴儿早吸吮、勤吸吮,适当热敷与按摩乳腺,待乳汁分泌增多、乳腺管通畅后再喝汤,以全面补充营养,增加泌乳,减少产妇胀奶的痛苦。进食汤类时应撇出上浮油,以免影响食欲,引起肥胖,奶水中的脂肪含量增高引起婴儿肥胖,消化能力较差的还会引起腹泻造成营养不良。辛辣的食物可助内热,食用后可出现口舌生疮、大便秘结或痔疮,且通过乳汁使婴儿内热加重。生食品消毒不能保障,冷食品刺激胃肠道并引起婴儿腹泻,坚硬的食物可造成牙齿松动而增加胃肠道负担。

5) 少食多餐,不要节食:要根据产褥期妇女和新生儿的实际情况,制订出合理的、符合合理营养与膳食制度的进餐方式。两餐之间要有适当间隔,一般以 4~6 小时较为合适。要提倡产褥期妇女少食多餐,一日三餐外加两餐之间的加餐。避免不必要的节食,以免影响身体恢复。

总之,产褥期要做到膳食质量好,食物品种多,松软可口,多食汤类,少食多餐,干稀搭配,荤素相宜。可选用以下几种食物。①鸡蛋:鸡蛋所含蛋白质数量多,营养价值高,容易吸收利用;蛋黄中含有丰富的铁和 B 族维生素,对产妇恢复健康和分泌乳汁都有好处。但每天吃的鸡蛋数量要适当,一般 4~5 个即可,1 次吃得太多会影响消化,增加肝脏的负担,于身体无益。②母鸡炖汤:鸡汤的味鲜美,能促进食欲和乳汁分泌。但鸡汤的营养价值不如鸡肉高,因此要连肉一起吃。也可将炖排骨汤、炖牛肉汤与鸡汤轮换着吃,条件不允许时,可吃些豆腐汤、青菜汤、蛋汤等。③猪蹄炖汤:是传统的"下奶"食品,中医通乳方剂常以猪蹄做引子。④挂面:在挂面汤中加 1~2 个鸡蛋比较适合产妇食用,亦可与细切面、薄面片轮换食用。⑤小米粥:小米与稻米相比,粗纤维含量高 2~7 倍,铁含量高 1 倍。适当吃些小米粥对产妇有好处,但营养素不全,不能整个产褥期都吃它。⑥水果:新鲜水果色鲜味美,能促进食欲,还可帮助消化与排泄。有人以为水果凉,影响牙齿和其他器官,实际上室内存放的果品不会太凉,不至于凉到刺激消化器官,影响健康的地步。

(2) 产褥期的营养需求

1) 蛋白质:产褥期妇女每日蛋白质摄入应比一般非孕妇女增加 20g,其中动物性食物和大豆及其制品等优质蛋白至少应占 1/3,以增加摄入所需氨基酸,提高蛋白质的营养价值。不同阶段产褥期妇女优质蛋白的膳食来源包括瘦肉、鱼、蛋、乳、鸡、鸭、花生、豆类及豆制品。

2) 脂肪:产褥期妇女每日摄入脂肪所供能量占每日总能量的 25% 左右(植物油较好),可增加乳汁中必需脂肪酸的含量。肉类和动物油含有动物脂肪,豆类、花生仁、核桃仁、葵花子、菜籽和芝麻籽中含有植物脂肪。

3) 碳水化合物:谷物类、白薯、土豆、栗子、莲子、藕、蜂蜜等糖类的含有较多。

4) 无机盐和微量元素:婴儿缺钙导致佝偻病,乳母缺钙导致骨质软化症,乳母应适当增加钙的摄入以保证乳汁中钙的含量。钙的主要来源有牛奶、豆类及制品、虾皮（米）、海带、紫菜、绿叶蔬菜等。铁不能通过乳腺输送到乳汁，人乳中含铁量很少，为婴儿补充铁应从副食补给。乳母在产褥期应多摄入铁。动物肝脏、动物全血、红色瘦肉，红枣、黑木耳、小米、鹌鹑蛋等中含有丰富的铁元素，食用富含维生素C的新鲜蔬菜和水果可促进铁的吸收。锌可以提高机体的抵抗力，促进婴幼儿的生长发育。动物性食物是锌的主要来源，如牡蛎、鱼和海产品、蛋类、肉类等。碘主要参与甲状腺激素的合成，婴幼儿缺碘会引起呆小症。海产品及加碘盐中含碘量较高。

5）维生素：维生素A是新生儿骨骼生长发育的必需物质，能增强新生儿的免疫能力，维持皮肤的健康，增强体力、滋补强身；维生素A缺乏会阻碍新生儿生长发育，影响眼部、呼吸道、泌尿系统的健康发育。乳母食用胡萝卜能使大量的胡萝卜素在体内转化成充足的维生素A，新生儿可通过乳汁直接获取。动物肝脏、鱼肝油、奶油、鱼子和禽蛋类等富含维生素A，油菜、菠菜等深色叶菜类和胡萝卜、红薯、橘子、黄花菜等红黄色植物类富含胡萝卜素。

豆类、肉、鱼、蛋、奶类、谷类中富含B族维生素。B族维生素可帮助维持心脏、神经系统功能，维持消化系统功能。

维生素C可提高乳母抵抗力，清除体内的有害物质。维生素C广泛存在于新鲜的蔬菜和水果中，应多食用。

婴儿处于快速生长发育期，对维生素D的需求量相对较大。维生素D与甲状旁腺共同作用，维持血钙的水平稳定，是钙磷代谢的重要调节因子之一，维持钙和磷的正常水平。这对正常骨骼的矿化、肌肉收缩、神经传导以及体内所有细胞的功能都是必需的，同时维生素D还具有免疫调节功能，可改变机体对感染的反应。如婴儿缺钙，同时也缺乏维生素D，易出现骨质软化症和佝偻病。母乳中维生素D含量较低，可由膳食供给，或经适宜阳光照射皮肤合成。因此，母乳喂养新生儿血液中的维生素D水平会呈季节性变化。北方冬春季和南方的梅雨季节出生者血中维生素D水平较低，家长应该尽早抱其到户外活动，接受适宜的阳光照射，同时适当地补充维生素D制剂以预防维生素D缺乏症。

维生素E是红细胞产生和保持肌肉完整性所必需的，主要来源为玉米、糙米、小米、黑米、豆类、深色蔬菜等。维生素K是凝血不可缺少的物质，新生儿成长中不可缺少，但需求量不大。

乳母的营养素摄入决定了乳汁营养成分，乳母饮食宜全面、均衡，需摄入充足的营养以恢复体力，营养良好有利于产后身体各器官和体力恢复。

2. 不同阶段产褥期妇女膳食 产后第1天，应给流质食物，多喝汤水。第2天可给较细、软清淡半流质，如挂面汤、水泡蛋、馄饨、小米粥、蒸蛋羹、蛋花汤、甜藕粉等，然后再吃正常膳食。产褥期卧床较多，腹肌及盆底肌肉松弛，肠蠕动减弱，易致便秘。同时为了分泌乳汁，可多喝些鱼汤，肉汤等。分娩时若有会阴撕裂伤：Ⅰ度或Ⅱ度会阴撕裂伤并及时缝合，在自解大便后可给普通饮食；Ⅲ度撕裂伤经缝合以后，应给少渣饮食5~6天，不致形成硬便，以免再度撕裂被缝合的肛门括约肌。

产后体质虚弱，而且还要喂养婴儿，所以消耗能量较多，能量主要来自多糖如淀粉及粗纤维，故要选择小米粥、面条等，并要适量饮些红糖水。红糖营养丰富，特别是无机盐含量较高，如铁、锌、镁及磷等。还含有大量易消化吸收的葡萄糖，对产后补血、喂养婴儿都是非常必要的。红糖还能使排尿通畅，化滞生新，对子宫收缩与复位有重要作用。此外，还能防止产妇肥胖。食用10天以上效果最好，一般不超过15天，如果食用时间过长，还会引起慢性失血而造成贫血。

产妇也需要大量的维生素，主要是维生素C和B族维生素。谷类是B族维生素的主要来源。维生素C主要来自蔬菜和水果，很多人担心水果凉，恐怕影响牙齿与其他器官。实际室内温度不至于影响消化器官，为了保险起见可用温水浴热一下。然后削去果皮，这样吃下对身体则有益无害。

对于各地产妇的饮食习惯，符合营养原则的应加以提倡。对不符合营养卫生的饮食习惯，如产后吃生冷青菜、水果，不让产妇吃荤食，产后1个月内只准喝小米汤，或偏食、忌口等，应通过宣传加以纠正。我国南方地区由于风雨较多，天气比较潮湿，因此在产褥期内可用甜醋3~4kg，加入老姜（新鲜姜亦可）约2kg，猪脚2~3个，花生米500~1 000g和鸡蛋（带壳）30~40个，一起煮熟后备用（每次饮用前煮热）。每天吃2~3次，每次吃一小碗。这样既可起到温中散寒和祛风祛湿的作用，又有帮助去掉瘀血和减少恶露之功,而且又补充了营养物质,对于乳汁分泌也有帮助。另外,根据产妇情况(如多汗、乏力和恶露较多等),可用大枣、太子参、莲子肉、芡实、炒薏苡仁和浮小麦等煎水服,借以达到健脾补气、祛湿敛汗的目的。产褥期需要增加营养,应在三正餐外加副餐 3 次。

(1)较经济的食谱及其营养成分分析(表 6-9,表 6-10)

表 6-9 产褥期一日范例食谱(较经济)

餐别	食物名称	原料	重量 /g	多餐能量构成比 /%
早餐	水煮蛋 2 颗	鸡蛋	100	31.1
	麻酱	芝麻酱	30	
	红糖小米粥	小米	50	
		红糖	10	
午餐	馒头	面粉	100	43.3
	排骨黄豆汤	排骨	50	
		黄豆	50	
	炒圆白菜	圆白菜	200	
	午餐用油	色拉油	5	
晚餐	虾皮烧油菜	虾皮	10	25.6
		油菜	100	
	米饭	稻米	75	
	鲫鱼汤	鲫鱼	100	
	晚餐用油	色拉油	5	
全天	烹调用盐	精盐	6	

表 6-10 营养成分分析

宏量营养素				微量营养素			
三大营养素	含量 /g	能量 /kcal	供能比 /%				
蛋白质	95.7	382.8	21.6	维生素 B$_1$	1.4mg	钠	3 201.7mg
				维生素 B$_2$	0.9mg	钾	2 367.2mg
脂肪	62.6	563.4	31.8	叶酸	360.1μg	钙	973.7mg
				烟酸	13.7mg	磷	1 325.2mg
碳水化合物	206.7	826.8	46.6	维生素 C	116.0mg	铁	31.6mg
				维生素 A	414.5μgRE	锌	11.1mg
合计	—	1 773.0	100	维生素 E	29.4mgα-TE	镁	436.0mg

以上食谱可提供能量约 1 803kcal。用这个食谱时,应考虑增加排骨汤等钙含量高的食物,以补充钙的不足,必要时增服钙制剂。

(2)较理想的食谱及其营养成分分析(表 6-11,表 6-12)

表 6-11　产褥期一日范例食谱（较理想）

餐别	食物名称	原料	重量 /g	多餐能量构成比 /%
早餐	牛奶煮荷包蛋	牛乳	250	44.0
		鸡蛋	100	
		蔗糖	10	
	馒头	面粉	100	
早加餐	鸡蛋挂面	鸡蛋	50	
		挂面	100	
午餐	火爆肝片	猪肝	50	32.0
	烧瓢儿白菜	瓢儿白	200	
	冬寒菜肉丸汤	冬寒菜	50	
		瘦猪肉	50	
	米饭	稻米	75	
	午餐用油	色拉油	15	
午加餐	红枣赤豆汤	红枣	10	
		赤豆	25	
		蔗糖	25	
晚餐	胡萝卜肉丝	瘦猪肉	50	23.1
		胡萝卜	100	
	虾皮烧黄秋白菜	虾皮	20	
		白菜	200	
	海带炖鸡	鸡肉	50	
		海带	100	
	晚餐用油	色拉油	10	
晚加餐	醪糟荷包蛋	鸡蛋	100	
		蔗糖	15	
全天	烹调用盐	精盐	6	

表 6-12　营养成分分析

宏量营养素				微量营养素			
三大营养素	含量 /g	能量 /kcal	供能比 /%				
蛋白质	134.0	536.0	21.9	维生素 B_1	2.0mg	钠	4 424.3mg
				维生素 B_2	2.8mg	钾	3 062.6mg
脂肪	73.0	657.0	26.9	叶酸	609.9μg	钙	1 047.2mg
				烟酸	27.8mgNE	磷	1 726.0mg
碳水化合物	313.1	1 252.4	51.2	维生素 C	118.9mg	铁	38.4mg
				维生素 A	49.3μgRE	锌	16.7mg
合计	—	2 445.4	100	维生素 E	21.8mgα-TE	镁	574.5mg

以上食谱全日可供给的蛋白质、能量、维生素及铁均够需要,唯钙不足(仅约 1 213mg),说明产妇从膳食中摄取足够的钙有一定的困难,故应增服钙片,可食骨粉或强化钙。维生素 D 的强化食品,使每日钙摄入量大于 2 000mg。

(三)老年照护食品

照护是对独立生活有困难者提供帮助,有别于以患者为主要服务对象的医疗护理工作。照护的服务对象为生活不能自理的弱势人群,包括不能完全独立生活的老年人、儿童和残障者。

吞咽障碍是广泛存在于老年人中的一种现象。老年人衰老、功能衰退和疾病均会导致吞咽障碍(简称吞障),并且大多数老年人并未意识到吞障问题。吞障是影响老年人功能、健康、营养状况,增加死亡风险和降低生活质量的危险因素。吞咽功能受损会使食物、液体的吞咽效率低下,误吸风险增加,社交活动受限,经口摄食欲望逐渐丧失,进而导致营养不良和 / 或脱水。但多学科团队开展专业的进食安全管理和饮食干预可减少误吸和吸入性肺炎发生,改善吞障老年人的生存质量和心理状态,更有利其吞咽功能的恢复,所以对吞障老年人进行营养管理十分有必要。

照护食品(universal design food)又叫高龄者食品,是提供给有咀嚼功能障碍,吞咽障碍的老年人,并调整食物物理性状,能提供充足营养的一类食品。照护食品与流质的区别是轻微咀嚼。虽然我们已经能够对不能经口摄食的患者管饲流质食物,但在家庭和养老院等机构中,如果患者的饮食状况恢复,经口食物的性状包括种类的选择就需要视情况调整,以维持咀嚼功能,同时也能逐步改善吞咽障碍。所以对于稳定的产品质量和充足的营养供给,以及卫生的食物供应方面开始有了更高的要求。基于这一点,照护食品应运而生。照护用加工食品的诞生,可以追溯到 20 世纪 80 年代中期左右。老年照护食品分类见表 6-13,老年吞障患者食物选择(忌用)举例见表 6-14。

表 6-13 照护食品分类

分类		1. 容易咀嚼	2. 用牙龈简单咀嚼	3. 舌头搅拌	4. 不用咬,直接吞食
咀嚼力		吃较硬食物或比较大块食物有点困难	吃较硬食物或比较大块食物比较困难	细小或柔软的食物可以吃	小颗的固体状食物吃起来也很困难
饮用吞食力		普通的饮用吞食	有些食物吃起来比较困难	有时候喝水或茶会有点困难	喝水或茶较困难
硬度	米饭	米饭~软米饭	软米饭~粥类	粥类	纯粥类
	鱼	烤鱼	煮鱼	水煮鱼(糯拌酱)	白鱼酱
	蛋类	煎蛋	卷蛋	炒鸡蛋	软蛋黄

表 6-14 老年吞障患者食物选择(忌用)举例

咀嚼、吞咽问题	食物状态	食物举例
咀嚼困难	坚硬	苹果、烤肉、坚果、豆类、干肉、腌腊制品
	高纤维	芹菜、竹笋、芦笋、藕、豆芽菜、金针菇、韭菜
	质地顺滑有弹性,加热不易变软	魔芋、墨鱼、鱿鱼
形成食团困难	含水量低、干燥、松散	鱼肉松、面包、饼干、冻豆腐
易在黏膜上残留	有黏性、易粘连	糯米、海带、紫菜
易呛咳	液体或酸性	果汁、醋、茶水
易进入气管	小颗粒	芝麻、花生

(四)适老营养配方食品

老年人在生理机能上已有很显著的改变,例如身体各种器官功能降低,各种组织弹性降低,对环境变化的调适能力降低,及应变的能力也比较差等,在各方面的能力逐渐退化及老化的一个情形。而老年营养是其中极为重要的一部分,合理的营养有助于延缓衰老,而营养不良或营养过剩、紊乱则有可能加速衰老进程。

适老营养配方食品,是一种根据老年人的生理特点和营养需求,调整某一种或多种营养素含量及比例,改善食物质地,添加益生菌和/或益生元,配制加工的预包装食品。该食品应以满足老年人群特定需求为首要条件,同时应以老年医学或营养学的研究结果为依据,针对老年人因各种原因摄入不足而引起的营养不良,进行营养素补充。

适老营养配方食品按调整的营养素分类,可分为:蛋白质类、脂肪类、碳水化合物类、维生素类、矿物质类;按质地分类,可分为:流质型、半流质型、软食型、粉末型、添加益生菌、益生元类。

(五)老年特殊功能食品

老年特殊功能食品,主要着眼于老年人特殊的身体状况,强调食品成分对老年人机体能充分显示出自身的防御功能、调节生理节律以及预防疾病与促进康复等有关的身体调节功能。一般认为,老年功能食品需要达到以下3个标准:提供所需营养、符合老年人口味、有助于调节生理机能。现阶段,老年特殊功能食品主要集中在抗衰老食品、抗肿瘤食品、健脑食品、老年护发与护肤食品、体重控制食品和糖尿病患者专用食品等。

1. **抗衰老食品** 随着年龄的增长,机体内产生具有清除自由基物质的能力逐渐下降,从而削弱了对自由基损害的防御能力,引起了机体的衰老。为了防御自由基的损害作用,可以向机体内添加适量的天然或人工合成的自由基清除剂,从而达到延缓衰老的目的。

2. **抗肿瘤食品** 衰老伴随着基因及基因组的改变,会改变相关致癌基因的表达。有研究证明,具有生物活性的食品成分对癌症的抑制具有非常重要的作用。膳食纤维的存在诱导了肠道内有益菌群的大量繁殖,同时能促进肠内有毒物质排出体外,这样就缩短了有毒物质对肠道的毒害,从而降低了癌症的发生率,因此膳食纤维在预防结肠癌方面的作用被广泛认可。维生素类在抵抗肿瘤方面的研究比较多,微量元素在抵抗肿瘤方面的作用也不可低估,如硒(Se)和锗(Ge)。维生素A与硒元素结合能提高人体免疫力,增强对肿瘤的抵抗力。有研究证明人体摄入一定量的叶酸也可以有效抑制与衰老有关的癌变,如直肠癌。研究发现增加 n-3 多不饱和脂肪酸的摄入量可以延缓或抑制乳腺癌、结肠癌和前列腺癌的形成与生长;同时该不饱和脂肪酸可以显著改善晚期癌症患者和肿瘤恶病质患者的寿命及生活质量,提高化疗效果,减轻他们的痛苦及降低某些抗癌药物的副作用。

3. **健脑食品** 大脑成分中60%以上是脂质,而包裹着神经纤维被称作髓磷脂鞘的胶质部位所含脂质更多。在所构成的脂质中,不可缺少的是亚油酸、亚麻酸之类的必需脂肪酸(多不饱和脂肪酸),在防痴呆食品中,提供充足的必需脂肪酸极为重要。比如富含必需脂肪酸的核桃仁是较好的健脑食物。蛋白质在脑神经细胞的兴奋与抑制方面发挥重要的作用。富含谷氨酸的食品对防止老年痴呆症能起到良好的作用,但是谷氨酸钠(味精)进入体内后,会在脑内引起头痛与恶心等副作用,所以味精的摄入不宜过多。

矿物质方面,充足的钙对保证大脑紧张工作的作用很大,其中最重要的一点就是抑制脑神经的异常兴奋,使脑神经能够正常接受外界环境的各种刺激。日本推荐的健脑食品要求每人每日的钙摄入量不得低于1 000mg,这个数值在设计老年防痴呆食品时可作参考。

4. **老年体重控制食品** 老年人群中,肥胖的流行与衰老所致的能量代谢调节过程的改变以及中枢神经系统老化有关。由于老年人群脂质代谢紊乱,老年肥胖患者更易于发生异位脂质沉积,即过多的脂质在胰岛、骨骼肌和心肌细胞等非脂肪组织内沉积,导致2型糖尿病、胰岛素抵抗和非缺血性心力衰竭等代谢性疾病的发生。为了控制体重增长,能量低的食品是最好的选择。比如在选择乳制品的时候要选脱脂乳,同时由于老年人摄取维生素A量较少,所以应该食用富含维生素A的乳制品。同时要多食用含多糖、纤维素和其他微量成分的食品,尤其是膳食纤维,不仅使人有饱腹感而且能避免便秘。

(李 莉 胡 雯)

第三节　调整营养成分膳食

一、高能量高蛋白质膳食

(一) 定义

高能量高蛋白质膳食是指膳食的能量及蛋白质供给量高于正常人膳食标准供给量,可迅速、高效供给能量和蛋白质,改善患者的营养状况,满足其疾病状态下的高代谢需要。

(二) 性质及特点

此种膳食的能量及蛋白质含量均高于正常人的膳食标准。成年人每日能量摄入量应大于 2 000kcal,蛋白质每日应不小于 1.5g/kg,计 100~200g/d,其中优质蛋白质要占 50% 以上。

(三) 适用对象

1. 严重营养缺乏或术前、术后的患者。

2. 分解代谢亢进的患者,如甲状腺功能亢进症、严重烧伤和创伤、高热等。

3. 合成代谢不足的患者,如严重消瘦、吸收障碍综合征等。

(四) 禁忌证

当蛋白质代谢及氮的排泄有障碍时,不应供给此类膳食。应结合患者的病情,如肝、肾等出现严重的功能或器质性病变,患者处于肝性昏迷或肝性昏迷前期、慢性肾功能不全期(非透析期)不宜采用此类膳食。

(五) 膳食原则

1. **增加进食量**　增加能量供给的方法是在一般膳食的基础上增加高能量的食物,如谷类、食糖和植物油等。为了提高蛋白质的摄入量,可适当增加优质蛋白质食品,如豆类及其制品、奶类、蛋类、禽类、鱼类及瘦肉类等。增加摄入量应循序渐进,少量多餐,避免造成胃肠道功能紊乱,除三次正餐外,可分别在上午、下午或晚上适量加 2~3 餐。

2. 推荐能量与氮之比为(100~200kcal):1g,平均 150kcal:1g,否则治疗效果不佳。因蛋白质摄入过低易导致负氮平衡,而能量摄入不足即可能将所摄入的蛋白质用于能量需要而被消耗。

3. 供给量应根据病情调整。例如大面积烧伤患者,其每日能量需要增多,为 $2 000~2 200kcal/m^2$,约每日需要 4 000kcal,远高于正常人的 RNI。蛋白质需要量也大为增高,约为每日 $94g/m^2$,即相当于氮 $15g/m^2$,计每日供给 120~150g 蛋白质(20~25g 氮)。这说明病情不同,需要量也应随之调整。

4. 为了防止血脂升高,在膳食设计时应尽量降低胆固醇、饱和脂肪酸及糖类的摄入量。

5. 若长期食用高蛋白质膳食,维生素 A 的需要量也随之增多,且营养不良者一般肝脏中储存量也降低。故膳食中应增加维生素 A 及胡萝卜素的含量。

6. 长期食用此类膳食还易出现负钙平衡。补充钙质亦应注意。

(六) 医疗膳食与范例

高能量高蛋白质膳食一日范例食谱,见表 6-15 ;营养成分分析,见表 6-16。

二、低蛋白质膳食

(一) 定义

低蛋白质膳食是指其蛋白质含量低于正常膳食供给标准,其目的是尽量减少体内氮代谢产物,减轻肝、肾的负担,以低水平蛋白质摄入量维持机体接近正常生理功能的运行。

(二) 性质及特点

此种膳食的蛋白质含量低于正常人膳食标准。其蛋白质含量要根据患者的病情以及营养状况而定。

表 6-15　高能量高蛋白质膳食一日范例食谱

餐别	食物名称	原料	重量 /g	多餐能量构成比 /%
早餐	牛奶	牛奶	250	24.3
	鸡蛋	鸡蛋	50	
	吐司面包	面包(均值)	100	
早加餐	苏打饼干	—	30	
午餐	米饭	稻米	120	37.6
	蒜泥空心菜	空心菜	150	
	宫保鸡丁	鸡胸脯肉	150	
		黄瓜	100	
		花生	20	
	午餐用油	菜籽油	15	
午加餐	小蛋糕	小蛋糕	30	
晚餐	米饭	稻米	150	38.1
	清炒土豆丝	马铃薯	150	
	双椒肉丝	青椒	75	
		甜椒	75	
		猪肉(瘦)	150	
	晚餐用油	菜籽油	15	
全天	烹调用盐	精盐	6	

表 6-16　营养成分分析

宏量营养素				微量营养素			
三大营养素	含量 /g	能量 /kcal	供能比 /%				
蛋白质	121.0	483.8	18.1	维生素 B$_1$	1.8mg	钠	3 167.3mg
				维生素 B$_2$	1.3mg	钾	3 089.4mg
脂肪	80.5	724.1	27.1	叶酸	283.4μg	钙	615.4mg
				烟酸	39.4mgNE	磷	1 564.0mg
碳水化合物	364.8	1 459.1	54.8	维生素 C	190.4mg	铁	24.5mg
				维生素 A	781.3μgRE	锌	14.9mg
合计	—	2 667.0	100	维生素 E	31.9mgα-TE	镁	397.9mg

（三）适用对象

1. 急性肾炎、急 / 慢性肾功能不全、慢性肾衰竭及尿毒症患者(未透析)。

2. 肝性昏迷或肝性昏迷前期患者。

（四）膳食原则

1. 蛋白质 蛋白质供给量应根据病情随时调整,必要时应辅助淀粉饮食。若病情好转则逐渐增加量,对正在生长发育的患儿尤为重要,否则不利于康复。在蛋白质限量范围内要设法供给适当量的优质蛋白质食品,如蛋、乳、瘦肉类等,目的是增加必需氨基酸量,避免负氮平衡。长期食用低蛋白质膳食者更应注意。

2. 能量 能量供给必须充足,以节约摄入蛋白质代谢供能并减少体组织分解。供给量根据病情决定。若进食量难以满足需要时,需行肠内或肠外营养支持。

3. 维生素及矿物质 应供给充足,以满足机体对维生素和矿物质的需要。其供给量应根据病情变化调整,如查血高钠患者应适当控制钠的供给量。

4. 适宜的烹调方法 低蛋白质膳食往往不易引起食欲,加之患者普遍食欲较差,在食品烹饪方面更需注意色、香、味、外形以及多样化。

（五）医疗膳食与范例

低蛋白质膳食一日范例食谱,见表6-17;营养成分分析,见表6-18;常见食物的蛋白质含量(食物生重),见表6-19。

表 6-17　低蛋白质膳食一日范例食谱

餐别	食物名称	原料	重量 /g	多餐能量构成比 /%
早餐	麦淀粉馒头	小麦粉(标准粉)	25	16.7
		淀粉(小麦)	25	
	蛋花瘦肉粥	鸡蛋	10	
		猪肉(瘦)	15	
		稻米	25	
午餐	米饭	稻米	50	34.4
	醋椒鱼块	草鱼(白鲩,草包鱼)	75	
		甜椒(灯笼椒,柿子椒)	50	
	三丁炒粉丝	胡萝卜	25	
		黄瓜(胡瓜)	50	
		芦笋(石刁柏)	25	
		豌豆粉丝	50	
	午餐用油	色拉油	15	
晚餐	姜汁豇豆	豇豆	100	48.9
	南瓜烩麦淀粉面块	南瓜(倭瓜,番瓜)	100	
		淀粉(小麦)	25	
	晚餐用油	色拉油	20	
	洋葱蛋炒饭	洋葱(葱头)	25	
		鸡蛋(均值)	50	
		稻米(均值)	50	
全天	烹调用盐	精盐	4	

表 6-18 营养成分分析

宏量营养素				微量营养素			
三大营养素	含量 /g	能量 /kcal	供能比 /%				
蛋白质	57.6	230.4	13.0	维生素 B$_1$	0.6mg	钠	1 737.2mg
				维生素 B$_2$	0.5mg	钾	1 698.5mg
脂肪	48.3	434.7	24.6	叶酸	225.3μg	钙	197.7mg
				烟酸	9.1mg	磷	881.5mg
碳水化合物	275.9	1 103.6	62.4	维生素 C	65.0mg	铁	17.6mg
				维生素 A	526.3μgRE	锌	8.2mg
合计	—	1 768.7	100	维生素 E	21.7mgα-TE	镁	160.2mg

表 6-19 常见食物的蛋白质含量（食物生重）

种类	含量
主食 50g	含蛋白质 4g（中等大小的碗半碗熟米饭约 130g）
瘦肉 50g	含蛋白质 9g（做熟后相当于 2 根手指头大小）
一个鸡蛋（60g）或一袋牛奶（250ml）	含蛋白质 8g
25g 大豆或 100g 北豆腐或 150g 南豆腐（拳头大小）	含蛋白质 9g
500g 青菜	含蛋白质 5g
25g 干果	含蛋白质 7g（30 粒左右的花生米）
一个水果（200g）	含蛋白质 1g
淀粉类（藕粉、粉条、粉丝、麦淀粉）	含蛋白质 0~1g

三、限碳水化合物膳食

（一）性质及特点

限碳水化合物膳食是一种限制碳水化合物类型及含量的膳食。通过对膳食的适宜安排及掌握进食时间和方法，达到预防或治疗倾倒综合征的目的。

（二）适用范围

此膳食适用于胃部分切除术后或幽门括约肌术后，因胃容积缩小而产生倾倒综合征。典型症状多在手术后进半流质膳食时出现，可在进食中或饭后 5~30 分钟出现，表现有上腹胀满、恶心、呕吐、腹绞痛、肠鸣音亢进、腹泻、心慌、出汗、眩晕、面色苍白、发热、无力等。发生的原因多数认为是因大量高渗食物快速进入肠道而引起，如能调整膳食中碳水化合物含量及进食方法，可以防止或缓解上述症状。

（三）膳食原则

1. **膳食原则** 低碳水化合物、高蛋白质、中等脂肪量膳食。碳水化合物应以多糖类复合糖类为主，忌用单糖浓缩甜食，如精制糖果、甜点心、甜饮料等。

2. **少食多餐** 避免胃肠中贮积过多。手术后应有一逐渐适应过程，故在每餐中要慎重掌握数量。根据患者耐受情况，从少到多循序渐进，细嚼慢咽。

3. **以干样食物为主** 餐后 0.5~1 小时后再进液体类食物。

4. **合并基础疾病者慎重选择** 凡合并心血管疾病、肾病、高脂血症及尿毒症患者，其膳食中蛋白质、脂肪含量及种类的选择更要慎重。手术后应注意避免含高胆固醇、高饱和脂肪酸的食物，如长期食用易影响血清脂质升高。

5. **餐后平卧** 可在餐后 20~30 分钟减轻症状。

6. **适当锻炼**　经常锻炼俯卧运动可防止或减轻症状。

7. **定时定量进餐**　以利于消化吸收,并可预防倾倒综合征和低血糖综合征。

8. 在症状早期及时调整膳食内容,病情较易控制。

(四) 术后膳食原则

由于患者行胃部分切除术或幽门括约肌手术后,胃容积缩小,若快速进食大量高渗食物,易引起倾倒综合征。所以术后要根据患者的恢复情况及营养状况,不断调整膳食成分及结构,特别是调整膳食中碳水化合物的类型及摄入量。

1. **第一阶段**　手术后开始进食时只能进食流质,此时应尽量控制食物进入肠道的速度。即在进食时及餐后平卧,餐后至少要平卧 20~30 分钟。流质膳食内容中应尽量减少碳水化合物食品,禁食浓缩甜食、果汁饮料、酒类等。

2. **第二阶段**　经过第一阶段(仅数日)若无症状发生,可进入第二阶段膳食,此时应以干样食物为主。三顿主餐避免液体类食物,加餐时再适当摄入汤汁类食物。进食时及餐后平卧数分钟。由于手术致使分解代谢增高,因此应增加优质蛋白质和能量摄入。以后根据恢复情况逐渐增加膳食中的碳水化合物比例。

3. **营养素需要量**

(1)碳水化合物:患者术后初期应严格限制碳水化合物的摄入量,每日不超过 100~120g 为宜。此后随患者的耐受程度,详细评估后可逐渐增加碳水化合物的供给。

(2)脂肪:占总能量的 35%~45%,满足能量的需求,减缓胃排空速度。

(3)蛋白质:占总能量的 20%,优质蛋白质比例应为 1/2 以上。

(五) 食物的选择

1. **可用食物**　包括乳类、蛋类、细软肉类、新鲜软水果、切碎制软蔬菜类、各种油脂类、适量精细谷类。若对乳类不能耐受,可以不用。

2. **忌用食物**　包括各种加糖的甜食、果汁、饮料、酒类、蜂蜜、果酱等。

(六) 医疗膳食与范例

限碳水化合物膳食一日范例食谱,见表 6-20;营养成分分析,见表 6-21。

表 6-20　限碳水化合物膳食一日范例食谱

餐别	食物名称	原料	重量 /g	多餐能量构成比 /%
早餐	牛奶	纯牛奶	250	28.4
	香油蒸蛋羹	鸡蛋	50	
		香油	5	
	面包加花生酱	面包	50	
		花生酱	5	
午餐	软饭	大米	70	36.0
	青笋烧肉圆	青笋	150	
		瘦猪肉	100	
	素炒生菜	生菜	100	
	午餐用油	色拉油	15	
晚餐	软饭	大米	70	35.6
	香菇烧鸡	香菇	100	
		鸡肉	100	
	焖茄子	茄子	100	
	晚餐用油	色拉油	15	
全天	烹调用盐	精盐	6	

表 6-21　营养成分分析

宏量营养素				微量营养素			
三大营养素	含量 /g	能量 /kcal	供能比 /%				
蛋白质	74.9	299.6	19.4	维生素 B$_1$	1.0mg	钠	2 989.9mg
				维生素 B$_2$	1.1mg	钾	1 767.4mg
脂肪	65.9	593.1	38.5	叶酸	173.2μg	钙	480.7mg
				烟酸	23.6mg	磷	1 042.0mg
碳水化合物	162.5	649.8	42.1	维生素 C	34.5mg	铁	14.0mg
				维生素 A	342.5μgRE	锌	9.9mg
合计	—	1 542.5	100	维生素 E	15.6mgα-TE	镁	231.7mg

四、限脂肪膳食

(一)定义

限脂肪膳食,又称低脂膳食,此类膳食需要限制膳食中各种类型脂肪的摄入量。

(二)性质和特点

限制膳食中各种类型脂肪的摄入,用于治疗或改善由于脂肪水解、吸收、转运及代谢不正常所引起诸疾病的症状。

根据脂肪限制的程度,分为 3 种:

(1)严格限制脂肪的膳食:无论脂肪的来源如何,均须加以限制,使之达到总能量的 10%~15% 以下。

(2)中度限制脂肪的膳食:限制各种类型的脂肪,使之达到总能量的 25% 以下。

(3)轻度限制脂肪的膳食:无论脂肪的来源如何,限制其摄入量,使之达到总能量的 35%~40% 以下。

以上是根据美国的膳食结构而规定的,美国平均的脂肪摄入量占总能量的 40% 以上。而我国居民平均脂肪摄入 50g/d 左右,约占总能量的 20%。结合我国的实际情况,建议脂肪限量可分为 4 种:

(1)完全不含脂肪的纯碳水化合物膳食。

(2)严格限制脂肪膳食:限制膳食的脂肪总量,包括食物所含脂肪及烹调油,不超过 20g。

(3)中度限制脂肪膳食:限制膳食的脂肪总量,无论其来源如何,不超过 40g。

(4)轻度限制脂肪膳食:限制膳食的脂肪总量,无论其来源如何,不超过 50g。

(三)适用对象

高脂血症 I 型及 V 型、急慢性胰腺炎、胆囊疾病、肥胖症、与脂肪吸收不良有关的其他疾病,如肠黏膜疾病、胃切除和短肠综合征等所引起的脂肪泻。

(四)膳食原则

1. **限制脂肪摄入**　除选用含脂肪少的食物外,还应减少烹调用油,可选用蒸、炖、煮、熬、烩、卤、拌等方法,禁用油煎炸食物。食物应清淡,少刺激性,易于消化,必要时少食多餐。

2. **脂肪泻可导致多种营养素的丢失**　包括能量、必需脂肪酸、脂溶性维生素 A、D、E、K 以及与游离脂肪酸共价结合随粪便排出体外的钙、铜、锌、镍等元素,因此应注意进行必要的补充。脂肪泻伴有钙的吸收不良甚为多见,会出现骨软化、骨质疏松、高草酸盐尿等并发症,后者是因为肠腔内的钙通常与膳食中的草酸结合为草酸钙而沉淀。在脂肪痢时,肠液中形成皂钙,导致食物中的草酸盐被吸收过多,出现高草酸盐尿。但随病情好转,脂肪摄入量则应适量逐渐增加。

3. **可用或忌(少)用食物**　根据不同的病情、脂肪限制程度及膳食原则来选用各种食物,见表 6-22。禁用(或少用)全脂乳、肥肉、油煎炸的食物。烹调油在限量之内使用。

表 6-22　每 100g 食部含不同量脂肪的食物

脂肪含量	食物名称
<5g	米面类(米、米粉、面粉、小米、薏米等); 豆类(赤小豆、绿豆、芸豆等); 淀粉类(粉皮、粉条、藕粉); 各种蔬菜(包括块茎、瓜类、叶菜)、水果; 奶类及肉类(鲜牛奶、酸奶、脱脂奶粉;鸡蛋白、鸡胸脯肉、鸡胗、肝、鱼、虾、海参、兔肉、猪肝、肾、血、去油清汤等)
5~<10g	燕麦片;豆腐干、豆腐丝;猪心、猪肚;鸡、鹅、带鱼、鲳鱼
10~<15g	蛋及肉类(鸡蛋、鹌鹑蛋、松花蛋;猪舌、肥瘦羊肉、鸽、烤鸡等)
15~<20g	黄豆、黄豆粉;油豆腐、油条、油饼;鸭、鸭蛋
≥20g	炸面筋;全脂奶粉、鸡蛋黄;烤鸭、肥瘦猪肉、咸肉、猪蹄;花生、瓜子、核桃、芝麻酱、巧克力

(五)医疗膳食与范例

限脂肪膳食一日范例食谱,见表 6-23;营养成分分析,见表 6-24。

表 6-23　限脂肪膳食一日范例食谱

餐别	食物名称	原料	重量 /g	多餐能量构成比 /%
早餐	牛奶燕麦粥	脱脂牛奶	250	29.9
		燕麦片	30	
	煮鸡蛋	鸡蛋	50	
	荞麦馒头	小麦粉	75	
		苦荞麦粉	25	
午餐	软米饭	稻米	100	32.6
	豆芽汤	黄豆芽	150	
	玉米花鸡丁	鸡胸脯肉	50	
		玉米	75	
	午餐用油	色拉油	10	
晚餐	软米饭	稻米	100	37.5
	清蒸鳜鱼	鳜鱼	50	
	凉拌三丝	粉丝	50	
		胡萝卜	75	
		莴苣	75	
	晚餐用油	色拉油	15	
全天	烹调用盐	精盐	6	

表 6-24　营养成分分析

宏量营养素				微量营养素			
三大营养素	含量 /g	能量 /kcal	供能比 /%				
蛋白质	78.9	315.6	15.9	维生素 B$_1$	1.0mg	钠	2 679.0mg
				维生素 B$_2$	1.1mg	钾	1 889.3mg

宏量营养素				微量营养素			
三大营养素	含量 /g	能量 /kcal	供能比 /%				
脂肪	44.2	397.8	20.0	叶酸	198.4μg	钙	529.9mg
				烟酸	18.0mgNE	磷	1 219.8mg
碳水化合物	320.4	1 271.4	64.1	维生素 C	39.3mg	铁	18.1mg
				维生素 A	733.2μgRE	锌	9.3mg
合计	—	1 984.8	100	维生素 E	12.5mgα-TE	镁	330.7mg

五、低脂低胆固醇膳食

(一)定义

此膳食是限制饱和脂肪酸和胆固醇摄入量的膳食,目的是降低血清胆固醇、甘油三酯和低密度脂蛋白的水平,以减少动脉粥样硬化。

(二)性质和特点

控制总能量,减少饱和脂肪酸和胆固醇的摄入,与此同时增加多不饱和脂肪酸的摄入。

多年来,《美国居民膳食指南》始终建议将每日膳食胆固醇摄入量控制在 300mg 以下,但第 8 版《美国居民膳食指南》中指出将不会继续设定饮食中胆固醇摄入量的限定标准,脂肪占总能量的 35%,其中以饱和脂肪酸形式提供的能量最大限度为 10%,以多不饱和脂肪酸形式提供的能量占 10%。根据我国的膳食结构,建议由脂肪所提供的能量以占总能量 20%~50% 或每日脂肪摄入量不超过 50g 为宜。

(三)适应证

高胆固醇血症、高甘油三酯血症、高脂蛋白血症、高血压、动脉粥样硬化、冠心病、肥胖症、胆石症等患者。

(四)膳食要求

1. **控制总能量** 目的是达到或维持标准体重,避免超重及肥胖。因为肥胖如伴有高血压、高脂血症,会显著增加冠心病的危险性;反之,如肥胖得到纠正,有利于血脂和血压的降低,糖耐量也会有所改善。少用精制糖,以避免血脂尤其是甘油三酯水平的升高。

2. **限制脂肪总量** 无论脂肪的来源如何,由脂肪提供的能量不应超过总能量的 20%~25%,或一般在 40g 左右,不超过 50g 为宜。

3. **减少饱和脂肪酸的摄入** 饱和脂肪酸(saturated fatty acid,SFA)可使血胆固醇含量增高,以这种形式提供的能量,最大限度不超过总能量的 10%。SFA 在动物性食品中含量较丰富。多不饱和脂肪酸(polyunsaturated fatty acid,PUFA)可使血胆固醇含量降低,在植物油中含量较丰富,故有人主张控制 SFA 的摄入,增加 PUFA 的摄入,PUFA/SFA 以达到 1.0~1.5 为宜。近年研究发现,PUFA 在代谢过程中,其不饱和双键易发生过氧化反应,产生过氧化脂质,这是一种自由基,为促进衰老和发生癌症的危险因素之一,因此主张摄入也不应过多,由 PUFA 提供的能量占总能量的 10%,其余由单不饱和脂肪酸(monounsaturated fatty acid,MUFA)补充,亦占总能量的 10%,即 SFA：MUFA：PUFA=1：1：1。单不饱和脂肪酸不影响血胆固醇的含量,它存在于各种食物中。脂肪酸及其含量见表 6-25。

4. **膳食中胆固醇量限制** 要求在 300mg/d 以下:人体的胆固醇一部分来自食物,一部分由体内合成。食物的胆固醇全部来源于动物性食品。在限制胆固醇时要保证摄入充足的蛋白质,可用优质植物性蛋白质代替部分动物性蛋白质。食物中胆固醇含量见表 6-26。

5. **保证充足的维生素、矿物质和膳食纤维** 适当选用粗粮、杂粮、新鲜蔬菜和水果,以满足维生素、矿物质和膳食纤维的供给量。可配给适量的脱脂乳和豆制品以供给充足的钙。因膳食中多不饱和脂肪酸增加,故应相对增加维生素 E、维生素 C、胡萝卜素和硒等抗氧化营养素的供给。伴高血压的患者,食盐的用量应减少。

表 6-25 脂肪及其含量(食物中脂肪总量的百分数)

食物	饱和脂肪酸	单不饱和脂肪酸	多不饱和脂肪酸	其他
猪油	43.2	47.6	8.9	
牛油	61.8	34.0	4.5	
羊油	57.3	36.1	5.3	
鸡油	25.9	45.8	26.0	2.2
黄油	56.2	36.7	6.3	
豆油	15.9	24.7	58.4	0.8
玉米油	14.5	27.7	56.8	1.1
花生油	18.5	40.8	28.3	0.9
芝麻油	15.3	38.3	4.9	
菜籽油	3.6	82.8	14.0	
棉籽油	24.3	27.0	44.7	0.7
米糠油	20.2	43.6	36.3	0.3
瘦猪肉	34.9	48.8	13.8	2.5
肥猪肉	41.7	49.7	8.7	
猪舌	37.6	49.3	12.4	0.2
猪肝	43.2	27.3	26.0	2.1
猪肾	42.0	33.1	21.6	1.2
猪肚	51.0	39.9	8.6	0.3
牛肉	51.8	43.1	5.0	
羊肉	48.2	38.3	14.3	0.7
兔肉	40.9	26.2	32.7	0.7
牛乳	53.8	36.3	7.5	1.5
牛乳粉(全脂)	58.3	29.4	5.9	2.3
牛乳粉(脱脂)	63.1	31.5	4.5	0.9
羊乳	66.0	29.3	4.0	
鸡肉	34.6	41.3	24.6	0.8
鸭肉	30.2	50.0	19.5	0.3
鸡蛋黄	36.8	49.5	11.8	2.1
大黄鱼	39.2	38.5	16.4	6.3
带鱼	44.9	37.2	12.8	5.4
鲤鱼	27.9	45.7	20.6	1.6
鲫鱼	29.0	43.1	25.3	1.2
对虾	35.9	28.2	12.1	18.3

表 6-26　食物中胆固醇含量　　　　　　　　　　　　单位：mg/100g

食物	胆固醇	食物	胆固醇
牛乳(酸)	12	肥猪肉	109
牛乳	15	全脂牛乳粉	110
脱脂牛乳粉	28	肥牛肉	138
羊乳	31	肥羊肉	148
瘦牛肉	58	猪舌	158
兔	59	青虾	158
瘦羊肉	60	奶油	168
海参	62	对虾	193
带鱼	76	墨鱼	226
瘦猪肉	81	猪肝	288
大黄鱼	86	黄油	295
草鱼	86	猪肾	354
冰激凌	86	鲫鱼子	460
猪油(炼)	93	鸡肝	476
普通鸭	94	鹌鹑蛋	515
腊肠	94	鸡蛋	585
填鸭	96	松花蛋	608
鸡	106	鸡蛋黄	1 510
青鱼	108	猪脑	2 591

(五) 可用与忌(少)用食物

见表 6-27。

表 6-27　可用食物和忌(少)用食物

食物	可用食物	忌用(或少用)食物
谷类	各种主食	加入脂肪制作的主食
乳类	去脂乳	全脂乳
禽肉类、鱼类	鸡	填鸭
	鱼	鱼子
	瘦猪、牛、羊肉	肥猪、牛、羊肉
	兔	脑
		肝、肾等内脏
蛋类	蛋清	蛋黄(每周限 3 个)
蔬菜类	各种蔬菜	不限
水果类	各种水果	不限
豆类	黄豆及其制品	不限
油脂类	植物(在限量之内)	猪、牛、羊油
	坚果(在限量之内)	
	鱼油	

（六）医疗膳食与范例

低脂低胆固醇膳食一日范例食谱,见表 6-28 ;营养成分分析,见表 6-29。

表 6-28 低脂低胆固醇膳食一日范例食谱

餐别	食物名称	原料	重量 /g	多餐能量构成比 /%
早餐	牛奶燕麦粥	脱脂牛奶	250	28.5
		燕麦片	25	
	鸡蛋白	鸡蛋白	35	
	馒头	小麦粉	60	
	早餐蔬菜	番茄	200	
午餐	米饭	稻米	75	36.5
	清炒生菜	生菜	150	
	香菇烧鸡	鸡胸脯肉	100	
		香菇	150	
	午餐用油	色拉油	13	
晚餐	米饭	稻米	75	35.0
	焖茄子	茄子	200	
	番茄肉片	番茄	200	
		猪肉(瘦)	75	
	晚餐用油	色拉油	10	
全天	烹调用盐	精盐	6	

表 6-29 营养成分分析

宏量营养素				微量营养素			
三大营养素	含量 /g	能量 /kcal	供能比 /%				
蛋白质	81.9	327.6	21.0	维生素 B$_1$	1.2mg	钠	2 729.5mg
				维生素 B$_2$	1.3mg	钾	2 522.9mg
脂肪	39.8	358.2	23.0	叶酸	287.9μg	钙	548.7mg
				胆固醇	195.0mg	磷	1 152.7mg
碳水化合物	217.9	871.6	56.0	维生素 C	148.0mg	铁	14.8mg
				维生素 A	509.0μgRE	锌	9.9mg
合计	—	1 557.4	100	维生素 E	13.5mgα-TE	镁	333.1mg

六、低盐膳食

（一）定义

限盐饮食是指限制膳食中钠的含量,以减轻由于水、电解质代谢紊乱而出现的水、钠潴留。限盐是以限制食盐、酱油及味精的摄入量为主。

（二）性质和特点

钠的正常需要量无明确规定。据估计,每人每日 0.5g 即可。我国膳食中的食盐含量为每人每日 8~15g,远远超过需要量。

（三）限钠膳食要求及适宜对象

限钠膳食表，见表 6-30。

表 6-30　限钠膳食表

	膳食钠推荐摄入量 /mg	膳食要求	适宜对象
低盐膳食	2 000mg	忌用一切咸菜（酱菜、甜面酱、咸肉、腊肠及其他荤素食罐头等），烹调用盐控制在 3g 或酱油 15ml 以内	肝硬化早期或腹水消失患者，轻型高血压患者，使用利尿药的缺血性心力衰竭患者及其他水钠潴留患者
无盐膳食	1 000mg	除限制低盐膳食中食盐及酱油外，其余同低盐膳食	肝硬化腹水患者，高血压患者，肾脏疾病且伴轻度水肿患者及其他水钠潴留患者
无钠膳食	≤500mg	同无盐膳食，还要求限制含钠高的蔬菜（每100g 蔬菜中含钠 100mg 以上），如油菜薹、空心菜、蒿子秆、茴香、芹菜等	肝硬化腹水患者，肾脏疾病且伴严重水肿患者及其他水钠潴留患者

在限钠膳食中，应根据患者的病情来调整膳食中钠的含量，其钠的摄入量并不是一成不变的，患者电解质水平变化较快，且随着病情的发展，对钠的摄入量要求也不同。

（四）膳食原则

1. **限钠（盐）的饮食医嘱要随病情变化及时予以调整**　如当肾小球肾炎患者的血压下降、水肿消失后，即应增加饮食中钠的供给量，以不使症状加重为度。又如心力衰竭患者若出现食欲差、进食量甚少时，则不宜严格忌盐，而应以增加食欲、维持营养与体力为主。

2. **对限钠要采取慎重态度**　例如，60 岁以上贮钠能力迟缓的患者、心肌梗死患者、回肠切除术后患者、黏液性水肿和重型甲状腺功能减退合并腹泻的患者等，最好根据 24 小时尿钠排出量、血钠、血压等临床指标来决定是否需要限钠。

3. **限钠饮食根据实际情况调整**　食物的含钠量只是计划食谱的参考数据，应用时尚可根据患者的食量以及食物的烹调方法合理地选用，如对食量少者可适当放宽食物选择范围，有些食物含钠稍高，如芹菜、豆腐干等，若经水煮或浸泡去汤后，其含钠量则可减少，因此有时也可酌情选用。再如用鲜（干）酵母代替用碳酸钠或发酵粉制作的馒头、蒸食等，则可将节余的钠量用食盐或酱油补充，从而在无盐膳食中亦可适当用点食盐或酱油。鲜（干）酵母不含或少含钠，碳酸钠或发酵粉含钠甚高，每 150g 用碳酸钠制作的馒头（用面粉 100g）所含的钠量约等于 0.5g 食盐的含量。类似的措施均会受到患者的欢迎。

食盐为"百味之王"，限钠（盐）膳食则比较乏味，故在烹调方法上应予改进。可采用番茄汁、芝麻酱、糖醋汁等调料以改善口味，或用原汁蒸、炖法以保持食物本身的鲜美味道。此外，在配膳方法上注意菜肴的色、香、味、形，使之能引起食欲。

（五）食物选择

1. **高钠食物（应限制使用）**

（1）烟熏、加工或腌制的肉类和鱼类（例如：火腿、培根、什锦冷盘、法兰克福香肠、香肠、加工猪肉、熏制牛肉片和腌制鲱鱼、沙丁鱼）。

（2）肉类抽提物，肉汤，肉酱。

（3）加工点心（洋芋片、玉米粉薄烙饼、玉米片、加工脆饼、加工核桃、爆米花和饼干）。

（4）沙拉的调味汁、调味品、佐料、乌斯特调味酱、烤肉酱、酱油、沙拉酱，墨西哥食物中用番茄、洋葱做的辣调味汁，番茄酱、泡菜、腌橄榄、德国泡菜。

（5）预包装的冷冻食品（未浸泡的蔬菜排除），预包装的调味料混合物、肉汁、卤汁、砂锅菜和面条、米或马铃薯片；亚洲食物；意大利面条；馅饼。

（6）罐头汤，除非制作时未加工。

（7）起司。

（8）番茄汁,番茄酱。

（9）外食食品。

2. 除表 6-31 中免用或少用食物外,均可食用。

表 6-31　低盐膳食、无盐膳食、低钠膳食免用或少用食物表

食物品种	低盐膳食(约含钠 2 000mg)	无盐膳食(约含钠 1 000mg)	低钠膳食(约含钠 500mg)
谷类	油饼、火腿、咸花卷等	油饼、火腿、咸花卷等	除低(无)盐膳食免用食物外,尚忌用碳酸钠或发酵粉制作的馒头、饼干及糕点等,量不宜过多
乳类			
蛋类	咸蛋	咸蛋	咸蛋
豆制品	咸豆腐干、豆腐丝等	咸豆腐干、豆腐丝等	咸豆腐干、豆腐丝等
瘦肉类(包括家禽、水产等)			
蔬菜类			
调味品	①盐或酱油腌制品及熟食、罐头等;②盐或酱油腌制品、盐制品	①盐或酱油腌制品及熟食、罐头等;②盐或酱油腌制品、盐制品	①盐或酱油腌制品及熟食、罐头等;②除低(无)盐膳食免用外,另忌每 100g 含钠量高于 100mg 以上的蔬菜;③盐制品、米醋、陈醋(用醋精做调味醋)

（六）医疗膳食与范例

低盐膳食一日范例食谱,见表 6-32;营养成分分析,见表 6-33。

表 6-32　低盐膳食一日范例食谱

餐别	食物名称	原料	重量 /g	多餐能量构成比 /%
早餐	牛奶燕麦粥	牛乳	250	24.0
		燕麦	50	
		白砂糖	10	
	煮鸡蛋	鸡蛋	50	
午餐	米饭	大米	100	36.4
	茄汁鱼块	番茄酱	20	
		草鱼	100	
	糖醋莲白	白菜	200	
	色拉油		15	
	盐		1.5	
晚餐	米饭	大米	100	39.6
	鱼香肉丝	瘦猪肉	50	
		水发木耳	50	
		青笋	50	
	凤尾汤	莴笋叶	150	
	色拉油		15	
	盐		1.5	
晚加餐	冲藕粉	藕粉	30	

表 6-33 营养成分分析

宏量营养素				微量营养素			
三大营养素	含量 /g	能量 /kcal	供能比 /%				
蛋白质	70.6	282.4	15.9	维生素 B$_1$	1.0mg	钠	1 630.7mg
				维生素 B$_2$	1.1mg	钾	2 047.9mg
脂肪	56.3	506.7	28.4	叶酸	178.7μg	钙	724.8mg
				烟酸	13.6mgNE	磷	1 078.7mg
碳水化合物	248.2	992.8	55.7	维生素 C	80.5mg	铁	27.6mg
				维生素 A	1 004.5μgRE	锌	11.2mg
合计	—	1 781.9	100	维生素 E	20.3mgα-TE	镁	243.8mg

七、高钙膳食

(一)性质与特点

钙是人体内含量最多的矿物质,除参与组织的构架外,在调节生理机能中也扮演着重要功能。高钙膳食提供高于平常需要量,给予因某些因素造成钙质流失的患者,以维持其正常功能。我国推荐的成人适宜钙摄入量为 800mg/d,根据不同的生理条件,对儿童、孕妇、乳母和老年人均应适当增加钙的摄入。可耐受最高钙摄入量为 2 000mg/d。

(二)适应证

软骨病,高血压,关节炎,骨质疏松,透析患者,低钙血症(抽搐)。

(三)膳食原则

1. 多摄取含钙丰富的食物,如宜多摄取表 6-34 中第三、四、五组中的食物。
2. 均衡摄取各种维生素,但维生素 D 含量需充足。
3. 少喝咖啡、啤酒。
4. 必要时可使用钙片予以补充。

表 6-34 常见食物钙含量表　　单位:mg/100g

类别	第一组 0~100	第二组 100~200	第三组 200~500	第四组 500~1 000	第五组 >1 000
奶类		鲜牛奶、羊奶		奶酪	奶粉
蛋类	鹅蛋、鸽子蛋、鸡蛋、鸭蛋、皮蛋	蛋黄			
豆类及豆制品	豌豆、赤小豆、绿豆、豆腐、蚕豆	豆干、油豆腐	黄豆、豆皮	豆筋	
海产品	龙虾、鳗鱼、河蟹	海蟹、鲍鱼、鱼肉松		田螺	小鱼干、虾米、虾皮
肉类	猪肉松	猪小排			
谷薯类	燕麦、面粉、糯米	米、米糠			
蔬菜类	毛豆、韭菜、葱、菠菜、蒜、空心菜	香菜、油菜、香菇(干)、红薯叶	木耳、枸杞子、芥菜、苋菜	紫菜	
水果类	柠檬、阳桃、葡萄干、红枣	橄榄			
坚果类	板栗、瓜子、花生仁	杏仁、莲子(干)			
饮料类	绿茶	花茶、红茶			
其他	酱油		食盐、酵母粉、白芝麻		

（四）医疗膳食与范例

高钙膳食一日范例食谱,见表 6-35;营养成分分析,见表 6-36。

表 6-35　高钙膳食一日范例食谱

餐别	食物名称	原料	重量 /g	多餐能量构成比 /%
早餐	低脂高钙奶	低脂高钙奶	250	21.8
	煮鸡蛋	鸡蛋	50	
	三明治	面包	50	
		奶酪	10	
		黄瓜	50	
		生菜	50	
午餐	米饭	稻米	70	30.8
	麻酱拌凤尾	芝麻酱	10	
		莴笋叶	150	
	木耳鸡丝	鸡胸脯肉	25	
		木耳(水发)	150	
	午餐用油	菜籽油	10	
晚餐	米饭	稻米	70	36.2
	芹菜豆干	芹菜茎	100	
		豆腐干	50	
	土豆烧排骨	马铃薯	100	
		猪小排	25	
	晚餐用油	菜籽油	10	
加餐(任意时段)	酸奶	酸奶	250	11.2
全天	烹调用盐	精盐	6	

表 6-36　营养成分分析

宏量营养素				微量营养素			
三大营养素	含量 /g	能量 /kcal	供能比 /%				
蛋白质	64.4	257.6	16.5	维生素 B$_1$	0.7mg	钠	3 046.2mg
				维生素 B$_2$	1.5mg	钾	2 175.4mg
脂肪	55.5	499.5	30.3	叶酸	216.0μg	钙	1 397.2mg
				烟酸	11.3mgNE	磷	1 299.5mg
碳水化合物	213.2	855.2	53.2	维生素 C	88.0mg	铁	31.1mg
				维生素 A	671.2μgRE	锌	11.9mg
合计	—	1 612.3	100	维生素 E	32.6mgα-TE	镁	372.8mg

八、高钾膳食

(一) 性质与特点

钾是人体细胞内液的主要阳离子,有维持体内水、电解质平衡,渗透压以及加强肌肉兴奋性和心跳规律性等方面的生理功能。钾的正常需要量尚无明确规定。我国推荐的成人适宜摄入量为1 875~5 625mg/d。

高钾膳食:用于纠正低钾血症(血清钾低于 3.5mmol/L),其临床表现为食欲缺乏、恶心呕吐、四肢乏力、嗜睡、腹胀、神志不清、心动过速等症状。高钾膳食的钾含量至少应超过 80mmol/L(3 120mg/L)。美国营养协会编写的《临床营养手册》(1981 年)提出的要求为 170mmol/L(6 630mg/L)以上。

(二) 适应证

1. 对预防由于服用利尿药(如呋塞米、依他尼酸)而引起的低钾血症效果较好。对慢性或严重缺钾患者的治疗仍以口服或滴注钾盐为主。

2. **适用于防治高血压**　有人观察高钾、低钠饮食有防治高血压的作用。据美国食品营养委员会的建议,在成人的高钾、低钠饮食中钾、钠比值应以 1:1 为宜,儿童需略高于此值。

(三) 食物选择

1. **常用食物含钾分类**　为了选择食物的方便,特将常用食物按钾含量的多少分为 A、B、C、D、E 五级,见表 6-37。

表 6-37　常用食物(每 100g)含钾分类表

A(<150mg)	B(150~250mg)	C(250~350mg)	D(350~550mg)	E(>550mg)
稻米	标准粉	玉米	鲜蚕豆	海带
富强粉	玉米糁	小米	芋头	紫菜
豆浆	南豆腐	马铃薯	苋菜(红)	花生
北豆腐	油豆腐	苋菜(绿)	毛豆	青豆芽
豆腐干	猪肝	紫萝卜	乌枣	黄豆
猪心	猪肚	鲜蘑菇	鲤鱼	红小豆
羊后腿	海(河)螃蟹	豌豆	蛤蜊	绿豆
海参	牛肝	红果		葵瓜子
鸡蛋	羊肝	枣		西瓜子
鸭蛋	牛后腿	瘦猪肉		
牛奶	猪肾	瘦羊肉		
冬瓜	鸭	鸡肉		
黄瓜	甘薯	兔肉		
菜瓜	山药	鲫鱼		
丝瓜	豇豆	青鱼		
南瓜	韭菜	黄鳝		
茄子	芹菜	鲳鱼		
柿椒	黄豆芽	带鱼		
大白菜	胡萝卜	香蕉		
圆白菜	白萝卜			
绿豆芽	油菜			

续表

A（<150mg）	B（150~250mg）	C（250~350mg）	D（350~550mg）	E（>550mg）
柚	空心菜			
橘	莴笋			
菠萝	西红柿			
葡萄	蒜苗			
鸭梨	柿子			
苹果	柑			
草莓	荔枝			
杏仁	鲜桂圆			

2. **注意食物不同部位含钾量不同**　除含量外，尚需了解食物中的钾多集中于谷皮、果皮和瘦肉中，以及钾易溶于水等特点。也就是说，细粮的钾含量低于粗粮，去皮水果的钾含量低于带皮的，肥肉的钾含量低于瘦肉的。罐头水果或煮水果（去除汤汁）的钾含量低于新鲜水果。浓菜汤、果汁和肉汤中均含有相当数量的钾。

3. **高钾膳食选择**　多选富含蛋白质的瘦肉、鱼、虾和豆类食品（低蛋白质饮食除外）；粗粮、新鲜果、菜类（水果最好带皮吃），用马铃薯代替部分主食（马铃薯、芋头含钾丰富）；浓肉汤、菜汤和鲜果汁饮料。

（四）医疗膳食与范例

高钾膳食一日范例食谱，见表 6-38；营养成分分析，见表 6-39。

表 6-38　高钾膳食一日范例食谱

餐别	食物名称	原料	重量 /g	多餐能量构成比 /%
早餐	甜豆浆	豆浆	250	24.7
		白砂糖	10	
	煮鸡蛋	鸡蛋	50	
	馒头	小麦粉	80	
午餐	米饭	稻米	50	32.0
	清炒菠菜	菠菜	150	
	土豆烧牛肉	马铃薯	200	
		牛肉（瘦）	50	
	午餐用油	菜籽油	15	
晚餐	米饭	稻米	50	32.7
	黄豆烧肉	黄豆	30	
		猪肉（瘦）	50	
	凉拌海带丝	海带（浸）	200	
		芝麻油	5	
	晚餐用油	菜籽油	15	
加餐（任意时段）	香蕉	香蕉	200	10.6
全天	烹调用盐	精盐	6	

表 6-39　营养成分分析

宏量营养素				微量营养素			
三大营养素	含量 /g	能量 /kcal	供能比 /%				
蛋白质	71.2	284.6	16.6	维生素 B₁	1.2mg	钠	2 846.6mg
				维生素 B₂	1.0mg	钾	3 305.8mg
脂肪	53.6	482.4	28.2	叶酸	330.6μg	钙	773.1mg
				烟酸	16.6mgNE	磷	998.6mg
碳水化合物	235.8	943.1	55.2	维生素 C	118.0mg	铁	27.4mg
				维生素 A	1 055.1μgRE	锌	12.4mg
合计	—	1 710.1	100	维生素 E	36.5mgα-TE	镁	526.7mg

九、高纤维膳食和少渣膳食(低纤维膳食)

(一)高纤维膳食

1. **性质与特点**　高纤维膳食称多渣膳食,是一种增加食物纤维数量(包括纤维素、半纤维素、木质素和果胶等)特别是增加粗纤维的膳食。国外资料建议高纤维膳食一日供给"粗纤维"(crude fiber)13~20g,或食物纤维 30~60g。

高纤维膳食的作用和目的:

(1)增加肠道蠕动:高纤维增加粪便的体积和重量,机械地刺激肠道,增加肠的蠕动,促进粪便排出。

(2)产生挥发性脂肪酸:含食物纤维高的食物,其纤维可被肠道细菌分解为挥发性脂肪酸,具有滑泻作用,也是促进粪便运行及胀气的因素。

(3)吸收水分:食物纤维吸收水分,使粪便软化,促进运行和排出。

(4)减低结肠管腔内的压力:高纤维膳食可以减低憩室患者结肠管腔内的高压力,从而改善憩室病的症状。

除了上述对肠道的影响外,食物纤维特别是可溶性食物纤维如果胶等,可与胆汁酸结合,增加粪便中胆盐的排出,有降低血清胆固醇的作用,利于防治动脉粥样硬化与胆石形成。另外,食物纤维对于防治糖尿病也有一定作用。

2. **适应证**

(1)无张力便秘。

(2)无并发症的憩室病。

(3)其他需要增加食物纤维的情况。

3. **食物选择**

(1)在正常膳食的基础上,多食用富含食物纤维的食品,如:①粗粮:玉米、玉米面、玉米渣、小米、粗粮制品、糙米、各种杂豆等;②蔬菜:选用含纤维多者如芹菜、韭菜、豆芽、油菜、小白菜、菠菜、大白菜、其他多粗纤维的叶菜及笋类、芥蓝、萝卜等;③水果:水果除了纤维素、半纤维素外,还富含果胶及有机酸,均有利于通便,除鲜果之外,也可用干果类。

(2)多饮水:水作为通便的润滑剂,一日应饮水 6~8 杯,晨起空腹饮淡盐水 1 杯,可促进肠道蠕动,有协助排便的作用。

4. **医疗膳食与范例**　高纤维膳食一日范例食谱,见表 6-40;营养成分分析,见表 6-41。

(二)低纤维膳食

1. **性质与特点**　低纤维膳食习惯上称为少渣膳食,又称为低膳食纤维膳食,是一种含极少量纤维和结缔组织的易于消化的膳食。该膳食的目的在于尽量减少食物纤维对消化道的刺激和梗阻,减少肠道蠕动,减少粪便数量及粪便的运行。根据病情,对于膳食中的纤维含量可给予不同程度的限制。

表 6-40　高纤维膳食一日范例食谱

餐别	食物名称	原料	重量 /g	多餐能量构成比 /%
早餐	牛奶燕麦粥	牛奶	250	27.4
		燕麦片	30	
	煮鸡蛋	鸡蛋	50	
	荞麦馒头	小麦粉	40	
		苦荞麦粉	10	
午餐	杂粮米饭	稻米	80	34.6
		玉米糁	20	
	清炒黄豆芽	黄豆芽	150	
	笋子烧牛肉	牛肉(瘦)	50	
		竹笋	100	
	午餐用油	菜籽油	15	
晚餐	杂粮米饭	稻米	80	33.7
		玉米糁	20	
	清炒油菜	油菜	150	
	芹菜炒肉	芹菜茎	150	
		猪肉(瘦)	50	
	晚餐用油	色拉油	12	
加餐(任意时段)	梨	梨	200	4.3
全天	烹调用盐	精盐	6	

表 6-41　营养成分分析

宏量营养素				微量营养素			
三大营养素	含量 /g	能量 /kcal	供能比 /%				
蛋白质	75.8	303.2	16.9	维生素 B$_1$	1.2mg	钠	2 921.6mg
				维生素 B$_2$	1.4mg	钾	2 490.3mg
脂肪	53.4	480.6	26.8	叶酸	271.7μg	钙	753.3mg
				烟酸	14.7mgNE	磷	1 159.6mg
碳水化合物	252.1	1 002.3	56.3	维生素 C	97.5mg	铁	19.3mg
				维生素 A	461.5μgRE	锌	12.2mg
合计	—	1 786.1	100	维生素 E	23.2mgα-TE	镁	361.9mg

2. **适应证**　低纤维膳食适用于下列情况:

(1)各种急性和慢性肠炎、伤寒、痢疾、结肠憩室炎、肠道肿瘤等。

(2)消化道少量出血。

(3)肠道、食管管腔狭窄及某些食管静脉曲张等情况。

3. **膳食原则**

(1)尽量少用含纤维多的食物如粗粮、硬果、蔬菜、水果等,以减少其对炎性病灶的刺激及刺激肠道蠕动与粪便形成。

(2)注意食物的制备,使之易于消化吸收。因多数肠道疾病患者的消化、吸收功能减退,一次进食数量不宜太多,以少量多餐为宜。根据病情给予少渣半流质膳食或少渣软食。

(3)脂肪数量不宜过多,因腹泻患者对脂肪的吸收能力减弱,易致脂肪痢。

(4)烹调方法:将食物切碎煮烂,做成泥状,忌用油炸、油煎的烹调方法,禁用刺激性调味品。

(5)少食多餐,注意营养素的平衡:由于限制蔬菜和水果,易引起维生素和矿物质的缺乏,必要时可补充相应制剂。采取少食多餐的方式,既可以补充营养素,也可以减轻消化道刺激。

4. 可用和免用食物

(1)低纤维膳食可用的食物

1)谷类:精细米面所制粥类、烂饭、发面蒸食、面包、软面条、面片等。

2)蛋类:除高温油炸蛋以外,其他做法均可用。

3)肉类:少结缔组织的嫩瘦肉如鸡、鱼、虾、内脏等制备软烂,如蒸肉饼、肉丸、炖软烂的瘦肉、碎软的瘦肉等。

4)豆类:豆浆、豆腐脑、豆腐等。

5)乳类:鲜奶、奶粉及各种奶制品如酸奶、奶酪及加可可等的牛奶(牛奶的用量应根据患者的耐受力而定)。

6)菜类:菜水、菜汤,根据病情亦可用一些菜泥及少量含纤维较低且制备成软烂的蔬菜,如去皮制软的胡萝卜、土豆、南瓜、冬瓜、去皮的西红柿等。

7)果类:果汁、煮果子水、果汁胶冻,根据病情亦可用少量果泥、去皮煮软的苹果等。

8)甜点心:清蛋糕、饼干、藕粉、果汁胶冻、冰激凌等。

(2)免用食物:各种粗粮、老玉米、膨化粗粮如爆玉米花。整粒豆子,硬果如核桃、花生等。生的蔬菜、水果,多纤维蔬菜如芹菜、韭菜、豆芽、笋类等,易产气蔬菜如葱头、生萝卜等,水果如菠萝、草莓等。油炸食品、油腻厚味食品。强烈刺激调味品如咖喱、辣椒、胡椒等。

5. 医疗膳食与范例
少渣膳食一日范例食谱,见表 6-42;营养成分分析,见表 6-43。

表 6-42 少渣膳食一日范例食谱

餐别	食物名称	原料	重量 /g	多餐能量构成比 /%
早餐	牛奶	牛奶	250	28.1
	蒸鸡蛋	鸡蛋	50	
	馒头	小麦粉	70	
午餐	软米饭	稻米	100	41.6
	白油豆腐	豆腐	100	
	番茄丸子汤	番茄	150	
		猪肉(瘦)	50	
	午餐用油	菜籽油	15	
晚餐	米饭	稻米	70	30.3
	清炒三月瓜	西葫芦	150	
	烂肉冬瓜	冬瓜	150	
		猪肉(瘦)	75	
	晚餐用油	菜籽油	10	
全天	烹调用盐	精盐	6	

表 6-43　营养成分分析

宏量营养素				微量营养素			
三大营养素	含量 /g	能量 /kcal	供能比 /%				
蛋白质	71.2	284.8	17.9	维生素 B$_1$	1.3mg	钠	2 624.6mg
				维生素 B$_2$	0.9mg	钾	1 664.7mg
脂肪	52.1	469.3	29.5	叶酸	172.7μg	钙	572.9mg
				烟酸	13.5mgNE	磷	1 001.6mg
碳水化合物	209.8	839.0	52.6	维生素 C	67.0mg	铁	16.1mg
				维生素 A	397.0μgRE	锌	11.1mg
合计	—	1 593.1	100	维生素 E	23.3mgα-TE	镁	223.4mg

十、低嘌呤膳食

嘌呤是体内参与组成遗传物质核酸的重要成分,有重要的生理功能。其在体内代谢的最终产物是尿酸,如果嘌呤代谢紊乱,使血清中尿酸水平升高,或因肾脏排出量减少,引起高尿酸血症,严重时出现痛风症状,此类患者必须限制膳食中的嘌呤含量,以避免痛风症发生或减轻其症状。

(一) 性质与特点

限制全天膳食中嘌呤的摄入量在 150~250mg/d,减少外源性嘌呤的来源,降低血清尿酸水平。调整膳食中成酸食物和成碱食物的配比,增加水分的摄入量,促进尿排出体外,防治急性痛风的发作。

(二) 适应证

①急性痛风;②慢性痛风;③高尿酸血症;④尿酸性结石。

(三) 膳食原则

1. **在不影响正常营养的摄取原则下,应尽量减少摄取富含嘌呤的食物**　因为嘌呤主要来自食物中所含的"核蛋白",其经过消化分解后产生嘌呤,嘌呤再经由肝脏代谢成"尿酸"。

2. **肥胖或超重患者应适当控制能量**　应该使体重控制在标准体重的下限,一般为 1 500~1 800kcal/d 或 25kcal/(kg·d)。鼓励患者适当增加体力活动。

3. **适量摄取含蛋白质的食物**　按标准体重为 1g/(kg·d)。全日 50~65g,优质蛋白质选用不含或少含核蛋白的奶类、鸡蛋、干酪等。限制肉、鱼、虾、禽类等核蛋白较高的食物。肉类食品应先氽水弃汤汁后再进行烹调。

4. **控制脂肪摄入量**　高脂肪会抑制尿酸的排泄,并促使患者发病,也不利于减轻体重,脂肪的供给量可占总能量的 20%~25%。故烹饪时用油量要适量,并应尽量选用植物油。应禁食油炸食品。

5. **保证适宜饮水量**　无肾功能不全时宜多饮水,每天饮水量保持 2 000~3 000ml,以增加尿酸的排出。

6. **应尽量避免饮用酒类**　酒类在体内代谢产生的乳酸会影响尿酸的排出,并促使痛风发作。由于可可、咖啡、茶的代谢产物不会堆积在组织内,可适量饮用,以提高饮水量,加速尿酸的排泄。

7. **保证蔬菜和水果的摄入量**　尿酸及尿酸盐在碱性环境中易被中和、溶解,B 族维生素和维生素 C 也可以促进尿酸盐的溶解,因此应多食用富含维生素的食物,如蔬菜和水果。

(四) 食物选择

1. **急性发作期**　应尽量选择嘌呤含量低的食物,如食物选择表(表 6-44)中所列的第一组食物,且蛋白质最好完全由蛋类、牛乳或乳制品供给。

2. **缓解期**　仍应禁食食物选择表中所列的第三组食物,可适量选择第二组食物,并减少食用干豆类,而第一组食物的嘌呤含量较低,平时可多选用。

表 6-44 嘌呤食物选择表

第一组食物(低嘌呤含量,每 100g 食物含 0~9mg 嘌呤,平时可多选择)

食物类别	食物
奶类及其制品	各种乳类及乳制品
肉、蛋类	鸡蛋类、鸭蛋、皮蛋
鱼类及其制品	咸鲑鱼卵
谷薯类	糙米、胚芽米、白米、糯米、米粉、小麦、燕麦、麦片、面粉、通心粉、玉米、小米、高粱、土豆、红薯、芋头、藕粉
蔬菜类	大部分蔬菜(除中等嘌呤含量所列的食物外)
水果类	各种水果
油脂类	各种植物油、动物油、核果类
其他	冰激凌、蛋糕、饼干、碳酸饮料、巧克力、咖啡、茶、橄榄、布丁、盐、糖、醋

第二组食物(中等嘌呤含量,每 100g 食物含 9~100mg 嘌呤,应酌量选择并尽量减少食用干豆类)

食物类别	食物
肉、蛋类	鸭肉、牛肉、羊肉(大部分的肉类,除高嘌呤含量所列的食物外)
鱼类及其制品	鳗鱼、鱼丸、帝王蟹、鱼、贝壳类(大部分的鱼类,除高嘌呤含量所列的食物外)
豆类及其制品	豆腐、大豆、赤小豆、带荚毛豆
蔬菜类	芦笋、干豆类、扁豆、豌豆、蘑菇、菠菜、白花菜、花椰菜、金针菇、木耳
其他	花生、酱油

第三组食物(高嘌呤含量,每 100g 含嘌呤 100~1 000mg,缓解期仍应禁食第三组高嘌呤的食物)

食物类别	食物
肉、蛋类	鹅肉、猪、牛肝、猪脑、猪肾、牛心、猪舌、牛、羊、牛肩胛肉、牛腿肉、鸡翅、鸡腿、鸡胸脯肉、鸡肝、鸡胗
鱼类及其制品	沙丁鱼、鲱鱼、鲭鱼、鲣鱼、金枪鱼、鲷鱼、比目鱼、香鱼、秋刀鱼、鲈鱼、鲑鱼、鲤鱼、小鱼干、蚌类、鱼卵、文蛤、牡蛎、蟹黄、干鱿鱼、龙虾、草虾、章鱼
豆类及其制品	纳豆
蔬菜类	香菇干
其他	肉汁、浓肉汤、鸡精、酵母粉

(五)医疗膳食与范例

低嘌呤膳食一日范例食谱,见表 6-45;营养成分分析,见表 6-46。

表 6-45 低嘌呤膳食一日范例食谱

餐别	食物名称	原料	重量 /g	多餐能量构成比 /%
早餐	牛奶	牛奶	250	25.1
	煮鸡蛋白	鸡蛋白	25	
	馒头	小麦粉	80	
午餐	米饭	稻米	80	37.0
	炒素菜	小白菜	150	
	肉末豆腐	豆腐	150	
		猪肉(瘦)	50	
	午餐用油	菜籽油	15	

续表

餐别	食物名称	原料	重量/g	多餐能量构成比/%
晚餐	米饭	稻米	80	37.9
	素炒土豆丝	马铃薯	75	
	番茄炒蛋	番茄	150	
		鸡蛋	100	
	晚餐用油	菜籽油	15	
全天	烹调用盐	精盐	6	

表 6-46　营养成分分析

宏量营养素				微量营养素			
三大营养素	含量/g	能量/kcal	供能比/%				
蛋白质	75.5	302.0	17.1	维生素 B$_1$	1.2mg	钠	2 772.9mg
				维生素 B$_2$	1.1mg	钾	1 885.7mg
脂肪	59.6	536.4	31.5	叶酸	277.2μg	钙	772.9mg
				烟酸	10.8mgNE	磷	1 020.8mg
碳水化合物	218.8	863.1	51.4	维生素 C	93.3mg	铁	16.9mg
				维生素 A	877.8μgRE	锌	9.6mg
合计	—	1 701.5	100	维生素 E	28.0mgα-TE	镁	247.4mg

十一、限酪胺、多巴胺膳食

(一) 性质与特点

本膳食适用于服用单胺氧化酶(MAO)抑制剂的患者。

限制膳食中的酪胺和多巴胺的含量。酪胺限量,国外资料为每日不超过 2mg,多巴胺限量未见报道。膳食中除限用富含酪胺或多巴胺的天然新鲜食物外,尚需禁用发酵食品和陈旧食品,因为这类食品经发酵或贮存后,在细菌作用下,可使其所含的酪氨酸脱羧而形成酪胺。

单胺如酪胺、多巴胺是一种升压物质,能使血管收缩,血压升高。在正常情况下,由于体内单胺氧化酶(MAO)的保护作用,将单胺转化为无害物质,从而使其升压作用不明显。但在服用单胺氧化酶抑制剂的情况下,体内单胺氧化酶的保护作用遭破坏,大量单胺如酪胺不经解毒即流入血液循环,致使血压升高,严重时伴有剧烈头痛、心动过速,甚至出现致命的内出血。据报道,服用单胺氧化酶(MAO)抑制剂的患者只要进食 20g 干奶酪(cheddar cheese)(含酪胺 6mg),即可导致患者血压升高。因此,对这类患者必须采用限酪胺、多巴胺的膳食。

(二) 可用或忌用食物

可用或忌用食物见表 6-47:

表 6-47　限酪胺、多巴胺膳食可用或忌用食物

食品类别	可用食物	禁用食物
饮料类	咖啡,茶,其他除禁用者外	酒精饮料,包括啤酒
面包类	除禁用者外,其他均可	用酵母制作的面包,含干奶酪的面包、饼干等
油脂类	除禁用者外,其他均可	酸奶油

食品类别	可用食物	禁用食物
水果类	橘子(每日1小个),其他除禁用者外均可	香蕉,红李子,鳄梨,无花果,葡萄干(不限多巴胺者可食用)
肉类及其他蛋白质食品	蛋,鲜奶,酸牛奶,其他除禁用者均可	陈旧野味,肝,罐头肉,香肠,咸鱼等
蔬菜类	西红柿,其他除禁用者外均可	蚕豆,青豆荚,茄子
其他	各种新鲜食品,除禁用者外均可	酵母浓缩制品,市售汤料酱油,其他陈旧不新鲜的蛋白质食品

国内尚未见酪胺分析值。根据酪胺在食物中产生的原理,拟提出以下几种禁忌食品,以供参考。

1. 用碱或酵母制作的馒头及发面制品,酒酿及其制品。

2. 用发酵法制作的酱油、酱(黄酱、面酱)、豆瓣酱、豆豉及各种豆腐乳、臭豆腐等。

3. 用盐腌制、熏制的各种肉类食品及海米、虾皮、鱼干等。

4. 腐败的或变味肉类、禽类、鱼虾类及其熟制品。

十二、低铜膳食

(一)性质与特点

铜是人体所必需的一种微量元素。铜在防止贫血方面与铁关系密切,能促进铁的吸收、利用。正常人血清铜的含量为100μg/ml,其中90%为铜蓝蛋白,它是铁的氧化酶,能催化亚铁化物转变为铁离子。铜又是细胞色素氧化酶、过氧化物歧化酶、过氧化氢酶、抗坏血酸氧化酶等的组成成分。

世界卫生组织(WHO)建议,铜的日摄入量以0.05mg/kg为宜。有人提出儿童的日需要量为30~40μg/kg。过量可引起中毒。估计成人每日摄入2~5mg的铜,吸收量为0.6~6mg。

低铜膳食的铜含量尚无明确规定,一般认为应不超过1~2mg。

(二)适应证

适用于肝豆状核变性。

肝豆状核变性是一种常染色体隐性遗传的铜代谢障碍所引起的疾病。其特征为总的血清铜含量和血清铜蓝蛋白量降低,大量铜盐慢性沉积于肝、脑、肾和角膜而使之受损。肝损害的表现为坏死后肝硬化。脑损害的表现如早期出现的四肢粗大震颤,随意运动时增强,静止时减轻以及构音障碍等神经症状,其主要病理变化在豆状核。肾损伤可使一部分患者出现氨基酸尿、蛋白尿、糖尿、磷酸盐尿、尿酸尿和钙尿,以致引起骨质软化症或骨质疏松症。角膜病变的表现为眼角膜边缘和巩膜交界处常有绿褐色或金褐色素环。

本病多发于10~25岁。早期诊断,早期治疗,效果较好。防治措施主要是采用促进铜盐排泄的药物,另外采用低铜膳食以减少铜的摄入量也是一项必要措施。

(三)膳食要求

1. **保证充足蛋白质、能量供给**　由于本病常伴有肝硬化,故蛋白质和能量必须供应充足。奶类的铜含量甚低,可适当多用。为了保证无机盐和维生素的供给充足,除尽量选用一些符合要求的蔬菜、水果外,尚可补充钙剂和维生素制剂。

2. **避免食用含铜量多的食物**　如豌豆、蚕豆、玉米、硬果类、蕈类;软体动物中的乌贼、鱿鱼、牡蛎、贝螺类;甲壳类的虾、蟹以及动物的肝、血等。肉、鱼、禽、蛋类铜含量中等,可少量选用。

3. 禁用铜制器皿烹调食物和饮水。

4. **在医生指导下服用相关药物**　由于铜普遍存在于自然食物中,若欲保证能量和蛋白质的供给充足,则很难做到每日铜的摄入量低于1mg。为此,于进餐的同时服用一些减少铜吸收的药物,可减少铜的入量。

(四)食物选择

1. **部分食物铜含量**　食物中的铜含量受土壤含量的影响波动较大,故各书中的铜含量数据很不一致。见表6-48:

表6-48 部分食物(食部)铜含量   单位:mg/kg

食物	铜含量	食物	铜含量
白面粉(特种)	1.7	萝卜	0.9
白面包	3.4	胡萝卜	0.8
精米	1.9	土豆	1.7
糙白米	3.6	扁豆	8.6
荞麦粉	7.0	蘑菇	17.9
洋白菜	0.5	苹果	0.8
菠菜	1.2	樱桃	1.4
生菜(叶)	0.6	香蕉	2.1
生菜(头)	0.4	椰子	6.9
龙须菜(芦笋)	1.4	橘	0.8
芹菜	0.1	菠萝	0.7
花菜	1.4	柠檬	0.4
西红柿	0.6	鸭肉	4.1
茄子	1.0	龙虾	7.3
洋葱	0.8	河虾	4.3
青椒	1.0	鸡蛋	2.3
黄瓜	0.6	蛋黄	4.0
南瓜	0.3	牛奶	0.15
花生	9.6	蜂蜜	2.0
小牛肉(瘦)	2.5	猪肝	6.5
羊肉(瘦)	4.2	鸡肉(乌骨鸡)	2.7
猪肉(瘦)	3.1		

选食时应掌握食物中的铜含量特点,粗粮多于细粮,绿叶蔬菜多于非绿叶蔬菜;肝、血多于一般肌肉;瘦肉多于肥肉;蛋黄多于蛋白。

2. **可用与免用食物** 根据表6-49适当选用食物。

表6-49 可用与免用食物

食物种类	可用食物	免食(或少食)食物
谷类	细粮	粗粮
乳类	可食	
蛋类	适量,不宜食用过多	少用蛋黄
瘦肉类(包括鸡、鸭、鱼)	适量,不宜食用过多	
肝、血		免用
虾、蟹、贝壳类		免用
蔬菜类	除绿叶蔬菜、豌豆、蚕豆等鲜豆外,均可食用	少用绿叶蔬菜及鲜豆类等
水果类	除椰子、樱桃外,均可食用	少用椰子、樱桃等
干豆、硬果类		免用
其他		免用干蘑、可可、巧克力

十三、中链甘油三酯膳食和生酮膳食

(一)中链甘油三酯(MCT)膳食

1. **性质与特点** 限制天然存在的长链脂肪酸,或由12个以上碳原子组成的脂肪酸,如月桂酸(C_{14})、棕榈酸(C_{16})、硬脂酸(C_{18})、油酸($C_{18.1}$)和亚油酸($C_{18.2}$)构成的脂肪,而用中链甘油三酯来取代部分长链甘油三酯。中链甘油三酯是中链脂肪酸的甘油酯,含6、8、10或12个碳原子的脂肪酸如辛酸(C_8)和癸酸(C_{10})构成的脂肪,它们是将椰子油蒸汽水解而得,以油的形式使用,每茶匙重4.6g,每克供能8.3kcal。其特点是:分子量较小,较易溶于水和体液,在生物体内溶解度更高。因其分子量小,胰脂酶能使它水解得更完全,易于吸收。甚至在胰脂酶和胆盐缺乏的情况下,大部分能以甘油三酯形式吸收。人摄取MCT后,不引起胰液分泌。运输时不需要与其他脂类物质形成乳糜微粒,也不易与蛋白质结合。可越过淋巴系统直接经门静脉进入肝脏,在肝内不合成脂类,故不易形成脂肪肝。

2. **适应证** 此膳食用于处理脂肪在水解、吸收和运输方面有缺陷的疾病,如:乳糜胸、乳糜尿、乳糜性腹水、高乳糜微粒血症、Ⅰ型高脂血症、小肠大部切除、回肠疾病伴有脂肪痢、局限性肠炎伴有脂肪痢、胆盐和胰脂酶缺乏、肠源性脂肪代谢障碍。

3. **膳食要求**

(1)用中链甘油三酯取代长链甘油三酯作为能量的来源。由中链甘油三酯提供的能量至少占总能量的20%,或占脂肪能量的65%。

(2)中链甘油三酯可用于烹调肉、鱼、禽等食品,但要注意所有烹调用的中链甘油三酯应吸到食物中去,才能保证患者摄入。它也可用来作为蔬菜、点心的配料成分,如调味汁、色拉油等。

(3)如一次摄入大量的中链甘油三酯,会产生腹胀或绞痛、恶心、腹泻,这些症状与中链甘油三酯迅速水解有关,也可能是由于游离脂肪酸的水平过高,对胃肠道有刺激的缘故。但采用本膳食很少出现上述症状。此外,进食时要慢一些,采取少食多餐的办法,或用中链甘油三酯制备的食品作为加餐。以上措施均可使症状不出现或少发生。

(4)MCT能迅速氧化形成酮体,应补充双糖,避免酮血症。

4. **可用和忌用食物**

(1)可用的食物:包括未使用加工油脂的主食及点心,去脂牛奶、咖啡、茶、果汁饮料、水果、蔬菜、豆制品、蛋清、蛋黄(每周不超过3个)、精瘦肉、鱼、禽类(用量每日不超过150g)。烹调油在规定数量之内使用,余用中链甘油三酯取代。

(2)忌用(或少用)的食物:包括全乳脂、奶油、脂肉、鹅、鸭、市售加了油脂的主食与点心。

(二)生酮饮食

生酮膳食分为两种:一种是以中链甘油三酯(MCT)为基础的生酮膳食,另一种是传统的生酮膳食。

1. **以中链甘油三酯(MCT)为基础的生酮膳食**

(1)性质与特点:给予高脂肪、低碳水化合物膳食,其目的是导致和维持身体处于"酮病"的状态,起到抗抽搐的作用。

采用主要含辛酸(C_8)和癸酸(C_{10})的中链甘油三酯,使之所提供的能量:占总能量的50%~70%,从碳水化合物提供的能量不超过19%,从蛋白质和碳水化合物提供的能量不超过29%,从中链甘油三酯以外的脂肪提供的能量最少占11%。

由于脂肪的完全氧化依赖于葡萄糖前体的存在,在缺乏碳水化合物的情况下,大量脂肪的代谢会产生酮体,中链甘油三酯较等量的长链甘油三酯具有更强的生酮作用,因此选用中链甘油三酯较长链甘油三酯更能维持酮病状态,而且可以少用脂肪,多用碳水化合物和蛋白质。此外,有人报道用中链甘油三酯生酮膳食者的血清胆固醇水平低于用传统生酮膳食者。还观察到前者血浆的β-羟丁酸水平较高,提示有较强的生酮作用。还有人报道用3:1(脂肪与蛋白质加碳水化合物质量之和的比值)传统生酮膳食(总脂肪量达87%)的儿童,与用60%中链甘油三酯生酮膳食(总脂肪量为70%)的儿童,其血浆的β-羟丁酸盐和乙酰乙酸盐水平相似。此外,计算和设计中链甘油三酯膳食比较简便易行。

(2)适应证

1)用于控制儿童的运动不能发作和肌阵挛性癫痫(akinetic and myoclonic seizures),尤其是对抗抽搐药物产生抗药性和出现副作用的儿童。抗抽搐的效果与血中酮体、β-羟丁酸盐与乙酰乙酸盐升高的程度相关。对平均β-羟丁酸盐水平超过 2mmol/L 的抗抽搐效果优于 2mmol/L 以下者。对学龄前儿童的效果较为理想。

2)丙酮酸盐脱氢酶缺乏。

(3)膳食要求

1)该膳食可能出现恶心、呕吐、腹绞痛的副作用。这是由于中链甘油三酯迅速水解造成胃肠高浓度游离脂肪酸的缘故。这种高容积渗透分子溶液能造成大量液体注入,对肠道产生刺激作用。为避免这些副作用,要求进食含中链甘油三酯的食物要缓慢,不应单独摄入而一定要与其他食物共同摄入。

2)分成 3 或 4 餐,也可在睡前加餐。

3)可用中链甘油三酯制成各种食物,如各种调味汁、冰激凌、点心、菜肴等。

(4)计算中链甘油三酯的步骤

1)按照每日膳食中营养素供给量查出能量需要,如 1~3 岁儿童为 1 200kcal。

2)确定中链甘油三酯的用量,一般占总能量的 50%~70%,如以 60% 计算:

1 200kcal 的 60% 为 720kcal

1g 中链甘油三酯 = 8.3kcal

720 ÷ 8.3 = 87g 中链甘油三酯

2. 传统的生酮膳食

(1)性质与特点:是一种高脂肪、极低碳水化合物的膳食。其目的是导致身体出现酮症并维持在轻度酸中毒状态。治疗初期膳食中生酮与抗生酮(即脂肪与碳水化合物加蛋白质)之比为 4:1,待酮症出现后,可维持 3:1 的水平以上,两年后采用 2:1,半年后过渡到普通膳食。

据观察,采用此膳食后可以停止癫痫发作,毒性反应较药物小。患儿智力发育不受影响,生长发育受到暂时影响。

对学龄儿童的效果较明显,对 2 岁以下或 5 岁以上效果不明显,甚至无效。因 2 岁以下不易出现酮症,5 岁以上难以坚持饮食治疗。

该膳食不用牛奶,蛋白质仅达到每日营养素供给量的 65%,钙、铁、B 族维生素亦不足。

(2)适应证:用于治疗癫痫,有人认为对大发作型(grand mal epilepsy)精神运动性发作(psychomotor seizures)的治疗效果较好,但也有人认为效果与类型无关。

(3)膳食要求

1)膳食要求严格,除精细计划外,食物还需称量。

2)采用此种膳食初期必须住院,在医生监督下进行,要观察尿酮体、二氧化碳结合率、血糖等指标,待适应后可出院继续治疗。

3)该膳食基本不含主食,难以维持,故必须取得家长的理解与配合,除规定食物外,不得进食其他食物。

4)可设计营养成分相同而内容不同的食谱或交换份,供选择使用。

(4)膳食的设计与计算方法

1)脂肪与碳水化合物加蛋白质之和的比值呈 4:1 的膳食,即(F):(C+P)=4:1。

每单位含(F)4g,(C+P)共 1g,能量 40kcal(4×9 + 1×4=40kcal)。

2)脂肪与碳水化合物加蛋白质之和的比值呈 3:1 的膳食,即(F):(C+P)=3:1。

每单位含(F)3g,(C+P)1g,能量 31kcal(3×9 + 1×4=31kcal)。

3)计算步骤

A. 计算总能量,按每千克体重需 60~80kcal 计算。

体重(kg)×(60~80)kcal= 总能量

B. 找出每日所需总单位数：总能量 ÷ 每单位所供能量

C. 确定脂肪需要量：每日所需总单位数 ×4g

D. 计算蛋白质需要量，按每千克体重需 1g 计算：体重（kg）×1g

E. 碳水化合物需要量：总能量 −（脂肪 + 蛋白质）所供能量

3. 医疗膳食与范例

生酮膳食一日范例食谱，见表 6-50；营养成分分析，见表 6-51。

表 6-50 生酮膳食一日范例食谱

餐别	食物名称	原料	重量 /g	多餐能量构成比 /%
早餐	牛奶	牛奶	250	25.1
	煮鸡蛋	鸡蛋	50	
	馒头	小麦粉	50	
	黄油汤	黄油	10	
午餐	米饭	稻米	80	37.5
	大白菜炒肉	大白菜	150	
		猪肉（瘦）	100	
	麻酱凤尾	芝麻酱	15	
		莴笋叶	150	
	午餐用油	菜籽油	15	
晚餐	米饭	稻米	80	37.4
	番茄炒蛋	番茄	150	
		鸡蛋	50	
	鱼香茄饼	茄子	100	
		鸡蛋	50	
		猪肉（瘦）	50	
		芝麻油	5	
		白砂糖	5	
	晚餐用油	菜籽油	10	
全天	烹调用盐	精盐	6	

表 6-51 营养成分分析

宏量营养素				微量营养素			
三大营养素	含量 /g	能量 /kcal	供能比 /%				
蛋白质	85.2	340.6	18.3	维生素 B_1	1.6mg	钠	2 912.2mg
				维生素 B_2	1.3mg	钾	1 886.1mg
脂肪	81.1	730.2	39.2	叶酸	296.8μg	钙	738.3mg
				烟酸	16.4mgNE	磷	1 171.6mg
碳水化合物	198.1	792.4	42.5	维生素 C	102.0mg	铁	26.8mg
				维生素 A	876.1μgRE	锌	13.3mg
合计	—	1 863.2	100	维生素 E	33.3mgα-TE	镁	268.5mg

十四、低碘饮食

(一) 定义

低碘饮食是一种限定营养成分膳食,要求全日碘摄入量小于 50μg。通过控制食物碘摄入来辅助甲状腺癌等患者的 ^{131}I 治疗;也可应用于辅助同位素检查甲状腺功能。

(二) 低碘饮食原理

食物碘的摄入促进甲状腺激素的合成分泌,促甲状腺激素(TSH)降低,影响甲状腺的摄碘率,进而影响 ^{131}I 的治疗效果。通过降低食物碘的摄入来提高 ^{131}I 治疗的效果。碘的食物来源,见表 6-52;常见食物含碘成分表,见表 6-53。

表 6-52 碘的食物来源

主要食物来源:
生物体可通过生物富集和食物链作用,对环境碘进行不同程度的富集

食物碘含量的高低一般存在以下规律:
1. 海产品的碘含量高于陆地食物。
2. 陆地中动物性食物的碘含量高于植物性食物。
3. 鸡蛋的含碘量较高,其次为肉类,再次为淡水鱼,植物的含碘量很低,水果和蔬菜更低

禁用食物:
1. 海产品 海带、紫菜、虾皮、海鱼等。
2. 碘剂强化调味品 加碘盐、强力碘面、碘蛋等。

表 6-53 常见食物含碘成分表 单位:μg/100g

谷类及制品	小面粉 2.9 大米 2.3 糯米(紫)3.8 小米 3.7 强力碘面 276.5
薯类	马铃薯(土豆)1.2
干豆类及制品	黄豆(大豆)9.7 豆腐 7.7 豆腐干 46.2 营养豆粉 25.0 芸豆 4.7 赤小豆(红小豆)7.8
蔬菜类及制品	胡萝卜(脱水)7.2 扁豆 2.2 豌豆 0.9 茄子 1.1 番茄 2.5 菠菜(脱水)24.0 青椒 9.6 黄瓜 0.2 西葫芦 0.4 洋葱 1.2 小白菜 10.0 芹菜 0.7 香菜 1.5 藕 2.4
菌藻类	海带(鲜)113.9 海带(干)36 240.0 紫菜 4 323.0
水果类	梨 0.7 柿子 6.3 橙子 0.9 橘子 5.3 菠萝 4.1 香蕉 2.5
坚果、种子类	核桃 10.4 开心果 10.3 松子仁 12.3 杏仁(生)8.4 榛子仁 6.3 花生米 2.7
畜肉类及制品	猪肉(瘦)1.7 猪肘(酱)12.3 午餐肉(罐头)1.3 肉松 37.7 猪肝(卤)16.4 小香肠(广式)91.2 猪肝粉 10.7 火腿肠(洛阳)46.2 火腿(罐头)1.9 牛肉(瘦)10.4 牛肉(酱)1.2 羊肉(瘦)7.7 羊肝(卤)19.1
禽肉类	鸡肉 12.4 鸡肝 1.3
乳及乳制品	消毒牛奶 1.9 酸奶 0.9
速食食品	方便面 8.4
蛋类及其制品	鸡蛋 27.2 鸡蛋(绿皮)18.8 碘蛋 329.6 乌鸡蛋 5.3 鸭蛋 5.0 松花蛋(鸭蛋)6.8 鹌鹑蛋 37.6
鱼虾蟹贝类	草鱼 6.4 黄花鱼(小)5.8 鲤鱼 4.7 青鱼 6.5 鲳鱼 7.7 带鱼 5.5 马哈鱼(咸)6.7 海杂鱼(咸)295.9 墨鱼 13.9 虾皮 264.5 贻贝(淡菜)346.0 豆豉鱼(罐头)24.1 茄汁沙丁鱼(罐头)22.0 虾米(海米、虾仁)82.5

饮料类	杏仁露(露露)5.3　草莓汁(蓝源)61.9　桃汁(蓝源)87.4　可乐(中华)68.4　海藻饮料 184.5 海带浓缩液 22 780.0
调味品	酱油 2.4　米醋 2.1　牛肉辣酱 32.5　黄酱 19.8　甜面酱 9.6　芥末酱 55.9　鸡精粉 26.7 花椒粉 13.7　白胡椒粉 8.2　生姜粉 133.5　八宝菜 3.8　加碘盐 2 000~5 000
其他	甲鱼蛋 19.2

（三）低碘饮食特点

通过控制摄食中碘含量,减少食物碘对 ^{131}I 治疗效果的影响;不仅要兼顾低碘这一要求,还要满足患者其他营养需要。其使用周期多为服 ^{131}I 前后 4 周。

（四）适用对象

1. 甲状腺功能亢进的患者。

2. 进行 ^{131}I 治疗的患者。

3. 接受同位素检查甲状腺功能者。

（五）低碘饮食的膳食要求

^{131}I 治疗前 4 周可食用米、面等谷类食物,山芋、马铃薯等薯类,各种蔬菜、水果,各种豆类及其制品。各种乳类及其制品。禁用各种海产动植物食品,如海鱼、海虾、虾皮、海蜇、海带、紫菜、海参等,禁用碘强化食品,如碘盐、碘蛋、强力碘粉等。

^{131}I 治疗前须停服以下药物,停服 4 周。

(1)含碘药物:如碘化物、复方碘溶液、含碘片等。

(2)影响甲状腺功能的药物:如甲状腺素片、抗甲状腺药等。

(3)某些中药:如海藻、昆布、贝母、牛蒡子、木通等。

服 ^{131}I 当日患者应空腹。 ^{131}I 及 ^{131}I- 甲状腺激素不仅可以通过胎盘屏障,还可由乳汁分泌,因此妊娠期和哺乳期妇女不能进行 ^{131}I 治疗。

（胡　雯　柳　园　石　磊）

第四节　试　验　膳　食

试验膳食指临床诊断、治疗疾病过程中常用来配合进行某种特殊功能检查的膳食。包括试验膳食和代谢膳食。代谢膳食还用于观察疗效或研究机体代谢反应。

一、肌酐试验膳食

（一）定义

通过食用肌酐试验膳食控制外源性肌酐的摄入,观察机体对内生肌酐的清除能力,以评价患者肾小球滤过功能;测定肌酐系数,了解肌无力患者的肌肉功能。适用范围:肾小球肾炎、重症肌无力的患者。

（二）原理

肌酐是体内蛋白质和含氮物质代谢的最终产物,随尿液经肾排出体外。受试者先进食低蛋白饮食 2~3 天,使体内外源性肌酐全被清除,然后再测定 24 小时尿中内生肌酐含量。内生肌酐清除率如降低到参考值 80% 以下,表示肾小球滤过功能减退。

（三）特点

1. **低蛋白质膳食**　每日蛋白质摄入量不超过 40g,主食不超过 300g,以免蛋白质过量。可用食物有马铃薯、藕粉、淀粉、甜点心、蔬菜、水果,限量范围内可选牛乳、鸡蛋,禁用肉类。

2. **忌饮茶和咖啡**　因为茶和咖啡中均含有咖啡因。咖啡因可使肾小球的血流量增加,肾小管的重吸收减少,有利尿的作用。若饮用含有咖啡因的茶和咖啡将对本试验产生干扰。另外,咖啡因要经过肝、肾进行新陈代谢,对肝、肾功能不全的人来说,也不利于肝、肾功能的恢复。所以,要忌饮茶和咖啡。

3. 试验期 共 3 天,前 2 天为准备期,后 1 天为试验期,留置 24 小时尿液。

(四) 膳食要求

肌酐试验膳食为严格的低蛋白质膳食,在实施试验的过程中首先要控制蛋白质的总量,但是也要满足该患者一日能量需要。

常见蛋白质含量比较低的食物见表 6-54 :

表 6-54 常见蛋白质含量比较低的食物

食物分类	食物	蛋白质含量 /（g·100g⁻¹）
蔬菜水果类	冬瓜	0.4
	粉条	0.5
	笋瓜	0.5
	芸豆	0.8
	黄瓜	0.8
	芹菜	0.8
	西红柿	0.9
	胡萝卜	1.0
	茄子	1.0
	丝瓜	1.0
	大白菜(小白口)	1.3
	大白菜(青白口)	1.4
	油菜	1.3
	水芹菜	1.4
	木耳(水发)	1.5
	苹果	0.2
	鸭梨	0.2
	甜瓜	0.4
豆及豆制品	豆浆	1.5
	豆腐脑	1.9
	绿豆芽	2.1
	荷兰豆	2.5
谷薯类	马铃薯	2
	芋头	2.2
	粳米	7.7
奶类	酸奶	2.5
	牛奶	2.7

（五）食谱举例

1. **病例**

(1) 一般情况：赵某，女性，56岁，因"间断性双眼睑水肿25年，发热1周"入院。患者25年前无明显诱因出现双眼睑水肿，查尿常规++~+++，肌酐正常。患者4年前无明显诱因出现肉眼血尿，查尿常规：蛋白(+)，隐血(+++)，肌酐217μmol/L，给予保肾、降肌酐治疗10天，肉眼血尿消失，其余症状无改善。定期复查，肌酐进行性增高。患者1个月前因腹水给予百令胶囊、黄葵等对症处理，症状无明显好转，查肌酐433μmol/L，尿蛋白(++)，隐血(+++)。患者患病以来有间断性肉眼血尿，无尿频、尿急，有终末尿痛，无夜尿增多。双下肢轻度水肿。近1周出现发热，多于夜间出现，最高37.6℃。偶有咳嗽、咳痰。无胸痛，无明显胸闷气短，可平卧；无恶心、呕吐；无脱发、光过敏、口腔溃疡或关节肿痛。精神体力一般，饮食差，睡眠一般，目前尿量800ml/d，大便正常。近期体重减少5kg。否认冠心病病史，否认肝炎、结核病或其他传染病病史，否认过敏史，否认手术史。

(2) 体格检查：一般状态可，体温37℃，脉搏100次/min，呼吸20次/min，血压129/72mmHg。身高157cm，体重46kg。眼睑水肿，结膜苍白，口唇无发绀。咽不赤。双肾区叩击痛，双输尿管走行区无压痛。双下肢压痕(+)。

(3) 辅助检查：临床检查及结果，见表6-55。

表6-55 临床检查及结果

检查项目	检查结果
血常规	红细胞计数1.64×10^{12}/L，血红蛋白47.0g/L，血细胞比容0.151，平均红细胞体积92.1fl，平均红细胞Hb含量28.7pg，平均红细胞Hb浓度311.0g/L，白细胞2.41×10^9/L
贫血检查	血清结合铁2.9μmol/L(6.6~26.0)，铁蛋白41.03μg/L(13~150)
肝功能检查	谷丙转氨酶17U/L，谷草转氨酶26U/L，总蛋白60.3g/L，白蛋白33.6g/L
肾功能检查	尿素14.98mmol/L，肌酐343μmol/L，估算肌酐清除率为11.45ml/min
肾脏相关检查	ANA及ENA抗体谱阴性，ANCA阴性，B-JP阴性
尿常规	尿蛋白定性(++) 白细胞5.87/HPF 红细胞1 742.75/HPF
24小时尿蛋白定量	1.445g/24h
大便常规	隐血阴性

(4) 入院诊断：①慢性肾小球肾炎；②慢性肾功能不全（CKD5期）。

2. **计算营养需要量** 患者身高157cm，体重46kg，BMI=18.7kg/m²，其标准体重为157(cm)-105=52kg。患者BMI处于正常范围，轻体力活动者，能量按35kcal/kg给予。即全天能量需要量=35×52=1 820kcal。全天蛋白质需要量为40g/d。

3. **范例食谱及其营养成分分析** 肌酐试验膳食一日范例食谱，见表6-56；营养成分分析，见表6-57。

表6-56 肌酐试验膳食一日范例食谱

餐别	食物名称	原料/g	蛋白质/g	多餐能量构成比/%
早餐	淀粉饼	小麦粉20	2.4	37.0
		小麦淀粉30		
	土豆丝	土豆100	2.0	
	苹果沙拉	沙拉酱40	1.12	
		苹果200	0.4	
	拌黄瓜	黄瓜100	0.8	
	早餐用油	色拉油5	0	

续表

餐别	食物名称	原料 /g	蛋白质 /g	多餐能量构成比 /%
午餐	大米饭	稻米 150	11.1	36.5
	素烧花菜	花菜 150	3.15	
	香菇油菜	油菜 100	1.8	
		香菇 100	2.2	
	午餐用油	色拉油 10	0	
晚餐	大米饭	稻米 100	7.4	26.5
	醋熘白菜	鲜白菜薹 100	2.8	
	韭菜木耳	韭菜 100	2.4	
		干木耳 5	0.61	
	晚餐用油	色拉油 10	0	
全天	烹调用盐	精盐	6	

表 6-57 营养成分分析

宏量营养素				微量营养素			
三大营养素	含量 /g	能量 /kcal	供能比 /%				
蛋白质	38.1	152.4	8.0	维生素 B$_1$	0.8mg	钠	2 816.3mg
				维生素 B$_2$	0.8mg	钾	2 096.3mg
脂肪	61.8	556.2	29.2	叶酸	272.9μgRE	钙	367.1mg
				烟酸	12.5mgNE	磷	708.2mg
碳水化合物	299.0	1 196.0	62.8	维生素 C	240.5mg	铁	22.0mg
				维生素 A	567.1μgRE	锌	8.8mg
合计	—	1 904.6	100	维生素 E	47.2mgα-TE	镁	256.1mg

二、葡萄糖耐量试验膳食

（一）定义

在空腹时食用以配合诊断糖尿病及糖尿病分型的一种试验膳食。

（二）原理

正常人口服一定葡萄糖后,血糖先升高,人体将其合成糖原储存后血糖又逐渐恢复至空腹水平。如果是糖尿病患者,其空腹血糖可以正常或高于正常,进食后血糖升高且高峰出现早,持续时间长,餐后 2 小时仍然不能恢复至餐前水平。

（三）特点

葡萄糖耐量试验受多种因素影响,如年龄、饮食、健康状况、胃肠道功能、某些药物和精神因素等。假阳性可见于营养不良、长期卧床、精神紧张、急慢性疾病;口服避孕药、糖皮质激素、甲状腺激素、烟酸、苯妥英钠、利尿药及单胺氧化酶抑制剂者。

对于胃肠道手术或胃肠功能紊乱影响糖吸收的患者,葡萄糖耐量试验不宜口服进行,而需采用静脉葡萄糖耐量试验。对葡萄糖耐量试验正常但有糖尿病家族史者,可进行可的松葡萄糖耐量试验,但 50 岁以上者对葡萄糖的耐受力有下降的趋势,所以不宜做此类试验。

（四）膳食要求

WHO 推荐成人 75g 葡萄糖,孕妇 100g,儿童 1.75g/kg,总量 ≤75g,用 300ml 水溶解,5 分钟内口服。服糖前抽空腹血,服糖后每隔 30 分钟取血,共 4 次。采血同时每隔 1 小时留尿测尿糖。根据各次血糖水平绘制糖耐量曲线。

试验前 3 天每日食物中碳水化合物含量不应低于 250~300g,维持正常活动,影响试验的药物应在 3 天前停用。如正在使用胰岛素治疗,则必须在试验前 3 天停用胰岛素。整个试验期间不可吸烟、喝咖啡、喝茶或进食。

（五）食谱举例

1. 病例

（1）一般情况:付某,女性,48 岁,因"发现血糖升高 6 年,口干 3 天"入院。患者 6 年前体检发现血糖升高,空腹血糖 6mmol/L 左右,无口干、多饮、多尿、体重下降等不适,未在意,未系统诊治。1 年前体检查空腹血糖 8.3mmol/L,餐后血糖未测,通过饮食和运动控制血糖,未系统监测血糖。1 个月前体检查空腹血糖 9.5mmol/L,3 天前自觉口干,行口服葡萄糖耐量试验:空腹血糖 7.72mmol/L,餐后 2 小时血糖 19.94mmol/L,诊断为"2 型糖尿病",予西格列汀 100mg 每日 1 次口服,阿卡波糖 50mg 每日 3 次口服,未规律测血糖,现患者为系统调整血糖及完善糖尿病并发症相关检查入院。患者其余无异常,近期体重未见明显变化。

（2）体格检查:一般状态可,体温 36.5℃,脉搏 92 次/min,呼吸 16 次/min,血压 130/85mmHg。身高 158cm,体重 56.5kg。发育正常,营养中等,其余无异常。

（3）辅助检查:临床检查及结果,见表 6-58。

表 6-58　临床检查及结果

检查项目	检查结果
肝功能检查	谷丙转氨酶 24U/L,谷草转氨酶 23U/L,总蛋白 69.4g/L,白蛋白 41.1g/L
肾功能检查	尿素 5.35mmol/L,肌酐 59μmol/L
甲状腺功能检查	血清游离甲状腺素 11.810 0pmol/L,血清促甲状腺激素 3.509 7mU/L,血清游离三碘甲状腺原氨酸 3.990 0pmol/L,血清抗甲状腺微粒体抗体 0.000 0U/ml,血清抗甲状腺球蛋白抗体 1.290 0U/ml
尿常规	尿蛋白定性（++）,白细胞 5.87/HPF,红细胞 1 742.75/HPF
血糖	血浆糖化血红蛋白 8.80%,空腹血糖 7.72mmol/L,葡萄糖耐量试验:0 分钟 7.72mmol/L,120 分钟 19.94mmol/L
大便常规	隐血阴性

（4）入院诊断:2 型糖尿病。

2. 按 WHO 要求,该患者在入院后第 2 天行葡萄糖耐量试验。方案有 2 种,第 1 种:将 75g 葡萄糖溶于 300ml 温开水中,5 分钟内口服;第 2 种:食用含 75g 葡萄糖的馒头,如 150g 面粉（标准粉）蒸出的馒头。服用前抽空腹血,服用后每隔 30 分钟取血,共 4 次;采血同时每隔 1 小时留尿测尿糖。

三、钙、磷代谢试验膳食

（一）定义

配合诊断甲状旁腺功能亢进、骨质疏松等代谢性骨病的一种试验膳食,是严格的称重膳食。临床常用的钙、磷代谢试验膳食有低钙正常磷膳食、低蛋白正常钙磷膳食。

（二）原理

甲状旁腺分泌过多可作用于骨骼引起溶骨,释放骨钙、骨磷,引起血钙过高,尿钙排出增多。同时甲状旁腺素作用于肾小管抑制磷的重吸收,尿磷增加,血磷随之降低。蛋白质的摄入量也影响尿钙的排出,通过调整膳食钙、磷和蛋白质供应量,测定患者血和尿中钙、磷和肌酐等含量及肾小管对磷的重吸收率,有助于诊断甲状旁腺功能亢进症。

(三) 特点

试验膳食食谱的设计要科学、合理,既要照顾患者的饮食习惯和喜好,又要符合治疗原则,还要考虑患者的经济承受能力。

食物成分一般可按食物成分表所列数据计算,有条件者可按实验室分析的结果精确计算食物的摄入量。

计算时先按患者的食量定出全日主食用量,并按食物成分表计算出全天主食中钙、磷含量。将试验膳食中要求的每日钙、磷总摄入量减去全天主食中所含钙、磷数量,为副食品中应提供的钙数量。最后按食物成分表计算副食品的数量。

注意事项:①试验膳食食谱内容要简单,以保证试验的准确性。②试验食谱应与患者协商,注意事项须对患者说明,取得患者的合作,使患者保证吃完试验餐中的定量食物及菜汁等。③试验期间最好储备可供 3~5 天使用的食物:其包含的钙、磷数量较为接近。④试验期间需随访患者,保证不另加任何食物,如点心、水果及饮料等。⑤随访患者时须注意临床检查结果,以观疗效。

(四) 膳食要求

1. 低钙、正常磷膳食 试验期为 5 天,前 3 天为适应期,后 2 天为代谢试验期。每日膳食含钙量少于 150mg,磷 600~800mg,收集最后一天 24 小时尿液,测尿钙排出量。正常人进食这种膳食后,尿钙排出量减少,每日不超过 150mg,如果超过 200mg,可辅助诊断甲状旁腺功能亢进。膳食宜选择低钙高磷食物,如米、面粉(富强粉)、番茄、马铃薯、莴笋、黄瓜、冬瓜等,也可少量选用蛋、肉和豆类食物,不用牛乳。食盐选用精盐,不用酱油。

2. 低蛋白、正常钙磷膳食 试验期 5 天,前 3 天为适应期,后 2 天为代谢试验期。每日膳食蛋白质含量不超过 40g,忌用肉类,钙 500~800mg,磷 600~800mg。最后 1 天测空腹血磷和血肌酐含量,并留 24 小时尿测尿磷和尿肌酐,计算肾小管磷重吸收率。正常值为 80%,当甲状旁腺功能亢进时,吸收率降低。膳食宜选用蛋白质含量低的谷类,含钙高的蔬菜,如油菜、小白菜、芹菜等,在蛋白质限量范围内可适量选用牛乳、鸡蛋和豆制品。

(五) 食谱举例

1. 病例

(1)一般情况:王某,男性,43 岁,因"腰膝疼痛 2 年余"入院。患者于 2 年前无明显诱因出现腰背部、双膝关节疼痛,曾于多家医院就诊,但未明确诊断,X 线、CT 及 MRI 未见明显异常,其间未进行相关治疗。其余无异常。

(2)体格检查:一般状态可,体温 36.5℃,脉搏 90 次/min,呼吸 18 次/min,血压 120/80mmHg。身高 167cm,体重 62kg。其余无异常。

(3)辅助检查:临床检查及结果,见表 6-59。

表 6-59 临床检查及结果

检查项目	检查结果
血脂检查	血清高密度脂蛋白胆固醇(HDL-C)0.65mmol/L,血清甘油三酯(TG)3.47mmol/L
肝功能检查	碱性磷酸酶(ALP)1 255U/L,γ-谷氨酰转移酶(GGT)106U/L
血钙	血钙 2.44mmol/L
风湿三项	抗链球菌溶血素"O"25.6,类风湿因子 <20,C 反应蛋白 1.30mg/L
甲状旁腺	化学发光法检测 PTH,结果 1 109.30pg/ml
影像检查	骨密度检查示骨密度低于同龄人。骨显像示串珠肋。 B 超进一步确诊,左侧甲状腺增大。 术后病理证实为左下甲状旁腺腺瘤
其他	乙肝两对半阴性,HLA-B27 阴性
大便常规	隐血阴性

(4)入院诊断：甲状旁腺功能亢进。

2. **计算营养需要量**　患者诊断为甲状旁腺功能亢进。其身高 167cm，体重 62kg，BMI=22.23kg/m²，其标准体重为 167（cm）–105=62kg。患者 BMI 处于正常范围，轻体力活动者，能量按 35kcal/kg 给予。即全天能量需要量 =35×62=2 170kcal。

3. **范例食谱及其营养成分分析**

(1)低钙、正常磷试验膳食：低钙、正常磷试验膳食一日范例食谱，见表 6-60；营养成分分析，见表 6-61。

表 6-60　低钙、正常磷试验膳食一日范例食谱

餐别	名称	原料	重量 /g	多餐能量构成比 /%
早餐	面饼	富强粉	75	26.5
		鸡蛋白	60	
	大米粥	稻米	30	
	拌小菜	莴笋	50	
	土豆泥	土豆	150	
	早餐用油	色拉油	5	
午餐	大米饭	稻米	100	41.5
	土豆烧茄子	茄子（圆）	75	
		土豆	75	
	苹果沙拉	苹果	200	
		沙拉酱	35	
	午餐用油	色拉油	13	
晚餐	大米饭	稻米	110	32.0
	烧冬瓜	冬瓜	100	
	番茄面片汤	西红柿	75	
		富强粉	50	
		猪肉（瘦）	30	
	晚餐油	色拉油	7	
全天	烹调用盐	精盐	6	

表 6-61　营养成分分析

宏量营养素				微量营养素			
三大营养素	含量 /g	能量 /kcal	供能比 /%				
蛋白质	52.3	209.2	9.8	维生素 B₁	1.0mg	钠	2 729.5mg
				维生素 B₂	0.6mg	钾	2 033.2mg
脂肪	59.1	531.9	24.7	叶酸	157.9µg	钙	145.7g
				烟酸	12.7mgNE	磷	680.6mg
碳水化合物	352.4	1 409.6	65.5	维生素 C	103.8mg	铁	16.5mg
				维生素 A	155.4µgRE	锌	8.1mg
合计	—	2 150.7	100	维生素 E	41.6mgα-TE	镁	238.6mg

(2)低蛋白、正常钙磷膳食:试验期 5 天,前 3 天为适应期,后 2 天为代谢试验期。每日膳食蛋白质含量不超过 40g,忌用肉类,钙 500~800mg,磷 600~800mg。最后 1 天测空腹血磷和血肌酐含量,并留 24 小时尿测尿磷和尿肌酐,计算肾小管磷重吸收率。正常值为 80%,当甲状旁腺功能亢进时,吸收率降低。膳食宜选用蛋白质含量低的谷类,含钙高的蔬菜,如油菜、小白菜、芹菜等,在蛋白质限量范围内可适量选用牛乳、鸡蛋和豆制品。

低蛋白、正常钙磷膳食一日范例食谱,见表 6-62;营养成分分析,见表 6-63。

表 6-62 低蛋白、正常钙磷膳食一日范例食谱

餐别	名称	原料 /g	重量 /g	多餐能量构成比 /%
早餐	藕粉粥	藕粉	50	37.5
		青菜	100	
	花卷	富强粉	50	
	拌小菜	榨菜	25	
		粉条	100	
	早餐用油	色拉油	5	
午餐	土豆淀粉糊	土豆	100	35.4
		小麦淀粉	50	
	大米饭	稻米	50	
	洋葱炒橄榄	洋葱	100	
		橄榄	100	
	南瓜白菜汤	南瓜	100	
		大白菜	100	
		虾皮	5	
	午餐用油	色拉油	12	
	水果盘	苹果	50	
		梨	50	
晚餐	煮土豆	土豆	150	27.1
	大米饭	稻米	50	
	清炒冬笋	冬笋	100	
	炖芸豆茄子	芸豆	100	
		绿皮茄子	100	
	菠菜豆腐汤	菠菜	100	
		南豆腐	50	
	晚餐用油	色拉油	13	
全天	烹调用盐	精盐	6	

表 6-63 营养成分分析

宏量营养素				微量营养素		
三大营养素	含量 /g	能量 /kcal	供能比 /%			
蛋白质	36.7	146.8	7.3	维生素 B₁	0.9mg	钠 3 907.8mg
				维生素 B₂	1.1mg	钾 2 583.3mg
脂肪	35.7	321.3	15.9	叶酸	332.8μg	钙 602.0mg
				烟酸	13.5mg	磷 684.7mg
碳水化合物	386.4	1 550.2	76.8	维生素 C	170mg	铁 29.0mg
				维生素 A	798.5μgRE	锌 7.4mg
合计	—	2 018.3	100	维生素 E	23.5mgα-TE	镁 293.2mg

四、吸碘代谢试验膳食

（一）定义

控制食物碘摄入,辅助同位素检查甲状腺功能,试验期 2 周。

（二）原理

甲状腺吸碘代谢试验是指甲状腺能选择性吸收碘。被摄取的碘用于合成甲状腺激素,其合成速度在一定程度上与甲状腺功能有关,因此可以利用甲状腺的摄碘量和速度来间接反映甲状腺的功能状态。正常情况下,甲状腺中的碘为血浆浓度的数十倍,此为甲状腺的"摄碘作用"。检查方法为:口服或注射少量含放射性核素碘盐后,直接在甲状腺局部测定放射性强度。

（三）特点

吸碘代谢试验膳食是无碘膳食,目的在于测定甲状腺摄取碘功能。吸碘代谢试验膳食不仅要兼顾无碘的要求,还应满足患者其他营养需要。该试验膳食的食用周期为 2~4 周。

（四）膳食要求

检查前 2~4 周可用米、面等谷类食物,山芋、马铃薯等薯类,各种蔬菜、水果,各种豆类及其制品,各种乳类及其制品。禁用各种海产动植物食品,如海鱼、海虾、虾皮、海蜇、海带、紫菜、海参等,禁用碘强化食盐。

检查前须停服以下药物,根据用药量和时间,停服 2~8 周。

（1）含碘药物:如碘化物、复方碘溶液、含碘片等。

（2）影响甲状腺功能的药物:如甲状腺片、抗甲状腺药等。

（3）某些中草药:如海藻、昆布、贝母、牛蒡子、木通等。

检查当日患者应空腹。因为 ¹³¹I 及 ¹³¹I- 甲状腺激素不仅可通过胎盘屏障,还可由乳汁分泌,因此妊娠期和哺乳期妇女禁用此项检查。

（五）食谱举例

1. 病例

（1）一般情况:孙某,女性,46 岁,因"发现甲状腺功能异常、体重下降伴手抖 3 年,双下肢水肿半个月余"入院。患者 3 年前无明显诱因出现体重下降,伴手抖,检查后发现甲状腺功能异常,诊断为"甲状腺功能亢进",予甲巯咪唑(具体用量不详)抗甲状腺治疗,患者间断口服,未监测甲状腺功能及相关指标,2 个月前复诊未见好转,继续甲巯咪唑抗甲状腺治疗,患者仍未规律服用,半个月前无明显诱因出现双下肢水肿。患者患病来烦躁易怒,无声音嘶哑,无吞咽困难,伴多食善饥,有心悸,无胸闷、气短,无恶心、呕吐,无腹痛,无尿频、尿急、尿痛,大便次数增多,约 10 次 /d,呈稀便,不成形,精神状态可,睡眠可。其余无特殊。

（2）体格检查:一般状态可,体温 36.4℃,脉搏 160 次 /min,呼吸 22 次 /min,血压 116/69mmHg。身

高 163cm,体重 60kg。甲状腺Ⅰ度大,质韧,无压痛,可触及轻微震动。心界大小正常,心率 160 次 /min,律不齐,率快,第一心音强弱不等,各瓣膜听诊区未闻及病理性杂音。四肢无畸形,双下肢水肿,指压痕阳性。

(3)辅助检查:临床检查及结果,见表 6-64。

表 6-64 临床检查及结果

检查项目	检查结果
血常规	红细胞计数 3.27×10^{12}/L,血红蛋白 68g/L,血细胞比容 0.233,平均红细胞体积 71.3fl,平均红细胞 Hb 含量 20.8pg,平均红细胞 Hb 浓度 292.0g/L,白细胞 3.86×10^9/L
肝功能检查	谷丙转氨酶 9U/L,谷草转氨酶 23U/L,总蛋白 66.1g/L,白蛋白 29.7g/L
肾功能检查	尿素 6.02mmol/L,肌酐 40μmol/L
甲状腺功能,甲状腺炎检查	血清游离甲状腺素 74.140 0pmol/L,血清促甲状腺激素 0.000 6mU/L,血清游离三碘甲状腺原氨酸 14.570 0pmol/L,血清抗甲状腺微粒体抗体 31.430 0U/ml,血清抗甲状腺球蛋白抗体 12.730 0U/ml
尿常规	尿蛋白定性微量白细胞 2.15/HPF,红细胞 3.40/HPF
大便常规	隐血阴性

(4)入院诊断:甲状腺功能亢进;心功能不全;心功能Ⅳ级心律失常(心房颤动);贫血。

2. **计算营养需要量** 其身高 163cm,体重 60kg,BMI=22.6kg/m²,其标准体重为 163(cm)−105=58kg。患者 BMI 处于正常范围,轻体力活动者,能量按 35kcal/kg 给予。即全天能量需要量 =35×58=2 030kcal。

3. **范例食谱及其营养成分分析** 吸碘代谢试验一日范例食谱,见表 6-65;营养成分分析,见表 6-66。

表 6-65 吸碘代谢试验一日范例食谱

餐别	名称	原料 /g	重量 /g	多餐能量构成比 /%
早餐	红枣粥	稻米	20	26.2
		大枣	10	
	发糕	标准粉	20	
	煮鸡蛋	鸡蛋	50	
	牛奶	牛奶	300	
	炒青椒豆腐干	青椒	25	
		黄豆芽	30	
		豆腐干	20	
	早餐用油	色拉油	5	
午餐	赤小豆米饭	稻米	150	41.9
		赤小豆	15	
	肉炒木耳胡萝卜	猪肉(瘦)	25	
		干木耳	5	
		胡萝卜	50	
	香菇油菜	油菜	100	
		香菇	100	
	午餐用油	色拉油	13	

续表

餐别	名称	原料 /g	重量 /g	多餐能量构成比 /%
晚餐	大米饭	稻米	100	31.9
	鸡块炖土豆	鸡肉	25	
		土豆	100	
	蒜蓉青菜	青菜	100	
	瓜片鸡蛋汤	黄瓜	50	
		鸡蛋	10	
	晚餐用油	色拉油	12	
全天	烹调用盐	精盐	6	

表 6-66 营养成分分析

宏量营养素				微量营养素			
三大营养素	含量 /g	能量 /kcal	供能比 /%				
蛋白质	66.2	264.8	14.2	维生素 B_1	0.9mg	钠	2 752.5mg
				维生素 B_2	1.2mg	钾	2 223.8mg
脂肪	53.0	477.0	25.5	叶酸	349.6μg	钙	666.9mg
				烟酸	14.2mg	磷	1 059.5mg
碳水化合物	282.0	1 128.0	60.3	维生素 C	103.6mg	铁	22.0mg
				维生素 A	760.5μgRE	锌	10.9mg
合计	—	1 869.8	100	维生素 E	16.9mgα-TE	镁	282.8mg

（施万英）

参 考 文 献

［1］立彦, 傅雷, 瞿卫, 等. PTH 检测在甲状旁腺疾病诊断中的意义 [J]. 放射免疫学杂志, 2013, 26 (6): 818-819.
［2］中国老年医学学会营养与食品安全分会. 老年吞咽障碍患者家庭营养管理中国专家共识 (2018 版)[J]. 中国循证医学杂志, 2018, 18 (6): 547-559.

第七章

常见疾病膳食总论

第一节 医疗膳食概述

一、医疗膳食的定义

医疗膳食（therapeutic diet）是一类医院膳食，指在基本膳食的基础上，根据患者不同的病情，适当调整总能量、某些营养素或调整制备方法，以适合疾病需要，从而达到治疗疾病和促进健康的目的。采用营养治疗的患者，其病种与营养密切相关，可通过营养治疗改善健康状况或治疗疾病。医疗膳食的基本原则是以平衡膳食为基础，在允许的范围内，除必须限制的营养素或补充的营养素外，其他营养素均应供给齐全，配比合理。调整某种营养素摄入量时，要考虑各营养素间的关系，切忌平衡失调。根据病情变化及时更改膳食内容，同时膳食制备应适合患者的消化、吸收和耐受能力，并照顾患者的膳食习惯，注意食物的色、香、味、形，以及品种的多样化。

患者犹如健康者一样，必须保持体内状态的稳定性，要达到这一状态，在制定医疗膳食的时候，要注意并考虑下列几点事项。

1. **了解患者体内氮平衡的情况** 如身体受到伤害或感染疾病数日后，肌肉将会消耗，身体蛋白质消耗增多，若体内氮消耗量大于摄入量时会发生负氮平衡，此时体内氮消耗量视病情轻重与病程长短而异，期间须迅速适当营养供应，补足蛋白质，以供修复已经坏损组织，才能康复。不过需注意所供应的蛋白质的质和量，应摄取富含必需氨基酸的完全蛋白质食物，用作制造抗体、抗原、酵素、激素等以维持整个组织的正常功能，待体内氮消耗量减少，甚至达到正氮平衡时方认为真正恢复健康。对于蛋白质的摄取量应逐渐增多，不得操之过急，因为摄食蛋白质过多时，血液中尿素氮必将增多，将增加肾脏的负担，肾的正常功能因而损伤，且血氨增高也可导致肝性昏迷。患者在恢复期间蛋白质每日摄取量为100~150g，则可修复和制造新组织，但若总能量不足时蛋白质将经由脱氨作用，将其中的碳作为产热原料消耗掉了，故高蛋白膳食必须与高能量膳食配合，方有助于修复作用。

2. **了解因营养不良而致各种疾病的情况** 患病期间如不了解治疗的内容，又未能摄入适合病情的营养素，其病情必将随着营养状况的下降而恶化，延长恢复期。因为生病时体内氮消耗、消化作用受干扰，吸收作用受到阻碍，代谢作用受影响，使体内各组织功能都处在不调和、不均衡的状态，因此膳食营养影响病情；同样，生病时也影响正常的营养作用。如：①厌食、胃肠不适、恶心、呕吐、过敏、精神困扰及牙病，使食物的摄取受到严重的影响。②腹泻及肝胆疾病时影响营养素正常吸收作用。③肝病、糖尿病及慢性酒精中毒时，影响营养的代谢作用。④发热、甲状腺功能亢进、营养不良、体重不足等患者需要更多的能量及营养素。⑤多尿、多汗等排泄量增多时，导致脱水及电解质的干扰且可致营养不良。

3. 各种医疗膳食应以正常膳食为基础 含有足够的能量、蛋白质、维生素及矿物质等,然后再依据病情需要给予适当调节,增加或减少其中一种或数种营养素或改变膳食的质地,并做到食物容易消化、合乎时令、合乎经济条件,同时膳食计划应该力求准确,注意食物的选购、称重与制备。

4. 根据膳食计划制备医疗膳食 要适合患者,而不是患者去适应它。同时,要让患者乐于接受并全部吃完,故医疗膳食菜肴的调制,除应含有适合病情所需要的营养素外,还要考虑患者的传统文化背景、风俗、膳食习惯、尽可能色香味兼顾,另外再改进膳食护理的品质,使患者对医疗膳食的摄取感到称心满意。

5. 以经口膳食为营养供应最适当的方式 因为这种方式易于开展、更经济、更高效,但当患者病情特殊,不能由口腔进食时,则需要考虑利用管饲予以肠内营养或静脉输注肠外营养,保证患者获取所需要营养。

6. 了解各种医疗膳食的特殊性与食用时间 有些食用时间有限,有些食用数周、数个月或数年之久。因此食用时间较长者,对膳食应做详细计划,包括生理所需要的各种营养素在内,使不致长期食用医疗膳食而发生营养缺乏症及其他不良影响。

二、医疗膳食的分类

医疗膳食一般按照食谱的基本组成部分(水、碳水化合物、膳食纤维、蛋白质、脂肪、矿物质、维生素和其他物质如乙醇)和性状(液体、软或固体)进行分类。通过改变(限制或增加)每个组成成分的含量形成不同的饮食治疗方案,但同时其他组成成分应该均衡。由于各种常见疾病的医疗膳食在接下来的各论中均有详细介绍,本节就主要针对改变的营养组成成分做一综述性介绍。

(一)液体改变饮食

为治疗心脏或肾脏疾病,应限制液体的摄入量。心脏病中如充血性心力衰竭和心肌梗死,必须限制液体的摄入。控制液体摄入,减轻心脏负担。口服液体量控制在 1 000ml/d,可进食浓米汤、藕粉、枣泥、去油的肉茸汤、去油的鸡茸汤、薄面糊等食物。肾病患者液体的供给量应该根据其尿量和病情不同而改变,非透析性肾病,液体限制原则是出入液量平衡;血液透析一次除水量通常为 2 500ml,一般血液透析后液体摄入量为 500~800ml+24 小时尿量 + 超滤量,少尿或无尿者应严格记录进食量和含水量,无尿者予以液体摄入量 1 000ml/d;腹膜透析由于除水持续进行,液体摄入量的控制不如血液透析严格,如果超滤顺利,患者液体摄入量可限制在 2 000ml/d。

(二)能量改变饮食

在治疗肥胖患者时应减少能量摄入,而在治疗消瘦、蛋白质 - 能量营养不良和甲状腺功能亢进等疾病时应该增加能量摄入。

1. 减少能量摄入 肥胖症营养治疗的原则是维持机体能量摄入与消耗间的负平衡状态,但应循序渐进,分步实现,持之以恒地改变原有的生活方式、膳食习惯,长期控制能量摄入和坚持运动增加能量消耗。在控制能量摄入时,应保证机体蛋白质及其他各种营养素的需要。

轻度肥胖,能量限制要逐渐降低,避免骤然降至最低安全水平以下,辅助以适当体力活动,每个月减轻体重 0.5~1kg 为宜,即每天减少 125~250kcal。养成良好的饮食习惯:三餐须规律,按照能量 30%、40%、30% 分配三餐,早餐质量须保证,晚餐能量要控制,避免食夜宵习惯。每天多食绿叶蔬菜(500g/d),保证水果(150~250g/d),多喝白开水(2 000ml/d),少喝或不喝含糖、含酒精饮料和酒类,进餐速度应慢。

中、重度肥胖,一般每 2 个月调整一次饮食,较上 2 个月饮食每次再减少能量 100kcal/d,直至体重降至标准体重。中度肥胖的女性患者在治疗阶段总能量为 1 200~1 500kcal/d,男性患者为 1 500~1 800kcal/d;重度肥胖者男女不低于 1 200kcal/d,每天能量消耗 500~1 000kcal/d,每个月减少 2~4kg,要求限制碳水化合物、脂肪摄入,保证蛋白质的摄入,碳水化合物、蛋白质、脂肪占总能量的比例分别为 50%~55%、15%~20% 和 20%~30%。

2. 增加能量摄入 对于蛋白质 - 能量营养不良的患者,应根据营养不良程度、消化功能的强弱以及对食物耐受的情况进行饮食调整,补充足够的营养物质。当轻度营养不良患者的消化功能和食物的耐受能力接近正常时,患儿能量可以从 100~120kcal/(kg·d),逐渐递增至 140~150kcal/(kg·d),常会获得较满意的体重增长速度。对于中度和重度营养不良,消化功能和食物耐受能力较差时,能量要缓慢递增,通常开始时提供正常需要量的 30%~50%,必要时可以采取管饲喂养或肠外营养。对于严重营养不良的患儿,经口能量供给可以从 40~60kcal/(kg·d)开始,根据胃肠道耐受情况再逐渐增至 100~140kcal/(kg·d),最后到 150~170kcal/(kg·d)。如果体重增长良好,体重和身高的比例接近正常,能量的供给应再恢复到每日正常生理需要量。

对于甲状腺功能亢进患者,能量的需要量应根据治疗需要和患者食欲而定。通常予以 3 000~3 500kcal,较正常人增加 50%~70%。饮食摄入应避免一次性摄入过多,适当增加餐次,可以加餐 2~3 次。根据病情需要,不断调整能量及其他营养素的供给量。

(三)碳水化合物改变饮食

治疗糖尿病或高甘油三酯血症时,需要限制碳水化合物的摄入量。

糖尿病患者在合理控制总能量的基础上,适当的碳水化合物摄入量不会影响血糖值。糖尿病患者每日碳水化合物摄入量应占总能量的 55%~65%,我国糖尿病患者碳水化合物供给量控制在 200~350g/d。如对于体重正常,单纯营养治疗的患者,开始时碳水化合物控制严格,200g/d(主食约 250g/d);经治疗血糖下降,尿糖消失,可逐渐将碳水化合物增至 250~300g/d(主食 300~375g/d)。对于口服降糖药或用胰岛素治疗的患者,当病情控制不满意时,碳水化合物控制在 200~250g/d(主食为 250~300g/d)。对于轻体力劳动者,特别是老年患者,一般主张主食不超过 300g/d 为宜。目前不推荐采用低碳水化合物饮食(<130g/d)来控制血糖。但是碳水化合物的类型对糖尿病患者同样重要,食物种类、淀粉类型、食物制备方式(如烹饪方法和时间、加热程度等)、生熟度和加工程度对餐后血糖都有影响。选择低血糖指数的食物。鼓励糖尿病患者摄入含膳食纤维丰富的各种食物,如豆类、谷类、水果和蔬菜等,因其可以减缓碳水化合物和脂类的吸收,从而降低血糖、改善血脂,增加饱腹感,提高机体对胰岛素敏感性。

对于高甘油三酯血症患者,应该控制总能量和碳水化合物,适度限制脂肪总量,碳水化合物应占总能量的 50%,应禁食蔗糖、甜食,限制饮酒。保持能量的摄入和体力活动,以实现理想的体重。

(四)蛋白质改变饮食

低蛋白饮食治疗慢性肾脏疾病或肝性脑病;高蛋白饮食治疗血液透析或者腹膜透析患者以及应激性患者。

1. 慢性肾脏病(CKD) 饮食中蛋白质至少 2/3 应为高生物价蛋白质。为了达到这一标准,临床上倡议低蛋白主食,如:麦淀粉、藕粉、低蛋白大米等,代替部分大米和白面,以降低非优质蛋白的量,提高优质蛋白的比例。慢性肾脏病患者蛋白质摄入量见表 7-1。

表 7-1 慢性肾脏病患者蛋白质的摄入量

类别		分期	蛋白质/(g·kg⁻¹·d⁻¹)	酮酸/(g·kg⁻¹·d⁻¹)
透析前	非 DN	CKD 1、2 期	0.8	/
		CKD 3 期	0.6	0.12
		GFR 60ml/(min·1.73m²)		
		GFR 重度下降	0.4(如可耐受)	0.2
		GFR 25ml/(min·1.73m²)		
	DN	显性蛋白尿	0.8	/
		当 GFR 开始下降	0.6	0.12
透析后		维持性血液透析(MHD)	1.2	0.12
		维持性腹膜透析(CPD)	1.2~1.3	

2. **肝性脑病** 合理确定膳食蛋白质供给量极为重要。供给量过低,会加剧自身蛋白质的分解,不利于肝病的恢复;供给量过多可能会导致或加重肝性昏迷。各种氨基酸产氨能力不同,蛋氨酸、甘氨酸、丝氨酸、苏氨酸、组氨酸、赖氨酸、谷氨酸及天冬氨酸等在体内产氨较多,食物蛋白质中蛋类、乳类产氨较少。

肝性脑病在国际肝性脑病和氮代谢协会(International Society on Hepatic Encephalopathy and Nitrogen Metabolism,ISHEN)指南中已经放开对蛋白的限制,但国内指南尚未完全放开。前者指出肝硬化患者应避免限制膳食蛋白质,除非在消化道出血恢复期的较短时间内。理想的蛋白质摄入量为1.2~1.5g/(kg·d)。大量证据表明,肝性脑病患者能耐受正常蛋白质饮食并且从中受益。后者,《中国肝性脑病诊治共识意见》(2013 年)指出:肝性脑病1 级和2 级患者推荐非蛋白质能量摄入量为25~35kcal/(kg·d),蛋白质起始摄入量为0.5g/(kg·d),之后逐渐增加至1.0~1.5g/(kg·d)。肝性脑病3 级和4 级患者,推荐非蛋白质能量摄入量为25~35kcal/(kg·d),蛋白质摄入量为0.5~1.2g/(kg·d)。

(1)血氨中度升高,无精神症状者:第1、2 天可用低蛋白质膳食,蛋白质可按0.5g/(kg·d),总量在30g/d 左右。好转后可逐渐调整供给量,以不超过0.8g/(kg·d)为宜。

(2)血氨明显升高伴精神症状并出现昏迷者:在4~72 小时或更长时间内,给予完全无动物蛋白膳食。以后从0.2~0.3g/(kg·d)开始供给,每天约20g。病情略有好转时改为优质蛋白质,以乳类最好。以后每隔3~5 天增加1 次蛋白质的量,每次增加量应小于10g,总量不超过0.8g/(kg·d)。如果在增加食物蛋白过程中再次出现血氨升高且伴有精神症状,则应该重新限制蛋白质,限制更加严格,时间更长,递增速度更慢。

(3)血氨不高但有精神症状者:在24 小时内予以无动物蛋白膳食,检测血氨不高,表明肝性昏迷与血氨无关,即可给予0.2~0.3g/(kg·d)蛋白质,以后每2~3 天增加1 次蛋白质供给量,每次增加10g,直到蛋白质供给量达1.0g/(kg·d)。当蛋白质供给量达到50g/d,可维持肝性脑病患者氮平衡,并能促进蛋白质合成,有助于水肿的消退和促进肝细胞的修复。

(4)肝性昏迷伴有肝肾综合征者:对蛋白质的供给量给予更严格限制,要结合患者血氨水平、血尿素氮和血肌酐水平综合考虑。

(5)蛋白质食物选择:严重肝性昏迷患者暂不给予动物蛋白食物,应补充一些植物蛋白,如豆腐脑和豆浆,以避免出现负氮平衡。开始给予动物蛋白时,应增加含氮少的动物蛋白,如牛乳含氮较少,蛋类次之,肉类产氨最多。供给动物蛋白,应将其平均分配在三餐中,使得蛋白质互补作用充分发挥。以提高蛋白质的营养价值。选择蛋白质应选富含支链氨基酸的蛋白质为宜,因为肝性昏迷患者血中支链氨基酸水平下降,支链氨基酸与芳香族氨基酸比值由正常人的3.0~3.5 下降到1.0 以下。黄豆蛋白质含丰富的支链氨基酸,宜多选用。

3. **高蛋白治疗应激患者** 外伤和感染等应激状态时,代谢改变主要包括高代谢、蛋白质水解氮丢失和糖异生加速及葡萄糖代谢障碍。最明显的代谢改变是蛋白质、脂肪和葡萄糖由合成向分解代谢的转变。分解代谢过度(蛋白质水解速度)在危重患者很普遍。它主要来自肌肉组织,并可通过测量尿液中尿素氮的增加来计算。对于应激患者要保持正氮平衡,每日摄入的蛋白质总量应比蛋白质丢失高10g 左右。蛋白质丢失可利用24 小时尿中尿素氮的排泄量计算。应激患者每天蛋白质丢失计算公式为:

蛋白分解率(g/d)= [24hUUN(g)+4]×6.25

说明:24hUUN 为24 小时尿液中尿素氮,4 代表未测量的在尿(如肌酐和尿酸)、汗液、毛发、皮肤和粪便中的氮的丢失量,6.25 为氮换算成蛋白质的换算系数。

(五)脂肪改变饮食

少量饱和脂肪酸治疗高胆固醇血症;低脂肪治疗吸收不良综合征。

1. **低脂饮食治疗高脂血症和高脂蛋白血症,少量饱和脂肪酸治疗高胆固醇血症** 高脂血症进行膳食治疗的目的不仅是降低血脂,同时要保持患者获得营养平衡的健康膳食,有利于降低心血管的其他危险因素,增加保护因素。每日的总脂肪摄入量应保持在占总能量的15%~30%,饱和脂肪酸(SFA)摄入量应低于10%,高危人群应低于7%。多不饱和脂肪酸(PUFA)摄入量应为能量摄入量的6%~10%,并应保证n-6和n-3摄入量的平衡,两者分别占能量摄入量的5%~8%和1%~2%。单不饱和脂肪酸(MUFA)占总能量的10%~15%。反式脂肪酸应低于每日能量摄入量的1%。根据高脂血症的分型不同,营养治疗原则也不同,营养治疗时生热营养素的分配比例不同及对胆固醇要求不同(表7-2)。

表 7-2 血脂代谢异常产热营养素分配及胆固醇摄入量

分型	碳水化合物 /%	蛋白质 /%	脂肪 /%	胆固醇 /(mg·d⁻¹)
高甘油三酯血症	50~55	15~20	25~30	<300
高胆固醇血症	60	18	22	轻者 <300,中至重者 <200
混合型高脂血症	50	20	30	<200
高脂血症预防型	62	14	24	<300

(1)高甘油三酯血症和低密度脂蛋白血症饮食原则:膳食限制总能量,控制体重至理想范围。不宜多吃单糖高的食物如蔗糖、果糖、水果糖、蜂蜜及甜点和甜饮料。如不控制体重,脂肪不必严格限制。

(2)高胆固醇血症饮食原则:限制胆固醇和动物脂肪的摄入,适当增加植物油。除合并超重或肥胖者外,能量及碳水化合物无须严格限制,蛋白质也不限制。多食新鲜蔬菜及瓜果类,增加膳食纤维,以利于胆固醇的排出。

(3)混合型高脂血症饮食原则:控制体重,使体重降低并维持在标准体重范围内。限制胆固醇的摄入,禁食高胆固醇食品,脂肪占总能量的30%以内,用MUFA和PUFA代替部分饱和脂肪酸。控制碳水化合物摄入,忌食蔗糖、果糖、甜点及蜂蜜等单糖食品。

(4)高脂血症预防型饮食原则:针对中老年人预防心血管疾病的医疗膳食。总能量随着年龄增长而相应减少,脂肪占总能量的20%~25%。注意膳食平衡及每餐膳食的比例,尤其晚餐不宜过饱。

2. 低脂肪治疗吸收不良综合征 吸收不良综合征是由多种原因造成的小肠吸收功能障碍,营养素不能顺利通过肠黏膜进入血液,从粪便中排出,引起营养素缺乏。可有脂肪、碳水化合物、蛋白质、维生素、矿物质等的其中某种营养素或多种营养素的吸收不良。临床上以脂肪吸收不良最为突出,称为脂肪泻。

可以通过粪脂定量测定及脂肪吸收试验来诊断。前者测定前5天开始,每天摄入脂肪75g,第3天起收集大便,连续3天计算其粪脂平均值,正常人24小时粪脂量 <6g,若 >7g 则可认为脂肪吸收不良;后者即先按脂肪75g/d进食3天,再按100g/d进食3天,并连续收集3天大便,测定粪脂含量取每天平均值,即24小时粪脂排出量,计算脂肪吸收率,正常人脂肪吸收率在94%以上,若 <90%,表明脂肪吸收不良。计算公式如下:

脂肪吸收率(%)=[(摄入脂肪 – 粪脂)/ 摄入脂肪]×100%

营养治疗原则为高蛋白、高能量、低脂半流质或软饭,蛋白质100g/d以上,严格限制脂肪,最初烹饪时不用植物油,脂肪 <10g/d,逐渐增至40g/d,能量为 2 500kcal。选择脂肪含量少且易消化的食物,如鱼、鸡肉、蛋清、豆腐、脱脂奶等。植物油不宜过多,严重脂肪泻的患者可给予中链脂肪酸,口服中链甘油三酯,保证能量供应。

(注:有研究显示脂肪比例对呼吸系统的影响较小,主要看总能量是否超过 REE 的 50% 以上)

(六)矿物质改变饮食

矿物质改变饮食如低盐饮食治疗高血压病、充血性心力衰竭、心肌梗死和肝性脑病,控制钠、钾和磷饮食治疗肾脏疾病,高钙饮食治疗骨质疏松,高铁治疗缺铁性贫血,限制碘治疗甲状腺功能亢进等。

1. **低盐饮食**　高血压病,一般供给食盐 2~5g/d,低钠饮食时全天钠保持在 500mg。同时注意其他矿物质的补充。注意补钾,钾钠比至少 1.5∶1,每日摄钾约 3 510mg,富含钾的食物如:龙须菜、豌豆苗、莴笋、芹菜、丝瓜、茄子等;补钙,钙对高血压病治疗有一定作用,应供给钙 1 000mg/d 为宜。

心肌梗死患者如伴有高血压或心力衰竭,应限制钠盐。其他矿物质对心肌梗死的治疗作用,如低钾血症导致心律失常,高钾也对心脏不利,钾的补充应根据生化指标予以调整;镁的适宜摄入量为300~450mg/d,镁的食物来源为深色蔬菜、小米、面粉、肉、海产品、豆制品等。

充血性心力衰竭根据疾病严重程度,分别予限钠 2 000mg、1 500mg、1 000mg 和 500mg,发生水潴留时,水摄入量为 1 000~1 500ml/d,根据季节与病情增减。其他矿物质的补充,如出现低钾血症时补钾,因肾功能减退,出现高钾血症时应选择含钾低的食物;钙与心肌收缩性密切相关,适量给予补钙有积极意义;血镁浓度降低会加重心力衰竭病情,应适当增加。

肝性脑病患者发生腹水、水肿时宜给予低盐或无盐饮食,并限制液体量,及时纠正钾紊乱。

2. **控制钠、钾和磷饮食治疗肾脏疾病**　当肾脏病患者出现水肿、高血压和心力衰竭时,应该限制钠盐的摄入,防止水、钠潴留和血容量增加而引起心脏负担加重。当肾小管重吸收功能降低或合并严重腹泻、呕吐时,为了防止出现低钠血症,应及时补充钠盐。当患者储钾能力降低、排尿量增加或应用利尿药时,应选择含钾丰富的食物,以防止出现低钾血症。若患者出现少尿或无尿,或体内出现组织高分解状况时,应限制钾的摄入,以防止高钾血症。对于高磷血症的患者,应限制饮食磷的摄入。如出现高镁血症,可致出现无力或神志障碍甚至轻度昏迷,应设法限制镁的摄入。有出血倾向和贫血时,应摄入含铁丰富的食物。

3. **高钙饮食治疗骨质疏松**　补钙问题应该区别对待,对骨质疏松和确实缺钙者,应以食补为基础,必要时再在医生的指导下服用钙剂。补钙首选食物为乳类及乳制品,其他含钙高的食物有干酪、虾皮、芝麻酱、黑芝麻、海带、紫菜、黑木耳、大豆及豆制品、绿叶菜、蛋黄、瓜子、核桃等。我国钙剂含钙量不等(碳酸钙、氯化钙、乳酸钙和葡萄糖酸钙分别含钙 40%、27%、13% 和 4%),且各种钙剂服用后的生物利用度也不同。对于老年人或患有心脏、肾脏疾病者,补钙品种及用量须慎重。对儿童青少年补钙,要求达到或超过 RDA,持续 1~2 年可增加骨量。

对于骨质疏松者还应平衡其他矿物质。钙、磷离子的乘积 <35 骨矿化受阻,高磷饮食引起骨盐丢失,少饮含磷多的饮料;镁参与骨盐的形成,我国居民膳食镁的摄入量成人和乳母为 330mg/d,孕妇为370mg/d;锌缺乏时,骨的生长受抑制,骨折愈合延迟,我国居民成人锌的 RNI 男性为 12.5mg/d,女性为7.5mg/d,孕妇为 9.5mg/d,乳母为 12mg/d。

4. **富铁饮食治疗缺铁性贫血**　富铁饮食或服用铁剂治疗缺铁性贫血。食物铁有 2 种来源,即肉类中的血红素铁和蔬菜中离子铁(即非血红素铁)。血红素铁主要在肉类、鱼类、禽类较多,且其吸收率约为 40%;而非血红素铁在蛋黄、谷类、坚果类、豆类、蔬菜中,其铁的吸收率不到 10%。因此,应多摄入含血红素铁丰富的食物。口服铁剂如硫酸亚铁、富马酸亚铁、葡萄糖亚铁、枸橼酸铁铵等,以元素铁计算每天为 6mg/kg。需同时补充其他营养素,如维生素 C 能促进蔬菜中非血红素铁的吸收。

5. **限制碘治疗甲状腺功能亢进**　碘是合成甲状腺素的原料,摄入大量的碘可能加速甲状腺素的合成而诱发甲状腺功能亢进,或使该症状加重,应忌食含碘丰富的食物。补充其他矿物质,如为了防止骨质疏松及病理性骨折的发生,注意适当量钙和磷的摄入。如有腹泻应注意多种矿物质的补充。

(七) 其他

酒精与脂肪肝,膳食纤维与便秘,食物嘌呤与高尿酸血症和痛风等。

1. **酒精与脂肪肝**　饮酒后乙醇在肝内代谢,氧化为乙醛。乙醇和乙醛都具有直接刺激、损害肝细胞的毒性作用,使肝细胞发生变性和坏死。长期饮酒者,导致肝脏对碳水化合物、蛋白质、脂肪的代谢发生障碍,解毒功能降低,从而导致酒精性脂肪肝和酒精性肝炎、肝硬化,对机体造成危害,故要戒酒。

2. **膳食纤维与便秘**　对于便秘的治疗,首先应养成良好的健康习惯:有规律地进食,摄入充足的膳食纤维,养成定时排便、多喝水、多运动的好习惯。营养治疗应根据不同类型给予适当的饮食:①痉挛性便秘,给予无纤维的低渣饮食,先食低渣半流质,后改为低渣软饭,禁食蔬菜及水果;多饮水,保持肠道粪便中有充足的水分,以利通便;②梗阻性便秘,治疗疾病,祛除病因,饮食仅限于提供部分能量,并最低限度保持食物残渣;③无动力性便秘,多供给含膳食纤维的食物,包括可溶性和不可溶性膳食纤维,以刺激胃肠道蠕动,增强排便能力。膳食纤维摄入量25~30g/d 以上,可食用粗粮、新鲜蔬菜和水果等,可用多纤维强化食品。多饮水,多吃产气食物,加速胃肠道蠕动。

3. 食物嘌呤与高尿酸血症和痛风　尽管高尿酸血症的发生主要是由于内源性尿酸代谢紊乱所致,但高嘌呤饮食可使血尿酸浓度升高,甚至造成急性痛风关节炎的发作。一般人日常摄入嘌呤600~1 000mg/d。在急性期,嘌呤摄入量控制在150mg/d 以内,宜选用嘌呤含量低的食物。缓解期要求正常平衡膳食,可适量选择嘌呤含量中等的食物。无论是在急性期还是在缓解期,均应避免嘌呤含量高的食物。

多食新鲜蔬菜、水果等,蔬菜和水果中富含的维生素 C 能够促进组织内尿酸盐的溶解。多喝水,液体摄入量维持在 2 000ml/d 以上,以保证有足够尿量,促进尿酸的排出。

三、医疗膳食的营养学意义

医疗膳食为患者治疗计划的一部分。人体若能每日摄取平衡的膳食,即可获得良好的营养以维持平日身体的健康,且在生病时也可以加速身体的康复。许多疾病的治疗虽然多是医生的事,但即使与营养无关的疾病,在药物治疗期间或其他治疗前后,若能在膳食中摄取适合病情的营养素,必将收到更好的治疗效果,使患者能够早日痊愈。患者常由于本身生理或心理的改变,影响了正常食欲,同时亦由于病情症状轻重的变化,又会消耗更多的营养素,以致更难恢复与维持良好的营养状态,因而治疗时间延长。

人体缺乏营养素而致的疾病很多,且大多数疾病与膳食发生了直接或间接的关系,例如:消化性溃疡患者,即使接受医生良好的药物治疗,使患者病情和痛苦减轻,但若患者缺乏医疗膳食的常识,对食物的选择漫不经心,制作不讲究、膳食不注意,任意乱吃,患者也会在短时间内导致胃部疼痛的复发,且使病情加剧,甚至发生胃出血或穿孔现象。因此对患者除了进行妥善的药物治疗外,医生、护士与营养人员应给予医疗膳食指导,在各方面协力合作的情况下,方可获得最佳的疗效。

所以,医疗膳食是维护细胞、组织、器官的功能,促进患者康复的不可或缺的重要临床治疗手段。其意义在于:①满足机体营养需求;②改善营养状态,提高对治疗的耐受性;③促进伤口愈合;④增强免疫力,减少并发症;⑤降低死亡率,缩短病程。

(刘景芳　邵春海)

第二节　营养治疗流程图

一、营养治疗的概念

营养治疗是现代综合治疗的重要组成部分,是为了治疗或缓解疾病,增强治疗的临床效果,根据疾病的病理生理特点和营养学原理对患者采取的膳食营养措施,包括制订饮食配方,以达到辅助治疗和辅助诊断的目的,即为营养治疗。

二、营养治疗的目的

1. 避免患者由于膳食不当所造成的不良影响,并配合药物等治疗,以增强疗效,缩短住院天数。

2. 恢复或维持患者良好的营养状态,改善心理和生理功能,改善生活质量,加速康复。

3. 为适应部分肥胖或过分消瘦患者矫正体重的需要,希望增加或减少体重,防止饥饿所致的体重下降和死亡。

4. 让患者某一受害器官得到充分的休息调养机会。如胃溃疡患者,应摄食温和膳食;胆囊病患者,应摄食低脂膳食等。

5. 为调节适合病情的膳食,以适应某些营养素代谢障碍的患者生理所需。如糖尿病患者,采用限制碳水化合物控制总能量的平衡膳食;而甲状腺功能亢进患者,则采用高能量、高蛋白的膳食,使分解代谢的不利影响降至最低。

6. 排除不易消化与刺激性(物理、化学、冷热等)的食物,以减少胃肠道的负担与避免进一步伤害。

7. 矫正原先的营养缺陷情形,协助建立良好的膳食习惯,使患者能适时获得营养补充,恢复正常机体组分,进而恢复健康。

三、营养治疗的意义

营养治疗是维护细胞、组织、器官的功能,促进患者康复不可或缺的重要临床治疗手段。其意义在于:

1. **满足机体营养需求**　对任何疾病,饮食营养都是一种基本的支持治疗方法,可提供能量和营养素,全面调节体内代谢,提升机体免疫能力。

2. **消除病因**　营养性疾病的病因、预防和治疗均与营养直接相关。合理营养可预防疾病的发生,祛除病因。如单纯营养性贫血,通过纠正不良饮食习惯,补充富含铁、维生素 C 和蛋白质的膳食即可治愈;佝偻病在补充富含钙、维生素 D 的膳食营养的基础上,充分接受日照,症状可消除。饮食治疗已成为糖尿病的基本治疗方法。慢性胃炎、肝炎、高脂血症等,临床上也多以饮食治疗为主。

3. **改善症状**　通过营养治疗改善患者营养状态,提高患者对治疗的耐受性。采用特定的膳食,可改善某些疾病的症状,如低脂肪膳食可减轻或消除胆囊炎的症状,高纤维膳食可减轻或消除便秘的症状,低苯丙氨酸膳食可控制苯丙酮尿症病情的发展,低嘌呤膳食可减轻或消除痛风的症状等。

4. **诊断治疗**　通过给予维生素治疗可确诊维生素缺乏病。还可用一些试验餐来诊断疾病,如隐血试验餐可检查消化道是否出血;胆囊造影餐可检查胆囊浓缩功能;结肠镜检查用的膳食可减少食物残渣,有利于结肠镜的检查。

5. **配合治疗**　营养治疗可促进伤口愈合,增强免疫力,减少并发症;降低死亡率,缩短病程。药物治疗、手术治疗、放射治疗等疗法都离不开营养治疗的密切配合。胃肠炎患者除使用药物治疗以外,营养治疗也十分重要。手术前通过饮食营养增加体内营养素储备,增强机体抵抗能力,对提高患者手术成功率十分关键。

6. **支持消化道功能**　尽管食物营养对全身各组织系统都有支持作用,但食物对消化道的支持功能是最直接的。消化道功能就是通过对食物的消化、吸收和排泄来实现的。

四、营养治疗过程

营养治疗大体可以分为 4 个过程,即评估、计划、执行和评价(图 7-1)。

(一)评估(assessment)

评估:即收集资料和确定问题的过程。

1. **目的**　①筛查患者是否存在营养风险;②确定需要膳食治疗参与的范围;③提供对患者进展最后评价的标准。

2. **内容**　作有目的、有系统的资料收集,例如患者过去的膳食情形、临床症状、病历、生化检验、营养风险筛查、人体测量、胃肠道功能评估、患者咀嚼吞咽功能评估、社会文化背景资料等。

(1)营养风险筛查与评估:营养风险是指由于营养问题导致并发症的风险。营养筛查的目的是发现有营养风险(不是营养不良)的患者,当给予这些患者营养支持时,临床结局将明显得到改善。只要有"营养风险",即有因营养问题导致并发症的风险,就要开始营养治疗,是"抢先"治疗。

成人营养筛查:ASPEN 指南推荐主观全面评定(subjective global assessment,SGA);ESPEN 指南推荐营养风险评分(nutritional risk screening 2002,NRS 2002)。

以 NRS2002 为例说明成人营养风险筛查:

1)第一步营养筛查,见表 7-3。

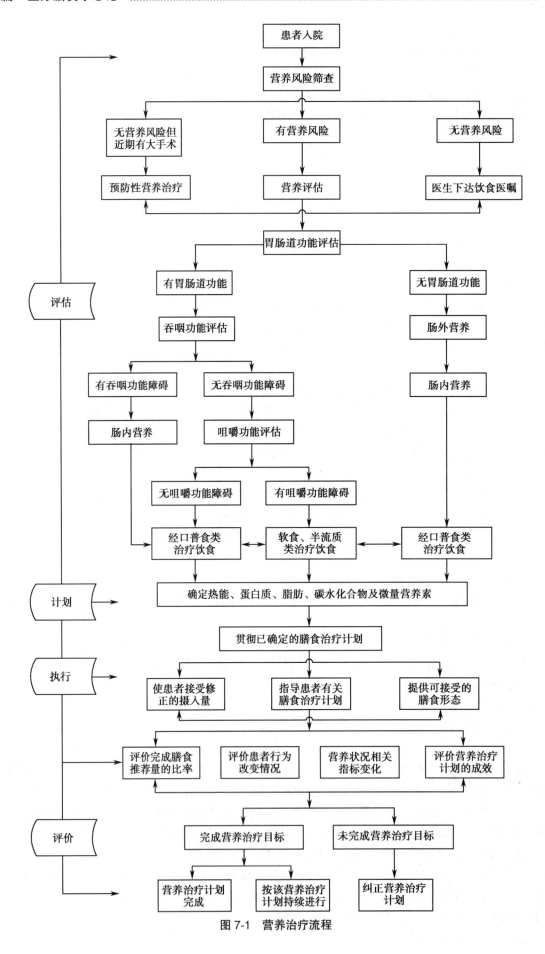

图 7-1　营养治疗流程

表 7-3　NRS2002 营养不良危险因素筛查表（第一步）

筛查内容	是	否
BMI<20.5kg/m^2？		
患者在近 3 个月内是否有体重减轻？		
患者在最近一周内膳食摄入量是否减少？		
患者是否患有严重的疾病？（如是否在接受强化治疗？）		

若以上任何一个问题的回答为"是"，进行第二步筛查。

若每个问题的回答都为"否"，患者在以后每周进行一次预筛查。

若患者准备进行大手术，应进行预防性营养干预计划，这样可减少营养不良的风险。

2）第二步营养筛查，见表 7-4。

表 7-4　NRS2002 营养不良危险因素筛查表（第二步）

营养状况		疾病状况	
正常 0 分	营养状况正常	正常 0 分	营养需求正常
轻度 1 分	3 个月内体重减轻 >5% 或前一周进食量为需求量的 50%~75%	轻度 1 分	髋骨骨折合并急性并发症的慢性疾病如：肝硬化、COPD、肿瘤、糖尿病、血液透析
中度 2 分	2 个月内体重减轻 >5% 或 BMI（18.5~20.5）kg/m^2 或上周膳食摄入为需求量的 25%~50%	中度 2 分	腹部大手术 脑卒中 严重肺炎、恶性肿瘤
重度 3 分	1 个月内体重减轻 >5% 或 3 个月体重减轻 >15% 或 BMI<18.5kg/m^2 或上周膳食摄入 为正常摄入量的 0%~25%	重度 3 分	头部损伤（颅脑损伤） 骨髓移植 ICU 患者（APACHE>10）
年龄：年龄 ≥70 岁加 1 分 = 总分：			

总分 ≥3：患者有营养不良或有营养风险，应进行营养干预。

总分 <3：患者每周进行一次上述的营养筛查。如患者准备进行大手术，应进行预防性营养干预计划，这样可以减少营养不良的风险。

儿科营养筛查：2008 年，中华医学会肠外肠内营养学分会儿科协作组、中华医学会儿科学分会、中华医学会小儿外科学分会共同起草了《中国儿科肠内肠外营养支持临床应用指南》，指出儿科营养风险筛查是通过测量身高、体重，并观察其变化来实现的，详见表 7-5。

表 7-5　儿科营养风险筛查表

分级	年龄别体重	年龄别身高	身高别体重
正常	90~100	>95	>90
轻度营养不良	75~<90	90~<95	80~<90
中度营养不良	60~<75	85~<90	70~<80
重度营养不良	<60	<85	<70

年龄别体重：是反映近、远期营养状况的敏感指标，年龄别体重 <<–2s 或 <<P3（75 位百分数），提示能量和营养素供给不足。

年龄别身高：身高增长缓慢或停止则反映有较长时间的营养亏空存在。年龄别身高 <–2s 或 <P3 提示生长落后或身材矮小。

身高别体重：即身高的标准体重，其优点是不依赖于年龄。<–2s 或 <P3 提示营养低下即"消瘦"，可能是急性饥饿或长期摄入不足造成的。

营养状况评价:是营养师根据患者饮食史、临床表现、生化检测、人体测量等进行的综合性营养状况评价。

(2)胃肠道功能评估:其目的是判断患者是否能够进行经口营养。只要胃肠道有功能,就应利用其功能。

(3)吞咽功能评估:接下来是选择经口饮食还是进行肠内营养。医生可以根据患者的表现和医生自己的临床经验进行判断,如果医生认为患者不存在肠道功能障碍,则直接下达饮食医嘱经口饮食。或者通过评估患者吞咽功能进行判断。有吞咽障碍的患者,则考虑给予肠内营养支持。

吞咽困难临床常用的方法是洼田饮水试验。该试验由日本学者洼田俊夫提出,分级明确清楚,操作简单,利于选择有治疗适应证的患者。要求患者端坐,喝下 30ml 温开水,观察所需时间和呛咳情况。

1 级(优):能顺利地 1 次将水咽下。

2 级(良):分 2 次以上,能不呛咳地咽下。

3 级(中):能 1 次咽下,但有呛咳。

4 级(可):分 2 次以上咽下,但有呛咳。

5 级(差):频繁呛咳,不能全部咽下。

正常:1 级,5 秒之内;可疑:1 级,5 秒以上或 2 级;异常:3~5 级。

疗效判断标准:

治愈:吞咽障碍消失,饮水试验评定 1 级。

有效:吞咽障碍明显改善,饮水试验评定 2 级。

无效:吞咽障碍改善不显著,饮水试验评定 3 级以上。

(4)咀嚼功能评估:可通过手指咬力测试、筛选方法及双色混合法进行评估(表 7-6)。

表 7-6 手指咬力测试和筛选方法

	手指咬力测试	筛选方法	双色混合法
测试程序	让患者咬临床医师的无名指,尽可能用力	让患者咀嚼花生米 20 次,然后将口中的碎粒吐在一叠带孔筛片里;筛孔从上到下须逐渐减小	两块不同颜色的口香糖咀嚼 20 次,抽取样本,将食团摊平,进行电子分析
分析	患者能否在手指上产生咬痕,是否会造成轻微的痛感?患者的义齿是否稳定	分别称重每一个筛孔中的花生颗粒,并检查颗粒的尺寸	目测或电镜分析,量化一种颜色中未混合的部分

注:依据可用的资料、科学知识与经验,将资料整理分类、综合与总结。陈述干扰或可能干扰营养需要量的情况。

对于存在咀嚼障碍的患者,考虑改变烹饪方法,如将普食改为软食或半流质,以适合患者进食。

(二)计划(planning)

1. 目的 ①决定如何达到与维持患者最理想的营养状态;②确定膳食治疗的特殊评价标准;③选择适当的参与方法;④指导护士执行管理。

2. 内容

(1)使患者获得适宜而且实在的治疗效果,达到指定目的。

确定膳食治疗达到的切实可行的指定目的。通过膳食治疗,使患者生化指标得到改善,如血清前白蛋白水平提高,血清白蛋白、总蛋白改善,贫血状况得到进一步纠正;免疫应答炎症反应得到控制;减少并发症的发生;体重增加;住院天数缩短;临床治疗治愈或有效;降低死亡风险等。

(2)可利用的资料来源,患者与家属的知识水平,膳食摄取的修改,使患者获得所需要营养素量的措施,以及医疗对营养状态的影响等。

1)能量的确定:成人(18~49 岁)估计能量需要量(estimated energy requirement,EER)包括:基础能量消耗(basal energy expenditure,BEE)(占总能量的 60%~70%)、身体活动(占总能量的 15%~30%)、食物热效应(为基础代谢的 10%),另外就是特殊人群的特殊消耗,如婴幼儿、儿童、青少年生长发育需要的能量,孕妇怀孕额外增加的能量消耗,哺乳期的能量消耗。

EER（kcal/d）=BEE（kcal/d）×SW（kg）×PAL，注：SW 为标准体重（standard weight，SW），PAL 为身体活动水平（physical activity level，PAL）。根据《中国居民膳食营养素参考摄入量》（2013 版），确定中国人群加权平均千克体重 BEE 女性为 21.2kcal/kg，男性为 22.3kcal/kg；轻体力活动水平、中体力活动水平和重体力活动水平的 PAL 分别为 1.50、1.75 和 2.00。

疾病状态下的能量需要，与健康人不同的是，除了基础代谢外，危重患者体力活动明显减少，相应的能量消耗显著降低。很多危重患者进食减少，食物热效应也相应减少，只要创伤导致基础代谢率增加不超过原来的 50%~60%，则不必额外增加患者的能量供给。疾病状况下的能量计算公式为，EER=BEE×应激系数×PAL，根据 ≥18 岁成人 Harris-Benedict 公式（H-B 公式）：男性 BEE=13.8×W+5×H–6.8×A+66.5，女性 BEE=9.6×W+1.8×H–4.7×A+655。不同疾病应激系数见表 7-7。

表 7-7　不同疾病时的应激系数

疾病	应激系数
中等程度饥饿	0.85~1.00
手术后无并发症	1.00~1.05
癌症	1.10~1.45
腹膜炎	1.05~1.25
长骨骨折	1.15~1.30
严重感染 / 多发性创伤	1.30~1.55
烧伤（10%~30% 体表面积）	1.50
烧伤（30%~50% 体表面积）	1.75
烧伤（ ≥50% 体表面积）	2.00

2）宏量营养素的确定：中国营养学会推荐我国成人宏量营养素分别为：蛋白质摄入量占总能量的 12%~15%，脂肪摄入量占总能量的 20%~30%，碳水化合物可接受范围为占总能量的 55%~65%。再根据疾病饮食治疗原则，对宏量营养素及微量营养素进行相应调整，如高血压患者予以低盐饮食，高脂血症患者予以低脂饮食，糖尿病患者予以控制总能量的均衡饮食等。

（三）执行（implementation）

1. **目的**　贯彻已确认的膳食治疗计划。

2. **内容**

（1）使患者接受由于需要而所修正的摄入量：根据患者疾病特点修正营养素的摄入量，以及根据患者病情的变化，在治疗过程中修正营养素的摄入量，并使得患者理解和接受，进而积极配合营养治疗，完成相关的营养治疗。

（2）指导患者与家属有关膳食治疗计划：对患者和患者家属进行个体化营养宣教，明确且形象地告诉患者及家属膳食治疗的整个计划，明确患者及家属需要完成的膳食治疗计划的任务。

（3）提供患者可接受的形态及必须增加的营养补充物：根据患者民族生活习惯，饮食习惯，咀嚼功能的评估等几方面信息，为患者提供适宜的饮食。对于老年患者，由于摄食量的下降，可以适当补充营养全面的口服营养品，或者为了防止老年人肌肉衰减综合征的发生，可适当补充蛋白质的摄入。

（4）如需要让患者参与协助膳食计划：患者的积极参与是营养治疗得以顺利完成的重要因素，如有时饮食与药物有一定关系时，就要求患者知晓一定的相关知识，并积极配合药物和饮食治疗；再如，生酮饮食治疗儿童难治性癫痫，就需要患儿和家属参与协助完成营养治疗，才能控制病情。

（四）评价（evaluation）

1. **目的**　评定达到目标的程度，促进供给膳食治疗的品质。

2. **内容**

（1）观察患者饮食完成情况，以及肠内营养液的完成情况：判断患者达到营养治疗的目标进展程度，实时调整营养治疗方案。使得患者在能够耐受营养治疗方案的情况下,促进患者机体康复。

(2)评估患者行为的改变,反映其所获得的营养知识:通过营养宣教和食物提供的感官认识,使得患者对营养治疗方案中所涉及的营养知识能够有所认识,并反映在其生活方式的改变上。如:痛风患者的低嘌呤饮食,通过营养宣教,使患者知道哪些食物含嘌呤多,哪些含嘌呤少,通过改变烹饪方法,如何进一步去除嘌呤。并使得患者能够在日常生活中运用这些知识,改进自己的生活方式,避免高嘌呤饮食、大量饮酒等不良的饮食习惯,更有利于控制高尿酸血症对人体损害。

(3)核对与营养状态有关的生化检验指标、人体测量资料及临床情况:与营养状况有关的生化检验指标包括血清白蛋白、总蛋白、前白蛋白,血红蛋白,淋巴细胞计数等。人体测量指标如:体重、皮褶厚度、上臂肌围、腓肠肌围、腰围/臀围比、体成分测定变化等。临床情况:患者胃纳情况、胃肠道反应、机体炎症反应、伤口愈合情况、疾病康复情况等。

(4)评价计划的成效:分析临床管理所有的过程(步骤)。按照营养治疗的全过程进行记录和评价,对每一步营养治疗目标进行评价,是否达到相应目标?对关键营养指标评价严格把关,评价结果明确:显效、有效、无效、失败。

(5)计划校正:如已执行的膳食治疗效果不佳,应重新排列问题的顺序,评述主要目标,另制订有系统的计划。

如果营养治疗效果不佳,则应会同医生和护士协商问题的主要原因,重新确定主要目标,另制订有效的改进措施。P(plan,计划)D(do,执行)C(check,检查)A(action,行动)不断持续改进。

(刘景芳　邵春海)

第三节　肠内营养支持

一、肠内营养支持的概念

临床营养支持的途径可分为肠内营养和肠外营养。肠内营养(enteral nutrition,EN)是指经胃肠道采用口服或管饲的方式来提供代谢所需营养物质的营养支持方式。肠外营养(parenteral nutrition,PN)是指依靠静脉途径获得机体所需营养物质的营养支持方式。肠内营养是重要的营养支持手段,其意义在于:满足机体的营养和代谢需要,增强机体免疫力,缩短病程,减少并发症的发生率和死亡率。

(一)肠内营养应用的原则

20世纪70年代,随着深静脉置管的建立,国际上对需要营养支持的患者提出的口号是"当患者需要营养支持时,首选静脉营养"。20世纪80年代,由于深静脉置管的并发症较多,选择营养支持的口号随之改为"当患者需要营养支持时,首选周围静脉营养"。20世纪90年代,人们认识到肠道黏膜具有屏障功能。当肠黏膜缺血缺氧时,肠道内的细菌、内毒素等可经淋巴管、门静脉进入全身,继发全身炎症反应综合征(systemic inflammatory response syndrome,SIRS)或多器官功能障碍综合征(multiple organ dysfunction syndrome,MODS)。为了维护肠道黏膜屏障功能,人们转而重视肠内营养,选择营养支持的原则更改为"当肠道有功能且能安全使用时,使用它"。这一转变使得肠外营养的应用比例骤然减少。由于肠道只需要少量的肠内营养即可维持黏膜屏障,有人提出低能量供给的理念,但实践发现,长时间的低能量供给将增加并发症的发生率。因此,当前选择营养支持的原则再次更改为"应用全营养支持,首选肠内营养,必要时肠内与肠外营养联合应用"。

(二)肠内营养的优越性

肠内营养之所以成为首选的营养支持方式,是因为它相对于肠外营养有以下优点:①肠内营养的营养物质经门静脉系统进入肝脏,有利于内脏蛋白质的合成和代谢调节;②肠内营养能保护肠道黏膜屏障,有效防止细菌移位的发生;③更符合人体生理状态,对循环系统影响较少;④肠内营养刺激消化液和胃肠道激素分泌,促进胃肠蠕动、胆囊收缩,减少肝胆并发症的发生;⑤肠内营养对技术和设备条件要求低,操作方便,费用也较低。

（三）早期肠内营养

近年来，危重和术后患者早期肠内营养（early enteral nutrition，EEN）支持越来越受到临床关注。早期肠内营养通常是指在血流动力学稳定、无肠内营养禁忌的前提下，于伤（术）后24~48小时内给予肠内营养支持。危重和术后患者在应激期内处于高分解代谢状态，可导致瘦体组织减少，内脏功能受损和免疫功能下降。早期肠内营养支持的意义主要在于促进肠道蠕动，保护肠黏膜屏障，减轻全身炎症反应综合征的程度，降低感染性并发症的发生率。多项随机对照临床试验和系统评价都表明，早期肠内营养有助于改善患者的临床结局。

（四）家庭肠内营养

家庭肠内营养（home enteral nutrition，HEN）是指在专业的营养支持小组指导下，在家庭中进行的肠内营养支持。家庭肠内营养适用于胃肠道功能基本正常，但口服饮食不能满足营养需要者，并且可以出院在家庭中接受肠内营养支持的患者。家庭肠内营养是医院肠内营养支持的延续，它应用简便、安全，能减少医疗费用，提高患者的生活质量，已经成为营养支持及社会医疗改革值得关注和发展的方向之一。

二、肠内营养支持的适用范围

（一）肠内营养支持的适应证

肠内营养的可行性取决于患者的胃肠道是否具有吸收营养素的功能，以及胃肠道是否能耐受肠内营养制剂。只要具备上述两个条件，当患者因疾病本身或因诊断与治疗的需要而不能或不愿经口摄食，或摄食量不足以满足机体需要时，均可考虑给予肠内营养支持。临床上常见的肠内营养适应证有：

1. **意识障碍和某些神经系统疾病**　如颅脑外伤、脑血管疾病、脑肿瘤、脑炎等导致意识或吞咽反射障碍的患者，以及重症肌无力、阿尔茨海默病不能经口进食、精神失常、严重抑郁症、神经性厌食的患者等。

2. **高代谢状态**　如大面积烧伤、严重创伤、严重感染等导致机体营养需要量增加，而食物经口摄入不足的患者。

3. **上消化道病变**　如口腔、咽喉或食管的炎症、肿瘤、手术、外伤或化学性损伤造成吞咽或咀嚼困难的患者，以及幽门梗阻、吻合口狭窄、胃轻瘫的患者等。

4. **消化道瘘**　如食管瘘、胃瘘、肠瘘、胆瘘、胰瘘等。肠内营养适用于低流量瘘或瘘的后期，所提供的营养素不致从瘘口流出的患者。使用要素肠内营养制剂比非要素肠内营养制剂更能降低瘘液的排出量，适合于低位小肠瘘、结肠瘘等。高位胃十二指肠瘘应由空肠造口给予要素肠内营养。

5. **炎性肠道疾病**　如溃疡性结肠炎、克罗恩病等。当疾病处于急性期或病情严重时应采用肠外营养支持，让肠道得以休息。待病情逐渐缓解，小肠功能适当恢复且能耐受肠内营养制剂时，可提供肠内营养支持并逐渐增加用量。

6. **短肠综合征**　如克罗恩病、肠系膜动脉或静脉栓塞、肠扭转等行小肠切除的患者。术后以肠外营养支持为主，逐渐由肠外营养向肠内营养过渡。患者能否从肠外营养过渡到肠内营养，取决于残留肠管的长度和代偿程度，通常要求残留小肠的长度应大于30cm。尽早实施肠内营养，有利于残留肠道结构和功能的代偿。

7. **胰腺疾病**　在急性胰腺炎病情稳定、肠道功能恢复后，可应用适量的空肠喂养，能维持机体的营养状况，而不会增加胰腺的外分泌。慢性胰腺功能不全的患者，常伴有不同程度的腹泻，适当应用肠内营养有助于改善患者的营养状况和疾病的恢复。

8. **慢性消耗性疾病**　如恶性肿瘤放、化疗及免疫缺陷性疾病患者，常因营养素的摄入和利用不足而发生营养不良，适当应用肠内营养有助于改善症状，增加机体免疫力。

9. **术前术后的营养补充**　营养不良的手术患者，术前给予肠内营养可使代谢状况得到改善。腹部手术24小时肠道蠕动及吸收功能已逐渐恢复，可在术中设计营养治疗通路以便术后及时进行喂养。

10. **其他特殊情况**　器官功能不全，如肝、肾、肺功能不全或多器官功能衰竭的患者，可应用相应特殊配方的肠内营养制剂;各种器官移植,如肝移植、肾移植、骨髓移植的患者也可应用肠内营养支持。

（二）胃肠道功能障碍与肠内营养的策略

肠内营养的实施与胃肠道功能状态密切相关。正常胃肠道功能不仅有营养物质和液体的消化、吸收,还包括免疫调节、激素分泌和黏膜屏障等功能。关于胃肠道功能障碍,目前尚无客观的、被普遍认可的定义。过去曾用"肠衰竭"的概念,后来建议用"肠功能障碍"取代"肠衰竭",因为"肠功能障碍"更适合临床,它的含义是指"肠实质和／或功能的损害,导致消化、吸收营养和／或黏膜屏障功能发生障碍"。由于肠功能障碍病因广泛,严重程度和持续时间各有不同,有学者提出按照肠功能障碍的程度进行分类:Ⅰ型是指腹部手术自限性肠功能障碍;Ⅱ型是指危重症患者的肠功能障碍,这些患者除了行小肠广泛切除外,还并发有感染、代谢和营养并发症,需要多学科综合治疗及代谢和营养支持;Ⅲ型是指需要长期甚至终身营养支持的慢性肠衰竭。多数肠功能障碍患者的肠道休息并不需要完全禁食,有效的肠内营养同样可使肠道得到休息,而且有利于肠功能的恢复。在肠内营养制剂的选择上,整蛋白制剂刺激肠黏膜更新与修复的作用较短肽类或氨基酸制剂强,但整蛋白制剂要求肠道有完整的消化能力,这正是肠功能障碍患者所缺乏的,因此更倾向于使用短肽类或氨基酸制剂。

2012年,欧洲危重病学会腹部疾病工作组提出急性胃肠损伤(acute gastrointestinal injury,AGI)的概念:急性胃肠损伤是指由于重症患者急性疾病本身导致的胃肠道功能障碍。根据胃肠道损伤的严重程度分为4个等级,并提出肠内营养支持的相关建议,见表7-8。

表7-8　急性胃肠损伤 AGI 分级

AGI 分级	胃肠功能情况	病情举例	肠内营养建议
AGI Ⅰ级(存在胃肠道功能障碍和衰竭的风险)	通常有明确的病因,胃肠道功能部分受损,胃肠道症状具有暂时性和自限性的特点	腹部手术后早期出现恶心、呕吐,休克早期肠动力减弱等	伤(术)后24~48h尽早给予肠内营养,并减少损伤胃肠动力的药物
AGI Ⅱ级(胃肠功能障碍)	胃肠道不具备完整的消化和吸收功能,无法满足机体对营养的需求,但尚未影响患者的一般状况	胃轻瘫伴有大量胃潴留或反流、麻痹性肠梗阻、腹泻、喂养不耐受等	需采取措施防止胃肠功能障碍进一步发展。胃轻瘫患者可给予胃肠动力药,药物无效时可考虑给予幽门后营养
AGI Ⅲ级(胃肠功能衰竭)	胃肠功能丧失,给予干预处理后胃肠功能仍不能恢复,整体状况没有改善	尽管进行了治疗,大量胃潴留、胃肠道麻痹、肠道扩张等喂养不耐受状态依旧持续	应尽早停用导致胃肠道麻痹的药物,仍可尝试性给予少量肠内营养
AGI Ⅳ级(胃肠功能衰竭伴有远隔器官功能障碍)	急性胃肠损伤逐步进展,多器官功能障碍和休克进行性恶化	肠道缺血坏死、导致失血性休克的胃肠道出血等	此时保守治疗无效,需要急诊剖腹手术或其他急救处理

1. 围手术期患者的 EN 支持　外科手术患者在相当长时间内处于应激状态,分解代谢增加,加上术前和术后的禁食,故营养不良的发生率较高。合理的围手术期营养支持可以改善患者的营养状况,加快伤口愈合,减少术后感染等并发症。

目前认为,对于营养状况良好的择期手术患者,不需要进行围手术期营养支持;对于轻度营养不良、手术创伤较小、术后早期就能通过消化道进食的患者,同样不需要进行围手术期营养支持。手术前进行营养支持的指征包括:①重度营养不良的患者。②中等程度营养不良且需要接受创伤大、复杂手术的患者。术前进行营养支持的主要目的不在增加体重,而在于纠正低蛋白血症和内环境紊乱。术前营养支持的方式应以口服为主,必要时可采取管饲或肠内外联合营养支持。营养支持一般应持续7~10天,太短时间则难以达到预期效果。这些患者即使因为营养支持而推迟手术,依旧可以获益。但如果病情较紧急,即使存在较高营养不良风险,也不宜延迟手术时期,此时则以纠正水、电解质平衡为主,2~3天的营养补充并无明显效果,因此可以不进行营养补充,但应根据手术范围和创伤程度在术后适时补充营养。过去为了减少麻醉引起的呕吐和误吸,通常在手术前夜就开始禁食与禁水,导致患者进行手术时处于失水、饥饿状态；术中又补充过量的糖分和水分，导致术后出现胰岛素抵抗、高血糖等代谢紊乱。现在认为在胃肠道功能正常的情况下，进食 6 小时、进水 2 小时后胃内即可排空。因此，对于没有特殊的误吸风险或胃轻瘫的手术患者，建议仅需要麻醉前 6 小时禁食，2 小时禁水。

术后是否需要进行肠内营养支持，应根据患者术前的营养状况和术后预计多久进食及胃肠功能恢复情况而定。术后进行营养支持的指征有：①术前接受营养支持的患者，术后继续营养支持。②严重营养不良患者，由于各种原因术前未进行营养支持者，术后应进行营养支持。③术后估计超过 5 天不能进食的患者。④术后出现严重并发症，或者存在代谢需要明显增加的患者，需要进行营养支持。术后肠内营养支持可通过口服、经胃、经幽门后、经空肠等途径供给，具体途径的选择取决于疾病情况，喂养时间长短、患者的精神状态及胃肠道功能等。手术后早期在胃肠道功能可用的情况下，尽可能在 24~48 小时内实行早期肠内营养。肠内营养目标供给量是 25kcal/（kg·d），但开始时应采用低浓度、低剂量、低速度，随后再逐渐增加浓度、剂量和滴速。一般术后第 1 天可以给予总需要量的 1/4，浓度可稀释 1 倍，如患者能耐受，第 2 天可增加至总量的 1/2，第 3 天增加至全量。滴速从 25~50ml/h 开始，每 12~24 小时增加 25ml/h，最高可达 125~150ml/h。

2. 危重患者的 EN 支持 危重患者处于应激状态下，由于神经内分泌反应的变化，机体的分解代谢明显高于合成代谢，可导致营养不良的发生，引起机体免疫功能下降，甚至并发多器官功能障碍。危重患者进行营养支持的目的，除了供给细胞代谢所需要的能量和营养底物外，还在于减少蛋白质的分解，改善潜在的和已发生的营养不良状态，调节免疫功能，从而影响疾病的发展和转归。但是，危重症患者往往伴有严重的肝功能障碍、氮质血症或高血糖，当这些状况未得到有效控制时，营养支持的效果常常欠佳。

临床证据表明，早期肠内营养能明显降低危重患者的死亡率和感染率，缩短住院时间。但是，在心肺复苏的早期、血流动力学尚未稳定或存在严重代谢性酸中毒等情况下，并不是开始营养支持的安全时机。因此，危重症患者应在进入 ICU 的 24~48 小时内，在血流动力学稳定、无肠内营养禁忌的情况下，尽早开始肠内营养支持。对于肠内营养不耐受的危重症患者，通过空肠置管、促胃肠动力药等优化的肠内营养管理措施，早期 EN 仍是可行的。

有学者认为，在危重病的急性应激阶段，营养供给应考虑到患者机体的器官功能、代谢状态及其对营养底物的利用能力。尤其在肝功能受损的情况下，营养底物的代谢和排泄都受到限制，若供给量超过代谢负荷，将加重代谢紊乱和脏器功能损害。因此，建议危重症患者在初期给予允许性低能量 20~25kcal/（kg·d），目的在于避免过量营养支持引起相关的并发症如高血糖、高碳酸血症、脂肪沉积等；而恢复期总能量的目标量应该达到 25~30kcal/（kg·d）。但是临床证据表明，低能量喂养虽然有较好的胃肠道耐受性，但却与喂养不足相关，所以临床指南并不推荐在危重患者中使用总能量低于目标量 60%~70% 的低能量肠内营养。在肠内营养制剂的选择上，短肽型并没有显示出其明显的临床优势，整蛋白型制剂可适用于大多数危重症患者。

免疫营养制剂在危重症患者肠内营养中的应用也越来越受到关注。对于急性胰腺炎、烧伤或创伤的重症患者，建议增加谷氨酰胺；但对于休克和多器官功能衰竭的危重患者，不推荐使用大剂量谷氨酰胺。急性肺损伤和急性呼吸窘迫综合征的患者可以考虑使用添加鱼油和抗氧化剂的肠内营养。危重症患者常发生肠道菌群移位，故推荐在重症患者中添加益生菌，以便更好地维持肠道黏膜屏障。不建议重症患者补充精氨酸，尤其对于严重脓毒血症的患者，应避免在肠内营养中添加精氨酸。

此外，不同类型的危重症患者，肠内营养原则也各有不同。例如，颅脑损伤并发胃轻瘫的发生率较高，多数患者在伤后 1 周内有胃排空延迟，但可以较好地耐受空肠营养，故建议颅脑外伤患者可以实施经空肠营养。合并肝功能不全的重症患者，营养支持应增加支链氨基酸的供给，降低芳香族氨基酸的比例。急性胰腺炎患者在初期复苏后，条件允许下可开始肠内营养，优先考虑经空肠营养，因为经空肠营养不会明显刺激胰腺外分泌；同时要求将空肠营养管置于屈氏韧带以远 30~60cm 处，配方以氨基酸或短肽型为宜，胰酶不足时可添加外源性胰酶制剂。慢性阻塞性肺疾病合并呼吸衰竭、急性呼吸窘迫综合征的患者应降低非蛋白能量中碳水化合物的比例。心力衰竭患者宜选择能量密度较高的配方等。

3. 老年患者的 EN 支持老年患者肠内营养支持的适应证与成人是一致的。老年患者营养不良的发生率较高,这与其器官功能减退和代谢能力下降有关。因此在接受营养支持前,应先纠正低血容量、酸中毒、低钠、低钾等水电解质酸碱平衡紊乱,调理各器官的功能。

对于已经存在或可能发生营养不良或具有营养不良风险的老年患者(如髋部骨折、早期老年痴呆),推荐在饮食基础上补充经口营养补充剂。口服营养补充剂不影响正常饮食摄入量,又可增加能量和蛋白质的摄入,有助于减少肌肉流失,缓慢持续地改善营养状况,提高生活质量。在需要管饲的老年患者中,鼻胃管适用于较短时间(2~3周)接受肠内营养的患者;有高吸入性肺炎的患者则应选择空肠置管;需要长期营养支持(4周以上)的老年患者推荐使用内镜下胃造口;而接受腹部手术且术后需要较长时间肠内营养的老年患者,建议留置空肠造口管。老年危重患者常合并肠功能障碍,能够实现早期肠内营养的患者不足 50%。研究发现只要能量供给的 30%~60% 由肠内营养提供,即可维持肠道黏膜屏障,因此对于各种原因导致肠内营养不能满足营养需要的老年患者,应给予肠外营养支持。目前认为,肠内营养提供的能量小于需要量 60% 且超过 7 天时,应考虑联合应用肠外营养。肠内肠外联合营养虽然增加感染的风险,但可使病死率下降。

标准整蛋白肠内营养配方适合大部分老年患者。老年人代谢率下降,需要摄入更多的蛋白质用于合成肌肉蛋白,对于伴有肌肉减少症的老年患者,一般推荐肠内营养中蛋白质摄入量为 $1.0~1.5g/(kg \cdot d)$,高生物学效价的优质蛋白应占 50% 以上。此外,补充富含亮氨酸的口服氨基酸制剂也有助于肌肉蛋白的合成。由于老年患者乳糖酶分泌减少,容易因乳糖不耐受而产生腹泻,故应选择不含乳糖的制剂。脂肪的供给应尽量减少饱和脂肪酸,增加中链脂肪酸、单不饱和脂肪酸和 n-3 PUFA,长期应用有益于降低心血管疾病风险。补充膳食纤维有助于老年管饲患者肠道功能的恢复。对于进食困难或营养摄入不足的终末期老年患者,也可以考虑给予肠内营养支持,能量供给以维持基本生理需求为宜。

4. 小儿患者的 EN 支持 小儿患者因其特殊的生理、病理情况,对营养支持的需要不同于成人,除了疾病的代谢需要外,还需要考虑到身体增长和器官发育的需要。当小儿存在胃肠器官功能障碍时,营养物质无法满足需要,可迅速发展成为蛋白质 - 能量营养不良。通常情况下,经口摄入不足持续 3~7 天可作为小儿肠内营养支持的指征,但对于能量储备明显不足或分解代谢旺盛的患儿,尽早进行营养干预更为合适。

肠内营养途径的选择,应根据患儿的年龄、胃肠道解剖和功能、预计肠内营养时间和发生吸入的可能性等具体情况综合判断。鼻胃管喂养操作简单,是最常用的途径;胃排空延迟患儿可采用鼻空肠喂养;预计需要长期肠内喂养、胃部以上存在解剖畸形的患者可考虑胃造口或空肠造口术。管饲喂养又可分为持续输注、间歇输注和间歇推注。连续输注适用于胃食管反流、胃肠动力不足、间歇喂养不耐受等情况。一般喂养从少量低浓度开始,先增加配方浓度后增加液体量,但空肠喂养时应先增加液体量再增加配方浓度。

肠内营养制剂的选择也应考虑患儿的年龄、营养需求、肠道功能、体液限制、进食和过敏情况等因素。绝大多数情况下,母乳是婴儿的最佳肠内营养配方。对于有母乳喂养禁忌或缺乏母乳喂养的婴儿,应选择强化铁的配方奶喂养。1 岁以上的患儿可根据病情选择商品化的小儿肠内营养配方。对于液体受限的儿童,可选择高能量密度的肠内营养配方。

肠内喂养患儿的监测指标应包括:每日能量、蛋白质和电解质摄入量,每日液体摄入和输出总量,胃肠道耐受性等。呕吐、腹泻、腹部不适是最常见的管饲并发症,右侧卧位或斜靠可以增强某些患儿的胃排空能力。如果患儿存在喂养困难,可以从 $10~20ml/(kg \cdot d)$ 开始,根据病情以 $10~20ml/(kg \cdot d)$ 的速度增加。

三、肠内营养支持的禁忌证

肠内营养不宜或慎用于下列情况:

(1)完全性机械性肠梗阻、肠缺血性坏死的患者,不宜采用肠内营养。

(2)血流动力学不稳定、休克状态的患者,不宜进行肠内营养支持。

（3）严重应激状态、麻痹性肠梗阻、上消化道出血、持续严重呕吐、顽固性腹泻：处于这些状况下的患者，不宜过早给予肠内营养。

（4）小肠广泛切除术后，早期宜先采用肠外营养，不宜过早进行肠内营养。6~8周后可尝试小剂量肠内营养并逐步增加用量，使肠道有一个适应过程。

（5）高流量空肠瘘：无论在瘘的上端或下端喂养均有困难时，由于缺乏足够的小肠吸收面积，即使慢速滴注肠内营养液仍会增加漏出量，因此不能贸然进行管饲。

（6）急性重症胰腺炎患者急性期不宜过早进行肠内营养。

（7）严重吸收不良综合征及长期少食衰弱的患者，在经肠内营养之前应先给予一段时间的肠外营养，以改善小肠酶的活力及肠黏膜细胞的状态。

（8）年龄小于3个月的婴儿：不能耐受高张液体肠内营养，应采用等张的婴儿肠内营养，使用时要注意可能产生的电解质紊乱，并补充足够的水分。

（刘景芳　苏健光）

参 考 文 献

［1］中国营养学会.营养科学词典[M].北京：中国轻工业出版社，2013.

［2］姜雯，马静，杨兰菊.疾病的营养评估与营养治疗[J].北京：军事医学科学出版社，2013.

［3］ESPEN. ESPEN guideline on clinical nutrition in liver disease [J]. Clin Nutr, 2019, 38 (2): 485-521.

［4］ESPEN. ESPEN guideline on clinical nutrition in the intensive care unit [J]. Clin Nutr, 2019, 38 (1): 48-79.

［5］ESPEN. ESPEN guideline on home enteral nutrition [J]. Clin Nutr, 2020, 39: 5-22.

［6］ESPEN. ESPEN guideline: Clinical nutrition in surgery [J]. Clin Nutr, 2017, 36 (3): 623-650.

［7］解建.临床营养手册.4版[M].济南：山东科学技术出版社，2010.

［8］北京协和医院.营养科诊疗常规.2版[M].北京：人民卫生出版社，2012.

［9］李宁，于健春，蔡威.临床肠外肠内营养支持治疗学[M].北京：中华医学电子音像出版社，2012.

［10］MCCLAVE SA, MARTINDALE RG, RICE TW, et al. Feeding the critically ill patient [M]. Crit Care Med, 2014, 42 (12): 2600-2610.

［11］REINTAM B A, MALBRAIN ML, STARKOPF J, et al Gastrointestinal function in intensive care patients: termi-nology, definitions and management. Recommendations of the ESICM Working Group on Abdominal Prob-lems [M]. Intensive Care Med, 2012, 38 (3): 384-394.

［12］吴国豪.外科围手术期营养支持治疗[J].临床外科杂志，2015, 23 (1): 18-20.

［13］RUPINDER D, NAOMI C, MARGOT L, et al. The Canadian Critical Care Nutrition Guidelines in 2013: An Update on Current Recommendations and Implementation Strategies [J]. Nutr Clin Pract, 2014, 29 (1): 29-43.

［14］中华医学会肠外肠内营养学分会老年营养支持学组.老年患者肠外肠内营养支持中国专家共识[J].中华老年医学杂志，2013, 32 (9): 913-929.

［15］中华医学会肠外肠内营养学分会儿科协作组.中国儿科肠内肠外营养支持临床应用指南[J].中华儿科杂志，2010, 48 (6): 436-441.

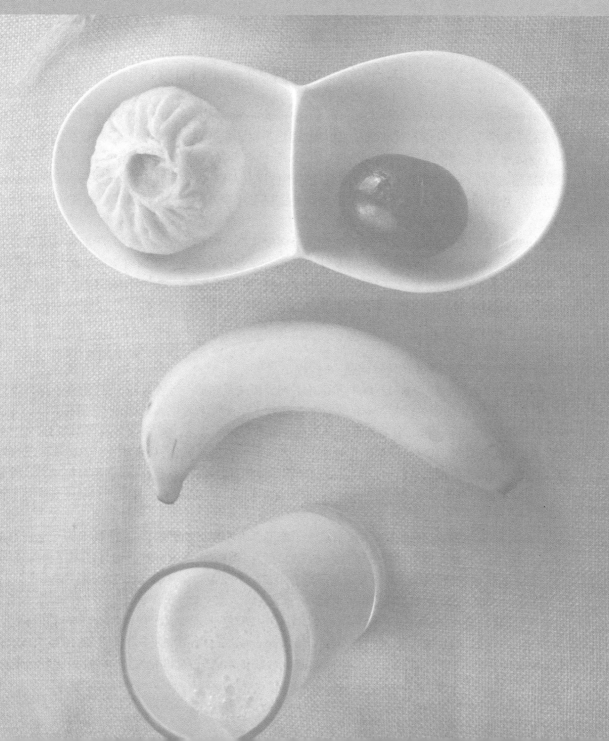

第三篇

疾病膳食各论

第八章

呼吸系统疾病

第一节 慢性阻塞性肺疾病

慢性阻塞性肺疾病(chronic obstructive pulmonary disease,COPD)是以持续呼吸症状和气流受限为特征的一种常见的、可以预防和治疗的疾病,通常是由于机体明显暴露于有毒颗粒或气体所致的气道和/或肺泡异常改变的结果。包括慢性支气管炎、肺气肿及外周气道阻塞等疾病。好发于中老年人。男女比例约为2:1。病变若治疗不及时或迁延不愈反复发作,最后可导致肺源性心脏病(cor pulmonale)的发生。患者因长期慢性的呼吸困难、反复发生的肺部感染及营养不良而严重影响日常生活,甚至危及生命。

COPD是一种严重危害人类健康的常见及多发疾病,可存在多种并发症,严重影响患者的生命质量,病死率较高,并给患者及其家庭以及社会带来沉重的经济负担。我国对7个地区20 245名成年人进行调查,结果显示40岁以上人群中COPD的患病率高达8.2%。据"全球疾病负担研究项"估计,2020年COPD将位居全球死亡原因的第3位。

一、COPD 的营养代谢特点

(一) COPD 患者常见的营养问题

有资料报道,约60%的COPD患者存在不同程度的蛋白质-能量营养不良,营养不良的患病率与疾病的严重程度密切相关。营养不良的COPD患者5年死亡率为49%,较未伴营养不良的COPD患者的死亡率(25%)明显上升。营养不良可降低呼吸肌肌力和耐力,使之容易发生呼吸肌疲劳,通气驱动降低,直接损害肺功能,且常出现细胞免疫功能下降及分泌性IgA减少,从而诱发肺部感染。低蛋白血症常加重肺水肿,当血清白蛋白<26g/L时,经常发生腹泻,加重营养不足,死亡率明显提高。且常见的电解质紊乱如低磷血症、低钾血症等也会进一步加重呼吸肌功能紊乱,最终导致严重呼吸衰竭及多种并发症的发生。

发展为肺源性心脏病的患者多属于成人干瘦型营养不良,当病情进一步发展成为呼吸衰竭需要人工通气时,则常发展为混合型营养不良。人工通气后因创伤、焦虑、恐惧等刺激,机体处于应激状态,大大加强了机体内的分解代谢,进一步加重了营养不良。

(二) COPD 患者营养不良的常见原因

1. **能量消耗增加** COPD患者存在的低氧血症、反复感染和呼吸衰竭等均会导致机体处于高代谢状态。COPD患者静息能量消耗(rest energy expenditure,REE)较正常人升高10%~20%,如伴有感染、咳嗽、咳痰、发热等情况,用于呼吸的能量可较正常人升高10倍左右,每日用于呼吸的耗能为

430~720kcal。呼吸道的梗阻及系统的感染、细菌毒素及炎症介质的作用、缺氧、焦虑、恐惧、分解激素增加等因素，各种因素混合作用，致使营养摄入不足，营养素供给缺乏，机体靠分解自身组织完成能量供给，使患者呈现较明显的营养不良状态。

2. 营养物质摄入减少　COPD 患者常伴有心肺功能不全或者进食活动受限，使营养物质摄入减少，饮食摄入量不足以满足能量代谢，导致营养素负平衡。

3. 营养物质消化、吸收和利用障碍　由于长期缺氧、高碳酸血症、心功能不全、胃肠道淤血以及长期使用抗生素而引起的肠道菌群失调，导致胃肠道的消化吸收功能障碍，所需营养素不全，从而影响机体代谢。

4. 营养物质需求量增加　病理改变的结果是患者基础代谢明显升高，由此而造成的能量消耗在供给不足的状态下只能靠分解自身组织满足生命活动的需求，以致患者逐渐呈现营养不良状态。长期的营养供给不足及超出正常生理状态需求逐渐累积，使机体对各种营养素的需求量明显增加。

5. 药物影响　COPD 患者的常用药物如皮质醇激素等会影响患者机体的代谢状态，茶碱类药物对胃肠道有刺激作用，引起患者食欲缺乏，而抗生素的长期使用易导致菌群失调，这些药物均会影响患者对营养素的吸收。

6. 其他　患者年龄往往偏大，出现食欲下降。此外，抑郁、吸烟、缺乏营养知识等在 COPD 患者营养不良的发生中也可能起着重要的作用。

二、COPD 的营养治疗原则

建议采用的营养治疗的原则是：①适量能量、高蛋白质的膳食、肠内营养或肠外营养；②蛋白质、脂肪和碳水化合物比例分别是 20%、20%~30% 和 50%~60%；③每日蛋白质摄入量为 1.5~2.0g/(kg·d)，热氮比为 (150~180):1 ；④每日适量补充各种维生素及微量元素，依据临床情况维持电解质平衡，特别注意补充影响呼吸肌功能的钾、镁、磷等元素。

2006 年，ESPEN 的指南明确指出没有证据表明高脂、低碳水化合物配方可以对 COPD 患者有益，考虑到脂肪的呼吸商 (respiratory quotient，RQ) 较碳水化合物低，可能产生的 CO_2 较少，有人认为可以提高脂肪比例来减少 CO_2 的产生，从而改善呼吸治疗效果。但是，Talpers SS 于 1992 的研究就发现，在总能量固定的情况下 (1.3×REE)，碳水化合物和脂肪的比例并不影响 CO_2 的产生，只有当总能量 >1.5×REE 时，CO_2 产生量的增加才有显著差异。

（一）能量

能量是患者营养需求的主体部分，满足能量需求，可降低其他组织成分的消耗，也使得其他营养素的利用率得到大幅提高，并可在一定程度上降低其他营养素的供给量，从而减轻消化系统的负担。至于能量的供给量，要在患者所能承受的最大限度内予以供给，能量供给可按下述公式计算。

每日所需能量 =H-B 预计值 ×C×1.1× 活动系数

(1)H-B 预计值：采用 Harris-Benedict 公式计算公式：

男性 BEE=66+(13.7×Wt)+(5×Ht)-(6.8×A)

女性 BEE=65.5+(9.6×Wt)+(1.7×Ht)-(4.7×A)

式中 Wt= 体重 (kg)；Ht= 高度 (cm)；A= 年龄 (年)

(2)C 为校正系数：因为对于 COPD 患者来说，由于能量消耗较正常人增加，故需乘以校正系数 (男：1.16 ；女：1.19)。

(3)公式中的 1.1 为考虑低体重患者恢复体重所增加的能量。

(4)活动系数卧床为 1.2 ；轻度活动为 1.3 ；中度活动为 1.5 : 剧烈活动为 1.75。

（二）蛋白质

1. 充足蛋白质　机体的体液免疫和吞噬细胞的作用与蛋白质的摄入量有密切关系，充足的蛋白质供给量可以提高机体的抗病能力。肺部疾病患者对蛋白质的需求量与其他疾病患者比较无明显差别。机体处于应激状态例如施行机械通气时，蛋白质需要量为 1.2~1.5g/(kg·d)；重度应激时蛋白质供给量可加至 1.5~2.0g/(kg·d),以刺激蛋白质的合成。

2. 注意蛋白质代谢负荷 蛋白质代谢产生 100kcal 能量时需水 350g,碳水化合物和脂肪仅需水 50g,且蛋白质过多摄入将导致尿钙增多,故造成钙需要量增加和液体失衡。

(三)脂肪

1. 适宜脂肪摄入 高脂膳食通常会增加饱腹感、延缓胃排空,导致胃部不适,干扰膈肌和胸部呼吸运动,从而增加了呼吸负担。不推荐过高摄入脂肪,脂肪摄入比例在 20%~30% 为宜。

2. 注意调整脂肪酸的构成 饱和脂肪酸对网状内皮系统的完整性有益,且有助于细菌的隔离,但过量的饱和脂肪酸将有损肝功能,易导致动脉粥样硬化。不饱和脂肪酸,尤其是必需脂肪酸是合成前列腺素及花生四烯酸的前体,与支气管及呼吸性细支气管平滑肌的收缩功能有关,建议可适量补充。

3. 适当给予含中链甘油三酯(MCT)的脂肪可减低蛋白质的氧化率和更新率,增加蛋白质的合成,出现节氮效应。因而可在患者的高脂饮食中以 MCT 油替代部分长链脂肪酸,这样不仅有利于患者的消化吸收,且有利于正氮平衡的恢复。

4. 尽量使用肠内营养脂肪乳输注时,对网状内皮系统和红细胞膜的损伤将导致肺泡膜的继发性改变。因此除在患者病情恶化时必须使用肠外营养外,在患者能进食时应尽早由肠外营养过渡为肠内营养。

(四)碳水化合物

碳水化合物提供的能量占每日总量消耗的 50%~60%。对 COPD 患者的饮食研究发现摄入碳水化合物量过多,超过日常所需,剩下的就会转化成脂肪,导致脂肪肝形成,并且会造成氧消耗过多,增加二氧化碳的生成,导致二氧化碳的蓄积。由于二氧化碳增多患者的呼吸频率代偿性增快,最终导致呼吸衰竭,加重病情。

由于碳水化合物能促进血氨基酸进入肌肉组织并在肌肉内合成蛋白质,而脂肪无此功效,故过分限制碳水化合物的饮食可能引起酮症,导致组织蛋白的过度分解以及体液和电解质的丢失。

(五)维生素及微量元素

COPD 患者常存在各种维生素、微量元素的缺乏,造成氧自由基对机体的损伤或影响各种物质的能量代谢,进一步加重呼吸肌无力。在 COPD 患者营养治疗时应注意各种微量元素及维生素的补充,尤其是维生素 C、维生素 E、磷、钙、钾等的补充。

(六)水

1. 根据具体情况控制水分摄入量

(1)对 COPD 急性期或伴有感染的患者:应注意液体摄入量的控制,防止加重体液潴留,进而加重肺水肿。

(2)对有肺动脉高压、肺源性心脏病和心力衰竭的患者:严格限制入液量。

2. 根据具体情况增加水分供给量 若患者因严重感染出现脱水或呼吸机支持引起液体丢失过多,以及过度限制水的摄入而出现脱水时,则应增加液体的供给,纠正脱水现象。

三、COPD 医疗膳食范例

(一)病例

1. 一般情况 张某,男性,70 岁,轻体力活动。有重度吸烟史,吸烟指数 20×40,已戒烟 5 年。反复咳嗽、咳痰伴气喘 3 年,加重 1 周。自述 3 年前无明显诱因出现咳嗽伴咳痰,咳嗽呈阵发性,痰为白色黏痰,无咯血丝痰或咯血,伴气喘、心悸,活动后加重,无胸痛、发热,多次住院,诊断为"慢性阻塞性肺疾病",经给予抗炎、解痉止喘、止咳化痰等治疗后症状好转,但天气变化或活动较多后上述症状均再发。1 周来活动后气喘加重伴心悸、呼吸困难、腹胀、食欲缺乏,无尿少、水肿、胸痛、发热等不适,休息时仍难以缓解,夜间不能平卧,无咳粉红色泡沫痰、夜间阵发性呼吸困难,口服氨茶碱、盐酸班布特罗、酮替芬、步长稳心颗粒及外用喷剂仍难以缓解。胸片显示慢性支气管炎,肺气肿征;肺功能显示:第 1 秒用力呼气容积(FEV_1)<45%,气道阻塞的肺量测定(FEV_1/FVC)<50。诊断:慢性阻塞性肺疾病。患病以来一般

情况较好,大小便正常,精神一般,食欲、睡眠一般。其余无特殊。

2. **体格检查**　体温 38.2℃,呼吸 22 次 /min,脉搏 90 次 /min,血压 130/85mmHg,身高 170cm,体重 67kg。神志清楚,精神委靡,呼吸急促,半卧位,口唇发绀,颈软,颈静脉充盈,桶状胸,两肺呼吸音减低,可闻及粗湿啰音,心率 90 次 /min,心律不齐,可闻及期前收缩,约 6 次 /min,未闻及病理性杂音。腹部平软,无压痛。双下肢轻度压陷性水肿。

3. **辅助检查**　表 8-1 为临床检查及结果。

表 8-1　临床检查及结果

检查项目	检查结果
血常规	白细胞(WBC)8.70 × 10⁹/L,红细胞(RBC)2.96 × 10¹²/L,血红蛋白(Hb)89.7g/L
血生化检查	空腹血糖(FBG)4.89mmol/L,前白蛋白 281.0mg/L,总蛋白(TP)71.0g/L,白蛋白(ALB)36.2g/L,血清总胆固醇(TC)5.50mmol/L,血清甘油三酯(TG)2.32mmol/L,高密度脂蛋白(HDL-C)0.89mmol/L,低密度脂蛋白(LDL-C)3.67mmol/L,血钠(Na⁺)139.0mmol/L,血钾(K⁺)4.30mmol/L
X 线胸片	慢性支气管炎,肺气肿征
肺功能测定	$FEV_1 < 45\%$,$FEV_1/FVC < 50$

4. **入院诊断**　慢性阻塞性肺疾病急性发作。

(二)计算营养需要量

患者诊断为慢性阻塞性肺疾病急性发作,蛋白质应在 1.2~1.5g/(kg·d);其身高 170cm,体重 67kg,BMI=23.2kg/m²,血浆白蛋白较低,考虑为蛋白质营养不良,需保证能量的供给。其标准体重为 170(cm)-105=65kg,该患者体重属于正常体重,暂不需要增加体重。混合膳食中产能营养素与能量换算关系如下:1g 碳水化合物 =4kcal;1g 脂肪 =9kcal;1g 蛋白质 =4kcal。

1. **计算能量需要量**　考虑到患者有食欲差、饮食摄入减少的现象(COPD 患者常见胃肠功能受损表现),活动系数取 1.3,利用公式计算能量需要量为:

全天能量需要:

每日所需能量 = H-B 预计值 ×C× 活动系数。

每日所需能量 = [66+(13.7 × Wt)+(5 × Ht) - (6.8 × A)] × 1.16 × 1.3 ≈ 2 050kcal。

2. **计算蛋白质需要量**　全天蛋白质需要量 =1.2g/kg × 65kg=78.0g。

3. **计算脂肪及碳水化合物的需要量**　将每日能量需要量减去蛋白质所产生的能量,确定脂肪和碳水化合物需要量。

脂肪供能占总能量的 30%,脂肪需要量 =2 050kcal × 30% ÷ 9kcal/g ≈ 68.3g。

碳水化合物供量 =(2 050kcal-78.0g × 4kcal/g-68.3g × 9kcal/g)÷ 4kcal/g ≈ 280.8g。

(三)范例食谱及其营养成分分析

慢性阻塞性肺疾病患者一日范例食谱,见表 8-2 ;营养成分分析,见表 8-3。

表 8-2　慢性阻塞性肺疾病患者一日范例食谱

餐别	食物名称	原料	重量 /g	多餐能量构成比 /%
早餐	虾仁面	面条	125	28.6
		瓢儿白	100	
		虾仁	8	
		豆腐干	15	
	牛奶	牛奶	250	
	早餐用油	芝麻油	5	

续表

餐别	食物名称	原料	重量/g	多餐能量构成比/%
午餐	玉米馒头	玉米面	50	39.4
		小麦粉	50	
	烧黄花鱼	黄花鱼	40	
	鸡蛋炒油菜	鸡蛋	20	
		白油菜	150	
	坚果拌菠菜	腰果	15	
		菠菜	75	
	罗宋汤	牛肉	10	
		番茄	50	
		土豆	20	
		圆白菜	30	
	午餐用油	花生油	13	
午加餐	水果	梨	200	
晚餐	虾皮小白菜	虾皮	15	32.0
		小白菜	150	
	花生米饭	大米	85	
		花生仁	15	
	烧花菜	花菜	150	
	鸭蛋菠菜汤	鸭蛋	50	
		菠菜	50	
	晚餐用油	植物油	13	
全天	烹调用盐	精盐	6	

表 8-3　营养成分分析

宏量营养素				微量营养素			
三大营养素	含量/g	能量/kcal	供能比/%				
蛋白质	78.0	312.0	15.5	维生素 B_1	1.2mg	钠	4 156.3mg
				维生素 B_2	1.5mg	钾	3 073.2mg
脂肪	68.1	612.9	30.4	叶酸	48.6μg	钙	1 104.7mg
				烟酸	15.2mg	磷	1 419.4mg
碳水化合物	271.9	1 087.6	54.1	维生素 C	206.0mg	铁	29.36mg
				维生素 A	1 696.2μgRE	锌	13.6mg
合计	—	2 012.5	100	维生素 E	35.8mgα-TE	镁	600.6mg

早餐（图 8-1）

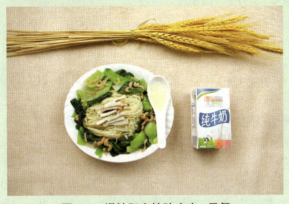

①虾仁面：面条 125g+ 瓢儿白 100g+ 虾仁 8g+ 豆腐干 15g

②牛奶：奶 250g

③早餐用油：芝麻油 5g

图 8-1　慢性阻塞性肺疾病 - 早餐

午餐（图 8-2）

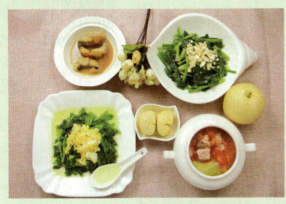

①玉米馒头：玉米面 50g+ 小麦粉 50g

②烧黄花鱼：黄花鱼 40g

③鸡蛋炒油菜：鸡蛋 20g+ 白油菜 150g

④坚果拌菠菜：腰果 15g+ 菠菜 75g

⑤罗宋汤：牛肉 10g+ 番茄 50g+ 土豆 20g+ 圆白菜 30g

⑥午餐用油：花生油 13g

⑦水果：梨 200g

图 8-2　慢性阻塞性肺疾病 - 午餐

晚餐（图 8-3）

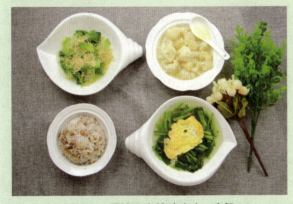

①花生米饭：花生仁 15g+ 大米 85g

②烧花菜：花菜 150g

③虾皮小白菜：虾皮 15g+ 小白菜 150g

④鸭蛋菠菜汤：鸭蛋 50g+ 菠菜 50g

⑤晚餐用油：菜籽油 13g

图 8-3　慢性阻塞性肺疾病 - 晚餐

（张文青）

第二节 肺炎与肺结核

一、肺炎

肺炎是指终末气道、肺泡和肺间质的炎症,可由细菌、病毒、真菌、寄生虫等致病微生物,以及放射线、吸入性异物等理化因素引起。

按病因分为细菌性肺炎、病毒性肺炎、支原体肺炎、真菌性肺炎和其他病原体(如立克次体、衣原体、弓形虫、原虫等)肺炎,以细菌性肺炎最为常见(占 80%),多数起病急,常见症状为发热,四季均可发病,而冬春季多见,男性发病多于女性。

目前,临床上多以患病环境分类,分为:①社区获得性肺炎(community acquired pneumonia,CAP),即在医院外罹患的感染性肺实质炎症,包括具有明确潜伏期的病原体感染而在入院后平均潜伏期内发病的肺炎。②医院获得性肺炎(hospital acquired pneumonia,HAP),亦称医院内肺炎(nosocomial pneumonia,NP),即指患者入院时不存在、也不处于潜伏期,而于入院 48 小时后在医院内发生的肺炎。

(一)营养代谢变化

细菌性肺炎多由肺炎链球菌引起,其高分子多糖的荚膜对组织有强烈的侵袭作用,首先引起肺泡壁水肿,出现红细胞和白细胞渗出,继而扩展到几个肺段或整个肺叶,累及胸膜可导致渗出性胸膜炎,大量肺泡浆液细胞和血细胞渗出浸润,吞噬细菌,继而纤维蛋白渗出溶解吸收,自然病程大致 1~2 周。临床表现多为急骤发病,常常在数小时内体温升至 39~40℃,呈稽留热,有寒战、咳嗽、咳痰、咯血、胸痛、呼吸困难等症状。其病理改变和临床特征均提示机体能量和蛋白质消耗明显增加。

(二)营养治疗原则

除根据病因进行临床对症治疗外,饮食应合理调配,以提高机体的抵抗力,防止呼吸道感染继续恶化。因此,需供给患者充足的营养,特别是能量和优质蛋白质,以维持机体的营养消耗。

1. 高能量、优质蛋白质、适量脂肪膳食 肺炎患者因有较长时间的高热,能量消耗严重。因此,每天营养治疗应供给较高的能量(2 000~2 400kcal)。选择优质蛋白质,每天 50~60g 为宜,可给予豆制品、蛋类及瘦肉等食品。脂肪应适当限制,其供能占总能量的 25%。

2. 供给足量矿物质 水和电解质及酸碱失衡是肺炎的常见表现,应多摄入新鲜蔬菜或水果、含铁丰富的食物(如动物内脏)、含铜量高的食物(如牛肝、芝麻酱、猪肉等),也可以给予虾皮、奶制品等高钙食品。

3. 膳食种类和食物选择 发热期间应以易消化、易吸收的半流质饮食为宜,少量多餐。忌进食坚硬及有刺激性的食物(如生姜、大蒜、洋葱等),以免加重咳嗽、气喘等症状。可多吃清热、止咳和化痰作用的水果,如梨。保证水分的充分供给,以利湿化痰。

4. 酌情予肠内或肠外营养治疗 因症状重而进食困难者,可考虑给予肠内营养制剂或部分肠外营养(partial parenteral nutrition,PPN)治疗。

(三)医疗膳食案例

1. 医疗膳食设计原则

(1)急性期:应以清淡、易消化的流质和半流质食物为主,多饮开水,有利于祛痰和退热。

(2)恢复期:可用润肺生津的食物,勿食用煎炒燥热动火食物,不宜食过甜、过咸、过酸食物,防止助痰、敛痰,导致呼吸道分泌物排出不畅,不利于肺炎的康复。适当多吃新鲜深色水果以增加水分和维生素 C 及胡萝卜素的摄入。如果患者胃口欠佳,可多喝果汁。

2. 食谱编制与制作

(1)病例

1)一般情况:陈某,男性,22 岁,因"发热、咳嗽、咳铁锈色痰,伴右侧胸痛 2 天"入院。患者既往体健,起病前曾遭淋雨,后感乏力、全身肌肉酸痛不适,经自行不规则口服药物治疗(具体用药不详),无明显好转而来院就诊,诊断为"肺炎"而收入住院。病程中无胸痛、气急、盗汗、咯血,无心悸、胸闷,发病后精神、食欲欠佳,睡眠可,偶有恶心、呕吐和腹痛。无"肝炎、结核"等传染病病史,无食物、药物等过敏史,无手术、重大外伤史,无输血史,预防接种史不详。

2)体格检查:体温 39.0℃,脉搏 92 次/min,呼吸 26 次/min,血压 100/70mmHg。身高 180cm,体重 70kg。发育正常,营养中等,神志清,急性面容,口角有单纯疱疹,右下肺呼吸运动减弱,叩诊呈浊音,可闻及少量啰音。右中、下肺叩诊轻度浊音。右中、下肺呼吸音轻度减低,可闻及干湿性啰音。心前区无隆起,心尖搏动位于左侧第 5 肋间隙锁骨中线内侧 0.5cm,搏动范围不弥散。未触及震颤。腹部移动性浊音:阴性,肠鸣音:4 次/min。其余无异常。

3)辅助检查:表 8-4 为临床检查及结果。

表 8-4　临床检查及结果

检查项目	检查结果
血常规	红细胞 5.1×10^{12}/L,白细胞 15.1×10^9/L,中性粒细胞百分比 85.0%,淋巴细胞百分比 21.4%,血小板 130×10^9/L
肝功能检查	谷丙转氨酶 15.4U/L,谷草转氨酶 27.9U/L,总蛋白 62.5g/L,白蛋白 35.7g/L,前白蛋白 268.0mg/L
血电解质检查	血钠 130.0mmol/L,血钾 3.28mmol/L
胸部 X 线检查	右下肺大片浸润阴影

4)入院诊断:右下肺炎,肺炎链球菌感染可能性很大。

(2)计算营养需要量:患者处于疾病急性期,消耗大,22 岁,故可给予高能量、优质蛋白质、高维生素饮食。其身高 180cm,体重 70kg,BMI=21.6kg/m²,属于正常体型。其标准体重为 180(cm)–105=75kg。

1)计算能量需要量:患者卧床,体型正常且为年轻人,应按 2 250kcal/d 的较高能量供给。但患者有食欲差,偶有呕吐腹痛,饮食摄入减少的现象,能量供给标准可适当降低,按 2 000kcal/d 给予,待以后食欲恢复后再增加能量供给。

2)计算蛋白质需要量:患者白蛋白和前白蛋白略有降低,故应取蛋白质 60g/d 为宜。

3)计算脂肪及碳水化合物的需要量:将每日能量需要量减去蛋白质所产生的能量,确定脂肪和碳水化合物需要量。

脂肪供能占总能量的 25%,脂肪需要量:$(2\,000kcal \times 25\%) \div 9kcal/g \approx 55.6g$。

碳水化合物需要量:$(2\,000kcal – 60g \times 4kcal/g – 2\,000kcal \times 25\%) \div 4kcal/g = 315.0g$。

(3)范例食谱及其营养成分分析:肺炎患者一日范例食谱,见表 8-5;营养成分分析,见表 8-6。

表 8-5　肺炎患者一日范例食谱

餐别	食物名称	原料	重量/g	多餐能量构成比/%
早餐	菜包	富强粉	75	37.9
		猪肉	30	
		韭菜	100	
	紫米赤小豆粥	紫米	35	
		赤小豆	15	
	早餐用油	芝麻油	5	
早加餐	果汁	VC 橘汁	200	

续表

餐别	食物名称	原料	重量 /g	多餐能量构成比 /%
午餐	虾仁面	面条	110	26.6
		瓢儿白	50	
		虾仁	30	
	凉拌木耳	木耳	150	
	午餐用油	芝麻油	14	
午加餐	水果	猕猴桃	100	
晚餐	热汤面	面条	60	35.5
		鸡蛋	30	
		小白菜	75	
	馒头 + 芝麻酱	标准粉	50	
		芝麻	5	
		芝麻酱	10	
	晚餐用油	芝麻油	13	
晚加餐	酸奶	酸奶	180	
全天	烹调用盐	精盐	6	

表 8-6 营养成分分析

宏量营养素				微量营养素			
三大营养素	含量 /g	能量 /kcal	供能比 /%				
蛋白质	61.3	245.2	11.9	维生素 B$_1$	1.1mg	钠	2 779.0mg
				维生素 B$_2$	1.0mg	钾	1 848.6mg
脂肪	54.0	486.0	23.6	叶酸	215.0μg	钙	685.2mg
				烟酸	11.6mg	磷	1 077.0mg
碳水化合物	332.0	1 328.0	64.5	维生素 C	119.3mg	铁	34.9mg
				维生素 A	709.4μgRE	锌	10.6mg
合计	—	2 059.2	100	维生素 E	48.7mgα-TE	镁	396.9mg

早餐（图 8-4）

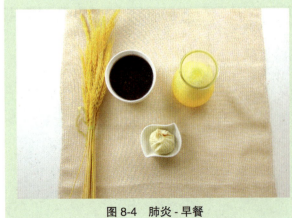

①菜包：富强粉 75g+ 猪肉 30g+ 韭菜 100g
②紫米红豆粥：紫米 35g+ 红小豆 15g
③早餐用油：芝麻油 5g
④VC 橘汁：橘子 200g

图 8-4 肺炎 - 早餐

午餐（图 8-5）

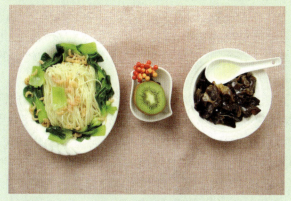

①虾仁面：面条 110g+ 瓢儿白 50g+ 虾仁 30g
②凉拌木耳：木耳 150g
③午餐用油：芝麻油 14g
④水果：猕猴桃 100g

图 8-5　肺炎 - 午餐

晚餐（图 8-6）

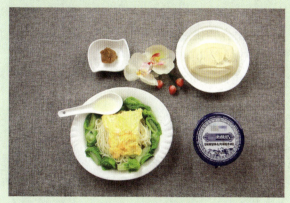

①热汤面：细切面 60g+ 鸡蛋 30g+ 小白菜 75g
②馒头 + 芝麻酱：标准粉 50g+ 芝麻酱 10g+ 芝麻 5g
③酸奶：180g
④晚餐用油：芝麻油 13g

图 8-6　肺炎 - 晚餐

二、肺结核

结核病是由结核分枝杆菌引起的慢性传染病，全身各脏器均可受累，尤以肺结核常见。肺结核是发生在肺组织、气管、支气管和胸膜的结核病变。结核结节和干酪样坏死为其病理特征，低热、盗汗和乏力为全身毒血症表现，肺结核则有咳嗽、咯血等呼吸系统症状。

临床类型可分为：原发型肺结核、血行播散性肺结核、继发性肺结核、结核性胸膜炎、气管、支气管结核。

（一）肺结核的营养代谢变化

肺结核是一种慢性消耗性疾病。结核病活动期，全身毒血症使患者食欲减退、营养物质摄入减少导致合成代谢减少，低热又使得分解代谢增加；结核性胸膜炎和腹膜炎，胸腔积液或腹水中有大量蛋白质丢失，消耗增加，故易发生蛋白质 - 能量营养不良，甚至导致恶病质的发生。而结核病和营养状况之间存在密切的关系。结核病患者病情越重，其营养状况越差。特别是复治结核病患者，蛋白质长期反复丧失，引起骨骼肌萎缩和机体负氮平衡，导致低蛋白血症、机体免疫功能降低，使患者感染发生率、死亡率增加。因此，在肺结核的治疗中，要注意补充足够营养，增强免疫功能，减少负氮平衡，以利于机体的康复。

（二）肺结核的营养治疗原则

营养治疗目的是补给充足的能量和营养素，以满足机体的需要和疾病的消耗，加速结核病灶的钙化，提高机体免疫力，促进机体的康复。故肺结核患者宜采用高能量、高蛋白质、高维生素饮食。

1. 供给充足的能量　结核病是慢性消耗性疾病，由于长期发热、盗汗等增加能量消耗，能量供给应超过正常人。若患者毒血症不明显，消化功能处于良好状态时，每天供给能量为 40~50kcal/kg。若患者因严重毒血症影响消化功能,应根据患者实际情况,循序渐进地提供既富有营养又易消化的饮食。

2. 供给足量的优质蛋白质　结核病灶修复需要大量的蛋白质,提供足够蛋白质,有助于体内免疫球蛋白的形成和纠正贫血症状。每天蛋白质供给量为 1.5~2.0g/kg,优质蛋白应占总量的 1/2~2/3,如肉类、奶类、蛋类、禽类、豆制品等。应注意尽量多选择含酪蛋白高的食物,因酪蛋白有促进结核病灶钙化的作用。牛奶和奶制品至今仍然被认为是结核病患者的良好食物,因牛奶中含有丰富酪蛋白和较多的钙,这两种营养素都有利于结核病灶的钙化。

3. 补充含钙丰富的食物　在结核干酪样坏死病灶修复过程中,病灶通过失水、收缩和钙盐沉着,形成钙化灶而愈合,因此结核病患者需要大量钙质。因此,结核病患者应供给高钙饮食,如奶类及其制品、豆类及其制品、海产品、贝类、海带等。钙的代谢过程常与磷有关,因此在补钙的同时应注意增加含磷丰富的食物。

4. 供给丰富的维生素　维生素 C 有改善血管渗透性及促进渗出病灶吸收的作用;维生素 B_1、维生素 B_6 能减少抗结核药物的副作用;维生素 A 可增强上皮细胞的抵抗力;维生素 D 可促进钙的吸收,而抗结核药物异烟肼能干扰维生素 D 的正常代谢,因此应增加维生素 D 的供给量。

5. 适量矿物质和水分　反复咯血的肺结核患者往往伴有缺铁性贫血,因此要注意补给含铁丰富的食物,如肉类、乳类、动物肝脏、绿叶蔬菜、菌蕈类等。长期发热、盗汗的患者,应及时补充钾、钠和水分。

(三) 肺结核患者医疗膳食案例

1. 医疗膳食设计原则

(1)高能量:能量供给以碳水化合物为主要形式。碳水化合物供给量可以根据患者平时的食量而定,不必加以限制,而且应该鼓励患者增加摄入量,一般每日主食的摄入量为 350~450g。

(2)选用优质蛋白:宜选用肉类、鱼类、蛋类、豆类等优质蛋白。如患者病程长,消耗严重,可以考虑辅以静脉供给一定量氨基酸和蛋白类营养素。

(3)尽量选用高钙、含磷及含血红素铁丰富的食物,有利于病灶的钙化及贫血的纠正。

(4)餐次:一日 5~6 次。

(5)注意饮食调配:结核病患者不需忌口,提倡食物多样,荤素搭配,做到色、香、味俱全,营养全面,但要避免辛辣等刺激性调味品。发热或肠结核患者可用细软、易消化半流质饮食。禁止饮酒,因酒精能使血管扩张,可加重肺、气管等结核患者的咳嗽、咯血等症状。

2. 食谱编制与制作

(1)病例

1)一般情况:刘某,男性,20 岁,因"咳嗽、胸闷 2 周余入院"。患者 2 周余以前不明原因开始出现咳嗽,阵发性发作,干咳少痰,夜间及活动后明显;胸闷气短,活动后明显,体力下降,伴右胸隐痛,咳嗽及深呼吸时明显;午后发热,未测体温,不伴畏寒、寒战,夜间多汗。自服抗感冒药物后病情无明显好转,考虑"右侧胸腔积液"。后采用胸腔穿刺抽液及全身抗结核治疗。发病以来精神、食欲差,无咯血及关节肿痛,体重无明显下降。余无特殊。

2)体格检查:体温 37℃,呼吸 20 次/min,脉搏 86 次/min,血压 110/60mmHg。身高 165cm,体重 57kg。发育正常,营养一般,神志清楚,步入病房,自主体位,查体合作。右下肺触诊语颤减弱,叩诊呈实音,呼吸音减低,双肺未闻及干湿性啰音、病理性呼吸音及胸膜摩擦音。余无异常。

3)辅助检查:表 8-7 为临床检查及结果。

表 8-7　临床检查及结果

检查项目	检查结果
肝功能检查	谷丙转氨酶 40.0U/L,谷草转氨酶 35.0U/L,总蛋白 60.5g/L,白蛋白 21.8g/L,前白蛋白 208.0mg/L
血电解质检查	血钠 112.0mmol/L,血钾 3.3mmol/L
PPD 试验	阳性
胸部 CT	右侧胸腔积液

4）入院诊断：右侧结核性渗出性胸膜炎。

（2）计算膳食营养需要量：患者身高165cm，体重57kg。标准体重：165（cm）–105=60kg，BMI=20.9kg/m²。

1）计算能量需要量：患者卧床且体型正常，但食欲差，故选择能量供给40kcal/（kg·d），待以后食欲恢复后再增加能量供给。

全天能量需要量 =40kcal/kg×60kg=2 400kcal。

2）计算蛋白质需要量：蛋白质推荐量为1.5~2.0g/kg。

全天蛋白质需要量 =2.0g/kg×60kg=120g。

3）计算脂肪及碳水化合物的需要量：将每日能量需要量减去蛋白质所产生的能量，确定脂肪和碳水化合物需要量，脂肪占总能量的25%，总能量减去脂肪和蛋白质的量就是碳水化合物需要量。

全天脂肪需要量 =（2 400kcal×25%）÷9kcal/g≈66.7g。

全天碳水化合物需要量 =（2 400kcal–120g×4kcal/g–2 400kcal×25%）÷4kcal/g=330g。

（3）范例食谱及其营养成分分析：肺结核患者一日范例食谱，见表8-8；营养成分分析，见表8-9。

表 8-8　肺结核患者一日范例食谱

餐别	食物名称	原料	重量 /g	多餐能量构成比 /%
早餐	肉包子	富强粉	60	28.9
		瘦猪肉	50	
	甜牛奶	脱脂牛奶	250	
		白砂糖	15	
	茶叶蛋	土鸡蛋	50	
	早餐用油	豆油	5	
早加餐	水果	香蕉	200	
午餐	米饭	粳米	100	32.4
	香菇炖鸡	香菇（干）	20	
		乌骨鸡	100	
	炒三丁	茭白	50	
		瘦猪肉	30	
		胡萝卜	50	
	糖拌番茄	番茄	150	
		白砂糖	10	
	午餐用油	豆油	12	
午餐加餐	水果	橙子	100	
晚餐	米饭	粳米	100	38.7
	虾米炒冬瓜	虾米	20	
		冬瓜	150	
	胡萝卜排骨汤	胡萝卜	150	
		猪大排	100	
	炒菠菜	菠菜	200	
	晚餐用油	豆油	12	
晚餐加餐	藕粉	藕粉	20	
全天	烹调用盐	精盐	6	

表 8-9 营养成分分析

宏量营养素				微量营养素			
三大营养素	含量 /g	能量 /kcal	供能比 /%				
蛋白质	118.7	474.8	19.4	维生素 B$_1$	2.2mg	钠	3 991.7mg
				维生素 B$_2$	1.9mg	钾	3 813.1mg
脂肪	66.5	598.5	24.4	叶酸	425.1μg	钙	770.8mg
				烟酸	31.7mg	磷	1 531.2mg
碳水化合物	344.2	1 376.8	56.2	维生素 C	200.5mg	铁	29.8mg
				维生素 A	2 786.0μgRE	锌	16.8mg
合计	—	2 450.1	100	维生素 E	40.3mgα-TE	镁	559.9mg

早餐（图 8-7）

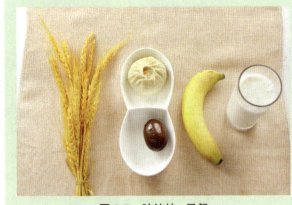

①肉包子：富强粉 60g+ 瘦猪肉 50g
②甜牛奶：脱脂牛奶 250g+ 白砂糖 15g
③茶叶蛋：土鸡蛋 50g
④加餐水果：香蕉 200g
⑤早餐用油：豆油 5g

图 8-7 肺结核 - 早餐

午餐（图 8-8）

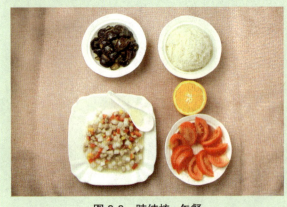

①香菇炖鸡：乌骨鸡 100g+ 香菇（干）20g
②炒三丁：茭白 50g+ 瘦猪肉 30g+ 胡萝卜 50g
③糖拌番茄：番茄 150g+ 白砂糖 10g
④米饭：粳米 100g
⑤午餐用油：豆油 12g
⑥水果：橙子 100g

图 8-8 肺结核 - 午餐

晚餐（图8-9）

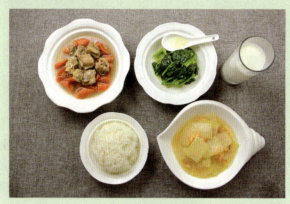

①虾米炒冬瓜：虾米 20g+ 冬瓜 150g
②胡萝卜排骨汤：胡萝卜 150g+ 猪大排 100g
③炒菠菜：菠菜 200g
④米饭：粳米 100g
⑤晚餐用油：豆油 12g
⑥藕粉：藕粉 20g

图8-9　肺结核 - 晚餐

（张文青）

第三节　呼 吸 衰 竭

　　呼吸衰竭是由各种原因导致严重呼吸功能障碍，引起动脉血氧分压（PaO_2）降低，伴或不伴动脉血二氧化碳分压（$PaCO_2$）增高而出现一系列病理生理紊乱的临床综合征。它是一种功能障碍状态，而不是一种疾病，可因肺部疾病引起，也可能是各种疾病的并发症。呼吸衰竭的主要病因有气道阻塞性疾病、肺组织病变、肺血管疾病、胸廓病变以及神经中枢及其传导系统和呼吸肌疾病。按病程分为急性呼吸衰竭和慢性呼吸衰竭。急性呼吸衰竭是指患者原呼吸功能正常，由于某种突发原因，例如气道阻塞、溺水、药物中毒、中枢神经肌肉疾病抑制呼吸，机体往往来不及代偿，如不及时诊断及尽早采取有效控制措施，常可危及生命。但此型呼吸衰竭患者原呼吸功能常大多良好，若及时有效抢救，预后往往优于慢性呼吸衰竭。慢性呼吸衰竭是在原有肺部疾病，如慢性阻塞性肺疾病、重症肺结核，肺间质性纤维化、尘肺、胸廓病变和胸部手术，外伤、广泛胸膜增厚、胸廓畸形等基础上发生的，最常见的病因为慢性阻塞性肺疾病。

　　呼吸衰竭的患者，特别是慢性呼吸衰竭患者常合并营养不良，主要是因为能量摄入不足以及消耗增多所致。营养不足可严重影响机体的免疫、呼吸及组织修复等功能。营养治疗应满足机体的能量及蛋白质的需要。

一、呼吸衰竭的疾病代谢变化

　　1. 能量消耗增加　　呼吸衰竭伴营养不良患者的静息能量消耗（REE）较营养状况正常患者高 20%~30%。长期的气道阻塞及肺泡弹性回缩力的减低，使呼吸功和氧耗量（VO_2）增加，并且肺过度充气使膈肌收缩效率降低，呼吸衰竭患者每日用于呼吸的耗能为 430~720kcal。同时，由于感染、细菌毒素及炎症介质的作用、缺氧、焦虑、恐惧等因素引起机体内分泌紊乱，使之处于严重的应激及高代谢状态，能量消耗、尿氮排出显著增加。

　　2. 酸碱平衡及电解质紊乱　　呼吸衰竭时伴有低氧血症，可引起代谢性酸中毒；若还存在高碳酸血症，可合并呼吸性酸中毒，导致酸碱失衡及电解质紊乱。

　　3. 营养物质摄入减少　　呼吸衰竭患者常伴有心肺功能不全及进食活动受限，导致营养物质摄入减少。

　　4. 营养物质消化、吸收和利用障碍　　长期的低氧血症和 / 或高碳酸血症，常导致电解质和消化功能紊乱，使营养物质的消化、吸收及氧化利用均受影响。

　　5. 药物影响　　呼吸衰竭患者的常用药物如皮质醇激素等将影响患者机体的代谢状态，茶碱类药物对胃肠道有刺激作用，而抗生素的长期使用易导致菌群失调，这些药物均会影响患者对营养素的吸收和利用。

二、呼吸衰竭的营养治疗原则

1. **急性发作期原则** 营养治疗对呼吸衰竭急性发作的患者应以减轻呼吸负荷、减少含蛋白组织的分解为原则，长远的目标则应使患者的体重恢复正常。

2. **营养物质供给途径** 一般而言，如果没有特殊禁忌情况，营养支持的途径首选肠内营养，因为肠内摄食不仅更符合生理，经胃肠道喂养可以保证机体的能量需求，保护肠道黏膜屏障，减少肠道细菌移位，而且还可以有效降低呼吸机相关性肺炎的发生。

3. **注意供能营养素比例** 对呼吸衰竭的患者进行营养治疗时，应注意合理选用三大营养素，以满足代谢的需要，避免增加已经发生的心肺功能不全，或已衰竭器官的负担。过多的蛋白质摄入会使呼吸中枢的通气驱动作用增强，增加呼吸负荷，过多的脂肪摄入则导致动脉血氧饱和度和 CO_2 弥散能力降低；过量摄入碳水化合物，可产生大量 CO_2 并消耗大量 O_2，增加肺通气负荷，且可促使胰岛素释放，葡萄糖和磷酸结合进入骨骼肌和肝脏，产生低磷血症，进一步加剧呼吸衰竭。

三、呼吸衰竭的营养治疗

1. **能量** 呼吸衰竭患者需要考虑到活动情况以及机体是否处于应激状态。当患者处于急性应激期时，每天能量摄入为 20~30kcal/kg；而当患者应激与代谢状态稳定后，每日能量供给量可适当增加至 30~35kcal/kg，对于在抢救过程中的危重患者，可按经验给予。

2. **蛋白质**

(1) 蛋白质需要量为 1.0g/(kg·d) 左右，急性呼吸衰竭人工通气者，蛋白质供给量需增加 20%~50%。也可以根据 24 小时尿素氮的排出量来评价其分解代谢的情况及能量需要。

(2) 呼吸衰竭患者处于高分解代谢状态，体重的损失更多源于体脂分解，而对瘦体组织的影响不明显。因而适当摄入蛋白质即可缓解负氮平衡状态及骨骼肌的损耗。但过量的蛋白质摄入，因其较低的氧热价，将加重低氧血症及高碳酸血症，从而增加每分通气量及氧的消耗。

(3) 蛋白质代谢产生 100kcal 能量时需水 350g，碳水化合物和脂肪仅需水 50g，且蛋白质过多摄入将导致尿钙增多，故造成钙需要量增加和液体失衡。

3. **脂肪**

(1) 脂肪供能比为 30%~35%。脂肪具有较低的呼吸商，能减少二氧化碳产生，对呼吸衰竭患者有利，尤其是有高碳酸血症及通气受限的患者。但对肌肉本身病变或化学感受器功能紊乱引起肺部疾病的患者则是不必要的。

(2) 摄入高脂肪膳食时应注意调整脂肪酸的构成，以防止高脂血症的发生或网状内皮系统的损害。饱和脂肪酸对网状内皮系统的完整性有益，且有助于细菌的隔离，但过量的饱和脂肪酸将有损肝功能，易导致动脉粥样硬化。不饱和脂肪酸，尤其是必需脂肪酸是合成前列腺素及花生四烯酸的前体，与支气管及呼吸性细支气管平滑肌的收缩功能有关，且与免疫反应有关。前列腺素还能刺激中性粒细胞的移动和吞噬功能。

(3) 给予含中链甘油三酯（MCT）的脂肪乳剂后，可降低蛋白质的氧化率和更新率，增加蛋白质的合成，出现节氮效应。因而可在患者的高脂饮食中以 MCT 油替代部分长链脂肪酸，这样不仅有利于患者的消化吸收，且有利于正氮平衡的恢复。

(4) 对必须进行肠外营养的患者，静脉输注包含中链和长链脂肪酸的混合乳剂将抑制正常的气体交换，并影响肺泡氧的交换和引起肺部结构的损伤，加重肺动脉高压。这是因为脂肪乳输注时对网状内皮系统和红细胞膜的损伤将导致肺泡膜的继发性改变。因而除在患者病情恶化时必须使用肠外营养外，在患者能进食时应尽早由肠外营养过渡为肠内营养。

4. **碳水化合物**

(1) 对于有严重通气功能障碍的患者，特别是伴高碳酸血症或准备脱离呼吸机的患者，碳水化合物供能比为 50%，因为过高的碳水化合物摄入将引起二氧化碳累积，不利于患者脱机和血碳酸水平的降低。

（2）如果能量摄入充分，每日摄入 50~100g 易消化的碳水化合物即可。碳水化合物能促进血氨基酸进入肌肉组织，并在肌肉内合成蛋白质，过分限制碳水化合物的饮食可能引起酮症，导致组织蛋白的过度分解以及体液和电解质的丢失。

5. 维生素及微量元素

（1）呼吸衰竭患者常存在各种维生素、微量元素及矿物质的缺乏。

（2）维生素缺乏时会造成氧自由基对机体的损伤及影响各种物质的能量代谢，进一步加重呼吸肌无力。

（3）在呼吸衰竭患者营养治疗时应注意各种微量元素及维生素的补充，尤其是维生素 C、维生素 E、磷、钙、钾等的补充，应达到推荐摄入量的供给标准。

6. 水　在呼吸衰竭急性期或伴有感染时常存在体液潴留，应注意液体摄入量的控制，防止加重肺水肿。

四、呼吸衰竭医疗膳食与范例

1. 病例

（1）一般情况：患者，男性，55 岁，因"反复咳嗽、咳痰加重伴意识障碍 2 天"入院。患者于 15 年前开始每年入冬即出现咳嗽、咳黄痰，偶伴发热、喘憋，在当地诊所使用头孢类抗生素和氨茶碱治疗，有一定效果，至第 2 年春暖时方可完全缓解。患者常出现双下肢水肿，间断服用利尿药治疗。2 天前患者受凉后咳嗽加重，伴发热，体温 38℃，咳黄黏痰，同时喘憋加重。自服头孢氨苄不缓解，并逐渐出现意识障碍，嗜睡；今日家属发现呼之不醒遂打"120"送至急诊。自患病以来，患者神志清，饮食、睡眠不佳，体重下降。既往：高血压病史 8 年，最高 170/90mmHg，未规律服药。吸烟史 35 余年，30 支 /d。

（2）生命体征：体温 38.1℃，脉搏 85 次 /min，呼吸 25 次 /min，血压 150/80mmHg。身高 168cm，体重 49kg。对声音有反应，无法对话。口唇发绀，球结膜水肿，双肺可及散在哮鸣音，右下肺湿啰音，心脏（–）；腹膨隆，肝脾未及，移动性浊音可疑；双下肢胫前可凹性水肿，病理征未引出。

（3）辅助检查：表 8-10 为临床检查及结果。

表 8-10　临床检查及结果

检查项目	检查结果
肺计量检查	每分通气量（V）：9.1L/min，肺泡通气量：4.1L/min，生理无效腔：5L/min
肝功能检查	总蛋白 52.5g/L，白蛋白 25.7g/L，球蛋白 26.8g/L
血气分析	pH 7.28，PCO_2 284mmHg，PO_2 55mmHg
尿常规	阴性
大便常规	阴性
肺 CT 示	右肺阴影，双侧少量积液

（4）入院诊断：①慢性阻塞性肺疾病，急性加重；②慢性肺源性心脏病；③Ⅱ型呼吸衰竭，呼吸性酸中毒；④高血压。

2. 计算营养需要量　患者诊断为呼吸衰竭，应限制蛋白质在 1.0g/（kg·d）左右；考虑到还合并有高血压，需限制钠盐的摄入。其身高 168cm，体重 49kg，BMI ≈ 17.4kg/m²（消瘦体型），血浆白蛋白低下，考虑为中度蛋白质 - 能量营养不良，需保证能量的供给。其标准体重为 168（cm）–105=63kg。

（1）计算能量需要量：患者卧床，体型消瘦，为增加患者体重，按理应按 35kcal/（kg·d）的标准计算能量需要。但患者意识障碍无法自主进食，选择鼻饲匀浆膳食，所以能量供给标准可适当降低，按 25kcal/（kg·d），待恢复意识后再增加能量供给。

全天能量需要量 =25kcal/kg × 63kg=1 575kcal。

（2）计算蛋白质需要量：蛋白质按照 1.0g/（kg·d）标准。

全天蛋白质需要量 =1.0g/kg × 63kg=63g。

（3）计算脂肪及碳水化合物的需要量：将每日能量需要量减去蛋白质所产生的能量，确定脂肪和碳水化合物需要量。脂肪供能占总能量的35%，碳水化合物需要量为总能量减去蛋白质和脂肪供能。

全天脂肪需要量 =（1 575kcal×35%）÷9kcal/g≈61.3g。

全天碳水化合物需要量 =（1 575kcal−63g×4kcal/g−1 575kcal×35%）÷4kcal/g≈192.9g。

3. 范例食谱及其营养成分分析 呼吸衰竭患者一日范例食谱，见表8-11；营养成分分析，见表8-12。

表 8-11 呼吸衰竭患者一日范例食谱

餐别	食物名称	原料	重量/g	多餐能量构成比/%
早餐	瘦肉米粥	大米	50	28.9
		猪肉	15	
		青菜	10	
	煮鸡蛋	鸡蛋	50	
	牛乳	牛奶	200	
	早餐用油	色拉油	5	
午餐	烩面	面	80	35.0
		番茄	50	
		大白菜	50	
		菠菜	50	
		猪瘦肉	50	
		芝麻酱	5	
	午餐用油	色拉油	5	
	苹果汁	苹果	200	
晚餐	汤面	标准粉	80	36.1
		番茄	50	
		小白菜	150	
		鸡胸脯肉	30	
		豆腐	40	
	晚餐用油	橄榄油	16	
全天	烹调用盐	精盐	6	

表 8-12 营养成分分析

宏量营养素				微量营养素			
三大营养素	含量/g	能量/kcal	供能比/%				
蛋白质	60.9	243.6	16.8	维生素 B$_1$	1.2mg	钠	2 772.5mg
				维生素 B$_2$	1.0mg	钾	1 829.5mg
脂肪	49.8	448.2	30.9	叶酸	264.4μg	钙	621.4mg
				烟酸	13.7mg	磷	955.6mg
碳水化合物	190.1	760.4	52.3	维生素 C	103.2mg	铁	20.4mg
				维生素 A	975.5μgRE	锌	9.4mg
合计	—	1 452.2	100	维生素 E	16.2mgα-TE	镁	241.8mg

早餐（图 8-10）

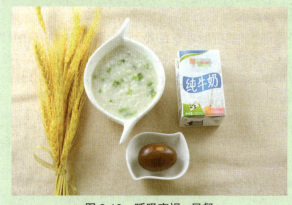

图 8-10　呼吸衰竭 - 早餐

①瘦肉米粥：大米 50g + 猪肉 15g+ 青菜 10g

②牛奶：牛奶 250g

③鸡蛋 50g

④早餐用油：色拉油 5g

午餐（图 8-11）

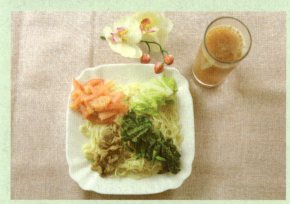

图 8-11　呼吸衰竭 - 午餐

①烩面：面 80g+ 瘦猪肉 50g+ 大白菜 50g+ 番茄 50g+ 菠菜 50g+ 芝麻酱 5g

②午餐用油：色拉油 5g

③苹果汁：苹果 200g

晚餐（图 8-12）

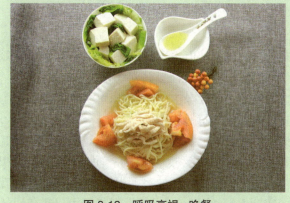

图 8-12　呼吸衰竭 - 晚餐

①汤面：标准粉 80g+ 鸡胸脯肉 30g+ 小白菜 150g+ 番茄 50g+ 豆腐 40g

②晚餐用油：橄榄油 16g

（张文青）

第四节　支气管哮喘

支气管哮喘(bronchial asthma)简称哮喘,是由多种细胞(如嗜酸性粒细胞、肥大细胞、T细胞、中性粒细胞、气道上皮细胞等)和细胞组分参与的气道慢性炎症性疾病。这种气道慢性炎症也被认为是哮喘的本质。哮喘的发病机制尚不完全清楚,多数人认为与变态反应、气道炎症、气道高反应性增高及神经等因素相互作用有关,是遗传和环境两方面因素共同作用的结果。

哮喘典型发作前常有先兆症状,如多嚏、咳嗽、胸闷、耳鼻咽喉发痒等。如不及时治疗可急性发作,表现为呼气困难,多被迫采取坐位,两手前撑,两肩耸起,额部冷汗,听诊可听到肺部弥漫性哮鸣音。每次发作轻重不一,可历时半小时到数小时,也有持续发作数天后逐渐缓解。诊断要点是突然起病,呈发作性,呼吸困难伴哮鸣声。听诊两肺布满哮鸣音,以呼气期延长为特点。

一、支气管哮喘的疾病代谢特点

哮喘常和食物过敏有关,特别是高蛋白质食物容易引起变态反应。如有些患者吃鱼、虾、蟹后发生荨麻疹,也有的患者可能发生哮喘。任何食物均可引起过敏,常见致敏食物有牛奶、鸡蛋、麦子、谷物、巧克力、柑橘、核桃、海味、河鲜等。同种属性的食物常有共同的变应原特性,患者可以发生交叉过敏反应。食物过敏引起的呼吸道症状有哮喘、过敏性鼻炎等。要确定是否由食物过敏引起的哮喘,需根据病史、体检以及必要的实验室检查综合判断。

二、支气管哮喘的营养治疗原则

在使用解痉止喘药物的同时,应注意饮食营养治疗。其目的是找出引起哮喘的致敏食物加以排除,不用可能有交叉过敏反应的同属食物,以消除症状,恢复患者正常的胃肠消化和吸收功能。

1. 去除引起过敏的食品　如果引起哮喘的过敏食物有多种,则应提供营养丰富的、经过排除变应原的饮食,由营养师制订专门的食谱,以保证足够的营养供给。

2. 婴儿慎用牛奶　饮用牛奶引起哮喘发作的婴儿,在2岁以后可谨慎地再次饮用,再饮用时应有处理过敏反应的措施。牛奶含有多种蛋白,以β-乳球蛋白为最常见的变应原。

3. 保证营养供给　加强营养治疗,提高患者机体免疫功能,同时应补充各种营养素,包括矿物质、微量元素以及维生素等。

4. 避免有刺激性食物　尽量避免有刺激性的食物,戒烟忌酒。

5. 加强营养治疗　哮喘呈持续状态时应考虑给予静脉补充营养素,防止加重营养不良。

三、支气管哮喘的营养治疗

支气管哮喘患者的膳食宜清淡、少刺激,不宜过饱、过咸、过甜。但也不能过分限制饮食,过分限制进食会失去应供给的营养素,使机体免疫力降低,易患上呼吸道感染,反而提高支气管哮喘的发病率。

1. 充足的能量　由于哮喘状态的能量消耗增加,其需求量较常态也增加,临床可类比相当于体力劳动等级而增加供给标准。较长时间症状严重影响进食时,可辅以静脉供给。

2. 保证蛋白质摄入　注意补充优质蛋白质,考虑到动物蛋白的致敏作用,宜多摄入植物蛋白,尤其是大豆及大豆制品。目前证实,一些含蛋白质丰富的动物性食物,如蛋类、牛奶、肉、鲜海鱼、蟹等均易引发哮喘。因此应注意避免使用能够引发哮喘的食物。由于这类食物包括的范围很广,对于不同的哮喘患者来说应该因人而异。所以哮喘患者应根据自己的实际情况,合理地"忌口",这样既可以避免由饮食不慎而导致哮喘发作,又可以防止因过于讲究"忌口"而影响机体对多种营养素的供给。

3. 适量碳水化合物　适量的碳水化合物可调节低氧性肺血管收缩反应。迅速、大量的碳水化合物摄入,还可引起高血糖症、机体代谢负荷增加,继而引起胰岛素分泌增多,导致因低磷血症发生(或加重)而出现(或加重)的呼吸肌无力。因此,哮喘患者每日碳水化合物比例不宜超过50%,而且应避免过快、过多地进食纯碳水化合物类食物。

4. **矿物质**　高钠饮食可增加气道反应性,并被认为是气道高反应性的危险因素。哮喘患者每日食盐摄入量不应超过 5g。另外,镁可直接作用于支气管平滑肌,引起气道扩张。同时注意各种微量元素尤其是具有抗氧化作用的微量元素硒的补充。

5. **维生素**　补充足够的维生素,尤其是注意维生素 A、维生素 C、维生素 D、维生素 E 及胡萝卜素的补充,它们能够有效清除机体产生的氧自由基,减少多余的自由基对组织细胞和基因的损害,减少支气管平滑肌的痉挛,从而预防支气管哮喘的发作。

6. **注意补充水分**　在哮喘发作时特别是严重发作时,因张口呼吸、出汗多、饮食少,可导致体内水分的丢失,从而使痰液黏稠不易咳出,因此及时补充水分,增加液体摄入量,对于纠正或防治失水具有十分重要的意义,要鼓励轻症患者多饮水,危重患者不能进食时可用静脉补液,这样有利于稀释痰液,促使黏稠痰液的排出。

7. **少量多餐**　少量多餐有利于减轻哮喘患者的呼吸困难及避免哮喘时咳嗽、呕吐而导致呕吐物吸入呼吸道。

8. **膳食性质**　在哮喘发作期可给予软食或半流质饮食,这样可以减轻呼吸急促所引起的咀嚼和吞咽困难,既有利于消化吸收,又可防止食物反流。

四、支气管哮喘医疗膳食范例

1. 病例

(1)一般情况:马某,男性,58 岁,因"咳嗽、咳痰伴胸痛 4 天"入院。患者于 10 年前无明显诱因出现咳嗽、咳痰,咳白色泡沫样痰,系统诊治后出院。此后本病多于冬春感冒后反复发作,偶有黄痰,曾明确诊断"慢性支气管炎、支气管哮喘",应用抗感染、平喘药物可缓解。4 天前出现双侧胸痛,性质为胀痛,持续存在,无明显缓解,自述为吸入布地奈德后出现。门诊以"支气管哮喘(中度)急性发作期"收入院。自患病以来,患者神志清,饮食睡眠尚可,大小便正常。患者有高血压病史 2 年,血压最高 180/80mmHg,曾诊断过心绞痛。

(2)体格检查:体温 36.5℃,脉搏 85 次 /min,呼吸 20 次 /min,血压 120/80mmHg。身高 171cm,体重 66kg。肋间隙增宽,呼吸运动度减弱,语音震颤减弱,双肺叩诊呈清音,肺肝界位于右侧锁骨中线第 7 肋间,听诊双肺可闻及散在干、湿啰音,未闻及胸膜摩擦音。

(3)辅助检查:血常规示白细胞总数 6.0×10^9/L,中性粒细胞百分比下降,单核细胞百分比升高,嗜酸性粒细胞百分比 4.0%,嗜酸性粒细胞计数 0.2×10^9/L。空腹血糖:6.47mmol/L。离子:磷 1.94mmol/L。肺部 CT 两肺纹理增多、紊乱,左肺见点状钙化密度影,右肺上叶见斑片状密度增高影,气管及主支气管通畅,血管及脂肪间隙清晰,纵隔未见肿大淋巴结。两侧胸腔未见明显积液。右侧胸膜走行不规整,并可见条状钙化密度影。肝实质内见多发小圆形低密度影。诊断提示:慢性支气管炎合并右肺上叶感染,左肺上叶钙化灶,右侧胸膜增厚、钙化。腹部彩超诊断提示:脂肪肝,肝囊肿。

(4)入院诊断:支气管哮喘(中度)急性发作期,COPD(Ⅲ级)急性加重期,肺部感染,高血压病 3 级,脂肪肝,肝囊肿。

2. 计算能量及营养素需要量

(1)计算能量需要量:患者体重指数约为 22.57kg/m²,体型正常,饮食尚可,以实际体重按 30kcal/(kg·d)的标准计算能量需要。全天能量需要量 =30kcal/kg × 66kg=1 980kcal。

(2)计算蛋白质需要量:全天蛋白质需要量 =1.2g/kg × 66kg=79.2g。

(3)计算脂肪及碳水化合物需要量:将每日能量需要量减去蛋白质所产生的能量,确定脂肪和碳水化合物需要量。脂肪供能占总能量的 28%。

全天脂肪需要量 =(1 980kcal × 28%)÷9kcal/g=61.6g。

全天碳水化合物需要量 =(1 980kcal-79.2g × 4kcal/g-1 980kcal × 28%)÷4kcal/g=277.2g。

3. 范例食谱及其营养成分分析　支气管哮喘患者一日范例食谱,见表 8-13；营养成分分析,见表 8-14。

表 8-13 支气管哮喘患者一日范例食谱

餐别	食物名称	原料	重量 /g	多餐能量构成比 /%
早餐	二米粥	小米	10	26.6
		大米	30	
	包子	标准粉	50	
		瘦猪肉	25	
	小葱拌豆腐	豆腐(北豆腐)	75	
		小葱	10	
	早餐用油	橄榄油	5	
午餐	赤小豆饭	大米	50	40.7
		赤小豆	25	
	糖醋鲤鱼	鲤鱼	75	
	清炒油麦菜	油麦菜	200	
	午餐用油	橄榄油	15	
午加餐	香蕉胡萝卜汁	香蕉	200	
		胡萝卜	100	
晚餐	小米粥	小米	50	32.7
	虾仁西葫芦	虾仁	10	
		西葫芦	150	
	西红柿鸡蛋	鸡蛋	50	
		西红柿	150	
	晚餐用油	橄榄油	15	
晚加餐	酸奶	酸奶	180	
全天	烹调用盐	精盐	5	

表 8-14 营养成分分析

宏量营养素				微量营养素			
三大营养素	含量 /g	能量 /kcal	供能比 /%				
蛋白质	75.1	300.4	17.1	维生素 B_1	0.8mg	钠	2 461.2mg
				维生素 B_2	1.1mg	钾	2 582.2mg
脂肪	58.0	522.0	29.7	叶酸	284.0μg	钙	682.0mg
				烟酸	12.2mg	磷	1 152.5mg
碳水化合物	233.9	935.6	53.2	维生素 C	110.4mg	铁	21.5mg
				维生素 A	1 198.3μgRE	锌	9.3mg
合计	一	1 760.0	100	维生素 E	16.8mgα-TE	镁	426.0mg

早餐（图 8-13）

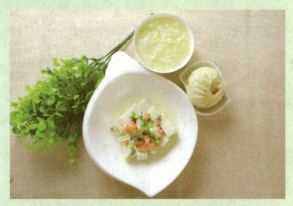

①二米粥：小米 10g+ 大米 30g

②包子：标准粉 50g+ 瘦猪肉 25g

③小葱拌豆腐：北豆腐 75g+ 小葱 10g

④早餐用油：橄榄油 5g

⑤芹菜苹果汁：西芹 200g+ 柠檬 150g+ 苹果 200g

图 8-13　支气管哮喘 - 早餐

午餐（图 8-14）

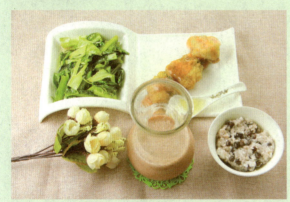

①红豆饭：大米 50g+ 红小豆 25g

②糖醋鲤鱼：鲤鱼 75g

③清炒油麦菜：油麦菜 200g

④午餐用油：橄榄油 15g

⑤香蕉胡萝卜汁：香蕉 200g+ 胡萝卜 100g

图 8-14　支气管哮喘 - 午餐

晚餐（图 8-15）

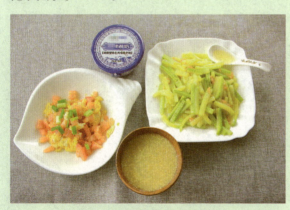

①小米粥：小米 50g

②虾仁西葫芦：虾仁 10g+ 西葫芦 150g

③西红柿鸡蛋：西红柿 150g+ 鸡蛋 50g

④晚餐加餐酸奶：酸奶 180g

⑤晚餐用油：橄榄油 15g

图 8-15　支气管哮喘 - 晚餐

（张文青）

参 考 文 献

［1］全国卫生专业技术资格考试专家委员会 . 营养学 [M]. 北京：人民卫生出版社 , 2014.

［2］陈森钦 , 林永丽 , 陆常青 . 慢性阻塞性肺疾病营养支持的临床研究 [J]. 中外医学研究 , 2014, 12 (17): 43-44.

［3］李冬梅，李水霞，张毅，等．COPD 患者营养不良的相关研究进展 [J]. 临床肺科杂志，2011, 16 (12): 1933-1934.

［4］纪英芬．不同营养支持治疗方式对慢性阻塞性肺疾病合并呼吸衰竭患者的疗效 [J]. 中国处方药，2014, 12 (11): 66-67.

［5］王建茹，王越茹．慢性肺源性心脏病合并呼吸衰竭的营养支持治疗 [J]. 现代中西医结合杂志，2013, 22 (5): 469-470.

［6］NURMATOV U, DEVEREUX G, SHEIKH A, et al. 营养素和食物对支气管哮喘和过敏性疾病的一级预防作用 [J]. 中华结核和呼吸杂志，2011, 34 (11): 820.

［7］刘小利，刘涛．新版《肺结核诊断标准》解读 [J]. 中华灾害救援医学，2018, 6 (4): 181-183.

［8］SCHÜTZ T, HERBST B, KOLLER M. Methodology for the development of the ESPEN Guidelines on Enteral Nutrition [J]. Clin Nutr, 2006, 25 (2): 203-209.

［9］陈亚红．2019 年 GOLD 慢性阻塞性肺疾病诊断、治疗及预防全球策略解读 [J]. 中国医学前沿杂志 (电子版), 2019, 11 (01): 1-15.

第九章

循环系统疾病

第一节 慢性心力衰竭

慢性心力衰竭是慢性心功能不全出现症状时的称谓,是各种病因所致心脏疾病的终末阶段。美国心脏协会(AHA)把慢性心力衰竭定义为一种复杂的临床综合征,是各种心脏结构或功能疾病损伤心室充盈和/或射血能力的结果。这是由于初始心肌损伤(如心肌梗死、心肌病、血流动力学负荷过重、炎症等)引起心肌结构和功能的变化,最后导致心室泵血和/或充盈功能低下。它是一种进行性的病变,一旦起始,即使没有新的心肌损害,临床亦处于稳定阶段,仍可通过心肌重构不断发展。心力衰竭是不同病因引起的心脏舒缩功能障碍,为各种心脏疾病的严重表现和晚期阶段,其主要临床表现为呼吸困难、疲乏和液体潴留(肺淤血、体循环淤血和外周水肿)。

一、慢性心力衰竭的分期

对临床上诊断有心力衰竭的患者,纽约心脏病协会常用心功能分级(NYHA)来评价心力衰竭患者的心功能情况(表 9-1)。

表 9-1 纽约心脏病协会心功能分级

分级	体力活动情况
Ⅰ级	体力活动不受限制:日常体力活动不会造成疲劳,呼吸困难或心悸
Ⅱ级	体力活动轻度受限:休息时无不适,但日常活动引起疲倦、心悸、呼吸困难或心绞痛
Ⅲ级	体力活动明显受限:休息时无不适,但低于日常活动的运动量即可引起症状
Ⅳ级	无法进行体力活动,休息时即出现症状

二、慢性心力衰竭的营养治疗原则

心力衰竭营养治疗的原则是适宜碳水化合物和蛋白质,适当限制脂肪,少食多餐,食物应容易消化吸收,注意减轻心脏负担,限制钠盐、防止水肿、保护心脏。

(一)适宜能量摄入

慢性心力衰竭患者的能量摄入应个体化且以维持标准体重为宜。BMI $\geqslant 35.0\text{kg/m}^2$ 者目标至少减少体重的 5%~10%,在心力衰竭症状允许情况下,可结合体力活动达到目标,每周减重目标 0.5~1.0kg。

间接测热法测定静息代谢率(resting metabolic rate, RMR)乘以体力活动系数估计全天能量需要量,适用于 NYHA 心功能Ⅰ~Ⅳ级/AHA 心功能 B,C,D 级。如果间接测热法不可行时,营养情况正常者以 22kcal/kg 实际体重、营养不良者以 24kcal/kg 实际体重来估计 BMR,适用于 NYHA 心功能Ⅰ~Ⅳ级/AHA 心功能 B,C 级;晚期心力衰竭者(NYHA 心功能Ⅳ级/AHA 心功能 D 级)以 18kcal/kg 实际体重来估计 BMR。全天能量需要量 =BMR× 活动系数,体力活动系数分为:久坐,1.0~<1.4;轻体力活动,1.4~<1.6;中等强度体力活动,1.6~<1.9;高强度体力活动,1.9~<2.5。测定的 BMR 比估计的 BMR 更准确。

(二)适量蛋白质

蛋白质推荐量应个体化,至少供给 1.1g/kg 实际体重的蛋白质,适用于 NYHA 心功能Ⅰ~Ⅳ级/AHA 心功能 B、C、D 级。研究表明,无论是心力衰竭营养状况正常者还是一样不良者,1.1~1.4g/kg 实际体重的蛋白质摄入量导致正氮平衡,而 1.0~1.1g/kg 实际体重的蛋白质摄入量导致负氮平衡。

(三)合适的碳水化合物

因碳水化合物易于消化,在胃中停留时间短,排空快,可减少心脏受胃膨胀压迫,碳水化合物可按 250~400g/d 供给。宜选食含淀粉及多糖类食物,避免过多蔗糖及点心等,以预防胀气、肥胖及甘油三酯升高。

(四)限制脂肪摄入

适当限制脂肪摄入量,尤其是肥胖者,因为脂肪在胃内停留时间较长,使胃饱胀不适;过多的脂肪抑制胃酸分泌,影响消化;并可能包绕心脏、压迫心肌;或腹部脂肪过多使横膈上升,压迫心脏感到闷胀不适。

(五)限制水分

建议液体摄入量 1~2L/d,根据病情增减。轻至中度症状患者常规限制液体并无益处。严重心力衰竭者的液体摄入量应限制在 1.5~2.0L/d。如伴有水肿时,宜限制液体量为 1L/d。如果钠摄入量已减少,排出已增加,则不必严格限制液体摄入量,可给予 1.5~2L/d,以解除口渴感并使患者舒适为宜。对于严重低钠血症(血钠 <130mmol/L)患者,水摄入量应 <2L/d。

(六)适量的矿物质

如慢性心力衰竭患者由于食物钾摄入不足、丢失增加或利尿药治疗等可出现低钾血症,出现肠麻痹、心律失常、诱发洋地黄中毒等。这时应摄食含钾高的食物。如患者因肾功能减退出现高钾血症,则应选择含钾低的食物。心力衰竭患者的尿镁排出增多、镁的浓度降低进一步加重病情,并诱发洋地黄中毒,故应增加镁的摄入。另外,钙与心肌收缩性密切相关,给予适量的钙在心力衰竭治疗中具有积极的意义。

限钠(<3g/d)有助于控制 NYHA 心功能Ⅲ~Ⅳ级心力衰竭患者的淤血症状和体征(Ⅱa,C)。心力衰竭急性发作伴有容量负荷过重的患者,要限制钠摄入 <2g/d。一般不建议严格限制钠摄入和将限钠扩大到轻度或稳定期心力衰竭患者。可根据病情选用低盐、无盐、低钠饮食。低盐饮食在烹调时食盐控制在 3g,其中副食含钠量应 <1 500mg/d;无盐饮食在烹调时不添加食盐及酱油,主副食中含钠量 <700mg/d;低钠饮食在烹调时除了不添加食盐及酱油外,全天供给的钠量 <500mg/d。当大量利尿时,应适当增加食盐的量以预防低钠综合征的发生。

(七)充足的维生素

慢性心力衰竭患者应给予充足的维生素,特别是维生素 C 和 B 族维生素。

三、慢性心力衰竭医疗膳食范例

(一)膳食设计原则

1. **适宜碳水化合物和蛋白质,适当限制脂肪**　保证主食摄入量,提供充足优质蛋白质,减少总脂肪的摄入,降低油脂的供给,减少胆固醇摄入,饮食中适当增加多不饱和脂肪酸摄入的比重,尤其是 n-3 多不饱和脂肪酸(n-3polyunsaturated fatty acids,n-3 PUFA)的摄入。

2. **选用清淡且易消化食物**　心力衰竭时肝及消化道淤血,消化能力减弱,应选体积小、易消化的食物,如主食的米饭及面条等应软而烂,肉类应选择瘦嫩的肉类,如瘦嫩的猪肉、鸡肉等,可将肉剁成肉末或做成肉丸子、肉饼蒸蛋等更为适宜;水果和蔬菜应选择食物纤维含量少的,切碎煮烂后食用;豆制品应选择加工成豆腐、豆浆等易于消化后方可食用,避免整粒豆类不易咀嚼和消化。

3. **少食多餐** 避免一次过饱引起胃肠过度充盈,抬高横膈,从而增加心脏负担,诱发心律失常或心绞痛等不良后果。选择清淡、易消化吸收的食物,如鱼类、鸡蛋清、瘦肉末、碎嫩蔬菜、水果、面条、馄饨、粥等,不宜过热过冷,保持大便通畅,排便时不宜用力过大。

4. **多食用维生素及矿物质充足的食物** 最好多食鲜嫩蔬菜、绿叶菜汁、山楂、草莓、香蕉、梨、橘子等以补充足够维生素,保护心肌功能,增强机体抵抗力;应注意补充钾及镁,因慢性心力衰竭均有继发性高醛固酮症,用排钾性利尿药和洋地黄等,使胃肠淤血、食欲减退、钾盐摄入量减少,故应选择含钾较多的食品,如干蘑菇、香蕉、桂圆、紫菜、川冬菜、荸荠、红枣、香菜、香椿、菠菜、苋菜等绿叶蔬菜及谷类等含钾丰富的食物。

5. **注意食物的含水量** 对水肿的慢性心力衰竭患者,应将每日液体摄入量控制在 1 000ml 以内,因此在选择食物时应尽量选择含水量少的食物,烹调方式选择上应尽量减少汤、羹等液体含量多的菜肴,同时蔬菜水果的含水量也应计算在一日液体摄入量中。

(二)食谱编制与制作

1. 病例

(1)一般情况:韩某,男性,58 岁,因"反复胸闷 2 年,复发 1 个月"入院。2 年前,患者活动后出现胸闷,休息 10 分钟后缓解,无水肿,无畏寒、发热,无胸痛、呼吸困难,无腹痛、腹胀,未予特殊治疗。近 1 个月来患者再次自觉胸闷、气短加重,咳嗽,少量白痰,食欲缺乏,无恶心,门诊以"慢性心力衰竭"收入院。患者精神欠佳,体力下降,食欲差,睡眠一般,大便正常,排尿正常,体重无明显变化。否认高血压、糖尿病等病史,否认肝炎、结核、疟疾等传染病病史,否认重大外伤、手术史,否认输血史,否认食物、药物过敏史。

(2)体格检查:体温 36.3℃,脉搏 89 次 /min,呼吸 16 次 /min,血压 108/55mmHg。身高 173cm,体重 57kg。发育正常,营养中等,端坐位,神志清楚,应答切题,检查配合。余无异常。

(3)辅助检查:临床检查及结果,见表 9-2。

表 9-2 临床检查及结果

检查项目	检查结果
血常规	红细胞计数 3.75×10^{12}/L,血红蛋白 102.0g/L,血细胞比容 0.317,平均红细胞体积 84.5fl,平均红细胞 Hb 含量 27.2pg,平均红细胞 Hb 浓度 322g/L,白细胞 6.0×10^9/L,中性粒细胞百分比 81.50%
生化检查	总蛋白 55.8g/L,白蛋白 28.3g/L,球蛋白 27.5g/L,尿素 13.3mmol/L,肌酐 139μmol/L
尿常规	尿胆原弱阳性,尿蛋白阴性
大便常规	隐血弱阳性

(4)入院诊断:慢性心力衰竭,心功能Ⅲ级。

(5)营养监测与营养评估:营养评估和实验室检查结果显示该患者营养不良。

(6)营养诊断:轻度蛋白质营养不良,轻度贫血。

2. **计算营养需要量**

(1)计算能量需要量:无 BMR 测定数据,采用估计 BMR,营养不良者为 24.0kcal/kg 实际体重,体力活动系数定为 1.2,能量的计算为:

全天能量需要量 = 实际体重 × 24kcal/kg × 1.2

=57kg × 24kcal/kg × 1.2

=1 641.6kcal

(2)计算蛋白质需要量：该患者为轻度蛋白质营养不良，因此蛋白质供给稍提高，按照 1.3g/kg 实际体重供给。

全天蛋白质需要量 =1.3g/kg×57kg=74.1g。

(3)计算脂肪及碳水化合物的需要量：脂肪占总能量的 20%，将每日能量需要量减去蛋白质和脂肪所产生的能量，确定碳水化合物的供给量。

全天脂肪需要量 =(1 641.6kcal×20%)÷9kcal/g=36.5g。

全天碳水化合物需要量 =(1 641.6kcal–74.1g×4kcal/g–1 641.6kcal×20%)÷4kcal/g≈254.2g。

3. 范例食谱及其营养成分分析 慢性心力衰竭患者一日范例食谱，见表 9-3；营养成分分析，见表 9-4。

表 9-3 慢性心力衰竭患者一日范例食谱

餐别	食物名称	原料	重量 /g	多餐能量构成比 /%
早餐	玉米馒头	玉米粉	10	23.7
		小麦粉	40	
	煮鸡蛋	鸡蛋	50	
	薏仁粥	薏仁	5	
		稻米	20	
	烩青菜末	小白菜	100	
	早餐用油	芝麻油	5	
午餐	面条	小麦粉(标准粉)	75	34.2
	木耳烩黄瓜片	黄瓜	100	
		木耳	50	
	粉丝鱼丸汤	青鱼	100	
		粉丝	25	
	炒油麦菜	油麦菜	100	
	午餐用油	色拉油	8	
晚餐	杂粮米饭	稻米(均值)	65	42.1
		赤小豆	10	
	藕粉	藕粉	25	
	番茄烩豆腐	番茄	100	
		南豆腐	50	
	氽鸡肉丸	鸡胸脯肉	75	
	烩菠菜末	菠菜	100	
	晚餐用油	色拉油	8	
晚加餐	苹果	苹果	200	
全天	烹调用盐	精盐	5	

表 9-4　营养成分分析

宏量营养素				微量营养素			
三大营养素	含量 /g	能量 /kcal	供能比 /%				
蛋白质	75.3	301.2	18.3	维生素 B$_1$	0.9mg	钠	2 327.4mg
				维生素 B$_2$	0.9mg	钾	2 357.8mg
脂肪	39.5	355.5	21.5	叶酸	425.5μg	钙	466.8mg
				烟酸	19.4mg	磷	1 017.8mg
碳水化合物	250.9	1 003.6	60.2	维生素 C	98.5g	铁	27.0mg
				维生素 E	27.3mgα-TE	锌	8.7mg
合计	—	1 660.3	100	膳食纤维	14.4g	胆固醇	472.2mg

注：此食谱碳水化合物含量高，不适合同时伴有糖尿病的患者。

早餐（图 9-1）

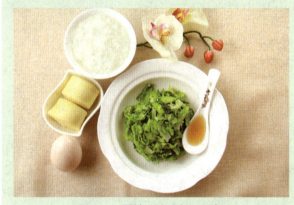

①玉米馒头：玉米粉 10g+ 小麦粉 40g

②煮鸡蛋：鸡蛋 50g

③薏仁粥：薏仁 5g + 稻米 20g

④烩青菜末：小白菜 100g

⑤芝麻油 5g

图 9-1　慢性心力衰竭 - 早餐

午餐（图 9-2）

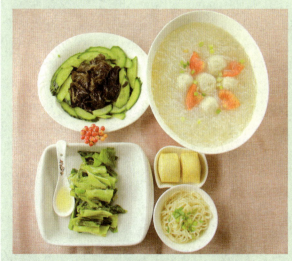

①面条：小麦粉 75g

②木耳烩黄瓜：黄瓜 100g+ 木耳 50g

③粉丝鱼丸汤：粉丝 25g + 青鱼 100g

④炒油麦菜：油麦菜 100g

⑤色拉油 8g

图 9-2　慢性心力衰竭 - 午餐

晚餐（图 9-3）

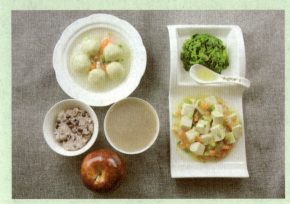

①杂粮米饭：稻米 65g+ 赤小豆 10g
②藕粉：藕粉 25g
③番茄烩豆腐：番茄 100g+ 南豆腐 50g
④汆鸡肉丸：鸡胸脯肉 75g
⑤烩菠菜末：菠菜 100g
⑥色拉油 8g
⑦加餐：苹果 200g

图 9-3 慢性心力衰竭 - 晚餐

（郑锦锋）

第二节 血脂异常症

血脂异常症是指血浆脂蛋白紊乱血症，是脂质代谢障碍的表现，属于代谢性疾病。其对健康的危害主要是导致心血管疾病，包括冠心病及其他动脉粥样硬化性疾病。

一、概述

（一）定义

通常血浆中胆固醇和 / 或甘油三酯升高，称为高脂血症。实际上高脂血症也泛指包括低高密度脂蛋白胆固醇血症在内的各种血脂异常。血脂是血浆所含脂类的统称，包括脂肪（甘油三酯）和类脂（磷脂、胆固醇及其酯）。脂类广泛存在于人体中，是细胞基础代谢的必需物质。血脂有两个来源：外源性由食物通过消化吸收进入血液；内源性由肝、脂肪细胞以及其他组织合成后释放入血。血脂含量受性别、年龄、饮食以及代谢等多种因素影响。脂质中与临床关系密切的主要成分是胆固醇和甘油三酯。

血浆中的甘油三酯和胆固醇都是疏水性物质，不能直接在血液中被转运，也不能直接进入组织细胞中。必须与血液中的载脂蛋白和极性类脂（如磷脂）组成亲水性分子才能在血液中被运输，并进入组织细胞。目前已发现 20 多种载脂蛋白（apoprotein，Apo），根据 Alaupovic 提出的 ABC 分类法，载脂蛋白分为 Apo A、B、C、D、E。每一型载脂蛋白根据氨基酸组成差异又分为若干亚型，例如：Apo A 分为 A I、A II、A IV；Apo B 分为 B_{48}、B_{100}；Apo C 分为 C I、C II、C III；Apo E 分为 E I、E III 等。载脂蛋白除了作为脂类转运的载体外，还作为配体参与脂蛋白与细胞膜受体的识别和结合反应以及参与酶活动的调节。

成熟的脂蛋白为球形颗粒，由疏水性的内核（含胆固醇和甘油三酯）和亲水性的外壳（含磷脂、游离胆固醇和载脂蛋白）组成，脂蛋白绝大多数在肝和小肠组织中合成，并在肝内进行分解代谢。应用超速离心法可将血浆脂蛋白分为：乳糜微粒（chylomicron，CM）、极低密度脂蛋白（very low density lipoprotein，VLDL）、中间密度脂蛋白（intermediate density lipoprotein，IDL）、低密度脂蛋白（low density lipoprotein，LDL）和高密度脂蛋白（high density lipoprotein，HDL）以及脂蛋白（a）[lipoprotein（a），Lp（a）]。各类脂蛋白的物理特性、主要成分、来源和功能列于表 9-5。

（二）诊断标准

流行病学调查显示，不同种族、国家和地区人群血脂水平存在差异。一般以血脂异常与动脉粥样硬化性疾病风险和是否需要治疗两方面来确定血脂异常的划分标准。根据我国人群队列研究资料制定的血脂水平分层标准见表 9-6。根据美国国家胆固醇教育计划委员会成人治疗组 2001 年和美国国家脂质学会 2004 年的高脂血症诊断标准见表 9-7。

表 9-5 血浆脂蛋白的特性及功能

分类	水合密度/ (g·ml⁻¹)	颗粒大小/ nm	主要脂质	主要载脂蛋白	来源	功能
CM	<0.950	80~500	TG	B₄₈、ApoA Ⅰ、ApoA Ⅱ	小肠合成	将食物中的 TG 和胆固醇从小肠转运至其他组织
VLDL	0.950~1.006	30~80	TG	Apo B₁₀₀、Apo E、Apo Cs	肝脏合成	转运 TG 至外周组织，经脂酶水解后释放游离脂肪酸
IDL	1.006~1.019	27~30	TG 胆固醇	Apo B₁₀₀、Apo E	VLDL 中 TG 经脂酶水解后形成	LDL 前体，部分经肝脏摄取
LDL	1.019~1.063	20~27	胆固醇	Apo B₁₀₀	VLDL 和 IDL 中 TG 经脂酶水解后形成	胆固醇的主要载体，经 LDL 受体介导摄取而被外周组织利用，与冠心病直接相关
HDL	1.063~1.210	8~10	磷脂、胆固醇	ApoA Ⅰ、ApoA Ⅱ、Apo Cs	肝脏和小肠合成，CM 和 VLDL 脂解后表面物衍生	促进胆固醇从外周组织移去，转运胆固醇至肝脏或其他组织再分布，HDL-C 与冠心病负相关
Lp(a)	1.050~1.085	26	胆固醇	Apo B₁₀₀、Apo(a)	肝脏合成后与 LDL 形成复合物	可能与冠心病有关

表 9-6 中国血脂水平分层标准［《中国成人血脂异常防治指南(2016 年修订版)》］

分层	单位	TC	LDL-C	HDL-C	非 LDL-C	TG
理想水平	mmol/L	—	<2.6	—	<3.4	—
	mg/dl	—	<100	—	<130	—
合适水平	mmol/L	<5.2	<3.4	—	<4.1	<1.70
	mg/dl	<200	<130	—	<160	<150
边缘升高	mmol/L	5.2~6.1	3.4~4.0	—	4.1~4.8	1.7~2.2
	mg/dl	200~239	130~159	—	160~189	150~199
升高	mmol/L	≥6.2	≥4.1	—	≥4.9	≥2.3
	mg/dl	≥240	≥160	—	≥190	≥200
降低	mmol/L	—	—	<1.0	—	—
	mg/dl	—	—	<40	—	—

表 9-7 美国高脂血症诊断标准(美国 ATP Ⅲ,2 001&NLA,2014)

分层	TC/(mmol·L⁻¹)	TG/(mmol·L⁻¹)	LDL-C/(mmol·L⁻¹)	HDL-C/(mmol·L⁻¹)	Non-HDL-C/(mmol·L⁻¹)
理想水平	<5.18	<1.70	<2.59		<3.37
合适水平		—	2.59~<3.37		3.37~<4.14
临界水平	5.18~<6.22	1.70~<2.26	3.37~<4.14		4.14~<4.92
增高	≥6.22	2.26~<5.65	4.14~<4.92		4.92~<5.69
极度增高		≥5.65	≥4.92		≥5.69
降低		—	—	<1.04(男) <1.29(女)	—

（三）分类

1. **脂蛋白分类** 世界卫生组织（WHO）根据血浆脂蛋白谱的变化将血脂异常分为 5 型。

Ⅰ型：主要是血浆乳糜微粒（主要含 TG）浓度升高，TC 正常或轻度升高。

Ⅱ型：分为Ⅱa 和Ⅱb 两个亚型。Ⅱa 型仅有血浆 LDL 升高，TG 正常；Ⅱb 型血浆 VLDL 和 LDL 水平均升高。

Ⅲ型：主要是血浆 CM 残粒和 VLDL 残粒增加，血浆 TC 和 TG 升高。

Ⅳ型：血浆 VLDL 增加，TG 升高，TC 正常或偏高。

Ⅴ型：血浆 CM 和 VLDL（TG 和 TC）水平均升高，但以 TG 升高为主。

具体如表 9-8 所示。

2. **临床分类** 从实用角度出发，血脂异常可进行简易的临床分类（表 9-8）。

表 9-8 血脂异常的临床分类

	TC	TG	HDL-C	相当于 WHO 分型
高 TC 血症	增高			Ⅱa
高 TG 血症		增高		Ⅰ、Ⅳ
混合型高脂血症	增高	增高		Ⅱb、Ⅲ、Ⅳ、Ⅴ
低 HDL-C 血症			降低	

注：TC，总胆固醇；TG，甘油三酯；HDL-C，高密度脂蛋白胆固醇。

3. **病因分类** 分为原发性和继发性高脂血症。继发性高脂血症指由于其他疾病引起的血脂异常。包括糖尿病、肾病综合征、甲状腺功能减退症、肾衰竭、肝脏疾病、系统性红斑狼疮、多囊卵巢综合征等。此外，某些药物如利尿药、β 受体拮抗剂、糖皮质激素等也可能引起继发性血脂异常。目前已知部分原发性高脂血症是由于先天性基因缺陷所致，如 LDL 受体基因缺陷所致家族性高胆固醇血症等。

二、营养因素对血脂代谢的影响

（一）膳食脂肪和脂肪酸

1953 年，Keys 等首先提出膳食总脂肪摄入量是影响血浆 TC 水平的主要因素。此后，许多大规模的流行病学调查均证实，人群血清 TC 均值分别与其膳食总脂肪和饱和脂肪酸所占能量的比例呈显著正相关。我国调查资料表明，当动物性食品和油脂消费量增加，脂肪提供的能量增加 5%，人群平均血胆固醇水平升高 10%。虽然含饱和脂肪酸高的食物可导致 TC 升高，但是饱和脂肪酸碳链的长度不一样，对血脂的影响也不同。

1. **饱和脂肪酸（SFA）** SFA 可以显著升高血浆 TC 和 LDL-C 水平，但是不同长度碳链的 SFA 对血脂的作用不同。碳原子 <12、≥18 的饱和脂肪酸对血清 TC 无影响，而含 12~16 个碳原子的饱和脂肪酸，如存在于奶制品、畜肉（特别是肥肉）、禽肉和棕榈油中的月桂酸（$C_{12:0}$）、豆蔻酸（$C_{14:0}$）、软脂酸（即棕榈酸，$C_{16:0}$）可明显升高男性和女性的血清 TC、LDL-C 水平，含 18 个碳的硬脂酸（$C_{18:0}$）不升高血清 TC、LDL-C。最近美国膳食推荐量建议，SFA 应占 7%~8% 总能量。我国营养学会推荐 SFA<10% 总能量。

2. **单不饱和脂肪酸（MUFA）** 动物实验和人群研究均证实单不饱和脂肪酸有降低血清 TC 和 LDL-C 水平的作用，同时可升高血清 HDL-C。膳食中单不饱和脂肪酸主要是油酸（$C_{18:1}$），橄榄油中油酸含量达 84%，地中海地区人群血清 TC 水平低，心血管疾病发病率较低，可能与其膳食中橄榄油摄入量高有关。花生油、玉米油、芝麻油中油酸的含量也很丰富，分别为 56%、49%、45%，茶油中油酸含量达 80% 左右。美国在膳食推荐量中建议，MUFA 应增加到 13%~15% 总能量。

3. **多不饱和脂肪酸（PUFA）** PUFA 包括 n-6 的亚油酸和 n-3 的 α-亚麻酸以及长链的 EPA 和 DHA。研究表明，用亚油酸和亚麻酸替代膳食中饱和脂肪酸，可使血清中 TC、LDL-C 水平显著降低，并且不会升高 TG。临床研究表明低 SFA、高 PUFA(占总能量 16%~20.7%)的膳食使血浆胆固醇降低 17.6%~20.0%(与基础水平相比),更重要的是胆固醇的降低与心血管疾病发病率降低(降低 16%~34%)有关。然而有研究表明,高 PUFA 的膳食可以使 HDL-C 水平降低、增加某些肿瘤的危险,体外试验发现 PUFA 增加 LDL 氧化的作用,可能会增加心血管疾病的危险性,一些学者认为 PUFA 摄入量不应当超过 7%~10% 总能量。

膳食亚油酸和 α-亚麻酸在体内可分别转化为 n-6 PUFA(如花生四烯酸)和 n-3 PUFA(EPA、DHA)。他们都可转化为二十碳烷酸,从花生四烯酸转化的二十碳烷酸与由 EPA/DHA 转化来的二十碳烷酸,在生物学作用上相反,因此摄入平衡的 n-6∶n-3 PUFA 是重要的,亚油酸/α-亚麻酸的比值应当 <10。增加 α-亚麻酸的摄入量或降低亚油酸的摄入量都可以实现上述的比值。但是事实上亚油酸和 α-亚麻酸都有降低冠心病危险性的作用,当然 α-亚麻酸的作用比起 EPA 和 DHA 的作用来要弱得多。

4. **反式脂肪酸(TFA)** 反式脂肪酸是在氢化油脂中产生的,如人造黄油。典型的西餐含反式脂肪酸 15g/d,美国膳食中含 8g/d,我国传统膳食中反式脂肪酸的含量较低。以前一些研究表明,反式脂肪酸或氢化油与天然油的不饱和脂肪酸相比有增加血浆胆固醇的作用,而与饱和脂肪酸相比能降低胆固醇,对 TG 的作用不肯定。最近进行的评估反式脂肪酸对血脂和脂蛋白影响的研究一致表明,增加反式脂肪酸的摄入量,可使 LDL-C 水平升高,HDL-C 降低,使 TC/HDL-C 比值增高,LDL-C/HDL-C 比值增加,以及脂蛋白(a)升高,明显增加心血管疾病危险性,反式脂肪酸致动脉粥样硬化的作用比 SFA 更强。膳食中反式脂肪酸大多数来自氢化的植物油和反复煎炸的植物油等。建议尽可能减少反式脂肪酸的摄入。

(二)碳水化合物及其构成

进食大量碳水化合物,使碳水化合物代谢加强,细胞内 ATP 增加,脂肪合成增加。过多摄入碳水化合物,特别是能量密度高、缺乏纤维素的双糖或单糖类,可使血清 VLDL-C、TG、TC、LDL-C 水平升高。高碳水化合物还可使血清 HDL-C 下降,碳水化合物摄入量占总能量的百分比与血清 HDL-C 水平呈负相关。我国膳食中碳水化合物的含量较高,人群中高甘油三酯血症较为常见。

膳食纤维有调节血脂的作用,可降低血清 TC、LDL-C 水平。可溶性膳食纤维比不溶性膳食纤维的作用更强,前者主要存在于大麦、燕麦、豆类、水果中。

(三)矿物质

脂质代谢与钙、镁、锌等矿物质有关。镁对心血管系统有保护作用,具有降低胆固醇、降低冠状动脉张力、增加冠状动脉血流量等作用。动物实验发现,缺钙也可引起血 TC 和 TG 升高,补钙后可使血脂恢复正常。缺锌可引起血脂代谢异常,血清锌含量与 TC、LDL-C 呈负相关,而与 HDL-C 呈正相关。

铬是葡萄糖耐量因子的组成成分,是葡萄糖和脂质代谢的必需微量元素。缺铬可使血清 TC 增高,并使 HDL-C 下降。补充铬后,使血清 HDL-C 升高,TC 和 TG 水平降低,血清铬与 HDL-C 水平呈明显正相关。

(四)维生素

目前认为对血脂代谢有影响的维生素主要是维生素 C 和维生素 E。维生素 C 对血脂的影响可能通过以下机制实现的:促进胆固醇降解、转变为胆汁酸,从而降低血清 TC 水平;增加脂蛋白脂酶活性,加速血清 VLDL-C、TG 降解。维生素 C 在体内参加胶原的合成,使血管韧性增加,脆性降低,可防止血管出血。同时维生素 C 还具有抗氧化作用,防止脂质的过氧化反应。

维生素 E 是脂溶性抗氧化剂,可抑制细胞膜脂类的过氧化反应,增加 LDL-C 的抗氧化能力,减少 Ox-LDL(氧化型 LDL-C)的产生。维生素 E 能影响参与胆固醇分解代谢的酶的活性,有利于胆固醇的转运和排泄,对血脂水平起调节作用。

三、营养治疗原则

调整饮食和改善生活方式是治疗血脂异常症的基础。无论是否进行药物调脂治疗,都应坚持控制饮食和改善生活方式。饮食治疗能降低血浆胆固醇,提高降脂药物的疗效,还具有改善糖耐量、恢复胰岛功能,减轻体重等多方面作用。

(一) Ⅰ型血脂异常症营养治疗的主要原则

严格限制饮食中的脂肪摄入量,要求每天从饮食摄入的脂肪量控制在20~35g,包括烹调油和食物中所含有的脂肪。由于脂肪的摄入受限,必需脂肪酸和脂溶性维生素的摄入减少,在治疗过程中要注意补充。

(二) Ⅱa型血脂异常症营养治疗的主要原则

1. 严格限制饮食中的胆固醇摄入,每天胆固醇的摄入量控制在300mg以内。

2. 减少饮食中脂肪的摄入量,增加多不饱和脂肪酸的摄入量。

3. 适当补充维生素A和维生素E。

(三) Ⅱb、Ⅲ型血脂异常症营养治疗的主要原则

1. 限制总能量,减少内源性甘油三酯的生成,适当限制脂肪和碳水化合物的摄入。

2. **降低体重**　尽可能使患者的体重维持在标准体重。

3. **限制碳水化合物的摄入**　特别是单、双糖的摄入,碳水化合物约占总能量的60%。

4. **限制脂肪的摄入**　每天脂肪的摄入量控制在总能量的20%。

5. **限制胆固醇的摄入**　每天胆固醇的摄入量控制在300mg以下。

6. **适当提高蛋白质的摄入量**　可占总能量的20%左右。

(四) Ⅳ型血脂异常症营养治疗的主要原则

1. 限制总能量的摄入,降低体重。

2. **限制碳水化合物的摄入**　碳水化合物占总能量的50%~60%。

3. **适当限制脂肪的摄入**　每天脂肪的摄入量控制在总能量的30%以内。

4. **适当限制胆固醇的摄入**　每天胆固醇的摄入量控制在300~500mg。

5. 不必限制蛋白质的摄入量。

(五) Ⅴ型血脂异常症营养治疗的主要原则

1. 限制总能量的摄入,维持标准体重。

2. **限制脂肪的摄入**　每天脂肪的摄入量控制在总能量的20%以内。

3. **限制碳水化合物的摄入**　碳水化合物占总能量的50%~60%。

4. **适当限制胆固醇的摄入**　每天胆固醇的摄入量控制在300~500mg。

5. **适当提高蛋白质的摄入量**　可占总能量的20%左右。

血脂异常症的临床特点和饮食治疗原则,见表9-9。

表9-9　血脂异常症的临床特点和饮食治疗原则

	Ⅰ型	Ⅱa型	Ⅱb、Ⅲ型	Ⅳ型	Ⅴ型
临床特点	乳糜微粒	胆固醇	胆固醇 甘油三酯	甘油三酯	甘油三酯 乳糜微粒
总能量	不限制	不限制	适当限制,减轻体重或维持标准体重	适当限制,减轻体重或维持标准体重	适当限制,减轻体重或维持标准体重
蛋白质	不限制	不限制	20%	不限制,减轻体重时限制	20%~25%
脂肪	严格限制 25~35g/d	适当限制饱和脂,增加多不饱和脂肪	限制 <20%	不限制,控制体重时限制	限制 <20%
碳水化合物	不限制	不限制	严格限制 (50%~60%)	严格限制 (50%~60%)	严格限制 (50%~60%)
胆固醇	不限制	严格限制 (<300mg/d)	严格限制 (<300mg/d)	限制 (300~500mg/d)	限制 (300~500mg/d)

四、食物选择

1. **食物多样、粗细搭配**　粗粮中可适量增加玉米、莜面、燕麦等,适当控制精制碳水化合物如精白米面、糕点、糖果等。建议每日摄入碳水化合物占总能量的 50%~65%。选择使用富含膳食纤维和低升糖指数的碳水化合物,每日饮食应包含 25~40g 膳食纤维(其中 7~13g 为水溶性膳食纤维)。添加糖每日摄入不应超过总能量的 10%(对于肥胖和高 TG 血症者要求比例更低)。

2. **多吃蔬菜、水果和薯类**　每天摄入蔬菜 400~500g,水果 200~400g,以提供充足的维生素、矿物质和膳食纤维。注意增加深色或绿色蔬菜比例,大蒜和洋葱有降低血清 TC,提高 HDL-C 的作用,可能与其含有硫化物有关。香菇和木耳含有多糖类物质,也有降低血清 TC 及防止动脉粥样硬化的作用。

3. **常吃奶类、豆类或其制品**　奶类除含丰富的优质蛋白质和维生素外,含钙量较高,且利用率也很高,是天然钙质的极好来源,高脂血症患者食用奶类以低脂或脱脂奶为宜。豆类是我国的传统食品,含丰富的蛋白质、不饱和脂肪酸、钙及维生素 B_1、维生素 B_2、烟酸等,且大豆及其制品还有降低胆固醇的作用。

4. **经常吃适量鱼、禽、蛋、瘦肉,少吃肥肉和荤油**　总脂肪应 ≤30% 总能量,烹饪低脂肪膳食可用蒸、煮、拌等少油的烹调方法;肉汤类应在冷却后除去上面的脂肪层;不吃肥肉、剔除鸡皮;选用低脂或脱脂奶制品;少用动物脂肪,限量食用植物油;多吃水产品尤其是深海鱼,争取每周食用 2 次或以上,以增加 n-3 多不饱和脂肪酸 EPA、DHA 的摄入量。n-3 多不饱和脂肪酸能明显降低血甘油三酯、降低血浆胆固醇、增加高密度脂蛋白、抗血小板凝集。

轻度血浆 TC 升高者,膳食胆固醇摄入量 <300mg/d。血浆 TC 中度和重度升高者,饮食中胆固醇摄入量 <200mg/d。禁食肥肉、动物内脏、人造黄油、奶油点心等。

5. 保持能量摄入并增加运动,预防超重和肥胖。

6. 吃清淡少盐的膳食,适当喝茶。

五、食谱编制与制作

(一) 病例

1. **一般情况**　方某,女性,53 岁。因"血脂升高 1 个月"入院。患者于 1 个月前无明显诱因自觉头晕,在当地医院就诊,查血脂偏高,诊断为高脂血症,未予重视,未服药治疗,病程中患者无头痛,无晕厥黑矇,无血压异常增高,无恶心呕吐,有时腹痛,近 1 个月自觉头晕、耳鸣症状较重,活动后有心慌、胸闷,休息后能自行缓解,今来内分泌科门诊,拟"高脂血症"收住院进一步治疗。患者目前精神尚可,体力正常,睡眠不佳,便秘与腹泻交替,小便正常,体重无明显变化。

2. **体格检查**　体温 36.6℃,脉搏 71 次 /min,呼吸 16 次 /min,血压 120/74mmHg。身高 155cm,体重 60kg。神志清楚,正常病容,无特殊异常。

3. **辅助检查**　临床检查及结果,见表 9-10。

表 9-10　临床检查及结果

检查项目	检查结果
血常规	红细胞计数 4.67×10^{12}/L,血红蛋白 135.0g/L,平均红细胞容积 88.9fl,平均红细胞 Hb 含量 28.9pg,平均红细胞 Hb 浓度 325g/L,白细胞 5.4×10^9/L,中性粒细胞百分比 59.9%,淋巴细胞百分比 34.5%
血生化检查	甘油三酯 1.21mmol/L,总胆固醇 5.3mmol/L,低密度脂蛋白胆固醇 3.74mmol/L,高密度脂蛋白胆固醇 1.28mmol/L,总胆红素 8.1μmol/L,总胆汁酸 29.6μmol/L,间接胆红素 5.7μmol/L,脂肪酶 33U/L,葡萄糖 4.8mmol/L,乳酸脱氢酶 159U/L,谷草转氨酶 23U/L,谷丙转氨酶 26U/L,尿素 3.9mmol/L,肌酐 36μmol/L,总蛋白 65.8g/L,白蛋白 38.5g/L,球蛋白 27.3g/L
激素水平检查	促甲状腺素 1.1mU/L,甲状腺素 101.58nmol/L,三碘甲状腺原氨酸 1.45nmol/L,游离甲状腺素 13.2pmol/L,游离三碘甲状腺原氨酸 4.07pmol/L
尿常规	尿蛋白(−),葡萄糖(−),酮体(−),管型计数 0.5/μl

4. 入院诊断　Ⅰ型高脂血症。

5. 营养状况评估结果　人体测量、体格检查及实验室检查结果均显示该患者营养状况良好。

（二）计算营养需要量

患者诊断为高脂血症,应限制总脂肪的摄入,每天的摄入量应控制在 40g 以内;患者身高 155cm,体重 60kg,BMI ≈ 5.0kg/m²,体型超重,血浆白蛋白正常,因此应适当减少能量的供给,能量标准按 25kcal/(kg·d) 供给。

1. 计算能量需要量

患者标准体重为 155(cm)−105=50kg。

全天能量需要量 =25kcal/kg × 50kg=1 250kcal。

2. 计算脂肪需要量　脂肪按 30g/d 供给,占总能量的百分比为 30g × 9kcal/g/1 250kcal=21.6%。

3. 计算蛋白质及碳水化合物的需要量　蛋白质按 1.2g/(kg·d) 供给,全天蛋白质的摄入量为 1.2g/kg × 50kg=60g,占总能量的百分比为 19.2%。

将每日能量需要量减去脂肪和蛋白质所产生的能量,确定碳水化合物的供给量。

全天碳水化合物需要量 =(1 250kcal−60g × 4kcal/g−30g × 9kcal/g) ÷ 4kcal/g=185g。

（三）范例食谱及其营养成分分析

高脂血症患者一日范例食谱,见表 9-11 ;营养成分分析,见表 9-12。

表 9-11　高脂血症患者一日范例食谱

餐别	食物名称	原料	重量 /g	多餐能量构成比 /%
早餐	杂粮米浆	核桃	15	24.0
		小米	20	
		玉米糁	20	
	2 个鸡蛋白	鸡蛋白	50	
	凉拌黄瓜	黄瓜	150	
	早餐用油	色拉油	3	
午餐	米饭	稻米(均值)	75	37.4
	清蒸鲈鱼	鲈鱼(去皮)	75	
	洋葱拌木耳	洋葱	100	
		木耳(干)	20	
	午餐用油	色拉油	8	
晚餐	米饭	稻米(均值)	75	38.6
	滑熘鸡片	鸡胸脯肉	75	
		大青椒	20	
	清炒芹菜	芹菜茎	150	
	凉拌茄条	茄子(紫皮)	200	
	晚餐用油	色拉油	8	
全天	烹调用盐	精盐	6	

表 9-12 营养成分分析

宏量营养素				微量营养素			
三大营养素	含量 /g	能量 /kcal	供能比 /%				
蛋白质	59.9	239.6	18.3	维生素 B₁	0.5mg	钠	2 812.5mg
				维生素 B₂	0.9mg	钾	1851.9mg
脂肪	38.1	342.9	26.1	叶酸	194.1μg	钙	441.1mg
				烟酸	17.1mg	磷	875.1mg
碳水化合物	181.6	726.4	55.6	维生素 C	58.1mg	锌	8.1mg
				维生素 E	20.8mgα-TE	镁	302.1mg
合计	—	1 308.9	100	胆固醇	138.2mg	膳食纤维	15.8g

早餐（图 9-4）

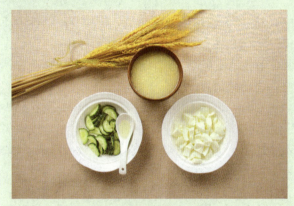

①杂粮米浆：核桃 15g+ 小米 20g+ 玉米糁 20g
②2 个鸡蛋白：鸡蛋白 50g
③拌黄瓜：黄瓜 150g
④色拉油：3g

图 9-4 高脂血症 - 早餐

午餐（图 9-5）

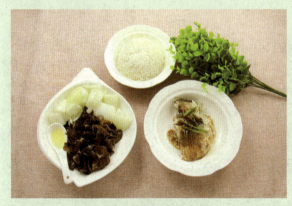

①米饭：稻米 75g
②清蒸鲈鱼：鲈鱼（去皮）75g
③洋葱拌木耳：洋葱 100g+ 木耳 20g
④色拉油：8g

图 9-5 高脂血症 - 午餐

晚餐(图9-6)

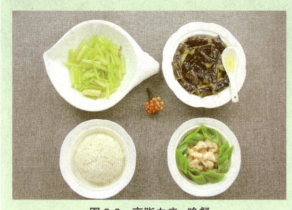

①米饭：稻米 75g
②滑熘鸡片：鸡胸脯肉 75g + 大青椒 20g
③清炒芹菜：芹菜茎 150g
④凉拌茄条：茄子(紫皮)200g
⑤色拉油 8g

图9-6　高脂血症 - 晚餐

(郑锦锋)

第三节　动脉粥样硬化与冠心病

　　动脉粥样硬化(atherosclerosis,AS)是一组称为动脉硬化的血管病中常见而最重要的一种。各种动脉硬化的共同特点是动脉管壁增厚变硬,失去弹性和管腔缩小。AS 的特点是病变从动脉内膜开始,先后有脂质和复合糖类积聚、出血和血栓形成、纤维组织增生和钙质沉着,并有动脉中层的逐渐蜕变和钙化。由于在动脉内膜积聚的脂质外观呈黄色粥样,因此称为动脉粥样硬化。

　　冠状动脉粥样硬化性心脏病(coronary atherosclerotic heart disease)简称冠状动脉性心脏病或冠心病(coronary artery heart disease,CHD),有时又被称为冠状动脉病(coronary artery disease,CAD)或缺血性心脏病(ischemic heart disease,IHD)。指由于冠状动脉粥样硬化使管腔狭窄或阻塞导致心肌缺血、缺氧而引起的心脏病,为动脉粥样硬化导致器官病变的最常见类型。

一、疾病营养代谢特点

　　目前认为冠心病的主要危险因素包括:高龄,胆固醇(TC)、甘油三酯(TG)、低密度脂蛋白胆固醇(LDL-C)、非高密度脂蛋白胆固醇水平升高,高密度脂蛋白胆固醇水平降低,糖尿病,高血压,慢性肾功能不全,吸烟以及心血管系统疾病家族史。其中膳食营养因素在冠心病的发病和防治方面都具有重要作用。

(一)脂类

　　研究表明,与总脂肪摄入量相比,膳食中脂肪的种类和比例对心血管疾病的影响更大。饱和脂肪酸(SFA)被认为是膳食中使血液胆固醇含量升高的主要脂肪酸,其机制可能与抑制低密度脂蛋白胆固醇受体的活性有关,从而干扰 LDL-C 从血液循环中清除,显著升高血清 TC 和 LDL-C 水平。用单不饱和脂肪酸(MUFA)代替 SFA 可降低血浆 LDL-C、TG,并不会降低 HDL-C。用多不饱和脂肪酸(PUFA)替代膳食中 SFA,可使血清中 TC、LDL-C 水平显著降低,并且不会升高 TG。增加反式脂肪酸的摄入量,可使 LDL-C 水平升高,HDL-C 降低,使 TC/HDL-C 比值增高,LDL-C/HDL-C 比值增加,以及载脂蛋白(a)升高,明显增加心血管疾病危险性,反式脂肪酸致动脉粥样硬化的作用比 SFA 更强。高胆固醇膳食也是引起血清 TC 升高的主要决定因素。

(二)碳水化合物

　　进食大量碳水化合物,特别是能量密度高的双糖或单糖类,使糖代谢加强,细胞内 ATP 增加,脂肪合成增加。高糖类的膳食能引起 TG 升高和 HDL-C 下降,尤其是蔗糖、果糖摄入过多导致肝脏利用多余的碳水化合物形成 TG。此外,膳食中碳水化合物摄入量占总能量的百分比与血清 HDL-C 水平呈负相关。大量研究表明,膳食纤维摄入量与心血管疾病的危险性呈负相关。由于有些水溶性纤维素和木质素能与胆固醇结合,使胆固醇的排出增加。纤维素还能与胆汁盐结合,一方面使脂肪和胆固醇吸收减少,另一方面使胆汁盐的肠肝循环减弱,使体内由胆固醇合成胆汁的活动加强,可降低血清 TC 水平。可溶性膳食纤维比不溶性膳食纤维调节血脂的作用更强,不溶性膳食纤维对 HDL-C、TG 无影响。

(三) 蛋白质

动物蛋白(低脂肪的肉类和奶类)替代碳水化合物可降低心血管疾病的危险性,特别是增加大豆蛋白的摄入量可降低血液胆固醇的含量。大豆蛋白可减少肠内外源性或内源性胆固醇的吸收,减少胆酸的再吸收,使胆固醇与胆酸从粪便排出增加。

(四) 维生素

维生素 E、维生素 C 和 β 胡萝卜素具有抗氧化和清除自由基的作用,因此被认为有预防动脉粥样硬化或延缓其病理进展的作用。维生素 C 通过增加内皮细胞中谷胱甘肽浓度来改善内皮细胞一氧化氮(NO)的活性,并促进内皮细胞合成 NO,对血管舒张功能发挥保护作用。维生素 E 减少脂质过氧化物的形成、抑制血小板凝集。血浆同型半胱氨酸(蛋氨酸的代谢产物)升高是心血管疾病的又一危险因素。体内血浆同型半胱氨酸水平与血清叶酸、维生素 B_6、维生素 B_{12} 含量及其摄入量呈负相关,因此补充 B 族维生素有利于降低血浆同型半胱氨酸对血管的损伤。

(五) 矿物质

钙、镁、铜、铁、铬、钾、碘、氟对心血管疾病有抑制作用,缺乏时可使心脏功能和心肌代谢异常。硒有保护心血管和心肌健康的作用,能够降低心血管发病率。铅和镉对心血管疾病的发病有促进作用。

二、疾病营养治疗原则

适量控制能量,选用足量蔬菜水果、谷类(首选全谷类)、鱼和瘦肉;同时应减少饱和脂肪酸、反式脂肪酸和胆固醇的摄入量,可适量增加植物甾醇(约 2g/d)和水溶性膳食纤维(10~25g/d)摄入量。美国国家胆固醇教育计划成人治疗组第 3 次指南(NCEP ATP Ⅲ)对预防动脉粥样硬化的营养治疗提出了治疗型生活方式改变(TLC)计划(表 9-13)。

表 9-13 TLC 饮食中的营养素成分

营养素	推荐摄入量
总脂肪	占总能量的 25%~35%
饱和脂肪酸	低于总能量的 7%
多不饱和脂肪酸	不超过总能量的 10%
单不饱和脂肪酸	不超过总能量的 20%
反式脂肪酸	0 或不超过总能量的 1%
膳食胆固醇	<200mg/d
碳水化合物	占总能量的 50%~60%
总膳食纤维	20~30g/d
水溶性膳食纤维	10~25g/d
蛋白质	约占总能量的 15%
钠	<2 400mg/d
植物甾醇	2g/d

(一) 能量

限制总能量摄入,以维持标准体重为宜。研究发现,肥胖患者的脂肪组织对胰岛素的敏感性降低,引起葡萄糖的利用受限,继而导致代谢紊乱,血浆甘油三酯升高。因此,超重或肥胖患者应适当减少能量的供给以减轻体重。可根据标准体重确定能量摄入量,标准体重的计算公式为:标准体重(kg)= 身高(cm)-105。每天摄入的能量(kcal)= 标准体重(kg)× 每千克标准体重需要量(表9-14)。

表9-14　成人每日能量供给量表　　　　　　　　　　　　单位:kcal/kg

体重	卧床	轻体力活动	中体力活动	重体力活动
消瘦	20~25	35	40	40~45
正常	15~20	30	35	40
超重或肥胖	15	20~25	30	35

(二)脂肪

控制膳食中总脂肪量(占总能量的25%~35%)及饱和脂肪酸的比例(<7%总能量),减少反式脂肪酸摄入量。PUFA占6%~10%总能量,并保持适宜的n-6 PUFA:n-3 PUFA比例,n-6 PUFA和n-3 PUFA分别占5%~8%和1%~2%总能量为宜;来自脂肪的其余部分能量可由MUFA提供。含MUFA丰富的食物有橄榄油、茶油、花生、核桃、榛子等坚果食品。限制食物胆固醇供给,作为预防饮食时限制在300mg/d以下,治疗饮食低于200mg/d,禁用高胆固醇食物,如各种动物内脏(脑、肝、肾)、蟹黄和鱼子等。

(三)碳水化合物

碳水化合物供给占总能量50%~60%,宜选用多糖类,限制单糖和双糖含量高的食物。合并肥胖患者应限制主食摄入,增加粗杂粮、蔬菜、水果等含膳食纤维高的食物。

(四)蛋白质

蛋白质供给约占总能量的15%,可选用瘦肉或低脂及脱脂奶制品、鱼虾类食物,多用豆类及其制品。

(五)维生素和矿物质

供给充足维生素和矿物质。蔬菜、水果富含维生素和矿物质,可适当多食用。新鲜绿色、深色蔬菜富含维生素C、胡萝卜素等维生素和钙、镁等矿物质;蔬菜还富含膳食纤维,能减少体内胆固醇吸收。水果中除了富含维生素,还有黄酮类物质,有显著扩张冠状动脉和镇静作用。

三、冠心病医疗膳食范例

(一)冠心病膳食设计原则

1. 保持能量摄入与消耗的平衡　控制总能量,增加运动,预防超重和肥胖。

2. 食物多样、谷类为主,多吃蔬菜、水果和薯类　多选用复合碳水化合物,多吃粗粮,粗细搭配。限制单糖和双糖含量高的食品,如甜点心、各种糖果、冰激凌、巧克力、蜂蜜等。蔬菜水果中含大量维生素、矿物质、膳食纤维等,每日摄入400~500g新鲜蔬菜水果有助于降低冠心病的风险。膳食中可选用一些有利于降低血脂的食物,如香菇、木耳、海带、洋葱、大蒜、生姜等。茶叶除含多种维生素和微量元素外,是抗氧化物质多酚类的良好来源,具有降血脂、血压的作用,可适量饮用淡茶水。

3. 经常吃适量禽、蛋、瘦肉、奶类、豆类及其制品,少吃肥肉、荤油和煎炸食品　应尽量减少肥肉、动物内脏及蛋类的摄入;增加不饱和脂肪酸含量较多的海鱼、豆类的摄入,每周食用1~2次富含EPA和DHA的鱼与贝类食品;可适当吃一些瘦肉、鸡肉,少吃煎炸食品。奶类除富含丰富的优质蛋白质和维生素外,含钙量较高,且利用率也很高,是天然钙质的良好来源,研究还指出缺钙可以加重高钠引起的血压升高。因此冠心病患者要常吃奶类,且以脱脂奶为宜。大豆蛋白含有丰富的异黄酮、精氨酸等,多吃大豆制品可对血脂产生有利的影响,具有降低血清胆固醇和抗动脉粥样硬化的作用,每天摄入25g以上含有异黄酮的大豆蛋白,可降低心血管疾病的危险性。

烹调菜肴时,应尽量不用猪油、黄油等含有饱和脂肪酸的动物油,最好用芝麻油、花生油、豆油、菜籽油等含有不饱和脂肪酸的植物油。烹调方式可选用蒸、煮、烩、炖、氽、煨等,忌用爆炒、煎炸等方法。

4. 吃清淡少盐的膳食 膳食中各种来源的钠都可影响人群的血压水平,增加血容量,加重动脉粥样硬化,继而增加心脏负担,因此应当限制钠的摄入量以降低冠心病的危险。冠心病患者建议盐的摄入量每日不超过 6g。

5. 限制饮酒 尽量少喝或不喝。

冠心病患者食物选择,列于表 9-15。

表 9-15 冠心病患者食物选择

推荐食物	全谷粮、粗粮、豆类及其制品、豆浆、蔬菜、水果、酸牛奶、脱脂牛奶、鸡蛋清、鱼类、去皮禽肉、瘦牛肉、瘦猪肉、深绿色蔬菜、红黄色蔬菜、紫色蔬菜、各种新鲜水果
减少／避免的食物	精粮、糕点甜食、油炸油煎食品;肥肉、各种加工肉制品、鱼子、虾蟹黄、鱿鱼、动物内脏;油豆腐、豆腐泡;加工果汁、加糖果味饮料;棕榈油、椰子油、动物油;酱类、腐乳、咸菜等腌制品

（二）食谱编制与制作

1. 病例

（1）一般情况:杨某,男性,51 岁,因"反复活动后胸闷 5 年,再发加重 1 个月"入院。患者于 5 年前活动后出现胸闷,位于心前区,无明显胸痛及肩背部放射痛,休息后好转,症状缓解后未予重视。此次缘于近 1 个月患者再发活动后胸闷,性质及部位同前,休息后好转,近来发作频繁,至当地医院就诊,查心电图示"窦性心律,部分导联 T 波低平",查心脏超声示"LAD 40mm、LVDd 44mm、IVS 13mm、EF 64%";提示高血压心脏改变,轻度二尖瓣关闭不全,轻度主动脉瓣关闭不全,行冠脉 CTA 检查示"左冠优势型,左主干及前降支近中段弥漫性钙化及混合性斑块,管腔轻至中度狭窄;前降支中段纵深型壁冠状动脉;中间支近段弥漫性非钙化性及混合斑块,管腔轻至中度狭窄,远端纵深型壁冠状动脉;回旋支远端及后降支弥漫性非钙化性及混合斑块,管腔轻至中段狭窄;右冠壁毛糙,未见明显狭窄",予以"阿司匹林、硫酸氢氯吡格雷、阿托伐他汀、单硝酸异山梨酯、厄贝沙坦、左旋氨氯地平、富马酸比索洛尔片"等治疗后患者症状缓解,现患者以"冠心病"收住入院。既往有"高血压病"病史 20 年,血压最高为 195/110mmHg,曾服用"北京降压零号、非洛地平",血压控制不佳,近期口服"厄贝沙坦、左旋氨氯地平、富马酸比索洛尔片",血压控制在 150/95mmHg;否认"肝炎、结核、痢疾"等传染病病史。否认过敏史,否认手术史。

（2）体格检查:体温 36.5℃,脉搏 87 次/min,呼吸 20 次/min,血压 145/92mmHg。身高 175cm,体重 81.5kg。神志清楚,正常面容,其余无特殊。

（3）辅助检查:临床检查及结果,见表 9-16。

表 9-16 临床检查及结果

检查项目	检查结果
血常规	红细胞计数 4.84×10^{12}/L,血红蛋白 119.0g/L,血细胞比容 0.379,平均红细胞容积 78.3fl,平均红细胞 Hb 含量 24.6pg,平均红细胞 Hb 浓度 314g/L,白细胞计数 8.4×10^9/L,中性粒细胞百分比 80.60%
血生化	葡萄糖 5.9mmol/L,糖化血红蛋白 7.7%,甘油三酯 1.15mmol/L,低密度脂蛋白胆固醇 1.60mmol/L,总胆固醇 2.79mmol/L,高密度脂蛋白胆固醇 0.83mmol/L,同型半胱氨酸 21.70μmol/L
肝功能检查	谷丙转氨酶 30U/L,谷草转氨酶 72U/L,总蛋白 68.6g/L,白蛋白 38.8g/L,球蛋白 29.8g/L
肾功能检查	尿酸 309μmol/L
心电图	窦性心律(69 次/min),ST-T 改变(ST 段 I、aVL、$V_4 \sim V_6$ 压低 0.1mV、T 波低平、倒置)

(4)入院诊断：①冠心病；②高血压 3 级。

(5)营养状况评估结果：实验室检查结果显示该患者轻度蛋白质营养不良。

2. 计算营养需要量　该患者诊断为冠心病，其身高 175cm，体重 81.5kg，BMI=26.6kg/m²，超重，应限制能量摄入在 20~25kcal/(kg·d)，考虑到患者处于疾病恢复期，能量摄入应逐步减少；血红蛋白、血细胞比容和白蛋白低于正常值，蛋白质供给在 1.2g/(kg·d)左右；TC、TG、LDL-C 正常，而 HDL-C 偏低，控制脂肪供给占总能量的 25%；既往有高血压病史，低盐饮食，每日用盐量低于 5g。

(1)计算能量需要量：

标准体重为 175(cm)−105=70kg。

全天能量需要量 =25kcal/kg × 70kg=1 750kcal。

(2)计算蛋白质需要量：

全天蛋白质需要量 =1.2g/kg × 70kg=84g。

(3)计算脂肪需要量：脂肪占总能量的 25%

全天脂肪需要量 =(1 750kcal × 25%) ÷ 9kcal/g ≈ 48.6g。

(4)计算碳水化合物的需要量：将每日能量需要量减去蛋白质和脂肪所产生的能量，确定碳水化合物的需要量。

全天碳水化合物需要量 =(1 750kcal−84g × 4kcal/g−1 750kcal × 25%) ÷ 4kcal/g ≈ 244.1g。

3. 范例食谱及其营养成分分析　冠心病患者一日范例食谱，见表 9-17；营养成分分析，见表 9-18。

表 9-17　冠心病患者一日范例食谱

餐别	食物名称	原料	重量 /g	多餐能量构成比 /%
早餐	酸奶	酸奶(均值)	180	27.4
	杂粮馒头	小麦粉(标准粉)	50	
		玉米面(黄)	25	
	烩生菜	生菜	250	
	2 个鸡蛋白	鸡蛋白	50	
	早餐用油	花生油	3	
午餐	米饭	稻米(均值)	90	41.4
	炒牛柳	牛肉(里脊)	50	
	芹菜炒香干	芹菜茎	200	
		豆腐干(香干)	50	
	烩小白菜	小白菜	250	
	午餐用油	花生油	15	
晚餐	米饭	稻米(均值)	90	31.2
	清蒸鲈鱼	去皮鲈鱼	75	
	烩西蓝花	西蓝花	200	
	烩茄条	茄子(紫皮)	250	
	晚餐用油	花生油	13	
全天	烹调用盐	精盐	4	

表 9-18　营养成分分析

宏量营养素				微量营养素			
三大营养素	含量 /g	能量 /kcal	供能比 /%				
蛋白质	85.0	340.0	19.4	维生素 B$_1$	1.0mg	钠	2 630.5mg
				维生素 B$_2$	1.8mg	钾	2 469.3mg
脂肪	47.6	428.4	24.4	叶酸	376.8μg	钙	1 278.9mg
				烟酸	18.0mg	磷	1 391.2mg
碳水化合物	245.7	982.8	56.2	维生素 C	252.3mg	铁	28.7mg
				维生素 E	25.9mgα-TE	锌	16.8mg
合计	—	1 751.2	100	饱和脂肪酸		9.4g	
				单不饱和脂肪酸		15.0g	
				多不饱和脂肪酸		13.3g	
				胆固醇		123.0mg	
				膳食纤维		17.2mg	

早餐（图 9-7）

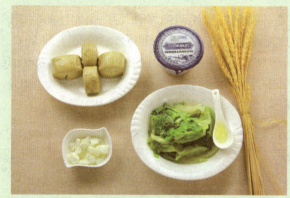

图 9-7　冠心病 - 早餐

①酸奶 180g
②杂粮馒头：小麦粉 50g+ 玉米面（黄）25g
③烩生菜：生菜 250g
④鸡蛋白 50g
⑤花生油 3g

午餐（图 9-8）

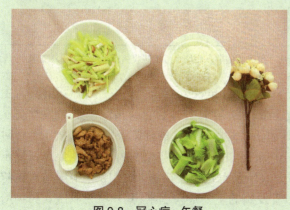

图 9-8　冠心病 - 午餐

①米饭：稻米 90g
②炒牛柳：牛肉（里脊）50g
③芹菜炒香干：芹菜 200g+ 豆腐干 50g
④烩小白菜：小白菜 250g
⑤花生油：15g

晚餐（图9-9）

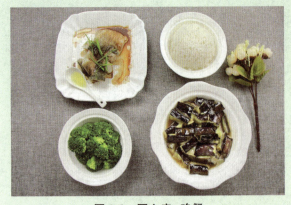

①米饭：稻米 90g
②清蒸鲈鱼：鲈鱼（去皮）75g
③烩西蓝花：西蓝花 200g
④烩茄子：茄子（紫色）250g
⑤花生油：13g

图9-9　冠心病 - 晚餐

（郑锦锋）

第四节　高　血　压

高血压（hypertension）是一种由多种病因相互作用所致的复杂、进行性的心血管综合征，以体循环动脉压增高为主要表现。高血压是我国人群脑卒中及冠心病发病及死亡的主要危险因素。控制高血压可遏制心、脑血管疾病发病及死亡的增长态势。

人群中血压水平呈连续正态分布，正常血压和高血压的划分并无明确界限，因此高血压的临床诊断标准是根据流行病学数据来确定的。目前高血压的判别标准：在未使用降压药物的情况下，非同日 3 次测量血压，收缩压 ≥140mmHg 和 / 或舒张压 ≥90mmHg。收缩压 ≥140mmHg 和舒张压 <90mmHg 为单纯性收缩期高血压。患者既往有高血压史，目前正在使用降压药物，血压虽然低于 140/90mmHg，也诊断为高血压。根据血压升高水平，又进一步将高血压分为 1 级、2 级和 3 级（表 9-19）。

表 9-19　血压水平的定义和分类（《2018 年中国高血压防治指南》）

类别	收缩压 /mmHg	舒张压 /mmHg
正常血压	<120 和	<80
正常高值	120~139 和 / 或	80~89
高血压	≥140 和 / 或	≥90
1 级高血压（轻度）	140~159 和 / 或	90~99
2 级高血压（中度）	160~179 和 / 或	100~109
3 级高血压（重度）	≥180 和 / 或	≥110
单纯收缩期高血压	≥140 和	<90

注：如患者的收缩压与舒张压分属不同的级别，则以较高的分级为准。单纯收缩期高血压也可按照收缩压水平分为 1、2、3 级。

临床上高血压可分为两类，第一类为原发性高血压（essential hypertension），是一种以血压升高为主要临床表现，而病因尚未明确的独立疾病（占所有高血压患者的 90%~95% 以上）。第二类为继发性高血压（secondary hypertension），在这类疾病中病因明确，高血压仅是该种疾病的临床表现之一，血压可暂时性或持久性升高。虽然继发性高血压较少见（占 5%~10%），但如能及时治愈原发病，可能使血压恢复正常。心血管疾病的防治除需要依靠药物治疗外，生活方式干预也是重要措施。《2018 年中国高血压防治指南》指出，高钠、低钾膳食是我国大多数高血压患者发病的主要危险因素，其 6 项高血压非药物治疗措施中 4 项为膳食因素，足以说明膳食营养对防治高血压有重要作用。

一、疾病营养相关因素

（一）肥胖

身体脂肪含量与血压水平呈正相关。人群中体重指数（BMI）与血压水平呈正相关，BMI 每增加 3kg/m²，4 年内发生高血压的风险，男性增加 50%，女性增加 57%。我国 24 万成人随访资料的汇总分析显示，BMI ≥ 24kg/m² 者发生高血压的风险是体重正常者的 3~4 倍。身体脂肪的分布与高血压发生也有关。腹部脂肪聚集越多，血压水平就越高。腰围男性 ≥ 90cm 或女性 ≥ 85cm，发生高血压的风险是腰围正常者的 4 倍以上。尤以 20~40 岁开始增加体重者危险性最大。一般来说，超重使发生高血压的危险性增加 2~6 倍。当患高血压者体重下降后，其血压也常随之下降。对患有中度高血压的人来说，降低体重常是降低血压的一种有效的治疗方式，是最重要的非药物途径之一。

（二）蛋白质

膳食蛋白质可以间接影响血压，有研究显示某些特殊氨基酸，如精氨酸、酪氨酸、色氨酸、蛋氨酸和谷氨酸内含有影响神经介质或影响血压的激素因子，如大豆蛋白能降低血压是因大豆富含精氨酸，它是一种潜在的血管抑制剂，也是血管抑制剂 NO 的前体。在一项关于豆类与血压关系的研究中，一组接近绝经期的妇女补充大豆蛋白质 6 周，舒张压有明显降低。

（三）脂类

1. 总脂肪摄入量与饱和脂肪酸　饱和脂肪酸和血压呈正相关，将总脂肪摄入量从占总能量的 38%~40% 降至 20%~25%，或将多不饱和脂肪酸与饱和脂肪酸的比值从 0.2 增加到 1.0，能降低血压。

2. 多不饱和脂肪酸　n-3 和 n-6 的多不饱和脂肪酸有调节血压的作用。在高血压实验模型中，亚油酸（n-6 长链多不饱和脂肪酸）和鱼油（富含 EPA 和 DHA，两者都是 n-3 多不饱和脂肪酸）都能减少血管紧张素酶依赖性高血压的发生。

3. 单不饱和脂肪酸　单不饱和脂肪酸（MUFA）高的膳食可降低血压。

4. 胆固醇　膳食胆固醇摄入量与血压呈显著的正相关。

（四）矿物质

1. 高钠、低钾　人群中，钠盐（氯化钠）摄入量与血压水平和高血压患病率呈正相关，而钾盐摄入量与血压水平呈负相关。膳食钠/钾的比值与血压的相关性甚至更强。我国 14 组人群研究表明，膳食钠盐摄入量平均每天增加 2g，收缩压和舒张压分别增高 2.0mmHg 和 1.2mmHg。高钠、低钾膳食是我国大多数高血压患者发病最主要的危险因素。我国大部分地区，人均盐摄入量在 12~15g/d 以上。

在盐与血压的国际协作研究（INTERMAP）中，反映膳食钠/钾量的 24 小时尿钠/钾比值，我国人群在 6 以上，而西方人群仅为 2~3。随膳食盐的增加血压会不断增加；24 小时尿钠每增加 100mmol/d（2 300mg 钠），收缩压增加 3~6mmHg，舒张压增加 0~3mmHg。一些干预研究证实，钠摄入量每降低 100mmol/d，高血压者的收缩压下降 5.8mmHg，舒张压下降 2.5mmHg；血压正常者，收缩压和舒张压各下降 2.3/1.4mmHg。家族性高血压和老年性高血压对盐敏感性较正常人高。过多摄入钠盐引起血压升高的机制可能是：血液内的钠增多，保留水分也多，血容量加大，心脏负担加重，高流量血液对血管壁的压力加大，易损伤血管内膜；过多钠使血管内皮细胞内水分增加，引起血管壁肿胀，管腔变小，血流阻力加大；过多钠可改变血压昼高夜低的规律，是老年高血压发生脑卒中的危险因素。

钾降低血压的作用在不同类型的研究中所取得的证据始终是一致的：钾通过直接扩血管作用、改变血管紧张肽原酶 - 血管紧张肽 - 醛固酮轴线对肾钠控制，以及钠尿排出作用而降低血压。

2. 钙　钙摄入量低会加大高盐膳食对血压的作用。钙可促进尿钠排出作用，因此盐敏感的高血压患者对钙的降低血压作用较为明显。盐敏感高血压者可以是失钙状况，从而引起继发性甲状旁腺功能亢进。钙补充可以通过纠正钙缺乏和与之相关的甲状旁腺功能亢进，从而降低血压。

3. 镁　膳食镁与血压呈负相关。素食者通常摄入的镁和膳食纤维含量高，其血压比非素食者低。镁对血压作用的生理解释为镁可以降低血管弹性和收缩力，这可能是由于降低了细胞钙的摄入量，从而降低了胞液钙。

（五）酒精

过量饮酒是高血压发病的危险因素之一,人群高血压患病率随饮酒量增加而升高。虽然少量饮酒后短时间内血压会有所下降,但长期少量饮酒可使血压轻度升高,过量饮酒则使血压明显升高。如果每天平均饮酒 >3 个标准杯(1 个标准杯相当于 12g 酒精,约合 360g 啤酒,或 100g 葡萄酒,或 30g 白酒),收缩压与舒张压分别平均升高 3.5mmHg 与 2.1mmHg,且血压上升幅度随着饮酒量增加而增大。

在我国饮酒的人数众多,过量饮酒与血压升高和较高的高血压流行程度相关联。每天饮酒 3~5 杯以上的男性和每天饮酒 2~3 杯的女性处于较高的危险之中,而低于上述杯数者危险性相对较低。酒精在低剂量时是血管扩张剂,而在剂量较高时则为血管收缩剂。其机制包括:刺激交感神经系统;抑制血管松弛物质;钙和镁耗竭;以及血管平滑肌中细胞内钙增加。

（六）膳食纤维

膳食纤维能减少脂肪吸收,减轻体重,间接辅助降压。干预研究显示平均补充 14g 膳食纤维,收缩压和舒张压降低约 1.6/2.0mmHg。在一些研究中,以可溶性和不溶性膳食纤维混合物作为来源,发现仅可溶性膳食纤维影响胃肠道功能并间接地影响胰岛素代谢,这可能是膳食纤维降低血压的机制之一。

二、疾病营养治疗原则

目前各国膳食指南均强调高血压治疗包括非药物干预和药物干预。非药物干预主要关注调整生活方式,其中饮食营养调整是非常重要的影响因素。饮食营养调整可适当降压,并为药物降压提供基础。

（一）能量摄入与消耗平衡,维持标准体重

超重及肥胖人群控制体重是防治高血压的关键策略之一。以腹部脂肪堆积为典型特征的向心性肥胖还会进一步增加高血压等心血管与代谢性疾病的风险。适当降低体重,减少体内脂肪含量,可显著降低血压。控制体重的目标是适度的体重减轻,即减轻 5%~10% 的体重,足以控制或改善大多数肥胖症的并发症。减轻 10% 体重已成为大多数治疗方案的目标。

最有效的减重措施是控制能量摄入和增加体力活动。在饮食方面要遵循平衡膳食的原则,并且控制高能量食物的摄入。

（二）适当控制脂类

控制脂肪的摄入量,膳食中脂肪占总能量为 25%~30%,P/M/S 比值维持在 1,另外每日胆固醇摄入量 <300mg/d 为宜,如果并发高胆固醇血症则需要将胆固醇控制在 200mg/d 为宜。

（三）适量的碳水化合物

碳水化合物控制在总能量的 55% 左右。宜选用多糖类,限制单糖和双糖含量高的食物,增加粗杂粮、蔬菜、水果等含膳食纤维高的食物。

（四）控制钠摄入量,适量增加钾摄入量

根据病情给予不同程度的限钠饮食,建议食盐控制在 2~5g/d。各国的高血压防治指南中均建议控制钠盐的摄入,建议钠摄入量为 ≤2.4g/d(换算成食盐为 6g/d)。我国居民食盐摄入量过高,平均值是世界卫生组织建议的 2 倍以上。我国膳食中的钠 80% 来自烹饪时的调味品和含盐高的腌制品,包括食盐、酱油、味精、咸菜、咸鱼、咸肉、酱菜等。因此限盐首先要减少烹调用调料,少食各种腌制品。另外需要注意隐藏在加工食品中的盐,如罐头、快餐食品、方便食品和各种熟食品。

适量增加钾的摄入量,钾钠比至少 1.5:1,建议钾摄入量 3.5g/d。钾的主要食物来源为新鲜水果、蔬菜。

（五）限制饮酒

过量酒精摄入是高血压和脑卒中的独立危险因素,而且会降低降压药物的疗效,因此应限制饮酒。在《2018 年中国高血压防治指南》中建议:限制饮酒,每天白酒 <1 两、葡萄酒 <2 两、啤酒 <5 两。

（六）膳食模式

研究发现,DASH(dietary approaches to stop hypertension)膳食可有效降低受试人群的血压,可使收缩压均值下降 11.4mmHg,舒张压均值下降 5.5mmHg,几乎与单纯药物治疗作用相似。为此该膳食不仅用于防治高血压,而且被列为《2005 美国膳食指南》的范例之一。DASH 饮食模式以蔬菜、水果、低脂乳制品、

全谷类、家禽、鱼类和坚果为主,甜食、加糖饮料和红肉的比例则较低;该饮食模式饱和脂肪酸、总脂肪和胆固醇较低,富含钾、镁和钙,以及蛋白质和纤维。表 9-20 为 DASH 膳食模式的主要食物构成。

表 9-20　预防高血压 DASH 膳食(2 000kcal)模式的食物构成

食物类别	份数	每份的量	备注	提供
谷物类	7~8	1oz(约 28g)干谷物	全谷物占主食 1/2	能量
		一片面包	如全麦面包	纤维
		0.5 杯(约 113g)米饭、面食	玉米饼、燕麦粥	
蔬菜类	4~5	1 杯(约 227g)生叶菜	深浅色、橘红色	钾、镁、纤维
		1/2 杯(约 113g)熟蔬菜	蔬菜、鲜豆类	
		60g(约 214ml 蔬菜汁)	含淀粉薯类、其他	
水果类	4~5	1 个中等大小的水果	各种水果、果汁	钾、镁、纤维
		60g(214ml)无糖果汁		
		1/4 杯(57g)干果		
		1/2 杯(113g)新鲜或罐装水果		
低脂或脱脂乳制品	2~3	8oz(285ml)牛奶	各种低脂、脱脂乳制品	钙、蛋白质
		1 杯(237ml)酸奶		
		1.5oz(45g)干酪	酸奶、干酪	
肉禽鱼	2 或更少	3oz(85g)熟肉、禽、鱼	去皮禽类、瘦肉	能量、镁、钾、
			烧烤代油炸	蛋白质、纤维
坚果、种子、豆类	4~5	1.5oz(45g)坚果	各种坚果	能量
		0.5oz(14g)种子	葵花子	镁、钾
		1/2 杯(113g)熟干豆	小扁豆	蛋白质、纤维
油脂类	2~3	1 茶匙(4g)植物油	各种植物油、人造黄油、蛋黄酱	低饱和脂肪
		1 茶匙(4g)软质人造黄油		
		1 汤匙(12g)低脂蛋黄酱		
		2 汤匙(24g)淡沙拉酱		
甜品	5/ 周	1 汤匙(12g)糖、果冻或果酱	糖、果冻	
		0.5oz(14g)胶质软糖	软糖、冰激凌	
		80g(约 285ml)柠檬水		

以上内容提供

营养素	g	占能量 /%	营养素	mg
蛋白质	108	21	胆固醇	136
碳水化合物	288	57	钾	4 706
总脂肪	48	22	钠	2 329
饱和脂肪	10	5	钙	1 619
单不饱和脂肪	21	10	镁	500
多不饱和脂肪	12	5.5	铁	21
膳食纤维	30	—	锌	14

引自:MACMASTER T.Your guide to lowering blood pressure.NIH publication,2003.

三、高血压医疗膳食范例

（一）高血压低盐医疗膳食设计原则

1. 限制食盐摄入 一般全天的食盐用量控制在 3g 以内,供给量应随病情变化及时调整。

2. 根据具体情况制定限钠量 对于 60 岁以上的贮钠能力低的患者、心肌梗死、回肠切除手术后的患者等,应根据 24 小时钠排出量、血钠、血压等临床指标来决定是否需要限制钠。

3. 改进烹调方法 可采用柠檬汁、番茄汁、芝麻酱、醋等调料以改善口味,或用原汁蒸、炖法以保持食物本身的鲜美味道。此外,为增加菜肴的色、香、味,在配餐时注意菜肴的色泽搭配,还可适量添加辣椒、胡椒等调味料以增加食欲。

4. 根据说明适当选用市售的低钠盐 因低钠盐中以氯化钾代替氯化钠,故高钾血症患者慎用。

（二）食谱编制与制作

1. 病例

(1)一般情况:贾某,男性,33 岁,因"发现血压升高 3 年"入院。患者 3 年前自测血压发现血压升高,为 150/100mmHg,但是无不适,无头晕、头胀痛等症状,口服 1 片非洛地平缓释片后自觉夜间心慌,遂停用该药,未复测血压,未更换其他降压药物。患者平时一般情况尚可,未行常规体检。2 年前,患者因工作相对劳累,自觉头胀、眼眶疼痛以及口唇麻木,在街道药房自测血压为 180/130mmHg,服用硝苯地平控释片自行控制血压。1 年前收住外院治疗,给予患者每日口服硝苯地平控释片 1 片联合比索洛尔片 1 片控制血压。近日患者因头晕再次来医院治疗。患者既往无肝炎、结核或其他传染病病史,否认过敏史,否认手术史。

(2)体格检查:体温 36.5℃,脉搏 65 次/min,呼吸 16 次/min,血压 140/80mmHg。身高 177cm,体重 73.9kg。患者神志清楚,正常面容,表情自然,发育良好,身体匀称,自动体位,语言正常。皮肤色泽正常,无黄染,皮肤温度、湿度正常,未见皮下出血点及皮疹,无肝掌,未见蜘蛛痣。全身浅表淋巴结无肿大及压痛。专科检查情况:心前区无隆起,心尖搏动有力,搏动范围正常,心前区未触及震颤,心包摩擦感未触及。心脏相对浊音界正常,心率 65 次/min,律齐,心音正常。未闻及心包叩击音,各瓣膜听诊区未闻及杂音,心包摩擦音未闻及。双侧桡动脉搏动整齐,血管壁有弹性,无 Duroziez 双重杂音、毛细血管搏动、无水冲脉、枪击音。

(3)辅助检查:临床检查及结果,见表 9-21。

表 9-21　临床检查及结果

检查项目	检查结果
肝功能检查	总蛋白 72.3g/L,白蛋白 45.6g/L,球蛋白 26.7g/L
肾功能检查	尿酸 295μmol/L
血脂相关检查	甘油三酯 1.3mmol/L
同型半胱氨酸	同型半胱氨酸 26μmol/L
尿常规	蛋白(−),葡萄糖(−),尿胆原弱阳性
大便常规	隐血阳性
心电图	窦性心律,T 波改变

(4)入院诊断:高血压 3 级。

(5)营养状况评估结果:人体测量、体格检查及实验室检查结果均显示该患者营养状况良好。

2. 计算营养需要量 患者诊断为高血压 3 级。患者身高 177cm,体重 73.9kg,BMI=23.6kg/m²,标准体重为 177(cm)−105=72kg。其余各项检查、检测指标在正常范围。现住院期间患者除治疗及休息时间外均在外活动,属于轻体力活动。根据患者现在的病情,供给该患者低盐饮食,在平衡饮食的基础上控制全天膳食钠摄入量在2 000mg以内。

(1)计算能量需要量:该患者住院期间主要以卧床为主。推荐供能按30kcal/(kg·d)计算能量需要。

全天能量需要量=30kcal/kg×72kg=2 160kcal。

(2)计算蛋白质需要量:蛋白质占总能量的15%

全天蛋白质需要量=2 160kcal×15%÷4kcal/g=81g。

(3)计算脂肪及碳水化合物需要量:脂肪占总能量的30%,将每日能量需要量减去蛋白质和脂肪所产生的能量,确定碳水化合物的供给量。

全天脂肪需要量=(2 160kcal×30%)÷9kcal/g=72g。

全天碳水化合物需要量=(2 160kcal–81g×4kcal/g–72g×9kcal/g)÷4kcal/g=297g。

3. **范例食谱及其营养成分分析** 高血压患者一日范例食谱,见表9-22;营养成分分析,见表9-23。

表9-22 高血压患者一日范例食谱

餐别	食物名称	原料	重量/g	多餐能量构成比/%
早餐	荞麦面馒头	苦荞麦粉	25	25.8
		小麦粉	50	
	牛奶	牛奶	200	
	醋熘土豆丝	土豆	100	
		醋	5	
	鸡蛋	鸡蛋	50	
	早餐用油	豆油	8	
午餐	米饭	粳米	100	38.7
	蒜蓉开背虾	对虾	75	
		蒜头	20	
	生瓜胡萝卜炒白干	生瓜	75	
		胡萝卜	25	
		豆腐干	25	
	韭菜炒绿豆芽	韭菜	50	
		绿豆芽	150	
	午餐用油	豆油	25	
午加餐	苹果	苹果	200	
晚餐	米饭	粳米	100	35.5
	甜椒炒牛柳	甜椒	150	
		牛肉	75	
	蒜泥油麦菜	蒜头	15	
		油麦菜	200	
	晚餐用油	豆油	20	
晚加餐	酸奶	酸奶	150	
全天	烹调用盐	精盐	3.5	

表 9-23　营养成分分析

宏量营养素				微量营养素			
三大营养素	含量 /g	能量 /kcal	供能比 /%				
蛋白质	87.9	351.6	15.7	维生素 B$_1$	1.1mg	钠	2 005.1mg
				维生素 B$_2$	1.6mg	钾	2 683.6mg
脂肪	75.0	675.0	30.2	烟酸	16.3mgNE	钙	842.7mg
				维生素 C	222.2mg	磷	1 452.7mg
碳水化合物	302.0	1 208.0	54.1	维生素 E	62.0mgα-TE	铁	22.6mg
				胆固醇	537.0mg	锌	17.6mg
合计	—	2 234.6	100	膳食纤维	13.2g		

早餐（图 9-10）

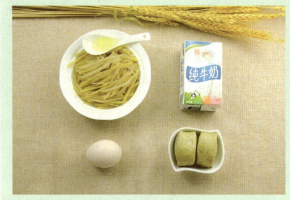

①荞麦面馒头：苦荞麦粉 25g+ 小麦粉 50g
②牛奶：牛奶 200g
③醋熘土豆丝：土豆 100g+ 醋 5g
④豆油：8g

图 9-10　高血压 - 早餐

午餐（图 9-11）

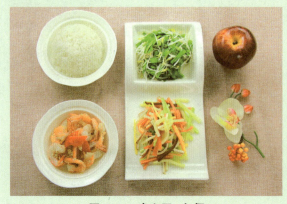

①米饭：粳米 100g
②蒜蓉开背虾：对虾 75g+ 蒜头 20g
③生瓜胡萝卜炒白干：生瓜 75g+ 胡萝卜 25g+ 豆腐干 25g
④韭菜炒绿豆芽：韭菜 50g+ 绿豆芽 150g
⑤豆油：25g
⑥苹果：200g

图 9-11　高血压 - 午餐

晚餐（图 9-12）

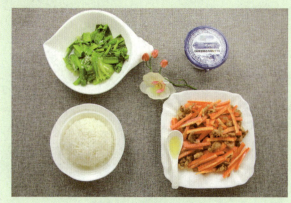

①米饭：粳米 100g

②甜椒炒牛柳：甜椒 150g+ 牛肉 75g

③蒜泥油麦菜：蒜头 15g+ 油麦菜 200g

④豆油：20g

⑤酸奶 150g

图 9-12　高血压 - 晚餐

（郑锦锋）

参 考 文 献

［1］蔡东联，史琳娜．临床营养学 [M]．北京：人民军医出版社，2004．

［2］中华医学会心血管病学分会心力衰竭学组，中国医师协会心力衰竭专业委员会，中华心血管病杂志编辑委员会．中国心力衰竭诊断和治疗指南 2018 [J]．中华心血管病杂志，2018，46 (10): 760-789.

［3］KUEHNEMAN T, GREGORY M, DE WAAL D, et al. Academy of Nutrition and Dietetics Evidence-Based Practice Guideline for the Management of Heart Failure in Adults [J]. Journal of the Academy of Nutrition and Dietetics, 2018, 118 (12): 2331-2345.

［4］VEST A R, CHAN M, DESWAL A, et al. Nutrition, Obesity and Cachexia in Patients with Heart Failure: A Consensus Statement from the HFSA Scientific Statements Committee [J]. Journal of Cardiac Failure, 2019, 25 (5): 380-400.

［5］葛可佑．中国营养科学全书 [M]．北京：人民卫生出版社，2004．

［6］中国高血压防治指南修订委员会．中国高血压防治指南 2010 [J]．中国医学前沿杂志（电子版），2011，3 (5): 42-93.

［7］European Association for Cardiovascular Prevention & Rehabilitation, Reiner Zeljko, Catapano Alberico L, et al. ESC/EAS Guidelines for the management of dyslipidaemias: the Task Force for the management of dyslipidaemias of the European Society of Cardiology (ESC) and the European Atherosclerosis Society (EAS)[J]. Eur Heart J, 2011, 32: 1769-1818.

［8］TOSHIO OGIHARA, KENJIRO KIKUCHI, HIROAKI MATSUOKA, et al. The Japanese Society of Hypertension Guidelines for the Management of Hypertension (JSH 2014)[J]. Hypertension Res, 2014, 37 (4): 253.

［9］JAMES PA, OPARIL S, CARTER BL, et al. 2014 Evidence-based-Guideline for the management of high blood pressure in adults: report from the panel members appointed to the Eighth Joint National Committee (JNC 8)[J]. JAMA, 2014, 311 (5): 507-520.

［10］GO AS, BAUMAN MA, COLEMAN KING SM, et al. An effective approach to high blood pressure control: a science advisory from the American Heart Association, the American College of Cardiology, and the Centers for Disease Control and Prevention [J]. Hypertension, 2014, 63 (4): 878-885.

［11］CHIANG CE, WANG TD, LI YH, et al. 2010 Guidelines of the Taiwan Society of Cardiology for the Management of Hypertension [J]. J Formos Med Assoc, 2010, 109 (10): 740-773.

［12］MACMASTER T. Your guide to lowering blood pressure [J]. NIH publication, 2003.

［13］诸骏仁，高润霖，赵水平，等．中国成人血脂异常防治指南 (2016 年修订版)[J]．中国循环杂志，2016，16 (10): 937-953.

［14］中国康复医学会心血管病专业委员会，中国营养学会临床营养分会，中华预防医学会慢性病预防与控制分会，等．心血管疾病营养处方专家共识 [J]．中华内科杂志，2014，53 (2): 151-158.

［15］JELLINGER PS, SMITH DA, MEHTA AE, et al. American Association of Clinical Endocrinologists' Guidelines for Management of Dyslipidemia and Prevention of Atherosclerosis: Executive Summary [J]. Endocrine Practice, 2012, 18 (Suppl 1): 1-78.

第十章

消化系统疾病

第一节　上消化道疾病

一、急性胃炎

胃炎（gastritis）是各种病因导致的胃黏膜急性或慢性炎症，是常见的消化系统疾病之一，按临床发病的缓急和病程的长短，一般分为急性胃炎和慢性胃炎。

急性胃炎（acute gastritis）是由多种不同病因引起的急性胃黏膜炎症，包括单纯性胃炎、急性糜烂出血性胃炎（acute erosive and hemorrhagic gastritis）、吞咽腐蚀物引起的急性腐蚀性胃炎（acute corrosive gastritis）和胃壁细菌感染所致的急性化脓性胃炎（acute purulent gastritis）。急性胃炎常见病因为化学性刺激，多由大量饮酒和过量服用非甾体抗炎药（nonsteroidal anti-inflammatory drug，NSAID）所致。临床上急性发病，常表现为上腹部症状，内镜下检查可见胃黏膜充血、水肿、出血、糜烂等一过性病变。病理组织学特征为胃黏膜固有层见到以中性粒细胞为主的浸润。深的糜烂可累及胃体，通常不超过黏膜肌层。

（一）营养代谢特点

胃是人体重要的消化器官之一，其主要功能是容纳、消化食物和分泌胃酸。食物在胃内经过机械性和化学性消化，与胃液混合搅拌，达到初步消化的作用，形成食糜，并逐步分次地自幽门排至十二指肠。胃液的主要成分有盐酸、胃蛋白酶原、内因子（intrinsic factor）、黏液、HCO_3^-。黏液与胃黏膜分泌的 HCO_3^- 组成"黏液 - 碳酸氢盐屏障"保护胃黏膜，使胃黏膜免受 H^+ 的侵蚀。内因子作为壁细胞分泌的一种糖蛋白，与维生素 B_{12} 相结合，在回肠远端黏膜吸收，保护维生素 B_{12} 不被小肠水解酶破坏。急性胃炎时，胃黏膜受损，胃液分泌不足，胃黏膜的屏障作用和食物的消化作用均减弱。通常病因祛除后，急性胃炎多在短期内恢复正常，一般不会引起营养不良。相反，若病因长期持续存在，则可能转为慢性胃炎。

（二）营养治疗原则

1. **祛除致病因素**　对症治疗，卧床休息；禁食生冷和刺激性食物。伴有大量呕吐及腹痛剧烈者应暂禁食。必要时配合肠内营养制剂以调节营养代谢。

2. **补充水分**　因呕吐、腹泻，失水量较多，宜饮糖盐水，补充水和钠，有利于体内毒素排泄；若有脱水、酸中毒，应静脉输注葡萄糖盐水及碳酸氢钠溶液。另外，可根据患者状况给予肠内营养制剂。

3. **少量多餐**　每日 5~7 餐，每餐宜少于 300ml 流质。

4. **流质饮食**　急性发作期宜选用清流质饮食，症状缓解后给予易消化的少渣、清淡半流质饮食，继之过渡到软食、普食。

5. **禁用食物**　禁用富含粗纤维的食物、各种产气产酸饮料及辛辣刺激性调味品，忌烟酒。

（三）急性胃炎医疗膳食范例

1. 膳食治疗方案设计

（1）第一阶段：若患者出现明显腹痛或呕吐，应禁食、卧床休息，静脉补充水和电解质。此阶段应该避免任何能对胃黏膜造成刺激的因素，并注意防止脱水和酸中毒的发生。临床症状较轻者，宜采用清流质饮食或流质饮食，如米汤、清汤、蛋汤、藕粉、果汁等。餐次安排应遵循少量多餐原则，每日 5~7 餐，每餐量不超过 300ml。少量多餐可减少胃的负担，预防及减少食物对胃黏膜造成刺激。

（2）第二阶段：病情缓解后，可供给低脂少渣半流质饮食，如小米粥、瘦肉粥、馄饨、挂面、蒸蛋羹等，继而逐渐过渡到少渣软食。

（3）疾病恢复期要补充蛋白质，增加优质蛋白质的摄入，如鱼、蛋、肉、奶等，以保证机体的需要，促进胃黏膜的修复。但需要注意的是，伴有肠炎腹泻者不宜食用牛奶及奶制品、豆奶等胀气食物。

（4）食物禁忌：粗杂粮、高纤维蔬菜如芹菜、韭菜；避免生冷水果及煎炸、熏制食品；减少脂肪摄入量。

（5）忌用各种酒精性饮料、产气产酸饮料及辛辣刺激性调味品，如各种酒类、汽水、辣椒、咖喱、胡椒粉、芥末等。也不宜饮用浓茶、浓咖啡等刺激性饮料。

2. 食谱编制与制作

（1）病例

1）一般情况：黄某，女性，53 岁，因"腹泻、腹痛 1 天"入院，有食用街边快餐及饮用冷冻水等不洁饮食史。患者 1 天前出现阵发性上腹部绞痛，无放射痛，解水样大便 6 次，伴恶心，呕吐 6~8 次，为胃内容物及水样物，无呕血及黑便。伴头晕、全身无力。精神一般。曾于外院门诊就诊，给予口服药物（具体不详）治疗后仍有恶心、呕吐，伴有腹泻、腹胀，无发热。既往体健。无药物、食物过敏史。

2）体格检查：体温 37.1℃，脉搏 80 次 /min，呼吸 20 次 /min，血压 130/70mmHg。神志清楚，无脱水貌，查体合作。腹部查体示：腹软，脐周部正中压痛，无反跳痛，麦氏点无压痛。肠鸣音稍亢进，7~8 次 /min。其余无异常。

3）辅助检查：临床检查及结果，见表 10-1。

表 10-1　临床检查及结果

检查项目	检查结果
血常规	红细胞计数 4.1×10^{12}/L，血红蛋白 118.0g/L，血细胞比容 0.45，平均红细胞体积 92.0fl，平均红细胞 Hb 含量 31.2pg，平均红细胞 Hb 浓度 325g/L，白细胞 17.8×10^9/L，中性粒细胞百分比 83.9%
肝功能检查	谷丙转氨酶 21U/L，谷草转氨酶 23U/L，总蛋白 62.5g/L，白蛋白 35.2g/L，球蛋白 26.8g/L
大便常规	白细胞 8~10/HPF，无黏液及脓血

4）入院诊断：急性胃炎。

（2）医疗膳食设计：患者身高 155cm，体重 55kg。

标准体重 = 身高（cm）–105=155–105=50kg。

全天能量需要量 =30kcal/kg × 50kg=1 500kcal。

考虑患者目前情况，应暂进食清流质，少量多餐，可安排每日 6 餐。不急于达到目标能量，待病情好转后再逐渐增加进食量，逐渐过渡至流质、软食、普食。

（3）范例食谱及其营养成分分析：急性胃炎清流食一日范例食谱，见表 10-2；营养成分分析，见表 10-3。

表 10-2　急性胃炎清流食一日范例食谱

餐别	食物名称	原料	重量 /g	多餐能量构成比 /%
早餐	冲藕粉	藕粉	30	27.8
加餐	蒸蛋	鸡蛋（均值）	50	17.9
午餐	米汤	稻米（均值）	25	21.5

续表

餐别	食物名称	原料	重量 /g	多餐能量构成比 /%
加餐	黄瓜汁	黄瓜	100	3.8
晚餐	嫩豆腐蔬菜汤	南豆腐	100	16.1
		小白菜	50	
加餐	水果汁	苹果（均值）	100	12.9

表 10-3　营养成分分析

宏量营养素				微量营养素			
三大营养素	含量 /g	能量 /kcal	供能比 /%				
蛋白质	16.5	66.0	16.5	维生素 B$_1$	0.2mg	钠	116.3mg
				维生素 B$_2$	0.3mg	钾	577.3mg
脂肪	7.7	69.3	17.2	叶酸	145.5μg	钙	222.7mg
				烟酸	2.4mgNE	磷	239.2mg
碳水化合物	66.5	266.0	66.3	维生素 C	27.0mg	铁	10.5mg
合计	—	401.3	100	维生素 E	7.6mgα-TE	锌	2.2mg

早餐（图 10-1）

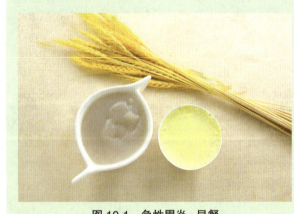

①冲藕粉：藕粉 30g
②蒸蛋羹：鸡蛋 50g

图 10-1　急性胃炎 - 早餐

午餐（图 10-2）

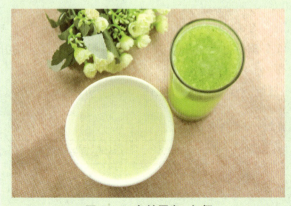

①米汤：稻米 25g
②黄瓜汁：黄瓜 100g

图 10-2　急性胃炎 - 午餐

晚餐(图 10-3)

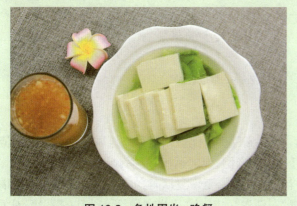

①嫩豆腐蔬菜汤:豆腐(南豆腐)100g+ 小白菜 50g
②鲜榨苹果汁:苹果 100g

图 10-3　急性胃炎 - 晚餐

二、慢性胃炎

慢性胃炎(chronic gastritis)是由各种病因引起的胃黏膜慢性炎症。根据内镜及病理组织学变化,将慢性胃炎分为非萎缩性胃炎及萎缩性胃炎两大基本类型和一些特殊类型胃炎。特殊类型慢性胃炎有疣状胃炎(verrucous gastritis),淋巴细胞性胃炎(lymphocytic gastritis),巨大胃黏膜肥厚症等。幽门螺杆菌(*Helicobacter pylori*,Hp)感染为慢性非萎缩性胃炎的主要病因,胆汁及其他碱性肠液反流、酗酒、药物、某些刺激性食物等外源性因素也是慢性非萎缩性胃炎的常见病因;其病理改变主要表现为不伴有胃黏膜萎缩性改变,胃黏膜层可见淋巴细胞及浆细胞浸润。慢性萎缩性胃炎的发生是 Hp 感染、环境因素和遗传因素共同作用的结果;胃黏膜呈萎缩样改变,常伴有肠上皮化生,是慢性萎缩性胃炎的主要病理特点。慢性胃炎病程长、病情反复发作,多数慢性胃炎患者无明显的临床症状,少数可有上腹部饱胀不适或胀痛、嗳气、恶心、食欲减退等非特异性消化系统症状。

(一)营养代谢特点

慢性胃炎患者病程迁延,往往对患者的营养状况存在着不同程度的影响。胃黏膜内分泌细胞能够分泌内因子和胃肠多肽激素,其中内因子为维生素 B_{12} 吸收所必需,慢性胃炎患者一方面受上腹部症状影响,导致进食量减少;另一方面,胃黏膜腺体破坏,胃壁蠕动功能及分泌功能障碍,从而影响蛋白质的消化及维生素 B_{12} 的吸收,可导致巨幼细胞贫血。另外,由于胃酸分泌减少,进入十二指肠及空肠上端的盐酸减少,可能继发性地引起胆汁酸盐和胰液的分泌减少,从而导致碳水化合物、脂肪、脂溶性维生素的消化吸收障碍。但是,内因子介导维生素 B_{12} 吸收为胃所特有的功能,而人体对碳水化合物、脂肪、蛋白质和其他维生素的消化吸收受多种因素调控。因此,除维生素 B_{12} 外,慢性胃炎所致的机体营养素消化吸收障碍可以通过其他神经体液调节进行代偿。需要注意的是,慢性胃炎其中一种特殊类型如巨大胃黏膜肥厚症,表现为胃黏膜增厚,胃酸分泌减少及胃液分泌大量增加,血浆蛋白质经增生的胃黏膜漏入胃腔,可导致大量蛋白质丢失而引起低蛋白血症。

(二)营养治疗原则

慢性胃炎的治疗应尽可能针对病因,遵循个体化原则。治疗的目的是祛除病因、缓解症状和改善胃黏膜炎症反应。应规律饮食,多食新鲜蔬菜、水果等,优质蛋白质饮食,饮食清淡、低盐,少食或忌食腌制、熏烤和油炸等食物。建立良好的医患关系,对患者进行科普宣教,保持乐观向上的心态,正确认识慢性胃炎的风险,提高监测、随访的依从性。

1. **祛除病因**　彻底治疗急性胃炎,治疗和预防 Hp 感染,注意口腔和饮食卫生,戒烟酒。

2. **建立良好的饮食习惯**　首先应当引导患者建立良好的饮食和生活习惯,选择新鲜蔬菜、水果,饮食宜清淡,食物应做得细、碎、软、烂;少量多餐,每餐勿进食过饱,进食时细嚼慢咽;同时坚持用均衡型肠内营养制剂加餐的习惯,以增强免疫力。

3. 保证蛋白质的供给 遵循平衡膳食的原则,适当增加优质蛋白的比例,以利于胃黏膜组织的修复;适当控制动物性油脂的摄入,脂肪供能比占总能量的 20%~25% 为宜;碳水化合物要少选用含单糖、双糖的食物。

4. 低膳食纤维、高微量元素摄入 应该选择足量含粗纤维较少的蔬菜、水果,以保证低膳食纤维、高微量元素的摄入。

5. 避免刺激性食物 忌烟酒、浓茶、咖啡,以减少对胃黏膜的刺激。

(三)医疗膳食范例

1. 膳食治疗方案设计

(1)慢性胃炎发作期的膳食可参考急性胃炎的营养治疗:以少渣流质饮食和半流质饮食为主。少渣流质饮食可选用米汤、藕粉、新鲜果汁;半流质饮食可选用小米粥、瘦肉粥、蒸蛋粥、馄饨、细面条。

(2)缓解期饮食原则:可进食低脂、低盐、低纤维半流质食物。至恢复期时,如消化道反应消失、食欲较好可采用软食,如软米饭、肉末菜粥、馒头、包子、馄饨、清蒸鱼肉。可适当食用纤维细软的蔬菜,如黄瓜、冬瓜、茄子、番茄、西葫芦、白菜、菠菜叶、土豆等。

(3)对于胃酸分泌过多者:应禁食浓肉汤、成酸性食物及大量蛋白质,避免胃酸分泌过多;胃酸分泌较少时,则可予浓肉汤、鸡汤及适量糖醋食物,以刺激胃酸分泌,促进消化。

(4)对出现贫血者:可在饮食中增加富含铁的食物,如动物血、肝脏、蛋黄、瘦肉等。

(5)忌用食物:粗粮、杂豆等粗纤维食物、奶油、油炸食物、肥肉、蔗糖、牛奶、豆奶及相关产品、糯米饭、年糕等食物;避免食用生冷、酸辣、粗糙的食物;禁用各种酒、含酒精的饮料及刺激性调味品,如辣椒、胡椒、咖喱、葱、蒜、芥末等。

2. 食谱举例

(1)病例

1)一般情况:陈某,男性,29 岁,因"间断腹痛、腹胀 4 年余"入院。自诉近 4 年多来无明显诱因常感剑突下上腹间断性饱胀,钝痛,无反射痛,疼痛无明显规律,进食后加重,热敷后减轻,曾到我院及外院就诊,诊断为"慢性胃炎",但上述症状反复发作,现为进一步诊治来院。既往体健。无药物、食物过敏史。

2)体格检查:体温 36.8℃,脉搏 72 次/min,呼吸 20 次/min,血压 118/66mmHg。身高 160cm,体重 50kg。神志清楚,慢性病容,皮肤巩膜无黄染,全身浅表淋巴结未扪及肿大。颈静脉正常。心界不大,心律齐,各瓣膜区未闻及杂音。胸廓未见异常,双肺叩诊呈清音,双肺呼吸音清,未闻及干湿啰音及胸膜摩擦音。腹部外形正常,全腹柔软,无压痛及反跳痛,腹部未触及包块,肝脏下未触及,脾肋下未触及,双肾未触及。双下肢无水肿。

3)辅助检查:临床检查及结果,见表 10-4。

表 10-4 临床检查及结果

检查项目	检查结果
血常规	红细胞计数 4.77×10^{12}/L,血红蛋白 139.0g/L,血细胞比容 0.43,平均红细胞体积 84.0fl,平均红细胞 Hb 含量 26.1pg,平均红细胞 Hb 浓度 310g/L,白细胞 6.57×10^9/L,中性粒细胞百分比 66.8%
肝功能检查	总蛋白 62.5g/L,白蛋白 51.2g/L,球蛋白 26.4g/L
胃镜	慢性浅表性胃窦炎

4)入院诊断:慢性浅表性胃窦炎。

(2)计算营养需要量:其身高 160cm,体重 50kg。

其标准体重为 160(cm)-105=55kg。

1)计算能量需要量:应按 30kcal/(kg·d)的标准计算能量需要。

全天能量需要量 =30kcal/kg×55kg=1 650kcal。

2)计算蛋白质需要量:全天蛋白质需要量 =1.3g/kg×55kg=71.5g。

3)计算脂肪及碳水化合物的需要量:脂肪占总能量的 25%,将每日能量需要量减去蛋白质及脂肪所产生的能量,确定碳水化合物。

全天脂肪需要量 =(1 650kcal×25%)÷9kcal/g≈45.8g。

全天碳水化合物需要量 =(1 650kcal−71.5g×4kcal/g−1 650kcal×25%)÷4kcal/g≈237.9g。

3. **范例食谱及其营养成分分析** 慢性胃炎患者一日范例食谱,见表 10-5;营养成分分析,见表 10-6。

表 10-5 慢性胃炎患者一日范例食谱

餐别	食物名称	原料	重量 /g	多餐能量构成比 /%
早餐	馒头	小麦粉(标准粉)	75	34.0
	牛奶	牛乳(均值)	250	
	蒸蛋	鸡蛋(均值)	50	
加餐	冲藕粉	藕粉	30	
午餐	软米饭	稻米(均值)	75	35.8
	清蒸茄子	茄子(均值)	150	
	黄瓜肉片	黄瓜	150	
		猪肉(瘦)	75	
	午餐用油	菜籽油(青油)	15	
加餐	鲜榨果汁	苹果	100	
晚餐	米饭	稻米(均值)	75	30.2
	冬瓜烩番茄	冬瓜	100	
		番茄	100	
	清蒸鳜鱼	鳜鱼(桂鱼)	100	
		小白菜	100	
	晚餐用油	菜籽油(青油)	10	
全天	烹调用盐	精盐	5	

表 10-6 营养成分分析

宏量营养素				微量营养素			
三大营养素	含量 /g	能量 /kcal	供能比 /%				
蛋白质	74.7	298.8	17.6	维生素 B$_1$	1.1mg	钠	2 346.4mg
				维生素 B$_2$	1.0mg	钾	2 085.9mg
脂肪	50.0	450.0	26.6	叶酸	256.9μg	钙	599.0mg
				烟酸	17.7mgNE	磷	1 070.7mg
碳水化合物	236.6	946.4	55.8	维生素 C	92.5mg	铁	22.0mg
合计	—	1 695.2	100	维生素 E	25.7mgα-TE	锌	10.4mg

早餐（图 10-4）

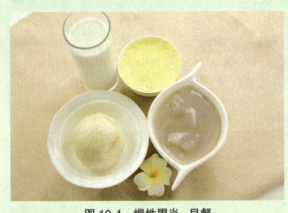

①馒头：小麦粉 75g

②牛奶：牛乳 250g

③蒸蛋：鸡蛋 50g

④冲藕粉：藕粉 30g

图 10-4 慢性胃炎 - 早餐

午餐（图 10-5）

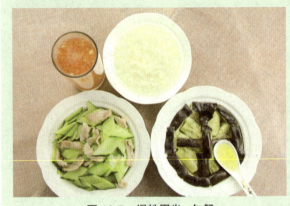

①软米饭：稻米 75g

②清蒸茄子：茄子 150g

③黄瓜肉片：黄瓜 150g+ 猪肉（瘦）75g

④鲜榨果汁：苹果 100g

⑤菜籽油：15g

图 10-5 慢性胃炎 - 午餐

晚餐（图 10-6）

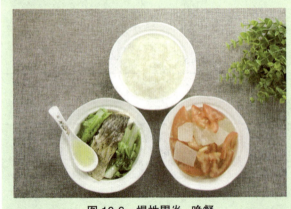

①软米饭：稻米 75g

②冬瓜烩番茄：冬瓜 100g+ 番茄 100g

③清蒸鲫鱼：鲫鱼 100g+ 小白菜 100g

④菜籽油：10g

图 10-6 慢性胃炎 - 晚餐

三、消化性溃疡

消化性溃疡（peptic ulcer，PU）是常见的消化疾病之一，是指在各种致病因子的作用下，黏膜发生炎症反应与坏死、脱落，形成溃疡，溃疡的黏膜坏死缺损穿透黏膜肌层，严重者可达固有肌层或更深。病变可发生于食管、胃或十二指肠，也可发生于胃空肠吻合口附近或含有胃黏膜的麦克尔憩室内。其中以胃溃疡（gastric ulcer，GU）和十二指肠溃疡（duodenal ulcer，DU）最常见。消化性溃疡的发生是对胃、十二指肠黏膜有损害作用的侵袭因素和黏膜自身防御、修复失衡的综合结果。胃酸对消化道黏膜的损害作用一般在正常黏膜防御和修复功能遭受破坏时才发生。

消化性溃疡的病因尚未完全清楚，发病机制复杂，一般认为与以下因素有关：① Hp 感染：Hp 感染是消化性溃疡的重要病因，消化性溃疡 Hp 检出率高于普通人群。DU 患者的 Hp 感染率超过 90%，而80%~90% 的 GU 患者亦存在 Hp 感染。关于 Hp 致胃、十二指肠黏膜损伤的学说有"漏雨的屋顶"学说、胃泌素相关学说、胃上皮化生学说、介质冲洗学说。Hp 被根除后，溃疡往往无须抑酸治疗亦可自行愈合；联合使用根除 Hp 疗法可有效提高抗溃疡效果，减少溃疡复发。②非甾体抗炎药（NSAIDs）：NSAIDs 损失胃肠黏膜的机制包括局部作用和系统作用。该类药物具有弱酸性，其溶解后释放氢离子破坏胃黏膜屏障，干扰前列腺素（PG）的合成，而 PG 对胃肠道黏膜具有重要的保护作用。另外，NSAIDs 还可促进中性粒细胞释放氧自由基增多，导致胃黏膜微循环障碍。③胃酸和胃蛋白酶：消化性溃疡的最终形成是由胃液中的胃酸和胃蛋白酶对胃壁的自身消化而引起的。胃酸的存在是溃疡发生的重要因素。许多 DU 都存在基础胃酸分泌量（basic acid output，BAO）、夜间酸分泌、最大胃酸分泌量（maximal acid output，MAO）、十二指肠酸负荷等增高情况。④环境和生活因素：吸烟可刺激胃酸分泌增多，烟草中的烟碱可破坏胃黏膜屏障。食物对胃黏膜可造成物理性和化学性的损害。暴饮暴食或不规则进食可能破坏胃酸分泌的节律性。咖啡、烈酒、高盐饮食、辛辣调料、饮食过烫过凉等不良饮食习惯，均可能是本病发生的相关因素。⑤遗传因素：有关研究发现在同卵双胎同胞中，消化性溃疡的发病率高于异卵双胎。GU 与 DU 均有家庭聚集现象。

（一）疾病营养代谢特点

正常情况下，消化性溃疡患者的代谢并无改变。但暴饮暴食或不规律的饮食均可影响胃消化功能，造成消化和营养不良，而营养不良可削弱胃黏膜的屏障作用，导致溃疡病的发生，并可影响黏膜的修复。饮食中过多脂肪的摄入会促进胆囊收缩而抑制胃肠蠕动，延缓胃的排空，食物在胃内潴留时间延长，导致胃酸分泌增加并且加剧胆汁反流，引起胃胀痛。辣椒、辣椒油、胡椒、咖喱、芥末、浓茶、咖啡等辛辣刺激食物可增加胃酸分泌而引起溃疡。而烈性酒可通过破坏胃黏膜上皮细胞脂蛋白层，损害胃黏膜屏障，进一步刺激肥大细胞释放组胺，引起黏膜下血管扩张、充血，从而加重胃黏膜糜烂及溃疡形成。总之，消化性溃疡的发生与胃黏膜屏障功能被破坏、胃酸分泌增加密切相关。

（二）疾病营养治疗原则

消化性溃疡的营养治疗目的是减少胃酸的分泌，减轻食物对胃黏膜的刺激，保护胃黏膜屏障，以减轻临床症状，促进溃疡的愈合，防止和减少并发症。治疗的重点在于削弱各种损害因素对胃及十二指肠黏膜的损害，提高防御因子以增强对黏膜的保护。另外，消化性溃疡发作期的突出表现之一就是饮食障碍，而饮食障碍又可以加重营养不良，因此保证机体摄入充足的营养物质是消化性溃疡营养治疗的重要方面。

1. 保证充足的营养物质 能量摄入可按 25~30kcal/（kg·d）供给。蛋白质可以促进溃疡愈合，应供给足量蛋白质以维持机体的需要，但其消化产物可刺激胃酸的分泌，可按 1g/（kg·d）供给；如有合并贫血，应按 1.5g/（kg·d）供给。脂肪可抑制胃酸分泌，但过多脂肪可刺激胆囊收缩素分泌增多，抑制胃肠蠕动，因此脂肪提供的能量一般占总能量的 25%~30%。碳水化合物无刺激、抑制胃酸分泌的作用，是消化性溃疡患者能量的主要来源。

2. 矿物质与维生素 矿物质的供给与健康人一致，患者应摄入充足的来源于天然食物的矿物质。富含维生素 A、维生素 B、维生素 C 的食物有助于修复受损的胃黏膜和促进溃疡面愈合。

3. 规律饮食 发作期少量多餐，缓解期应定时定量。进食原则是易消化、富营养、少刺激。应避免刺激性食物、烟酒、咖啡、浓茶。

4. 食物选择 避免化学性和物理性刺激的食物，选择细软易消化食物，具体食物选择见表 10-7。

5. 根据病情过渡性进食 消化性溃疡合并穿孔、出血时应禁食，待病情控制后进流食，以后逐渐过渡至半流食、软食。

6. 适当选择特殊医用食品 如低脂或预消化型肠内营养制剂,同时补充谷氨酰胺制剂以保护胃黏膜。

表 10-7 可选用、禁用食物表

食物种类	可选用	禁用
主食	粥、软米饭、馒头、花卷、馄饨、藕粉等精细米、面食	玉米、高粱米、小米等粗粮
乳类及制品	牛奶*、酸奶、低脂奶酪	高脂奶酪、奶油
肉类及制品	牛肉、瘦猪肉、鸡肉、鱼肉、猪肝	肥肉、腌腊制肉类、火腿、香肠、蚌肉
蔬菜	冬瓜、黄瓜、番茄、油麦菜、茄子、土豆	生萝卜、洋葱、竹笋、芥蓝、芹菜、韭菜、生葱、生蒜
水果	苹果、桃、梨、西瓜、柚子、木瓜	香蕉、龙眼、柠檬、凤梨
油脂	植物油,如菜籽油、大豆油、花生油、橄榄油等	动物油、猪油、牛油、黄油等
调味品	盐、白砂糖	胡椒、咖喱、辣椒、芥末
饮料	新鲜果蔬汁、温开水	咖啡、浓茶、产气产酸饮料、各类酒及含酒精的饮料

注:牛奶*有微弱中和胃酸作用,但也刺激胃酸分泌,因此是否饮用牛奶应视患者喜好及耐受程度而定。

(三)医疗膳食范例

1. 病例

(1)一般情况:患者李某,女性,53 岁,因"反复上腹疼痛不适 8 年,加重 1 天"入院。8 年前开始,遇饥饿时偶感上腹隐痛不适,进食后缓解。上诉症状发作较为频繁且以胀痛、灼痛为主,多以辛辣刺激及不消化饮食为诱因,伴反酸嗳气,春季及秋冬季节交替时易发生,伴夜间痛,每次发作后进食可缓解。未正规诊治。以"消化性溃疡"收住院。否认肝炎、结核或其他传染病病史,否认食物、药物过敏史。

(2)体格检查:体温 36.2℃,脉搏 89 次 /min,呼吸 20 次 /min,血压 113/63mmHg。身高 152cm,体重 53kg。神志清楚,无病容。腹部查体示:外形正常,全腹软,剑突下轻压痛,无反跳痛,腹部未触及包块。余无特殊。

(3)辅助检查:临床检查及结果,见表 10-8。

表 10-8 临床检查及结果

检查项目	检查结果
血常规	红细胞计数 4.10×10^{12}/L,血红蛋白 120.0g/L,血细胞比容 0.35,平均红细胞体积 81.4fl,平均红细胞 Hb 含量 26.6pg,平均红细胞 Hb 浓度 327g/L,白细胞 5.9×10^9/L,中性粒细胞百分比 52.9%
肝功能检查	总蛋白 60.4g/L,白蛋白 35.9g/L,球蛋白 29.5g/L
胃镜	胃溃疡

(4)入院诊断:胃溃疡。

2. 医疗膳食设计

(1)计算营养需要量:中年女性患者,轻体力劳动,身高 152cm,体重 53kg,可按 30kcal/(kg·d)的标准计算每日能量需要。

标准体重 = 152(cm)–105=47kg。

全天能量需要量 =30kcal/kg×47kg=1 410kcal。

(2)计算蛋白质需要量:全天蛋白质需要量 =1.3g/kg×47kg=61.1g。

(3)计算脂肪及碳水化合物的需要量:脂肪占总能量的 25%。

全天脂肪需要量 =(1 410kcal×25%)÷9kcal/g≈39.2g。

全天碳水化合物需要量 =(1 410kcal−61.1g×4kcal/g−1 410kcal×25%)÷4kcal/g≈203.3g。

3. 范例食谱及其营养成分分析 消化性溃疡患者一日范例食谱,见表 10-9;营养成分分析,见表 10-10。

表 10-9　消化性溃疡患者一日范例食谱

餐别	食物名称	原料	重量/g	多餐能量构成比/%
早餐	馒头	小麦粉(标准粉)	50	32.5
	牛奶	牛乳(均值)	250	
	煮鸡蛋	鸡蛋(均值)	50	
加餐	冲藕粉	藕粉	30	
午餐	软米饭	稻米(均值)	75	36.2
	白油冬瓜	冬瓜	150	
	黄瓜肉片	黄瓜	150	
		猪肉(瘦)	75	
	午餐用油	菜籽油(青油)	10	
加餐	苹果汁	苹果	100	
晚餐	番茄面	挂面(精制龙须面)	75	31.3
		番茄(西红柿)	100	
	肉末茄子	茄子(均值)	150	
		猪肉(瘦)	50	
	晚餐用油	菜籽油(青油)	10	
全天	烹调用盐	精盐	5	

表 10-10　营养成分分析

宏量营养素				微量营养素			
三大营养素	含量/g	能量/kcal	供能比/%				
蛋白质	63.7	254.8	16.9	维生素 B_1	1.3mg	钠	2 449.6mg
				维生素 B_2	0.9mg	钾	1 761.4mg
脂肪	43.2	388.8	25.7	叶酸	211.6μg	钙	460.1mg
				烟酸	13.9mgNE	磷	891.0mg
碳水化合物	216.8	867.2	57.4	维生素 C	73.5mg	铁	19.7mg
合计	—	1 510.8	100	维生素 E	20.5mgα-TE	锌	9.3mg

早餐(图 10-7)

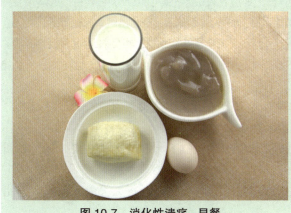

①馒头:小麦粉 50g

②牛奶:牛乳 250g

③煮鸡蛋:鸡蛋 50g

④冲藕粉:藕粉 30g

图 10-7　消化性溃疡 - 早餐

午餐（图 10-8）

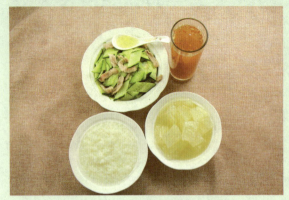

①软米饭：稻米 75g

②白油冬瓜：冬瓜 150g

③黄瓜肉片：黄瓜 150g+ 猪肉（瘦）75g

④午餐用油：菜籽油（青油）10g

⑤苹果汁：苹果（均值）100g

图 10-8　消化性溃疡 - 午餐

晚餐（图 10-9）

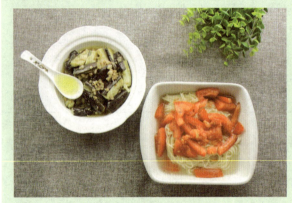

①肉末茄子：茄子（均值）150g+ 猪肉（瘦）50g

②番茄面：挂面（精制龙须面）75g+ 番茄（西红柿）100g

③晚餐用油：菜籽油（青油）10g

图 10-9　消化性溃疡 - 晚餐

（张勇胜）

第二节　下消化道疾病

一、乳糜泻

乳糜泻（celiac disease）又称麸质敏感性肠病、非热带口炎性腹泻。乳糜泻是一种含麸质食物引起小肠黏膜损害，以小肠吸收不良为主要表现的疾病，病理改变包括小肠黏膜平坦、绒毛萎缩、隐窝增生、黏膜内淋巴细胞浸润。去麦胶食物可使临床症状和损害得到改善。本病在欧洲地区高发，在我国报道甚少，随着血清学方法越来越成熟，对乳糜泻高危人群进行筛查，在全球实际发病人数远远高于临床诊断病例。

（一）病因及病理变化

病因明确，即麦类食物中的麸质（俗称面筋），其中含有麦醇溶蛋白又称麦胶蛋白，致小肠黏膜损害。麸质来自小麦、大麦和黑麦。

发病机制可能有 3 种因素参与：①遗传基因学基础；②免疫学机制介导；③环境因素如摄入麸质（麦胶蛋白）及合并肠道感染或肠道通透性增加时。

由于黏膜表面细胞受损，小肠黏膜酶被破坏，消化吸收功能受影响，使患者每天丢失大量摄入的脂肪、蛋白质、碳水化合物、维生素、矿物质和水分。

（二）疾病营养代谢特点

乳糜泻患者对麦胶产生过敏反应,不能正常分解麦胶蛋白,导致机体对脂肪、碳水化合物、膳食纤维、矿物质等吸收不良,可以通过细胞免疫和体液免疫途径最终导致肠黏膜甚至全身系统性免疫损害。本病个体差异较大,部分患者可无症状。典型的乳糜泻临床表现为肠道黏膜损害和继发性营养不良症状、生长发育迟缓、脂肪性腹泻、大便总量增加程度不等(7~50g/d 脂肪),含未消化的脂肪和碳水化合物发酵使大便带泡沫,但是排便次数不一定增加。部分患者可表现为身材矮小、胃肠胀气、反复腹痛、皮炎,远段小肠受累可引起营养吸收不良症状,如乏力、消瘦、低蛋白血症、水肿、骨痛、手足抽搐、贫血、牙釉质发育不全、关节炎等。临床症状还取决于患者年龄,对麦胶的敏感性,饮食中麦胶摄入量,以及其他未知的混杂因素。小肠黏膜功能是可逆的,摄入无麦胶饮食后可恢复正常,饮食治疗是治疗乳糜泻的重要措施之一。

（三）疾病营养治疗原则

本病病因明确,祛除病因即可缓解,故主要措施是膳食治疗和营养补充,营养治疗是唯一被认可的乳糜泻治疗方法,患者在不吃麸质后通常在数天或数周内有临床症状改善,肠黏膜组织学恢复需要数个月甚至数年,尤其是成年人。个别病例在取得长期临床和组织学疗效后,再给予正常饮食也能耐受,尤其是儿童。我们建议患者在开始无麸质饮食后 4~6 周接受评估,此时应进行全血细胞计数、叶酸、维生素 B_{12}、铁检测、肝生化检测以及血清学检测。

1. **确诊乳糜泻后应立即停止所有含麦胶类食物**　如小麦、大麦、黑麦及燕麦等,包括全麦制品,如饼干、面包、点心以及面筋、味精、面酱、酒类等均在禁用之列。临床研究显示,乳糜泻患者的饮食中添加燕麦时应谨慎,并监测患者是否发生不良反应。对于就诊时为轻度疾病的患者或者经严格无麸质饮食后病情缓解的患者,燕麦的摄入量应限制在 50~60g/d。后一类患者再次摄入燕麦后,应仔细随访是否有疾病复发的临床或血清学证据。重度疾病患者应完全避免进食燕麦。

2. **充足的能量、蛋白质饮食**　由于长期慢性病程,机体消耗大,应给予高蛋白、高能量膳食以纠正负氮平衡,防止体重下降。一般成年人蛋白质可按 1.2~1.5g/(kg·d)供给,能量按 35~45kcal/(kg·d)供给。但是膳食给予必须循序渐进,从少量开始。腹泻严重时可由肠外营养支持,一般情况可采用周围静脉营养加少量口服营养补充剂,食欲正常者能完全口服饮食。

3. **补充矿物质、维生素**　由于腹泻常引起电解质紊乱和矿物质、维生素缺乏,如钙、镁、铁以及脂溶性维生素 A、维生素 D、维生素 E、维生素 K,水溶性维生素 B_1、维生素 B_2、维生素 B_{12}、维生素 C 及叶酸等。膳食中充分利用纯果汁、菜汁、肝汤、枣汤补充,必要时补充钙剂、维生素片剂及铁剂。

4. **低脂肪少纤维**　乳糜泻主要表现是脂肪泻,故要限制脂肪摄入,每日脂肪应少于 40g,烹调方法采用煮、炖、蒸、烩、汆等少油方法,并选择含脂肪低的动物食品,忌用油炸食品。烹调油可用部分中链脂肪(MCT)。由于肠黏膜受损,应少用膳食纤维,避免高膳食纤维的蔬菜以及刺激性调味品,食物要细、软、烂,易消化。

5. **少量多餐**　为避免小肠负担过重,饮食应量少质佳,餐次多,保证营养的摄入,有利于肠道的消化吸收。

6. **忌用食物**　凡含麦胶的食物均应禁食,如小麦、大麦、燕麦、莜麦、黑麦、麦芽及其制品,包括面粉制的馒头、烙饼、面条、通心粉、糕点、饼干和各种面包,啤酒、面酱以及用麦制作的饮料。烹调时如炸丸子、炸鱼类、炸鸡用的面粉或面包渣等。蒸馏得来的酒精饮料、醋和葡萄酒不含麸质。然而,应避免饮用或食用啤酒、麦芽酒、淡啤酒和麦芽醋,因为这些通常是由含麸质的谷物制成且未经蒸馏。

7. **可用食物**

(1)动物类:牛奶及其制品、蛋类、瘦肉类、鱼类、禽类、水产类。

(2)谷薯类:大米、小米、玉米、豆类及其制品。淀粉类如土豆粉、玉米粉、木薯粉、粉丝、粉皮,以及红薯、山芋、马铃薯等。

(3)蔬菜水果:选择含膳食纤维少的蔬菜水果,如冬瓜、胡萝卜、西红柿、茄子、南瓜、山药及嫩的叶菜、水果汁、水果冻和饮料。

(4)坚果:杏仁、核桃、花生、栗子、腰果。

(5)种子:向日葵、南瓜子、亚麻籽。

(四)医疗膳食范例

无麦胶低脂少渣软饭一日范例食谱,见表10-11;营养成分分析,见表10-12。

表 10-11　无麦胶低脂少渣软饭一日范例食谱

餐别	食物名称	原料	重量 /g	多餐能量构成比 /%
早餐	豆腐	豆腐	30	21.3
	煮鸡蛋	鸡蛋	50	
	稠粥	稻米	30	
	酱豆腐	酱豆腐	10	
加餐	低脂牛奶加糖	低脂牛乳	250	
		蔗糖	15	
午餐	清蒸鲤鱼	鲤鱼	100	36.9
	花菜西红柿	花菜	150	
		西红柿	150	
	软米饭	稻米	75	
	午餐用油	色拉油	10	
加餐	蒸山药	山药	100	
		白砂糖	8	
晚餐	余丸子冬瓜汤	鸡胸脯肉	100	41.8
		冬瓜	200	
	炒胡萝卜土豆丝	胡萝卜	150	
		马铃薯	150	
	软米饭	稻米	75	
	晚餐用油	色拉油	10	
加餐	煮苹果	苹果	200	
全天	烹调用盐	精盐	6	

表 10-12　营养成分分析

宏量营养素				微量营养素			
三大营养素	含量 /g	能量 /kcal	供能比 /%				
蛋白质	78.2	312.8	19.1	维生素 B$_1$	0.9mg	钠	3 053.1mg
				维生素 B$_2$	1.2mg	钾	3 179.1mg
脂肪	39.3	353.7	21.5	叶酸	277.3μg	钙	597.5mg
				烟酸	22.6mgNE	磷	1 168.6mg
碳水化合物	243.7	974.8	59.4	维生素 C	231.5mg	铁	15.3mg
				维生素 A	1 440.2μgRE	锌	10.2mg
合计	—	1 641.3	100	维生素 E	17.3mgα-TE	镁	302.8mg

早餐（图 10-10）

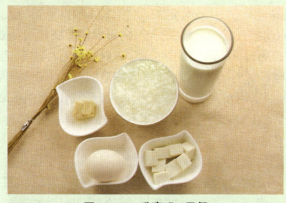

①豆腐：豆腐 30g
②煮鸡蛋：鸡蛋 50g
③稠米粥：稻米 30g
④酱豆腐：酱豆腐 10g
⑤低脂牛奶加糖：脱脂牛奶 250g+ 白砂糖 15g

图 10-10　乳糜泄 - 早餐

午餐（图 10-11）

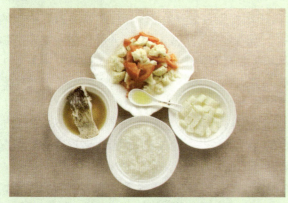

①软米饭：稻米 75g
②花菜西红柿：花菜 150g+ 西红柿 150g
③清蒸鲤鱼：鲤鱼 100g
④午餐用油：色拉油 10g
⑤蒸山药：山药 100g+ 白砂糖 8g

图 10-11　乳糜泄 - 午餐

晚餐（图 10-12）

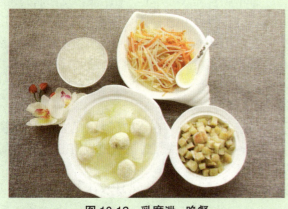

①炒胡萝卜土豆丝：胡萝卜 150g+ 马铃薯 150g
②汆丸子冬瓜汤：冬瓜 200g+ 鸡胸脯肉 100g
③软米饭：稻米 75g
④晚餐用油：色拉油 10g
⑤煮苹果：苹果 200g

图 10-12　乳糜泄 - 晚餐

二、炎性肠病

炎性肠病（inflammatory bowel disease，IBD）是指目前尚未明确病因的两种主要累及肠道的疾病，即克罗恩病（Crohn disease，CD）和溃疡性结肠炎（ulcerative disease，UC）。两者的共同特点是病因和发病机制未完全明确，与环境、遗传、感染和免疫多种因素有关，多数呈反复发作的慢性病程。

(一)病因及病理变化

克罗恩病有淋巴管闭塞、淋巴管外漏、黏膜下水肿、肠壁肉芽肿性炎症等一系列病理特征。在病变早期,受累肠段有黏膜充血水肿,浆膜有纤维素性渗出物,相应的肠系膜充血、水肿,肠系膜淋巴结肿大,随着病变的发展,表现为全壁性肠炎。肠黏膜面有匐行沟槽样或裂隙状纵行溃疡,可深达肌层并融合成窦道。由于黏膜下层水肿与炎症细胞浸润,使 X 线检查肠段病变呈节段性分布,黏膜呈卵石样改变,肠腔狭窄出现绳征。此病由于肠受损面积较广泛,影响营养素的吸收,因而有不同程度的营养不良,表现为贫血、低蛋白血症、维生素缺乏、电解质紊乱等,由于缺钙,可出现骨质疏松、生长发育延迟。据国外文献报道,IBD 营养不良发生率为 16%~85%,85%~100% 的儿童 CD 患者有营养不良史,疾病活动期营养不良比缓解期普遍。国内因并发症住院手术的 CD 患者合并营养不良的发生率高达 86.7%。

溃疡性结肠炎病变早期有黏膜弥漫性炎症,可见水肿、充血与灶性出血,黏膜面呈弥漫性细颗粒状,组织变脆,触之易出血。黏膜与黏膜下层有淋巴细胞、浆细胞、嗜酸性粒细胞及中性粒细胞浸润。因肠腺隐窝底部聚集大量中性粒细胞,形成小的隐窝脓肿,当隐窝脓肿融合、破溃,黏膜随即出现广泛的浅小不规则溃疡。这些溃疡可沿结肠纵轴发展,逐渐融合成不规则的大片溃疡。溃疡性结肠炎多起病缓慢,由于消瘦、贫血、水电解质平衡失调及丢失大量蛋白质等,可发生低蛋白血症和营养障碍,常发生小细胞低色素性贫血,可能与失血、缺铁有关。

克罗恩病和溃疡性结肠炎患者的病变部位不同,由于病变主要发生在消化道,既妨碍营养物质的摄入、消化和吸收,又造成营养物质从肠道不同程度丢失,加上感染、发热、中毒等分解代谢增加及药物的影响,患者可出现不同程度的营养不良。小肠是消化和吸收营养的主要部位,由于 CD 病变常累及小肠,而 UC 仅累及结直肠,所以 CD 患者营养不良比 UC 多见。

(二)疾病营养代谢特点

克罗恩病和溃疡性结肠炎患者营养缺乏的发生和发展是有差别的。克罗恩病患者营养不良的发生和发展是长期而缓慢的,而溃疡性结肠炎患者营养不良的发生往往是一个急剧过程,患者原来营养状况较好,而在住院期间发生急性营养缺乏。炎性肠病患者营养不良发生原因如下:

1. **营养摄入减少**　促使炎性肠病患者摄食减少的因素较多。急剧食欲减退可能由于细胞因子如白介素 -1 和肿瘤坏死因子水平的增加造成;使用甲硝唑治疗的克罗恩病患者往往口腔内出现金属味,进而抑制食欲;锌、铜、镍缺乏也会引起味觉变化而使食欲减退;此外,患者因腹泻、腹痛、口腔溃疡等导致摄食障碍。

2. **吸收不良**　炎性肠病患者营养摄入不足同时合并有小肠营养吸收不良。CD 常累及回肠,甚至需要切除回肠,而回肠是脂肪和脂溶性维生素吸收的主要部位,所以 IBD 患者尤其是 CD 患者常合并脂溶性维生素缺乏,其中低维生素 D 水平十分常见。约 1/3 克罗恩病患者的炎症波及小肠,广泛小肠炎症和肠切除都会减少小肠吸收面积;回肠切除可引起胆盐和维生素 B_{12} 吸收不良,导致胆盐缺乏进而影响脂肪和脂溶性维生素的吸收;患者因回盲瓣切除,会引起小肠细菌过度生长或盲袢综合征,从而引起吸收不良。

3. **营养丢失增加**　在炎症和溃疡的黏膜面发生蛋白质渗出性丢失。在这些区域内存在上皮间紧密连接的缺乏和淋巴引流的改变。蛋白质丢失的程度与疾病严重度有关。腹泻会造成 IBD 患者不同程度的钾、镁、钙和磷丢失。约 10% 的 CD 患者会出现锌缺乏。

4. **药物的影响**　用于炎性肠病的药物会引起营养缺乏的发生。由于柳氮磺吡啶(SASP)竞争性抑制空肠叶酸结合酶而使叶酸吸收不良;皮质激素能抑制小肠钙的吸收和增加尿钙的排泄;考来烯胺能引起钙、脂肪和脂溶性维生素的缺乏;柳氮磺吡啶(SASP)、甲硝唑能引起恶心、呕吐和消化不良而使营养素吸收减少。

5. **能量和蛋白质需求增加**　活动性炎性肠病患者能量消耗增加。炎性肠病患者往往处于分解代谢状态,出现负氮平衡。

营养素缺乏会影响炎性肠病的临床结局,蛋白质 - 能量营养不良会导致细胞和免疫功能缺陷,儿童生长发育延缓。维生素 D 缺乏的克罗恩病患者中会产生代谢性骨病。维生素 D 不但参与骨代谢,还与

IBD肠黏膜炎症反应程度和并发症有关。研究证实,纠正维生素D缺乏能改善IBD病程,抑制CD炎症反应甚至减少手术率,降低复发率,提高药物治疗效果。维生素A、维生素C和维生素E是重要的抗氧化营养素,这些维生素缺乏会增加疾病活动期的发生以及使致癌作用增强。硒充当谷胱甘肽过氧化物酶的辅因子以防止细胞免受自由基的损伤,严重硒缺乏和炎性肠病患者潜在性死亡间有相关性。锌和铜是超氧化物歧化酶的辅因子,能保护细胞免受自由基损害。锌缺乏能抑制伤口愈合,可能为克罗恩病患者瘘管经久不闭合的原因。叶酸对溃疡性结肠炎患者黏膜不典型增生和结肠癌的发生有防护作用,虽然其机制尚不明确,但试验发现缺乏叶酸的培养基中细胞染色体的脆性增加。

(三)疾病营养治疗原则

1. **营养治疗步骤** IBD患者在初诊时应常规进行营养风险筛查。对筛查出的有营养风险的患者应进行营养状况评定,确定营养治疗方案。病情变化会影响患者营养状况和代谢状态,合并感染或使用糖皮质激素、饥饿、肠梗阻或肠瘘等均能恶化患者的营养状况和代谢状态,因此在治疗期间应动态监测患者的营养状况,并根据监测结果调整营养支持治疗方案,营养支持治疗过程中应密切监测相关并发症。通常IBD患者能量需求与健康人群接近,对缓解期和轻至中度活动期疾病,可以沿用正常人的能量供给。但极度营养不良、重症UC或CD患者的静息能量消耗(REE)有别于正常人:体温每升高1℃,CD患者的REE增加10%~15%,合并脓毒症时REE约增加20%。活动期CD的能量消耗高出缓解期8%~10%。对重症患者可采用间接能量测定方法确定患者的能量需求。一般发作期IBD患者供给能量30~35kcal/(kg·d),由于蛋白质需求增加,相对于普通人群应增加到1.2~1.5g/(kg·d)。治疗期间需要定期检测并及时纠正IBD患者微量营养素水平。

2. **急性期营养治疗方案**

(1)营养支持治疗方式选择:肠道具有功能时,就应该尽可能使用肠道功能,IBD急性期建议尽早启用肠内营养(EN)。根据摄入量占营养需求总量的比例,EN分为全肠内营养(total enteral nutrition,TEN)和部分肠内营养(partial enteral nutrition,PEN)。TEN指患者所需的营养素完全由EN提供,没有其他营养来源,TEN可有效诱导活动期CD缓解。PEN指在进食的同时补充EN,以达到增加能量和营养素摄入的目的,多用于纠正营养不良。PEN方案要求患者每日需求的总能量的50%以上由PEN提供。PEN方法:①在正常进食基础上口服营养补充剂(ONS);②白天进食低脂饮食,夜间鼻饲;③每4个月中进行1个月的TEN;④EN联合英夫利西单抗维持CD缓解。荟萃分析结果显示,与普通正常饮食相比,PEN可有效减少CD复发,其作用优于某些药物(如糖皮质激素和氨基水杨酸制剂)。

(2)肠外营养的时机:如EN禁忌或无法达到有效剂量,应给予肠外营养(PN)。考虑到全肠外营养(total parenteral nutrition,TPN)相关的并发症风险,重度营养不良的IBD患者,如EN禁忌或无法实施,应在24~48小时给予TPN;如EN能够实施,但在48~72小时后仍无法达到60%以上能量及蛋白质需求时,供给不足部分由补充性肠外营养(supplementary parenteral nutrition,SPN)补充,当EN提供的能量超过所需目标量的60%时可以停用PN。轻至中度营养不良的IBD患者,只有在预计营养摄入受限超过7天时才给予TPN。

IBD患者给予TPN的常见临床情形:①CD继发短肠综合征早期有严重腹泻;②高流量小肠瘘(流量>500ml/d)且EN无法维持水电解质及营养平衡;③因肠梗阻无法实施EN;④高位肠内瘘(如胃或十二指肠结肠内瘘)且无法实施EN;⑤肠瘘继发腹腔感染未得到控制;⑥不耐受EN的其他情形,如重症UC或其他原因造成的严重腹胀或腹泻,严重的肠动力障碍;⑦无法建立EN通路。

推荐采用"全合一"方式进行PN,并根据病情调整营养配方。推荐使用中心静脉导管(peripherally inserted central venous catheter,PICC)或中心静脉导管输注TPN,SPN可由周围静脉通路输注。

3. **缓解期饮食建议** 随病情缓解,患者的膳食调配方法是从清流质-流质-厚流质-无渣半流质-软食-普食。宜少量多餐,每日进餐4~5次,尽量压缩食物体积,提高食物能量密度。烹调以煮、烩、蒸等为主,禁用油炸、油煎;不用浓味调料。

(1)碳水化合物:以精制米面为主,禁用粗粮。有研究证实可发酵的低聚糖、双糖、单糖、多元醇(fermentable oligosaccharides,disaccharides,monosaccharides and polyols,FODMAP)含量低的饮食、特殊

碳水化合物饮食（special carbohydrate diet，SCD）和旧石器时代饮食能减轻 CD 症状和炎症反应程度。可溶性膳食纤维和抗性淀粉可降低轻至中度 IBD 疾病活动度及粪便炎症反应指标，预防疾病复发。不溶性膳食纤维虽然能增加粪便含水量，但有可能加重肠道梗阻症状，所以对于合并肠道狭窄的 CD 患者应予限制。

（2）能量与蛋白质：缓解期每日供给能量 25~30kcal/（kg·d），通常情况下缓解期患者蛋白质需求不增加，蛋白质推荐量与普通人群接近［成人约 1g/（kg·d）］。有研究认为饮用牛奶可能会降低 CD 的发病率，但摄入过多富含胱氨酸的食物如红肉、禽蛋类、奶类，以及含添加剂（如亚硫酸盐、卡拉胶、硫酸软骨素等）的食品和饮料会加重肠黏膜炎症反应和临床症状。

（3）脂肪：膳食脂肪的摄入量及脂肪成分是影响 IBD 发病的重要因素。研究表明，适当调高膳食中 n-3/n-6 PUFA 的比例（如服用富含 n-3PUFA 的鱼油）可能降低患 IBD 的风险，降低 UC 的疾病活动度，下调活动期 CD 炎症因子表达，延长 UC 缓解时间，减少糖皮质激素的用量。总体仍需适当控制脂肪的摄入，每天膳食中应限制脂肪在 40g 以下，可采用短、中链脂肪酸。

（4）蔬菜水果类：少用茎、叶类蔬菜，可用根块类蔬菜，如山药、土豆、胡萝卜等。新鲜蔬菜和水果富含维生素、微量元素和膳食纤维。研究表明，增加水果和蔬菜等富含可溶性膳食纤维食物的摄入量，少食红肉、人造脂肪和食用油可能降低 IBD 的发病风险。

（5）维生素与矿物质：维生素、矿物质的供应与健康人基本一致，需要量可高于《中国居民膳食营养素参考摄入量》（2013 版）中的推荐摄入量（RNI）或适宜摄入量（AI）。因疾病影响脂溶性维生素以及维生素 B_{12} 的吸收，故应注意补充 B 族维生素和维生素 A、维生素 D、维生素 K、维生素 C 等，还应补充矿物质以及微量元素，纠正水电解质失衡，补充钾、钠、钙、镁、铁、锌。IBD 患者应该定期检查是否存在微量营养素缺乏，缺乏时应该给予适当的纠正。

（6）忌刺激：饮食应制成柔软、易消化的食物，忌粗糙、坚硬、产气、油腻、不易消化及刺激的食物，禁忌食生蔬菜、水果和带刺激性的葱、姜、蒜、辣椒等调味品。

4. 肠道微生态与 IBD 关系　基于目前对肠道微生态的认识与研究，对轻至中度 UC 诱导或维持缓解明确有效的益生菌包括 *Escherichia coli* Nissle 1917 和 VSL#3，且安全性好。但益生菌制剂对诱导、维持 CD 缓解和预防复发均无效。

（四）病例及医疗膳食范例

1. 克罗恩病病例（溃疡性结肠炎范例食谱同克罗恩病）

（1）一般情况：余某，女性，26 岁，因"反复腹泻 22⁺ 个月，加重伴腹痛 3 个月"入院。22⁺ 个月前患者无明显诱因出现腹泻，大便 7~8 次 /d，呈稀糊状，伴黏液及少量鲜血，无腹痛、腹胀，无畏寒、发热、潮热、盗汗，无恶心、呕吐、黄疸，无尿频、尿急、尿痛，无皮肤瘀斑，患者在当地医院治疗，未做肠镜等相关检查，诊断为"结肠炎"，给予输液（具体用药不详）治疗后腹泻稍有缓解出院。出院后患者腹泻时轻时重，量多时 8~9 次 /d，每次口服药物后（具体不详）腹泻次数减少，3~4 次 /d，含黏液，一直未做肠镜检查。20 个月前，患者因怀孕，进食油腻食物后大便 8~9 次 /d，遂间断口服中药治疗，大便 3~4 次 /d，含黏液。10 个月前患者出现发热，最高体温 40℃，伴腹痛，为全腹部阵发性刺痛，在某市人民医院做肠镜提示：直肠、乙状结肠、降结肠黏膜病变（性质？），病检：（结肠）黏膜组织慢性炎，可见多量淋巴细胞、浆细胞浸润，未见肉芽肿，考虑为克罗恩病。遂转入院治疗，胃镜检查示：慢性非萎缩性胃炎；肠镜提示：直、结肠黏膜纵行溃疡伴铺路石样改变（性质：克罗恩病？）；病检：（降结肠）黏膜重度慢性炎症，灶区淋巴组织增生；（乙状结肠）黏膜中 - 重度慢性炎症，见个别隐窝脓肿，灶区淋巴组织增生。否认肝炎、结核或其他传染病病史。已接种乙肝疫苗、卡介苗、脊髓灰质炎疫苗、麻疹疫苗、百白破疫苗及乙脑疫苗。否认食物及药物过敏史，否认外伤史，否认手术史，无输血史。

（2）体格检查：体温 37℃，脉搏 89 次 /min，呼吸 19 次 /min，血压 90/62mmHg。身高 155cm，体重 40kg。神志清楚，慢性病容，其余无特殊。

（3）辅助检查：临床检查及结果，见表 10-13。

表 10-13　临床检查及结果

检查项目	检查结果
血常规	红细胞计数 3.96×10^{12}/L，血红蛋白 82g/L，血细胞比容 0.29，平均红细胞体积 72.0fl，平均红细胞 Hb 含量 20.7pg，平均红细胞 Hb 浓度 288g/L，白细胞 4.91×10^9/L，中性粒细胞百分比 72.0%
贫血检查	铁蛋白 178.70μg/L(24~336μg/L)，转铁蛋白 0.91g/L，促红细胞生成素 24.80mU/ml，可溶性转铁蛋白受体测定(乳胶)0.99ml/L
肝功能检查	谷丙转氨酶 7U/L，谷草转氨酶 12U/L，总蛋白 52.9g/L，白蛋白 24.4g/L，球蛋白 28.5g/L
肾功能检查	尿素 4.98mmol/L，肌酐 48.0μmol/L
肾脏相关检查	ANA 及 ENA 抗体谱阴性，ANCA 阴性
尿常规	尿蛋白定性(+)，白细胞 428/HP，红细胞 2/HP，脓细胞(++)/HP

（4）入院诊断：①克罗恩病；②轻度贫血。

2. **食谱举例**　急性期时宜尽早启用肠内营养，初始剂量时应肠内联合补充性肠外营养，随着肠内营养逐渐加量，逐步过渡为全肠内营养，待进入缓解期后逐渐由清流质、流质、半流质等过渡为普通饮食。

（1）清流质：过箩米汤、稀藕粉、少油过滤菜汤、过滤果汁等。少量多餐(初次 20~30ml/ 次，逐渐增加到 100~150ml/ 次)，每天 6~7 次。克罗恩病一日范例食谱(清流质)，见表 10-14；营养成分分析，见表 10-15。

表 10-14　克罗恩病一日范例食谱（清流质）

餐别	食物名称	原料	重量 /g	多餐能量构成比 /%
早餐	白糖米粉	米粉	20	46.5
		白砂糖	5	
早加餐	胡萝卜汁	胡萝卜	200	
		白砂糖	10	
午餐	白糖藕粉	藕粉	20	28.2
		白砂糖	5	
午加餐	黄瓜汁	黄瓜	200	
晚餐	红糖米粉	米粉	20	25.3
		红糖	5	
晚加餐	鸡蛋白水	鸡蛋白	35	

表 10-15　营养成分分析

宏量营养素				微量营养素			
三大营养素	含量 /g	能量 /kcal	供能比 /%				
蛋白质	10.7	42.8	9.7	维生素 B$_1$	0.1mg	钠	190.1mg
				维生素 B$_2$	0.2mg	钾	655.8mg
脂肪	0.9	8.1	1.8	叶酸	67.6μg	钙	131.0mg
				烟酸	2.0mgNE	磷	137.1mg
碳水化合物	97.1	388.4	88.5	维生素 C	44.0mg	铁	8.7mg
				维生素 A	1 406.0μgRE	锌	1.2mg
合计	—	439.3	100	维生素 E	1.8mgα-TE	镁	73.9mg

早餐（图 10-13）

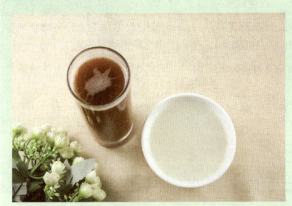

①白糖米粉：米粉 20g＋ 白砂糖 5g
②胡萝卜汁：胡萝卜 200g＋ 白砂糖 10g

图 10-13　克罗恩病（清流质）- 早餐

午餐（图 10-14）

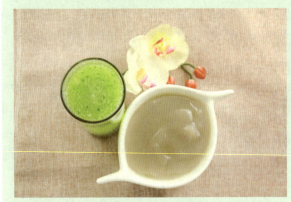

①白糖藕粉：藕粉 20g＋ 白砂糖 5g
②黄瓜汁：黄瓜 200g

图 10-14　克罗恩病（清流质）- 午餐

晚餐（图 10-15）

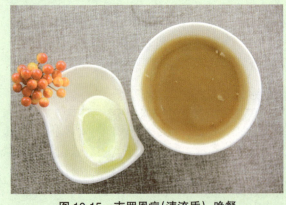

①红糖米粉：米粉 20g＋ 红糖 5g
②鸡蛋白水：鸡蛋白 35g

图 10-15　克罗恩病（清流质）- 晚餐

　　（2）流质：稠米汤（大米、小米）、冲藕粉、蒸嫩蛋羹、蛋花汤、酸奶、蔬菜汁、水果汁等。少量多餐（100~150ml/ 次），每天 6~7 次。克罗恩病一日范例食谱（流质），见表 10-16；营养成分分析，见表 10-17。

表 10-16 克罗恩病一日范例食谱(流质)

餐别	食物名称	原料	重量 /g	多餐能量构成比 /%
早餐	浓米汤	稻米	25	38.7
	蒸蛋羹	鸡蛋	50	
早加餐	苹果汁(温)	苹果	200	
午餐	白糖藕粉	藕粉	30	25.2
		白砂糖	8	
午加餐	瓦罐鸡汤	瓦罐鸡汤(汤)	100	
晚餐	红糖藕粉	藕粉	50	36.1
		红糖	15	
全天	烹调用盐	精盐	3	

表 10-17 营养成分分析

宏量营养素				微量营养素			
三大营养素	含量 /g	能量 /kcal	供能比 /%				
蛋白质	10.5	42.0	6.2	维生素 B$_1$	0.2mg	钠	1 512.0mg
				维生素 B$_2$	0.3mg	钾	444.6mg
脂肪	7.4	66.6	9.8	叶酸	75.2μg	钙	73.5mg
				烟酸	1.3mgNE	磷	146.0mg
碳水化合物	142.1	568.4	84.0	维生素 C	8.0mg	铁	17.8mg
				维生素 A	123.0μgRE	锌	1.5mg
合计	—	677.0	100	维生素 E	5.5mgα-TE	镁	36.5mg

(3)少渣半流质饮食:白米粥、鱼肉粥(碎胡萝卜)、鸡肉粥、瘦肉末粥、蛋花面条(去皮去籽的西红柿)、蛋花面片、软面条、蒸蛋羹、鸡蛋、豆腐脑、过箩菜汤、肉泥或肉末、鲜果汁、蔬菜汁等。克罗恩病一日范例食谱(少渣半流质),见表 10-18;营养成分分析,见表 10-19。

表 10-18 克罗恩病一日范例食谱(少渣半流质)

餐别	食物名称	原料	重量 /g	多餐能量构成比 /%
早餐	稠米粥	稻米	50	22.9
	蒸蛋羹	鸡蛋	50	
加餐	番茄汁	番茄	200	
午餐	馄饨	面粉	100	36.1
		猪肉(瘦)	50	
加餐	水果汁	苹果	200	
晚餐	挂面	挂面	100	41.0
		猪肉(瘦)	50	
		小白菜	100	
加餐	常温酸奶	酸奶	250	
全天	烹调用盐	精盐	6	

表 10-19 营养成分分析

宏量营养素				微量营养素			
三大营养素	含量 /g	能量 /kcal	供能比 /%				
蛋白质	62.1	248.4	17.6	维生素 B$_1$	1.4mg	钠	2 857.6mg
				维生素 B$_2$	1.0mg	钾	1 870.3mg
脂肪	21.0	189.0	13.4	叶酸	200.5μg	钙	502.8mg
				烟酸	13.7mgNE	磷	949.5mg
碳水化合物	244.4	977.6	69.0	维生素 C	76.5mg	铁	16.6mg
				维生素 A	696.0μgRE	锌	9.5mg
合计	—	1 415.0	100	维生素 E	10.7mgα-TE	镁	220.1mg

(4)少渣低脂软饭:主食采用精细米面所制粥类、烂饭、发面蒸食、面包、软面条、面片、苏打饼干等,禁用粗粮,辅食以瘦肉、鱼、鸡、动物肝、蛋类为优质蛋白质的主要来源,补充适当的豆制品(整粒豆除外),可添加去皮制软的胡萝卜、土豆、山药、南瓜、冬瓜、西葫芦、莴笋,去皮去籽的西红柿、黄瓜、丝瓜等。克罗恩病一日范例食谱(软食),见表 10-20;营养成分分析,见表 10-21。

表 10-20 克罗恩病一日范例食谱(软食)

餐别	食物名称	原料	重量 /g	多餐能量构成比 /%
早餐	白吐司	面包(均值)	50	33.6
	肉松大米粥	猪肉松	25	
		稻米	50	
	煮鸡蛋	鸡蛋	50	
加餐	冲藕粉	藕粉	20	
午餐	清蒸鲈鱼	鲈鱼	100	32.9
	肉末碎油菜	油菜	150	
		猪肉(瘦)	25	
	软米饭	稻米	75	
	午餐用油	色拉油	10	
加餐	番茄汁	番茄	200	
晚餐	冬瓜肉片	冬瓜	150	33.5
		猪肉(瘦)	25	
	肉末茄子	茄子	150	
		猪肉(瘦)	25	
	软米饭	稻米	75	
	晚餐用油	色拉油	10	
加餐	苹果汁	苹果	200	
全天	烹调用盐	精盐	6	

表 10-21 营养成分分析

宏量营养素				微量营养素			
三大营养素	含量 /g	能量 /kcal	供能比 /%				
蛋白质	72.5	290.0	17.0	维生素 B$_1$	1.0mg	钠	2 996.0mg
				维生素 B$_2$	0.9mg	钾	2 056.4mg
脂肪	41.6	374.4	21.9	叶酸	252.3μg	钙	492.3mg
				烟酸	16.7mgNE	磷	945.8mg
碳水化合物	260.9	1 043.6	61.1	维生素 C	134.5mg	铁	21.3mg
				维生素 A	556.0μgRE	锌	12.1mg
合计	—	1 708.0	100	维生素 E	19.5mgα-TE	镁	249.2mg

早餐（图 10-16）

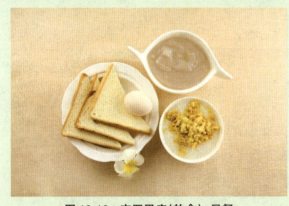

①白土司：面包(均值)50g
②肉松大米粥：猪肉松 25g+ 稻米 50g
③煮鸡蛋：鸡蛋 50g
④冲藕粉：藕粉 20g

图 10-16 克罗恩病(软食)- 早餐

午餐（图 10-17）

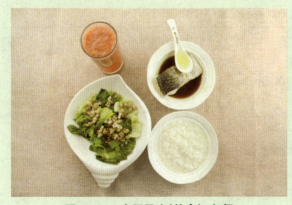

①清蒸鲈鱼：鲈鱼 100g
②肉末碎油菜：猪肉 25g+ 油菜 150g
③软米饭：稻米 75g
④午餐用油：色拉油 10g
⑤番茄汁：番茄 200g

图 10-17 克罗恩病(软食)- 午餐

晚餐（图 10-18）

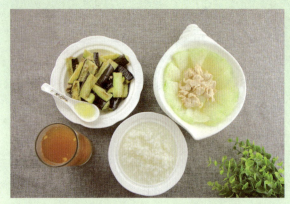

①冬瓜肉片：冬瓜 150g+ 猪肉（瘦）25g
②肉末茄子：茄子 150g+ 猪肉（瘦）25g
③软米饭：稻米 75g
④晚餐用油：色拉油 10g
⑤苹果汁：苹果 200g

图 10-18　克罗恩病（软食）- 晚餐

（5）普食：与健康人膳食大致相同，忌用刺激性食物或调味品（辣椒、大蒜、芥末、胡椒、咖喱等）；忌用难消化的食物和过分坚硬及易产气的食物（油炸食物、动物油脂、干豆等）。表 10-22 所列为低渣食物；各种食物的脂肪含量，见表 10-23。

表 10-22　低渣食物

食物种类	低渣食物
肉类	去皮、去筋嫩肉，如搅碎、剁碎的瘦肉、家禽、鱼等
蛋类	蒸蛋
豆制品	加工精制的豆制品，如豆浆、豆腐、豆腐脑、豆干等
五谷类	精制的谷类及其制品，如白饭、米粉、白面包等
蔬菜类	各种过滤的蔬菜汁、嫩的叶菜头、去皮的成熟瓜类、菇类
水果类	果汁，纤维含量少且去皮、去籽的水果，如哈密瓜、西瓜、枇杷、荔枝、龙眼等
油类	橄榄油、芥花籽油、葡萄籽油、花生油
点心类	清蛋糕、饼干

表 10-23　各种食物的脂肪含量

食物类别	脂肪含量少	脂肪含量多
肉类	瘦肉、牛肉、羊肉、去皮畜肉、鱼肉	肥肉、畜肉片、加工肉制品（肉肠类）、鱼子、鱿鱼、动物内脏（肝、肾、脑、肺、肠）
蛋类	鸡蛋（蛋清）、鸭蛋（蛋清）	蛋黄
奶类	牛奶、酸奶	全脂奶粉、奶酪等奶制品
食用油	花生油、菜籽油、豆油、葵花子油、调和油、香油	棕榈油、猪油、牛羊油、奶油、鸡鸭油、黄油
糕点、甜食	建议不吃	油饼、油条、炸糕、奶油、蛋糕、冰激凌、雪糕
新鲜蔬菜	深绿叶菜、红黄色蔬菜等	
新鲜水果	各种水果	加工果汁、加糖果味饮料
谷类	米、面、杂粮	
干豆	黄豆、豆腐、豆制品	油豆腐、豆腐泡、素什锦

三、憩室症和憩室炎

(一) 病因及病理变化

憩室是消化道的局部囊样膨出,有真性(全层膨出)和假性(仅有黏膜和黏膜下层膨出)两种,绝大多数憩室向消化道腔外膨出,极少数向腔内膨出,称为腔内膨出。多个憩室同时存在称为憩室病,本病见于全消化道,以结肠最为常见。

一般认为结肠憩室的发生与经济水平和饮食习惯有一定的关系,经济发达的国家和地区明显高于发展中国家和经济欠发达地区,低渣或无渣饮食者明显高于高渣或多渣饮食者,结肠过敏性炎症、习惯性便秘、肠易激综合征、肠道慢性梗阻及炎性肠病患者群体有较高的发生率。

本病病因尚不清楚,肠腔经常处于高压状态,肠壁结构异常和缺陷与本病发生有关,也可能与长期低纤维饮食导致便秘有关。长期低纤维饮食导致便秘,从而需要更强的结肠收缩来推动大便前进,腔内增加的外推力导致憩室形成。肠易激综合征者结肠动力学调节障碍,非推进性收缩增强,可使肠腔内压显著增高。

(二) 疾病营养治疗原则

轻症患者的治疗包括休息、流质饮食和口服抗生素,症状缓解后逐渐过渡到低渣软食,2周后作钡剂灌肠诊断,1个月后恢复高渣饮食。80%出现严重症状和伴有并发症的患者通过休息、禁食、静脉输液等可以缓解。

对于憩室病的患者建议采用高膳食纤维饮食并补充足够的水分,但是要避免不易消化且可能堆积憩室的食物,如玉米、果皮等。纤维含量低、脂肪或红肉含量高的膳食可增加症状性憩室疾病的风险。膳食纤维和素食可减轻肠道炎症及改变肠道菌群,从而降低症状性憩室疾病的发病率。

(张片红)

第三节 肝 脏 疾 病

一、病毒性肝炎

病毒性肝炎是由多种不同肝炎病毒引起的一组以肝损害为主的传染病。目前按病原学明确分类的有甲型、乙型、丙型、丁型、戊型5型肝炎病毒。甲型和戊型主要表现为急性感染,经粪-口途径传播;乙型、丙型、丁型多呈慢性感染,少数病例可发展为肝硬化或肝细胞癌,主要经血液、体液等胃肠外途径传播。

(一) 病因与发病机制

1. 病因 见表10-24。

表 10-24 病毒性肝炎的病因

疾病种类	致病病毒种类	特点
甲型肝炎	甲型肝炎病毒(HAV)	RNA病毒。电镜下见实心和空心两种颗粒,实心颗粒为完整的HAV,有传染性;空心颗粒为未成熟的不含RNA的颗粒,具有抗原性,但无传染性
乙型肝炎	乙型肝炎病毒(HBV)	DNA病毒。直径42nm,球形颗粒。HBV抗原复杂,其外壳中有表面抗原,核心成分中有核心抗原和e抗原,感染后可引起机体的免疫反应,产生相应的抗体
丙型肝炎	丙型肝炎病毒(HCV)	一种具有脂质外壳的RNA病毒。抗HCV不是保护性抗体,是HCV感染的标志。HCV RNA阳性是病毒感染和复制的直接标志
丁型肝炎	丁型肝炎病毒(HDV)	呈球形,是一种缺陷病毒。在血液中需要HBV的辅助才能进行复制
戊型肝炎	戊型肝炎病毒(HEV)	直径27~34nm的小RNA病毒。抗HEV IgM阳性是近期HEV感染的标志

2. 发病机制

(1)甲型肝炎病毒主要通过粪-口途径传播。甲型肝炎病毒在肝细胞内复制的过程中仅引起肝细胞轻微损害。在机体出现一系列免疫应答(包括细胞免疫及体液免疫)后,肝脏出现明显病变,表现为肝细胞坏死和炎症反应。HAV通过被机体的免疫反应所清除,一般不发展为慢性肝炎。

(2)乙型肝炎患者和病毒携带者是主要传染源。人因含HBV的血液或体液进入机体而获得感染,传播途径主要包括血液、体液传播及母婴传播。乙型肝炎的肝细胞损伤主要是通过机体一系列免疫应答所造成,其中以细胞免疫为主。免疫应答既可清除病毒,亦可导致肝细胞损伤,甚至诱导病毒变异。各种原因导致HBV复制增加均可启动机体免疫对HBV的应答反应。机体免疫反应不同,导致临床表现各异:当机体免疫功能正常时,多表现为急性肝炎,大部分患者可彻底清除病毒;当机体免疫功能低下、不完全免疫耐受、自身免疫反应产生、HBV基因突变逃避免疫清除等情况下,可导致慢性肝炎;当机体处于超敏反应,大量抗原-抗体复合物产生并激活补体系统,导致大片肝细胞坏死,发生重型肝炎;当机体处于免疫耐受状态,不发生免疫应答,多成为无症状携带者。

(3)丙型肝炎传染源主要为急性临床型和无症状的亚临床患者,慢性患者和丙型肝炎病毒携带者。丙型肝炎病毒主要经血源传播。输入含HCV或HCV-RNA的血浆或血液制品,一般经潜伏期急性发病。当HCV在肝细胞内复制,引起肝细胞结构和功能改变或干扰肝细胞蛋白合成,可造成肝细胞变性坏死。

(4)丁型肝炎病毒对肝细胞有直接的致细胞病变作用。丁型肝炎病毒主要存在于肝细胞核内,是一种缺陷RNA病毒,必须有嗜肝DNA病毒(如HBV)辅助才可装配成具有传染性的HDV病毒,其传播方式与HBV相同。

(5)戊型肝炎其发病机制尚不清楚,可能与甲型肝炎相似。细胞免疫是引起肝细胞损伤的主要原因。HEV经消化道侵入人体后,在肝脏复制,从潜伏期后半段开始,HEV开始在胆汁中出现,随粪便排出体外,并持续至起病后1周左右。同时病毒进入血流导致病毒血症。

(二)疾病分类及临床表现

各型肝炎的潜伏期不同,甲型肝炎为2~6周,平均4周;乙型肝炎为1~6个月,平均3个月;丙型肝炎为2周~6个月,平均40天;丁型肝炎4~20周;戊型肝炎2~9周。

1. 急性肝炎

(1)急性黄疸型肝炎病程可分为3个阶段。

1)黄疸前期:甲、戊型肝炎起病较急,约80%患者有发热伴畏寒。乙、丙、丁型肝炎起病相对较缓,仅少数有发热。主要症状有全身乏力、食欲缺乏、厌油、恶心甚或呕吐。尿色逐渐加深,肝脏可轻度肿大,伴有触痛及叩击痛。肝功能改变主要为ALT、AST增高。

2)黄疸期:尿色加深呈浓茶色,巩膜及皮肤出现黄染,且逐日加深。在黄疸明显时可出现皮肤瘙痒,大便颜色变浅,心动过缓等症状。

3)恢复期:黄疸消退,精神及食欲好转。肿大的肝脏逐渐回缩,触痛及叩击痛消失。肝功能逐渐恢复正常。

(2)急性无黄疸型肝炎:起病较缓慢,临床症状较轻,主要有乏力、食欲缺乏、恶心、肝区痛和腹胀等症状,亦不出现黄疸。肝常肿大伴触痛及叩击痛。

2. 慢性肝炎

(1)慢性活动性肝炎:既往有肝炎史,目前有较明显的肝炎症状,如倦怠无力、食欲差、腹胀、溏便、肝区痛等,面色常晦暗,一般健康状况较差,劳动力减退。肝大,质较硬,伴有触痛及叩击痛,脾多肿大。可出现黄疸、蜘蛛痣、肝掌及明显痤疮。肝功能长期明显异常。

(2)慢性迁延型肝炎:急性肝炎病程达半年以上,仍有轻度乏力、食欲缺乏、腹胀、肝区痛等症状,多无黄疸。肝大伴有轻度触痛及叩击痛。

3. 重型肝炎(肝衰竭)

(1)急性重型肝炎:亦称暴发型肝炎。特点是起病急,病情发展迅猛,病程短(一般不超过10天)。

患者常有高热、严重消化道症状(厌食、恶心、频繁呕吐、鼓肠等)、极度乏力。在起病数日内出现神经、精神症状(如性格改变,行为反常,嗜睡、烦躁不安等),可见扑翼样震颤及病理反射,可急骤发展为肝性昏迷,黄疸出现后迅速加深,出血倾向明显(鼻出血、瘀斑、呕血、便血等)。肝脏进行性缩小,胆酶分离,血氨升高。

(2)亚急性重型肝炎:起病初期类似一般急性黄疸型肝炎,但病情进行性加重,出现高度乏力,厌食、频繁呕吐、黄疸迅速加深,常有肝臭,顽固性腹胀及腹水(易并发腹膜炎),出血倾向明显,常有神经、精神症状,晚期可出现肝肾综合征,多发生消化道出血、肝性昏迷等并发症。肝脏缩小或无明显缩小。病程可达数周至数个月,容易转变为慢性肝炎及肝硬化。

(3)慢加急性重型肝炎:是在慢性肝病基础上出现的急性肝功能失代偿。

(4)慢性重型肝炎:在肝硬化的基础上,肝功能进行性减退导致的以腹水或门静脉高压、凝血功能障碍和肝性脑病等为主要表现的慢性肝功能失代偿。

4. 淤胆型肝炎　亦称毛细胆管型肝炎或胆汁淤积型肝炎。起病及临床表现类似急性黄疸型肝炎,但乏力及食欲减退等症状较轻而黄疸重且持久,有皮肤瘙痒等梗阻性黄疸的表现。

5. 肝炎肝硬化　根据肝脏炎症情况分为活动性和静止性两型。

(1)活动性肝硬化:有慢性肝炎活动表现,乏力及消化道症状明显,有门静脉高压表现,如腹壁及食管静脉曲张,腹腔积液、肝脏缩小,脾大,门静脉、脾静脉内径增宽等。

(2)静止性肝硬化:无肝脏炎症活动的表现,症状轻或无特异性。

(三)疾病营养治疗原则

肝炎目前尚无特效药,多采用中西医结合的保肝疗法,合理膳食可促进肝细胞再生及修复,促进肝代谢,调整免疫功能及缓解某些症状,有利于肝功能恢复。

1. 急性肝炎

(1)黄疸期

1)营养治疗目的:以减轻肝脏负担,减少肝细胞损伤,增强肝细胞再生为目标。肝细胞修复过程中需要大量优质蛋白质,因此应强调优质蛋白质的供给。

2)膳食医嘱:高蛋白、低脂半流质/流质或高蛋白半流质/流质。

3)膳食要求:此期患者有明显的消化道症状,应给予易消化、低脂饮食,以免加重消化道负担,以流质或半流质为宜,注意保持水和电解质平衡。蛋白质 1.5~2.0g/(kg·d),生物价值高的动物性蛋白占 50%以上;脂肪 25~30g/d,以植物油为主;碳水化合物 300~350g,以易消化的细粮为主;能量 1 800kcal/d。

4)当无法经口进食或经口进食无法达到能量标准时,可选用肝病专用型肠内营养制剂调节营养代谢。

(2)缓解期

1)营养治疗目的:以促进肝组织修复,增强人体免疫力为目的。膳食以高蛋白高维生素软食为主,并根据肝功能恢复情况调整能量和蛋白质的摄入量。

2)膳食医嘱:高蛋白、高维生素软食。

3)膳食要求

A. 能量:根据患者体力活动情况不同给予不同能量:卧床者 20~25kcal/(kg·d);轻体力活动者 25~30kcal/(kg·d);中等体力活动者 30~35kcal/(kg·d)。

B. 蛋白质:蛋白质 1.5~2.0g/(kg·d),其中奶制品、鱼、瘦肉等优质蛋白质应占总蛋白质的 50%以上。植物蛋白应与动物蛋白混合食用,发挥蛋白质互补作用。慢性肝炎合并肝硬化、血氨升高,急性肝细胞坏死时,应进一步限制蛋白质在 20g/d,以蛋、奶类为主。

C. 碳水化合物:占总能量的 55%~60%,为了预防脂肪肝,食用单糖不超过总能量的 5%。每天应摄入碳水化合物 300~400g。单糖及双糖等精制糖能促进肝脏组织修复,增加肝糖原合成和储备,提升肝细胞的解毒能力,但多食后易造成食欲下降及胀气,因此碳水化合物应以易消化的谷类为主。

D. 脂肪:脂肪不应过分限制,全日脂肪供给量一般不超过 50~60g,或占全日总能量的 20%~25% 为宜。对伴有脂肪肝或高脂血症的患者则应限制脂肪。

E. 维生素：各种维生素摄取充足，有利于肝细胞修复，提高机体免疫力。所以缓解期患者应多吃蔬菜水果，必要时使用维生素制剂。

F. 少食多餐：每天进食 5~7 餐，减轻肝脏负担。腹胀时避免食用豆类、牛奶等产气食物。禁用油炸、刺激性食物，不吃霉变食物，避免加重肝细胞损伤。

G. 注意事项：根据肝功能调整能量和蛋白质摄入量，应逐步增加，保护食欲和促进消化吸收；食谱制订一定要与患者沟通，尽量照顾患者的饮食习惯；做好出院膳食医嘱；病毒性肝炎患者住院必须住在隔离病房，患者活动须受限制，家属探望也有规定。除应根据上述膳食原则制订食谱外，肝炎患者膳食的供应方式以集中供餐为宜。

2. 慢性肝炎

(1)营养治疗目的：减轻肝脏负担，促进肝组织和肝细胞的修复，纠正营养不良，预防肝性脑病的发生。

(2)膳食医嘱：高蛋白、高维生素、低脂半流质或软食、普食。

(3)膳食要求

1)能量：能量供给要防止能量过剩和能量不足，以维持正常营养状况和体重为原则。在肝功能障碍时，机体的消化、吸收与代谢功能减退，能量过多会增加肝脏负担。肝炎患者在强调多休息的同时使用高能量膳食，有形成肥胖的可能，肥胖是引起脂肪肝的主要原因。因此，肝炎患者不宜用高能量膳食，在恢复期亦不宜增加过多的体重。能量供给根据患者活动强度大小判断：卧床患者 20~25kcal/(kg·d)；从事轻度体力劳动和正常活动者 30~35kcal/(kg·d)；酒精性肝病患者 35~45kcal/(kg·d)。

2)蛋白质：肝炎是病毒对肝组织的破坏。损害的肝细胞修复、再生和机体抗体的产生都需要蛋白质。此外，在肝炎恢复期发生脂肪肝与高能量膳食有关，但是如果膳食中缺乏蛋白质，也会发生脂肪肝。给予充足的优质蛋白质，可提高肝内酶活性，维持氮平衡，增加肝糖原合成和贮备，利于肝组织修复，改善肝功能。构成蛋白质的某些必需氨基酸，如蛋氨酸(甲硫氨酸)亦可起到抗脂肪肝的作用。蛋白质供给标准 1.5~2.0g/(kg·d)，应占总能量的 15% 以上，或每人每日供给 90~100g，其中 50% 应供给优质蛋白质。此外应根据肝功能及时调整，适当增加植物性优质蛋白。

3)碳水化合物：碳水化合物对肝有保护作用，充足的碳水化合物也有利于蛋白质的利用和组织的修复，但是高碳水化合物膳食易导致能量过多，增加体脂肪，促进脂肪肝的形成。我国人民的膳食原属于高碳水化合物饮食，如果再过分强调高碳水化合物膳食，对肝炎患者反而易产生弊端。适宜碳水化合物摄入量占总能量的 55%~65%，或成年人供给 350g/d 左右。

4)脂肪：对慢性肝炎患者，为保证平衡膳食需要原则，不应过度限制脂肪用量，以保证必需脂肪酸和脂溶性维生素的供给。脂肪用量应以患者能耐受而不致影响食欲和消化为原则。适宜脂肪摄入量占总能量的 20%，胆固醇低于 300mg/d，以满足正常生理需要为原则。

5)维生素和矿物质：一方面，维生素的缺乏会影响肝脏的正常生理功能；另一方面，肝脏在维生素的吸收、储存、转化、调节等方面均具有重要作用。在肝脏的病理状态下容易引起各种维生素的缺乏及有关物质代谢过程的紊乱。因此增加维生素和矿物质的摄入非常有必要，尤其是铁、锌、硒等易缺乏的矿物质和维生素 C、B 族维生素及维生素 K，必要时可口服相应制剂来补充。

6)水：未发现腹水或水肿的肝炎患者，每日饮水不应少于 1 500~2 000ml，水分可促进胆汁的稀释并加速代谢废物的排出，有利于治疗。除饮水外，可采用各种果汁及蔬菜汁等。肝炎患者合并有腹水、少尿者，在限制进水量少于 1 000ml/d 的同时采取低盐饮食，钠的摄入量限制在 500mg/d 以下。

7)膳食纤维：膳食纤维可以帮助大便排出并促进胆汁的分泌与排出。但膳食纤维不宜过多，否则增加胃肠负担，可进食含纤维素的煮软蔬菜。伴食管胃底静脉曲张者应限制膳食纤维摄入量。

8)烹调方法：宜常选清淡、少油、易消化吸收的烹调方法，如拌、汆、蒸、炖等；不宜选用煎炸、熏烤、腌制的烹调方法。

9)餐次：宜少食多餐，每日 4~5 餐，每次食量不宜过多，以减轻肝脏负担。

10)必要时,可选用肝病专用型肠内营养制剂调节营养代谢。

11)食物的选择:见表10-25。

表 10-25　食物的选择

建议使用的食物	不宜选用的食物
谷类	煎炸、油腻食物如肥肉、浓肉汤等
脱脂奶类	生硬食物如花生、核桃及连骨带刺食物等
水产品,瘦肉,大豆及其制品	产气食物如韭菜、洋葱、黄豆和番薯等
绿叶蔬菜,水果	刺激性食物如辣椒、芥末、胡椒、葱、蒜等
适量植物油	严格禁止烟酒

12)营养监测和营养评价:在营养治疗的过程中,需要监测和评价的相关项目有:肝功能、血浆蛋白、血氨、糖耐量、血脂、体重、血浆运铁蛋白、血红蛋白、红细胞、淋巴细胞、皮褶厚度等。

(四)医疗膳食范例

1. 高蛋白高维生素低脂肪膳食设计原则

(1)能量:以维持标准体重为宜,能量供给应根据患者体重、病情和活动情况而定,以适量能保持标准体重为宜,一般每日供给 2 000~2 500kcal。

(2)蛋白质:供给质优、量足、产氨少的蛋白质,肝病患者应提高饮食蛋白质供给量,以提高肝细胞修复和再生,但高蛋白食物选择有讲究,应注意以下几点:

1)供给优质蛋白质的食物,尤其是含支链氨基酸丰富的食物:如活鱼、鲜虾、去皮鸡肉鸭肉、牛奶、黄豆、玉米、小米、糯米、花菜、小红枣等,其中大豆中含支链氨基酸较多,与动物蛋白质混合食用,更能发挥其互补作用及减少氨的产生。少用含芳香族氨基酸较多的食物,如带皮鸡肉、猪肉、牛肉、羊肉、兔肉等。

2)供给产氨少的食物:通常乳类产氨最少,其次是蛋类,肉类产氨较多。

3)每日摄入一定数量富含蛋氨酸、胆碱、卵磷脂的食物:具有抗脂肪肝作用,如鱿鱼、瘦肉、蛋、鱼、豆类及其制品等。有血氨升高者,应限制蛋白质的摄入。

(3)碳水化合物、脂肪供给应适量:碳水化合物来源应主要通过主食供给。不应进食过多葡萄糖、果糖、蔗糖,因会降低患者食欲,加重胃肠胀气。在急性期,应注意少选脂类食物,如全奶、奶油、黄油和人造奶油等,烹调时用植物油,可供给必需脂肪酸,少用或不用动物油脂,限制浓汤、鸡汤等含氮浸出物高的食物。

(4)选择供给丰富维生素的食物:B 族维生素、维生素 C 等可改善疾病症状,增加肝脏解毒作用,如各种应季新鲜绿叶蔬菜、红黄色蔬菜、各种水果及豆类、乳类、动物肝脏等。

(5)对于有腹水或水肿的患者:采用低盐、限水的措施,每日烹调用盐限制 2~3g 或酱油 10~15ml。同时注意合理加工及烹调方式,增进食物色、香、味、形以促进患者食欲,菜肴制作时要注意细软、易消化,兼顾患者的饮食习惯。忌油煎、油炸及刺激性食物,禁止饮酒、吸烟。必要时,可选用合适的肠内营养制剂调节营养代谢。

(6)宜少量多餐:每日进食 5~7 餐,以减轻肝脏负担,要避免一次大量进食。对于急性期患者食欲不佳或者消化不良时,宜用清淡、易消化、半流质饮食,随着病情恢复可逐渐过渡到软食,恢复期供给普食。

2. 食谱编制与制作

(1)病例

1)一般情况:吴某,男性,31 岁,因"上腹部灼烧感 5 年,伴厌油、食欲缺乏 10$^+$ 天"入院。5 年前,患者无明显诱因出现上腹部灼烧感,伴乏力,无腹痛、腹泻、恶心、呕吐、发热等不适。患者未予正规诊治,自行服用中草药(具体成分不详)后上腹部灼烧感可缓解,其后症状间断发作,均自行服药缓解,一直未予重视。10$^+$ 天前,患者无明显诱因再次出现上腹部灼烧感,伴厌油、食欲缺乏、乏力、尿黄,尿色加深,如浓茶样,饮食量为平时 1/2。无头痛、头晕,无胸痛、咳嗽、咳痰、气促,无腹痛、腹胀、腹泻、呕吐、黑便,无发热、大汗、皮疹,无皮肤瘙痒、关节疼痛等不适。行相关检查乙肝五项示"乙肝小三阳",肝功能:ALT 1 705.00U/L,AST 827.80U/L,TBIL 81.70μmol/L,DBIL 49.50μmol/L,遂以"慢性乙型病毒性重型肝炎"收入院。自起病以来,精神、睡眠可,饮食如上述,大便色黄、干结,平均 1~2 次 /d,小便如上述,5~6 次 /d,尿量无异常,体重无明显增减。10$^+$ 年曾患"伤寒",自诉当时已治愈。其余无特殊。

2)体格检查:体温 37.7℃,呼吸 18 次 /min,脉搏 82 次 /min,血压 120/80mmHg,身高 166cm,体重 50kg。神志清楚,慢性病容。余无特殊异常。

3)辅助检查:临床检查及结果,见表 10-26。

表 10-26　临床检查及结果

检查项目	检查结果
乙肝五项	乙肝表面抗原 34.56U/ml,乙肝 e 抗体 4.17DRU/ml,乙肝核心抗体 1.53DRU/ml
丙型肝炎抗体	阴性
肝功能检查	谷丙转氨酶 1 705.00U/L,谷草转氨酶 827.80U/L,总胆红素 81.70μmol/L,直接胆红素 49.50μmol/L,γ- 谷氨酰转移酶 298.03U/L,碱性磷酸酶 207.70U/L,总蛋白 66.70g/L,白蛋白 40.70g/L,前白蛋白 152.70mg/L
心脏彩超	静息状态下,心脏形态、结构及血流未见明显异常
腹部 B 超	肝、胆、胰、脾超声无特殊
随机末梢血糖	8.2mmol/L

4)入院诊断:慢性乙型病毒性重型肝炎。

(2)计算营养需要量:患者身高 166cm,体重 50kg,计算 BMI ≈ 18.1kg/m^2,血浆前白蛋白偏低(152.70mg/L),说明近期蛋白质有所消耗,考虑为轻度蛋白质 - 能量营养不良,需注意优质蛋白质的供给,为 1.5~2.0g/(kg·d),同时注意补充丰富的铁、维生素 C。其标准体重为 166(cm)–105=61kg。

1)计算能量需要量:患者正常活动,体型瘦弱,从事轻度体力劳动和正常活动者应按 35kcal/(kg·d)的标准计算能量需要。但患者有厌油、食欲缺乏(饮食量为平时 1/2),所以能量供给标准可适当降低,按 30kcal/(kg·d),以清淡易消化饮食为主,待以后食欲恢复后再增加能量供给。

全天能量需要量 =30kcal/kg×61kg=1 830kcal。

2)计算蛋白质需要量:全天蛋白质需要量 =1.5g/kg×61kg=91.5g。

3)计算脂肪及碳水化合物的需要量:脂肪占总能量的 20%,将每日能量需要量减去蛋白质和脂肪所产生的能量,确定碳水化合物需要量。

全天脂肪需要量 =(1 830kcal×20%)÷9kcal/g ≈ 40.7g。

全天碳水化合物需要量 =(1 830kcal–91.5g×4kcal/g–1 830kcal×20%)÷4kcal/g=274.5g。

(3)范例食谱及其营养成分分析:慢性病毒性肝炎患者一日范例食谱,见表 10-27;营养成分分析,见表 10-28。

表 10-27　慢性病毒性肝炎患者一日范例食谱

餐别	食物名称	原料	重量 /g	多餐能量构成比 /%
早餐	花卷	小麦粉	100	21.7
	绿豆粥	绿豆	10	
		香大米	20	
早加餐	苹果	苹果	50	

续表

餐别	食物名称	原料	重量 /g	多餐能量构成比 /%
午餐	米饭	稻米(均值)	100	47.8
	什锦三丝	马铃薯	40	
		胡萝卜	40	
		青椒	20	
	鲫鱼豆腐汤	鲫鱼	200	
		内酯豆腐	100	
	午餐用油	色拉油	10	
午加餐	猕猴桃	猕猴桃	30	
晚餐	米饭	稻米(均值)	100	30.5
	豆腐脑	老豆腐	300	
	菠菜粉丝	菠菜	100	
		粉丝	10	
	晚餐用油	色拉油	10	
晚加餐	苏打饼干	苏打饼干	20	
	烹调用盐	精盐	6	

表 10-28 营养成分分析

宏量营养素				微量营养素			
三大营养素	含量 /g	能量 /kcal	供能比 /%				
蛋白质	78.7	314.8	17.8	维生素 B_1	0.9mg	钠	2 653.4mg
				维生素 B_2	0.6mg	钾	2 079.1mg
脂肪	34.9	314.1	17.8	叶酸	352.4μg	钙	388.1mg
				烟酸	14.1mgNE	磷	977.1mg
碳水化合物	284.1	1 136.4	64.4	维生素 C	68.6mg	铁	20.6mg
				维生素 A	808.5μgRE	锌	12.4mg
合计	—	1 765.3	100	维生素 E	48.3mgα-TE	镁	374.2mg

早餐(图 10-19)

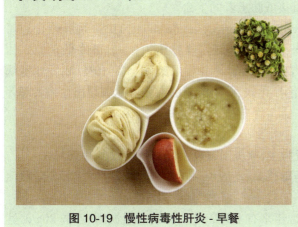

①花卷:小麦粉 100g
②绿豆粥:绿豆 10g+ 香大米 20g
③苹果:苹果 50g

图 10-19 慢性病毒性肝炎 - 早餐

午餐(图10-20)

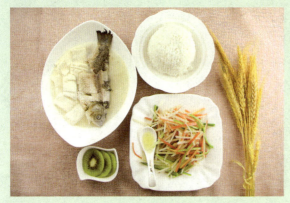

①米饭：稻米 100g
②什锦三丝：马铃薯 40g+ 胡萝卜 40g+ 青椒 20g
③鲫鱼豆腐：鲫鱼 200g+ 内酯豆腐 100g
④午餐用油：色拉油 10g
⑤猕猴桃：猕猴桃 30g

图 10-20 慢性病毒性肝炎 - 午餐

晚餐(图10-21)

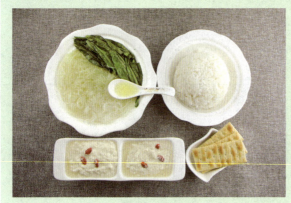

①米饭：稻米 100g
②豆腐脑：老豆腐 300g
③菠菜粉丝：菠菜 100g+ 粉丝 10g
④晚餐用油：色拉油 10g
⑤苏打饼干：苏打饼干 20g

图 10-21 慢性病毒性肝炎 - 晚餐

二、肝硬化(肝性脑病 /TIPS 术后)

肝硬化(hepatic cirrhosis,HC)是一种以肝组织弥漫性纤维化、假小叶和再生结节形成为特征的慢性肝病。临床上早期可无症状,后期出现肝功能损害、门静脉高压及多系统受累的多种表现,如消化道出血、肝性脑病、继发感染等。肝硬化好发于 21~50 岁的人群,男性多见。

肝性脑病(hepatic encephalopathy,HE)又称肝性昏迷,是由各种严重的肝脏疾病引起的以代谢紊乱为基础,神经、精神症状为主要表现的一系列中枢神经系统功能障碍综合征。其主要临床表现是意识障碍、行为失常和昏迷,是急、慢性肝病的危重表现,常直接威胁患者的生命。

经颈静脉肝内门腔静脉分流术(transjugular intrahepatic portosystemic shunt,TIPS)是肝硬化患者出现门静脉高压及其并发症的治疗方法之一。TIPS 可明显降低门静脉压力,一般可降低至原来压力的 50%,能治疗急性出血和预防复发出血。其主要问题是容易并发肝衰竭(5%~10%)和肝性脑病(20%~40%)。目前 TIPS 的主要适应证是药物和内镜治疗无效、肝功能差的曲张静脉破裂出血患者和等待行肝移植的患者。

(一)病因

1. 肝硬化的病因 有很多,在我国以病毒性肝炎为主,欧美国家以慢性酒精中毒多见。

(1)病毒性肝炎:主要为乙型、丙型和丁型肝炎病毒感染,占 60%~80%。通常经过慢性肝炎阶段演变而来,甲型和戊型病毒性肝炎不发展为肝硬化。

(2)慢性酒精中毒:国外较多见,我国约占 15%,近年来有上升趋势。长期大量饮酒(乙醇 80g/d,达

10 年以上),乙醇及其中间代谢产物(乙醛)的毒性作用引起酒精性肝炎,进而发展为肝硬化。

(3)营养障碍:慢性炎性肠病,食物中长期缺乏蛋白质、B 族维生素、维生素 E 和抗脂肪肝物质,可引起肝细胞脂肪变性和坏死,最终导致肝硬化。

(4)其他:如胆汁淤积、循环障碍、工业毒物、药物等都可导致肝硬化。

2. 肝性脑病的病因 除了肝硬化,重症肝炎、暴发性肝衰竭、原发性肝癌、严重胆道感染及妊娠期急性脂肪肝等疾病都会引起肝性脑病。确定肝性脑病的病因并不困难,但临床上还有一系列诱发肝性脑病的因素。酒精、麻醉剂等药物会抑制大脑和呼吸中枢,造成机体缺氧。食物蛋白质摄入过多、消化道出血、感染、便秘时可增加氨的产生和吸收。使用利尿药、呕吐、腹泻、出血、大量胸腹水等会造成血容量降低,导致肾前性氮质血症,使血氨浓度增高;门静脉及肝静脉血栓等会导致血管阻塞,使肠源性氮进入体循环;原发性肝癌导致肝脏对氨的代谢能力明显减退。以上因素都会诱发肝性脑病。

(二)营养代谢变化

1. 肝硬化的营养代谢变化 肝硬化时由于肝脏代谢功能障碍,导致机体对蛋白质、碳水化合物及脂肪的代谢发生紊乱。肝硬化患者中蛋白质 - 能量营养不良的发生率高达 65%~90%,尤其是机体蛋白质营养水平低下。研究显示,肝硬化患者 24 小时总能量消耗是静息能量消耗的 1.3~1.4 倍,氧化底物以脂肪为主,代谢呼吸商(RQ)偏低,能量代谢的这种变化类似饥饿状态,可能会导致营养不良。肝硬化患者糖原合成减少,糖异生增加,机体对葡萄糖的耐受性降低并伴有胰岛素抵抗。机体从以利用葡萄糖为主要能源转化为以利用脂肪作为主要能源,引起机体能量消耗的改变。脂肪分解增强,肝内的甘油三酯代谢平衡被打破,血浆游离脂肪酸及甘油三酯增高,酮体生成增加,胆汁盐分泌减少,使脂肪的吸收、合成、储存与氧化分解等方面出现异常,也可导致脂溶性维生素的吸收出现障碍。蛋白质代谢速率与分解速率明显加快,且分解大于合成。蛋白质代谢障碍致使血浆氨基酸谱发生改变,主要表现为血浆芳香族氨基酸水平升高,假性神经递质形成增多,形成尿素的能力下降,出现钠、钾、钙、镁等电解质紊乱,维生素、锌、硒等微量元素缺乏。

2. 肝性脑病的营养代谢变化 肝性脑病是严重的肝功能失调所引起的,以代谢紊乱为基础的疾病。影响机体营养的代谢是多种因素的,主要包括:

(1)肝硬化失代偿期并发肝性脑病患者,常常因门静脉高压会引起肠道黏膜的淤血和水肿,影响机体对食物的吸收。

(2)肝性脑病患者,能量供给不足,鸟氨酸循环酶系统受损,肠道内产氨增加,堆积并吸收入血,使肠内 pH 改变,肠道菌群失调,使肠道的蠕动减弱,胆汁分泌不足,营养物质吸收障碍。同时,肠道微环境受到破坏,导致肠源性内毒素血症以及炎性物质的大量出现,加重了肝功能的损伤,间接影响营养物质的代谢。

3. TIPS 术后的营养代谢变化 TIPS 手术对于肝硬化导致的门静脉高压症患者的营养代谢影响尚未明确,有待进一步探索研究。文献报道 TIPS 术能有效降低门静脉压,增加患者体重,改善患者体质。可能的机制:TIPS 手术后,食管胃底静脉曲张得以改善,减少了出血的发生,使患者的食欲有所恢复,增加了食物的摄入量。同时门静脉压力也显著下降,胰岛素抵抗水平降低,改善了碳水化合物的代谢,减少蛋白质的消耗。门静脉压力的降低也减少了肝硬化顽固性腹水所导致的自发性腹膜炎的发生。此时机体分解代谢减弱,减少了能量的消耗。

(三)肝硬化患者无肝性脑病时的营养治疗原则

可采用充足能量、适量蛋白质、高维生素、适量脂肪的膳食。

1. 能量 大多数肝硬化患者处于高代谢状态,能量消耗增加,建议摄入 30~35kcal/(kg·d)或 1.3 倍 REE,以满足代谢需求。

2. 蛋白质 蛋白质摄入不足是肝硬化营养不良的重要因素。充足的蛋白质摄入避免了负氮平衡,对肝硬化患者预后有益。建议肝硬化患者摄入蛋白质 1.2~1.5g/(kg·d)以维持氮平衡,降低肌肉减少发生率。高蛋白质饮食可以促进受损肝细胞的修复和再生,改善患者的营养状态。对于那些血浆蛋白过低并伴有水肿及腹水者,高蛋白饮食尤为必要,它能够纠正低蛋白血症,有利于腹水和水肿的消退。多选用高生物价蛋白质食物,如牛奶、鸡蛋、鱼、虾、瘦肉等,动物性优质蛋白质应占到蛋白质总量的50%。

3. 脂肪 脂肪供给不应过高,过多的脂肪沉积于肝内会影响肝糖原的合成,使肝功能进一步受损。肝硬化时,胆汁合成及分泌减少,影响脂肪的消化和吸收。此时可选择易消化的植物油及奶油,也可采用中链甘油三酯(MCT),对肝硬化有良好作用。患者可耐受脂肪时,为改善膳食风味和增加能量,可适当增加脂肪供给。脂肪应占总能量的25%,以每天不超过50g为宜。胆汁性肝硬化患者严格采用低脂低胆固醇膳食。

4. 碳水化合物 充分的糖原储备有利于解毒、保肝,并可纠正肝功能不良时可能发生的低血糖。每日可供给碳水化合物350~450g。主食摄入量少时可适量补充一些蜂蜜、糖藕粉、果酱等甜食(蜂蜜和果糖易在肝中生成糖原,有利于保护肝细胞),或按患者需要配制含糖维生素强化饮料。也可口服或静脉注射葡萄糖。

5. 维生素 终末期肝病患者,由于肝功能损伤导致食物摄入减少、吸收不良、储备减少等原因,常存在维生素和微量元素缺乏。B族维生素参与肝脏内的生物代谢过程,维生素C促进肝糖原的形成以保护肝功能,维生素K有利于出血患者止血。应注意供给多种维生素(包括维生素A、C、D、E、K及B族维生素和叶酸),膳食供给不足时通过药物补充是必要的。

6. 矿物质 根据患者病情及电解质情况予以调整,注意摄入含锌丰富的食物。有水肿和轻度腹水的患者应用低盐饮食,每日食盐摄入量不超过2g。严重水肿时宜用低钠饮食,钠限制在500mg/d以下。禁用含钠过多的食物,如海产品、火腿、味精、腌制品、松花蛋等。

7. 选用肠内营养制剂 必要时,可选用肝病专用型肠内营养制剂调节营养代谢。

(四)肝硬化患者合并肝性脑病时的营养治疗原则

1. 能量与碳水化合物 足够的能量和充足的葡萄糖可以满足脑组织能量代谢需要。避免发生低血糖,减少体内组织蛋白质分解,增强肝细胞对毒素的抵抗力,促进肝功能的恢复,对保肝、解毒、恢复和改善中枢神经系统的功能都有良好作用。《中国肝性脑病诊治共识意见(2013年,重庆)》建议肝性脑病患者非蛋白质能量摄入量为104.6~146.4kJ/(kg·d)[25~35kcal/(kg·d)]。

2. 蛋白质 《中国肝性脑病诊治共识意见(2013年,重庆)》建议1级和2级患者蛋白质起始摄入量为0.5g/(kg·d),之后逐渐增加至1.0~1.5g/(kg·d),肝性脑病3级和4级患者蛋白质摄入量为0.5~1.2g/(kg·d)。肝性脑病患者提倡以乳类蛋白和植物蛋白为主要蛋白来源。植物性食物中的膳食纤维及精氨酸可促进氨经粪便排出。而动物蛋白中含有丰富的含硫氨基酸,如:蛋氨酸、半胱氨酸等易引起肝性脑病,应适当减少摄入。动物蛋白中乳类产氨相对较少,蛋类次之,肉类产氨最多,故肝性脑病患者动物蛋白以乳类摄入为首选。必要时,可静脉给予支链氨基酸注射液。避免为预防肝性脑病而禁止或限制蛋白质摄入;轻微肝性脑病患者可不减少蛋白质摄入量;严重肝性脑病患者可酌情减少或短暂限制蛋白质摄入,根据患者耐受情况逐渐增加蛋白质摄入至目标量。肝性脑病患者或蛋白质不耐受患者可应用支链氨基酸制剂改善肝性脑病症状。

3. 脂肪 每日供给30~40g为宜,可采用脂肪乳剂。脂肪乳剂主要以中链或长链脂肪酸混合物为主,不需要肉碱参与可直接进入线粒体氧化代谢,对肝功能影响小。

4. 维生素、微量元素和电解质 补充充足的维生素、微量元素和矿物质有助于促进肝损害的修复,维持肝功能,纠正营养不良。硫胺素、铁、镁等营养素的缺乏与精神症状有关。补充复合维生素补充剂可改善肝性脑病。低钠可以影响大脑功能,是肝性脑病进展的公认危险因素。膳食钠摄入在有腹水的患者通常是减少的,但长期限钠效果不好,钠的摄入量不应低于60mmol/d(约1.4g食盐)。应增加锌的摄入,避免含有锰制剂的营养配方长期摄入。

5. 益生菌与益生元 益生菌治疗可降低肝性脑病患者血氨水平,减少肝性脑病的复发,并对轻微型肝性脑病有改善作用。乳果糖是临床常见的益生元,其治疗肝性脑病的疗效已得到验证。

6. 膳食摄入模式 肝性脑病患者的能量摄入时机对于减少糖异生非常重要,少量多餐,深夜摄入富含碳水化合物的点心将使机体蛋白质利用达到最小化。白天禁食时间不应超过 3~6 小时,深夜点心应至少含 50g 的碳水化合物。

(五) TIPS 术后患者的营养治疗原则

TIPS 术后患者可先给予静脉营养支持,同时为预防肝性脑病,患者 TIPS 术后应立即静脉应用支链氨基酸,纠正氨基酸代谢失衡。应用降氨药物如精氨酸、谷氨酸等降低血氨浓度。应用血浆和人血白蛋白、维生素 K 等,纠正低蛋白血症,改善全身营养状况。口服乳果糖,10~20g/ 次,每日 3 次,根据每日大便次数调整乳果糖的用量。乳果糖能酸化肠道,促进大便排泄,减少肠道对氨的吸收,是预防和治疗肝性脑病的重要药物。及时纠正水、电解质平衡紊乱。待患者术后病情稳定、可以进食时,给予以下营养治疗:

1. **能量和碳水化合物** 供给足够的能量和充足的碳水化合物,能量供给按 25~35kcal/(kg·d) 计算,根据患者具体情况酌情增加。

2. **蛋白质与氨基酸** 按 0.5~1.5g/(kg·d) 计算。一般认为肉类蛋白质导致肝性脑病的作用最大,牛乳蛋白次之,植物蛋白最小。因此,为预防肝性脑病的发生,纠正患者的负氮平衡应以植物蛋白为最好。植物蛋白含蛋氨酸、芳香族氨基酸较少,支链氨基酸较多,且能够增加粪氮的排出。而且植物蛋白含有膳食纤维,被肠菌酵解产酸有利于氨的排出,且有利于通便。

3. **脂肪** 每日供给脂肪以 30~40g 为宜。可采用脂肪乳化剂,它可提高能量,同时也预防脂肪痢。在患者无胆系合并症、本人又能耐受的情况下,膳食中的脂肪无须过分限制。每日供给量可在 50g 左右。

4. **维生素与矿物质** 肝硬化时维生素摄入量少、吸收障碍、消耗增加,容易发生缺乏症。补充充足的维生素、微量元素和矿物质有助于促进肝损害的修复,维持肝功能,纠正营养不良。

5. **膳食种类** 根据患者的情况,可先给予少量的流质饮食。病情稳定时,再逐渐增加流质饮食用量,并酌情改为半流质饮食、软食,直至正常饮食。能量供给不足时可合并肠外营养。

6. 必要时,可选用肝病专用型肠内营养制剂调节营养代谢。

(六) 医疗膳食设计原则

1. **对于肝硬化无肝性脑病患者** 应选用牛奶、鸡蛋白、鱼虾、豆制品等优质蛋白。患者食欲欠佳时,可用浓缩蛋白质,如乳清蛋白粉、脱脂奶粉、豆粉、干酵母等。肝性脑病和 TIPS 术后患者需提高植物蛋白的比例,多食用豆腐、豆浆等优质蛋白,少用或禁用动物蛋白。碳水化合物应选用葡萄糖、白糖、果汁、蜂蜜等易于消化的单糖或双糖类。主食选用粳米、面粉。脂肪多选用含不饱和脂肪酸较高的植物油,限制含饱和脂肪酸高的动物油脂。鱼类含优质蛋白和不饱和脂肪酸较高,宜选用。多选用低钠高钾的食物,如西红柿、南瓜、香蕉等。

2. **烹调方法多样化** 对于限盐饮食更要精心调配,注意色、香、味、形以刺激食欲,可用"无盐酱油"代替食盐调味。辣椒、姜汁、大蒜、芥末等辛辣刺激性食品少用或不用,避免油炸食品。

3. **食物质地选择** 应选择细软、易于消化的食物,避免生、硬、脆和粗糙的食物。蔬菜、去皮的水果应切碎、煮软。可选用含可溶性膳食纤维多的食物。可以做成山楂糕、果酱、果汁冻、杏仁豆腐、果胶面包等食物提供给患者。

4. **忌用食物** 含皮及纤维过多的粗粮、油炸及多油食品、洋葱、韭菜、黄豆等易胀气食物。硬壳类坚果如:核桃、花生等。刺激性食物如:葱、蒜、胡椒等。带骨、刺的肉,粗糙、干硬的食物。

5. **少食多餐** 应根据患者的饮食习惯和具体疾病情况适当增加餐次,一般每日 4~6 餐。

(七) 肝硬化患者的食谱编制与制作

1. 病例

(1)一般情况:杨某,男性,50 岁,因"发现乙肝 18 年,上腹部不适 1⁺ 个月"入院。18 年前,患者因体检发现乙肝"大三阳",当时无不适,自行口服中草药治疗(具体不详),其间多次复查乙肝标志物、肝功能提示轻度异常,病毒载量不详。3 年前确诊为"肝硬化",予抗乙肝病毒、抗纤维化治疗。3 个月前,复查示乙肝 DNA 阴性,肝功能轻度异常,予"还原型谷胱甘肽片、牛磺熊去氧胆酸"等护肝治疗。1 个月前,患者无明显诱因自觉上腹部间断不适,症状描述不清,伴乏力不适,门诊以"肝硬化"收入当地医院感染科。病程中患者无畏寒、寒战、发热、腹泻,无恶心、呕吐、呕血、黑便,无腹水、双下肢水肿等不适。患者病来睡眠、精神稍差,饮食量如常,大便如常,小便如茶水样,量如常,体重无明显增减。患者既往体健,其余无特殊。

(2)体格检查:体温 36.2℃,脉搏 68 次/min,呼吸 17 次/min,血压 120/70mmHg。身高 175cm,体重 67kg。神志清楚,皮肤巩膜未见明显黄染,可见颜面部、颈前毛细血管扩张,未见蜘蛛痣,肝掌阴性。其余无异常。

(3)辅助检查:临床检查及结果,见表 10-29。

表 10-29 临床检查及结果

检查项目	检查结果
血常规	红细胞计数 5.51×10^{12}/L,血红蛋白 170.0g/L,血小板计数 55×10^9/L,平均红细胞体积 93.8fl,平均红细胞 Hb 含量 30.8pg,平均红细胞 Hb 浓度 329g/L,白细胞 3.59×10^9/L,中性粒细胞百分比 63.0%,淋巴细胞绝对值 0.91×10^9/L,RBC 内平均血红蛋白浓度 328.00g/L
肝功能、电解质检查	谷丙转氨酶 22.60U/L,谷草转氨酶 15U/L,总胆红素 19.00μmol/L,直接胆红素 6.10μmol/L,间接胆红素 12.90μmol/L,总蛋白 60.70g/L,白蛋白 35.90g/L,球蛋白 24.80g/L,前白蛋白 191.30mg/L,葡萄糖 3.36mmol/L
血氨检查	血氨 77.96μmol/L
腹部 B 超	肝硬化超声改变,胆囊炎,脾大。肝硬度值:9.8kPa

(4)入院诊断:肝硬化。

2. 计算营养需要量 患者诊断为肝硬化,应供给能量 30~35kcal/(kg·d),蛋白质 1.2~1.5g/(kg·d)。其身高 175cm,体重 67kg,BMI=21.9kg/m^2,血浆白蛋白正常,患者营养状况正常。其标准体重为 175(cm)－105=70kg。

(1)计算能量需要量:患者营养状况正常,能量可按 30kcal/(kg·d)供给。

全天能量需要量 =30kcal/kg×70kg=2 100kcal。

(2)计算蛋白质需要量:全天蛋白质需要量 =1.4g/kg×70kg=98.0g。

(3)计算脂肪及碳水化合物的需要量:脂肪占总能量的 21%。

全天脂肪需要量 =(2 100kcal×21%)÷9kcal/g=49.0g。

全天碳水化合物需要量 =(2 100kcal－98.0g×4kcal/g－2 100kcal×21%)÷4kcal/g=316.8g。

3. 范例食谱及其营养成分分析 肝硬化患者的一日范例食谱,见表 10-30;营养成分分析,见表 10-31。

表 10-30 肝硬化患者的一日范例食谱

餐别	食物名称	原料	重量/g	多餐能量构成比/%
早餐	藕粉粥	藕粉	20	22.5
		白糖	10	
	馒头	小麦粉	50	
	牛奶	牛奶(均值)	200	
早加餐	南瓜汤	南瓜	200	
		白糖	10	

续表

餐别	食物名称	原料	重量 /g	多餐能量构成比 /%
午餐	米饭	稻米(均值)	100	40.7
	清蒸鱼	草鱼	200	
		白萝卜	100	
	凉拌西红柿	西红柿	200	
		白糖	10	
	午餐用油	豆油	10	
午加餐	苹果	苹果	200	
晚餐	米饭	稻米(均值)	100	36.8
	豆腐干	小香干	50	
	甜椒鸡丝	甜椒	200	
		鸡胸脯肉(均值)	100	
	晚餐用油	豆油	10	
晚加餐	甜豆浆	豆浆	300	
		绵白糖	10	
全天	烹调用盐	精盐	6	

表 10-31　营养成分分析

宏量营养素				微量营养素			
三大营养素	含量 /g	能量 /kcal	供能比 /%				
蛋白质	99.9	399.6	18.9	维生素 B_1	1.0mg	钠	2 850.9mg
				维生素 B_2	1.1mg	钾	3 015.7mg
脂肪	52.3	470.7	22.2	叶酸	271.8μg	钙	999.9mg
				烟酸	26.4mgNE	磷	1 446.9mg
碳水化合物	312.7	1 250.8	58.9	维生素 C	229.0mg	铁	31.3mg
				维生素 A	734.0μgRE	锌	11.2mg
合计	—	2 121.1	100	维生素 E	39.4mgα-TE	镁	359.4mg

早餐(图 10-22)

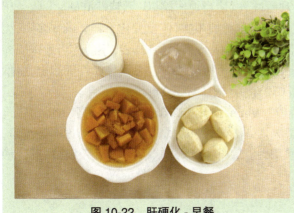

①藕粉粥:藕粉 20g+ 白糖 10g

②馒头:小麦粉 50g

③牛奶:牛奶 200g

④南瓜汤:南瓜 200g+ 白糖 10g

图 10-22　肝硬化 - 早餐

午餐（图 10-23）

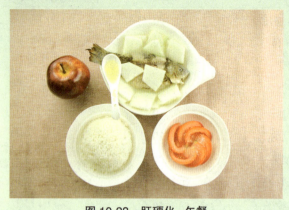

①米饭：稻米 100g
②清蒸鱼：草鱼 200g+ 白萝卜 100g
③凉拌西红柿：西红柿 200g+ 白糖 10g
④午餐用油：豆油 10g
⑤苹果：苹果 200g

图 10-23　肝硬化 - 午餐

晚餐（图 10-24）

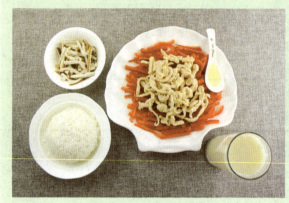

①米饭：稻米 100g
②豆腐干：小香干 50g
③甜椒鸡丝：甜椒 200g+ 鸡胸脯肉 100g
④晚餐用油：豆油 10g
⑤甜豆浆：豆浆 300g+ 绵白糖 10g

图 10-24　肝硬化 - 晚餐

（八）肝性脑病患者的食谱编制与制作

1. 病例

（1）一般情况：赵某，男性，58 岁，因"腹胀伴双下肢水肿 3 年，意识障碍伴发热 1 天"入院。患者 3 年前出现腹胀、双下肢水肿伴尿少、目黄，无腹痛、恶心、呕吐等不适，就诊于当地医院，行相关检查后诊断为"酒精性肝硬化"，经对症治疗（具体不详）后好转出院。2^+ 年前因呕血就诊于当地医院，予输血并行 TIPS 术治疗后病情好转，此后病程中多次因"肝性脑病"入院，均予对症治疗后好转。3 天前患者出现睡眠较前增多，反应稍迟钝，对答切题，伴尿量减少至 600~700ml/d，服用"门冬氨酸鸟氨酸颗粒、乳酸果糖、头孢克肟"，症状较前无明显好转。1 天前出现嗜睡，就诊当地医院以"酒精性肝硬化"收入感染科。病来精神、睡眠、饮食稍差，小便如上述。入院前排黄色稀便 1 次，体重变化不详。既往多病，无"糖尿病、高血压、冠心病"等慢性疾病史，无"肝炎、伤寒、结核"等传染病病史。2^+ 年前在当地医院介入科行 TIPS 术，术后定期复查支架管通畅；无外伤史，无食物、药物过敏史。有输悬浮红细胞史，血型"B 型"。吸烟 30 余年，每日约 20 支，已戒 9 个月，饮酒 30 余年，每日约 500ml，已戒 2^+ 年。

（2）体格检查：体温 38.3℃，脉搏 87 次 /min，呼吸 19 次 /min，血压 123/67mmHg。身高 165cm，体重 50kg。一般情况欠佳，平车推入，嗜睡，呼之能应，对答欠切题。慢性肝病面容，皮肤、黏膜无明显黄染，颜面部可见毛细血管扩张，前胸可见数枚蜘蛛痣，肝掌阳性。腹部丰满、柔软，无压痛及反跳痛，肝脾触诊不满意，双肾未触及。双下肢轻度水肿。

（3）辅助检查：临床检查及结果，见表 10-32。

表 10-32 临床检查及结果

检查项目	检查结果
血常规	红细胞计数 $3.17 \times 10^{12}/L$,血红蛋白 90.00g/L,血细胞比容 0.28,平均红细胞体积 87.40fl,血小板计数 $66.00 \times 10^9/L$
血氨检查	血氨 91.06μmol/L
肝、肾功能,电解质	谷丙转氨酶 16.58U/L,谷草转氨酶 28.85U/L,总胆红素 42.77μmol/L,直接胆红素 23.65μmol/L,间接胆红素 19.12μmol/L,总蛋白 55.94g/L,白蛋白 30.22g/L,球蛋白 25.72g/L,白蛋白/球蛋白 1.175,前白蛋白 70.75mg/L,葡萄糖 7.79mmol/L,胆碱酯酶 2 463.5U/L
腹部增强 CT	TIPS 术后改变,分流管尚通畅,肝硬化失代偿期 CT 征象,腹水;胆总管显扩张;肝内多发囊肿,胆囊结石可疑

(4)入院诊断:肝性脑病。

2. 计算营养需要量 患者诊断为肝性脑病,处于嗜睡期,非蛋白质能量供给 25~35kcal/(kg·d),蛋白质供给 0.5~1.2g/(kg·d)。其身高 165cm,体重 50kg,BMI ≈ 18.4kg/m²,血浆白蛋白 30.22g/L,前白蛋白 70.75mg/L,考虑为蛋白质 - 能量营养不良,需适当增加其能量的供给。其标准体重为 165(cm)-105=60kg。

(1)计算能量需要量:患者卧床,体型消瘦,为增加患者体重,按理非蛋白质能量应按 35kcal/(kg·d)的标准计算。但患者食欲稍差,饮食摄入减少,非蛋白质能量可按 30kcal/(kg·d)的标准计算。待以后食欲恢复后再增加能量供给。

全天非蛋白质能量需要量 =30kcal/kg × 60kg=1 800kcal。

(2)计算蛋白质需要量:蛋白质供给 0.5~1.2g/(kg·d)。

全天蛋白质需要量 =1.0g/kg × 60kg=60g。

(3)计算全天能量需要量:全天能量需要量 =1 800kcal+60g × 4kcal/g=2 040kcal。

(4)计算脂肪及碳水化合物的需要量:脂肪占总能量的 16%,将每日能量需要量减去蛋白质和脂肪所产生的能量,确定碳水化合物的量。

全天脂肪需要量 =(2 040kcal × 16%) ÷ 9kcal/g ≈ 36.3g。

全天碳水化合物需要量 =(2 040kcal-60.0g × 4kcal/g-2 040kcal × 16%) ÷ 4kcal/g=368.4g。

3. 范例食谱及其营养成分分析 肝硬化合并肝性脑病患者的一日范例食谱,见表 10-33;营养成分分析,见表 10-34。

表 10-33 肝硬化合并肝性脑病患者的一日范例食谱

餐别	食物名称	原料	重量/g	多餐能量构成比/%
早餐	大米粥	稻米(均值)	50	22.2
	馒头	小麦粉	50	
	甜豆浆	豆浆	300	
		白糖	10	
午餐	米饭	稻米(均值)	100	41.9
	青椒豆腐干	青椒	200	
		豆腐干(香干)	100	
	午餐用油	豆油	10	
午加餐	红枣粥	红枣干	20	
		粳米	50	

续表

餐别	食物名称	原料	重量/g	多餐能量构成比/%
晚餐	西红柿面	挂面	50	35.9
		西红柿	100	
	蜂蜜发糕	淀粉	50	
		蜂蜜	10	
	甜豆腐脑	豆腐脑(老豆腐)	300	
		蜂蜜	10	
	晚餐用油	豆油	10	
晚加餐	藕粉粥	藕粉	20	
		绵白糖	10	
全天	烹调用盐	精盐	6	

表 10-34　营养成分分析

宏量营养素				微量营养素			
三大营养素	含量/g	能量/kcal	供能比/%				
蛋白质	57.2	228.8	11.6	维生素 B_1	0.8mg	钠	2 730.6mg
				维生素 B_2	0.5mg	钾	1 627.7mg
脂肪	36.5	328.5	16.6	叶酸	257.9μg	钙	506.8mg
				烟酸	9.5mgNE	磷	824.1mg
碳水化合物	353.1	1 412.4	71.8	维生素 C	146.4mg	铁	24.4mg
				维生素 A	258.4μgRE	锌	9.5mg
合计	—	1 969.7	100	维生素 E	73.8mgα-TE	镁	368.6mg

早餐（图 10-25）

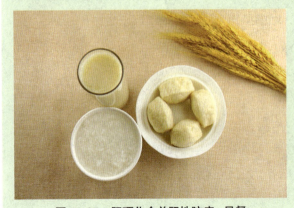

①大米粥：稻米 50g
②馒头：小麦粉 50g
③甜豆浆：豆浆 300g+ 白糖 10g

图 10-25　肝硬化合并肝性脑病 - 早餐

午餐（图10-26）

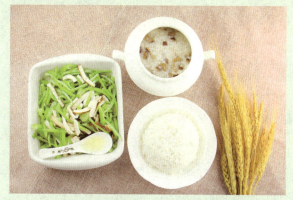

①米饭：稻米 100g
②青椒豆腐干：青椒 200g＋豆腐干（香干）100g
③午餐用油：豆油 10g
④红枣粥：红枣干 20g＋粳米 50g

图10-26 肝硬化合并肝性脑病-午餐

晚餐（图10-27）

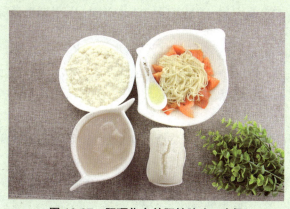

①西红柿面：挂面 50g＋西红柿 100g
②蜂蜜发糕：淀粉 50g＋蜂蜜 10g
③甜豆腐脑：豆腐脑 300g＋蜂蜜 10g
④晚餐用油：豆油 10g
⑤藕粉粥：藕粉 20g＋绵白糖 10g

图10-27 肝硬化合并肝性脑病-晚餐

（九）TIPS术后患者的食谱编制与制作

1. 病例

（1）一般情况：陆某，男性，55岁，因"反复黑便5⁺天，呕血1小时"入院。5⁺天前患者无明显诱因出现黑便（具体量不详），伴胸骨及上腹部烧灼感，无腹痛、腹胀、恶心、呕吐、大汗淋漓、头晕、心悸、意识障碍等不适，未予重视。1天前患者再次解黑便 50ml，伴头晕并晕厥1次，无意识障碍，持续1分钟后自行缓解，未予重视。6小时前患者解黑便一次（量不详），无腹痛、腹泻等不适。1小时前呕暗红色血，含血凝块，约 300ml，伴胸骨及上腹部烧灼感、头晕、乏力，无腹痛、腹泻、腹胀、头痛、呼吸困难、意识障碍等不适。门诊以"消化道出血原因？"收入消化内科。患者病来精神、饮食、睡眠可，小便可，大便如上述，体重无明显增减。急诊胃镜提示：①贲门血管破裂出血；②食管下段静脉曲张（重度）；③胃底静脉曲张。因不明确贲门破裂血管起源，无法行内镜下治疗，予介入手术治疗，术中予以输注浓缩红细胞 4U，纠正贫血，无呕血、黑便。术后患者发生肝性脑病，右侧气胸，予降血氨、保肝、右侧胸腔闭式引流、提升纤维蛋白原、纠正贫血等治疗。治疗后患者神志清楚，右肺部分腹胀，血红蛋白、纤维蛋白原升高，无呕血、黑便。发现"乙肝小三阳"10⁺年，未治疗，2⁺年前因"消化道出血"于当地医院就诊，其余无特殊。

（2）体格检查：体温 36.7℃，脉搏 84次/min，呼吸 20次/min，血压 98/58mmHg。身高 169cm，体重 63kg。神志清楚，贫血病容，皮肤巩膜无黄染，余无特殊异常。

（3）辅助检查：临床检查及结果，见表10-35。

表 10-35 临床检查及结果

检查项目	检查结果
血氨检查	血氨 86.38μmol/L
血常规	血红蛋白 67.00g/L
肝、肾功能、电解质	谷丙转氨酶 204.14U/L,谷草转氨酶 208.44U/L,总胆红素 51.50μmol/L,直接胆红素 26.08μmol/L,间接胆红素 25.42μmol/L,总蛋白 57.43g/L,白蛋白 26.93g/L,球蛋白 30.50g/L,白蛋白 / 球蛋白 0.883,前白蛋白 47.43mg/L,胆碱酯酶 2 675.36U/L,葡萄糖 11.29mmol/L,钠 153.84mmol/L
急诊胃镜	①贲门血管破裂出血;②食管下段静脉曲张(重度);③胃底静脉曲张

(4)入院诊断:①肝硬化并上消化道大出血;② TIPS 术后。

2. 计算营养需要量 患者诊断为肝硬化并上消化道大出血,TIPS 术后。根据患者的情况能量供给 25~35kcal/(kg·d),蛋白质 0.5~1.5g/(kg·d)。其身高 169cm,体重 63g,BMI=22.1kg/m²,血红蛋白 67.00g/L,血浆白蛋白 26.93g/L,考虑为蛋白质 - 能量营养不良,应供给充足的能量。其标准体重为 169(cm)-105=64kg。

(1)计算能量需要量:患者卧床,虽然体型正常,但 Hb 及白蛋白低于正常值,考虑到患者消化道出血情况,为避免消化道负担过重,所以能量供给标准从 35kcal/(kg·d)减少至 25kcal/(kg·d),根据患者病情进展在此基础上进行增加。

全天能量需要量 =25kcal/kg(104.6kJ/kg)× 64kg=1 600kcal(6.69MJ)。

(2)计算蛋白质需要量:患者治疗后出现肝性脑病,蛋白质需要量开始可给予 0.5g/(kg·d),之后再根据患者病情逐渐增加至 1.0~1.5g/(kg·d)。

全天蛋白质供给:0.5g/kg × 64kg=32.0g。

(3)计算脂肪及碳水化合物的需要量:将每日能量需要量减去蛋白质所产生的能量,确定脂肪和碳水化合物的量。

脂肪占总能量的 20%:(1 600kcal × 20%)÷ 9kcal/g=35.6g。

碳水化合物:(1 600kcal–32.0g × 4kcal/kg–1 600kcal × 20%)÷ 4kcal/g=288.0g。

3. 范例食谱及其营养成分分析 TIPS 术后患者一日范例食谱,见表 10-36;营养成分分析,见表 10-37。

表 10-36 TIPS 术后患者一日范例食谱

餐别	食物名称	原料	重量 /g	多餐能量构成比 /%
早餐	大米粥	稻米(均值)	25	25.1
	馒头	小麦粉(标准粉)	50	
	豆腐脑	豆腐脑(老豆腐)	300	
早加餐	南瓜粥	稻米(均值)	25	
		南瓜	100	
午餐	西红柿面	西红柿	100	44.0
		挂面	50	
	红糖发糕	大米粉	50	
		红糖	10	
	午餐用油	色拉油	15	
午加餐	香蕉	香蕉	200	
晚餐	蒸素饺	西葫芦	100	
		粉丝	10	
		小麦粉	50	

续表

餐别	食物名称	原料	重量 /g	多餐能量构成比 /%
晚餐	藕粉粥	藕粉	20	30.9
		白糖	10	
	晚餐用油	色拉油	15	
晚加餐	西红柿汁	西红柿	200	
全天	烹调用盐	精盐	6	

表 10-37　营养成分分析

宏量营养素				微量营养素			
三大营养素	含量 /g	能量 /kcal	供能比 /%				
蛋白质	32.5	130.0	7.8	维生素 B_1	0.7mg	钠	2 496.3mg
				维生素 B_2	0.4mg	钾	1 748.7mg
脂肪	36.0	324.0	19.5	叶酸	154.4μg	钙	213.2mg
				烟酸	8.6mgNE	磷	478.1mg
碳水化合物	302.4	1 209.6	72.7	维生素 C	61.0mg	铁	17.1mg
				维生素 A	415.0μgRE	锌	5.6mg
合计	—	1 663.6	100	维生素 E	43.1mgα-TE	镁	315.0mg

早餐（图 10-28）

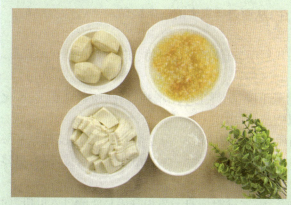

①大米粥：稻米（均值）25g
②馒头：小麦粉（标准粉）50g
③豆腐脑：豆腐脑（老豆腐）300g
④南瓜粥：南瓜 100g+ 稻米 25g

图 10-28　TIPS 术后 - 早餐

午餐（图 10-29）

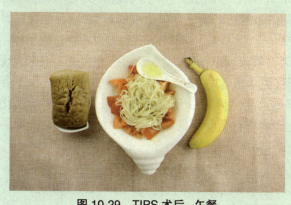

①西红柿面：西红柿 100g+ 挂面 50g
②红糖发糕：大米粉 50g+ 红糖 10g
③午餐用油：色拉油 15g
④香蕉：香蕉 200g

图 10-29　TIPS 术后 - 午餐

晚餐（图 10-30）

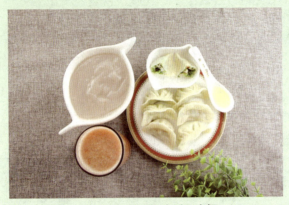

①蒸素饺：
西葫芦 100g+ 粉丝 10g+ 小麦粉 50g
②藕粉粥：藕粉 20g+ 白糖 10g
③晚餐用油：色拉油 15g
④西红柿汁：西红柿 200g

图 10-30　TIPS 术后 - 晚餐

三、肝移植

肝移植是指各种原因引起的肝功能严重障碍甚至衰竭危及生命时，采用外科手术方法切除已经失去功能的病肝，然后把一个有生命活力的健康肝脏植入濒危患者体内，以挽救其生命，这个过程就是肝移植，俗称"换肝"。肝移植是目前治疗终末期肝病唯一有效的方法，可显著降低终末期肝病患者的死亡率。肝脏作为体内最重要的代谢器官，在碳水化合物、脂肪、蛋白质等营养素的代谢过程中起着重要作用，多数需要肝移植手术的患者往往由于肝衰竭导致这些营养素代谢紊乱，引起严重的营养不良，从而导致临床状况恶化影响肝移植患者的预后。肝移植围手术期患者的合理营养支持能降低肝移植患者的死亡率、ICU 停留时间、住院时间及减少并发症的发生，从而改善患者的临床结局。

（一）肝移植患者的代谢改变及营养不良

肝移植患者往往处于肝严重衰竭或肝功能不全失代偿期，机体碳水化合物、脂类、蛋白质代谢紊乱，主要表现为：

1. **碳水化合物代谢改变**　肝糖原储存减少、糖耐量下降、糖异生作用增强、高胰岛素血症、碳水化合物氧化供能减少，1/3 以上的患者最终发展成为糖尿病。

2. **蛋白质代谢改变**　在肝硬化早期，患者的蛋白质分解代谢即增加，氨基酸代谢改变，支链氨基酸与芳香氨基酸比值降低，禁食状态下氨基酸糖异生增加，肌肉组织消耗增加，内脏蛋白质合成障碍，机体出现负氮平衡。

3. **脂肪代谢改变**　一方面，体脂肪动员增加，分解产生大量的甘油三酯和游离脂肪酸进入肝脏，而肝脏中脂蛋白合成障碍导致脂肪转运障碍，使大量脂肪聚集在肝内出现肝脂肪浸润。另一方面，体脂肪氧化增加，成为主要的供给能量途径，皮下脂肪减少。

4. **体成分改变**　肝移植患者通常伴随身体组成成分及代谢率的改变。体细胞群（body cell mass，BCM）的减少，影响到机体代谢率，30%~40% 等待肝移植术的患者表现为代谢率的增高，这种高代谢率状态将一直持续到肝移植术后，同时伴随死亡率的增高。

以上物质代谢改变最终导致营养不良的发生，患者多数出现以水肿、腹水及消瘦等为主要临床表现的蛋白质 - 能量营养不良（PEM）。有研究报道等待肝移植术患者中 PEM 的检出率高达 100%。由于各种物质代谢改变，肝移植患者临床上容易发生水、电解质紊乱，酸碱失衡等一系列问题，从而进一步恶化了患者的临床现状。推荐肝移植或择期手术的肝硬化患者进行营养不良和肌肉减少症的筛查。择期手术前可以先治疗肌肉减少症，这将改善身体蛋白质状况和临床结局。

（二）肝移植术前的营养支持

对于等待肝移植手术的患者，实施营养支持的目的是尽可能地维持代谢，促进肝脏再生功能；避免微量营养素缺乏及机体营养状况的进一步恶化，为肝移植术做好准备。

1. **能量**　在术前,如果治疗目标是维持营养状态,则计划总能量摄入量为30kcal/(kg·d);如果以改善营养状态为目标,则计划总能量摄取量为35kcal/(kg·d)。对于代偿期患者,总能量供给可以按照1.2倍Harris-Benedict公式估算值供给[335kcal/(kg·d)]。处于失代偿者,需采用间接测热法测量患者的实际能量消耗以确定其能量供给。儿童终末期肝病患者按照1.3~1.5倍标准体重推荐能量供给,对于经口摄入不足的具有出血感染等并发症的终末期肝病患者,可按35~40kcal/(kg·d)供给能量。碳水化合物与脂肪提供非蛋白能量比为65%~50%:35%~50%。

2. **蛋白质**　肝移植术前的患者机体蛋白质分解代谢增强易发生负氮平衡,应注意蛋白质的供给。代偿期及失代偿期肝病患者蛋白质供给量均为1.0~2.0g/(kg·d),终末期肝病儿童患者按照2.5~3.0g/(kg·d)供给蛋白质。肝性脑病患者蛋白质分解增强,除非有静脉曲张出血或病情严重,不应长时间严格限制蛋白质供给,以免机体营养状况进一步恶化。肝性脑病Ⅰ~Ⅱ期患者可短时间限制蛋白质供给量在0.5g/(kg·d),待其蛋白质耐受后,视病情逐渐增加到1.0~1.5g/(kg·d)富含支链氨基酸的蛋白质;而对于昏迷患者(肝性脑病Ⅲ~Ⅳ期),可由完全胃肠外营养方式给予含支链氨基酸丰富的氮源。

3. **维生素及矿物质**　终末期肝病患者应适当限制钠盐摄入在6g/d以下,血钠在120mmol/L以上时,无须限制饮水。维生素及矿物质可按RNI或AI水平供给,特别注意脂溶性维生素的补充。

肝移植术前患者营养支持首选经口膳食。当经口膳食无法满足营养需求时,则应通过鼻饲管进行肠内营养,通常情况下此类患者不需要肠外营养支持,但如果患者存在胃肠道功能障碍、严重吸收不良及营养不良或出现消化道出血、感染等并发症时,应进行肠外营养支持。同时,终末期肝病患者往往食欲降低,进食少量食物后即有早饱的感觉,因此应改变膳食模式,采用少食多餐的方法,每天规律进食5~7次,睡前进食少量食物可改善肝功能。同时由于肝糖原的储存大量减少,为避免肝功能损伤,禁食的时间不应超过6小时。

(三) 术后近期营养支持

肝移植术后早期机体处于应激状态,各种促分解激素的分泌增加,患者术前的营养不良及代谢紊乱状况进一步加重,加之手术创伤及应激,免疫抑制剂的应用等均会增加对术后患者的营养需求。此期营养治疗的目的在于纠正负氮平衡和营养缺乏状态,调节代谢并减轻代谢负担,减少并发症的发生,促进移植肝功能恢复。

1. **术后近期营养支持原则**

(1)能量和蛋白的给予应循序渐进,避免给予过高的能量,以免加重移植肝负担。

(2)重视肠道功能的恢复和保护,在肝移植后,最好在术后12~24小时或尽快开始正常饮食和/或肠内管饲,以减少感染率的发生。当口服或肠内营养不可能或不切实际时,应使用肠外营养代替进食以减少并发症发生率、机械通气时间和重症监护室停留时间。

(3)注意微量营养素的供给,避免电解质紊乱、矿物质及维生素缺乏的发生。

2. **能量及营养素供给**

(1)蛋白质:蛋白质分解代谢在术后早期增加,尿素氮排出量显著增加。因此术后早期蛋白质可按1.5g/(kg·d)供给,在没有肝性脑病、血尿素氮过高、氨中毒等情况下选择平衡氨基酸溶液及白蛋白作为氮源,肝性脑病患者应选择富含支链氨基酸的氮源。

(2)能量:术后急性期,推荐能量摄入量为35kcal/(kg·d)。肝移植术后早期如果无感染等并发症的发生,并不会显著增加患者的能量消耗,因此能量可按术前120%~130% BEE能量消耗供给。注意有腹水的患者应该按照干体重计算其能量供给。

(3)碳水化合物:术后早期由于皮质激素的使用,机体应激及肝功能尚处于恢复期早期,对碳水化合物的氧化能力减弱,机体往往伴有高血糖,此时碳水化合物占非蛋白能量的50%为宜。术后糖代谢功能恢复后可逐渐增加到70%。

(4)脂肪:术后早期为保障能量的供给,脂肪占非蛋白能量比可以达到50%,待肝功能恢复后脂肪的非蛋白能量比可降低到30%。大量静脉输注脂肪乳剂可降低网状内皮系统对细菌和内毒素的清除能力,导致感染并发症发生风险的增加,因此应慎重使用脂肪乳,同时应注意补充长链多不饱和脂肪酸,肠外营养支持时应选择低浓度中长链（LCT/MCT）脂肪乳剂。脂溶性维生素按 RNI 推荐量供给。

（5）微量营养素及水：肝移植术后早期常发生水、电解质紊乱。肝移植患者液体超负荷，应减少液体进量，同时使用利尿药使每日液体负平衡。胃液及腹腔引流引起钠的丢失增加，由于利尿药的使用和再喂养综合征的发生，使血清钾、磷、镁的水平急剧下降。免疫抑制剂环孢素和他克莫司的使用以及术后出现的肾功能障碍导致高钾、低镁血症及其他电解质紊乱。因此应注意微量营养素的补充，通常按 RNI 或 AI 给予。注意钙的补充：1 200mg/d。

（6）术后对于胃肠道功能良好，无严重并发症患者应给予鼻胃管饲肠内营养支持，并逐步过渡到经口饮食。肠内营养支持可降低患者术后感染和代谢并发症的发生率。

（四）术后长期营养支持

肝移植术后患者的长期营养支持有助于促进及改善移植肝的功能，避免代谢综合征的发生。营养支持目的：

1. 恢复经口膳食，合理指导经口膳食，防止体重过度增加。
2. 预防骨质丢失所导致的骨质疏松症。
3. 对患有糖尿病的肝移植术后患者加强血糖控制。
4. 加强对高脂血症患者肝移植术后的管理。

能量供给按照其体力活动水平进行调整，通常为：能量 30~35kcal/（kg·d），蛋白质 1.0~1.2g/（kg·d），碳水化合物供能比为 55%~60%，脂肪供能比低于 30%。

（五）医疗膳食注意事项

肝移植术后的合理膳食能够减少长期应用免疫抑制剂给机体带来的副作用，同时能减少代谢并发症的发生，促进机体恢复。

1. **饮食原则**　肝移植患者术后胃肠道功能恢复后即可进行经口膳食，正常情况下第 4 天开始时给予流质，术后 2 周内可过渡至半流质，术后第 3 周可逐渐过渡到消毒后的软食和普通膳食。进食量从少量逐渐增加，最后达到其正常进食量。饮食构成以高能量、高维生素、适量优质蛋白、低脂、低糖为特点。

2. **注意事项**

（1）适量优质蛋白质：肝移植术后长期免疫抑制剂的使用能加速蛋白质的分解，抑制合成，从而使蛋白质消耗增加，宜适量增加优质蛋白质的供给。但膳食蛋白质的摄入也不宜过高，以免增加肝脏的负担。对于无肝功能障碍的移植术后患者，成人 1~1.2g/（kg·d），儿童 2~3g/（kg·d）；慢性移植肝功能损害者，每天蛋白质摄入量应进一步控制在 0.5~0.6g/（kg·d）。同时选用生物学价值高的优质蛋白质，如乳类、蛋类、鱼类。

（2）低糖：含单糖、双糖多的食物易导致血糖升高过快、过高，诱发糖耐量异常，加重长期使用免疫抑制剂诱发糖尿病的病情。糖尿病不仅对心血管系统有影响，而且会影响移植肝的功能，增加排斥的概率。因此，应尽量避免含糖高的食物摄入如糕点及蜂蜜等，水果摄入量 150~200g/d，一般不超过 250g/d 为宜。

（3）低脂：免疫抑制剂可造成血脂代谢紊乱，引起高脂血症，导致动脉粥样硬化。因此肝移植术后的患者更应限制胆固醇的摄入，每天少于 300mg，减少食用动物内脏。膳食中的脂肪占总能量的比例应少于 30%，使用植物油，尽量避免反式脂肪酸及动物脂肪。采用蒸、煮、微波等方法烹调食品，减少烹调用油。在备膳过程中去除含脂肪多的部位，例如剥除禽类的皮即能去除其大部分的脂肪。

（4）限制钠盐：过多摄入钠盐将引起水钠潴留，导致血压增高。每天钠盐摄入量应控制在 3g 以下，禁止使用含钠盐高的腌腊食品、罐头食品及腌菜等。

（5）钙的补充：肝脏疾病导致的肝功能下降可引起钙吸收减少，免疫抑制剂的使用也会抑制钙质吸收，增加排出，因此终末期肝病患者往往由于长时间的骨质减少引起骨质疏松症，因此应注意补钙，钙的摄入量应达到 1 200~1 500mg/d，钙的良好食物来源是奶类及其制品，不但含钙高，吸收率也较高。补钙的同时注意补充维生素 D，多进行些户外活动，膳食中的钙往往并不能满足需求，可选择含有维生素 D 的钙剂进行补充。

（6）注意避免促进免疫功能的食物：香菇、红枣、蜂蜜、蜂王浆、黑木耳等具有促进免疫功能、降低免疫抑制剂的作用，加重排斥反应，应该禁止食用。

（7）选择新鲜的水果、蔬菜：新鲜水果蔬菜富含维生素 C 和膳食纤维，具有保护肝细胞及促进肠道功能的作用，每天摄入量应在 150~200g。

（8）制作要求：术后 20 天内需提供无菌饮食，尽可能照顾患者的饮食习惯合理配膳。

（9）注意食品卫生问题：避免食用变质过期的食物。水果一定要清洗、削皮后食用。蔬菜应清洗，煮熟后食用。同时注意农药的残留问题，以免对肝脏的进一步损害。严禁食用霉变食品。

3. 食物选择

（1）宜用食物：乳类及其制品、豆类及其制品、鱼肉、禽肉等富含优质蛋白的食物。新鲜蔬菜、水果等富含矿物质和维生素的食物。冬瓜、薏苡仁，鲫鱼、黑鱼等具有去水利尿作用的食物。主食宜选用包子、花卷、馒头、面包等发酵面食。术后早期可管饲或口服要素饮食。

（2）禁用食物：避免食用熏、腌、酱制品，咸饼干，油炸食物及高脂肪食物。少用辛辣刺激性食品，绝对禁酒。

肝移植术后的膳食管理，见表 10-38。

表 10-38　肝移植术后的膳食管理

术后时间 /d	膳食种类	供给量（相当于健康同龄者）	制作要求
1~2	禁食		
3	水	少量	无菌
4	流质	1/4~1/5	无菌
5	流质	1/3	无菌
6	流质	1/3~1/2	无菌
7	流质	1/2~2/3	无菌
8~13	流质	2/3	无菌
14~20	半流质	2/3	无菌
21~90	软食	4/5	完全熟食
91	普食	全量	普通制作

四、其他肝脏疾病

（一）肝脓肿

肝脓肿（liver abscess）是肝脏受到感染后未及时处理而形成的脓肿。按照感染微生物的不同分为细菌性、真菌性或阿米巴原虫性肝脓肿，属于继发感染性疾病。

1. 细菌性肝脓肿的营养治疗　细菌性肝脓肿的治疗原则为：高蛋白质、高维生素、低脂肪、低胆固醇、易消化的膳食。

（1）能量：根据患者病情，给予适当能量。避免过高能量的摄入，加重消化道及肝脏负担，迁延病程。

（2）蛋白质：保证能量适宜供给的前提下，每日蛋白质供给 1.2~1.5g/（kg·d）。优质蛋白质可补偿消耗，维持氮平衡，增强免疫力。增加肝糖原贮存，改善肝细胞脂肪变性，有利于肝细胞和肝功能的恢复。优质蛋白质的食物来源有：鱼、肉、蛋、奶及豆制品，其供给量应占到蛋白质供给总量的 1/3~1/2。

（3）脂肪：肝脓肿患者胆汁合成和分泌减少，脂肪消化吸收功能降低，摄入过多脂肪会引起脂肪痢。脂肪摄入过少会影响食欲和脂溶性维生素吸收，故全日的脂肪量控制在 20~40g，以植物油脂为主，三餐脂肪量合理分配。

（4）碳水化合物：碳水化合物有节约蛋白质的作用，可促进肝对氨基酸的利用。每日供给量为

350~500g。碳水化合物易于消化、吸收,应供给含复合碳水化合物类食物,限制单糖、双糖的摄入。对肝脓肿合并糖尿病、冠心病、高脂血症、肥胖者,更应予以限制。

(5)足够饮水量:保证水量摄入,加快新陈代谢,促进毒素的排除。

(6)足量维生素:多种维生素贮存于肝内,参与肝内生化代谢。肝脏的损伤,可引起多种维生素(维生素 A、维生素 B_1、维生素 B_2、维生素 C、维生素 E、维生素 K 等)吸收障碍。给予足量的维生素有利于肝脏的修复,增强解毒功能,提高机体的免疫力。

2. 肝脓肿医疗膳食范例

(1)高蛋白医疗膳食设计原则

1)植物蛋白与动物蛋白混合食用:可发挥食物互补作用并减少产氨。如鱼虾、去皮鸭肉、去皮鸡肉可与黄豆、玉米、小米一起食用。

2)高维生素:多食新鲜水果和蔬菜,为增强口感,可做成水果沙拉或蔬菜沙拉。

3)在控制血糖稳定的前提下,补充液体时可适当选用新鲜的果汁、蜂蜜等,以增加碳水化合物的摄入。

4)禁止食用煎炸食物及辛辣调味品。不喝肉汤,吃肉做去皮处理,以减轻肝脏负担。

5)少食多餐:节制饮食,规律饮食,少食多餐,每日餐次可达到 4~6 餐。

(2)食谱编制与制作

1)病例

A. 一般情况:李某,女性,58 岁,因"上腹部疼痛 1⁺ 周"入院。患者于 1 周前无明显诱因出现全身乏力及上腹部疼痛,伴头晕、恶心、呕吐、寒战及高热等,疼痛为阵发性钝痛,可忍受;呕吐物为胃内容物;无咳嗽、咳痰等不适。患病初期,患者曾自行服药(具体不详),未好转。后到当地卫生院住院治疗(具体不详),期间出现高热、寒战等不适,最高体温达 42℃,病情逐渐加重。相关 CT 提示:肝脓肿。以"肝脓肿"收治入院。病来精神、饮食及睡眠欠佳,二便正常。其余无特殊。

B. 体格检查:体温 37.8℃,脉搏 92 次 /min,呼吸 20 次 /min,血压 114/56mmHg。身高 150cm,体重 50kg。无特殊异常。

C. 辅助检查:临床检查及结果,见表 10-39。

表 10-39 临床检查及结果

检查项目	检查结果
血常规	红细胞计数 3.31×10^{12}/L,血红蛋白 100.00g/L,血细胞比容 0.20,平均红细胞体积 91.5fl,平均红细胞 Hb 含量 26.1pg,平均红细胞 Hb 浓度 310g/L,白细胞 12.03×10^9/L,中性粒细胞百分比 82.0%
肝功能检查	谷丙转氨酶 68.92U/L,谷草转氨酶 57.77U/L,总蛋白 54.94g/L,白蛋白 29.7g/L,球蛋白 25.24g/L
肾功能检查	尿素 3.89mmol/L,肌酐 54.94μmol/L,估算肾小球滤过率 18.83ml/(min·1.73m²)
尿常规	尿蛋白定性(−),白细胞 0 个 /μl,红细胞 0 个 /μl,脓细胞(−)/HP
大便常规	隐血阴性
腹部 CT	肝脓肿

D. 入院诊断:肝脓肿。

2)计算营养需要量:患者诊断为肝脓肿,应采用高蛋白质饮食,蛋白摄入量为 1.2~1.5g/(kg·d);其身高 150cm,体重 50kg,BMI ≈ 22.2kg/m²,血浆白蛋白偏低,存在轻度蛋白质 - 能量营养不良,需保证能量的供给。其标准体重为 150(cm)−105=45kg。

A. 计算能量需要量:患者卧床,营养状况良好,应按 30~40kcal/(kg·d)的标准计算能量需要。但患者精神、饮食情况欠佳,所以能量供给标准可按 35kcal/(kg·d),待以后食欲恢复后再增加能量供给。

全天能量需要量 =35kcal/kg × 45kg=1 575kcal。

B. 计算蛋白质需要量：全天蛋白质需要量 =1.2g/kg×45kg=54g。

C. 计算脂肪及碳水化合物的需要量：脂肪占总能量的 25%，将每日能量需要量减去蛋白质及脂肪所产生的能量，确定碳水化合物需要量。

全天脂肪需要量 =（1 575kcal×25%）÷9kcal/g≈43.8g。

全天碳水化合物需要量 =（1 575kcal–54g×4kcal/g–1 575kcal×25%）÷4kcal/g≈241.3g。

3）范例食谱及其营养成分分析：肝脓肿患者一日范例食谱，见表 10-40；营养成分分析，见表 10-41。

表 10-40　肝脓肿患者一日范例食谱

餐别	食物名称	原料	重量 /g	多餐能量构成比 /%
早餐	燕麦粥	燕麦	20	31.7
	馒头	面粉	50	
	脱脂酸奶	酸奶	220	
加餐	香蕉	香蕉	150	
午餐	西蓝花烩木耳	西蓝花	100	33.5
		木耳	25	
	炒虾仁	虾仁	100	
	米饭	稻米（均值）	75	
	午餐用油	亚麻籽油	15	
晚餐	清蒸鲫鱼	鲫鱼	100	34.8
	米饭	稻米（均值）	75	
	小白菜豆腐汤	小白菜	100	
		豆腐	80	
	晚餐用油	亚麻籽油	15	
	烹调用盐	精盐	6	

表 10-41　营养成分分析

宏量营养素				微量营养素			
三大营养素	含量 /g	能量 /kcal	供能比 /%				
蛋白质	74.3	297.2	18.6	维生素 B$_1$	0.7mg	钠	2 741.7mg
				维生素 B$_2$	0.8mg	钾	1 844.3mg
脂肪	41.0	369.0	23.1	叶酸	168.8μg	钙	747.1mg
				烟酸	12.7mgNE	磷	1 049.3mg
碳水化合物	232.2	928.8	58.3	维生素 C	93.5mg	铁	15.7mg
				维生素 A	1 514.8μgRE	锌	10.3mg
合计	—	1 595.0	100	维生素 E	128.0mgα-TE	镁	352.7mg

早餐（图 10-31）

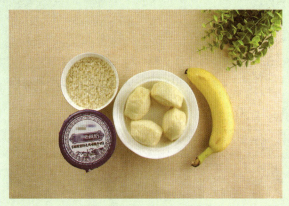

①燕麦粥：燕麦 20g
②馒头：面粉 50g
③脱脂酸奶：酸奶 220g
④香蕉：香蕉 150g

图 10-31 肝脓肿 - 早餐

午餐（图 10-32）

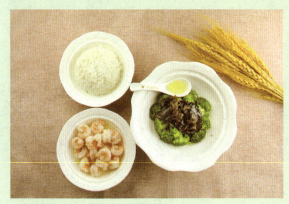

①西蓝花烩木耳：西蓝花 100g+ 木耳 25g
②炒虾仁：虾仁 100g
③米饭：稻米 75g
④午餐用油：亚麻籽油 15g

图 10-32 肝脓肿 - 午餐

晚餐（图 10-33）

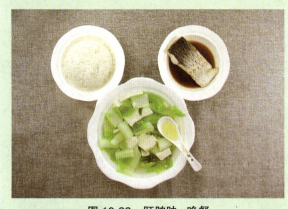

①米饭：稻米 75g
②清蒸鲫鱼：鲫鱼 100g
③小白菜豆腐汤：小白菜 100g+ 豆腐 80g
④晚餐用油：亚麻籽油 10g

图 10-33 肝脓肿 - 晚餐

（二）梗阻性黄疸

梗阻性黄疸（obstructive jaundice，OJ）又称外科性黄疸，是临床上较常见的病理状态，主要是由于肝内或肝外胆管部分或完全机械性梗阻，导致胆汁由胆管排入肠道障碍而反流入血液中，从而引起以全身及巩膜黄染为主要表现的黄疸。梗阻性黄疸往往同时存在不同程度的营养不良，而营养不良是梗阻性黄疸患者术后并发症发生率和病死率增高的重要原因。

1. **梗阻性黄疸营养治疗** 梗阻性黄疸的治疗原则为：低脂肪、低胆固醇、碳水化合物适量、易消化饮食方案。供给足够营养，维持机体需要，并减少诱因。

(1)能量：给予正常或略低于正常量的能量。消瘦者适当增加能量供应，以利于康复，肥胖者需限制能量摄入，利于减轻体重。

(2)脂类：摄入低脂、低胆固醇膳食，以防止胆囊收缩引起疼痛。脂肪均匀分配于三餐中。全日脂肪供给 20~40g，并严格限制动物脂肪。膳食中的胆固醇能促进肝脏内源性胆固醇分泌量，因此梗阻性黄疸患者应控制摄入量低于 300mg/d，高胆固醇血症应控制在 200mg/d 以内。

(3)蛋白质：过多蛋白质摄入会增加胆汁分泌，影响病变组织恢复，摄入过少则不利于受损胆管组织的修复，每日蛋白质的供给量为 1.0~1.2g/（kg·d）。高生物价的优质蛋白质占总量 50% 以上。

(4)碳水化合物：每日供给宜在 350~500g，供给含复合碳水化合物为主的食物，限制单糖和双糖的摄入，对有合并高脂血症、冠心病、肥胖者可适当减少供给量。

(5)维生素和无机盐：维生素 A 可防止胆结石形成，补充可利于胆管疾病恢复。维生素 K 对内脏平滑肌有缓解痉挛，减轻疼痛的作用。膳食应选择富含维生素、钙、钾等的绿叶蔬菜、水果等，必要时可采用制剂补充维生素和无机盐。

(6)膳食纤维：食物纤维不仅有利胆作用，还可促进肠蠕动，利于有害物质排出，防止炎症的发作。

2. **梗阻性黄疸医疗膳食范例**

(1)膳食设计原则

1)低脂低胆固醇：禁用含胆固醇高的食物，如动物内脏、蛋黄、蟹黄、鱼子等。

2)忌用油腻、煎、炸以及含高脂肪的食物，如肥肉、黄油、奶油、肉汤等。

3)定时定量、少食多餐、规律作息。根据病情患者可每日进食 4~6 次，加餐量从三餐总能量中分出，禁止暴饮暴食。

4)戒酒，禁食辛辣刺激食物及调味料，避免疾病急性发作或恶化。

(2)食谱编制与制作

1)病例

A. 一般情况：王某，男性，55 岁，因"上腹部疼痛伴皮肤巩膜黄染 20⁺ 天"入院。患者于 20⁺ 天无明显诱因出现上腹部疼痛，为持续性胀痛，能耐受，伴皮肤巩膜黄染，无高热、寒战、无心慌、胸闷、无恶心、呕吐，无呼吸困难，无头晕、大汗淋漓等不适，症状渐进性加重。上腹部 CT 提示：胆道低位梗阻，给予抗感染、补液等治疗后(具体药物不详)，患者自觉症状缓解不理想，腹部增强 CT 示：低位胆道梗阻，考虑胆总管下段病变所致。门诊以"梗阻性黄疸原因"收入院，自发病以来，患者饮食、睡眠、精神欠佳，大便无异常，体重无明显增减。

B. 体格检查：体温 36.2℃，脉搏 80 次 /min，呼吸 20 次 /min，血压 108/70mmHg。身高 170cm，体重 53kg。神志清楚，痛苦面容。全身皮肤巩膜黄染，全身浅表淋巴结未扪及肿大。其余无特殊。

C. 辅助检查：临床检查及结果，见表 10-42。

表 10-42 临床检查及结果

检查项目	检查结果
肝、肾功能，电解质检查	谷丙转氨酶 49U/L，谷草转氨酶 117U/L，总蛋白 44.20g/L，白蛋白 26.60g/L，球蛋白 17.60g/L，前白蛋白 71.10mg/L，总胆红素 410.60μmol/L，直接胆红素 217.40μmol/L，间接胆红素 193.20μmol/L，葡萄糖 3.39mmol/L
尿常规	尿蛋白定性(–)，白细胞 2.00 个 /μl，红细胞 0 个 /μl
大便常规	白细胞 0~1 个 /HPF，隐血阴性
腹部 B 超	①肝内胆管、胆总管上段扩张，胆总管上段占位待排。②胆囊胆泥淤积。③腹腔少量积液
腹部增强 CT	低位胆道梗阻，考虑胆总管下段病变所致

D. 入院诊断：梗阻性黄疸。

2）计算营养需要量：患者诊断为梗阻性黄疸，应采用低脂低胆固醇饮食，蛋白摄入量应为 1.0~1.2g/（kg·d）；其身高 170cm，体重 53kg，BMI ≈ 18.3kg/m²，同时血浆白蛋白低于正常范围，考虑为轻度蛋白质 - 能量营养不良，需保证能量的供给。其标准体重为 170（cm）–105=65kg。

A. 计算能量需要量：患者轻体力劳动，营养稍差，梗阻性黄疸患者全日能量应控制在 1 800~2 000kcal。可按 35~40kcal/（kg·d）的标准计算能量需要。但患者饮食现状差，能量供给标准可按 30kcal/（kg·d），逐渐加量。

全天能量需要量 =30kcal/kg × 65kg=1 950kcal。

B. 计算蛋白质需要量：

全天蛋白质需要量 =1.1g/kg × 65kg=71.5g。

C. 计算脂肪及碳水化合物的需要量：脂肪占总能量的 15%。

全天脂肪需要量 =（1 950kcal × 15%）÷ 9kcal/g=32.5g。

全天碳水化合物需要量 =（1 950kcal–71.5g × 4kcal/g–1 950kcal × 15%）÷ 4kcal/g ≈ 342.9g。

3）范例食谱和营养成分分析：梗阻性黄疸患者一日范例食谱，见表 10-43；营养成分分析，见表 10-44。

表 10-43　梗阻性黄疸患者一日范例食谱

餐别	食物名称	原料	重量 /g	多餐能量构成比 /%
早餐	薏仁枸杞粥	薏苡仁	50	25.7
		大米	50	
		枸杞子	5	
	鸡蛋白	鸡蛋白	50	
	拌黄瓜	黄瓜	80	
早加餐	水果沙拉	炼乳	10	
		香蕉	100	
		猕猴桃	40	
		苹果	100	
午餐	素烩	豆腐	80	54.0
		茭白	20	
		木耳	20	
	米饭	稻米（均值）	125	
	午餐用油	亚麻籽油	10	
午加餐	脱脂酸奶	酸奶	220	
晚餐	米饭	稻米（均值）	75	20.3
	炒莴笋	莴笋	100	
	鲫鱼汤	鲫鱼	150	
	晚餐用油	亚麻籽油	10	
全天	烹调用盐	精盐	6	

表 10-44　营养成分分析表

宏量营养素				微量营养素			
三大营养素	含量 /g	能量 /kcal	供能比 /%				
蛋白质	72.0	288.0	18.2	维生素 B₁	0.6mg	钠	2 619.8mg
				维生素 B₂	0.9mg	钾	2 101.0mg
脂肪	23.1	207.9	13.1	叶酸	121.9μg	钙	722.8mg
				烟酸	10.6mgNE	磷	1 080.6mg
碳水化合物	272.6	1 090.4	68.7	维生素 C	54.0mg	铁	15.2mg
				维生素 A	171.3μgRE	锌	10.7mg
合计	—	1 586.3	100	维生素 E	49.9mgα-TE	镁	327.8mg

早餐（图 10-34）

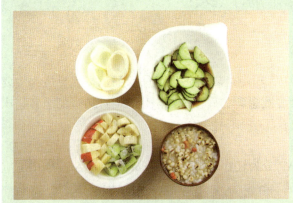

图 10-34　梗阻性黄疸 - 早餐

①薏仁枸杞粥：
薏苡仁 50g+ 大米 50g+ 枸杞子 5g
②鸡蛋白：鸡蛋白 50g
③拌黄瓜：黄瓜 80g
④水果沙拉：
炼乳 10g+ 香蕉 100g+ 猕猴桃 40g+ 苹果 100g

午餐（图 10-35）

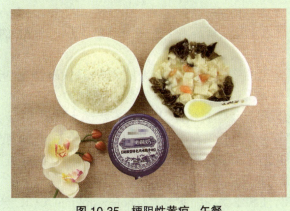

图 10-35　梗阻性黄疸 - 午餐

①米饭：稻米 125g
②素烩：豆腐 80g+ 茭白 20g+ 木耳 20g
③午餐用油：亚麻籽油 10g
④脱脂酸奶：酸奶 220g

晚餐（图 10-36）

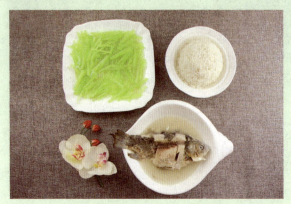

①米饭：稻米 75g
②炒莴笋：莴笋 100g
③鲫鱼汤：鲫鱼 150g
④晚餐用油：亚麻籽油 10g

图 10-36　梗阻性黄疸 - 晚餐

（杨大刚）

第四节　胰　腺　炎

一、急性胰腺炎

急性胰腺炎（acute pancreatitis，AP）是指多种病因引起的胰酶激活，继以胰腺局部炎症反应为主要特征，伴或不伴其他器官功能改变的疾病。临床上大多数患者的病程呈自限性，20%~30% 的患者临床经过凶险。总体病死率 5%~10%。

（一）AP 的分类、病因及发病机制、临床表现

1. **AP 的分类**　按照最新的 AP 分类标准，可将 AP 分为轻症（mild acute pancreatitis，MAP）、中度重症（moderately severe acute pancreatitis，MSAP）和重症（severe acute pancreatitis，SAP）三大类。诊断标准如下：

（1）MAP：无局部或全身并发症，无器官功能衰竭，通常在 1~2 周内恢复。MAP 占 AP 的 60%~80%，病死率极低。

（2）MSAP：伴有局部或全身并发症，可伴有一过性的器官功能衰竭（48 小时内可恢复）。MSAP 占 AP 的 10%~30%，病死率 <5%。

（3）SAP：伴有持续的器官功能衰竭（持续 48 小时以上），可累及 1 个或多个脏器。SAP 占 AP 的 5%~10%，病死率高达 30%~50%。

2. **病因及发病机制**　急性胰腺炎的病因较多。常见的病因有胆石症、大量饮酒、暴饮暴食、血脂异常。

（1）胆道疾病：胆石症、胆道感染或胆道蛔虫等均可引起急性胰腺炎，其中胆石症最为常见。急性胰腺炎与胆石症关系密切，由于在解剖上约 70% 的胰管与胆总管汇合成共同通道开口于十二指肠壶腹部，一旦结石嵌顿在壶腹部，将会导致胰腺炎与上行胆管炎，即"共同通道学说"。目前除"共同通道"外，尚有其他机制，如梗阻，Oddi 括约肌功能不全，胆道炎症等。

（2）大量饮酒和暴饮暴食：乙醇通过刺激胃酸分泌，使胰泌素与缩胆囊素（cholecystokinin，CCK）分泌，促使胰腺外分泌增加；刺激 Oddi 括约肌痉挛和十二指肠乳头水肿，胰液排出受阻，使胰管内压增加；长期酗酒者胰液内蛋白含量增高，易沉淀而形成蛋白栓，致胰液排出不畅。另外，暴饮暴食使短时间内大量食糜进入十二指肠，引起乳头水肿和 Oddi 括约肌痉挛，同时刺激大量胰液与胆汁分泌，由于胰液和胆汁排泄不畅引发急性胰腺炎。

（3）胰管阻塞：胰管结石或蛔虫、胰管狭窄、肿瘤等均可引起胰管阻塞，当胰液分泌旺盛时胰管内压

增高,使胰管小分支和胰腺泡破裂,胰液与消化酶渗入间质,引起急性胰腺炎。

(4)手术与创伤:腹腔手术特别是胰、胆或胃手术,腹部钝挫伤等均可直接或间接损伤胰腺组织与胰腺的血液供应,引起胰腺炎。

(5)内分泌与代谢障碍:胰管钙化、肝管内结石导致胰液引流不畅。血脂异常引起的胰液内脂质沉着或来自胰外脂肪栓塞并发胰腺炎。

(6)感染:急性胰腺炎继发于急性传染性疾病者多数较轻,随感染痊愈而自行消退。

(7)药物:已知应用某些药物如噻嗪类利尿药、硫唑嘌呤、糖皮质激素、四环素、磺胺类等可直接损伤胰腺组织,可使胰液分泌或黏稠度增加,引起急性胰腺炎。

(8)其他:少见因素有十二指肠球后穿透性溃疡、邻近乳头的十二指肠憩室炎、胃部手术后输入袢综合征、肾或心脏移植术后、血管性疾病及遗传因素等。尽管多数胰腺炎可找到致病因素,但仍有5%~25%的急性胰腺炎病因不明,称之为特发性胰腺炎。

3. 临床表现 急性胰腺炎常在饱食、高脂饮食或饮酒后发生。部分患者无诱因可查。其临床表现和病情轻重取决于病因、病理类型和诊治是否及时。急性胰腺炎的主要症状多为急性发作的持续性上腹部剧烈疼痛,常向背部放射,常伴有腹胀及恶心呕吐。临床体征轻者仅表现为轻压痛,重者可出现腹膜刺激征、腹水,偶见腰肋部皮下淤斑征(Grey-Turner 征)和脐周皮下淤斑征(Cullen 征)。腹部因液体积聚或假性囊肿形成,可触及肿块。可以并发 1 个或多个脏器功能障碍,也可伴有严重的代谢功能紊乱。

(二)急性胰腺炎的营养治疗原则

1. 急性水肿型胰腺炎 只需短期禁食,患者腹痛明显减轻、肠鸣音恢复、血淀粉酶降至正常时,可直接进食无脂流质,如果汁、米汤、菜汁等食物,但禁食浓鸡汤、肉汤、鱼汤、牛奶、豆浆、蛋黄等食物。病情稳定后可改为低脂半流质饮食。

2. 急性出血坏死性胰腺炎 MAP 患者只需短期禁食,无须肠内或肠外营养。MSAP 或 SAP 患者常先施行肠外营养,肠外营养时应防止过多的葡萄糖摄入,以免加重代谢紊乱,可用适量的脂肪乳剂来补充能量。对于有血脂异常的急性胰腺炎患者,使用脂肪乳剂应慎重,可用葡萄糖取代部分脂肪,或试验性地输入脂肪并监测血甘油三酯的浓度。肠外营养时蛋白质按 1.0~1.5g/(kg·d)的量予以补充,占总能量的 15%~20%。在有肝功能障碍时,输入的氮源应有所选择;如肝功能异常时应加入支链氨基酸,以防止昏迷,减少肌肉分解;肾功能异常时应以输入高能量、低氮为主,氮源中注意给予必需氨基酸。待患者胃肠动力能够耐受,应及早实施肠内营养。早期肠内营养对于维护重症患者的肠道功能、预防感染等并发症有重要作用。肠内营养的时机需要及早实施(入院 3~5 天),最晚不超过 1 周,目前国际指南认为早期肠内营养(48 小时内)和后期肠内营养的效果近似,尽管相关研究的结果不一致,但对于 MSAP 患者仍建议早期实施肠内营养。肠内营养的途径建议通过内镜引导或 X 线引导下放置鼻空肠管,能量需求初始 20~25kcal/(kg·d),逐渐过渡到 30~35kcal/(kg·d)。如能量不足,可辅以肠外营养并观察患者的反应,如能耐受则逐渐加大剂量。对于高脂血症患者,应减少脂肪类物质的补充。进行肠内营养时,应注意患者的腹痛、肠麻痹、腹部压痛等胰腺炎症状和体征是否加重,并定期复查电解质、血脂、血糖、TBil、血清白蛋白水平、血常规及肾功能等,以评价机体代谢状况,调整肠内营养的剂量。可先采用短肽类制剂,再逐渐过渡到整蛋白类制剂,要根据患者血脂、血糖情况进行肠内营养剂型的选择。

如患者无明显腹部体征,血、尿淀粉酶完全正常,无并发症,CT 检查胰腺周围炎性渗出吸收,则可逐渐开始流质或半流质饮食,减少肠内营养用量。在开始进食的 24 小时内可给予无能量的液体,如患者能耐受,则可给予纯碳水化合物的清流质,如米汤、藕粉等,最后逐渐过渡到低脂半流质或低脂软食。

3. 恢复口服饮食后 应注意避免高脂肪、高动物蛋白及辛辣刺激性食物。

(1)充足的能量:急性发作期因剧痛不能进食,且有发热、呕吐等消耗较多能量,为了有利于疾病的治疗和恢复,应注意提供足够的能量。

(2)优质蛋白质:急性期应加以限制,以免加重胰腺负担,为了修复受损的胰腺和供给机体必需的营养物质,应供给适量蛋白质,病情好转时,每天可摄入 40~50g。

(3)低脂饮食:严格限制脂肪,急性胰腺炎急性期应停用一切含脂肪的食物。症状缓解后也应对脂肪加以限制,每日脂肪供给量约 30g。

(4)碳水化合物:急性胰腺炎主要能量来源应为碳水化合物,应给予高碳水化合物饮食。

(5)维生素:应供给含多种维生素丰富的食物,以利于疾病恢复。

(6)少食多餐:每日进餐 5~6 次,每餐选 1~2 种食物,应依次为软而易消化的流质、半流质和软食。

(7)绝对禁饮酒及刺激性食物。

(三)急性胰腺炎医疗膳食范例

1. 低脂膳食设计原则

(1)低脂饮食:过多的脂肪摄入可加重胰腺负担,使 Oddi 括约肌痉挛,必须行低脂饮食。低脂饮食时为避免能量的不足,应注意粮谷类食物的充足。为避免低脂饮食对患者食欲的影响,可根据患者的喜好选用合适的食物。

(2)烹饪多样化:为增加患者食欲,做到食物多样化,即使是同一种食物也应选用不同的烹饪方法。

(3)少食多餐:为了减轻患者的胰腺负担,每餐提供的食物不可过多,应结合患者的饮食习惯和治疗要求给予三餐及加餐。

2. 食谱编制与制作

(1)病例

1)一般情况:杨某,女性,51 岁,因"1 个月前无明显诱因出现上腹痛,疼痛剧烈难忍,呈烧灼样疼痛,弯腰抱膝位可缓解,伴恶心、呕吐,呕吐物为胃内容物"入院。患者自发病以来无发热、寒战,无头痛、头晕,无胸闷憋气,无腹胀腹泻、便秘等异常,无尿痛、尿急、血尿等,患者一般情况较差,神志清,精神可,饮食欠佳,大小便正常,体重无明显变化。入院后,给予生长抑素、抑酸、保护胃黏膜、抗感染、肠外营养等治疗。现患者病情好转,并处于恢复期。

2)既往史:无特殊。

3)体格检查:体温 36.7℃,脉搏 78 次/min,呼吸 18 次/min,血压 108/67mmHg。身高 157cm,体重 50kg。神志清楚,正常面容。肠鸣音正常,4 次/min,未听到血管杂音。其余无特殊。

4)辅助检查:临床检查及结果,见表 10-45。

表 10-45 临床检查及结果

检查项目	检查结果
血常规	白细胞计数 15.97×10^9/L,中性粒细胞 92.40%
生化检查	总蛋白 61.42g/L,白蛋白 41.43g/L,球蛋白 19.99g/L
淀粉酶测定(血)	58U/L
脂肪酶	126U/L
胃镜检查及活检	(胃窦、胃角)轻度慢性萎缩性胃炎(活动期)伴轻度肠上皮化生

5)入院诊断:①急性胰腺炎;②慢性萎缩性胃炎。

(2)计算营养需要量

1)能量:患者为急性胰腺炎恢复期,应限制脂肪在 30g/d 左右;蛋白质摄入量在 1.0~1.2g/(kg·d)。其身高 157cm,体重 50kg,BMI ≈ 19.5kg/m²,体型正常。标准体重为 157(cm)–105=52kg。患者卧床,能量供给标准应为 30kcal/(kg·d)。

全天能量需要量 =30kcal/kg × 52kg=1 560kcal。

2)全天脂肪需要量:30g/d。

3)全天蛋白质需要量:1.0g/kg×52kg=52g。

4)全天碳水化合物需要量:

(总能量−蛋白质产生的能量−脂肪产生的能量)÷碳水化合物的能量系数 =(1 560kcal−52g×4kcal/g−30g×9kcal/g)÷4kcal/g=270.5g。

(3)范例食谱及其营养成分分析:急性胰腺炎恢复期患者一日范例食谱,见表10-46;营养成分分析,见表10-47。

表 10-46 急性胰腺炎恢复期患者一日范例食谱

餐别	食物名称	原料	重量 /g	多餐能量构成比 /%
早餐	山药枸杞粥	稻米(标准)	75	35.3
		山药	150	
		枸杞子	5	
		白砂糖	10	
	蒸蛋羹	鸡蛋白	30	
早加餐	脱脂酸奶	酸奶	250	
午餐	番茄面	挂面	80	36.1
		番茄	250	
	清蒸黄鱼	黄鱼	25	
	午餐用油	花生油	10	
午加餐	苹果	苹果	250	
晚餐	青菜肉末面片	小麦粉(标准)	80	28.6
		菠菜	100	
		猪肉(里脊)	20	
	凉拌茄子	茄子	150	
	晚餐用油	花生油	10	
全天	烹调用盐	精盐	6	

表 10-47 营养成分分析

宏量营养素				微量营养素			
三大营养素	含量 /g	能量 /kcal	供能比 /%				
蛋白质	54.2	216.8	13.7	维生素 B$_1$	1.0mg	钠	2 881.1mg
				维生素 B$_2$	0.8mg	钾	2 446.2mg
脂肪	27.4	246.6	15.6	叶酸	220.2μg	钙	607.2mg
				烟酸	11.0mgNE	磷	890.0mg
碳水化合物	278.4	1 113.6	70.7	维生素 C	109.4mg	铁	15.1mg
合计	—	1 577.0	100	维生素 E	21.2mgα-TE	锌	7.8mg

早餐（图 10-37）

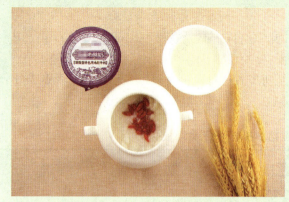

①山药枸杞粥:稻米 75g+ 山药 150g+ 枸杞子 5g+ 白砂糖 10g
②蒸蛋羹:鸡蛋白 30g
③脱脂酸奶:酸奶 250g

图 10-37　急性胰腺炎恢复期 - 早餐

午餐（图 10-38）

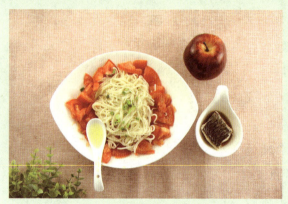

①番茄面:挂面 80g+ 番茄 250g
②清蒸黄鱼:黄鱼 25g
③午餐用油:花生油 10g
④苹果:苹果 250g

图 10-38　急性胰腺炎恢复期 - 午餐

晚餐（图 10-39）

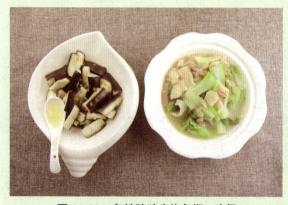

①青菜肉末面片:小麦粉 80g+ 菠菜 100g+ 猪肉(里脊)20g
②凉拌茄子:茄子 150g
③晚餐用油:花生油 10g

图 10-39　急性胰腺炎恢复期 - 晚餐

二、慢性胰腺炎

慢性胰腺炎(chronic pancreatitis,CP)是指各种不同病因引起的胰腺组织和功能的持续性损害,其病理特征为胰腺纤维化。临床上以反复发作的上腹部疼痛和 / 或胰腺外分泌功能不全为主要特征,可合并胰腺内分泌功能不全、胰腺钙化、胰管结石和胰腺假性囊肿形成等。

（一）病因及发病机制、临床表现

1. **病因及发病机制** 慢性胰腺炎的致病因素较多,且常常是多因素作用的结果。酗酒是主要的原因之一,西方国家占 60% 以上,我国约占 35%。胆道系统疾病仍是主要危险因素。

（1）饮酒:西方国家 70% 左右的慢性胰腺炎与长期嗜酒有关,因此,乙醇的摄入量及时间与发病率密切相关。我国不同地区多家医院的回顾性研究荟萃分析的结果中,35.9% 与饮酒有关。

关于酒精性慢性胰腺炎的发病机制,目前大多数学者认同蛋白质分泌过多导致梗阻与坏死 - 纤维化的学说。其可能的机制是乙醇及其代谢产物直接使胰液中脂质微粒体酶的分泌以及脂肪酶降解增加;并使脂质微粒体酶可以和胰液混合,激活胰蛋白酶原为胰蛋白酶,导致胰腺损伤。乙醇间接通过刺激胰液的分泌,增加胰腺对缩胆囊素刺激的敏感性,胰液中胰酶和蛋白质含量增加,钙离子浓度增加,易形成胰管内蛋白沉淀,这些蛋白沉淀又与其他杂质形成栓子阻塞小胰管,使胰液流出受阻,胰管内压力增高,导致胰腺腺泡、胰腺小导管破裂,损伤胰腺组织及胰管系统。

（2）胆道系统疾病:我国不同地区多家医院的回顾性研究荟萃分析显示,胆系疾病发病的病史在慢性胰腺炎中占 33.9%。在各种胆道系统疾病中以胆囊结石最为多见,其他依次为:胆管结石、胆囊炎、胆管不明原因狭窄和胆道蛔虫病。胆源性慢性胰腺炎是我国与其他国家的不同之处,但其机制尚不清楚,且胆系疾病是否会导致慢性胰腺炎也存在分歧。其机制可能与炎症感染或结石引起胆总管开口部或胰胆管破裂,损伤胰腺组织与胰管系统有关。因此,胆道疾病所致的慢性胰腺炎,病变部位主要在胰头部,胰头部增大、纤维化,引起胰腺钙化少见,但合并阻塞性黄疸的较多见。

（3）其他

1）代谢因素:高钙血症和高脂血症均可导致慢性胰腺炎。

2）免疫疾病相关的慢性胰腺炎:自身免疫病作为慢性胰腺炎的病因之一已逐渐引起人们的注意,系统性红斑狼疮、干燥综合征、原发性胆管炎、原发性胆汁性肝硬化均可并发慢性胰腺炎。

2. **临床表现**

（1）根据慢性胰腺炎的病程,临床表现可分为 4 型（表 10-48）。

表 10-48 慢性胰腺炎的临床表现分型

分型	主要表现
Ⅰ型（急性发作型）	急性上腹痛,伴血淀粉酶升高和影像学急性炎症改变
Ⅱ型（慢性腹痛型）	间歇性或持续性上腹部疼痛
Ⅲ型（局部并发症型）	假性囊肿、消化道梗阻、左侧门静脉高压症、腹水、胰瘘等并发症
Ⅳ型（外、内分泌功能不全型）	消化吸收不良、脂肪泻、糖尿病和体重减轻等症状

腹痛虽然是 CP 的主要临床症状,但 3%~20% 的患者可无明显腹痛,仅因体检或出现Ⅲ、Ⅳ型症状时才确诊为 CP。

（2）体征:上腹部压痛,急性发作时可有腹膜刺激征。当并发巨大假性囊肿时可扪及包块。当胰头显著纤维化或假性囊肿压迫胆总管下段,可出现黄疸。由于消化吸收功能障碍可导致消瘦,亦可出现其他并发症相关的体征。

3. **临床分期** 根据 CP 的临床表现和合并症进行分期（表 10-49）,对治疗选择具有指导意义。

表 10-49 慢性胰腺炎的临床分期

临床分期	临床表现
1 期	仅有Ⅰ型或Ⅱ型临床表现
2 期	出现Ⅲ型临床表现
3 期	出现Ⅳ型临床表现

（二）慢性胰腺炎营养治疗原则

1. 急性发作期　急性发作阶段应禁食,静脉输液,不应过早进食。24~48 小时后,在患者能耐受的情况下,可给予不含脂肪的流质饮食,包括米汤、果汁、蔬菜汁等;2~3 天后如无不适,未加重病情,患者对饮食已适应,可在流质的基础上适量增加。随病情好转,可改用相对无脂肪的半流质饮食,适当扩大食物品种和增加食物的食量,如增加米粥、挂面、面包、少油的饼干,及少量的碎软蔬菜、煮软的水果。随病情的稳定,患者对饮食耐受力增加,逐步过渡到低脂、多维生素、适量蛋白质的半流质饮食,继而转为能量充足、适量蛋白质、清淡易消化的少渣软饭。

2. 静止期　低脂肪、高碳水化合物饮食。

（1）充足的能量:慢性胰腺炎患者常处于低营养状态,因此需要有充足的能量来补偿体内高分解代谢的消耗和增强抗病能力,慢性胰腺炎患者每日需供给 10.5~12.6MJ（2 500~3 000kcal）,如患者较长时间不能进食或摄入量过低,则可根据患者的具体情况,采用要素膳以满足其基础能量消耗和营养需要。

（2）低脂肪:脂肪供给量应加以限制,食物的烹调应以蒸、煮、拌、烩等方法,以减少脂肪的摄入量。应避免进食含脂肪过多的食物,如油饼、油条、油炸食品、肥肉、奶、高油点心等。每日供给量约为 30g。

（3）优质蛋白质:蛋白质供给量适当,选用含脂肪量少,生物价高的蛋白质,如鱼、虾、去皮鸡肉、瘦肉、蛋清、脱脂酸奶,以及豆制品如豆腐、豆腐皮、豆花等。

（4）碳水化合物:多用易于消化吸收的碳水化合物,如蔗糖、红糖、蜂蜜、藕粉、杏仁茶、粉丝、粉皮以及栗子、莲子、芡实等都可酌量采用,以满足能量需要。

（5）饮食要规律,进食量应适量:少食多餐（每天 4~5 餐）,防止过饱、过饥、暴饮暴食。

（6）绝对禁酒,忌用生冷、不易消化以及刺激胃液分泌的食物,如鸡汤、鱼汤、蘑菇鲜汤、咖啡、咖喱、辣椒粉、胡椒、芥末等,萝卜、洋葱、韭菜等易胀气的蔬菜。

（三）慢性胆囊炎医疗膳食范例

1. 低脂医疗膳食设计原则

（1）严格限制脂肪的摄入,随病情好转,患者能耐受时,可逐渐增加脂肪的摄入量。食物应多样,低脂饮食可能也会影响患者食欲,应通过改善食物的风味来增加,食物多样化,保证患者能量的摄入。

（2）选用优质蛋白质饮食,合理搭配三餐及加餐,结合患者的饮食习惯和治疗要求给予三餐及加餐食物的具体分配,注意优质蛋白、牛奶、鸡蛋的食用不应过量。

（3）多吃膳食纤维丰富的食物,可选用绿叶蔬菜、番茄等鲜嫩蔬菜。

2. 食谱编制与制作

（1）病例

1）一般情况:张某,男性,51 岁,因"1 个月前出现上腹持续性疼痛"入院。入院前 1 年,患者无明显诱因出现上腹疼痛,伴恶心、呕吐,遂就诊于当地医院,行磁共振胰胆管造影（magnetic resonance cholangiopancreatography,MRCP）、上腹增强 CT 及电子内镜等相关检查,诊断为"慢性胰腺炎"。

2）既往史:慢性胆囊炎病史 5 年。否认肝炎病史,无结核病史,否认疟疾病史,否认密切接触史,否认糖尿病、脑血管疾病病史。

3）个人史:久居本地,无疫区、疫情、疫水接触史,无牧区、矿山、高氟区、低碘区居住史,无化学性物质、放射性物质、有毒物质接触史,无吸毒史,饮酒史 20 余年,日均白酒 100ml。

4）体格检查:体温 36.7℃,脉搏 88 次/min,呼吸 19 次/min,血压 108/67mmHg。身高 161cm,体重 65kg。神志清,正常面容,皮肤黏膜无黄染,全身浅表淋巴结未扪及肿大。肠鸣音正常,4 次/min,未听到血管杂音。其余无异常。

5）辅助检查:临床检查及结果,见表 10-50。

6）入院诊断:慢性胰腺炎。

（2）计算营养需要量:患者诊断为慢性胰腺炎,应限制脂肪在 30g/d 左右;其身高 161cm,体重 65kg,BMI ≈ 25.1kg/m^2。其标准体重为 161（cm）-105=56kg。

表 10-50　临床检查及结果

检查项目	检查结果
血常规	白细胞计数 13.97×10⁹/L,中性粒细胞 92.40%
生化检查	总蛋白 51.42g/L,白蛋白 38.43g/L,球蛋白 22.69g/L,血糖 8.1mmol/L,血钙 2.20mmol/L
淀粉酶测定(血)	67U/L
脂肪酶	230U/L
腹部 CT 平扫	胰腺及胰周改变

1)能量:患者卧床,体型超重,能量标准应为 25kcal/(kg·d)。

全天能量需要量 =25kcal/kg×56kg=1 400kcal。

2)全天脂肪需要量:30g/d。

3)全天蛋白质需要量:1.0g/kg×56kg=56g。

4)碳水化合物:将每日能量需要量减去蛋白质、脂肪所产生的能量,确定碳水化合物的需要量。

全天碳水化合物需要量 = [1 400kcal−(56g×4kcal/g)−(30g×9kcal/g)]÷4kcal/g=226.5g。

(3)范例食谱及其营养成分分析:慢性胰腺炎患者一日范例食谱,见表 10-51;营养成分分析,见表 10-52。

表 10-51　慢性胰腺炎患者一日范例食谱

餐别	食物名称	原料	重量 /g	多餐能量构成比 /%
早餐	菜末米粥	稻米(标准)	50	26.6
		青菜	50	
	煮鸡蛋白	鸡蛋白	30	
加餐	藕粉	藕粉	50	
午餐	馄饨	小麦粉(标准)	75	42.3
		香菇	50	
		猪肉(里脊)	75	
	午餐用油	椰子油	10	
加餐	苹果	苹果	250	
晚餐	紫菜虾仁疙瘩汤	小麦粉	75	31.1
		紫菜	10	
		基围虾	75	
	晚餐用油	椰子油	10	
全天	烹调用盐	精盐	6	

表 10-52　营养成分分析

宏量营养素				微量营养素			
三大营养素	含量 /g	能量 /kcal	供能比 /%				
蛋白质	57.8	231.2	16.2	维生素 B₁	1.0mg	钠	2 652.1mg
				维生素 B₂	0.6mg	钾	1 464.8mg
脂肪	30.5	274.5	19.2	叶酸	137.7μg	钙	176.7mg
				烟酸	12.7mgNE	磷	698.2mg
碳水化合物	230.6	922.3	64.6	维生素 C	14.2mg	铁	26.0mg
合计	—	1 428.0	100	维生素 E	10.8mgα-TE	锌	7.2mg

早餐（图 10-40）

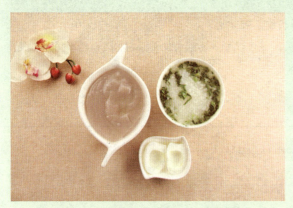

图 10-40　慢性胰腺炎恢复期 - 早餐

①青菜米粥：稻米 50g+ 青菜 50g
②煮鸡蛋白：鸡蛋白 30g
③藕粉：藕粉 50g

午餐（图 10-41）

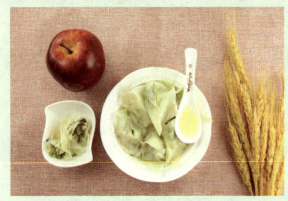

图 10-41　慢性胰腺炎恢复期 - 午餐

①馄饨：小麦粉 75g+ 香菇 50g+ 猪肉（里脊）75g
②午餐用油：椰子油 10g
③苹果：苹果 250g

晚餐（图 10-42）

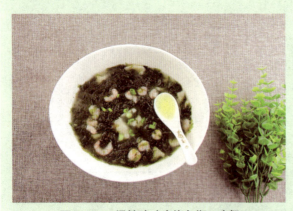

图 10-42　慢性胰腺炎恢复期 - 晚餐

①紫菜虾仁疙瘩汤：小麦粉 75g+ 紫菜 10g+ 基围虾 75g
②晚餐用油：椰子油 10g

（韩　磊）

第五节 胆囊疾病

一、胆囊炎

胆囊炎发病率较高,多见于女性,50岁前为男性的3倍、50岁后为1.5倍。根据其临床表现又分为急性和慢性两种类型,常与胆石症合并存在。

(一)急性胆囊炎

急性胆囊炎(acute cholecystitis)是胆管梗阻和细菌感染引起的炎症。95%以上的患者有胆囊结石,称结石性胆囊炎;5%的患者无胆囊结石,称非结石性胆囊炎。

1. 急性结石性胆囊炎

(1)病因及发病机制:目前认为急性结石性胆囊炎(acute calculous cholecystitis)初期的炎症是由于胆囊结石直接损伤受压部位的黏膜引起,细菌感染是在胆汁淤滞的情况下出现。主要致病原因有:

1)胆囊管梗阻:胆囊结石移动至胆囊管附近时,可堵塞胆囊管或嵌顿其颈部,嵌顿的结石直接损伤黏膜,以致胆汁排出受阻,胆汁滞留、浓缩。高浓度的胆汁酸盐具有细胞毒性,引起细胞损害,加重黏膜的炎症、水肿甚至坏死。

2)细菌感染:致病菌多从胆道逆行进入胆囊或循血液循环或淋巴途径进入胆囊,在胆汁流出不畅时造成感染。致病菌主要是革兰氏阴性杆菌,以大肠埃希菌最常见,其他有克雷伯菌、粪肠球菌、铜绿假单胞菌等。常合并厌氧菌感染。

(2)临床表现:急性发作主要表现为上腹部疼痛,开始时仅有上腹疼痛不适,逐渐发展到呈阵发性绞痛;常于夜间发作,饱餐、进食肥腻食物后常可诱发。疼痛放射到右肩、肩胛和背部。伴恶心、呕吐、厌食、便秘等消化道症状。如病情发展,疼痛可为持续性、阵发性加剧。患者常有轻至中度发热,通常无寒战,可有畏寒,如出现寒战高热,表明病变严重,如胆囊坏疽、穿孔或胆囊积脓,或合并急性胆管炎。10%~20%的患者可出现轻度黄疸,可能是胆色素通过受损的胆囊黏膜进入血液循环,或邻近炎症引起Oddi括约肌痉挛所致。10%~15%的患者可因合并胆总管结石导致黄疸。

(3)体格检查:右上腹胆囊区域可有压痛,炎症波及浆膜时可有腹肌紧张及反跳痛,Murphy征阳性。有些患者可触及肿大胆囊并有触痛。如胆囊被大网膜包裹,则形成边界不清、固定压痛的肿块;如发生坏疽、穿孔则有弥漫性腹膜炎表现。

2. 急性非结石性胆囊炎

(1)病因:急性非结石性胆囊炎(acute acalculous cholecystitis)发生率占急性胆囊炎的5%~10%,胆囊内并无结石存在。病因不清,通常在严重创伤、烧伤、腹部非胆道手术后如腹主动脉瘤手术、伴有脓毒症等危重患者中发生,约70%的患者伴有动脉粥样硬化;也有学者认为是长期肠外营养、艾滋病的并发症。本病病理变化与急性结石性胆囊炎相似,但病情发展更为迅速。致病因素主要是胆汁淤滞和淤血,导致细菌的繁殖且供血减少,更容易出现胆囊坏疽、穿孔。

(2)临床表现:本病多见于男性、老年患者。临床表现与急性胆囊炎相似。腹痛症状常因患者伴有其他严重疾病而被掩盖,易误诊和延误治疗。对危重、严重创伤及长期应用肠外营养支持的患者,出现右上腹疼痛并伴有发热时应警惕本病的发生。若右上腹压痛及腹膜刺激征,或触及肿大胆囊、Murphy征阳性时,应及时做进一步检查。发病早期B超检查不易诊断,CT检查有帮助,而肝胆系统核素扫描可使97%的患者得以诊断。

3. 急性胆囊炎的营养治疗原则

(1)急性发作期:应予禁食,使用静脉营养,以缓解疼痛,保护肝脏。

(2)疼痛缓解期:可根据病情选择高碳水化合物、低脂低胆固醇流质、半流质或软食。根据病情循序渐进地增加和变换饮食。

1)能量:以维持标准体重为宜,肥胖者应适当控制能量而逐渐减轻体重;消瘦者则应适当增加能量摄入。

2）低脂肪：脂肪能刺激胆囊收缩素的分泌，刺激胆囊收缩，导致疼痛，因此，急性期应严格限制脂肪<20g/d，病情好转后可逐渐增加到40~50g/d。严格限制动物脂肪，适量供给植物油。要注意将全日脂肪分配至各餐次中，避免一次摄入过多的脂肪。

3）低胆固醇：禁食含胆固醇高的食物，如肥肉、动物内脏、蛋黄、动物籽类等食物。可选食鱼类、蛋清、瘦肉、豆制品等。

4）适量蛋白质：每日供给适量蛋白质，蛋白质过少会导致胆汁分泌增加，不利于受损组织的修复；蛋白质过多又会加重消化道负担，可选择鱼、虾、瘦肉、兔肉、鸡肉、豆腐及少油的豆制品等食物。

5）高碳水化合物：补充能量，增加肝糖原合成，保护肝细胞，每日供给量为300~350g。对肥胖、血脂异常和冠心病患者则应适当限制主食、甜食和单糖类。

6）选择富含维生素、钙、铁、钾等的绿叶蔬菜、水果。

4. 急性胆囊炎医疗膳食范例

（1）低脂膳食设计原则

1）限制脂肪摄入：脂肪应尽量均匀地分配到一日三餐中。脂肪摄入量的减少可影响到能量的供给，应注意增加碳水化合物类食物的摄入，避免发生营养不良。为减少脂肪的摄入，可选用蒸、煮、炖等加工方法。

2）限制胆固醇摄入：避免使胆汁中胆固醇含量增高。烹饪应多样化。

3）合理搭配三餐及加餐：结合患者的饮食习惯和治疗要求配制三餐及加餐食物。

（2）食谱编制与制作

1）病例

A. 一般情况：郭某，男，55岁，因"2天前无明显诱因出现上腹部持续性胀痛、绞痛，以剑突下为重，伴恶心、未呕吐、伴胸闷、憋气，腹泻3次，大便不成形，小便浓茶色"入院。

B. 既往史：患者平素体健，否认肝炎病史，无结核病史，否认疟疾病史，否认密切接触史，否认糖尿病、脑血管疾病病史。

C. 体格检查：体温37.7℃，脉搏90次/min，呼吸20次/min，血压118/77mmHg。身高165cm，体重70kg。神志清楚，精神萎靡，皮肤黏膜无黄染，全身浅表淋巴结未扪及肿大。颈静脉无怒张。腹部查体示：腹部平坦、对称，右上腹压痛，无反跳痛，未触及包块，Murphy征阳性，腹部叩诊，肝上界在右锁骨中线第5肋间，肝区叩击痛，无移动性浊音，肠鸣音正常，4次/min，未听到血管杂音。其余无特殊。

D. 辅助检查：临床检查及结果，见表10-53。

表 10-53　临床检查及结果

检查项目	检查结果
血常规	白细胞计数 11.86×10^9/L，中性粒细胞 93.00%，中性粒细胞计数 6.13×10^9/L
生化	总蛋白 60.82g/L，白蛋白 32.76g/L，前白蛋白 120.80mg/L，总胆红素 22.10umol/L，直接胆红素 12.20umol/L
肝胆胰脾彩色多普勒超声检查	符合急性胆囊炎超声表现

E. 入院诊断：①急性胆囊炎；②急性胆囊结石。

入院后，给予抗炎，解痉止痛治疗，现患者病情好转，并处于恢复期。

2）计算营养需要量：患者诊断为急性胆囊炎，应限制脂肪在20~30g/d；其身高165cm，体重70kg，BMI ≈ 25.7kg/m²。其标准体重为 165（cm）–105=60kg。

A. 能量：患者卧床，体型为超重，能量标准应为 25kcal/（kg·d）。

全天能量需要量 =25kcal/kg × 60kg=1 500kcal。

B. 脂肪：30g/d。

C. 蛋白质：1.0g/kg × 60kg=60g。

D. 碳水化合物：将每日能量需要量减去蛋白质、脂肪所产生的能量，确定碳水化合物需要量。

全天碳水化合物需要量 = [1 500kcal−(60g×4kcal/g)−(30g×9kcal/g)] ÷4kcal/g=247.5g。

3)范例食谱及其营养成分分析:急性胆囊炎患者一日范例食谱,见表 10-54;营养成分分析,见表 10-55。

表 10-54 急性胆囊炎患者一日范例食谱

餐别	食物名称	原料	重量 /g	多餐能量构成比 /%
早餐	米粥	稻米(标准)	50	30.5
	土豆泥	土豆	100	
		白砂糖	10	
	鸡蛋羹	鸡蛋白	60	
加餐	脱脂酸奶	酸奶	250	
午餐	清汤面	挂面	80	36.5
	冬瓜烩鸡肉	冬瓜	150	
		鸡胸脯肉	50	
	午餐用油	花生油	10	
加餐	梨	梨	250	
晚餐	青菜虾仁面片	小麦粉	100	33.0
		菠菜	100	
		基围虾	50	
	晚餐用油	花生油	10	
全天	烹调用盐	精盐	6	

表 10-55 营养成分分析

宏量营养素				微量营养素			
三大营养素	含量 /g	能量 /kcal	供能比 /%				
蛋白质	63.4	253.6	16.5	维生素 B$_1$	0.8mg	钠	2 827.9mg
				维生素 B$_2$	1.0mg	钾	2 109.4mg
脂肪	27.9	251.1	16.4	叶酸	215.0μg	钙	595.2mg
				烟酸	15.1mgNE	磷	908.8mg
碳水化合物	257.7	1 030.8	67.1	维生素 C	103.5mg	铁	15.5mg
合计	—	1 535.5	100	维生素 E	17.8mgα-TE	锌	8.0mg

早餐(图 10-43)

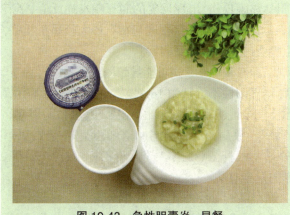

①米粥:稻米(标准)50g

②土豆泥:土豆 100g+ 白砂糖 10g

③鸡蛋羹:鸡蛋白 60g

④脱脂酸奶:酸奶 250g

图 10-43 急性胆囊炎 - 早餐

午餐（图 10-44）

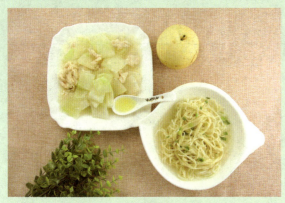

① 清汤面：挂面 80g
② 冬瓜烩鸡肉：冬瓜 150g+ 鸡胸脯肉 50g
③ 午餐用油：花生油 10g
④ 梨：梨 250g

图 10-44　急性胆囊炎 - 午餐

晚餐（图 10-45）

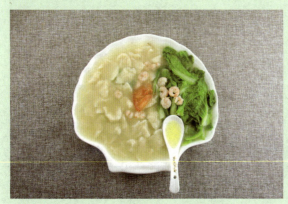

① 青菜虾仁面片：
小麦粉 100g+ 菠菜 100g+ 基围虾 50g
② 晚餐用油：花生油 10g

图 10-45　急性胆囊炎 - 晚餐

（二）慢性胆囊炎

我国慢性胆囊炎（chronic cholecystitis）、胆囊结石患病率为 16.09%，占所有良性胆囊疾病的 74.68%。国外资料显示接受胆囊切除术的患者中，慢性胆囊炎占 92.8%，女性（79.4%）多于男性（20.6%）。慢性胆囊炎发病高峰在 50 岁左右。胆囊结石是慢性胆囊炎最常见的危险因素，慢性结石性胆囊炎占所有慢性胆囊炎的 90%~95%；慢性非结石性胆囊炎则不常见，占所有慢性胆囊炎的 4.5%~13.0%。

1. 病因及发病机制、临床表现

（1）慢性结石性胆囊炎病因及发病机制

1）胆囊结石：结石导致反复的胆囊管梗阻并造成胆囊黏膜损伤，出现反复的胆囊壁炎症反应、瘢痕形成和胆囊功能障碍。对老年慢性胆囊炎患者的研究显示，炎症反应严重程度与结石最大径呈正相关，而与结石数量和年龄呈负相关，孤立的大结石是慢性胆囊炎的高风险预测因素。

2）细菌感染：正常胆汁是无菌的，当胆囊或胆管出现结石嵌顿、梗阻，则可能导致肠道细菌逆行感染。研究显示，非胆囊手术者、急性和慢性胆囊炎患者的胆汁培养阳性率分别为 16%、72% 和 44%；而伴有黄疸的患者，在胆汁中发现细菌的比例可高达 90%，这提示不完全性胆管梗阻是细菌感染的重要危险因素。

慢性胆囊炎的病原菌主要来源于肠道细菌的逆行感染，致病菌的种类与肠道细菌基本一致，以革兰氏阴性菌为主，占 74.4%，主要包括大肠埃希菌（23.9%）、不动杆菌（32.7%）、奇异变形杆菌（19.3%）等。近年来的研究提示，幽门螺杆菌感染可能与慢性胆囊炎的发生有关。

（2）慢性非结石性胆囊炎的病因及发病机制

1）胆囊动力学异常：胆汁淤积是慢性非结石性胆囊炎的重要病因，在无结石存在的患者中，如果发现胆囊收缩素刺激闪烁显像(cholecystokinin-stimulated scintigraphy,CCK-HIDA)的胆囊喷射指数(ejection fraction)降低(<35%),则高度提示慢性非结石性胆囊炎。但是该检查方法在国内开展甚少。

2)胆囊缺血:常见于重症疾病,如败血症、休克、严重创伤、烧伤,使用缩血管升压药,以及大型非胆道手术等,这些都可能造成胆囊黏膜缺血和局部炎症反应、坏死。

3)其他:病毒、寄生虫感染是少数胆囊炎的病因之一。饮食因素也参与慢性非结石性胆囊炎的发生,如长期饥饿、暴饮暴食、营养过剩等。

(3)临床表现

1)腹痛:是大多数慢性胆囊炎最常见的症状,发生率为84%。腹痛的发生常与高脂、高蛋白饮食有关。患者常表现为发作性的胆绞痛,多位于右上腹,或出现钝痛,可放射至背部,持续数小时后缓解。

2)消化不良:是慢性胆囊炎的常见表现,占56%,又称胆源性消化不良,表现为嗳气、饱胀、腹胀、恶心等消化不良症状。

3)体格检查:约34%的慢性胆囊炎患者体格检查可检出右上腹压痛,但大多数患者可无任何阳性体征。

4)常见并发症:当出现慢性胆囊炎急性发作、胆源性胰腺炎时,可观察到急性胆囊炎和急性胰腺炎相应的症状与体征;胆石性肠梗阻则以肠梗阻表现为主。

5)无症状胆囊结石:随着超声技术的广泛应用,胆囊结石常在常规健康体格检查中被偶然发现,患者既无明显症状又无阳性体征,但在未来可有部分患者出现症状。

2. 慢性胆囊炎营养治疗原则　胆囊结石及慢性结石性胆囊炎的发病和饮食及肥胖有关。应进行规律、低脂、低能量膳食,进食应定量定时。

(1)能量:体重正常者的能量供给正常或稍低于正常即可;肥胖者应限制能量,消瘦者则应适量地增加能量。

(2)脂肪:脂肪可促进胆囊素的分泌,使胆囊收缩,引起疼痛。慢性胆囊炎急性发作时需严格限制脂肪摄入,应<20g/d,随病情的好转可逐渐增加到40~50g/d。日常应严格限制动物性脂肪摄入的比例,主要以植物油为主,可以适量选用,但应均匀分布于三餐中,避免在一餐中摄入过多脂肪。限脂肪饮食可用和忌用食品见表10-56。

表 10-56　限脂肪饮食可用和忌用食品

	可用食品	限制/禁用食品
饮料	脱脂牛奶、茶、果汁等	全脂牛奶、脂肪含量高的冷饮
面包和谷类食品	普通的谷类、通心粉、面条、全麦面包、馒头、米饭、米粥、发面饼	高油的饼干、面包、蛋糕、奶酪、油饼、油条、炸糕等
蛋	蛋清	每日不超 1 个
蔬菜	少油制备的蔬菜	煎、炸和经奶油烹制的蔬菜
瘦肉、鱼、家禽和肉的替代品	去皮的家禽、鱼、瘦猪肉、羊肉、牛肉、豆制品	带皮的畜肉、禽肉,烧烤或油炸肉类、香肠、肉饼、油炸豆制品等

(3)胆固醇:摄入过多的胆固醇大部分重新分泌于胆汁中,使胆汁中的胆固醇浓度增高。摄入量以<300mg/d 为宜,有重度高胆固醇血症时应控制在 200mg/d 以内。应少食或限量食用含胆固醇高的食物,如动物肝脏、脑、肥肉、鱼子、蛋黄等。

(4)蛋白质:患慢性胆囊炎时,每天供给蛋白质 50~70g。蛋白质摄入过多会增加胆汁的分泌,影响胆道病变组织的恢复;摄入过少同样不利于受损组织的修复。胆囊炎处于静止期时,肝功能尚未完全恢复或有不同程度的损伤,供应充足的蛋白质可以补偿损耗,促进肝细胞的修复,增强机体的抵抗力。应选用生物价高、脂肪含量低的蛋白类食物,如豆制品、鱼虾类、瘦肉、蛋清等。

(5)碳水化合物:每天供给适量的碳水化合物,以达到补充能量、保护肝细胞的目的。碳水化合物对胆囊的刺激较脂肪和蛋白质弱,但过量会引起腹胀。应以含多糖等复合碳水化合物丰富的食物为主,适当限制单糖和双糖,如砂糖、葡萄糖的摄入;对合并血脂异常、冠心病、肥胖者更应限制此类食物的摄入。

(6)微量营养素:维生素和矿物质应充足。维生素 A 有助于胆管上皮的生长和修复。

(7)膳食纤维和水:增加膳食纤维和水的摄入可减少胆盐的重吸收,降低血脂,减少胆石的形成。便秘是胆石症、胆囊炎发作的诱因,膳食纤维能刺激肠蠕动,利于排便,防止便秘。可选用绿叶蔬菜、萝卜、竹笋等含膳食纤维丰富的蔬菜。

3. 慢性胆囊炎医疗膳食范例

(1)胆石症的营养治疗原则

1)低脂膳食:严格限制脂肪的摄入,随病情好转,患者能耐受时可逐渐增加脂肪的摄入。食物应多样,低脂饮食可能会影响患者食欲,通过改善食物风味,食物多样化来保证患者各种营养素的摄入。

2)选用优质蛋白质:合理搭配三餐及加餐,结合患者的饮食习惯和治疗要求给予三餐及加餐食物,注意瘦肉、牛奶、鸡蛋的食用,但不宜过量。

3)多吃膳食纤维丰富的食物

(2)食谱编制与制作

1)病例

A. 一般情况:战某,男性,47 岁,因"右上腹疼痛,为持续性,食欲下降 2 个月余"入院。入院前 2 年,患者无明显诱因出现右上腹疼痛,为持续性,伴发热,最高到 38℃,遂就诊于当地医院。行消化系统超声示:胆囊结石,给予抗炎、利胆等对症治疗,症状明显好转。于 2 个月前出现食欲下降,右上腹疼痛,无发热、寒战,无恶心、呕吐,无皮肤黏膜黄染,无呕血黑便。于门诊就诊,门诊以"慢性胆囊炎急性发作、胆囊结石"收入院。患者自发病以来,精神状态一般,食欲下降,睡眠良好,大小便正常。

B. 既往史:患者平素体健,否认肝炎病史,无结核病史,否认疟疾病史,否认密切接触史,否认糖尿病、脑血管疾病病史。

C. 体格检查:体温 37.8℃,脉搏 70 次 /min,呼吸 18 次 /min,血压 110/80mmHg。身高 180cm,体重 86kg。神志清楚。腹部查体示:腹部平坦、对称,全腹柔软,右上腹压痛,无反跳痛,Murphy 征阳性,腹部未触及包块。腹部叩诊:肝上界在右锁骨中线第 5 肋间,肝区叩击痛,无移动性浊音,肠鸣音正常,4 次 /min,未闻及血管杂音。其余无异常。

D. 辅助检查:临床检查及结果,见表 10-57。

表 10-57　临床检查及结果

检查项目	检查结果
血常规	白细胞计数 11.06×10^9/L,红细胞计数 4.28×10^{12}/L,中性粒细胞计数 1.4×10^9/L
生化	总蛋白 40.82g/L,白蛋白 30.66g/L,前白蛋白 220.80mg/L,总胆固醇 6.4mmol/L
消化系统超声	肝外胆管轻度扩张,胆囊炎,胆总管结石

E. 入院诊断:慢性胆囊炎;胆囊结石。

2)计算营养需要量:患者诊断为慢性胆囊炎,应限制脂肪在 40g/d 左右;其身高 180cm,体重 86kg,$BMI \approx 26.5 kg/m^2$。其标准体重为 180(cm)−105=75kg。

A. 能量:患者卧床,体型超重,能量供给标准应为 25kcal/(kg·d)。

全天能量需要量 =25kcal/kg × 75kg=1 875kcal。

B. 脂肪:40g/d。

C. 蛋白质按 1.0g/(kg·d)标准给予:全天蛋白质需要量 =75kg × 1.0g/kg=75g。

D. 碳水化合物:将每日能量需要量减去蛋白质、脂肪所产生的能量,确定碳水化合物需要量。

全天碳水化合物需要量 = [1 875kcal−(75g × 4kcal/g)−(40g × 9kcal/g)] ÷ 4kcal/g=303.8g。

3) 范例食谱及其营养成分分析:慢性胆囊炎患者一日范例食谱,见表10-58;营养成分分析,见表10-59。

表 10-58　慢性胆囊炎患者一日范例食谱

餐别	食物名称	原料	重量 /g	多餐能量构成比 /%
早餐	米粥	稻米(标准)	40	25.9
	香菇菜包	小麦粉(标准)	80	
		香菇	50	
		青菜	100	
	煮鸡蛋白	鸡蛋白	30	
午餐	米粥	稻米(标准)	40	36.7
	馒头	小麦粉(标准)	100	
	芹菜炒肉丝	芹菜(白茎)	150	
		猪肉(里脊)	50	
	午餐用油	花生油	10	
晚餐	馒头	小麦粉(标准)	100	37.4
	油菜炒肉	油菜(小)	150	
		猪肉(里脊)	30	
	晚餐用油	花生油	15	
晚加餐	酸奶	脱脂酸奶	250	
全天	烹调用盐	精盐	6	

表 10-59　营养成分分析

宏量营养素				微量营养素			
三大营养素	含量 /g	能量 /kcal	供能比 /%				
蛋白质	70.8	283.2	14.2	维生素 B_1	1.3mg	钠	2 736.3mg
				维生素 B_2	1.0mg	钾	2 108.7mg
脂肪	38.0	342.0	17.2	叶酸	288.6μg	钙	803.5mg
				烟酸	13.7mgNE	磷	1 200.8mg
碳水化合物	341.0	1 364.0	68.6	维生素 C	38.5mg	铁	31.2mg
合计	—	1 989.2	100	维生素 E	22.1mgα-TE	锌	11.9mg

二、胆石症

胆石症(cholelithiasis)是指胆道系统,包括胆囊和胆管内发生结石的疾病。其临床表现取决于胆结石的部位、是否造成胆道梗阻和感染等因素。胆石症的成因非常复杂,目前尚未有明确的结论。一般认为胆汁物理化学因素的改变、胆汁淤积,以及胆道系统的感染是发病的主要因素。流行病学调查显示,本病在我国发病率为 0.9%~10.1%,平均 5.6%,女性明显多于男性,随着人口的老龄化、饮食结构的改变,其发病率还在逐年上升。

按结石发生部位不同,可分为胆囊结石、肝外胆管(或胆总管)结石和肝内胆管结石。按病情的急缓,分为缓解期和发作期;按结石化学成分,可分为胆固醇结石、胆红素结石和混合性结石。

（一）病因及发病机制、临床表现

1. **病因及发病机制**　胆囊结石主要为胆固醇结石或以胆固醇为主的混合性结石和黑色胆色素结石。主要见于成年人，发病率在 40 岁后随年龄增长而增高，女性多于男性。

胆囊结石的成因非常复杂，与多种因素有关。任何影响胆固醇与胆汁酸浓度比例改变和造成胆汁淤滞的因素都能导致结石的形成。如某些地区和种族的居民、女性激素、肥胖、妊娠、高脂肪饮食、长期肠外营养、糖尿病、血脂异常、胃切除或胃肠吻合术后、回肠末端疾病和回肠切除术后、肝硬化、溶血性贫血等。在我国，西北地区的胆囊结石发病率相对较高，可能与饮食习惯有关。

（1）肝外胆管（或胆总管）结石病理变化：肝外胆管结石分为继发性和原发性结石。继发性结石主要是胆囊结石排进胆管并停留在胆管内，故多为胆固醇结石或黑色胆色素结石。原发性结石多为棕色胆色素结石或混合性结石。

（2）肝内胆管结石的病理变化：肝内胆管结石易进入胆总管并发肝外胆管结石。其病理变化包括：

1）肝胆管梗阻：可由结石的阻塞或反复胆管感染引起的炎性狭窄造成，阻塞近段的胆管扩张、充满结石，长时间的梗阻导致梗阻以上的肝段或肝叶纤维化和萎缩，如大面积的胆管梗阻最终引起胆汁性肝硬化及门静脉高压。

2）肝内胆管炎：结石导致胆汁引流不畅，容易引起胆管内感染，反复感染加重胆管的炎症狭窄；急性感染可发生化脓性胆管炎、肝脓肿、全身脓毒症、胆道出血。

3）肝胆管癌：肝胆管长期受结石、炎症及胆汁中致癌物质的刺激，可发生癌变。

2. **临床表现**　取决于结石的部位与大小，如位于肝内胆管及无嵌顿的胆囊结石仅有上腹不适、隐痛、嗳气、腹胀等症状；或类似消化不良与慢性胃炎症状；多数患者以急性胆管炎就诊，主要表现为寒战、高热和腹痛，除合并肝外胆管结石或双侧肝胆管结石外、局限于某肝段、肝叶者可无黄疸。严重者出现急性梗阻性化脓性胆管炎、全身脓毒症或感染性休克。反复胆管炎如形成较大的脓肿可突破膈肌和肺形成肝管支气管瘘，咳出胆砂或胆汁样痰；长期梗阻甚至导致肝硬化，表现为黄疸、腹水、门静脉高压和上消化道出血、肝衰竭。如腹痛持续性，进行性消瘦，感染难以控制，腹部出现肿物或腹壁瘘管流出黏液样液，应考虑肝胆管癌的可能。

体格检查可能仅可触及肿大或不对称的肝，肝区有压痛和叩击痛。如肝外胆管结石患者一般平时无症状或仅有上腹部不适，当结石造成胆管梗阻时可出现腹痛或黄疸，如继发胆管炎时，可有较典型的 Charcot 三联征：腹痛、寒战高热、黄疸的临床表现。胆石在胆道内移动阻塞胆道而无感染时，表现为单纯的胆绞痛，呈持续性疼痛，阵发性加重，疼痛加剧时辗转不安，大汗淋漓，可伴恶心呕吐。疼痛多由饱餐或进食油腻食物引起。

（二）营养代谢变化

胆石症的临床表现主要是因为胆囊中结石形成等原因导致的胆绞痛。在正常胆汁中有一定比例的胆盐、卵磷脂，使胆固醇保持溶解状态而不析出。要形成结石必须有一定的成石条件，即胆囊胆汁中抗成核因子减少，促成核因子增加，在增加的促成核因子作用下胆固醇容易析出形成结石。摄入过多高脂食物后胆固醇大部分重新分泌于胆汁中，使胆汁中的胆固醇浓度增高，增加胆汁中胆固醇的饱和度，胆汁呈过饱和状态，从而析出胆固醇结晶。

胆石症患者摄入高脂食物后，促进胆囊素的分泌，使胆囊收缩，进而引起疼痛。进低脂食物减少了胆汁的分泌，使胆道保持畅通，否则胆汁淤滞会导致胆石症的复发。

（三）营养治疗原则

1. 急性发作期应禁食，由静脉补充营养，使胆囊得到充分休息，可缓解疼痛，保护肝脏。

2. 症状缓解后或症状较轻能经口进食时，可采用低脂、适量蛋白质、适量碳水化合物和维生素饮食（基本营养治疗原则同胆囊炎）。

（四）医疗膳食范例

1. **低脂肪膳食设计原则**

（1）摄入低胆固醇的食物：避免使胆汁中胆固醇增高。忌蛋黄、内脏、鱼子等高胆固醇食物。

（2）脂肪的摄入应限量：避免肥肉、奶油、油炸食品的摄入。脂肪摄入量的减少会影响到能量的供给，注意碳水化合物食物的摄入，避免发生营养不良。

（3）增加膳食纤维摄入量：以利于降低血脂及胆固醇。多吃蔬菜水果和菌藻类食物，如魔芋、木耳、海带、裙带菜、洋葱、南瓜等，这些食物所含的丰富膳食纤维有助于胆固醇的排泄。

（4）合理搭配三餐及加餐：结合患者的饮食习惯和治疗要求给予三餐及加餐。烹饪做到多样化，防止食谱单调。

2. 食谱编制与制作

（1）病例

1）一般情况：闫某，男性，57岁，因"3天前无明显诱因出现上腹部持续性胀痛、绞痛，以剑突下为重，伴恶心、未呕吐，伴发热寒战"入院。患者自发病来精神差，嗜睡，皮肤黄染，小便正常，无大便，体重无明显变化。

2）既往史：患者平素体健，无特殊。

3）体格检查：体温38.3℃，脉搏90次/min，呼吸20次/min，血压118/77mmHg。身高169cm，体重70kg。神志清，急性面容，皮肤黏膜轻度黄染，全身浅表淋巴结未扪及肿大。腹部查体示：腹部平坦、对称，腹肌柔软，剑下压痛，无反跳痛，Murphy征阳性；腹部叩诊，肝上界在右锁骨中线第5肋间，肝区叩击痛，肾区无叩击痛，无移动性浊音，肠鸣音正常，4次/min，未闻及血管杂音。其余无异常。

4）辅助检查：临床检查及结果，见表10-60。

表10-60 临床检查及结果

检查项目	检查结果
血常规	白细胞$12.01×10^9$/L，中性粒细胞$11.56×10^9$/L，红细胞计数$4.1×10^{12}$/L，血红蛋白131g/L，血细胞比容0.338 0
生化	总蛋白55g/L，白蛋白28.17g/L，前白蛋白141.2mg/L，总胆红素148μmol/L，直接胆红素90μmol/L
上腹部CT平扫	胆总管下端结石并胆系扩张，肝左叶囊肿可能性大，左肾多发囊肿可能性大

5）入院诊断：①胆总管结石并感染；②胆管扩张。

入院后给予补液、抗感染等对症支持治疗，现患者病情好转，并处于恢复期。

（2）计算营养需要量：患者诊断为胆总管结石并感染，手术前后应限制脂肪在20~30g/d左右；其身高169cm，体重70kg，BMI≈24.5kg/m²。其标准体重为169（cm）–105=64kg。

1）能量：患者卧床，体型超重，能量摄入标准应为25kcal/（kg·d）。

全天能量需要量=25kcal/kg×64kg=1 600kcal。

2）脂肪：30g/d。

3）蛋白质按1.0g/（kg·d）标准给予：全天蛋白质需要量=64kg×1.0g/kg=64g/d。

4）碳水化合物：将每日能量需要量减去蛋白质、脂肪所产生的能量，确定碳水化合物需要量。

全天碳水化合物需要量=［1 600kcal–（64g×4kcal/g）–（30g×9kcal/g）］÷4kcal/g=268.5g。

（3）范例食谱及其营养成分分析：胆石症患者一日范例食谱，见表10-61；营养成分分析，见表10-62。

表10-61 胆石症患者一日范例食谱

餐别	食物名称	原料	重量/g	多餐能量构成比/%
早餐	米粥	稻米（标准）	40	33.9
	花卷	小麦粉（标准）	60	
	蒸土豆	土豆	50	
	煮鸡蛋白	鸡蛋白	30	

续表

餐别	食物名称	原料	重量/g	多餐能量构成比/%
早加餐	酸奶	脱脂酸奶	250	
午餐	丝瓜肉丝面	丝瓜	100	33.1
		猪肉(里脊)	50	
		小麦粉	100	
	午餐用油	花生油	10	
晚餐	米粥	稻米(标准)	75	33.0
	猪肉白菜炖粉条	大白菜	200	
		粉条	25	
		猪肉(里脊)	40	
	晚餐用油	花生油	10	
全天	烹调用盐	精盐	6	

表 10-62 营养成分分析

宏量营养素				微量营养素			
三大营养素	含量/g	能量/kcal	供能比/%				
蛋白质	61.5	246.0	15.3	维生素 B_1	1.2mg	钠	2 622.0mg
				维生素 B_2	0.8mg	钾	1 428.9mg
脂肪	32.0	288.0	18.0	维生素 C	83.0mg	钙	568.1mg
				维生素 E	14.3mgα-TE	磷	945.6mg
碳水化合物	267.3	1 069.2	66.7	锌	9.4mg	铁	14.5mg
合计	—	1 603.2	100				

早餐（图 10-46）

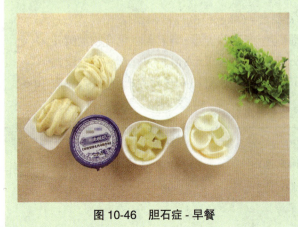

①米粥:稻米 40g
②花卷:小麦粉 60g
③蒸土豆:土豆 50g
④煮鸡蛋白:鸡蛋白 30g
⑤酸奶:脱脂酸奶 250g

图 10-46 胆石症 - 早餐

午餐（图 10-47）

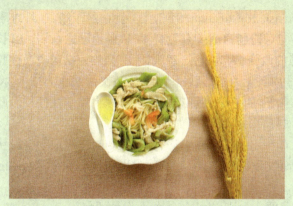

①丝瓜肉丝面：丝瓜 100g+ 猪肉（里脊）50g+ 小麦粉 100g
②午餐用油：花生油 10g

图 10-47 胆石症 - 午餐

晚餐（图 10-48）

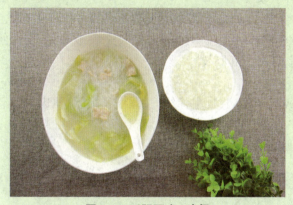

①米粥：稻米 75g
②猪肉白菜炖粉条：大白菜 200g+ 粉条 25g+ 猪肉（里脊）50g
③晚餐用油：花生油 10g

图 10-48 胆石症 - 晚餐

（韩 磊）

第六节 其 他

一、便秘

便秘（constipation）是指排便次数减少、排便费力、排便困难或有排便不尽感，每 2~3 天或更长时间一次，粪质水分少、干硬甚至呈球形。当缺乏刺激肠蠕动的肠内容物或排便反射异常，以及提高腹压的肌肉功能失常或存在妨碍肠蠕动的任何因素，均可引起便秘，这是由多种疾病的病理过程引起的一种复杂的症状。流行病学调查证实，便秘与性别、年龄、饮食、职业、遗传、文化程度、家庭收入、地理分布、居住区域，以及种族、性格等多种因素相关。长期便秘对身体可造成极大的危害，轻则导致记忆力下降、注意力不集中等，严重者影响日常生活和工作，甚至还可诱发其他疾病。

（一）症状、病因

1. **症状** 便秘的主要症状表现为排便过程不顺利，大致包括以下 3 方面：

（1）大便太少、太硬，排出不畅。

（2）排便困难，如长期用力排便、直肠肛门坠胀感、排不尽感甚至需要用手帮助排便。

（3）一周内排便少于 2~3 次。

2. **病因** 从消化道症状上看，便秘表现基本一致，但其病因可分为机械性肠道病变、全身性疾病和神经系统性疾病等。

(1)机械性肠道病变

1)胃肠道动力障碍:也称慢传输性便秘(slow transit constipation,STC)。①食物过于精细、纤维素摄入量不够或进食量过少,或者肠道菌群失调,均不能对胃肠道产生有效刺激,致肠道动力减弱。②长期服用泻药、长时间工作过度、运动量少,或生活环境的改变,人为紧张,忽视便意等,均使结肠应激性减退,粪便进入直肠不能引起便意及排便动作。③如重症肌无力、长期卧床等使肠道平滑肌张力减低,发生弛缓性便秘。④便秘型肠易激综合征者,由于肠道平滑肌痉挛,粪便通过缓慢,称为痉挛性便秘。此型患者常有阵发性腹痛,部位不定,大便干燥,黑色,质硬,形小而圆,形如羊粪。

2)胃肠道梗阻:无论是肠腔内或肠腔外的原因,如肿瘤、肠扭转、炎症、放射性肠炎或术后吻合口狭窄、疝等,都可致肠内容物滞留而不能正常通过,从而发生便秘,临床上又称为出口梗阻性便秘(outlet obstructed constipation,OOC)。

3)肛门疾病:肛管狭窄、痔疮、肛裂、肛周脓肿时排便产生剧痛,惧怕排便而发生便秘。

(2)全身性疾病

1)代谢和内分泌疾病:妊娠、糖尿病、高钙血症、低钙血症、垂体功能低下、甲状腺功能亢进、甲状腺功能减退、雌激素水平降低、老年性营养不良等可能伴有便秘发生。

2)胶原血管病和肌肉疾病:系统性硬化症、淀粉样变、皮肌炎、肌紧张性营养不良等可能引发便秘。此类患者易缺乏排便动力引起无力性便秘,症状不明显,无腹痛,有精神抑郁、头晕、食欲缺乏,大便干燥、粪块粗大呈圆柱形,排便时极端困难,异常疼痛,容易引起肛裂。

(3)神经系统性疾病

1)周围神经:先天性巨结肠(Hirschsprung病)、神经节瘤病、自主神经病、假性肠梗阻(肌肉或神经病变)、美洲锥虫病(Chagas病)等。

2)中枢神经:多发性硬化、脊髓损伤、帕金森病、脑血管意外等。

3)精神因素:精神病、神经性厌食、抑郁症等。

(4)医源性、药物相关性便秘

1)盆腔手术原因:如直肠、肛管、子宫等手术。

2)药物因素:如止痛药(可待因、吗啡)、麻醉药、抗胆碱药、含阳离子剂(铁剂、铝制剂、钙剂、硫酸钡)等。

3)含金属的中毒剂(砷、铅、汞)等均容易引起便秘。

(二)营养代谢变化

大肠的主要功能是吸收水分和贮存食物残渣,形成粪便排出体外。食物残渣主要是未消化的植物性食物如蔬菜、水果和谷类。残渣中膳食纤维通过结肠时,像海绵样吸收水分,增加粪便容量再经结肠排出体外。因此,饮食中膳食纤维不足时,粪便容量少,含水量不足,容易导致便秘。

大肠中的肠道菌群可部分分解膳食纤维(可溶性膳食纤维),产生短链脂肪酸,如乙酸、丙酸、丁酸等。这些短链脂肪酸可吸收入血,进而调节机体糖、脂代谢,因而具有一定的营养作用。便秘时大肠水分被过度吸收,肠内容物停留时间过长,可能影响肠道有益菌群的生长繁殖,从而影响肠道菌群构成。

肠道正常菌群是维生素K的一个来源,因便秘引起的肠道菌群异常可能影响肠道维生素K的产生,尤其在老年人中同时存在的饮食不足,可进一步引起维生素K的缺乏。

(三)营养治疗原则

便秘治疗原则包括增加饮食中膳食纤维摄入量和饮水量,消除紧张心情和调整心态,养成按时排便和不忽视便意的习惯,尤其是常见的功能性便秘,非手术的保守治疗是首选的治疗方法,往往可以取得满意疗效。虽然膳食疗法对便秘患者十分重要,但应用无效者应寻找可能的病因,并予以特殊治疗手段。

对于年老体弱、多次妊娠、营养不良、肥胖以及运动过少导致的无张力便秘,因大肠肌肉失去原有敏感性或紧张力,致使推动粪便蠕动缓慢,粪便蓄积。此类患者增加饮食中膳食纤维的摄入量有助于改善便秘,此时可用粗糙食物代替精细食物,多吃蔬菜及带皮水果有益。饮食中可增加琼脂,利用其吸水性使肠内容物膨胀而增量,促进肠蠕动。对于胃肠道疾病或某种神经失调、使用泻药过久导致的痉挛性便秘,由于肠道神经末梢刺激过度,使得肠壁肌肉过度紧张或痉挛收缩,因此此类患者饮食应采用少渣饮食,给予质软、光滑、低纤维饮食,可减轻肠道刺激。可选食蛋类、馒头、蛋糕、嫩肉、鱼、牛奶、奶油等,禁食蔬菜及膳食纤维多的水果。因机械性或麻痹性肠梗阻或因肿瘤压迫肠道而引起肠道不全或完全梗阻导致的阻塞性便秘,关键在于祛除病因。

常见的方法有:

1. **膳食疗法** 膳食疗法是治疗和预防各种便秘的基础方法,包括多饮水、多选用富含膳食纤维的食品。

(1)增加饮水量:每日清晨空腹饮 1~2 杯常温淡盐水或每日饮水 6~8 杯(一般要求饮水量>2 000ml/d),将水作为润滑剂软化粪便,刺激肠蠕动。

年老体虚便秘者可食用蜂蜜、香蕉、芝麻、核桃或每日饮 1~2 杯酸奶,均可增强消化功能,起到通便作用。

(2)增加膳食纤维摄入量:食物勿过于精细,高膳食纤维在肠道中吸收水分,增加粪便体积和重量,刺激肠道蠕动,推进粪便排出。富含膳食纤维的食物有蔬菜、水果和粗粮,如菠菜、芹菜、韭菜、豆芽等。食物纤维素在各种植物性食物中的含量高低不同,以菌藻类、芝麻、豆类等含量最高。有些菜可以生食或凉拌,如萝卜、黄瓜、西红柿,可利用其产气和产生短链脂肪酸促进肠蠕动。新鲜水果如香蕉、木瓜、梅以及某些干果,如红枣、葡萄干、无花果干、柿饼也有通便作用。粗粮可采用玉米、小米、黑米、糙米以及各种杂豆等。必要时可增加洋粉冻、魔芋糕或果胶冻等,利用它们的吸水性使肠内容物膨胀,促进肠蠕动而利于排便。

需注意的是,痉挛性或阻塞性便秘多由于肠壁肌肉过度紧张,导致肠腔狭窄,膳食纤维太多或肠道肿瘤等原因阻塞肠腔,大便不易通过形成便秘。针对病因应减少膳食纤维摄入量,采用少渣半流质或少渣饮食。禁用含纤维高的食物和强烈刺激性食品,如粗粮、高纤维生菜以及辣椒、浓咖啡、咖喱、胡椒粉等调味品。

(3)增加维生素 B_1 的摄取量:维生素 B_1 不足可影响神经传导,减缓胃肠蠕动,不利于食物的消化、吸收和排泄,故应多食用富含维生素 B_1 的食物,如麦麸、粗粮、蔬菜、豆类及其制品。必要时可服用维生素 B_1 片,每日可达 15mg。

2. **养成良好的排便习惯** 首先应做到放弃已有的不良习惯,如:人为抑制便意,排便时看书导致排便时间过长,过度用力排便等。在此基础上,利用正常的排便条件反射排便,如在早晨起床后结肠产生机械运动,可将粪便推入直肠引起便意(称为起立反射),故每天晨起后排便 1 次最好。但每人的排便习惯不一,也有人在餐后排便(利用胃结肠反射)。

3. **运动疗法** 排便需提高腹压,主要依靠膈肌、腹肌的力量,所以经常进行深呼吸运动,增强腹肌的力量、体力活动可刺激结肠蠕动,加快肠内容物的推进,有利于粪便的排出,这一点针对老年人非常关键。对于某些出口梗阻性便秘患者,长期坚持做胸膝位提肛锻炼有利于加强盆底肌肉的力量,增加其协调运动性,可以大大缓解症状,甚至治愈,特别是直肠内脱垂等。

4. **药物治疗** 对于较严重的便秘患者,可酌情应用泻药。但必须明确各类泻药的特点,切忌滥用,否则可对结肠壁内神经元产生持久的损害。常用的泻药包括以下几类:

(1)高渗性泻药:又被称为容积性泻药,常见有硫酸镁、硫酸钠、甘露醇等。其共同的特点是口服后难以吸收,在肠内形成很高的渗透压,使水分滞留于肠腔内,使食糜容积增大,机械性刺激肠道蠕动而促进排便。这类泻药主要应用于急性便秘或手术前、肠镜检查前的肠道准备,服用后需多饮水以防脱水。严禁应用于肠道有器质性狭窄的患者,以防急性肠梗阻。

(2)刺激性泻药:有时被称为接触性泻药,常见的有大黄、酚酞(果导片)、番泻叶、蓖麻油等。其主要机制是刺激肠壁内神经元导致肠蠕动增加,使肠内容物迅速向远段推进。这类泻药长期应用可降低肠壁的敏感性,造成肠壁内神经元的损害,因此不宜久用。

(3)润滑性泻药:常见的润滑性泻药包括液体石蜡、香油、甘油等,其口服不被吸收,而且可以妨碍水分的吸收,对肠壁和粪便起单纯润滑作用,服用后可随大便排出体外。这类泻药对顽固性便秘、粪便干结、排出无力的老年体弱者最为适宜,可长期服用。如果每晚睡前服液体石蜡 20ml,第 2 天起床便可排便,有利于养成定时排便的条件反射。但长期使用可使脂溶性维生素如维生素 A、D、E、K 的吸收减少,造成脂溶性维生素缺乏。

(四)医疗膳食范例

1. 便秘医疗膳食设计原则

(1)平衡膳食:便秘医疗膳食在适当提高纤维素含量、选择性增加油脂量的同时,也应该是均衡膳食,即食物多样化,保证粗粮、肉类、蔬果等,尽量选用高纤维的食材,如麦麸制品、魔芋、新鲜蔬菜、水果等。油脂选择可适当偏向麻油、植物油,少用动物油。

(2)餐次安排:可每日 3~4 餐,饭前可饮水润肠。

(3)烹调方法:可多采用生食、煮、爆炒、拌等方法,少用油炸、烧烤等方法。

(4)适宜运动:帮助胃肠蠕动,宜在饭后 1 小时后进行。

2. 食谱编制与制作

(1)病例

1)现病史:李某,女性,59 岁,主诉排便困难 1 年余,加重 1 个月余。因无明显诱因出现排便困难,每日排便 3~4 次,量少,粪硬,直肠肛门坠胀及里急后重感明显。无脓血便、无黏液、无黑便,未诉腹痛、腹胀,不伴恶心、呕吐,无厌油、乏力。自诉无心慌、胸闷、气促,不伴咳嗽、畏寒、发热。院外自行口服相关药物(具体不详),消化道症状无减轻,近期感觉加重。为求进一步诊治,门诊以"便秘、腹腔内肿瘤?"收入消化内科。

既往史:无特殊。

2)体格检查:体温 36.4℃,脉搏 67 次 /min,呼吸 21 次 /min,血压 147/92mmHg,身高 157cm,体重 54kg。神志清楚,慢性病容。腹部查体示:腹部外形正常,全腹柔软,无压痛及反跳痛,腹部未触及包块,无腹壁静脉曲张,肝脾肋下未扪及肿大,Murphy 征阴性,肠鸣音减弱。肛门与直肠无明显异常,生殖器正常。

3)辅助检查:入科随机血糖 6.2mmol/L,三大常规正常,肝、肾功能实验室检查结果无异常。

4)入院诊断:便秘;腹腔内肿瘤?

5)相关检查:完善全腹部增强 CT,排除腹腔内肿瘤等器质性病变。无痛肠镜结果无明显异常。排粪造影表现为:耻骨直肠肌压迹消失、肛直结合部下降、肛直角增大,但肛管细窄难开、排粪费力、动作短暂而不连续、排粪时间延长。

6)最后诊断:出口梗阻性便秘。

(2)计算营养需要量:患者为老年女性,诊断为出口梗阻性便秘,在适当提高纤维素含量、选择性增加油脂量的同时,应注意平衡膳食,保持标准体重,并注意钙的摄入量,预防骨质疏松。

1)计算能量需要量:患者 59 岁,身高 157cm,体重 54kg,标准体重为 157(cm)−105=52kg,营养状况良好,按 30kcal/(kg·d)的标准计算能量需要量。

全天能量需要量 =30kcal/kg×52kg=1 560kcal。

2)计算蛋白质需要量 =1.0g/kg×52kg=52g,且优质蛋白质需占 1/3 以上。

3)计算脂肪及碳水化合物需要量:脂肪产生的能量占总能量的 25%。

全天脂肪需要量 =(1 560kcal×25%)÷9kcal/g≈43.3g。

全天碳水化合物需要量 =(1 560kcal−52g×4kcal/g−1 560kcal×25%)÷4kcal/g=240.5g。

(3)范例食谱及其营养成分分析:便秘患者一日范例食谱,见表 10-63;营养成分分析,见表 10-64。

表 10-63　便秘患者一日范例食谱

餐别	食物名称	原料	重量 /g	多餐能量构成比 /%
早餐	麦片粥	稻米	30	32.6
		麦片	50	
	半个卤蛋	鸡蛋	25	
	鲜鱼蔬果沙拉	三文鱼	10	
		黄瓜	50	
		胡萝卜	50	
		酸奶	160	
中餐	虾仁烩西蓝花	虾仁	50	31.6
		西蓝花	100	
	韭菜炒豆芽	韭菜	50	
		黄豆芽	70	
	赤小豆米饭	赤小豆	10	
		稻米	70	
	午餐用油	色拉油	10	
晚餐	凉拌木耳	水发木耳	100	35.8
		芹菜茎	40	
	白菜豆腐汤	大白菜	100	
		豆腐	50	
	馒头	面粉	100	
	晚餐用油	芝麻油	10	
全天	烹调用盐	精盐	6	

表 10-64　营养成分分析

宏量营养素				微量营养素			
三大营养素	含量 /g	能量 /kcal	供能比 /%				
蛋白质	59.8	239.2	16.3	维生素 B_1	0.9mg	钠	2 776.0mg
				维生素 B_2	1.0mg	钾	1 418.5mg
脂肪	37.8	340.2	23.2	膳食纤维	14.9mg	钙	676.7mg
				烟酸	8.9mgNE	磷	1 033.3mg
碳水化合物	221.3	885.2	60.5	维生素 C	122.0mg	铁	22.5mg
				维生素 A	1 998.6μgRE	锌	10.0mg
合计	—	1 464.6	100	维生素 E	28.6mgα-TE	镁	380.0mg

早餐（图 10-49）

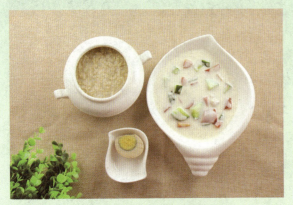

①麦片粥：稻米 30g+ 麦片 50g

②半个卤蛋：鸡蛋 25g

③鲑鱼蔬菜沙拉：

三文鱼 10g+ 黄瓜 50g+ 胡萝卜 50g+ 酸奶 160g

图 10-49　便秘 - 早餐

午餐（图 10-50）

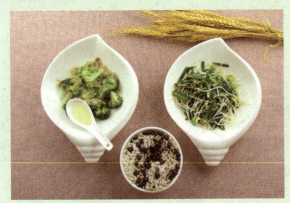

①虾仁烩西蓝花：

虾仁 50g+ 西蓝花 100g

②韭菜炒豆芽：韭菜 50g+ 黄豆芽 70g

③红豆米饭：红豆 10g+ 稻米 70g

④午餐用油：色拉油 10g

图 10-50　便秘 - 午餐

晚餐（图 10-51）

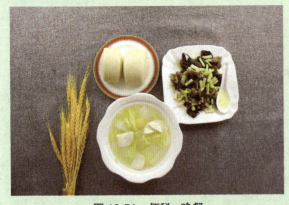

①凉拌木耳：水发木耳 100g+ 芹菜茎 40g

②白菜豆腐汤：大白菜 100g+ 豆腐 50g

③馒头：面粉 100g

④晚餐用油：芝麻油 10g

图 10-51　便秘 - 晚餐

二、腹泻

（一）定义、分类及发病机制

　　腹泻（diarrhea）常常是某种疾病的症状，也是世界范围内常见的死亡病因。正常人大便次数为每周 3 次至每日 3 次，粪便含水量为 60%~80%，粪便量一般＜200g/d。当粪便稀薄（含水量＞85%），且次数>3次/d,排粪量>200g/d时,则为腹泻。可分为急性和慢性两种,一般将病程长于4周者定义为慢性腹泻。急性腹泻病因多为细菌或病毒感染、饮食不当、食物中毒、食物过敏等。慢性腹泻病因复杂,如慢性炎性肠病、肠结核、乳糖酶缺乏及慢性胰腺炎等。从病理生理的角度,可将腹泻发生的机制分为渗透性、炎症性、分泌性和动力性4类,多数腹泻并非由某种单一机制引起,而是多种因素和机制共同作用下发生的。

根据不同的病因和发病机制可将腹泻分为四大类:

1. 渗透性腹泻 由于肠腔内含有大量不能被吸收的溶质,使肠腔内渗透压升高,大量液体被动进入肠腔而引起腹泻。引起渗透性腹泻的病因可分为两大类。一大类是服食不能吸收的溶质,包括硫酸镁、聚乙二醇、甘露醇、山梨醇、乳果糖等所致腹泻。另一大类为小肠对碳水化合物吸收不良,糖分子不能被消化或吸收而积存在肠腔,使肠腔内渗透压显著升高而导致腹泻,如乳糖不耐受症。典型的渗透性腹泻有两大特点:①禁食后腹泻停止或显著减轻;②粪便渗透压差扩大。

2. 炎症性腹泻 又称渗出性腹泻。肠道黏膜对外环境因素的变化极为敏感,肠黏膜的完整性可因炎症、溃疡等病变而受到破坏,造成大量渗出引起腹泻。此时炎症渗出虽然占重要地位,但因肠壁组织炎症及其他改变而导致肠分泌增加、吸收不良和运动加速等病理生理过程在腹泻发病中亦起很大作用。炎症性腹泻可分为感染性腹泻和非感染性腹泻。

感染性腹泻,包括细菌、病毒、寄生虫、螺旋体、真菌等引起的肠道炎症、糜烂或溃疡使肠黏膜完整性受损。最常见的感染是病毒性胃肠炎。非感染性腹泻,如放射性肠炎、化疗、肿瘤、免疫反应等引起肠道炎症改变,造成肠黏膜受损。炎性肠病(包括克罗恩病和溃疡性结肠炎)是常见的非感染性炎性肠病。其医疗膳食见其专有章节。

3. 分泌性腹泻 由于肠黏膜上皮细胞电解质分泌增加或吸收抑制所致,见于下列情况:外源性或内源性促分泌物、先天性肠黏膜离子吸收缺陷、广泛的肠黏膜病变。典型的单纯分泌性腹泻具有两大与渗透性腹泻相反的特点:①禁食后腹泻仍然持续存在;②粪便渗透压一般<50mOsm/(kg·H_2O),粪便Na^+>90mmol/L,这是由于粪便主要来自肠道过度分泌,其电解质组成及渗透压与血浆相当接近。粪便水样、无脓血,排便量大,可能每日超过1L。典型的如霍乱弧菌引起的腹泻,一些外源性的导泻药如番泻叶、蓖麻油等引起的腹泻。

4. 动力性腹泻 由于肠蠕动加快,以致肠腔内水和电解质与肠黏膜接触时间缩短,影响水分吸收而导致腹泻。引起肠道运动加速的原因有:①肠腔内容量增加引起反射性肠蠕动加快;②某些促动力性激素或介质的释放,如5-羟色胺、P物质、前列腺素等;③支配肠运动的神经系统异常。

(二)腹泻对营养代谢的影响

食物中的营养物质、水分和矿物质均需经肠道吸收,以维持机体的新陈代谢和生命活动。腹泻可影响上述物质的吸收,急、慢性腹泻均可并发脱水、酸中毒、严重营养缺乏、水与电解质失衡等。

急性腹泻患者更易并发脱水、酸中毒、水与电解质失衡,如果不关注能量及营养素的摄入,也可在短期内引起体重的迅速下降,引起较为严重的营养缺乏。

慢性腹泻患者肠道消化吸收能力差,营养素大量丢失,可能存在蛋白质-能量营养不良(PEM),还可能存在微量营养素尤其是维生素的不足。一些维生素,如维生素K在脂肪吸收不良时,如乳糜泻、炎性肠病时会引起缺乏,抗生素使用时间过长、肠道菌群紊乱也会引起维生素K缺乏。慢性腹泻时还可能存在肠道菌群失调,进一步影响营养素在肠道的代谢及吸收。

因此需要对慢性腹泻者进行较为全面的营养评估,一方面评价其营养不良的程度,另一方面找到其营养缺乏的特点,如维生素的缺乏,以便进行有针对性的治疗,包括药物治疗、营养治疗以及膳食治疗。

(三)腹泻的营养治疗原则

营养治疗的目的:及时纠正水和电解质失衡,限制引起腹泻的食物,减少肠道刺激,缓解症状促进康复;供给充足的营养,防止营养不良的发生。

1. 能量 和正常人相比,患者能量需求有所增加。能量摄入在125.5~167.4kJ/(kg·d),三大产能营养素配比合理。

2. **蛋白质** 慢性腹泻患者的蛋白质需求增加,可参考《中国居民膳食营养素参考摄入量》(2013版)。急性腹泻患者的蛋白质与健康人基本一致,蛋白质每日的摄入量占总能量的 10%~15%。

3. **脂肪** 慢性腹泻患者的脂肪需求可参考 DRIs 建议量,其供能比占总能量摄入的 20%~25%。急性腹泻患者要控制脂肪的量,采用低脂或无脂饮食。膳食脂肪可采用中链脂肪酸。

4. **碳水化合物** 碳水化合物是腹泻患者能量的主要来源。碳水化合物产能占总能量的55%~65%。如果是因为碳水化合物吸收不良引起的腹泻,如乳糖不耐受,过多的木糖醇、山梨糖醇等,要避免含这些糖类的食物,如牛奶、口香糖、某些甜品、饮料等。

5. **矿物质** 矿物质的供应与健康人基本一致,需要量可高于我国居民膳食营养素参考摄入量(DRIs)中的 RNI 或 AI。患者宜摄入足量的来源于天然食物的矿物质。通常建议多摄入富含钾的食物以补充丢失的电解质,如香蕉、葡萄、桂圆等。

6. **维生素** 富含维生素 A、维生素 C、B 族维生素的食物有助于修复受损的肠黏膜和促进溃疡愈合。患者维生素的需要量可高于我国居民膳食营养素参考摄入量(DRIs)中的 RNI 或 AI。患者宜摄入足量来源于天然食物的维生素。

7. **水** 患者水的需要量要考虑腹泻中排出粪便液体增加量,以维持水和电解质平衡。不能摄入含咖啡因的食物(如浓茶、咖啡等);应禁酒。

8. **膳食纤维** 急性期患者要控制膳食纤维摄入。恢复期患者应逐步增加摄入膳食纤维。果胶类膳食纤维可能有助于缓解腹泻。

(四)腹泻医疗膳食与范例

1. 急性腹泻

(1)急性期:排便次数多,常伴呕吐,严重者伴脱水和电解质紊乱。此时可暂时禁食,使胃肠道完全休息,静脉补液以补充水分和电解质。待呕吐停止后开始进清流食。以少量浓米汤、藕粉、杏仁茶为宜(暂不用牛奶、豆浆),少量多餐,每日 6~7 餐。一些本身营养状况差的患者,如放射性肠炎的肿瘤患者在急性期,在禁食的情况下可能需要肠外营养支持,以及在后续阶段继续部分肠外营养支持。

(2)好转期:大便次数减少,给予全流食,如蒸蛋羹、酸奶、豆腐脑、浓米汤甩蛋花等。继而过渡到少渣低脂半流食,可加用芙蓉粥、鸡肉米粥、细挂面甩蛋、薄面片、烤面包干、鱼羹、胡萝卜泥、土豆泥、肝泥等。少食单糖类和高脂肪以及强刺激性的调味品。除了医疗膳食的调整外,对于营养不良的患者还可考虑部分口服肠内营养支持(ONS),其目的在于尽快改善患者营养状况,有利于疾病康复。

(3)恢复期:给予低脂少渣软饭,尽量减少对肠道的刺激,禁食高纤维、产气多的蔬菜、水果和粗粮,如生葱蒜、芹菜、韭菜、豆芽等。可食少量含纤维少的如冬瓜、胡萝卜、去皮西红柿、脆嫩菜叶、南豆腐等。禁食油炸食品和过多烹调油。食物温度不宜过冷,以免刺激肠蠕动。

(4)腹泻症状轻、无呕吐者不需输液,开始即可进清流食,继而进清淡少渣半流食,而后再进展到半流食。腹泻停止即可进普通饮食。

2. 慢性腹泻 慢性腹泻者肠道消化吸收能力较差,存在不同程度的营养不良。补充营养时不宜过急,应根据病情灵活掌握,循序渐进地提高营养摄入量,以适应肠道的消化能力,否则反而会使病情恶化。总原则是高蛋白、高能量、少渣、低脂肪饮食。对于本身有营养不良的患者,在医疗膳食的基础上,如果饮食预计 3~5 天不能满足能量及蛋白质需要量,且其本身有肿瘤等原发疾病可能影响患者营养状况,建议给予部分 ONS,以尽快改善患者营养状况。

(1)能量和蛋白质要充足:根据病情供给高能量、高蛋白质、少渣、低脂半流食或软饭。选用易消化的谷类食物,如粥类、挂面、面片、面包类以及发酵的面食类。多选用低脂易消化的高蛋白质食品,如鸡蛋、鱼肉、鸡胸脯肉、瘦肉、低脂牛奶以及豆腐等。利用加餐增加全日能量。

(2)食物应少渣无刺激性:膳食纤维应根据病情予以不同程度的限制。一般禁用含不溶性膳食纤维高的蔬菜、水果和粗粮。可选用蔬菜的嫩叶或含纤维较少的瓜类,如冬瓜、茄子、西红柿、胡萝卜等制软烂。长期限制蔬菜、水果者应补充维生素片剂。

(3)控制脂肪摄入:慢性腹泻均影响脂肪吸收,高脂饮食又进一步加重腹泻,因此建议给予低脂饮食。选择脂肪含量低的动物性蛋白质食品,烹调时少用油,多用蒸、煮、汆、炖、烩等方法。有条件时可采用部分中链脂肪酸代替常用的长链脂肪酸。

(4)少量多餐:一日 6~7 餐。单餐大量进食可促进胃肠道收缩而激发腹泻,因此建议少食多餐,以减慢消化速度,从而缓解腹泻。

(5)对于因慢性腹泻导致营养不良的患者,不能口服时建议采用鼻胃管饲要素膳或匀浆膳。如因腹胀等原因使管饲量不足需要量的 60% 时,建议同时采用部分肠外营养(PPN)支持。

3. 食谱编制与制作

(1)病例

1)一般情况:患儿,男性,6 岁,因"反复腹泻伴呕吐 5 个月,吐泻加重 3 天"入院。入院时体重 10kg,每日大便 3~4 次,严重时可达 10 余次,多为黄稀水便,量多,有恶臭,伴呕吐,呈非喷射状,为胃内容物,无胆汁和咖啡色样物质,无发热、咳嗽,无头晕、头痛,无腹痛,无不洁饮食史,无热带地区旅游史。

2)体格检查:体温 36.5℃,脉搏 60 次 /min,呼吸 24 次 /min,体重 10kg,身高 95cm,头围 49.5cm,胸围 50cm,血压 102/56mmHg。

3)辅助检查:临床检查及结果,见表 10-65。

表 10-65 临床检查及结果

检查项目	检查结果
血常规	WBC 12.4×10^9/L 45.6%,L 45.6%,N 53.2%,RBC 1.2×10^{12}/L,Hb 65g/L,PLT 102×10^9/L
肝功能	TP 60.2g/L,ALB 29.8g/L,ALT 136.0U/L,AST 139.2U/L
大便常规	黄色稀便,脂肪球(+),未消化食物(+)
电解质	K^+ 2.9mmol/L,Ca^{2+} 1.9mmol/L,余正常
肾功能	正常
小便常规	正常
结核抗体	(−)
病毒学检查	(−)
乙肝标志物	HBsAb(+),余均阴性
HIV 抗体	(−)
梅毒抗体(筛查)	(−)
免疫全套	IgE 805.37U/ml,余正常
补体 C3 和 C4	正常
自身抗体	(−)
胃镜	食管炎,十二指肠食管活检:①十二指肠炎;②食管上皮部分坏死
胃镜	糜烂性胃窦炎及溃疡,十二指肠球部溃疡
胃窦十二指肠活检	①胃窦中度慢性活动性炎症;②十二指肠球部中度慢性活动性炎症
胸部 X 线片	正常
四肢长骨关节摄片	正常
腹部 B 超	肝脾大,结构未见明显异常
骨髓检查	增生性骨髓象
胃肠钡剂造影	(−)
遗传代谢病筛查	(−)

4) 入院诊断: 慢性腹泻。

(2) 计算营养需要量: 患者诊断为慢性腹泻, 根据病情供给高能量、高蛋白质、少渣、低脂半流食或软饭。慢性腹泻者肠道消化吸收能力较差, 存在不同程度的营养不良。补充营养时不宜过急, 应根据病情灵活掌握, 循序渐进提高营养摄入量, 以适应肠道的消化能力, 否则反而会使病情恶化。总原则是高蛋白质、高能量、少渣、低脂肪饮食。

1) 计算能量需要量: 根据中国营养学会推荐的学龄前儿童每日能量的 RNI 为 1 300~1 700kcal, 由脂肪提供的能量由婴幼儿时期的 35%~40% 减少到 30%~35%, 但仍高于一般成年人。碳水化合物是学龄前儿童能量的主要来源, 其供能比为 50%~60%。且以淀粉类食物为主, 避免糖和甜食的过多摄入。

2) 计算蛋白质需要量: 学龄前儿童蛋白质的 RNI 为 45~55g/d, 其中动物性蛋白质应占到 50%。

3) 范例食谱及其营养成分分析: 腹泻患者一日范例食谱, 见表 10-66; 营养成分分析, 见表 10-67。

表 10-66　腹泻患者一日范例食谱

餐别	食物名称	原料	重量 /g	多餐能量构成比 /%
早餐	牛奶	牛奶(均值)	200	31.0
	水煮鸡蛋	鸡蛋	50	
早加餐	肉松米粉	米粉	50	
		猪肉松	5	
午餐	馒头	面粉	50	31.0
	鸡丝炒冬瓜	鸡胸脯肉	40	
		冬瓜	100	
	午餐用油	色拉油	10	
午加餐	煮苹果泥	苹果	100	
晚餐	番茄面	龙须面	80	38.0
		番茄	30	
		黄瓜(去皮)	20	
	晚餐用油	色拉油	10	
晚加餐	酸奶	酸奶	120	
全天	烹调用盐	精盐	6	

表 10-67　营养成分分析

	宏量营养素			微量营养素			
三大营养素	含量 /g	能量 /kcal	供能比 /%				
蛋白质	40.4	161.6	13.3	维生素 B₁	0.6mg	钠	2 852.6mg
				维生素 B₂	0.8mg	钾	1 085.3mg
脂肪	38.6	347.4	28.6	膳食纤维	4.2mg	钙	458.4mg
				烟酸	8.8mgNE	磷	668.7mg
碳水化合物	176.8	707.2	58.1	维生素 C	32.7mg	铁	8.9mg
				维生素 A	251.4μgRE	锌	4.5mg
合计	—	1 216.2	100	维生素 E	10.2mgα-TE	镁	139.8mg

早餐（图 10-52）

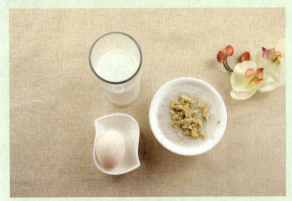

①牛奶：牛奶 200g
②水煮蛋：鸡蛋 50g
③肉松米粉：米粉 50g+ 猪肉松 5g

图 10-52　腹泻 - 早餐

午餐（图 10-53）

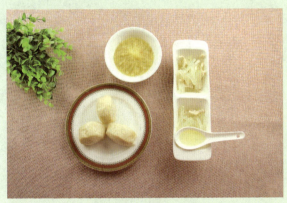

①馒头：面粉 50g
②鸡丝炒冬瓜：鸡胸脯肉 40g+ 冬瓜 100g
③午餐用油：色拉油 10g
④煮苹果泥：苹果 100g

图 10-53　腹泻 - 午餐

晚餐（图 10-54）

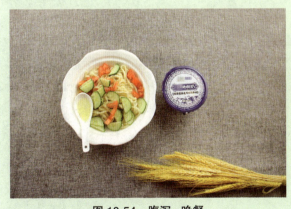

①番茄面：龙须面 80g+ 番茄 30g+ 黄瓜（去皮）20g
②晚餐用油：色拉油 10g
③酸奶：酸奶 120g

图 10-54　腹泻 - 晚餐

三、腹胀

腹胀即腹部胀满不适（abdominal bloating）或腹部胀大（abdominal distention），前者是主观感到肠道胀气，腹部膨胀；后者是客观体检中腹部周长的增加，其较前者是一种更为严重的表现。过去二者被认为具有直接相关性，但目前研究表明二者并不总是相互伴随发生。腹胀虽不是恶性疾病，但对人体的危害不可小觑。其可影响呼吸、血液循环、水电解质平衡,促进毒素吸收,加重病情,并严重影响患者生活质量,为患者带来更多的痛苦。

(一)病因、发病机制及临床表现

1. **病因**　主要包括:

(1)大量吞入空气:精神因素或某些胃肠道疾病使唾液分泌增加时,可随唾液吞入较多气体;大量饮用水或饮料时也易吞入空气。

(2)肠道排空障碍:肠梗阻或肠壁张力减弱时,肠道内可积聚过量气体和液体。

(3)消化不良:含纤维素较多的食物可增加肠腔容量并影响正常蠕动而产生腹胀;长期应用广谱抗生素,可抑制肠道正常菌群而致食物发酵产生气体;一些特定的糖类吸收不良,包括乳糖、山梨醇、果糖和淀粉等可产生胀气症状。

(4)胃肠道疾病:如胃肠道的炎症、溃疡、肿瘤等,以及肝胆胰、腹膜等疾病都可导致胃肠道胀气。常见的如胃炎、消化性溃疡、肠梗阻、消化不良综合征、便秘、肝炎、肝硬化、胆囊炎、胰腺炎等。

(5)其他:如慢性肾功能不全、电解质及酸碱代谢紊乱、结缔组织疾病、糖尿病性胃轻瘫、血液系统疾病、中枢神经或脊髓病变、各种原因所致的胸腔积液与腹水等。

2. **发病机制**　胃肠道受交感神经和副交感神经的双重支配。交感神经和副交感神经与消化道内在的复杂神经网络——肠神经系统,共同调节消化道平滑肌的运动、腺体分泌和血管运动。肠神经系统包括肌间神经丛和黏膜下神经丛,含有支配平滑肌、感受消化道内的机械、化学和温度等刺激的神经元。消化系统疾病或全身性疾病(肿瘤)导致神经病变或各种因素导致神经反射失调时,神经调节功能出现障碍,导致胃动力障碍、胃肠运动不协调、胃壁顺应性下降、胃电活动异常等胃肠运动功能失调。

此外,许多胃肠激素对消化道运动具有促进或抑制作用,其中被认为是起生理性调节和循环激素作用的激素有促胃液素、缩胆囊素、促胰液素、抑胃肽及促胃动素等。病理状态下,这些激素的分泌失调,可出现胃肠运动及消化功能障碍。

3. **临床表现**

(1)功能性腹部不适:患者感觉腹部不适和胀气,但腹部 X 线平片很少见到过量气体,主要是胀气患者对小肠牵张高度敏感和 / 或存在胃肠运动异常,而非气体容积增加。

(2)嗳气:随食物吞入胃内的气体引起胃膨胀,常出现饭后嗳气。进食洋葱、番茄、薄荷等会降低食管下括约肌张力而产生嗳气。慢性嗳气不是器质性疾病,而是恒定的随意动作,在每次嗳气之前都有吞咽动作。某些患者可伴上腹或胸部慢性疾病,如胆囊炎、消化性溃疡或反流性食管炎,通过嗳气缓解症状。胃幽门螺杆菌感染者嗳气也明显增多。

(3)排气过多:指肛门排气过多。过量排出的气体成分是结肠中产生的 H_2、CO_2 和 CH_4,而不是吞咽的 O_2 和 N_2。排气中高浓度的 H_2 和 CO_2 可来源于部分碳水化合物的吸收不良(如乳糖酶缺乏),而通常没有明显的其他营养物质吸收不良。过多产气还可能源于肠道菌群失调,各种原因引起的肠道菌群失调可能使产气细菌占优势地位,引起产气过多,从而排气过多。一些患者在低乳糖、低豆类和低碳水化合物饮食后可减少肠道排气。

(4)脾曲和肝曲综合征:脾、肝曲综合征是气体积聚于结肠脾曲和 / 或肝曲的统称。脾曲胀气表现为左上腹或左下胸痛、胀痛不适、便秘等,易误诊为胸膜炎或冠心病。肝曲胀气表现为右上腹痛,与慢性胆囊炎或消化性溃疡病相似。

(二)腹胀对营养素代谢的影响

腹胀一方面影响食物的正常摄入;另一方面,由于食物的消化、吸收是一个时间依赖性强的过程,腹胀也会影响食物在消化道的运送,这个运送过程迟缓或过速,最终都可能引起营养不良。

1. **胃内通过延缓影响食物摄入及消化吸收**　腹胀直接表现为饱腹感增强,患者不感觉饥饿,因而进食欲望下降。临床表现为胃轻瘫。肿瘤患者可见胃轻瘫;一些特发性的胃轻瘫表现为胃排空延缓,胃电图或压力测定可见胃窦的动力减低(收缩稀少)或完全缺失;糖尿病患者常有神经受累,如发生在支配胃的神经,胃的运动功能就可受到影响甚至出现胃轻瘫。胃轻瘫患者餐后近端胃的张力性收缩太弱、胃窦的蠕动性收缩少且弱,而幽门的紧张性和时相性收缩多有增加,因此胃内的固体和液体排空减慢。

胃排空功能异常必然影响其后食物的吸收,而且由于早饱、胀感、恶心等不适的持续存在影响食欲,使摄食减少。老年患者、肿瘤患者等易发生腹胀,在其本身食物摄入不足的情况下因腹胀引起食物摄入进一步减少,是其发生营养不良的重要原因。胃是碳水化合物、蛋白质和部分微量营养素,尤其是维生素消化吸收的场所。胃轻瘫时,可能对上述营养素的消化吸收功能亦减弱,进而引起相应营养素缺乏。

食物中脂肪、蛋白质比例过高以及膳食纤维含量过高,均可引起胃排空减慢。在保证合理营养素配比的情况下,调整食物构成是改善胃排空减慢的重要措施。

2. 小肠通过延缓 长期反复的腹胀使食糜在小肠通过延缓,小肠内容物淤滞,肠道有害细菌繁殖过多,进一步可能影响肠黏膜细胞功能,造成多种营养素吸收不良,导致患者出现体重下降和严重的营养不良,尤其是对于已经有营养不良或有营养风险的患者,如肿瘤患者、便秘患者等。

(三)腹胀的营养治疗原则

1. 改善营养状况 这是营养治疗的首要目的,但在实施时供给的营养素不宜过多,能量 25~30kcal/(kg·d)和蛋白质 1.0~1.2g/(kg·d)已能满足大多数患者的代谢需要。如果患者本身已经有营养不良,须在客观评定其代谢需求的前提下给予足够的能量及营养素。在营养支持的同时应注意保护器官功能和防治相关的并发症。治疗原发疾病可能有助于从根本上缓解腹胀症状。

2. 适当的肠道休息 可以减少胃肠道分泌,缓解临床症状。在严重腹胀时,可通过禁食让肠道获得休息。此时通过肠外营养给予患者所需要的能量及各种营养素,避免发生营养不良或者使本身已有的营养不良进展。但需要密切观察,尽可能避免禁食时间过长,待肠道功能部分恢复之后应逐渐开始肠内营养。实际上,亦可采用肠道的滋养营养(少量的肠内营养,如总量的 20%~30%),一方面能改善腹胀,另一方面能避免长期禁食引起的肠黏膜受损及菌群移位,恰当的肠内营养同样可使肠道得到休息,且有利于促进肠功能的恢复。

3. 胃动力药的应用 腹胀时胃动力药的使用是一种较好的解决方案。胃动力药经神经介质机制而使胃肠蠕动加快,协调胃、十二指肠的收缩。①如果两肋发胀、胃区饱满时,可选择促消化道动力药,如多潘立酮、莫沙必利。其直接作用于胃、肠壁,可增加食管下部括约肌的张力,防止胃至食管反流,增强胃蠕动,促进胃排空;协调胃和十二指肠运动,抑制恶心、呕吐,并有效防止胆汁反流。胃动力药通常不影响胃液分泌,不良反应小。还可选用其他多巴胺受体拮抗剂,如甲氧氯普胺、伊托必利。②如果嗳气多,可使用消胀片,能消除肠道中的泡沫,帮助排除气体;此外,还可抑制肠内产气菌的生长,消除腹胀气。

4. 微生态制剂 微生态制剂是由益生菌和/或益生元组成的制剂,其中的益生菌主要是双歧杆菌、乳酸杆菌等多种经国家批准在食物中使用的益生菌种。近年来对益生菌的功能研究较多,认为益生菌可以调整结肠菌群、调节产气,治疗功能性腹胀,明显减轻腹胀、饱感等不适症状。益生菌同时可促进肠道短链脂肪酸的产生,这些有机酸使肠腔 pH 下降,一方面可刺激肠道蠕动,促进排气、排便;另一方面限制腐败菌的作用和调节水分,可作为动力障碍性疾病治疗的一种选择。市场上有多种微生态制剂可供选择,一些微生态制剂中含有益生元,如低聚果糖等,它们作为肠道益生菌的底物,有助于肠道益生菌的繁殖,从而起到调节肠道菌群、改善腹胀的作用。

5. 肠梗阻合并腹胀时 关键问题是缓解肠梗阻。基础疗法采取胃肠减压吸出胃肠道内气体和液体,减轻腹胀,降低肠腔内压力,改善肠壁血液循环;纠正水、电解质紊乱和酸碱失衡;控制感染和毒血症。必要时需要手术治疗缓解肠梗阻。

(四)腹胀医疗膳食范例

1. 医疗膳食设计原则

(1)避免引起肠胀气的食物:少食易在肠胃产气的食物,如豆类、土豆、面食、白薯、过多的糖,以及萝卜、韭菜、卷心菜、花菜、洋葱、生蒜、芹菜等蔬菜。吃萝卜胀气是因为萝卜在肠道酵解后产生的硫化氢和硫醇会抑制二氧化碳吸收。白薯在肠道内易被细菌酵解为二氧化碳及氢气。大豆类食品胀气是因为大豆含水苏糖与棉子糖等低聚糖,这些糖不能被消化,故很容易被微生物发酵产气,但大豆制成豆腐时这些糖类已被溶在水中而流失,故较少引起腹胀。主食可采用大米,大米中的淀粉不易产生气体。

(2)避免不易消化的食物:炒豆、硬煎饼等硬性食物不容易消化,在胃肠道滞留的时间也较长,可能产生较多气体引发腹胀。

(3)适度补充可溶性膳食纤维:可溶性膳食纤维不被任何消化酶消化,而且通过结肠细菌的发酵产生短链脂肪酸,可营养肠道黏膜,增加粪便体积,减少粪便在肠道停留时间,因而减少肠道对毒素物质的吸收。同时调节肠道微生物群,软化大便,减少管腔的压力,增加细菌繁殖,刺激通便,从而避免便秘引起的腹胀及肠道积气。严重厌食的患者可给予口服短肽型肠内营养制剂,其不产渣、吸收好,有利于维持患者的胃肠道功能,改善一般状态。

(4)低钾患者:进食富含钾的食物有助于恢复受到抑制的肠动力。富含钾的食物有肉类如瘦肉、黑鱼、禽肉等,水果如西瓜、香蕉、柑、橙、山楂、鲜橘汁、葡萄、枣、桃等,蔬菜如番茄、冬菇、白菜等。钾的体内转运也需要镁的帮助,因此摄取富含钾的食物时,多搭配富含镁的食物,如沙丁鱼搭配干香菇、海带搭配豆腐等。

(5)吃饭要细嚼慢咽,防止吞气太多。

(6)乳糖酶缺乏者:喝奶或吃奶制品同时应服用乳糖酶,或改服酸奶、舒化奶。

2. 食谱编制与制作

(1)病例

1)一般情况:马某,女性,56岁,因"中上腹胀痛伴恶心、头晕1个月余"入院。入院1个月前,患者于进食后出现中上腹不适感,以胀为主,偶有隐痛,与体位有关,侧卧位时疼痛可稍缓解。伴恶心、呕吐,呕吐物为淡黄的液体,味苦。同时伴有头晕,可持续2~3小时。无反酸、嗳气,无畏寒、发热,无皮肤、巩膜黄染,无心慌、心悸等不适。遂到当地医院就诊,住院治疗后予以对症治疗(具体用药及用量不详)后症状稍缓解。此后,患者稍感右上腹部隐痛不适,无恶心、呕吐。8天前,患者再次出现中上腹腹胀伴恶心、呕吐、头晕。自行口服药物后未见明显缓解,遂入院就诊。

2)体格检查:体温36.3℃,脉搏95次/min,呼吸18次/min,血压166/95mmHg。身高160cm,体重45kg。生命体征平稳,心肺无重要阳性发现,腹部平、软,未见胃、肠型及蠕动波,未见腹壁静脉曲张,中上腹轻压痛,无反跳痛,肌紧张。肝脾肋下未触及。Murphy征可疑(+)。肝区、脾区及双肾区无叩击痛。移动性浊音阴性,肠鸣音正常。

3)辅助检查:腹部B超提示①肝囊肿;②胆囊结石;③胆总管增宽;④左肾囊肿伴囊壁钙化。临床检查及结果,见表10-68。

表10-68 临床检查及结果

检查项目	检查结果
血常规	红细胞计数 2.38×10^{12}/L,血红蛋白110g/L,血细胞比容0.334,平均红细胞体积92.5fl,平均红细胞Hb含量30.5pg,平均红细胞Hb浓度329g/L,白细胞 5.60×10^9/L,中性粒细胞57.1%
肝功能检查	谷丙转氨酶11.3U/L,谷草转氨酶21.0U/L,总蛋白55.2g/L,白蛋白24.0g/L,球蛋白31.2g/L
肾功能检查	尿素2.69mmol/L,肌酐54.60μmol/L
生化	钾3.92mmol/L,钠141.6mmol/L,氯108.6mmol/L,钙1.97mmol/L,镁0.64mmol/L

4)入院诊断:①胆囊结石伴慢性胆囊炎;胆总管结石?②肝囊肿;③高血压。

(2)计算营养素需要量:患者中老年女性,临床诊断为胆囊结石伴慢性胆囊炎,其身高160cm,体重45kg,BMI≈17.6kg/m²,白蛋白24.0g/L,考虑为混合型营养不良,需保证能量和蛋白质的供给,适量控制脂肪和胆固醇的摄入,减少食用易胀气食物。

1)计算能量需要量:患者女性,56岁,体型消瘦,为增加患者体重,可按30kcal/(kg·d)的标准计算能量需要。如患者胃肠道反应严重,进食量不足正常的1/2,且持续时间超过5天时,应考虑肠外营养补充。患者身高 160cm，标准体重 =160−105=55kg，全天能量需要量 =30kcal/kg×55kg=1 650kcal。

2）计算蛋白质需要量：患者 BMI ≈ 17.6kg/m^2，白蛋白 24.0g/L，应适当增加蛋白质的摄入，可按照 1.2g/（kg·d）的标准计算蛋白质需要。

全天蛋白质需要量 =1.2g/kg×55kg=66g。

3）计算脂肪及碳水化合物的需要量：将每日能量需要量减去蛋白质所产生的能量，确定脂肪和碳水化合物的量。考虑患者为胆囊结石伴慢性胆囊炎，应适当减少脂肪和胆固醇的摄入，因此：

脂肪占总能量的 20%:(1 650kcal×20%)÷9kcal/g≈36.7g。

碳水化合物:(1 650kcal−66g×4kcal/g−1 650kcal×20%)÷4kcal/g=264g。

（3）范例食谱及其营养成分分析：腹胀患者一日范例食谱，见表 10-69；营养成分分析，见表 10-70。

表 10-69　腹胀患者一日范例食谱

餐别	食物名称	原料	重量 /g	多餐能量构成比 /%
早餐	粥	小米	30	27.0
	白糕	稻米	50	
	酸奶	酸奶	200	
午餐	软米饭	稻米	100	36.8
	清蒸鲈鱼	鲈鱼	100	
	黄瓜肉丝汤	黄瓜	50	
		瘦猪肉	10	
	炒小白菜	小白菜	100	
	午餐用油	色拉油	10	
晚餐	软米饭	稻米	100	36.2
	甜椒虾仁	甜椒	75	
		虾仁	50	
	西红柿蛋花汤	西红柿	100	
		鸡蛋	50	
	晚餐用油	色拉油	10	
全天	烹调用盐	精盐	6	

表 10-70　营养成分分析

宏量营养素				微量营养素			
三大营养素	含量 /g	能量 /kcal	供能比 /%				
蛋白质	62.2	248.8	15.9	维生素 B$_1$	0.7mg	钠	2 885.1mg
				维生素 B$_2$	0.9mg	钾	1 504.1mg
脂肪	37.8	340.2	21.7	叶酸	214.1μg	钙	586.3mg
				烟酸	11.4mgNE	磷	1 004.3mg
碳水化合物	244.5	978.0	62.4	维生素 C	107.5mg	铁	15.2mg
				维生素 A	649.8μgRE	锌	10.8mg
合计	—	1 567.0	100	维生素 E	11.3mgα-TE	镁	233.9mg

早餐（图 10-55）

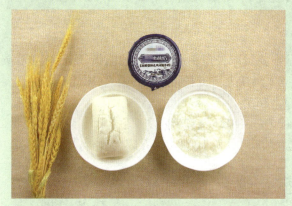

①粥：小米 30g

②白糕：稻米 50g

③酸奶：酸奶 200g

图 10-55　腹胀 - 早餐

午餐（图 10-56）

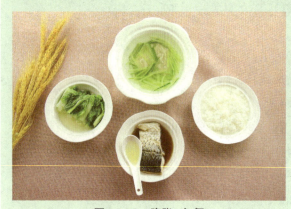

①软米饭：稻米 100g

②清蒸鲈鱼：鲈鱼 100g

③黄瓜肉丝汤：黄瓜 50g+ 瘦猪肉 10g

④炒小白菜：小白菜 100g

⑤午餐用油：色拉油 10g

图 10-56　腹胀 - 午餐

晚餐（图 10-57）

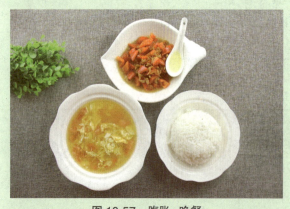

①软米饭：稻米 100g

②甜椒虾仁：甜椒 75g+ 虾仁 50g

③西红柿蛋花汤：番茄 100g+ 鸡蛋 50g

④晚餐用油：色拉油 10g

图 10-57　腹胀 - 晚餐

四、短肠综合征 / 吸收不良综合征

短肠综合征（short-bowel syndrome，SBS）是指各种原因导致小肠切除，从而引起摄入的能量和营养素和 / 或液体不能满足机体基本需要的一种综合征。短肠综合征的患者不可避免发生肠衰竭，肠道广泛性的炎症或运动障碍也可能影响肠道吸收功能，因而引起功能性的肠衰竭。

（一）病因、发病机制与临床表现

1. **病因** 儿童短肠综合征的常见病因是坏死性小肠结肠炎、肠闭锁和腹裂等。成人短肠综合征最常见的原因是克罗恩病、肠系膜血管栓塞、各种肠道手术的术后并发症和消化道恶性肿瘤等。其他原因包括腹部大创伤、肠扭转和肠绞窄、放射性肠炎、硬化性腹膜炎以及多发性肠瘘等。

2. **发病机制** 蛋白质、脂肪和其他营养素的消化吸收部位主要是在从十二指肠到近端空肠120~150cm处。大部分消化道分泌液可在小肠重吸收,空肠和回肠每日吸收的水分为6~8L,其中部分来自饮水。结肠每日重吸收1.0~1.5L的液体,仅150ml液体随粪便排出。切除大部分空肠可能引起中等程度腹泻;而全切除回肠者会引起更严重的吸收不良和腹泻,其原因在于回肠切除导致大量液体进入结肠,同时未被吸收的脂肪酸和胆盐进入结肠,造成脂肪泻和胆盐泻。结肠可将可溶性膳食纤维分解成短链脂肪酸(short-chain fatty acid,SCFA),SCFA可被结肠吸收入血,有研究显示SCFA具有重要的生理功能,包括调节机体脂代谢及糖代谢。同时,SCFA还可直接为结肠细胞提供能源。有证据表明,SCFA在短肠综合征患者的结肠中可能具有节约蛋白质的作用,但是SCFA(尤其是丁酸)可能会加剧渗透性腹泻。

3. **临床表现** 临床表现包括:腹泻,脂肪泻,体重下降,脱水,营养不良,伴宏量营养素、维生素、液体、电解质和微量元素吸收不良,并可导致继发性低血容量症、低白蛋白血症和代谢性酸中毒。

（二）短肠综合征对营养代谢的影响

SBS患者手术切除大部分小肠后的急性期,胃酸、胆汁大量分泌,营养素大量丢失。SBS早期机体为高代谢状态,同时多数患者术前或患病前就有营养摄入不足的问题,如不及时进行营养支持,患者将迅速出现营养不良。

小肠切除后,剩余小肠将发生适应性变化,这一变化最早可发生在小肠切除术后48小时,并可一直持续至术后2年。小肠结构的代偿性变化包括绒毛细胞增生、隐窝深度增加,从而使黏膜表面积增加,水分和营养素的吸收增加。小肠功能性的代偿改变包括小肠刷状缘上各种酶活性增强,因而进一步增加了对各种营养物质和水的吸收。儿童的小肠适应性代偿性变化可能优于成年及老年患者。肠内营养物质本身对肠黏膜的营养作用是成功肠代偿所必需的,因而,肠内营养支持,即使是少量的肠内滋养营养对于SBS患者也很重要。

即使小肠有代偿功能,如果不进行合理的营养支持,早期的营养丢失未能得到补充,营养不良将继续存在,且有加重的趋势,严重影响患者结局。SBS患者的营养不良表现为能量以及几乎所有营养素的不足,包括液体、脂肪、碳水化合物、蛋白质、电解质、微量元素、维生素等均存在不同程度的缺失。

（三）短肠综合征的营养治疗

短肠综合征早期机体为高代谢状态,多数患者可能术前或患病前就有食物摄入不足,从而导致能量及营养素摄入不足,引起营养不良。由于存在包括能量和几乎所有营养素的不足,因此衡量不同营养素缺失的程度至关重要,尤其是早期的液体和电解质平衡,纠正钠、钾、镁、钙和磷缺乏。

疾病早期患者肠管水肿明显,吸收功能差,即使有足够长度的肠道,但其肠功能往往部分或完全丧失。此时给予肠内营养,可能会加重腹泻和营养不良。因而早期的营养治疗应以肠外营养为主。

但肠外营养本身具有其局限性,易出现并发症,如长期肠外营养引起肝损伤、导管相关性感染、因肠道失用而引起菌群移位等,因此在尽可能的情况下,要尽早启用肠内营养,即使从滋养剂量,如能量需要量的30%开始,也有助于促进肠道功能代偿,避免肠黏膜萎缩,避免因肠屏障功能损害而引起败血症。

从肠外营养过渡到肠内营养需要极为慎重,有研究显示短肽低脂肠内营养制剂更利于吸收。

口服肠内营养(ONS)进行营养支持时,需要避免ONS的副作用,如可能引起腹泻等,需要少量多次逐量增加。有研究显示,每天400~600ml ONS营养支持(提供能量400~600kcal)可能有助于增加患者总的能量摄入及各种营养素的摄入,从而改善营养状况,改善生活质量。ONS需要监测液体出入量、电解质摄入量;限制脂肪摄入量,增加中链脂肪酸(MCT);限制乳糖等双糖的摄入。长期补充性的肠内营养治疗首选整蛋白制剂,如果整蛋白引起腹泻,应选用低脂短肽类配方。口服或管饲肠内营养不足时,用肠外营养补充,需要检测液体平衡及电解质平衡。

1. **总能量**　短肠综合征早期处于应激状态,过多的能量供给可能引起代谢副反应,因此一些文献建议低能量供给。有研究建议从推荐量的 30%~40% 开始,在疾病稳定期或代偿期可给予全能量。能量供给以静息代谢或基础代谢值为参考值,加上活动系数,还需要考虑吸收不良引起的额外能量需求,也可参考《中国居民膳食营养素参考摄入量》(2013 版),或通过代谢仪进行测定,也可按照 Harris-Benedict 公式或 Mifflin-St Jeor 公式计算静息代谢能量需求。

2. **碳水化合物**　碳水化合物是短肠综合征患者最好的供能营养素,容易消化吸收,不容易引起腹泻。需要增加能量摄入量时,可考虑添加麦芽糊精。但是某些碳水化合物如单糖、双糖、乳糖容易引起腹泻,因此要限制其摄入量。

膳食纤维对腹泻的作用取决于所保留肠道的部位。如果保留结肠,水溶性膳食纤维能在结肠被代谢产生短链脂肪酸(SCFA),SCFA 能营养结肠上皮细胞,同时增加液体吸收和减少粪便量。然而,当碳水化合物不能完全被小肠吸收时,它们就像膳食纤维一样在大肠进行发酵。反而会增加粪便量。

3. **蛋白质**　短肠综合征患者大量蛋白质经肠液丢失,表现为蛋白质营养不良,需要增加蛋白质的摄入。其供给量至少满足《中国居民膳食营养素参考摄入量》(2013 版)中的规定。

开始经口摄入时可给予整蛋白型肠内营养制剂。如果不耐受,可选用短肽型配方,但该类配方渗透压高,口味较整蛋白型差。没有临床证据证明短肽型优于整蛋白型。

经口摄入蛋白质应强调少量多次原则。乳制品含有的乳糖会引起腹泻。因此,较为理想的是选择发酵乳制品和乳酪。鸡蛋、鱼、畜禽肉是经口补充的良好蛋白质来源。

4. **脂肪**　脂肪是能量的重要来源,但过高脂肪易引起脂肪泻,应限制脂肪摄入。长链脂肪酸在空肠和回肠近端吸收。如果脂肪吸收不良,则添加中链脂肪酸作为脂肪来源,因为在这种状况下它们更容易代谢。中链脂肪酸应该逐步添加,以防止腹泻。注意必需脂肪酸供能应至少达到每日总能量的 2%。

5. **液体**　短肠综合征患者由于腹泻可能丢失大量液体,为保持出入量平衡,往往需要额外补充液体。饮水或摄入低渗性的液体可能会通过刺激钠的分泌进入近端小肠,引起排出量增加。而含有大量钠盐的液体可能有助于减少钠的分泌,促进水分的吸收。因此应建议患者少量多次饮水,并补充适量钠盐。

6. **钠**　膳食中钠的补充尤其重要。钠盐可添加到各种食物中。鼓励患者通过额外加盐的饮食以及咸味零食等增加钠的摄入。如果通过汤类加盐,需要注意汤类的脂肪,因过高的脂肪易引起患者腹泻。

7. **钾**　水果、蔬菜以及水果汁或蔬菜汁、汤类(包括肉汤)是钾的良好来源。牛奶也是钾的良好来源,但需要注意对牛奶不耐受的患者要避免饮用,可以尝试性使用酸奶代替,避免乳糖不耐受。必要时可遵医嘱补充口服钾溶液或片剂。

8. **镁**　由于远端肠液镁含量较高,如果部分切除了结肠或者有远端肠瘘的患者,镁丢失过多,可能使血镁低于正常值。血镁<0.4mmol/L 时可能有肌肉兴奋和抽搐表现。可口服氧化镁或葡萄糖酸镁,但过多镁盐可能引起腹泻,因此口服补镁的作用有限。可以通过静脉补充硫酸镁。

9. **钙**　由于短肠综合征患者多数不耐受牛奶,因此从牛奶补充钙受到限制。植物性的食物如深绿色蔬菜也是补充钙的重要食物来源,但需要注意避免过多纤维的摄入。维生素 D 的缺乏也是患者低钙及骨质疏松的重要原因。由于肠道吸收功能受限以及低脂饮食,因此容易缺乏维生素 D。通过检测血中 25- 羟维生素 D_3 水平可判断维生素 D 的营养状况。建议口服补充维生素 D_3 制剂。

10. **微量营养素**　必须严密监测维生素、矿物质和微量元素水平。末端回肠切除,可能引起维生素 A、D、E 缺乏。由于末端回肠是维生素 B_{12} 和胆盐唯一的吸收部位,因此末端回肠切除可引起维生素 B_{12} 缺乏。可每个月注射一次维生素 B_{12}。锌和硒的缺乏也很常见,可能会增加患者发生感染的风险。

如果 SBS 患者补充推荐每日供给量(RDA)的维生素、矿物质和微量元素不能完全吸收时,建议供给量应至少达到膳食营养素参考摄入量(DRIs)的 2~3 倍。可监测其缺乏程度,必要时经口或经静脉补充。

（四）短肠综合征食谱编制与制作

1. 病例

（1）一般情况：患者，女性，19岁，因小肠切除术后长期腹泻伴营养不良，于2007年4月13日来营养科诊治。患者自述1999年10月（12岁）因"绞窄性肠梗阻、肠坏死"行小肠80%切除，术后TPN支持3个月，第4个月起开始进食，第6个月起停止PN支持，1年后出院。出院后，摄食量一直较少，进食后常有腹胀，进餐10~20分钟即排便，每天5~6次。粪便稀、恶臭、常见未消化食物。患者每年因"感冒"在家中或住院输液5次以上。2005年以来，常出现抽搐，踝、膝关节疼痛等"缺钙症状，2007年起症状明显加重。自述近3年身高、体重均未增加，并从2005年下半年起，服用"醋酸甲羟孕酮片"维持正常月经。

（2）体格检查：身高154cm，体重39.5kg，体重指数（BMI）16.7kg/m²，肱三头肌皮褶厚度13.0mm，上臂肌围15.4cm。

（3）诊断：短肠综合征合并营养不良。

2. 计算营养需要量 患者诊断为短肠综合征合并营养不良，根据患者肠道消化吸收功能差并伴有明显营养不良，采用饮食调理与营养补充相结合的原则进行治疗。主要方案：饮食方面，减少粗纤维摄入，避免刺激性食物和含油脂高的食物，强调食物细软、易消化、少食多餐。

（1）计算能量需要量：根据标准体重［身高154cm，标准体重=154（cm）–105=49kg］计算，按照30~35kcal/kg计算其能量需要量为1 470~1 715kcal。需要注意的是，对于这种吸收不良患者，在干预初期按照标准体重计算的能量可能使患者肠道不能足够耐受，所以从低能量开始启用。

（2）计算蛋白质需要量：根据《中国居民膳食营养素参考摄入量》（2013版），该年龄段女性轻体力活动的蛋白质推荐为65g/d。

（3）矿物质：包括常量元素及微量元素。吸收不完全的患者需要额外补充常量元素，有时甚至达到推荐量的2倍。通过增加进食可达到常量元素摄入的目标；如果有部分肠内营养补充，亦可同时补充常量元素。如果是全量或部分肠外营养支持患者，需要注意配方中电解质的补充。

微量元素的摄入量同样参考《中国居民膳食营养素参考摄入量》（2013版），一些微量元素铁、锌等可以通过科学的食谱编制达到目标量，通过部分肠内营养支持患者的配方中同样还有各种微量元素，如果是全量或部分肠外营养支持患者，在肠外营养的配方中，从一开始就需要添加各种微量元素。

（4）维生素：由于为避免腹泻的低脂饮食可能减少了脂溶性维生素的吸收，而腹泻同样使水溶性维生素丢失严重，因此，维生素的补充需要在饮食、肠内营养及肠外营养中加以注意，其建议摄入量同样参考《中国居民膳食营养素参考摄入量》（2013版）。如果临床实验室检查出有些维生素处于缺乏状态，需要额外加以补充，使用膳食补充剂或者药物补充均可。

（5）范例食谱及其营养成分分析：短肠综合征患者一日范例食谱，见表10-71；营养成分分析，见表10-72。

表 10-71 短肠综合征患者一日范例食谱

餐别	食物名称	原料	重量 /g	多餐能量构成比 /%
早餐	馒头	面粉	30	25.9
	蒸鸡蛋	鸡蛋	50	
	肉松	猪肉松	5	
早加餐	米汤（加盐2g，上午九点）	稻米	5	13.6
	短肽型肠内营养液（上午十点）	短肽型肠内营养粉	30	
	煮苹果	苹果	150	

续表

餐别	食物名称	原料	重量/g	多餐能量构成比/%
午餐	软米饭	稻米	75	36.0
	清蒸鱼	鲈鱼	100	
	蒸胡萝卜泥	胡萝卜	20	
	午餐用油	色拉油	5	
	钙补剂	钙尔奇分2次	0.6	
午加餐	煮苹果	苹果	150	
	短肽型肠内营养液	短肽型肠内营养粉	30	
晚餐	软米饭	稻米	75	38.1
	炒鸡丝	鸡胸脯肉	100	
	清炒冬瓜	冬瓜	100	
	晚餐用油	色拉油	10	
晚加餐（睡前）	短肽型肠内营养液	短肽型肠内营养粉	20	
全天	烹调用盐	精盐	4	

表 10-72　营养成分分析

宏量营养素				微量营养素			
三大营养素	含量/g	能量/kcal	供能比/%				
蛋白质	74.0	296.0	18.7	维生素 B_1	0.8mg	钠	2 220.6mg
				维生素 B_2	0.8mg	钾	1 595.1mg
脂肪	32.3	290.7	18.4	叶酸	195.4μg	钙	361.5mg
				烟酸	20.7mgNE	磷	929.6mg
碳水化合物	248.6	994.4	62.9	维生素 C	47.5mg	铁	13.3mg
				维生素 A	433.4μgRE	锌	10.2mg
合计	—	1 581.1	100	维生素 E	15.5mgα-TE	镁	163.5mg

早餐（图 10-58）

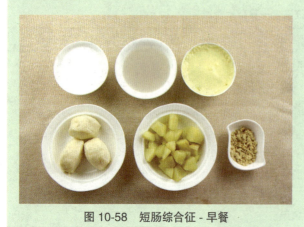

①馒头：面粉 30g
②蒸鸡蛋：鸡蛋 50g
③肉松：猪肉松 5g
④米汤：稻米 5g+ 盐 2g
⑤短肽型肠内营养液：短肽型肠内营养粉 30g
⑥煮苹果：苹果 150g

图 10-58　短肠综合征 - 早餐

午餐（图 10-59）

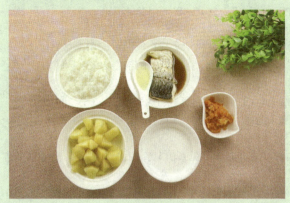

①软米饭：稻米 75g

②清蒸鱼：鲈鱼 100g

③蒸胡萝卜泥：胡萝卜 20g

④午餐用油：色拉油 5g

⑤钙补剂：钙尔奇分 2 次，0.6g

⑥煮苹果：苹果 150g

⑦短肽型肠内营养液：短肽型肠内营养粉 30g

图 10-59　短肠综合征 - 午餐

晚餐（图 10-60）

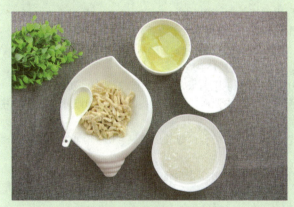

①软米饭：稻米 75g

②炒鸡丝：鸡胸脯肉 100g

③清炒冬瓜：冬瓜 100g

④晚餐用油：色拉油 10g

⑤短肽型肠内营养液：短肽型肠内营养粉 20g

图 10-60　短肠综合征 - 晚餐

（许红霞）

参 考 文 献

［1］ 张片红，吴悦，孟雪杉，等 . 益生菌颗粒对便秘和腹泻患者的临床研究 [J]. 营养学报，2012, 34 (2): 147-149.

［2］ 房静远，刘文忠，李兆申，等 . 中国慢性胃炎共识意见 . 胃肠病学 [J], 2013, 18 (1): 24-36.

［3］ DI SAVERIO S, BASSI M, SMERIERI N, et al. Diagnosis and treatment of perforated or bleeding peptic ulcers: 2013WSES position paper [J]. World Journal of Emergency Surgery, 2014 (9): 45.

［4］ VOMERO ND, COLPO E. Nutritional care in peptic ulcer [J]. Arq Bras Cir Dig, 2014, 27 (4): 298-302.

［5］ 蔡东联 . 实用营养师手册 [M]. 北京：人民卫生出版社，2009.

［6］ 李兰娟，任红 . 传染病学 [M]. 8 版 . 北京：人民卫生出版社，2013.

［7］ 吴在德，吴肇汉 . 外科学 [M]. 7 版 . 北京：人民卫生出版社，2008.

［8］ 中华医学会消化病学分会，中华医学会肝病学分会 . 中国肝性脑病诊治共识意见 (2013 年，重庆)[J]. 中国肝脏病杂志，2013, 21 (9): 641-651.

［9］ 薛冉，孟庆华 . 2013 年 ISHEN 肝硬化患者肝性脑病营养管理共识解读 [J]. 中国医学前沿杂志 (电子版), 2013, 5 (7): 66-70.

［10］ 韩英，朱疆依 . 肝硬化患者营养代谢特点和肝性脑病的营养治疗 [J]. 胃肠病学，2014, 19 (9): 513-516.

［11］ 郑树森 . 肝移植 . 2 版 [M]. 北京：人民卫生出版社，2012.

［12］ 吴孟超，李梦东 . 实用肝病学 [M]. 北京：人民卫生出版社，2011.

［13］ TOSHIRO MASUDA, KEN SHIRABE, SHOHEI YOSHIYA, et al. Nutrition Support and Infections Associated With

Hepatic Resection and Liver Transplantation in patients With Chronic Liver Disease [J]. Journal of Parenteral & Enteral Nutrition, 2013, 6 (9): 318-326.

［14］陈怡，李洁廉，陈涛，等. 肝移植围手术期的营养管理 [J]. 西南军医，2010, 12 (3): 423-425.

［15］葛均波，徐永健. 内科学. 8 版 [M]. 北京：人民卫生出版社，2013.

［16］王春友，李非，赵玉沛，等. 急性胰腺炎诊治指南 (2014)[J]. 中华普通外科学文献 (电子版)，2015 (02): 17-20.

［17］中华医学会消化病学分会胰腺疾病学组，王兴鹏，李兆申，等. 中国急性胰腺炎诊治指南 (2013, 上海)[J]. 中国实用内科杂志，2013, 33 (7): 530-535.

［18］邹文斌，吴浩，胡良皞，等. 慢性胰腺炎诊治指南 (2018, 广州)[J]. 中华胰腺病杂志，2018, 18 (05): 289-296.

［19］中国医师协会胰腺病学专业委员会. 中国急性胰腺炎多学科诊治共识意见 [J]. 临床肝胆病杂志，2015, 31 (11): 1770-1775.

［20］中华消化杂志编辑委员会. 中国慢性胆囊炎、胆囊结石内科诊疗共识意见 (2014 年，上海)[J]. 临床肝胆病杂志，2015, 31 (1): 7-11.

［21］中国中西医结合学会消化系统疾病专业委员会. 胆石症中西医结合诊疗共识 [J]. 中国中西医结合杂志，2011, 31 (8): 1041-1043.

［22］中国营养学会. 营养科学词典 [J]. 北京：中国轻工业出版社，2013.

［23］王吉耀. 内科学. 2 版 [M]. 北京：人民卫生出版社，2010.

［24］顾景范，孙长颢. 临床营养学. 3 版 [M]. 北京：人民卫生出版社，2012.

［25］石汉平，李薇，陈公琰，等. 肿瘤恶液质 [M]. 北京：人民卫生出版社，2015.

［26］LUBOS SOBOTKA. 临床营养基础. 4 版 [M]. 蔡威，主译. 上海：上海交通大学出版社，2013.

［27］中华医学会消化病学分会炎症性肠病学组，中华医学会肠外与肠内营养学分会胃肠病与营养协作组. 炎症性肠病营养支持治疗专家共识 (第二版)[J]. 中华炎性肠病杂志，2018, 2 (3): 154-172.

［28］中华医学会消化病学分会. 中国慢性胃炎共识意见 (2017 年，上海)[J]. 胃肠病学，2017, 22 (11): 670-687.

［29］中国中西医结合学会消化系统疾病专业委员会. 慢性萎缩性胃炎中西医结合诊疗共识意见 (2017 年)[J]. 中国中西医结合消化杂志，2018, 26 (2): 121-131.

［30］中国中西医结合学会消化系统疾病专业委员会. 消化性溃疡中西医结合诊疗共识意见 (2017 年)[J]. 中国中西医结合消化杂志，2018, 26 (2): 112-120.

［31］中华消化杂志编委会. 消化性溃疡诊断与治疗规范 (2016 年，西安)[J]. 中华消化杂志，2016, 36 (8): 508-513.

［32］中华医学会肝病学分会. 肝硬化肝性脑病诊疗指南 [J]. 中华肝脏病杂志，2018, 26 (10): 721-736.

［33］中华医学会肝病学分会，中华医学会消化病学分会. 终末期肝病临床营养指南 [J]. 临床肝胆病杂志，2019, 35 (6): 1222-1230.

第十一章

泌尿系统疾病

第一节　急性肾小球肾炎

一、概述

急性肾小球肾炎(acute glomerulonephritis,AGN)简称急性肾炎,是以急性肾炎综合征为主要临床表现的一组疾病,临床特点为急性起病,表现为血尿、蛋白尿、水肿和高血压,可伴一过性肾功能不全。多种病原微生物如细菌、病毒及寄生虫等均可致病,但大多数为链球菌感染后肾小球肾炎。

本病主要发生于儿童,男性多于女性。发作前常有前驱感染,潜伏期1~3周(平均10天左右)。典型临床表现为突发的血尿、蛋白尿、水肿、高血压,部分患者表现为一过性氮质血症。患者的病情轻重不一,轻者可无明显临床症状,仅表现为尿常规及血清 C3 异常,重者表现为急性肾衰竭。

二、急性肾小球肾炎的营养代谢变化

1. **三大供能营养素代谢改变**　蛋白质代谢失调严重者可表现为蛋白质代谢产物蓄积(氮质血症),血浆和组织必需氨基酸水平下降等。碳水化合物、脂类和其他营养素代谢失调一般少见。

2. **水钠潴留**　目前有研究显示,导致急性肾小球肾炎水肿的主要机制之一是容量增加,约80%患者可出现一过性高血压,严重者可出现充血性心力衰竭。

3. **电解质紊乱**　少尿或无尿患者易出现高钾血症;以后由于利尿药的使用,患者又可能出现低钾、低钠等电解质紊乱。

三、急性肾小球肾炎的营养治疗原则

本病的一般治疗主要为对症和卧床休息,正确的营养治疗尤为重要。营养治疗的原则是不增加肾脏代谢负担,选用必需氨基酸含量高的动物性食物,建议采用低盐低蛋白饮食以减轻肾脏负担、协助修复肾组织、改善肾功能。营养治疗原则如下:

1. **能量**　急性肾炎患者多需卧床休息,每日供给能量不必过高,总能量以 25~30kcal/(kg·d)计算,以碳水化合物和脂肪为主要来源。

2. **蛋白质**　发病初期,为减少蛋白质代谢产物,减轻肾脏负担,饮食中应限制蛋白质。轻度肾功能受损患者,每天蛋白质为 0.8g/(kg·d),中、重度肾功能受损患者每天蛋白质<0.5g/(kg·d);一旦血尿素氮、肌酐清除率接近正常,可逐渐增加蛋白质,但应<0.8g/(kg·d),以利于肾功能恢复。应选用含必需氨基酸丰富的优质蛋白,如鸡蛋、牛奶、瘦肉、鱼、大豆及豆制品等。

3. 限钠　轻度水肿患者每天食盐在 4g 左右,中、重度水肿和高血压时,食盐为 2~3g,严重者需无盐、低钠饮食。不用含盐食品和含钠高的蔬菜、加碱苏打粉、馒头、挂面等;少尿和无尿时需控制液体的入量。

4. 限钾　无尿或少尿者应限钾,限制含钾丰富的蔬菜、水果摄入,如鲜蘑菇、香菇、红枣、贝类等。

5. 维生素　供给富含各种维生素食物,特别是维生素 C、维生素 A、B 族维生素、叶酸等,均有利于肾功能恢复。如番茄炒蛋,炒胡萝卜丝等。

6. 限水　饮水量按排尿量而定。入液量计算:前一天排出量(尿量、粪便、呕吐等)+500ml 为宜。严重水肿或少尿时,应限制每天液体摄入量在 100ml。

四、医疗膳食范例

1. 病例

(1)病史:男性,16 岁,学生,因"咽部不适半个月,眼睑水肿 5 天"就诊。患者于半个月前着凉后感咽部不适,伴轻度干咳,无发热,自服感冒药无好转。5 天前发现双眼睑水肿,晨起时明显,并感头晕、乏力,同时自觉尿量减少。于外院化验检查提示:尿蛋白(+),尿隐血(+++),大便正常,体重半个月下降 2kg。既往体健,无高血压和肾脏病史,无药物过敏史。无烟酒嗜好,家族中无高血压病患者。

(2)体格检查:体温 36.5℃,脉搏 80 次 /min,呼吸 18 次 /min,血压 155/95mmHg。身高 173cm,体重 55kg。一般情况可,无皮疹,浅表淋巴结无肿大,双眼睑水肿,巩膜无黄染,咽充血(+),双肾区无叩击痛,双下肢轻度凹陷性水肿,其余无特殊。

(3)实验室检查:Hb 142g/L,WBC 9.2×10^9/L,N 76%,L 24%,PLT 220×10^9/L;尿蛋白(++),WBC 0~1/HP,RBC 20~30/HP,可见红细胞管型,24 小时尿蛋白定量 1.0g;血 ALB 35.5g/L,BUN 8.5mmol/L,Cr 140μmol/L,eGFR 45ml/(min·1.73m^2),血 IgG、IgA、IgM 均 正 常,C3 0.5g/L,ASO>1:400,乙 肝 两对半(-)。

(4)入院诊断:急性肾炎综合征。

2. 计算营养需要量　患者身高 173cm,体重 55kg,BMI ≈ 18.4kg/m^2,体型消瘦。考虑患者近期体重下降,结合平素饮食调查结果,能量予以 35kcal/(kg·d)。标准体重为 173(cm)-105=68kg。

全天总能量需要量 =35kcal/kg × 68kg=2 380kcal。

全天蛋白质需要量 =0.5g/kg × 68kg=34g。

全天脂肪需要量 =2 380kcal × 25% ÷ 9kcal/g=66g。

全天碳水化合物需要量 =(2 380kcal-34g × 4kcal/g-66g × 9kcal/g)÷ 4kcal/g=412.5g。

3. 范例食谱及其营养成分分析　急性肾小球肾炎患者一日范例食谱,见表 11-1；营养成分分析,见表 11-2。

表 11-1　急性肾小球肾炎患者一日范例食谱

餐别	食物名称	原料	重量 /g	多餐能量构成比 /%
早餐	牛奶	牛奶(均值)	200	30.3
	麦淀粉煎饼	麦淀粉	75	
		鸡蛋(均值)	60	
	拌黄瓜	黄瓜	75	
	早餐用油	芝麻油	4	
早加餐	苹果	苹果	200	

续表

餐别	食物名称	原料	重量 /g	多餐能量构成比 /%
午餐	米饭	低蛋白米	100	38.9
	肉末茄子	猪肉(瘦)	40	
		茄子	100	
	炒小白菜	小白菜	100	
	午餐用油	色拉油	15	
午加餐	藕粉	藕粉	50	
晚餐	米饭	低蛋白米	100	30.8
	胡萝卜肉丝	猪肉(瘦)	40	
		胡萝卜	75	
	丝瓜烩番茄	丝瓜	100	
		番茄	75	
	晚餐用油	色拉油	15	
全天	烹调用盐	精盐	3	

表 11-2 营养成分分析

宏量营养素				微量营养素			
三大营养素	含量 /g	能量 /kcal	供能比 /%				
蛋白质	36.9	150.6	7.5	维生素 B_1	0.8mg	钠	2 735.0mg
				维生素 B_2	0.8mg	钾	1 598.0mg
脂肪	53.9	485.9	24.2	叶酸	193.7μg	钙	511.8mg
				烟酸	7.9mgNE	磷	612.3mg
碳水化合物	342.8	1 371.5	68.3	维生素 C	78.8mg	铁	22.7mg
合计	—	2 008.0	100	维生素 E	17.4mgα-TE	锌	6.1mg

早餐(图 11-1)

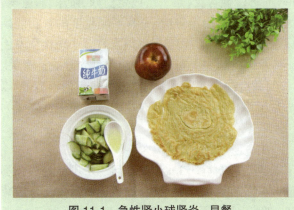

①牛奶:牛奶(均值)200g
②麦淀粉煎饼:
麦淀粉 75g + 鸡蛋(均值)60g
③拌黄瓜:黄瓜 75g + 芝麻油 4g
④苹果:苹果 200g

图 11-1 急性肾小球肾炎 - 早餐

午餐（图 11-2）

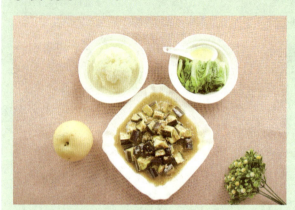

①米饭：低蛋白米 100g

②肉末茄子：猪肉（瘦）40g ＋ 茄子 100g

③炒小白菜：小白菜 100g

④午餐用油：色拉油 15g

⑤梨子：梨子 200g

图 11-2　急性肾小球肾炎 - 午餐

晚餐（图 11-3）

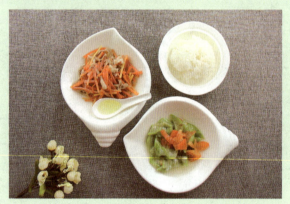

①米饭：低蛋白米 100g

②胡萝卜肉丝：

猪肉（瘦）40g ＋ 胡萝卜 75g

③丝瓜烩番茄：

丝瓜 100g ＋ 番茄 75g

④晚餐用油：色拉油 15g

图 11-3　急性肾小球肾炎 - 晚餐

第二节　慢性肾脏疾病

一、慢性肾小球肾炎

（一）概述

慢性肾小球肾炎（chronic glomerulonephritis，CGN）简称慢性肾炎，是一组以蛋白尿、血尿、高血压、水肿为基本临床表现的肾小球疾病。临床特点为病情迁延，病变缓慢进展，可有不同程度的肾功能减退，最终将发展为慢性肾衰竭。绝大多数慢性肾炎由不同病因、不同病理类型的原发性肾小球疾病发展而来，仅少数由急性链球菌感染后肾小球肾炎所致。其发病机制主要与原发病的免疫介导炎症有关。此外，高血压、大量蛋白尿、高脂血症等非免疫因素也参与其慢性化过程。本病可发生于任何年龄，但以中青年为主，男性多见。多数起病缓慢，隐袭。临床表现呈多样性，病情时轻时重、迁延，渐进性发展为慢性肾衰竭。

（二）营养代谢变化

1. **蛋白质代谢异常**　正常人通过蛋白质的摄入和排泄，使机体蛋白质始终处于一个不断合成和不断分解的动态平衡中。慢性肾炎患者由于氨基酸代谢改变及轻微的炎症反应，导致机体蛋白质合成减少、分解增加，同时由于患者食欲减退，蛋白质摄入减少，吸收不良，蛋白尿加剧机体蛋白质丢失，严重者可导致低白蛋白血症。

2. 脂质代谢异常　多数患者存在不同程度的血脂异常,这与脂肪代谢酶活性受到抑制有关。慢性肾炎患者存在轻微的胰岛素抵抗和甲状旁腺素功能亢进,这两者可直接降低脂肪代谢酶的活性,从而影响脂质代谢,出现血脂异常。

3. 维生素代谢异常　一方面,疾病和饮食限制易导致患者食欲缺乏,维生素摄入不足;另一方面,肾小球损害以及免疫抑制剂、镇静药等药物影响维生素的吸收和活性。尽管慢性肾炎患者存在维生素缺乏,但由于肾脏排泄功能降低,维生素在体内会有一定蓄积,因此在慢性肾炎期一般无须额外补充。

4. 水、电解质代谢异常　由于尿中蛋白的丢失及激素的应用,患者易出现水钠潴留。同时,当肾小球滤过率进行性下降时,尿磷排出减少,易出现高磷血症。过多的磷与血钙结合成磷酸钙沉积于组织,血中钙的浓度降低,诱发肾性骨病。

(三)营养治疗原则

营养治疗的主要目的在于保持机体良好的营养状态,减少含氮废物的堆积和代谢紊乱,阻止或延缓肾功能恶化进程。由于慢性肾炎分型多,临床症状复杂,营养治疗应根据患者肾功能水平作相应处理,密切结合病情变化,修订饮食方案,酌情选用肾病型肠内营养制剂,维持病情稳定和促进康复。

1. 优质低蛋白饮食　慢性肾炎患者需根据肾功能损害程度来确定蛋白质的摄入量。对于病程较长、肾功能损害不严重者,不需要严格限制蛋白质摄入量,以免造成营养不良,供给量为0.8~1.0g/(kg·d)。对于肾功能损害严重者,尤其当出现氮质血症时,应严格限制蛋白质摄入量在30g/d,必要时补充必需氨基酸或α-酮酸[0.12g/(kg·d)]。在低蛋白饮食中,约50%蛋白应为优质蛋白,如鱼类、瘦肉、鸡肉、牛奶等。同时,尽可能少食含植物蛋白的食物,如玉米、大米、小麦等,因为植物蛋白含非必需氨基酸多,过多食用对营养补充无益,反而会加重蛋白尿。在进食低蛋白饮食时,可适当增加纯碳水化合物的摄入以满足机体生理代谢所需要的能量。对于有高分解代谢和营养不良的患者,蛋白质摄入量可适当放宽,建议结合临床酌情处理。蛋白质应尽量合理分配于三餐,避免集中在某一餐。

2. 保证能量供给　慢性肾炎病程长,饮食中应满足机体维持体重和日常活动的能量需要。另外,充足的能量供给能减少蛋白质消耗,减轻肾脏的负担,让更多的蛋白质用于组织修复。一般可按照30~35kcal/(kg·d)供给,具体需求量应根据患者性别、年龄、体力活动水平、营养状况以及有无并发症来确定。由于限制蛋白质的摄入,这些能量应以碳水化合物和脂肪作为主要来源。其中,脂肪摄入应占总能量的25%左右。当患者进入CKD 4~5期时,为保证机体充足的能量供给,可适当增加脂肪供能比。

3. 限制钠盐　进食过多的钠盐不但会引起血压增高,还可加重肾脏负担。临床上应根据患者的病情,分别采用低盐或无盐饮食。水肿和高血压病患者应限制食盐摄入,以2~3g/d为宜。水肿严重时,控制食盐在2g/d以下,或给予无盐饮食;同时定期检查血钠水平,避免长期限钠后造成体内钠含量不足或缺乏。禁食腌酱制品,含盐较多的调味品如酱油、味精等也应少用或禁用,薯片和饼干等加工食品含盐量也较高,尽量避免食用。

4. 低磷饮食　低磷饮食可以降低肾小球内高压、高灌注和高滤过状态,延缓肾小球硬化和肾功能减退。每日饮食磷需控制在800~1 000mg,并定期监测血清磷水平。含磷高的食物包括:含磷添加剂的加工类食物(如加工肉类、快餐食品、速食食品、某些碳酸饮料等)、奶类、菌藻类、豆类、坚果类、肉汤等。

5. 足量无机盐及维生素　对于肾炎合并贫血的患者,应多补充B族维生素、铁及叶酸含量高的食物,如食用肉类、禽类、蛋类、绿色蔬菜、新鲜水果等。另外,血钙低者应注意多摄入富含钙的食物,如奶类、豆类及其制品等。患者一般不需要限制钾的摄入,但某些降压药如肾素-血管紧张素转换酶抑制剂可导致高钾血症,如患者出现高钾血症,则应慎重选择富含钾的食物。另外,蔬菜、肉类煮后弃去汤汁,可减少钾的含量。如果因为应用利尿药出现低钾,食物中可以增加上述富含钾的食物。常见食物中钾的含量见表11-3。

6. 限制高嘌呤食物　高嘌呤食物如动物内脏、肉汤、沙丁鱼等在代谢过程中会加重肾脏负担,应尽量避免进食。

7. 限制液体量　尿量正常时无须限制液体摄入量,但当血压控制不佳和水肿时应限制液体的摄入,包括饮料及菜肴中的水分含量(如米粥)。若水肿严重者,则应严格控制进水量。入液量计算:前一天排出量(尿量、粪便、呕吐等)+500ml为宜。

8. 病情变化饮食原则 慢性肾炎急性发作时,按急性肾炎治疗原则处理。大量蛋白尿时应按肾病综合征营养治疗原则处理。高血压时应限制钠摄入,给予患者低盐或者短期无盐饮食。血压恢复后,仍以清淡饮食为主。肾功能减退者应限制蛋白质的摄入量。当肾功能明显减退时,则不要过分限制钠的摄入,以免血容量不足,加重肾功能减退。同时要定期检测血钾和血磷,以免出现高钾和高磷血症。

表 11-3 常见食物中钾的含量 单位:mg/100g

主食、豆类和坚果类	钾	蔬菜类	钾	水果类	钾	肉鱼蛋奶	钾
土豆粉	1 075	艾蒿	677	葡萄干	995	牛乳粉	1 910
栗子	442	扁豆	178	鳄梨	599	鳟鱼	688
荞麦	401	竹笋	389	干枣	524	虾仁	550
小麦	289	芋头	378	黑枣	498	虾皮	617
小米	284	马铃薯	342	鲜枣	375	羊肉(瘦)	403
黑米	256	蘑菇	312	柿饼	339	咸肉	387
玉米	238	菠菜	311	芭蕉	330	鲑鱼	361
薏米	238	大蒜	302	波罗蜜	330	奶片	356
糯米	137	春笋	300	蜜枣	284	驴肉(瘦)	325
面条	135	芥菜	281	香蕉	256	肉松	313
红薯	130	苦瓜	256	桂圆	248	草鱼	312
小麦粉	190	韭菜	247	樱桃	232	猪肉(瘦)	305
稻米	103	藕	243	杏子	226	鸽子	334
豌豆淀粉	93	蒜苗	226	金瓜	182	鲫鱼	290
藕粉	35	辣椒	222	蜜橘	177	牛肉(瘦)	284
蚕豆淀粉	10	海带	246	蜜桃	169	兔肉	284
玉米淀粉	8	茼蒿	220	桃	166	泥鳅	282
大豆	1 503	芦笋	213	橙子	159	黄鳝	263
黑豆	1 377	山药	213	柿子	151	黄鱼	260
芸豆	1 215	莴笋	212	荔枝	151	龙虾	257
豌豆	823	油菜	210	杨梅	149	基围虾	250
蚕豆	1 117	茭白	209	阳桃	128	鹅肉	232
绿豆	787	豆角	207	李子	144	火腿	220
青豆	718	花菜	200	枇杷	122	蟹肉	214
腐竹	553	小白菜	178	苹果	119	鸭肉	191
赤小豆	860	白萝卜	173	柚子	119	鸡肉	251
豆腐	125	生菜	170	菠萝	113	猪肚	171
豆浆	48	青蒜	168	地瓜	111	鸡蛋	154
杏仁	106	蒜苗	226	葡萄	104	酸奶	150
榛子	686	番茄	163	香梨	90	狗肉	140
西瓜子	612	芹菜	154	西瓜	87	鹌鹑蛋	138
花生	563	南瓜	145	酸枣	84	鸭蛋	135
葵花仁	547	大葱	144	鸭梨	77	牛乳	109

续表

主食、豆类和 坚果类	钾	蔬菜类	钾	水果类	钾	肉鱼蛋奶	钾
腰果	503	茄子	142	雪梨	45	鹅蛋	74
松子仁	502	大白菜	137	桑葚	32	猪蹄	54
核桃	385	韭苔	121	木瓜	18	鸭皮	38

（四）医疗膳食范例

1. 低蛋白医疗膳食设计原则

（1）替代部分主食的纯淀粉类食物：由于低蛋白饮食限制了米面类主食及肉类的摄入，因此慢性肾炎患者容易出现能量摄入不足而发生营养不良。为了保证充足能量的摄入，可采用低蛋白淀粉作为主食，包括麦淀粉、玉米淀粉、藕粉、粉皮、低蛋白米和低蛋白面粉等。麦淀粉是将小麦粉中的蛋白质抽提分离去掉，抽提后小麦粉中蛋白质含量从 9.9% 降至 0.6% 以下。

（2）能量摄入技巧：能量足够时，应尽量多食用能量高而蛋白质含量相对低的食物，如土豆、白薯、南瓜、山药、芋头、藕、菱角粉等。进食较少时，可适当增加一些食糖或植物油以增加能量，满足机体基本需要。

（3）学会食物互换：包括同类食物间的互换和营养素含量相似食物间的互换。如 50g 瘦肉约等于 100g 北豆腐的蛋白含量。

（4）限钠饮食的技巧：不要在餐桌上摆放盐瓶；烹饪时少煎炒，使用香料代替盐作为调味品，注意食物标签上的含钠量；避免食用腌制食品和酱菜等；可将少量盐撒在食物表面而不将盐烹制于菜肴中；如食用罐头食品，可沥掉盐水，再用清水浸几次后烹煮。

（5）科学的低脂饮食：低脂饮食绝不是简单地去除脂肪带来的能量，而是讲究摄入脂肪酸的类型，避免"坏脂肪"，即人工油脂和氢化脂肪酸等。

（6）降磷小技巧：煮鸡蛋时弃蛋黄，吃蛋白；水煮肉时弃汤，吃肉；避免摄入加工食品、食品添加剂和防腐剂、饮料等。

2. 食谱编制与制作

（1）病例

1）病史：张某，男性，25 岁，因"反复颜面、双下肢水肿 1 年，加重 1 周"入院。患者于入院前 1 年无明显诱因出现颜面及双下肢水肿，晨起明显，休息后多可缓解，1 周前患者因劳累后出现颜面、双下肢水肿，休息后无缓解，伴乏力、腰酸。发病以来，尿量正常，大便正常。既往无糖尿病、高血压、结核和肝炎病史。否认过敏史，否认手术史。

2）体格检查：身高 166cm，体重 62kg，体温 36.7 ℃，脉搏 101 次 /min，呼吸 20 次 /min，血压 140/90mmHg。双眼睑水肿，心肺检查无异常，双踝轻度凹陷性水肿。

3）实验室检查：临床检查及结果，见表 11-4。

表 11-4 临床检查及结果

检查项目	检查结果
血常规	红细胞计数 5.18×10^{12}/L，血红蛋白 153g/L，血细胞比容 0.455，平均红细胞体积 87.6fl，平均红细胞 Hb 含量 29.5pg，平均红细胞 Hb 浓度 336g/L，白细胞 5.03×10^9/L，中性粒细胞 62.0%
肝功能检查	总蛋白 66.5g/L，白蛋白 35.7g/L，球蛋白 30.8g/L，乙肝全套阴性
肾功能检查	尿素 3.67mmol/L，肌酐 66μmol/L，估算肾小球滤过率 122.1ml/（min·1.73m²）
肾脏相关检查	ANA 及 ENA 抗体谱阴性，ANCA 阴性，骨髓瘤全套阴性
尿常规	尿蛋白定性（++），尿红细胞（隐血）（+++），红细胞计数 124/μl，红细胞形态为非均一性
大便常规	隐血阴性
双肾 B 超	双肾大小、形态正常，皮髓质分界尚清

4)入院诊断：慢性肾小球肾炎,CKD 1 期。

(2)计算营养需要量：患者诊断为 CKD 1 期,应限制蛋白质在 0.8g/(kg·d)左右,血压在临界值,适当限制食盐摄入,以 2~3g/d 为宜。患者身高 166cm,体重 62kg,BMI≈22.5kg/m²,其标准体重为 166(cm)–105=61kg。

1)计算能量需要量：患者 25 岁,按 35kcal/(kg·d)的标准计算能量需要。

全天能量需要量 =35kcal/kg×61kg=2 135kcal。

2)计算蛋白质需要量：0.8g/kg×61kg=48.8g。

3)计算脂肪及碳水化合物的需要量：将每日能量需要量减去蛋白质所产生的能量,确定脂肪和碳水化合物需要量。

脂肪占总能量的 25%：2 135kcal×25%÷9kcal/g≈59.3g。

碳水化合物需要量：(2 135kcal–48.8g×4kcal/g–2 135kcal×25%)÷4kcal/g=351.5g。

(3)范例食谱及其营养成分分析：慢性肾小球肾炎患者一日范例食谱,见表 11-5；营养成分分析,见表 11-6。

表 11-5　慢性肾小球肾炎患者一日范例食谱

餐别	食物名称	原料	重量 /g	多餐能量构成比 /%
早餐	牛奶	牛奶	200	30.5
	麦淀粉蒸饺	麦淀粉	100	
		胡萝卜	100	
	水晶小白菜	小白菜	100	
	早餐用油	色拉油	5	
早加餐	苹果	苹果	200	
午餐	米饭	稻米	150	34.4
	冬瓜鸡丝	鸡胸脯肉	50	
		冬瓜	200	
	午餐用油	色拉油	15	
晚餐	米饭	稻米	150	35.1
	肉末茄子	猪肉(瘦)	50	
		茄子	150	
	晚餐用油	色拉油	15	
全天	烹调用盐	精盐	6	

表 11-6　营养成分分析

宏量营养素				微量营养素			
三大营养素	含量 /g	能量 /kcal	供能比 /%				
蛋白质	53.7	214.8	10.0	维生素 B₁	0.9mg	钠	2 658.8mg
				维生素 B₂	0.8mg	钾	1 825.4mg
脂肪	51.3	461.7	21.4	叶酸	187.5μg	钙	463.1mg
				烟酸	17.1mg	磷	823.4mg
碳水化合物	369.8	1 479.2	68.6	维生素 C	94.5mg	铁	15.2mg
合计	—	2 155.7	100	维生素 E	17.7mg α-TE	锌	9.4mg

早餐(图 11-4)

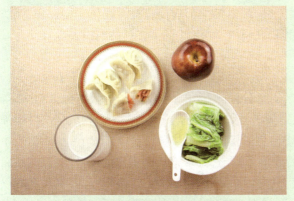

①牛奶 200g

②麦淀粉蒸饺:麦淀粉 100g + 胡萝卜 100g

③水晶小白菜:小白菜 100g + 色拉油 5g

④苹果:苹果 200g

图 11-4 慢性肾小球肾炎 - 早餐

午餐(图 11-5)

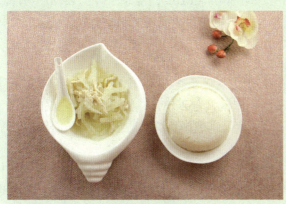

①米饭:稻米 150g

②冬瓜鸡丝:

鸡胸脯肉 50g + 冬瓜 200g+ 色拉油 15g

图 11-5 慢性肾小球肾炎 - 午餐

晚餐(图 11-6)

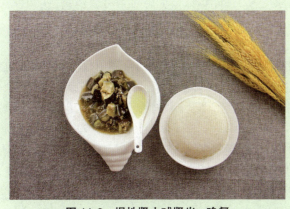

①米饭:稻米 150g

②肉末茄子:

猪肉(瘦)50g + 茄子 150g + 色拉油 15g

图 11-6 慢性肾小球肾炎 - 晚餐

二、肾病综合征

(一)概述

肾病综合征(nephrotic syndrome,NS)是指由不同病因、多种病理变化所致的具有类似临床表现的一组肾小球疾病。本病的诊断标准是:①蛋白尿>3.5g/d;②血浆白蛋白低于 30g/L;③水肿;④血脂升高。其中①②为诊断所必需。本病男性多于女性,儿童高发,成人发病率降低,但 60 岁后发病率又呈现一小高峰。肾病综合征可分为原发性和继发性两大类,原发性肾病综合征可发生于多种原发性肾小球疾病,如微小病变肾病、膜性肾病、系膜增生性肾小球肾炎等;继发性肾病综合征可发生于糖尿病肾病、狼疮肾炎、药物性肾病等继发性肾小球疾病。虽然病因、发病机制可有所不同,其共同损害是肾小球基底膜通透性增高(滤过屏障受损)。

(二)营养代谢变化

1. **蛋白质缺乏** 肾病综合征是各种原因导致肾小球滤过屏障受损,致使原尿中蛋白含量增多,当其增多明显超过近曲小管重吸收量时,大量蛋白从尿中漏出,形成蛋白尿。当肝白蛋白合成代偿性增加不足以克服丢失和分解时,则出现低白蛋白血症。此外,胃肠道黏膜水肿导致食欲减退、蛋白质摄入不足、吸收不良或丢失,也是加重低蛋白血症的原因。另有学者提出,血管壁对白蛋白的通透性增加,致白蛋白漏至组织间隙。除血浆白蛋白减少外,血浆的其他成分如某些免疫球蛋白和补体、抗凝及纤溶因子、金属结合蛋白及内分泌激素结合蛋白也可不同程度减少,患者容易出现感染、高凝、微量元素缺乏、内分泌紊乱和免疫功能低下等。

2. **脂类代谢紊乱** 血脂异常是肾病综合征的主要特点之一,包括多种脂质成分改变,胆固醇和/或甘油三酯、低密度脂蛋白胆固醇(LDL-C)、极低密度脂蛋白胆固醇(VLDL-C)、脂蛋白 α [LP(α)]升高。血脂异常的产生主要是由于肝脏代偿性增加白蛋白合成时,脂蛋白合成也随之增加;以及外周组织利用及分解脂质减少所致。血脂异常增加血液黏稠度,促进血栓、栓塞并发症的发生,增加心血管并发症,导致肾小球硬化和肾小管-间质病变的发生,促进肾脏病变的进展。

3. **水钠潴留** 由于低蛋白血症引起胶体渗透压下降,水分从血管腔进入组织间隙。此外有效循环血量不足,导致肾素-血管紧张素-醛固酮系统激活和抗利尿激素分泌增加,心房钠尿肽分泌减少,增加肾小管对钠水的重吸收,进一步加重水肿。另一可能的机制是排泄钠负荷的能力减低,从而导致钠潴留和水肿。

4. **骨和钙代谢异常** 血液循环中的维生素 D 结合蛋白和维生素 D 复合物从尿中丢失,使血中 $1,25\text{-}(OH)_2D_3$ 水平下降,致使肠道钙吸收不良和骨质对 PTH 耐受,因而表现低钙血症。此外,体内部分钙与白蛋白结合,大量蛋白尿使钙丢失,亦是造成低钙血症的常见原因。维生素 D 缺乏和低钙血症程度轻时导致骨密度降低,严重时可导致佝偻病,特别是在接受高剂量糖皮质激素治疗时。

5. **电解质及微量元素缺乏** 由于长期不适当限盐和利尿药的使用,患者可能出现低钾、低钠、低钙等电解质紊乱。由于铜蓝蛋白、转铁蛋白和白蛋白从尿中丢失,肾病综合征患者常有血清铜、铁和锌浓度的下降。

(三)营养治疗原则

目前,尚无针对肾病综合征患者的统一的营养素摄入标准。肾病综合征的营养治疗主要以充足能量、适量蛋白质和脂肪、低盐或无盐饮食为主,通过适宜的膳食配方和肠内营养制剂,维持机体正氮平衡,避免营养不良发生,同时减轻肾脏负担,纠正机体内环境紊乱,配合药物治疗延缓肾脏进展、减轻临床症状、提高生活质量。

1. **充足能量** 充足的能量可提高蛋白质的利用率,患者能量摄入按 30~35kcal/(kg·d)供给,以达到并维持标准体重。肥胖也是慢性肾病预后的一个危险因素,肥胖患者预后要比体重正常的患者差。研究显示,肥胖患者在积极减重后,尿蛋白和收缩压明显下降,肾小球滤过率维持稳定。因此对于超重和肥胖的患者,应适当减少能量供应,逐步控制体重。而对于消瘦的患者,可适当增加能量供应。此外,患者因胃肠道黏膜水肿会出现食欲缺乏,因此要将食物多样化,增强色香味和口感,以增进食欲。

2. **适量蛋白质** 肾病综合征患者由于肾小球通透性增加,从尿中排出大量蛋白质,尿蛋白定量常超过 3.5g/24h,最高可达 20g/24h 以上。如采用高蛋白饮食,可纠正负氮平衡。但有研究表明,高蛋白饮食可加重肾小球高滤过状态,加速肾小球硬化和肾小管-间质纤维化,给予低蛋白饮食,则能通过抑制氨基酸氧化和蛋白质分解来维持正氮平衡。目前对于肾病综合征患者,是给予高蛋白饮食纠正低蛋白血症还是给予低蛋白饮食保护肾功能尚有争议。肾病综合征患者的合适蛋白摄入量尚无定论,应避免高蛋白饮食引起的肾脏高滤过和低蛋白饮食引起的血浆胶体渗透压过低,而使水肿难以纠正并导致营养不良。对于肾功能正常患者,一般主张蛋白质摄入量以 0.8~1.0g/(kg·d) 为宜;对于肾病综合征伴有肾功能不全的患者,蛋白质摄入量应控制在 0.6~0.8g/(kg·d),其中优质蛋白占 50% 以上,最好能占 60%~70%。另外定期监测 24 小时尿素氮排泄量,以确保患者实际蛋白摄入与饮食处方中蛋白摄入量一致。予以低蛋白饮食时,应监测体重和人体成分,避免蛋白质供给不足导致的瘦体组织丢失,对于消瘦和瘦体组织已不足的患者更应特别注意。目前有研究表明,大豆蛋白不仅有利于降低尿蛋白和血脂,也可提高肌酐清除率,减轻肾小球硬化。但其机制尚不完全清楚,还需大规模的临床研究验证。

3. 适当限制脂肪 脂肪供给量应占总能量的 25% 以下。尽量少摄入富含饱和脂肪酸的动物油脂,适当选择富含不饱和脂肪酸的食物。另外应增加膳食纤维的供给,尤其是富含可溶性膳食纤维的食物,有助于降低血脂。必要时适当给予降脂药物。n-3 多不饱和脂肪酸可以产生抗炎及血管活性因子,动物实验证实其可以延缓肾损伤的进程和降低血脂水平,但人体试验中受益不明显。

4. 低钠饮食和适当限水 低钠饮食对水肿患者尤为重要,每日食盐的摄入量控制在 3g 以内,水肿严重的患者限钠应更加严格,为 500mg/d。有明显水肿者,应限制进水量。入液量计算:前一天排出量(尿量、粪便、呕吐等)+500ml 为宜。限钠可防止进一步的水钠潴留加重水肿,同时也有利于袢利尿药发挥作用。但使用利尿药尤其是袢利尿药时应注意预防低钠血症的发生。注意禁食含钠食品、含碱主食及含钠高的蔬菜。

5. 适宜的矿物质和充足维生素 肾病综合征患者的矿物质和维生素可通过尿液丢失,但这些损失的临床表现仍不明确,不推荐常规补充矿物质和维生素。可以选择富含铁、钙、铜、锌、维生素 B、维生素 A 和维生素 C 的食物。根据血钾水平及时补充钾制剂和富钾食物;监测 25-(OH)D 水平,低则可给予相应补充。对于接受高剂量糖皮质激素治疗的患者,可适当补充钙剂和维生素 D,对抗骨密度的丢失。

6. 必要时添加肠内营养制剂 对于存在营养不良或口服摄入无法满足实际需要的患者,可考虑适当补充肠内营养制剂。

(四)医疗膳食范例

1. 病例

(1)病史:患者,女性,38 岁,职员。因 "颜面及双下肢水肿 1 周余" 收治。患者 1 周前无明显诱因出现颜面水肿,晨起为重,后逐渐累及双下肢,呈凹陷性水肿。外院查尿常规显示,尿蛋白(+++),血清白蛋白 20g/L,诊断为 "肾病综合征"。既往无糖尿病、高血压、肝炎等病史,无药物过敏史。家族成员无类似疾病史。

(2)体格检查:体温 36.8℃,脉搏 90 次/min,呼吸 20 次/min,血压 128/72mmHg。身高 160cm,体重 56kg。颜面水肿,心肺正常,移动性浊音(-),双下肢凹陷性水肿。

(3)辅助检查:临床检查及结果,见表 11-7。

表 11-7 临床检查及结果

检查项目	检查结果
血常规	红细胞计数 4.0×10^{12}/L,血红蛋白 132g/L,白细胞 8.03×10^9/L,中性粒细胞 62.0%
生化检查	血糖 5.2mmol/L,总蛋白 44.2g/L,白蛋白 16.8g/L,球蛋白 27.4g/L,总胆固醇 13.23mmol/L,甘油三酯 1.91mmol/L,钾 3.83mmol/L,钠 138mmol/L,校正钙 2.5mmol/L,尿素 5.08mmol/L,肌酐 61μmol/L,尿酸 319μmol/L,碳酸氢根 23mmol/L,估算肾小球滤过率(eGFR)91.2ml/(min·1.73m²)
免疫相关检查	风湿及免疫全套阴性
尿常规	尿蛋白(+++)
尿生化	24 小时尿蛋白总量 6g,24 小时尿白蛋白 4.4g
大便常规	正常,隐血阴性
甲状腺功能	TSH 0.82U/ml(0.35~4.94),游离 T_3 1.7pg/ml(1.71~3.71),游离 T_4 0.73ng/dl(0.7~1.48)
其他	25-羟维生素 D 17ng/ml,乙肝全套正常,ANCA、抗 GBM 抗体阴性,骨髓瘤全套正常

(4) 入院诊断: 肾病综合征。

2. **计算营养需要量**　患者诊断为肾病综合征,肾功能尚正常,限制蛋白质在 0.8~1.0g/(kg·d)。患者目前虽然存在低蛋白血症,但仅表现为双下肢水肿,没有明显胸、腹腔积液,故不需给予过多蛋白纠正低蛋白血症。每日从尿中丢失蛋白 6g,约 0.1g/kg。因此,蛋白质暂予以 0.9g/(kg·d)。其身高 160cm,体重 56kg,BMI=21.9kg/m²,体型正常。考虑患者住院期间以卧床休息为主,结合平素饮食调查结果,能量予以 30kcal/(kg·d)。血胆固醇水平明显升高,电解质基本正常,血钾正常偏低,维生素 D 水平降低,在予以激素及利尿药治疗后应警惕低钾血症和骨质丢失,故可添加含钾、钙丰富的食物,同时适量补充维生素 D。患者水肿明显,严格限钠,根据尿量适当限水。

(1) 计算能量需要量: 其标准体重为 160(cm)-105=55kg。

全天能量需要量 =30kcal/kg×55kg=1 650kcal。

(2) 计算蛋白质需要量: 0.9g/kg×55kg=50g。

(3) 计算脂肪及碳水化合物的需要量:

脂肪占总能量的 25%:(1 650kcal×25%)÷9kcal/g=45.8g。

碳水化合物:(1 650kcal-50g×4kcal/g-1 650kcal×25%)÷4kcal/g=259.4g。

3. **范例食谱及其营养成分分析**　肾病综合征患者一日范例食谱,见表 11-8;营养成分分析,见表 11-9。

表 11-8　肾病综合征患者一日范例食谱

餐别	食物名称	原料	重量 /g	多餐能量构成比 /%
早餐	牛奶冲藕粉	牛奶	250	35.3
		藕粉	25	
		糖	5	
	花卷	小麦粉(标准)	50	
	香蕉	香蕉	200	
中餐	米饭	稻米(标准)	50	31.3
	土豆烧鸡	鸡胸脯肉	50	
		土豆	150	
	炒苋菜	苋菜	150	
	午餐用油	色拉油	15	
晚餐	米饭	稻米(标准)	50	33.4
	白菜粉丝炖豆腐	豆腐(均值)	100	
		粉丝	50	
		大白菜(均值)	150	
	蒸茄子	茄子(均值)	150	
	晚餐用油	色拉油	10	
全天	烹调用盐	精盐	2	

表 11-9　营养成分分析

宏量营养素				微量营养素			
三大营养素	含量 /g	能量 /kcal	供能比 /%				
蛋白质	54.3	217.2	12.8	维生素 B₁	0.9mg	钠	1 038.6mg
				维生素 B₂	0.9mg	钾	2 441.5mg
脂肪	42.6	383.4	22.5	叶酸	120.7μg	钙	737.4mg
				烟酸	14.8mg	磷	904.4mg

宏量营养素				微量营养素			
三大营养素	含量 /g	能量 /kcal	供能比 /%				
碳水化合物	275.4	1 101.6	64.7	维生素 C	143.0mg	铁	22.5mg
合计	—	1 702.2	100	维生素 E	14.5mgα-TE	锌	9.0mg

早餐（图 11-7）

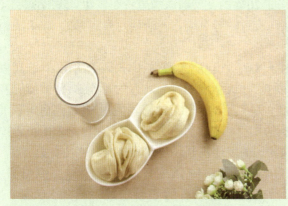

①牛奶冲藕粉：
牛奶 250g+ 藕粉 25g+ 糖 5g
②花卷：小麦粉（均值）50g
③香蕉：香蕉 200g

图 11-7　肾病综合征 - 早餐

午餐（图 11-8）

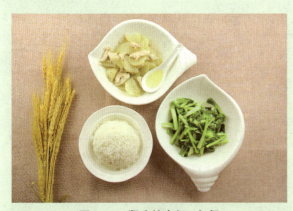

①米饭：稻米（均值）50g
②土豆烧鸡：鸡胸脯肉 50g+ 土豆 150g
③炒苋菜：苋菜 150g
④午餐用油：色拉油 15g

图 11-8　肾病综合征 - 午餐

晚餐（图 11-9）

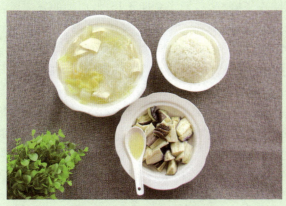

①米饭：稻米（均值）50g
②白菜粉丝炖豆腐：
豆腐 100g+ 粉丝 50g+ 大白菜 150g
③蒸茄子：茄子 150g
④晚餐用油：色拉油 10g

图 11-9　肾病综合征 - 晚餐

三、糖尿病肾病

(一) 概述

糖尿病肾病(diabetic nephropathy,DN)是糖尿病患者微血管病变的主要并发症之一,主要是糖尿病性肾小球硬化,初始症状为微量蛋白尿,以后逐渐加重变成持续大量蛋白尿。由于长期蛋白尿以及糖尿病本身的代谢失调,可出现低蛋白血症、水肿等肾病综合征的表现;出现显性蛋白尿后,肾小球滤过下降、血压升高,并迅速恶化成肾衰竭。约有 50% 的糖尿病患者在糖尿病病史 20 年后并发肾病,50% 的 1 型糖尿病患者在显性肾病出现后 10 年内进入肾衰竭期,20% 的 2 型糖尿病患者在显性肾病出现后 20 年内进入肾衰竭期。目前国外流行病学研究证实糖尿病所致的肾衰竭占肾衰竭总发病率的 44%,成为肾衰竭的重要原因。

在高血糖环境下,糖基化终末产物的聚集、炎症因子激活、氧化应激增强、生长因子活化、肾脏高血流量以及胶原组织沉积,促使肾动脉及其分支动脉的硬化,造成弥漫或者局灶性的肾萎缩,肾微血管基底膜增厚,血流动力学发生改变,肾小球系膜细胞的增生、基底膜增厚和过滤屏障受损,导致高血压和蛋白尿的发生,肾小球滤过率逐渐下降。鉴于糖尿病肾病的发生率存在种族差异,而血糖控制差的患者中只有 50% 会并发肾病,因此除了高血糖因素外,糖尿病肾病的发生机制还与遗传基因易感性有关。

2014 年,美国糖尿病协会(American Diabetes Association,ADA)依据日本一项大型研究结果:和正常白蛋白尿的糖尿病肾病患者相比,微量 / 大量白蛋白尿患者的心血管风险增加,当 GFR<30ml/(min·1.73m^2) 时,无论有无白蛋白尿,全因死亡风险均增加。由于 1 型糖尿病发病起始较明确,与 2 型糖尿病相比,高血压、动脉粥样硬化等并发症较少,目前根据 1 型糖尿病的临床过程对糖尿病肾病进行分期,将其分为 5 期(表 11-10)。

表 11-10　糖尿病肾病分期

分期	尿白蛋白 /(mg·24h^{-1}) 或尿白蛋白肌酐比值 /(mg·g Cr24h^{-1})	eGFR/(ml·min^{-1}·1.73m^{-2})
1 期(肾病前期)	正常尿白蛋白(<30)	≥30
2 期(肾病初期)	微量尿白蛋白(30~299)	≥30
3 期(显性肾病期)	大量尿白蛋白(≥300)或持续尿蛋白 / 肌酐比值(≥0.5mg/g Cr 24h)	≥30
4 期(肾衰竭期)	无论尿白蛋白和尿蛋白程度如何	<30
5 期(透析治疗期)	无论尿蛋白程度如何,已经开始持续透析治疗	<30

(二) 营养代谢变化

1. **血糖代谢变化**　胰岛素的作用是促进机体糖原、脂肪和蛋白质合成,抑制脂肪和蛋白质分解及肝糖异生的激素,当胰岛素绝对或相对分泌不足,糖、脂肪、蛋白质和水电解质发生代谢紊乱。机体在进食后,脂肪肌肉的糖利用减少,糖原合成减少,肝糖异生增加,以致血糖升高,而糖尿病肾病在 GFR<20ml/(min·1.73m^2) 时,胰岛素以及一些降糖药物的清除率下降,胰岛素半衰期延长,低血糖的发生风险增加。因此,临床上当 GFR<50ml/(min·1.73m^2) 时,胰岛素剂量应减少 25%;当 GFR<10ml/(min·1.73m^2) 时,胰岛素剂量应该减少 50%。同时,在肾功能受损时肾脏糖异生减少,也容易出现低血糖。

2. **蛋白质代谢变化**　糖尿病肾病患者蛋白质合成减少、分解增加以及糖尿病肾病尿蛋白丢失,容易导致低白蛋白血症,免疫力低下。对于慢性肾衰竭的患者,由于存在毒素聚集,以及内分泌紊乱(甲状旁腺功能亢进和维生素 D 缺乏也会抑制胰岛素的分泌),无论是否伴有糖尿病,均存在明显的胰岛素抵抗,尿毒症患者胰岛素的敏感性下降 60%,尿毒症导致厌食和体重减轻,因此慢性肾衰竭的患者多伴有肌肉分解。

3. **脂肪代谢变化**　由于胰岛素功能缺陷,脂肪分解增加,血中游离脂肪酸增加,脂肪氧化障碍,血脂升高,特别是伴有大量蛋白尿的糖尿病肾病患者易出现肾病综合征的表现,加重血脂异常。

4. **其他**　糖尿病肾病伴多尿者,矿物质和水溶性维生素的丢失增多,一般认为糖尿病肾病患者存在水溶性维生素和维生素 D 的缺乏，而脂溶性维生素 E、维生素 A 正常或升高。但目前尚缺乏糖尿病肾病患者特定微量营养素的补充标准。

（三）营养治疗原则

积极控制血糖、血压和血脂，减轻肾小球负荷是糖尿病肾病的重要预防和干预措施，因此营养治疗原则应该在保证充足能量、适量蛋白质并保证优质蛋白的基础上，采用低血糖负荷、低饱和脂肪酸、低盐饮食以控制血糖、血脂和血压，糖尿病肾病营养素推荐量见表 11-11。

1. **适当能量的摄入，严格控制血糖，维持血糖平稳**　控制血糖是预防糖尿病肾病和减缓其进展的重要干预手段，糖化血红蛋白每降低 1% 可以减少 40% 的肾脏病发生风险。推荐总能量需要量一般为 30kcal/(kg·d)，碳水化合物占总能量的 50%~60%。对于肥胖患者，建议减轻 7%~10% 的体重。对于 1 型糖尿病患者或者依赖胰岛素治疗及促胰岛素分泌药物治疗的 2 型糖尿病患者，关键是针对餐时进食的碳水化合物量给予胰岛素，依据 450 法则（适用于餐时注射短效胰岛素）和 500 法则（适用于餐时注射速短效胰岛素）来计算进食后所需的胰岛素量。例如某患者一天总的胰岛素需要量为 50U，三餐前使用的为速效胰岛素，则每 10g 碳水化合物（500/ 总胰岛素量 50=10）需要 1U 胰岛素来匹配，如果三餐前使用的为短效胰岛素，则每 9g 碳水化合物（450/50=9）需要 1U 胰岛素来匹配。虽然目前认为血糖影响取决于总的碳水物含量而非碳水化合物来源，但是低血糖负荷的饮食更利于控制血糖平稳，推荐源于全谷类、蔬菜、水果以及低脂奶类的碳水化合物，而对于未透析的肾衰竭患者，采用低蛋白类主食（纯淀粉类和低蛋白米面类）替代部分全谷类食物更有助于减轻血尿素氮、肌酐和磷的水平，延缓肾功能损伤的进展。推荐补充足够的膳食纤维。

2. **适量蛋白和优质蛋白**　蛋白摄入过多可导致肾小球高灌注以及高过滤，容量负荷加重、毒素聚集和肾小球硬化，目前 KDOQI 推荐 1~4 期的糖尿病肾病患者蛋白质摄入量为 0.8~1.0g/(kg·d)，而对于透析的糖尿病肾病患者则建议蛋白质摄入量为 1.2g/(kg·d)，其中优质蛋白（鱼、肉、豆、奶、蛋类）占 50% 以上。蛋白质的种类对肾小球滤过亦存在差异，影响最大的是畜肉，然后依次是禽类、鱼和大豆类。和肉类相比，大豆类食物含有异黄酮等抗氧化物质，有利于减轻肾脏高滤过水平，减少炎症反应等作用，有助于延缓肾功能损伤进展，因此在总蛋白量不超量的前提下，大豆蛋白可与动物蛋白交换食用。

3. **低饱和脂肪酸、低反式脂肪酸**　高血脂是促使肾小球硬化和降低胰岛素敏感性的重要因素，因此应该积极控制血脂，ADA 建议 LDL-C 最好控制在 1.82mmol/L 以下。限制饱和脂肪酸如高脂肉类，如红肉、全奶、奶酪、猪油、黄油以及椰子油的摄入，选择低脂肉类如无皮鸡肉或鱼、低脂奶类等；限制油炸食物、人造黄油、人造奶油和加工食品等含有反式脂肪酸的食物。限制单糖、乙醇和精白米面的摄入。增加单不饱和脂肪酸的供能比例（≥占总能量的 40%），有利于在保证足够能量的基础上，不升高血脂和血糖负荷。补充 3g/d 鱼油（里面含有 1.08g EPA 和 0.72gDHA）8 周，可以使血浆甘油三酯水平降低 12%。补充植物甾醇 3g/d 共 4 周，可以使血浆甘油三酯水平降低 7%，LDL 水平降低 14.8%。

4. **遵从改良 DASH 饮食，严格控制血压**　许多糖尿病肾病患者伴有高血压，高血压进一步加重肾脏损害。建议糖尿病肾病患者血压控制在 130/80mmHg。依据国际降压饮食 DASH（dietary approaches to stop hypertension）原则，DASH 推荐钠的摄入量控制在 2.3g/d（平铺一啤酒盖子的盐）。除了盐外，应尽量避免加工、腌制食品以及味精、酱油等含钠高的调料摄入，避免含钠的食品添加剂。食物种类以蔬菜、水果、低脂奶类、全谷、禽肉、鱼和坚果为主，避免糖、红肉以及含糖饮料的摄入。这种饮食模式可以导致血压平均降低 11.5/3.5mmHg，相当于甚至优于单剂降压药的效果。由于 ACEI 和 ARB 药物是糖尿病患者首选的降压和降尿蛋白药物，这些药物可导致高钾血症的发生，因此应监测血钾水平，当尿量<1 000ml 时应注意慎用含钾高的食物（钾含量>200mg/100g 的食物，如巧克力、干果、果脯、柑橘类水果或果汁、土豆以及含钾的低钠盐等），在糖尿病肾病后期由于磷的排泄障碍，易出现肾性骨病，建议控制高磷食物的摄入，限制蛋白摄入可以减少磷的摄入，同时需要注意快餐等加工食品中含有磷的添加剂，其中磷吸收率远远高于天然食物来源的磷。

5. **保证充足的维生素和矿物质**　由于糖尿病肾病伴有多尿，以及后期肌酐升高时出现恶心、呕吐等消化道症状而出现进食减少、消化吸收改变、透析患者透析过程中营养素的丢失以及药物干预肠道营养吸收等原因,糖尿病肾病需常规进行专业的膳食调查评估。对于存在维生素、矿物质摄入不足的患者,建议补充 DRIs 剂量的水溶性维生素;对于脂溶性维生素除了维生素 D 外,由于肾脏排泄受损,易在体内蓄积,不建议补充;肾脏受损时,体内活化维生素 D 减少、钙的吸收减少,需要监测血钙、维生素 D_3、PTH 水平予以个体化的补充;在糖尿病肾病 4~5 期肾性贫血,使用促红素治疗时,建议监测生化铁、叶酸、维生素 B_{12} 的水平予以个体化的补充,不建议补充剂量超过 DRIs 剂量。

6. 必要时添加低 GI 型肠内营养制剂。

表 11-11　糖尿病肾病 1~4 期的饮食营养素推荐量

营养素	建议
蛋白质 /$(g \cdot kg^{-1} \cdot d^{-1})$	0.8~1.0,以优质蛋白为主,少红肉,不推荐过多蛋白摄入
脂肪(供能比 %)	<30
饱和脂肪酸(供能比 %)	<7
单不饱和脂肪酸(供能比 %)	占 40 以上,如茶油、橄榄油、菜籽油
碳水化合物	不建议源于饮料、糖果
膳食纤维 /$(g \cdot d^{-1})$	30~50,建议源于蔬菜、水果和全谷类
钠 /$(g \cdot d^{-1})$	1.5~2.4
钾 /$(g \cdot d^{-1})$	不予限制,当钾含量高时控制在 2~4,监测 ACEI 类药物的使用
磷 /$(mg \cdot d^{-1})$	800~1 000
钙 /$(g \cdot d^{-1})$	<2,包括膳食和药物补充
维生素	<2.5mg 叶酸,25mg 维生素 B_6 以及 1mg 维生素 B_{12}

(四) 医疗膳食范例

1. 病例

(1)病史:杨某,女性,66 岁,身高 165cm,体重 53kg。患 2 型糖尿病 20 年,4 年前出现间断双下肢水肿,合并血压升高,最高收缩压 200mmHg,开始用胰岛素治疗控制血糖以及降压治疗,2 年前出现肾功能不全,肌酐 124μmol/L,尿素氮 12.09mmol/L。今日就诊,门诊以"糖尿病;周围神经病变;糖尿病肾病"收入院。否认冠心病、结核、肝炎等病史,否认外伤史敏史,否认输血史,否认烟酒史。

(2)体格检查:生命体征稳定,心、肺、腹无特殊,双下肢轻度水肿。

(3)实验室检查:临床检查及结果,见表 11-12。

表 11-12　临床检查及结果

检查项目	检查结果
血常规	红细胞计数 2.7×10^{12}/L,血红蛋白 80g/L,血红细胞比容 0.24,平均红细胞体积 90fl,平均红细胞 Hb 含量 29.6pg,平均红细胞 Hb 浓度 328g/L,白细胞 5.03×10^9/L,中性粒细胞 62.0%
贫血检查	血清结合铁 8μmol/L(6.6~30.4),总铁结合力 33.30μmol/L(48.3~68.0),血清铁饱和度 0.30(0.20~0.55),铁蛋白 200μg/L(24~336),叶酸 2.2nmol/L,维生素 B_{12} 200pmol/L(148~660)
肝功能检查	谷丙转氨酶 33U/L,谷草转氨酶 19U/L,总蛋白 62g/L,白蛋白 30g/L,球蛋白 32g/L
血脂	胆固醇 6.75mmol/L,甘油三酯 2.67mmol/L,高密度脂蛋白 1.42mmol/L,低密度脂蛋白 3.41mmol/L,载脂蛋白 A_1 1.39g/L,载脂蛋白 B 1.17g/L
血糖	果糖胺 245μmol/L,糖化血红蛋白 7.3%,入院血糖监测:餐前 8mmol/L 左右,餐后 12mmol/L 左右
肾功能检查	尿素 24mmol/L,肌酐 539μmol/L,尿酸 342μmol/L,碳酸氢根 15.6mmol/L,估算肾小球滤过率 6.93ml/$(min \cdot 1.73m^2)$
甲状旁腺激素	86.86pg/ml(15~65pg/ml)

检查项目	检查结果
电解质	钾、钙、钠和氯正常,磷 1.71mmol/L(0.81~1.45),镁 1.06mmol/L(0.65~1.05)
尿蛋白	尿微量总蛋白 2 520mg/24h,尿微量白蛋白 1 799mg/24h
尿常规	尿蛋白定性(+++),白细胞(±),红细胞(+)
大便常规	阴性

(4) 入院诊断:2 型糖尿病,糖尿病肾病,糖尿病视网膜病变 5 期,糖尿病周围神经病变;高血压病 3 级极高危组;肾性贫血。

(5) 膳食评估:身高 165cm,体重 53kg,BMI=19.5kg/m²,近期体重无明显变化,近日每餐主食摄入不足 50g,蔬菜 100g,瘦肉 25g,进食量减少至平时的 1/3,NRS2002 评分>3 分,食欲差,恶心、呕吐明显,无腹泻,全身乏力明显,卧床静息,活动仅限于必要的生活如如厕、吃饭等,每天尿量正常,约 1 500ml。体格检查:眼睛结膜苍白,唇干裂,全身皮肤无瘀斑,双下肢轻度水肿。

2. **营养治疗**　患者 eGFR<30ml/(min·1.73m²),诊断为糖尿病肾病 4 期,未进行透析,合并有高血压、低蛋白血症,血磷轻度升高,蛋白质摄入量控制在 1g/(kg·d)左右;患者近日因毒素聚集导致进食差,将总胰岛素用量减量,改为基础胰岛素量为 0.3U/h,餐食胰岛素减量为 3U。鉴于患者目前存在低蛋白血症,暂不给予低电解质、低蛋白的肾病肠内营养制剂,给予低 GI 的全营养粉口服补充能量,每次 3 勺(每勺 4.5g),温水 25ml(补充能量 50kcal),少量多次餐口服,静脉予以肠外营养支持。监测体重、水肿情况、营养指标(白蛋白、前白蛋白)等指标,继续予以纠酸、护肾、排毒、药物促进食欲治疗。治疗数周,肌酐稳定,尿素氮由 24mmol/L 降为 16mmol/L,患者食欲恢复正常,胰岛素需求量增加:基础胰岛素量为 0.5U/h,餐时胰岛素量为 5U。患者为正细胞贫血,生化检测无铁、维生素 B₁₂、叶酸缺乏,予以促红素促进血红蛋白合成,无须额外补充铁、维生素 B₁₂、叶酸。患者血钾正常,但可能存在钾排泄减少,钾的摄入量控制在 2~4g/d,磷稍高,磷摄入量<1 000mg/d。

3. **制定食谱**

(1)计算能量需要量:标准体重为 165(cm)-105=60kg。

全天能量需要量 =30kcal/kg × 60kg=1 800kcal。

(2)计算每日蛋白质需要量:1.0g/kg × 60kg=60g。

(3)计算脂肪及碳水化合物的需要量:

脂肪占总能量的 35%:(1 800kcal × 35%)÷9kcal/g=70.0g。

碳水化合物:(1 800kcal-60g × 4kcal/g-1 800kcal × 25%)÷4kcal/g=277.5g。

4. **范例食谱及其营养成分分析**　糖尿病肾病患者一日范例食谱,见表 11-13;营养成分分析,见表 11-14。

表 11-13　糖尿病肾病患者一日范例食谱

餐别	食物名称	原料	重量 /g	多餐能量构成比 /%
早餐	玉米韭菜饼	玉米面(黄)	50	27.7
		鸡蛋(均值)	60	
		韭菜	100	
	牛奶	牛奶(均值)	250	
	早餐用油	橄榄油	10	
午餐	米饭	稻米	25	
		黑米	25	
		低蛋白米	50	

续表

餐别	食物名称	原料	重量 /g	多餐能量构成比 /%
午餐	木耳拌菠菜	菠菜	200	38.9
		水发木耳	20	
		鸡蛋白	50	
	番茄肉片	猪肉(瘦)	25	
		番茄	100	
	午餐用油	花生油	25	
晚餐	米饭	稻米	25	33.4
		小米	25	
		低蛋白米	25	
	胡萝卜冬笋炒肉	猪肉(瘦)	25	
		胡萝卜	150	
		冬笋	100	
	炒西蓝花	西蓝花	150	
		鸡蛋白	50	
	晚餐用油	茶油	15	
全天	烹调用盐	精盐	3	

表 11-14 营养成分分析

宏量营养素				微量营养素			
三大营养素	含量 /g	能量 /kcal	供能比 /%				
蛋白质	70.3	281.2	15.3	维生素 B$_1$	1.2mg	钠	1 800.8mg
				维生素 B$_2$	1.6mg	钾	2 314.3mg
脂肪	75.3	677.7	36.9	叶酸	386.6μg	钙	702.1mg
				烟酸	13.2mg	磷	1 039.1mg
碳水化合物	219.6	878.4	47.8	维生素 C	206.7mg	铁	22.4mg
				维生素 E	28.1mgα-TE	锌	10.3mg
合计	—	1 837.3	100	维生素 A	4 379.8μg RE	胆固醇	429.0mg
				膳食纤维	15.2mg	嘌呤	31.8mg

早餐(图 11-10)

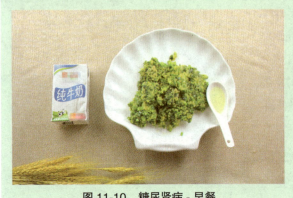

①玉米韭菜饼:
玉米面(黄)50g+ 鸡蛋(均值)60g+ 韭菜 100g
②牛奶:牛奶(均值)250g
③早餐用油:橄榄油 10g

图 11-10 糖尿肾病 - 早餐

午餐（图 11-11）

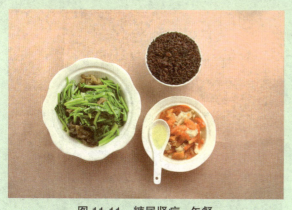

①米饭：稻米 25g+ 黑米 25g+ 低蛋白米 50g
②木耳拌菠菜：
菠菜 200g+ 水发木耳 20g+ 鸡蛋白 50g
③番茄肉片：猪肉（瘦）25g+ 番茄 100g
④午餐用油：花生油 25g

图 11-11　糖尿肾病 - 午餐

晚餐（图 11-12）

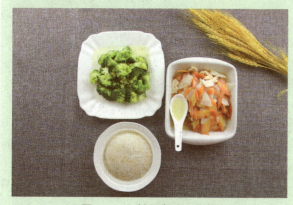

①米饭：稻米 25g+ 小米 25g+ 低蛋白米 25g
②胡萝卜冬笋炒肉：猪肉（瘦）25g+ 胡萝卜 150g+
冬笋 100g
③炒西蓝花：西蓝花 150g+ 鸡蛋白 50g
④晚餐用油：茶油 15g

图 11-12　糖尿肾病 - 晚餐

（姚　颖）

第三节　慢性肾衰竭

（一）概述

慢性肾脏病（chronic kidney diseases，CKD）指各种原因引起的慢性肾脏损伤（肾脏结构和功能障碍）≥ 3 个月，包括血液或尿液成分异常，影像学异常和肾小球滤过率（glomerular filtration rate，GFR）正常和不正常的病理损伤，及不明原因的 GFR 下降（<60ml/min 超过 3 个月）。

慢性肾衰竭（chronic renal failure，CRF）指由于各种原发病或继发性慢性肾脏疾病持续进展导致的肾脏结构和功能严重损害，引发代谢紊乱及全身各系统症状的临床综合征。CRF 是由各种慢性肾脏疾病最终进展的临床结局，代表 CKD 患者中 GFR 下降的那部分群体。

2002 年，美国肾脏病基金会（National Kidney Foundation，NKF）所属"肾脏病预后质量倡议"（Kidney Disease Outcome Quality Initiative，K/DOQI）工作组制定了 CKD 评估、分期和分层临床实践指南，提出了 CKD 评估与管理的概念性框架。2005 年，国际肾脏病组织——改善全球肾脏病预后组织（Kidney Disease：Improving Global Outcomes，KDIGO）修改了 CKD 定义和分期标准，并在世界范围内进行推广，并且于 2012 年组织工作组制定了 CKD 临床实践指南，就 CKD 的分期、进展评估与防治、转诊与诊疗模式等方面进行了细化、修订和更新（表 11-15）。2015 年，我国上海慢性肾脏病早发现及规范化诊治与示范项目专家组制定了慢性肾脏病筛查、诊断及防治指南。

表 11-15 慢性肾脏病分期及基于 GFR 和蛋白尿的 CKD 的预后

			蛋白尿水平基于白蛋白/肌酐比(*ACR)确定 /(mg·d⁻¹)		
无 CKD			<30 正常至轻度升高	30~300 中度升高	>300 重度升高
轻度 CKD					
中度 CKD					
重度 CKD					
分期	特征	GFR 分层 /(ml·min⁻¹·1.73m⁻²)	A1	A2	A3
G1	GFR 正常和升高	≥90	不存在肾损伤标志物时无 CKD		
G2	GFR 轻度降低	60~<90			
G3a	GFR 轻到中度降低	45~<60			
G3b	GFR 中到重度降低	30~<45			
G4	GFR 重度降低	15~<30			
G5	肾衰竭	<15 或透析			

注:*ACR 的换算系数为 1.0mg/g=0.113g/mol。

良好的营养治疗旨在保证良好的营养状况,防止 CKD 的病情发展,减少 CRF 的并发症及提高生存期和改善生存质量。CKD 的营养治疗是基于 GFR 所做出的临床诊断和分期。

(二)非透析慢性肾衰竭的营养代谢变化

CRF 的临床表现是因尿毒症毒素(包括尿素、肌酐、胍类、多胺等)在血液积聚引起的氮质血症。含氮物质主要来自蛋白质的分解物,高蛋白饮食可促进肾小球和肾小管的硬化及损害,使残存的肾单位因过度疲劳而衰竭。低蛋白饮食可减轻氮质血症,降低肾小球的高滤过,缓解肾小球硬化的进程。

肾衰竭患者体内蛋白质合成下降,极低蛋白饮食可加重营养不良及肾功能损伤。临床发现,慢性肾衰竭患者体内必需氨基酸(EAA)水平较正常人低 25%~30%,而非必需氨基酸(NEAA)水平较正常人高15%。组氨酸和酪氨酸对尿毒症患者是必需氨基酸,因为患者体内生成组氨酸的前体减少,组氨酸的生成也减少;由于苯丙氨酸羟化酶活性下降,酪氨酸生成减少。EAA/NEAA 比值失调也是蛋白质合成下降的一个原因,如能减少食物中的 NEAA 摄入量,增加 EAA 的摄入量,可提高体内氮的利用率,从而降低氮质血症。

肾衰竭时,常合并低钙高磷血症,促使磷酸钙在肾组织和软组织沉积,引起肾硬化。高磷血症可刺激甲状旁腺功能亢进,加重低钙血症和肾脏损害。

(三)非透析慢性肾衰竭的营养治疗原则

慢性肾衰竭饮食营养治疗方法有低蛋白、低磷、麦淀粉饮食(low protein,low phosphorus,wheat starch diet),α- 酮酸疗法,必需氨基酸疗法等,其中低蛋白、低磷、麦淀粉饮食是其他疗法的基础。

1. 充足能量和低蛋白质 慢性肾脏病在未透析前,宜采用充足能量、低蛋白优质蛋白、低盐低脂平衡饮食。根据不同分期对蛋白质和能量的摄入量都有不同要求,具体如表 11-16 所示。

表 11-16 CKD 营养治疗方案

类别	分期	蛋白 /(g·kg⁻¹·d⁻¹) (2/3 来源于 HBV*)	能量 /(kcal·kg⁻¹·d⁻¹)
透析前非糖尿病肾病	CKD 1,2 期	0.8	30~35
	CKD 3 期	0.6	
	CKD4,5 期	0.4	
透析前糖尿病肾病	显性蛋白尿	0.8	30~35(2 型糖尿病肥胖者能量适当减少)
	当 GFR 开始下降	0.6	

注:*HBV= 高生物价蛋白。

2. **优质蛋白质**　在保证供给能量充足的前提下,优质蛋白质(即高生物价蛋白)摄入可减少多余氮代谢产物,提高蛋白质合成,减少慢性肾衰竭患者的代谢负担。所以全天低蛋白质摄入中至少有 2/3 来源于优质蛋白质。优质蛋白质的食物来源有鱼、肉、蛋、奶及豆制品。

3. **低脂低钠**　医疗膳食中脂肪供能 ≤ 总能量的 30%。全天的食盐摄入量不超过 5g/d,如合并高血压、糖尿病等疾病,全天食盐摄入量不超过 4g/d。禁食腌酱制品,含盐较多的调味品如酱油、味精等也应少用或禁用;薯片和饼干等含盐量也较高,尽量避免食用。

4. **低磷**　非透析肾衰竭患者建议磷摄入量为 800~1 200mg/d,最好在 600mg/d 以下或 8~12mg/(kg·d)。如果使用低蛋白医疗膳食并且避免食用高磷食物(表 11-17),一般磷的摄入量都可控制在限制范围内。如发生高磷血症,可考虑短期内使用低磷肠内营养制剂替代膳食。

5. **限定饮水量**　按患者前一天尿量加 500ml 水计算。

6. **水溶性维生素**　注意积极补充水溶性维生素,尤其是维生素 B_6(5mg)和叶酸(800~1 000μg);其他维生素:维生素 B_1 2mg、维生素 B_2 2mg、泛酸 10mg、烟酸 20mg、生物素 200μg、维生素 B_{12} 30μg、维生素 C 60mg。

7. **脂溶性维生素**　不主张常规补充,特别是维生素 A。维生素 D 可在出现严重的低钙血症时补充,但剂量应个体化,防止发生高钙血症。

表 11-17　高磷食物

食物分类	食物	含磷量/(mg·100g^{-1})
豆类	黄豆	465
	绿豆	337
坚果类	瓜子	604
	花生	324
	核桃	294
肉类	腊肉(生)	249
	鲈鱼	242
	牛肉(里脊)	241
奶制品	奶酪干	689
	全脂速溶奶粉	571
谷类及蔬菜类	口蘑	1 655
	香菇(干)	258
	小麦	325
	辣椒	298

(四)慢性肾衰竭医疗膳食范例

1. 低蛋白医疗膳食设计原则

(1)淀粉类食物必不可少:低蛋白医疗膳食的主要特征是"一多两少三定量",其中增加了淀粉类食物的配比,如粉丝、粉条、藕粉、小麦淀粉等。因为低蛋白饮食限制了米面类主食及肉类的摄入,使得慢性肾衰竭患者的饮食不易得到充足能量,容易发生营养不良;另一方面也会减少蛋白质在体内的应用。因此摄入充足能量,是非透析慢性肾衰竭患者营养治疗中最重要、也是最容易被忽视的方面。

(2)烹饪多样化:应根据淀粉的特性制作,做到多样化,防止食谱单调。除藕粉、粉丝、粉条、麦淀粉外,可选择碳水化合物含量较多、蛋白质含量较少的食物,如土豆、山药、芋芳、马蹄粉和蔗糖等。即使是同一种食物也应选用不同的做法,以利于患者坚持该种膳食。

(3)为避免限盐对患者食欲的影响,可试着选择食用各种香料以增强食物的香味,对胃肠功能稍好的患者,也可适当食用辣椒、胡椒或花椒,利用醋、姜汁、大蒜烹调食物也是一种减少食盐摄入的方法,如醋熘大白菜、糖醋莲花白、酱汁菠菜、蒜泥白肉等；如若喜欢，鲜榨柠檬汁也可用于食物的调味。

（4）尽量避免食用含磷丰富的食物，同时可选用水煮去汤的烹饪方式除去食物中的磷。

（5）合理搭配三餐及加餐：结合患者的饮食习惯和治疗要求给予三餐及加餐食物的具体分配，尤其注意优质蛋白、牛奶、鸡蛋不能集中于某一餐，特别是早餐，避免使有限的优质蛋白被作为能量来分解，结果造成蛋白的利用度不足，同时也产生过多的含氮废物。

2. 食谱编制与制作

（1）病例

1）一般情况：乔某，女性，42岁，因"口干、乏力、食欲缺乏、恶心、呕吐半年，夜尿增多10余天"入院。入院前半年，患者无明显诱因出现口干喜饮、食欲缺乏、乏力，伴偶有恶心、呕吐胃内容物，非喷射性，无咖啡样渣，无腹痛不适，无明显多饮、多食及多尿，伴有右侧头部阵发性针扎样疼痛，以及右上肢拇指至肩胛骨处麻木不适，无肢体活动受限，无下肢感觉及活动异常，不伴意识丧失及大小便失禁，无泡沫尿及尿量异常，到当地医院予以中药治疗（具体不详），症状无缓解。后又于当地医院就诊，行B超检查示："左尿路结石"，予以"碎石治疗"后症状仍无明显缓解。2个月前在当地医院行胃镜检查示"慢性浅表性胃炎"，予以治疗后症状仍无明显缓解，间断于当地中药治疗。10余天前出现夜尿增多至4~6次/夜，食欲缺乏、口干症状加重，无尿频、尿急、尿痛及肉眼血尿，无腰痛不适，不伴颜面部及双下肢水肿，无颜面部红斑、关节痛、口腔溃疡、双下肢皮肤紫癜。就诊后尿常规示：尿蛋白定性（+）、白细胞428/HP、红细胞2/HP、脓细胞（++）/HP；生化示：尿素18.54mmol/L、肌酐254.2μmol/L、血常规示血红蛋白63g/L，予以多糖铁复合物胶囊（力蜚能）、左氧氟沙星、金水宝等治疗后无明显好转，遂于今日以"慢性肾功能不全"收住入院。自患病以来，患者神志清，食欲缺乏，小便如前述，大便10余日呈黑色，成形，1~2天解1次，每次量不多，近日已转黄，夜间休息差，体重有减轻（具体不详）。否认肝炎、结核或其他传染病病史，否认过敏史，否认手术史。

2）体格检查：体温36.8℃，脉搏101次/min，呼吸20次/min，血压108/67mmHg。身高158cm，体重39kg。神志清楚，慢性病容，皮肤、巩膜无黄染，全身浅表淋巴结未扪及肿大。颈静脉正常。心界不大，心律齐，各瓣膜区未闻及杂音。胸廓未见异常，双肺叩诊呈清音，双肺呼吸音清，未闻及干湿啰音及胸膜摩擦音。腹部外形正常，全腹柔软，无压痛及反跳痛，腹部未触及包块，肝、脾肋下未触及，双肾未触及。双下肢无水肿。

3）辅助检查：表11-18为临床检查及结果。

表11-18　临床检查及结果

检查项目	检查结果
血常规	红细胞计数2.38×10¹²/L，血红蛋白62.0g/L，血细胞比容0.20，平均红细胞体积84.0fl，平均红细胞Hb含量26.1pg，平均红细胞Hb浓度310g/L，白细胞5.03×10⁹/L，中性粒细胞62.0%
贫血检查	血清结合铁3.40μmol/L（6.6~30.4μmol/L），未结合铁29.90μmol/L，总铁结合力33.30μmol/L（48.3~68.0μmol/L），血清铁饱和度0.10（0.20~0.55μmol/L），铁蛋白145.70μg/L（24~336μmol/L）
肝功能检查	谷丙转氨酶6U/L，谷草转氨酶15U/L，总蛋白62.5g/L，白蛋白35.7g/L，球蛋白26.8g/L
肾功能检查	尿素7.59mmol/L，肌酐257.4μmol/L，估算肾小球滤过率18.83ml/（min·1.73m²）
肾脏相关检查	ANA及ENA抗体谱阴性，ANCA阴性
尿常规	尿蛋白定性（+），白细胞428/HP，红细胞2/HP，脓细胞（++）/HP
大便常规	隐血阳性
骨髓穿刺	目前骨髓呈增生性贫血，请结合铁染色及临床

4）入院诊断：①慢性肾功能不全，氮质血症期；②尿路感染；③贫血原因待诊：消化道出血？肾性贫血？

（2）计算营养需要量：患者诊断为肾功能不全氮质血症期，应限制蛋白质在0.6~0.7g/（kg·d）；考虑到还合并（并发）缺铁性贫血，需注重铁和维生素C的补充。其身高158cm，体重39kg，BMI=15.6kg/m²，血浆白蛋白正常,考虑为重度蛋白质-能量营养不良,需保证能量的供给。其标准体重为158(cm)−105=53kg。

1)计算能量需要量:患者卧床,体型消瘦,为增加患者体重,按理应按35kcal/(kg·d)[146.4kJ/(kg·d)]的标准计算能量需要。但患者有食欲差,饮食摄入减少的现象(肾功能不全患者常见胃肠功能受损表现),所以能量供给标准可适当降低为按30kcal/(kg·d),待以后食欲恢复后再增加能量供给。

全天能量需要量 =30kcal/kg×53kg=1 590kcal。

2)计算蛋白质需要量:0.6g/kg×53kg=31.8g。

3)计算脂肪及碳水化合物的需要量:

脂肪占总能量的25%:(1 590kcal×25%)÷9kcal/g=44.2g。

碳水化合物:(1 590kcal−31.8g×4kcal/g−1 590kcal×25%)÷4kcal/g=266.3g。

(3)范例食谱及其营养成分分析:非透析慢性肾衰竭患者一日范例食谱,见表11-19;营养成分分析,见表11-20。

表 11-19　非透析慢性肾衰竭患者一日范例食谱

餐别	食物名称	原料	重量 /g	多餐能量构成比 /%
早餐	麦淀粉蒸糕	麦淀粉	50	25.8
		猪肉(肥瘦)	25	
		芹菜茎	100	
	藕粉粥	藕粉	30	
午餐	米饭	稻米(均值)	50	38.9
	什锦西蓝花	西蓝花	100	
		胡萝卜	50	
	蒜蓉粉丝排骨	粉丝	50	
		大白菜(均值)	100	
		猪小排	30	
	午餐用油	色拉油	15	
晚餐	米饭	稻米(均值)	25	35.3
	鸡丝土豆粉	鸡胸脯肉	30	
		淀粉(马铃薯)	75	
		大白菜	100	
	清炒豌豆苗	豌豆苗	125	
	晚餐用油	色拉油	15	
全天	烹调用盐	精盐	6	

表 11-20　营养成分分析

宏量营养素				微量营养素			
三大营养素	含量 /g	能量 /kcal	供能比 /%				
蛋白质	35.4	141.6	8.8	维生素 B$_1$	0.6mg	维生素 B$_2$	0.7mg
				烟酸	11.9mg	叶酸	214.6μg
脂肪	51.1	459.9	28.6	维生素 C	225.3mg	维生素 E	16.0mgα-TE
				钠	2 697.7mg	钾	870.4mg
碳水化合物	251.7	1 006.8	62.6	钙	330.5mg	磷	564.0mg
合计	—	1 608.3	100	铁	22.0mg	锌	7.0mg

早餐（图 11-13）

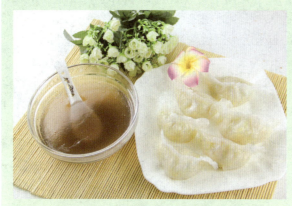

①麦淀粉蒸糕：麦淀粉 50g+ 猪肉（肥瘦）25g+ 芹菜茎 100g

②藕粉粥：藕粉 30g

图 11-13 非透析慢性肾衰竭 - 早餐

午餐（图 11-14）

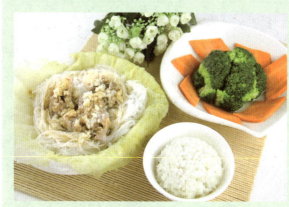

①米饭：稻米（均值）50g

②什锦西蓝花：

西蓝花 100g+ 胡萝卜 50g

③蒜蓉粉丝排骨：

粉丝 50g+ 大白菜 100g+ 猪小排 30g

④午餐用油：色拉油 15g

图 11-14 非透析慢性肾衰竭 - 午餐

晚餐（图 11-15）

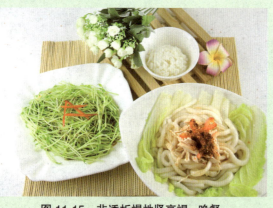

①米饭：稻米 25g

②鸡丝土豆粉：鸡胸肉 30g+ 淀粉 75g+ 大白菜 100g

③清炒豌豆苗：豌豆苗 125g

④晚用油：色拉油 15g

图 11-15 非透析慢性肾衰竭 - 晚餐

（五）透析慢性肾衰竭的营养代谢变化

目前治疗肾衰竭最有效的措施是透析治疗。透析疗法可分为血液透析（hemodialysis，HD）和腹膜透析（peritoneal dialysis，PD），通过清除体内代谢产生的毒性物质来减轻肾脏负担，在透析的同时也增加了某些营养素的消耗，如蛋白质、氨基酸、血浆蛋白、多种维生素等。血液透析 4 小时和腹膜透析 1 天丢失的氨基酸总量基本相似,为2~4g,相当于4.79g蛋白质量。对定期血液透析治疗的患者,规定每人膳食中蛋白质摄入量为1.0~1.2g/(kg·d)。

如果蛋白质摄入不足,很容易出现低蛋白血症,甚至超滤障碍和营养不良性水肿。如果摄入蛋白质过多,会加重残肾的负担,加速其进行性硬化,使得肾功能继续恶化。所以透析患者应根据透析种类、透析次数、透析时间长短和病情程度及本人身体条件等因素来设法维持患者营养需要,并补充被消耗的营养成分。

(六)透析慢性肾衰竭的营养治疗原则

1. 蛋白质 其供给量应根据透析的方式不同而定。血液透析供给食物蛋白质最低需要量为1g/(kg·d),优质蛋白质占50%以上。腹膜透析蛋白质可按1.2~1.5g/(kg·d)体重供给,其中优质蛋白质占60%~70%为宜。不宜选用干豆类及豆制品、硬果类等含非必需氨基酸多的食物。每天可供给牛奶250~500ml,鸡蛋1~2个,还可结合患者口味适当增加鱼类、肉类、鸡肉等动物蛋白饮食。

2. 能量 血液透析按30~35kcal/(kg·d)的标准供给。腹膜透析按35~40kcal/(kg·d)的标准供给。

3. 碳水化合物和脂肪 有40%~60%的患者合并Ⅳ型高脂血症。适当控制饮食中碳水化合物、脂肪及胆固醇量,有益于降低血脂,以免加重动脉硬化。每天饮食中碳水化合物以300g为宜,脂肪总量以50~60g为宜,包括食物本身脂肪含量及烹调用油,其中植物油为20~30ml。

4. 维生素 透析时血液中水溶性维生素大量丢失,应补充足够的B族维生素,如维生素B_1、维生素B_2、维生素B_6以及维生素C和叶酸等。也可多食用新鲜蔬菜和水果。

5. 矿物质 钾、钠的供给可根据尿量、血压及水肿情况而定。血液透析钾摄入量一般为2 000mg/d,钠宜限制在1 500~2 000mg/d。腹膜透析钾摄入宜控制在3 000~3 500mg/d,钠盐摄入量为2 000~3 000mg/d。少尿或无尿时应严格限制钠、钾。多补充含钙、铁高的食物,减少磷的摄入。

6. 水 控制液体摄入量,每日为500~800ml加前一日的尿量,并根据透析超滤液量确定每日液体摄入量。高血压、肺水肿、充血性心力衰竭少尿者均应严格控制水分摄入,以防加重病情。

(七)透析慢性肾衰竭医疗膳食范例

1. 透析医疗膳食设计原则

(1)优质蛋白质:透析过程中会丢失蛋白质,易引发营养不良、预后差等因素,建议高蛋白饮食以维持体内氮平衡,避免营养不良。但高蛋白饮食也是有一定限度的,过多摄入蛋白质不仅会引起氮质毒素的增加,也会引起血磷升高。优质蛋白质利用率高,产生的代谢废物少,要求2/3以上为优质蛋白质,包括:瘦肉、蛋、奶及奶制品、豆类及豆制品。

(2)合理安排餐次:食物多样化、合理计划餐次及能量,均匀分配三餐食物中的蛋白质。

(3)液体量:CKD患者出现少尿(尿液量<400ml/d)或合并严重心血管疾病、水肿时需适当限制水的摄入量,以维持出入量平衡。24小时摄入水量 = 前一日尿量 +(500~800)ml+ 显性失水量 + 透析超滤的水量。

(4)电解质:有明显少尿、高钾血症者需限制钾的摄入。限制钠盐或含钠盐食物摄入,有水肿和高血压者每日摄入食盐量应控制在5g以内。出现高磷血症时,磷的摄入量应限制在800mg/d以下。保证充足钙的摄入,每天以800~2 000mg为宜。

2. 食谱编制与制作

(1)病例

1)病史:李某,女性,61岁,因"肌酐高17+年,透析14+年"入院。患者17+年前体检发现尿蛋白(++),肌酐升高(具体不详),考虑诊断"慢性肾小球肾炎"。开始予以口服药治疗(具体不详)并定期检测肾功能。于2002—2004年行血液透析治疗。14年前患者查肌酐值进行性增高,最高达700~800μmol/L,伴解泡沫尿,无明显尿量减少,无颜面部、双下肢水肿,无乏力、恶心、呕吐等不适,诊断为"慢性肾功能不全尿毒症期"。13年前患者行右前臂内动静脉内瘘成形术,术后经内瘘规律透析治疗1年余,但因患者血液透析过程中多次并发心力衰竭不能耐受而停止血液透析,12年前行腹膜透析置管术,开始规律行腹膜透析治疗,近2个月因隧道口分泌物感染行腹膜透析管拔出术,现暂行血液透析治疗。

2）体格检查：体温 36.3℃，脉搏 81 次 /min，呼吸 20 次 /min，血压 169/102mmHg。身高 155cm，体重 52kg。慢性病容，全身浅表淋巴结未扪及肿大。颈静脉正常。心肺检查无异常。双下肢无水肿。

3）辅助检查：表 11-21 为临床检查及结果。

表 11-21　临床检查及结果

检查项目	检查结果
血常规	红细胞计数 2.88×10^{12}/L，血红蛋白 85.0g/L，血细胞比容 0.27，平均红细胞体积 94.8fl，平均红细胞 Hb 含量 29.5pg，平均红细胞 Hb 浓度 311g/L，白细胞计数 4.03×10^9/L，中性粒细胞 80.7%
肝功能检查	谷丙转氨酶 <5U/L，谷草转氨酶 16U/L，总蛋白 68.4g/L，白蛋白 30.6g/L，球蛋白 37.8g/L
肾功能检查	尿素 10.9mmol/L，肌酐 514μmol/L，估算肾小球滤过率 7.26ml/（min·1.73m²）
心功能检查	肌红蛋白 139.7ng/ml，尿钠素 >35 000ng/L，肌钙蛋白 -T 74.1ng/L
大便常规	隐血阳性

4）入院诊断：①慢性肾功能不全（CKD5 期），肾性高血压，肾性贫血；②冠状动脉粥样硬化性心脏病；③慢性丙型病毒性肝炎；④肝炎后肝硬化；⑤维持性腹膜透析。

（2）计算营养需要量：患者目前行血液透析治疗，蛋白质在 1~1.2g/（kg·d）；考虑到还合并肾性高血压、肾性贫血，需注重铁和维生素 C 的补充。其身高 155cm，体重 52kg，BMI=21.6kg/m²。血浆白蛋白低，考虑为轻度蛋白质营养不良，需保证优质蛋白质的供给。其标准体重为 155（cm）–105=50kg。

1）计算能量需要量：患者卧床，体型正常，能量供给可按 30~35kcal/（kg·d）标准。但患者存在食欲差、饮食摄入减少的现象，所以能量供给可暂时按 30kcal/（kg·d）标准，待进食量恢复后逐渐增加能量供给。

全天能量需要 =30kcal/kg×50kg=1 500kcal。

2）计算蛋白质需要量：1.2g/kg×50kg=60g。

3）计算脂肪及碳水化合物的需要量：

脂肪占总能量的 25%：（1 500kcal×25%）÷9kcal/g=41.7g。

碳水化合物：（1 500kcal–60g×4kcal/g–1 500kcal×25%）÷4kcal/g=221.3g。

（3）范例食谱及其营养成分分析：透析慢性肾衰竭患者一日范例食谱，见表 11-22；营养成分分析，见表 11-23。

表 11-22　透析慢性肾衰竭患者一日范例食谱

餐别	食物名称	原料	重量 /g	多餐能量构成比 /%
早餐	牛奶	牛奶（均值）	200	29.3
	馒头	小麦粉	70	
	煮鸡蛋	鸡蛋（均值）	50	
	拌黄瓜	黄瓜	150	
午餐	米饭	稻米（均值）	75	39.8
	青笋鸡丁	鸡胸脯肉	50	
		莴笋	150	
	炒莲白	卷心菜	200	
	午餐用油	色拉油	12	
午加餐	苹果	苹果	200	

续表

餐别	食物名称	原料	重量 /g	多餐能量构成比 /%
晚餐	米饭	稻米	75	30.9
	芹菜肉丝	猪肉(瘦)	50	
		芹菜茎	100	
	白油冬瓜	冬瓜	150	
	晚餐用油	色拉油	10	
全天	烹调用盐	精盐	3	

表 11-23　营养成分分析

宏量营养素				微量营养素			
三大营养素	含量 /g	能量 /kcal	供能比 /%				
蛋白质	60.7	242.8	16.0	维生素 B_1	1.1mg	钠	1 579.8mg
				维生素 B_2	1.0mg	钾	2 116.1mg
脂肪	42.8	385.2	25.5	叶酸	265.6μg	钙	551.3mg
				烟酸	16.2mg	磷	975.3mg
碳水化合物	221.3	885.2	58.5	维生素 C	158.5mg	铁	15.1mg
合计	—	1 513.2	100	维生素 E	17.7mgα-TE	锌	9.8mg

（胡 雯　薛 宇　袁 红）

第四节　尿路结石

一、概述

尿路结石是指位于肾、输尿管、膀胱以及尿道的结石,它是泌尿系统各部位结石的总称,是泌尿系统的常见病。常见尿路结石包括含钙结石、尿酸结石等。根据结石所在部位的不同,分为上尿路结石(肾结石和输尿管结石),下尿路结石(膀胱结石和尿道结石)。流行病学资料显示,5%~10% 的人在其一生中至少发生过 1 次尿路结石。本病的形成与环境因素、全身性病变及泌尿系统疾病有密切关系。其典型临床表现可见腰腹绞痛、血尿,或伴有尿频、尿急、尿痛等泌尿系统梗阻和感染的症状。

影响尿路结石形成的因素包括年龄、性别、种族、遗传、环境因素、饮食习惯和职业等,代谢异常、尿路梗阻、感染以及某些药物的使用等是结石形成的常见原因。

1. 代谢异常　使形成尿结石的物质从尿液中排出增加,其浓度超过其溶解度,从而导致尿路结石。

(1)高钙尿症:分为原发性高钙尿症和继发性高钙尿症。继发性高钙尿症常见于甲状旁腺功能亢进,远端肾小管酸中毒和维生素 D 中毒等。

(2)高草酸尿症:分为原发性高草酸尿症和继发性高草酸尿症。继发性高草酸尿症包括维生素 C 的过量摄入、饮食中草酸及其前体物质的过量摄入、饮食中钙的摄入减少及维生素 B 的缺乏等。

(3)高尿酸尿症:见于高尿酸血症以及痛风的患者。

(4)高胱氨酸尿症:胱氨酸排出量增加,常见于家族性胱氨酸尿症的患者。

2. 尿 pH 改变　在酸性尿液中易形成尿酸结石、胱氨酸结石,在碱性尿中易形成磷酸钙或碳酸钙结石。

3. 尿量减少　导致形成尿路结石成分,如草酸钙或磷酸钙等的过饱和状态而析出形成结石。

4. 局部因素　尿路梗阻、尿路存在异物及感染等是诱发结石形成的局部因素。尿路梗阻常见的疾病有前列腺肥大、肾盂输尿管连接部位的狭窄及海绵肾等。

5. 药物相关因素 所引起的尿路结石占 1%~2%，一类为尿中浓度高而溶解度比较低的药物如氨苯蝶啶；另一类为诱发结石形成的药物如维生素 C、维生素 D 和皮质激素等。

6. 营养因素 饮食不当也是形成结石的主要因素之一，如高尿酸血症者食用高嘌呤饮食或饮酒较多时，可使尿中的尿酸含量明显增加，诱发尿酸结石产生。

二、疾病营养代谢变化

所有尿路结石患者均应增加液体的摄入量，以增加尿量从而降低形成尿路结石成分的过饱和状态。不同成分的尿路结石中，以下 3 类与饮食有关，通过适当的饮食治疗可预防此类结石的发生和复发。

（一）高钙尿症

1. 原发性高钙尿症 目前还没有证据证明低钙饮食对原发性高钙尿症有益，但增加钙摄入量可增加肠道内钙与草酸的结合，形成草酸钙，降低尿液中草酸浓度及草酸钙结晶的形成，从而减少草酸钙尿路结石的发生率。有研究显示，低钙饮食会导致骨质疏松，可能促进结石复发。此外，适当补充钾可降低健康成年人的尿钙排泄并降低结石的发生风险。高动物蛋白饮食引起尿钙和尿草酸盐排泄增多的同时，还可降低尿液枸橼酸（柠檬酸）的含量，增加尿的 pH，是诱发尿路含钙结石形成的主要危险因素之一。

2. 继发性高钙尿症 由于原发性甲状旁腺功能亢进导致骨骼释放出过多钙质，而产生继发性高钙尿症。对于继发性高钙尿症引起的钙质尿路结石，需采用低钙饮食。

（二）高草酸尿症

虽然仅有 10%~15% 的尿液草酸来源于饮食，但是大量摄入富含草酸的食物后，尿液中草酸的排泄量会明显增加。

（三）高尿酸尿症

尿酸是体内嘌呤降解的最终产物，主要由肾脏排泄，人体内每天的尿酸生成与排泄处于动态平衡。正常情况下，尿酸平均排泄量约为 600mg/d，而当尿酸平均排泄量 >700mg/d 时，便可形成高尿酸尿症。原发性高尿酸尿症因尿中尿酸排出过多而形成尿酸结石，患者若不控制高嘌呤饮食，则更容易形成结石。饮食中过多摄入蛋白质可使尿枸橼酸排泄减少，并降低尿的 pH，从而增加尿酸排出量。脂肪有阻碍尿酸排泄的作用，而且不利于控制体重。食用蔗糖、甜菜糖及蜂蜜等糖类也会增加尿酸的生成。

三、疾病营养治疗原则

所有尿路结石患者均需增加水的摄入量，如果患者心、肺、肾功能正常，每天液体摄入量应在 2.5~3L，每天尿量应在 2L 左右。饮水种类为白开水、矿泉水、茶等。

（一）含钙尿路结石

1. 注意钙的摄入 原发性高钙尿症无须限制钙摄入，成人每天钙的摄入量应为 800~1 000mg。对于继发性高钙尿症引起的钙质尿路结石，需采用低钙饮食，每日钙摄入量应限制在 400~600mg。

2. 避免过量摄入动物蛋白质 蛋白质每天的摄入量应在 100g 以内，且要保持早、中、晚三餐的均衡性。

3. 限制钠盐的摄入 每天钠的摄入 <2g（食盐的量控制在 6g 以内），腌酱制品及含盐多的调味品的含盐量要计算在内。

4. 多吃新鲜的蔬菜及水果。

5. 草酸钙结石患者还应吃含草酸低的食物。忌食菠菜、坚果等含草酸丰富的食物以及维生素 C。草酸含量高的食物见表 11-24。

（二）尿酸结石

1. 控制能量摄入 总能量的摄入应根据患者的标准体重（身高 –105）计算，每天能量给予 25~30kcal/kg。

2. 限制蛋白质摄入 每天蛋白质的供给量 0.8~1.0g/kg，以植物蛋白、牛奶及鸡蛋为主，而且要均衡地分配在三餐中。

3. **限制脂肪摄入**　每天脂肪控制在 40~50g,建议选用植物油,不用动物油。

4. **适量的碳水化合物**　碳水化合物供能应占总能量的 60%~70%,减少蔗糖及蜂蜜的摄入。

5. 多吃新鲜蔬菜和水果。

6. 禁饮酒。

7. **限制嘌呤**　减少摄取嘌呤含量多的食物,不同嘌呤含量的食物见表 11-25。

表 11-24　草酸含量高的食物　　　　　　　　　　　　　　　单位:mg/100g

食物	草酸含量	食物	草酸含量
菠菜	1 333	芹菜	35.62
空心菜	691	豇豆	30
圆叶菠菜	606	葱头	30
韭菜	162	韭黄	23
蒜苗	151	圆白菜	21
小白菜	133	绿豆芽	19
绿葱	115	莴苣	15
毛豆	95	辣椒	14
茭白	83	黄豆芽	13
四季豆	78	芹菜茎	7.72
大蒜	65	西红柿	5.3
大白菜	60	肝脏	3.6~7.1

表 11-25　不同嘌呤含量的食物

食物分类	第一类,含嘌呤较少 (含量<50mg/100g)	第二类,含嘌呤较高 (含量 50~150mg/100g)	第三类,含嘌呤高的食物 (含量 150~1 000mg/100g)
谷薯类	米、麦、米粉、面条、马铃薯、芋头	米糠、麦麸、麦胚、粗粮	—
豆类	—	绿豆、赤小豆、四季豆、豌豆、豇豆、豆腐	黄豆、豆芽
蔬菜类	白菜、卷心菜、芥菜、芹菜、黄瓜、苦瓜、胡萝卜、番茄、洋葱、西葫芦	菠菜、花椰菜、茼蒿、海带、鲜蘑、金针菇、银耳	豆苗、芦笋、紫菜、香菇
水果类	各种水果,橙、橘、苹果、梨、桃、西瓜、哈密瓜、香蕉	—	—
畜禽类	—	鸡肉、猪肉、牛肉、羊肉、鸡心、鸭、鹅、鸽、火腿	肝脏、肠、肾、脑
水产类	—	草鱼、鲤鱼、鳕鱼、鳗鱼、鳝鱼、虾、鱼丸	白带鱼、沙丁鱼、鲢鱼、草虾、牡蛎、干贝、鱼干
蛋乳类	鸡蛋、鸭蛋、皮蛋、牛奶、奶粉、酸奶	—	—
坚果类	瓜子、杏仁、栗子、花生、核桃、海藻、红枣、枸杞子	—	—
其他	—	—	各种(浓)肉汤、鸡精、酵母粉

四、尿酸结石医疗膳食范例

(一)低嘌呤医疗膳食设计原则

1. 急性关节炎发作期 宜选用第一类(100g食物含嘌呤<50mg)含嘌呤少的食物。以牛奶及其制品、蛋类、蔬菜、水果及细粮为主,如鸡蛋、牛奶、西红柿、莴苣等。

2. 缓解期 可选用含嘌呤中等量(100g食物含嘌呤50~150mg)的食物,如牛肉、羊肉、猪肉等。

3. 合理搭配三餐 不要在一餐中进肉食过多。

4. 限制嘌呤摄入 无论在急性期或缓解期,均应避免嘌呤含量高(100g食物含嘌呤150~1 000mg)的食物,如猪肝、猪脑、白带鱼、浓鸡汤等。

(二)食谱编制与制作

1. 病例

(1)一般情况:杨某,男性,51岁,中学语文老师,因左侧腰部剧烈绞痛2小时到院就诊。疼痛向会阴部放射,伴恶心、呕吐,患者排尿不畅,尿痛。既往有高尿酸血症,高脂血症。

(2)体格检查:体温36.8℃,脉搏81次/min,呼吸19次/min,血压120/70mg,身高170cm,体重74kg。神清,急性痛苦面容,皮肤巩膜无黄染,全身浅表淋巴结未触及,耳廓及四肢关节伸侧未触及,痛风结节,心肺(-),腹软,左中输尿管压痛,左肋脊点压痛,左肾区叩击痛。

(3)辅助检查:临床检查及结果,见表11-26。

表11-26 临床检查及结果

检查项目	检查结果
血常规	白细胞1.2×10⁹/L,中性粒细胞81%,血红蛋白139g/L,血小板320×10⁹/L
尿常规	尿蛋白阴性白细胞(++)/HP,红细胞(+)/HP
血生化	总蛋白64.2g/L,白蛋白41.3g/L,球蛋白22.9g/L,尿素氮5.03mmol/L,肌酐79.2μmol/L,尿酸523μmol/L,总胆固醇6.2mmol/L,甘油三酯2.72mmol/L,低密度脂蛋白3.5mmol/L
B超	左肾轻度积水,左输尿管内见直径0.6cm结石

(4)入院诊断:①左输尿管结石;②左肾轻度积水;③高尿酸血症。

2. 计算营养需要量 患者身高170cm,体重74kg,BMI=25.6kg/m²,血浆白蛋白正常。考虑患者为中学语文老师,属于轻体力活动,有左输尿管结石、高尿酸血症、高脂血症及超重,能量予以25kcal/(kg·d)。标准体重为170(cm)-105=65kg。

全天总能量需要量=25kcal/kg×65kg=1 625kcal。

全天蛋白质需要量,按0.8g/(kg·d)标准给予:0.8g/kg×65kg=52g。

全天脂肪需要量=1 625kcal×20%÷9kcal/g=36g。

全天碳水化合物需要量=(1 625kcal-52g×4kcal/g-36g×9kcal/g)÷4kcal/g=273g。

3. 范例食谱及其营养成分分析 尿酸结石患者一日范例食谱,见表11-27;营养成分分析,见表11-28。

表11-27 尿酸结石患者一日范例食谱

餐别	食物名称	原料	重量/g	多餐能量构成比/%
早餐	馒头	面粉	75	28.5
	白煮蛋	鸡蛋(均值)	30	
	低脂纯牛奶	牛奶	250	
	凉拌黄瓜	黄瓜	150	
		豆油	2	

续表

餐别	食物名称	原料	重量 /g	多餐能量构成比 /%
午餐	米饭	稻米（均值）	100	37.7
	番茄炒西蓝花	番茄	75	
		西蓝花	100	
	黄瓜鸡丁	黄瓜	40	
		胡萝卜	35	
		鸡胸脯肉	40	
	午餐用油	豆油	8	
	苹果	苹果（均值）	200	
晚餐	米饭	稻米（均值）	100	33.8
	青椒土豆丝	青椒	100	
		土豆丝	40	
	冬瓜豆腐汤	冬瓜	100	
		豆腐	50	
	清炒莲白	卷心菜	150	
	晚餐用油	豆油	10	
全天	烹调用盐	精盐	6	

注：每天饮水 2.5~3.0L（肾脏病及心肺病患者视具体情况而定），保证尿量在 2L 左右。

表 11-28　营养成分分析

宏量营养素				微量营养素			
三大营养素	含量 /g	能量 /kcal	供能比 /%				
蛋白质	61.8	247.2	14.5	维生素 B$_1$	1.1mg	钠	2 625.3mg
				维生素 B$_2$	1.0mg	钾	2 113.7mg
脂肪	40.4	363.6	21.3	叶酸	307.3μg	钙	663.2mg
				烟酸	14.1mgNE	磷	981.6mg
碳水化合物	274.6	1 098.4	64.2	维生素 C	248.2mg	铁	14.0mg
				维生素 A	1 772.9μgRE	锌	8.4mg
合计	—	1 709.2	100	维生素 E	30.8mgα-TE	镁	276.77mg

早餐（图 11-16）

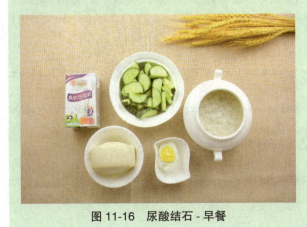

①馒头：面粉 75g

②白煮蛋：鸡蛋 30g

③低脂纯牛奶：牛奶 250g

④凉拌黄瓜：黄瓜 150g+ 豆油 2g

图 11-16　尿酸结石 - 早餐

午餐（图 11-17）

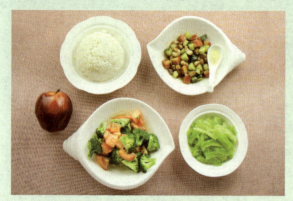

①米饭：稻米（均值）100g

②番茄炒西蓝花：番茄 75g+ 西蓝花 100g+ 豆油 3g

③莴笋鸡丁：莴笋 75g+ 鸡胸脯肉 40g+ 豆油 5g

④加餐：苹果 200g

图 11-17　尿酸结石 - 午餐

晚餐（图 11-18）

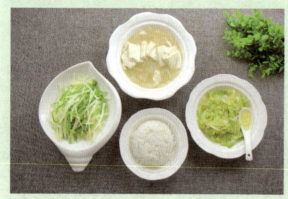

①米饭：稻米（均值）100g

②青椒肉丝：青椒 100g+ 猪肉（瘦）40g+ 豆油 6g

③清炒莲白：卷心菜 150g+ 豆油 4g

图 11-18　尿酸结石 - 晚餐

（胡 雯　翁 敏）

参 考 文 献

［1］陈香美 . 肾脏病学高级教程 [M]. 北京：人民军医出版社，2014.

［2］WE MITCH, TA LKLZLER. 肾病营养治疗手册 [M]. 6 版 . 刘岩，谭荣韶，主译 . 北京：人民卫生出版社，2014.

［3］姚颖 . 临床营养指南 [M]. 北京：科学出版社，2014.

［4］王海燕 . 肾脏病临床概览 [M]. 北京：北京大学医学出版社，2010.

［5］IGLESIAS P, DÍEZ JJ. Insulin therapy in renal disease [J]. Diabetes, Obesity and Metabolism, 2008, 10 (10): 811-823.

［6］HANEDA M, UTSUNOMIYA K, KOYA D, et al. Joint Committee on Diabetic Nephropathy [J]. J Diabetes Investig, 2015, 6 (1): 242-246.

［7］高美丁 . 膳食疗养学 [M]. 3 版 . 台中：华格那企业有限公司，2011.

［8］AS LEVEY, J CORESH. Chronic kidney disease-The Lancet Chinese Edition [J]. World Journal Of Clinical Medicine, 2012, 6 (9): 101-125.

［9］National Institute for Health and Care Excellence. Early identification and management of chronic kidney disease in adults in primary and secondary care [J]. BMJ, 2014 (24): 1-59.

［10］叶章群，邓耀良，董诚，等 . 泌尿系结石 [M]. 2 版 . 北京：人民卫生出版社，2010.

［11］焦广宇，蒋卓勤 . 临床营养学 [M]. 3 版 . 北京：人民卫生出版社，2010.

［12］田晶，郭宏骞，孙西钊，等 . 大鼠饮食相关性高草酸尿症和高钙尿症的实验研究 [J]. 中华全科医学，2011, 11 (9): 1662-1670.

第十二章

血液系统疾病

第一节 缺铁性贫血

一、概述

缺铁性贫血(iron deficiency anemia,IDA)是临床常见的一类贫血,由铁缺乏和/或铁利用障碍影响血红素合成所致。

IDA是我国主要的公共营养问题之一,也是世界性营养缺乏病之一,其发病率在发展中国家、经济不发达地区、婴幼儿和育龄期妇女中明显增高。据《中国居民营养与慢性病状况报告(2015年)》显示,2002—2012年我国6岁以上居民贫血患病率由20.1%下降至9.7%,6~11岁儿童贫血患病率由12.1%下降至5.0%,孕妇贫血患病率由29.9%下降至17.2%。但不可否认的是,婴幼儿、孕妇、育龄期妇女仍是贫血的高发人群。

(一)病因与发病机制

1. **病因** 缺铁性贫血可分为原发性和继发性,发病原因总结如下:

(1)铁需要量增加:铁的需要量在某些特殊生理状态下会相对或绝对增加,以满足该状态下的营养需求,如婴幼儿、青少年、孕妇、哺乳期、育龄期妇女。

(2)铁摄入量不足:分为相对摄入不足和绝对摄入不足,前者见于生理需要量增加而摄入量未能相应增加;后者见于各种进食量不足,尤其是铁的良好来源食物的摄入不足。

(3)铁吸收利用障碍:常见于胃肠道疾病及其药物、手术等治疗手段导致的铁吸收减少,饮食结构不合理或不良饮食习惯(如挑食、偏食)导致的铁吸收利用受到抑制。影响铁吸收利用的因素请参见本教材营养学基础部分。

(4)铁丢失量增加:慢性胃肠道疾病(如胃肠道肿瘤、胃十二指肠溃疡、痔疮等)和女性长期月经过多(如节育环刺激、子宫肌瘤、月经失调等)是我国IDA常见的临床病因。高温作业大量出汗、恶性肿瘤等也会增加铁的丢失。

2. **发病机制** 发生缺铁性贫血的根本机制是铁缺乏影响了造血系统和组织细胞代谢。

(二)临床表现

1. **缺铁原发病表现** 常见黑便、血便、月经过多、血红蛋白尿、不明原因体重迅速下降等。

2. **贫血表现** 如乏力、易倦、心慌、活动后气短、耳鸣、头晕、食欲缺乏等,可伴面色苍白、口唇黏膜和睑结膜苍白、心率加快等。

3. **组织缺铁表现** 多见体力、耐力下降,机体免疫功能和抗感染能力下降,口腔炎、舌炎、舌乳头萎缩等。毛发干枯脱落,指(趾)甲缺乏光泽、脆薄易裂,重者变平甚至呈勺状(反甲)。还可见精神行为异常,如烦躁、易怒、注意力不集中。儿童可见生长发育迟缓、智力低下,注意力不易集中及学习成绩下降等。

（三）诊断指标

1. 贫血的诊断标准　在海平面地区,血红蛋白低于下述水平时可诊断为贫血:6 个月 ~6 岁儿童 110g/L,6~14 岁儿童 120g/L,成年男性 130g/L,成年女性 120g/L,孕妇 110g/L。

2. 铁代谢相关指标　血清铁 <8.95μmol/L,总铁结合力 >64.44μmol/L,转铁蛋白饱和度 <0.15,血清可溶性转铁蛋白受体 >8mg/L,血清铁蛋白 <12μg/L,红细胞游离原卟啉 >0.9μmol/L,锌原卟啉 >0.96μmol/L,游离原卟啉 / 血红蛋白 >4.5μg/g Hb。

3. 膳食铁摄入量调查。

二、营养代谢变化

（一）蛋白质代谢

蛋白质和铁都是合成血红蛋白的重要原料,蛋白质在消化过程中释放的胱氨酸、半胱氨酸、赖氨酸、组氨酸等氨基酸及多肽有促进铁吸收的作用。优质蛋白摄入不足、蛋白质营养不良都会影响血红蛋白的合成。

铁缺乏时锌原卟啉的合成增加会减少味觉素的合成原料,加重患者食欲缺乏的症状,患者进食肉类食物时常觉有异味而不喜甚至拒食,从而导致或加重蛋白质营养不良。

（二）矿物质与维生素代谢

锌、铜、锰可促进铁的吸收与转运,铅与铁竞争原卟啉的结合位点从而影响血红蛋白的合成,维生素 C 可提高铁的吸收率。缺铁性贫血患儿体内锌、铜水平均低于健康儿童。

三、营养治疗原则

缺铁性贫血的高危人群应注意避免蛋白质营养不良,进食富含铁及促进铁吸收的食物。对于已确诊的缺铁性贫血患者,营养治疗应注意以下几点:

1. 充足的铁　缺铁性贫血患者在对因治疗的同时应服用铁制剂。当铁蛋白恢复至正常水平时,如停用补充制剂,可以适量增加富铁食物的摄入量以巩固铁贮备,以不超过可耐受最高摄入量为宜。贫血被纠正后继续服用小剂量铁剂 4~6 个月,以补充铁的贮备。至体内铁贮备量充足时,食物摄入量可恢复至健康成人推荐摄入量水平。根据《中国居民膳食指南(2016)》,成年女性膳食铁的推荐摄入量为 12.5mg/d,男性为 7.5mg/d。

2. 充足的能量　膳食能量的供给应满足机体的生理需要。

3. 充足的优质蛋白质　根据蛋白质营养状况确定蛋白质供给量,保证优质蛋白占总蛋白的 1/2~2/3。单纯缺铁性贫血患者的蛋白质摄入量可参照《中国居民膳食营养素参考摄入量》(2013 版),有原发病者应结合疾病因素而定。

4. 适量脂肪　脂肪供能占总能量的 20%~25% 为宜,过高(>25%)或过低(≤ 5%)均降低铁的吸收。

5. 充足的碳水化合物　碳水化合物供给充足时可以保证蛋白质的充分利用,其供能占总能量的 50%~60% 为宜。

6. 补充矿物质和维生素　缺铁性贫血患者可以服用锌、铜、锰、维生素 C、B 族维生素等补充制剂(或复合矿物质维生素制剂),同时食用富含锌、铜、锰、维生素 C 等营养素的食物。

7. 适量的膳食纤维　过量膳食纤维会干扰铁吸收。缺铁性贫血患者膳食纤维的摄入量不宜超过推荐摄入量,即 25~35g/d(根据能量增加而增加)。

四、医疗膳食范例

（一）食物选择

1. 宜用食物　肉、鱼、禽、动物血、动物肝、肾等动物性食品,西红柿、柿子椒、白萝卜等蔬菜,柠檬、橘子、猕猴桃、酸梨、酸枣等水果。铁含量较高的食物,如表 12-1 所示。

表 12-1 铁含量较高的食物 单位:mg/100g

食物	含量	食物	含量	食物	含量
苦苣菜	6.5	腰果	7.4	荞麦面	7.0
南瓜子	9.1	芝麻酱	9.4	豆腐皮	11.7
虾酱	11.6	海苔	14.3	蜂蜜	15.9
猪肝	23.2	草鱼	25.7	黄豆	35.8
黄蘑	51.3	螺旋藻	88.0	松蘑	156.5

2. 忌(少)用食物 草酸含量较高的空心菜、菠菜、茭白等,未经发酵的谷类、浓茶、咖啡。菠菜为含铁量较高的蔬菜,可余水后食用。

(二)食谱编制与制作

1. 病例 患者女性,25 岁,面色苍白、头晕、乏力 1 年余,近 1 个月加重伴心慌,来院就诊。

主诉:1 年前无明显诱因出现头晕、乏力,家人发现面色不如从前红润,但能照常上班。近 1 个月来上述症状加重伴活动后心慌,曾到附近医院检查报血红蛋白低(具体不详)并口服硫酸亚铁,患者因胃难受仅服用 1 天即停。症状出现后进食正常,不挑食。二便正常,无便血、黑便、尿色异常、鼻出血和牙龈出血。睡眠好,体重无明显变化。

既往体健,无胃病史,无药物过敏史。结婚半年,月经初潮 14 岁,7 天 /27 天,末次月经半个月前,近 2 年月经量多,半年来更明显。

查体:体温 36℃,脉搏 104 次 /min,呼吸 18 次 /min,血压 120/70mmHg,一般状态好,贫血貌,皮肤黏膜无出血点,浅表淋巴结不大,巩膜不黄,口唇苍白,舌乳头正常,心肺无异常,肝脾不大。

化验:Hb 60g/L,RBC 3.0×10^{12}/L,MCV 70fl,MCH 25pg,MCHC 30%,WBC 6.5×10^9/L,分类:中性分叶 70%,淋巴细胞 27%,单核细胞 3%,PLT 260×10^9/L,网织红细胞 1.5%,尿蛋白(-),镜检(-),大便隐血(-),血清铁 9μmol/L。

经进一步检查后确诊:①缺铁性贫血;②月经过多原因待查。

2. 计算能量需要量 经进一步询问和检查,患者身高 165cm,体重 57kg,办公室职员。症状出现以来进食、体重均无明显变化,体格检查未见肌肉、脂肪的消耗与水肿。营养评估结果为正常。能量需要量可参照 DRIs,即 1 800kcal/d。

3. 计算营养素需要量

(1)宏量营养素:参照缺铁性贫血的营养治疗原则,拟订宏量营养素的供能比分别为蛋白质 20%、脂肪 25%、碳水化合物 55%,即目标摄入量分别为 90g、50g、247.5g。

(2)微量营养素:查 DRIs 可知,成年女性、轻体力劳动者铁的推荐摄入量为 20mg/d,上限为 42mg/d。该患者确诊为缺铁性贫血,每日铁的摄入量宜在 20~42mg。

4. 范例食谱及营养成分分析 缺铁性贫血患者一日范例食谱,见表 12-2;营养成分分析,见表 12-3。

表 12-2 缺铁性贫血患者一日范例食谱

餐别	食物名称	原料	重量 /g	多餐能量构成比 /%
早餐	豆浆	豆浆	250	27.0
	炝拌菠菜	菠菜	150	
		芝麻油	5	
	蛋饼	鸡蛋	50	
		小麦粉	75	
		豆油	5	

续表

餐别	食物名称	原料	重量/g	多餐能量构成比/%
午餐	米饭	稻米	50	48.3
	洋葱炒猪肝	猪肝	50	
		洋葱	100	
	番茄炖牛肉	牛肉	50	
		番茄	250	
	午餐用油	豆油	12	
午加餐	苹果	苹果	200	
晚餐	发面蒸糕	小麦粉(标准粉)	50	24.7
	青椒蘑菇炒肉片	青椒	100	
		蘑菇	100	
		瘦猪肉	50	
	清蒸鲤鱼	鲤鱼	50	
	晚餐用油	豆油	12	
全天	烹调用盐	精盐	5	

表12-3 营养成分分析

宏量营养素				微量营养素			
三大营养素	含量/g	能量/kcal	供能比/%				
蛋白质	83.7	334.8	18.4	维生素 B$_1$	1.5mg	钠	2 348.5mg
				维生素 B$_2$	2.3mg	钾	3 439.6mg
脂肪	52.6	473.4	26.0	叶酸	561.7μg	钙	478.1mg
				烟酸	26.8mg	磷	1 226.7mg
碳水化合物	252.9	1 011.6	55.6	维生素 C	199.5mg	铁	32.6mg
				维生素 A	3 708.5μgRE	锌	15.8mg
合计	—	1 819.8	100	维生素 E	46.9mgα-TE	镁	352.1mg

早餐(图 12-1)

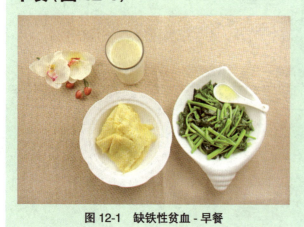

①豆浆:豆浆 250g
②炝拌菠菜:菠菜 150g+ 芝麻油 5g
③蛋饼:鸡蛋 50g+ 小麦粉 75g+ 豆油 5g

图 12-1 缺铁性贫血 - 早餐

午餐（图 12-2）

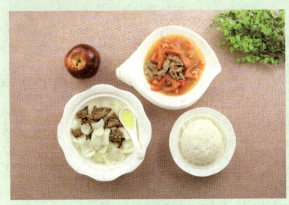

①米饭：稻米 75g
②洋葱炒猪肝：猪肝 50g+ 洋葱 200g
③番茄炖牛肉：牛肉 50g+ 番茄 250g
④午餐用油：豆油 12g
⑤加餐：苹果 200g

图 12-2　缺铁性贫血 - 午餐

晚餐（图 12-3）

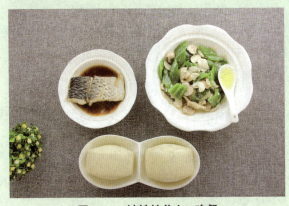

①发面蒸糕：小麦粉（标准粉）100g
②青椒蘑菇炒肉：青椒 100g+ 蘑菇 100g+ 瘦猪肉 50g
③清蒸鲤鱼：鲤鱼 50g
④晚餐用油：豆油 12g

图 12-3　缺铁性贫血 - 晚餐

（三）注意事项

1. 按照平衡膳食的原则，注意食物多样化，保证每餐荤素搭配，以提高膳食铁的吸收率。

2. 含草酸较高的蔬菜（如空心菜、菠菜、茭白等）可选择水焯后再食，食用谷类时尽量选用发酵食品。

3. 避免钙剂、锌制剂、抗酸剂、四环素和铁制剂同时服用，以免影响铁的吸收。

4. 餐次安排可根据患者情况而定，一日至少安排 3 餐，对食欲较差或食量较小者可采用少量多餐的方式，安排 2~3 次加餐，以增加营养素的摄入。

5. 可适当选用铁强化食品，如铁强化酱油和面包等。

6. 6 个月以内的婴儿应母乳喂养。如只能用人工喂养，则应选用强化铁的配方奶粉。

7. 尽量用铁制炊具烹制食物。

第二节　巨幼细胞贫血

一、概述

巨幼细胞贫血（megaloblastic anemia，MA）也称营养性大红细胞性贫血，是由于叶酸和 / 或维生素 B_{12} 缺乏或某些影响核苷酸代谢的药物引起的 DNA 合成障碍所致的一类贫血。

MA 常见于幼儿期，也见于妊娠期及哺乳期妇女，其他年龄人群较少见。经济不发达地区或进食新鲜蔬菜、肉类较少的人群中发病率较高。我国多见叶酸缺乏者所致 MA，多分布于山西、陕西、河南及山东等地；欧美国家多见维生素 B_{12} 缺乏或有内因子抗体者。

（一）病因与发病机制

1. 病因　偏食或过长时间烹煮食物、自身免疫病、胃肠道疾病及肿瘤等是该病的高危因素。

（1）叶酸缺乏的原因

1）需要量增加：生长发育期儿童、青少年及孕妇、哺乳期妇女的叶酸需要量均增加，慢性消耗性疾病患者（如慢性感染、肿瘤、甲状腺功能亢进症等）的需要量亦增加。

2）摄入量不足：除饥饿、偏食（膳食中缺少新鲜蔬菜和肉蛋类）导致的摄入量不足之外，食物加工方法不当也是导致缺乏的主要原因。烹调温度过高、时间过长或腌制等均可使叶酸大量被破坏。

3）吸收利用障碍：长期腹泻、小肠炎症、肿瘤及某些药物（抗癫痫药、抗肿瘤药、乙醇等）均可干扰叶酸的吸收和利用。先天性酶缺陷也可影响叶酸的利用。

4）丢失量增加：血液透析、长期慢性失血、酗酒等均可增加叶酸的排出量。

（2）维生素 B_{12} 缺乏的原因

1）需要量增加：维生素 B_{12} 的需要量随年龄增长而增加，青少年、孕妇、哺乳期妇女的需要量高于其他年龄段人群。

2）摄入量不足：植物性食物维生素 B_{12} 含量极低，因此长期完全素食者易出现维生素 B_{12} 缺乏。

3）吸收利用障碍：胃肠道疾病及胃肠切除术后、某些药物（如二甲双胍、秋水仙碱、对氨基水杨酸等）可导致内因子缺乏及维生素 B_{12} 在肠道的吸收障碍，肠道寄生虫或细菌大量繁殖会消耗维生素 B_{12}，先天性转钴蛋白 II 缺乏及长期接触麻醉剂氧化亚氮均可影响维生素 B_{12} 的转运和利用。

2. 发病机制

（1）叶酸缺乏导致的代谢异常：叶酸作为体内重要的一碳基团供体，缺乏时首先影响增殖速度较快的组织细胞，如红细胞。叶酸缺乏将导致 DNA 合成障碍，DNA 复制延迟，而对 RNA 的合成影响不大，因此导致骨髓中幼红细胞分裂增殖速度减慢，停留在巨幼红细胞阶段而成熟受阻，且细胞核质发育不平衡，形成巨幼变。巨幼变也可涉及粒细胞及巨核细胞系统，导致全血细胞减少，发生巨幼细胞贫血。同时，DNA 合成障碍也会累及黏膜上皮组织，影响口腔和胃肠道功能。

（2）维生素 B_{12} 缺乏导致的代谢异常：维生素 B_{12} 缺乏会影响 5- 甲基四氢叶酸向四氢叶酸的转变，从而间接影响 DNA 的合成。此外，维生素 B_{12} 缺乏将影响 L- 甲基丙二酰辅酶 A 变位酶和甲硫氨酸合成酶催化的反应，从而导致神经髓鞘合成障碍及神经细胞甲基化反应受损，出现各种神经系统症状。

（二）临床表现

1. 血液系统表现　起病缓慢，常有面色苍白、乏力、易倦、耐力下降、头晕、活动后心悸气短，头发细、黄而稀疏。重者可有轻度黄疸，同时可有白细胞和血小板减少，患者常伴有感染和出血倾向。

2. 消化系统表现　食欲缺乏、恶心、厌食、腹胀、腹泻或便秘。反复发作的舌炎、舌乳头萎缩、味觉消失。

3. 神经精神表现　维生素 B_{12} 缺乏的患者，由于脊髓质合成障碍，侧索、末梢神经等均可受到损害，表现为手足对称性麻木、感觉障碍；共济失调或步态不稳；味觉、嗅觉降低；肌张力增加、腱反射亢进；小儿及老年人常表现为脑神经受损的精神异常，抑郁、嗜睡或精神错乱。偶有叶酸缺乏的患者出现易怒、妄想等精神症状。

（三）诊断指标

1. 直接指标　维生素 $B_{12}<74pmol/L$（100ng/ml），血清叶酸 $<6.8nmol/L$（3ng/ml）或红细胞叶酸 $<227nmol/L$（100ng/ml）。

2. 间接指标　尿高半胱氨酸 24 小时排泄量增加、尿中同位素标记的维生素 B_{12} 排泄量增加均可提示维生素 B_{12} 缺乏。

3. 膳食调查　膳食维生素 B_{12}、叶酸摄入量调查。

二、营养代谢变化

1. **蛋白质代谢**　蛋白质营养不良易引起贫血。维生素 B_{12} 和 / 或叶酸缺乏影响 DNA 合成,也会导致蛋白质合成与表达的障碍。

2. **维生素代谢**　叶酸和维生素 B_{12} 同属 B 族维生素,其缺乏时常伴其他 B 族维生素的缺乏。维生素 C 可促进叶酸吸收,当其缺乏时亦会影响叶酸的利用。

3. **微量元素代谢**　体内许多微量元素都参与骨髓造血、核酸代谢和血红蛋白的合成等,微量元素缺乏会通过不同途径引起贫血。如锌作为叶酸结合酶的辅助因子,对叶酸的吸收起重要作用;钴主要通过维生素 B_{12} 参与核糖核酸的代谢,如果钴缺乏可引起红细胞 DNA 合成障碍,导致巨幼细胞贫血。

三、营养治疗原则

1. **充足的叶酸与维生素 B_{12}**　巨幼细胞贫血患者在对因治疗的同时,应由膳食提供充足的叶酸与维生素 B_{12},供给量以 RNI~UL 为宜。根据《中国居民膳食指南(2016)》,14 岁以上健康人群的叶酸推荐摄入量为 400μgDFE/d(UL 为 1 000μgDFE/d),维生素 B_{12} 适宜摄入量为 2.4μg/L。因胃肠道疾病或手术引起内因子缺乏者,维生素 B_{12} 应通过静脉途径补充。

2. **充足的能量**　能量供给应满足机体生理需要,需要量根据营养状况、病情而定。

3. **充足的优质蛋白质**　根据蛋白质营养状况确定蛋白质供给量,保证优质蛋白占总蛋白的 1/2~2/3。单纯营养性贫血患者的蛋白质摄入量可参照《中国居民膳食营养素参考摄入量》(2013 版),有原发病者应结合疾病因素而定。

4. **适量的脂肪**　脂肪摄入量宜适量,其供能比宜为 20%~30%。

5. **充足的碳水化合物**　碳水化合物的供给量宜充足,以保证蛋白质的充分利用,其供能比宜为 55%~60%。

6. **充足的矿物质和维生素**　巨幼细胞贫血患者应注意铁、锌、钴、维生素 C 等微量营养素的补充,摄入量可参照推荐摄入量与可耐受最高摄入量。建议服用复合维生素矿物质补充制剂,待检查指标完全正常后停用,但仍需注意进食富含叶酸与维生素 B_{12} 的食物。

四、医疗膳食范例

(一)食物选择

1. **宜用食物**　富含维生素 B_{12} 的食物,如动物肉类、肝、肾、奶类、鱼、禽、贝壳类及蛋类、豆类、酵母等;富含叶酸的食物,如牛肝、绿叶蔬菜、柑橘、番茄、花菜、西瓜、香蕉等。

2. **忌(少)用食物**　酒、浓茶、咖啡。

(二)食谱编制与制作

1. **病例**　患者女性,30 岁,近 1 年反复出现口腔溃疡,发作时疼痛明显,平时常有乏力、肢体麻木、心慌、气短等症状。1 周前口腔溃疡复发,口服维生素 B_2 无改善,前来就诊。自发病以来睡眠、食欲欠佳。溃疡发作时因疼痛影响食物选择,多食粥面类食物,进食量减少约 1/4。二便正常,无便血、黑便、尿色异常、鼻出血和牙龈出血。睡眠好,体重无明显变化。

既往体健,否认食物、药物过敏史。结婚 2 年,月经初潮 12 岁,5 天 /28 天。

查体:体温 37.1℃,脉搏 77 次 /min,呼吸 22 次 /min,血压 100/70mmHg,精神疲倦,贫血貌。皮肤黏膜无出血点,浅表淋巴结不大,巩膜不黄,口腔黏膜及舌部充血明显,见多发溃疡,舌面见多处白点,无出血和流脓,触痛明显,咽充血,双侧扁桃体无肿大。心肺无异常,肝、脾不大。

化验:Hb 103g/L,RBC 2.56×10^{12}/L,WBC 4.84×10^9/L,PLT 115×10^9/L,骨髓象显示骨髓增生活跃,粒红两系比例正常,部分中晚幼红细胞巨幼变,偶见巨幼变晚幼粒,见巨核细胞,血小板小簇分布。进一步检查示血清维生素 B_{12}<60μg/L,叶酸 >40μg/L。

确诊:①巨幼细胞贫血;②口腔溃疡。

2. 计算能量需要量 经进一步询问和检查,患者身高 166cm,体重 56kg,办公室职员。症状出现以来进食量略有减少,体重无明显变化,体格检查未见肌肉、脂肪的消耗与水肿。营养评估结果为正常。能量需要量可参照 DRIs,即 1 800 kcal/d。

3. 计算营养素需要量

(1)宏量营养素:该患者宏量营养素分配比例可参照 DRIs,蛋白质、脂肪、碳水化合物分别为 20%、25%、55%,即目标摄入量分别为 90g、50g、247.5g。

(2)微量营养素:成年的轻体力活动女性维生素 B_{12} 的推荐摄入量为 2.4μg/d,叶酸为 400μgDFE/d(UL 为 1 000μgDFE/d)。

4. 参考食谱及营养素成分分析 成人巨幼细胞贫血一日范例食谱,见表 12-4;营养成分分析,见表 12-5。

表 12-4 成人巨幼细胞贫血一日范例食谱

餐别	食物名称	原料	重量 /g	多餐能量构成比 /%
早餐	牛奶	牛奶	200	30.6
	香蕉	香蕉	200	
	全麦面包	麦胚面包	75	
	沙丁鱼生菜沙拉	沙丁鱼	50	
		生菜	150	
		橄榄油	5	
午餐	米饭	稻米	100	38.0
	番茄炒蛋	鸡蛋	50	
		番茄	100	
	红烧牛肉	瘦牛肉	75	
		毛豆	100	
	午餐用油	豆油	10	
晚餐	干锅花菜	瘦猪肉	75	31.4
		白花菜	250	
	辣炒小人仙	蛏子	150	
	米饭	稻米	100	
	晚餐用油	豆油	10	
全天	盐	精盐	4	
	叶酸补充剂	200μgDFE/d		

表 12-5 营养成分分析

宏量营养素				微量营养素			
三大营养素	含量 /g	能量 /kcal	供能比 /%				
蛋白质	104.0	416.0	21.7	维生素 B_1	1.1mg	钠	3 126.6mg
				维生素 B_2	1.2mg	钾	2 973.9mg
脂肪	51.7	465.3	24.2	叶酸	397.1μg	钙	954.9mg
				烟酸	23.9mg	磷	1 360.2mg

宏量营养素				微量营养素			
三大营养素	含量 /g	能量 /kcal	供能比 /%				
碳水化合物	259.7	1 038.8	54.1	维生素 C	124.0mg	铁	71.2mg
				维生素 A	515.0μgRE	锌	16.8mg
合计	—	1 920.1	100	维生素 E	26.6mgα-TE	镁	506.7mg

早餐（图 12-4）

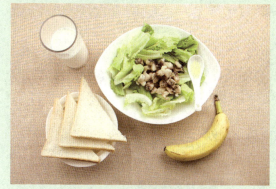

①牛奶：牛奶 200ml

②香蕉：香蕉 200g

③全麦面包：麦胚面包 75g

④沙丁鱼生菜沙拉：沙丁鱼 50g+ 生菜 150g+ 橄榄油 5g

图 12-4 巨幼细胞贫血 - 早餐

午餐（图 12-5）

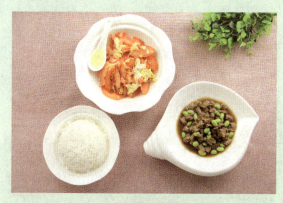

①米饭：稻米 100g

②番茄炒蛋：鸡蛋 50g+ 番茄 100g

③红烧牛肉：瘦牛肉 75g+ 毛豆 100g

④午餐用油：豆油 10g

图 12-5 巨幼细胞贫血 - 午餐

晚餐（图 12-6）

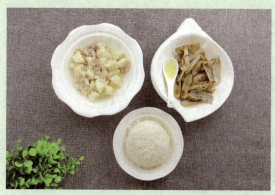

①米饭：稻米 100g

②干锅花菜：瘦猪肉 75g+ 白花菜 250g

③辣炒小人仙：蛏子 150g

④晚餐用油：豆油 10g

图 12-6 巨幼细胞贫血 - 晚餐

（三）注意事项

1. 养成良好的饮食习惯　不挑食，不偏食。

2. 注意烹调方法　对胃肠功能正常的患者，可选择部分适合生吃的蔬菜，如西红柿、萝卜等洗净消毒后生食或凉拌。新鲜蔬菜要现吃现炒，菜肴以急火快炒为宜，以减少叶酸的流失。烧菜时温度达到110~121℃时，仅需10分钟，食物中2/3的叶酸遭到破坏。烹调加工肉类时不要加碱，烹调温度也不宜过高，因碱性和高温均可使维生素 B_{12} 遭到破坏。

3. 对伴有舌炎或消化道症状者　饮食制备要细软，易消化，如病情需要，可采用高蛋白、高维生素、半流食或流食，必要时可配以管饲流食，餐次安排以每日5~6餐，少量多餐原则为好。

4. 避免使用的炊具　铜制炊具可加速叶酸破坏，应避免使用。

5. 对于发生巨幼细胞贫血的小儿　要保证奶类充足，根据年龄及时添加辅食（水果、蔬菜、动物肝和肉类等），但不宜过急，以免造成消化不良。

6. 重视饮食卫生　防止肠道细菌性传染病和寄生虫病。

7. 如因治疗需要而服用了影响叶酸、维生素 B_{12} 吸收的药物，应同时服用维生素补充制剂，并避免将该治疗药物与维生素补充制剂或富含叶酸、维生素 B_{12} 的食物同服。

第三节　恶性血液系统疾病

一、概述

恶性血液系统疾病为常见的恶性肿瘤，包括各类白血病、恶性淋巴瘤、多发性骨髓瘤等。根据2019年发布的《2015年中国分地区恶性肿瘤发病与死亡分析》报告，恶性淋巴瘤位列我国东部常见恶性肿瘤发病率前10名，白血病和恶性淋巴瘤均位列全国恶性肿瘤死亡率前10名。本节着重介绍白血病。

白血病（leukemia）是血液系统常见的恶性肿瘤，是一类造血干祖细胞的恶性克隆性疾病。根据白血病细胞的成熟程度和自然病程，可分为急性和慢性两大类。我国以慢性粒细胞白血病（chronic granulocytic leukemia，CML）多见。

我国白血病发病率与亚洲国家相近，约为2.76/10万，低于欧美国家。在恶性肿瘤所致的死亡率中，白血病居第6位（男性）和第8位（女性），但在儿童及35岁以下成人中则居第1位。

（一）病因与发病机制

1. 病因　人类白血病的病因尚未完全清楚，可能与病毒感染、电离辐射、化学因素、自身免疫疾病、遗传因素、药物及其他血液病（如骨髓增生异常综合征、淋巴瘤、多发性骨髓瘤等）有关。

2. 发病机制　关于白血病的发生机制存在"二次打击"学说：①各种原因导致造血细胞内某些基因发生决定性突变、激活了某种信号通路，导致克隆性异常造血细胞生成；②某些转录因子受遗传学改变的影响，导致造血细胞阻滞或分化紊乱。

（二）临床表现

白血病细胞的恶性增生累积不仅抑制正常造血功能，还可浸润其他器官和组织。各型白血病的常见表现是：

1. 发热　常见于急性白血病，半数患者以发热起病。

2. 贫血　是白血病最常见的症状之一，有的患者于发病早期就出现贫血，且随病情进展而逐渐加重。

3. 出血　急性白血病的整个病程中，几乎所有患者都会有不同程度的出血，40%~70%患者发病时就有出血，死于出血者占38%~40%。

4. 消化系统症状　白血病细胞可浸润胃肠道，尤其是口腔与肛门。主要表现为口腔黏膜溃疡、恶心、呕吐、食欲缺乏、腹痛、腹胀、腹泻及局部肿块等，胃肠道浸润还可发生坏死与穿孔。

二、营养代谢变化

1. **能量代谢**　由于白血病的病程及其治疗过程都需要消耗大量能量,同时又导致患者食欲缺乏、进食量较少,易出现能量营养不良。

2. **蛋白质代谢**　白血病患者的蛋白质代谢发生改变,病情加重时机体处于明显的负氮平衡状态,用于合成免疫调节的蛋白质不足,抗感染能力降低,易出现蛋白质营养不良。

3. **消化功能紊乱**　治疗过程中,尤其是放、化疗过程中的不良反应可引起消化道炎症和功能紊乱,出现味觉改变、厌食、恶心、呕吐、便秘或腹泻,甚至出现水、电解质、酸碱平衡紊乱,从而导致或加重蛋白质-能量营养不良,甚至引起代谢紊乱。

4. **其他**　由于白血病细胞被大量破坏,血、尿中尿酸浓度升高,蓄积在肾小管,甚至出现尿酸结晶,引起肾小管阻塞而发生高尿酸血症肾病,可出现少尿和无尿。

三、营养治疗原则

1. **充足的能量**　白血病患者应保证能量的摄入以达到并维持适宜体重。计算能量需要量时,一般治疗患者应激系数可按 1.2 左右即可,放、化疗患者则应为 1.3~1.5,也可按 35~40kcal/kg 或更高来估算总能量。

2. **充足的优质蛋白质**　为减少或纠正机体负氮平衡状态,蛋白质供能比例最低应达到 1.0g/(kg·d),如果有条件推荐可达到 1.5g/(kg·d),总供能比不宜超过 20%,其中优质蛋白比例应占总蛋白量的 1/3~2/3。

3. **适量脂肪**　已有临床研究证实高脂膳食能减小荷瘤患者体内肿瘤的体积、抑制肿瘤细胞增殖,白血病患者的脂肪摄入量不宜过度限制(食欲不好、厌油者除外),其供能比应为 25%~40% 或更高。

4. **适量碳水化合物**　适当限制碳水化合物可以减少肿瘤细胞快速增殖所需的营养底物,供能比根据蛋白质和脂肪的比例而定。

5. **充足的矿物质和维生素**　恶性肿瘤患者中有 70%~90% 存在不同程度的维生素缺乏。白血病患者应进食富含铁、锌、铜、维生素 C、B 族维生素等微量营养素的食物,必要时可服用补充制剂。放、化疗患者根据治疗需要选择是否服用复合矿物质制剂,避免高水平的金属离子对治疗产生不良影响。

6. **鼓励治疗中的肿瘤患者多饮水**　保证每日尿量在 2 000ml 以上,饮水不足者可采用静脉补液。在患者胃肠道功能允许的情况下,可适当选用新鲜果汁或菜汁以预防或缓解水、电解质代谢紊乱。

7. **保证膳食纤维的摄入**　调节肠道功能,避免因排便困难导致的肛周损伤,减少局部感染的机会。

四、医疗膳食范例

(一) 食物选择

1. **宜用食物**　富含优质蛋白质的食物如鸡蛋、瘦肉、牛奶及其制品、大豆及其制品;含铁丰富的动物肝、肾、芝麻酱及动物血如猪血、鸭血等;维生素含量丰富的新鲜蔬菜、水果;具有提高免疫功能和抗癌作用的食物,如海产品中的海参、鱼鳔、海带、海藻及食用真菌如香菇、猴头菇、银耳等。

2. **忌(少)用食物**　坚硬或油炸食品、辛辣刺激、生冷或变质食品、酒。

(二) 食谱编制与制作

1. **病例**　患者男性,35 岁,发热伴全身酸痛半个月,加重伴出血倾向 1 周。半个月前无明显诱因发热达 38.5℃,伴全身酸痛,轻度咳嗽,无痰,二便正常,血化验异常(具体不详),给予一般抗感冒药治疗无效,1 周来病情加重,刷牙时牙龈出血。病后进食减少,睡眠差,体重无明显变化。

既往体健,无食物、药物过敏史。

查体:体温 38℃,脉搏 96 次/min,呼吸 20 次/min,血压 120/80mmHg,前胸和下肢皮肤有少许出血点,浅表淋巴结不大,巩膜不黄,咽充血(+),扁桃体不大,胸骨轻压痛,心率 96 次 /min,律齐,肺叩诊清音,右下肺少许湿啰音,腹平软,肝脾未及。

化验:Hb 82g/L,网织红细胞 0.5%,WBC 5.4×10^9/L,原幼细胞 20%,PLT 29×10^9/L,尿、粪常规未见异常。

经骨髓穿刺等进一步检查后确诊为:①急性白血病;②肺感染。

2. 计算能量需要量 经进一步询问和检查,患者身高 175cm,体重 70kg,办公室职员。症状出现以来进食量略有减少、体重无明显变化,体格检查未见肌肉、脂肪的消耗与水肿。营养评估结果为正常。用估算法计算能量需要量,因进食量有所减少、食欲缺乏,故选择能量系数为 35kcal/kg。

全天能量需要量 =35kcal/kg $\times$ (175–105)kg=2 450 kcal。

3. 计算营养素需要量

(1)宏量营养素:结合患者平日饮食喜好,拟订蛋白质、脂肪、碳水化合物的供能比分别为 20%、30%、50%,即目标摄入量分别为 122.5g、81.7g、306.3g。

(2)微量营养素:需要量暂按生理需要量供给,出现缺乏时再行补充。

4. 参考食谱及营养成分分析 成人白血病一日范例食谱,见表 12-6;营养成分分析,见表 12-7。

表 12-6 成人白血病一日范例食谱

餐别	食物名称	原料	重量 /g	多餐能量构成比 /%
早餐	豆浆	豆浆	200	28.6
	醋拌黄瓜丝绿豆芽	黄瓜	50	
		绿豆芽	25	
	麻酱花卷	小麦粉	75	
		鸡蛋白	50	
		芝麻酱	10	
	蒸蛋羹	鸡蛋	50	
	小葱拌豆腐	水豆腐	100	
	早餐用油	芝麻油	3	
早加餐	杏仁	杏仁	20	
午餐	米饭	稻米	100	33.5
	海带蛋花粉丝汤	鸡蛋	50	
		海带	25	
		粉丝	15	
	熘肝尖	猪肝	50	
		小尖椒	20	
	肉片西蓝花	瘦猪肉	50	
		西蓝花	250	
	午餐用油	豆油	12	

续表

餐别	食物名称	原料	重量 /g	多餐能量构成比 /%
晚餐	猴头菇炖鸡肉	猴头菇	50	37.9
		鸡腿肉	100	
	香菇油菜	香菇	50	
		油菜	150	
	馒头	小麦粉	125	
	晚餐用油	豆油	8	
晚加餐	酸奶	酸奶	250	
全天	烹调用盐	精盐	5	

表 12-7 营养成分分析

宏量营养素				微量营养素			
三大营养素	含量 /g	能量 /kcal	供能比 /%				
蛋白质	125.8	503.2	21.0	维生素 B_1	1.7mg	钠	2 619.9mg
				维生素 B_2	3.1mg	钾	2 413.2mg
脂肪	80.0	741.6	31.0	叶酸	497.4μg	钙	1 140.3mg
				烟酸	28.9mg	磷	1 826.8mg
碳水化合物	287.1	1 148.4	48.0	维生素 C	220.1mg	铁	45.9mg
				维生素 A	6 061.9μgRE	锌	19.3mg
合计	—	2 393.2	100	维生素 E	43.8mgα-TE	镁	451.6mg

早餐(图 12-7)

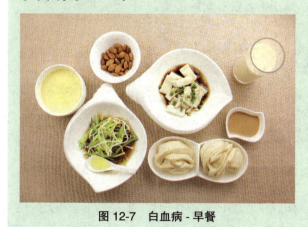

①豆浆:豆浆 200ml
②醋拌黄瓜丝绿豆芽:黄瓜 50g+ 绿豆芽 25g
③麻酱花卷:小麦粉 75g+ 鸡蛋白 50g+ 芝麻酱 10g
④蒸蛋羹:鸡蛋 50g
⑤小葱拌豆腐:水豆腐 100g
⑥早餐用油:3g
⑦加餐:杏仁 20g

图 12-7 白血病 - 早餐

午餐（图 12-8）

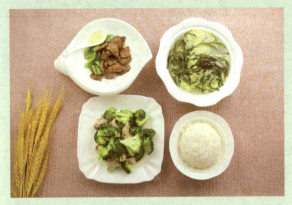

①米饭：稻米 100g
②海带蛋花粉丝汤：
鸡蛋 50g+ 海带 25g+ 粉丝 15g
③熘肝尖：猪肝 50g+ 小尖椒 20g
④肉片西蓝花：瘦猪肉 50g+ 西蓝花 250g
⑤午餐用油：豆油 12g

图 12-8　白血病 - 午餐

晚餐（图 12-9）

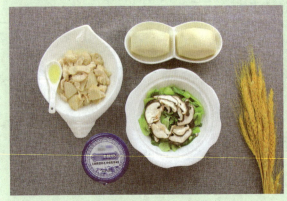

①猴头菇炖鸡肉：猴头菇 50g+ 鸡腿肉 100g
②香菇油菜：香菇 50g+ 油菜 150g
③馒头：小麦粉 125g
④晚餐用油：8g
⑤晚加餐：酸奶 250g

图 12-9　白血病 - 晚餐

（三）注意事项

1. **食物制备**　要细软、易消化，避免使用坚硬或油炸食品及辛辣刺激性食物，在烹调方法上尽量改善食物的色、香、味、形，增强患者的食欲。

2. **餐次安排**　由于患者食欲较差，尤其在化疗过程中，消化系统往往会出现诸多反应，如恶心、呕吐、腹泻等症状，此时可采取少食多餐的进食方法，以保证患者营养素的供给，一日可安排 5~6 餐，或在 3 餐之外增加一些体积小、能量高、营养丰富的食品。

3. **防止感染**　制备食物或配制肠内外营养制剂时，要严格无菌操作。

4. 因疾病或治疗原因不能经口满足患者营养素需要时，可采取肠内和 / 或肠外营养治疗。

（周春凌）

参 考 文 献

［1］中华医学会. 维生素矿物质补充剂在营养性贫血防治中的临床应用：专家共识 [J]. 中华临床营养杂志, 2013, 21 (5): 316-319.

［2］国家卫生计生委疾病预防控制局. 中国居民营养与慢性病状况报告 (2015 年)[M]. 北京：人民卫生出版社, 2017.

［3］JANN ARENDS, PATRICK BACHMANN, VICKIE BARACOS, et al. ESPEN guidelines on nutrition in cancer patients [J]. Clinical Nutrition, 2017, 36 (1): 11-48.

第十三章

内分泌系统和营养代谢疾病

第一节 成人 2 型糖尿病

一、概述

糖尿病是一组由于胰岛素分泌缺陷和 / 或其生物学作用障碍引起的以高血糖为特征的代谢性疾病。慢性高血糖导致各种脏器,尤其是眼、肾、神经及心血管的长期损害、功能不全和衰竭。

糖尿病是当前威胁人类健康最重要的非传染性疾病之一。近几十年来,全球糖尿病患病人数以惊人的速度增长,根据国际糖尿病联盟(IDF)统计,2017 年全球糖尿病患者数已达 4.25 亿,预计到 2045 年,糖尿病患者将增长到 6.29 亿,且大部分将集中于发展中国家。2013 年报告中国成人糖尿病患病率已达 11.6%,糖尿病已成为严重影响国人身心健康的主要公共卫生问题。

作为一种与生活方式密切相关的慢性代谢性疾病,医学营养治疗是糖尿病综合治疗的基础。由于可节约医疗费用,美国已将糖尿病的医学营养治疗纳入医保支付范畴。

(一)饮食营养因素和糖尿病的关系

能量摄入过剩导致超重和肥胖。超重和肥胖,尤其是腹部脂肪过度蓄积是 2 型糖尿病发病的重要危险因素。肥胖患者胰岛素受体数量减少和受体缺陷,易造成胰岛素抵抗(对胰岛素不敏感)和空腹胰岛素水平升高,影响对葡萄糖的转运、利用和蛋白质的合成。

食物中的碳水化合物经消化吸收,其分解代谢产物葡萄糖是餐后血糖最主要的来源。碳水化合物摄入过多易影响血糖控制,并增加胰岛负担。高饱和脂肪饮食可增加血液总胆固醇和低密度脂蛋白胆固醇的水平,并可引起胰岛素抵抗。高脂低碳水化合物饮食会导致实验动物糖耐量减低及葡萄糖刺激后的胰岛素分泌减少,血浆游离脂肪酸水平升高。即使严格限制能量摄入,高脂低碳水化合物饮食也可抑制胰岛素分泌,降低胰岛素敏感性,导致糖尿病的发生。

(二)饮食治疗原则

1. 合理供给总能量,保持标准体重 结合患者的年龄、性别、身高、体重、生理状况、体力活动强度及合并并发症的情况,制订个体化的能量供给方案。对于超重、肥胖的患者要限制总能量的摄入,增加能量消耗,减轻体重,达到标准体重;对于消瘦的患者则要增加总能量的摄入,增加体重,以达到或维持标准体重。能量的供给可参考表 13-1 进行计算。

2. 适当限制碳水化合物 碳水化合物的种类和数量都会影响餐后血糖水平,摄入总量是影响餐后血糖的首要因素。适当降低膳食中碳水化合物供给有助于血糖控制。富含碳水化合物的天然食物往往同时还含有丰富的膳食纤维及一些维生素,因此,目前的指南不推荐糖尿病患者每日碳水化合物摄入量低于130g,或者供能低于总能量的45%。

表 13-1 成年糖尿病患者的能量需要推荐量 单位:kcal/kg

体型	卧床休息	轻体力劳动	中等体力劳动	重体力劳动
消瘦	20~25	35	40	45~50
正常	15~20	30	35	40
超重肥胖	15	20~25	30	35

注:其中体重按照标准体重计算,人体标准体重的计算可按以下公式计算和评估。

(1) Broca 改良公式:标准体重(kg) = 身高(cm) – 105。

(2) 平田公式:标准体重(kg) = [身高(cm) – 100] × 0.9。

在碳水化合物控制方面有 2 个重要的参数,分别是血糖指数(GI)和血糖负荷(GL)。血糖指数反映不同食物升高血糖的能力,可用于帮助糖尿病患者选择食物,但它不能预测摄入一定数量的某种食物对餐后血糖影响的程度。因此,同时考虑食物的种类和摄入量对餐后血糖的影响,需要参考食物的血糖负荷。

$$血糖指数 = \frac{食物餐后 2h 血浆葡萄糖曲线下总面积}{等量葡萄糖餐后 2h 血浆葡萄糖曲线下总面积} \times 100$$

GI 是指摄入含 50g 碳水化合物食物的餐后 2 小时血糖应答面积与参考食物(含 50g 碳水化合物的白面包或葡萄糖)餐后 2 小时血糖应答面积的比值,它是反映食物引起血糖应答特性的生理学指标。GL 是指食物的 GI 和碳水化合物含量的乘积。可按以下公式计算:

100g 食物的血糖负荷:GL/100g 食物 = GI × 可利用碳水化合物 %

每份食物血糖负荷:GL(每份食物) = 食物 GI × 交换份重(g) × 食物碳水化合物(%)

GI<55 为低 GI 食物,GI 在 55~70 为中等 GI 食物;>70 为高 GI 食物。常见食物血糖指数见表 13-2。

表 13-2 常见食物的血糖指数

食物名称	血糖指数	食物名称	血糖指数
主食类		番薯	54 ± 8
烤马铃薯	85 ± 12	小麦面条	47
玉米片(早餐谷类)	84 ± 3	通心粉	45
马铃薯泥	70 ± 2	通心面	41 ± 3
炸薯条	75	**糕饼类**	
白面包	70 ± 0	甜甜圈	76
全麦面包	69 ± 2	松饼(waffles)	76
高纤面包	68 ± 1	天使蛋糕	67
白米饭	56 ± 2	香蕉蛋糕	55
米粉	58	海绵蛋糕	46 ± 6
马铃薯	56 ± 1	苹果松糕	44 ± 6
爆玉米花	55 ± 7	**奶制品类**	
燕麦片	55 ± 6	冰激凌	61 ± 7
甜玉米	55 ± 1	低脂冰激凌	50 ± 8
洋芋片	54 ± 3	布丁	43 ± 10

续表

食物名称	血糖指数	食物名称	血糖指数
优酪乳（yogurt）	36 ± 4	梨	36 ± 3
巧克力奶	34 ± 4	苹果	36 ± 2
脱脂奶	32 ± 5	桃子	28
全脂奶	27 ± 7	葡萄柚	25
低脂优酪乳	14 ± 4	樱桃	22
蔬菜类		**豆类**	
南瓜	75 ± 9	扁豆	29 ± 1
胡萝卜	71 ± 22	菜豆	27 ± 5
青豆仁	48 ± 5	黄豆	18 ± 3
水果类		**糖类**	
西瓜	72 ± 13	麦芽糖	105 ± 12
菠萝	66 ± 7	葡萄糖	97 ± 3
葡萄干	64 ± 11	蜂蜜	73 ± 15
柳橙汁	57 ± 3	蔗糖	65 ± 4
芒果	55 ± 5	巧克力	49 ± 6
香蕉	53 ± 6	乳糖	46 ± 3
奇异果	52 ± 6	果糖	23 ± 1
葡萄柚汁	48	**其他**	
柳橙	43 ± 4	汽水（芬达）	68 ± 6
葡萄	43	香肠	28 ± 6
苹果汁	41 ± 1	花生	14 ± 8

3. **限制脂肪和胆固醇**　脂肪供能比占总能量的 25%~35%，其中 SFA 和 PUFA 均应小于 10%，MUFA 提供 10%~15%；胆固醇摄入量不超过 300mg/d。对于 LDL-C 增高者，进一步限制 SFA 供能比（<7%），且胆固醇摄入量 <200mg/d。对于甘油三酯和 VLDL-C 增高者，适量增加 MUFA 摄入量，限制 SFA 供能比 <10%，并减少碳水化合物供能比至 50% 以下。

4. **适量蛋白质**　肾功能正常的糖尿病患者蛋白质摄入量占总能量的 15%~20%，一般情况下蛋白质摄入量需大于 0.8g/(kg·d)，以保证混合膳食的蛋白质质量。高蛋白饮食可引起肾小球滤过压增高，易引发糖尿病肾病，故仍应避免蛋白质供能比 >20%。

5. **微量营养素及膳食纤维**　可溶性膳食纤维在胃肠道遇水后与葡萄糖形成黏胶，能减慢碳水化合物的吸收，从而降低餐后血糖和胰岛素的水平，并具有降低胆固醇的作用。非可溶性纤维在肠道内吸收并保留水分，且可形成网络状，使食物与消化液不能充分接触，可使葡萄糖吸收减慢，从而可降低餐后血糖，改善糖耐量和减少降糖药的用量，对降低血脂亦有一定作用。同时由于其在肠道内的吸湿性，能软化粪便而具有通便作用，还能增加饱腹感。中国营养学会建议成年人膳食纤维适宜摄入量为 30g/d。

富含膳食纤维的食物如蔬菜、水果和杂粮、坚果等，还可以是维生素、矿物质、微量元素的良好来源，有利于满足平衡膳食的要求。

常见食物中膳食纤维含量见表 13-3。

表 13-3 食物膳食纤维含量一览表（每 100g 食物）

食物名称	纤维量 /g	食品名称	纤维量 /g	食品名称	纤维量 /g
黄豆	15.5	黑枣	2.6	海带（干）	6.1
干赤豆	7.7	莱阳梨	2.6	香梨	2.7
绿豆	6.4	枸杞子	16.9	无花果	3.0
燕麦片	5.3	金针菇	2.7	蜜瓜	3.2
鲜玉米	3.0	香菇（鲜）	3.3	橄榄	4.7
木耳（水发）	2.6	小红辣椒	3.2	毛豆	4.0
猕猴桃	2.6	小豌豆	3.0	干白竹笋	43.2

（三）医疗膳食范例

1. 糖尿病治疗饮食设计原则

（1）主食中选择部分粗杂粮：控制碳水化合物的摄入总量是血糖控制的关键。此外，为了平稳餐后血糖，选择主食时要注意包括一些 GI 较低的谷薯类、杂粮，如在制作主食时采用小米、黑米、荞麦、燕麦、薏米、赤豆、绿豆、玉米楂等杂粮代替部分精白米面，同时，也可采用新鲜玉米、芋艿、土豆、山药等替代部分主食。谷薯类、粗杂粮食物含有丰富的膳食纤维，饱腹感好，但是，粗杂粮增加胃肠道的消化负担，不宜过多添加，最多可占主食量的 1/3。

（2）合理安排餐次：根据患者血糖控制情况，结合患者的生活习惯及工作特点，决定给予一日 3 餐还是一日 4~5 餐。对于采用口服降糖药、血糖控制平稳、生活作息规律的患者，建议一日 3 餐。对于血糖控制不佳、采用胰岛素治疗的患者，可在一日 3 餐的基础上加餐 1~2 次。

（3）食物多样化避免单调：糖尿病患者的饮食，应为控制总能量条件下的平衡膳食。为了平稳血糖，尽量固定饮食模式，每一餐主食的摄入量、蛋白类食物的摄入量尽量相对固定。但是，为了保证维生素、矿物质微量元素以及膳食纤维的摄入，饮食应多样化。即使是同一种食物在一天内出现 2 次，也要尽量选择不同的烹饪方法。

（4）选择健康零食进行加餐：糖尿病患者可选择新鲜的水果、坚果、牛奶、酸奶等营养丰富、便于携带的食物做零食。也可选择一些专门为糖尿病患者设计生产的带有营养标签的包装饼干等进行加餐。零食所提供的能量要计入全天总能量。

2. 食谱编制与制作

（1）病例

1）一般情况：余某，女性，53 岁，于 10 多年前无明显诱因下出现口干多饮，每天饮水 4L 以上，小便次数增多（具体尿量不详），食欲较前增加，每天 3 餐，每餐约 2 两饭，伴有 1 年内体重下降 5kg，有皮肤瘙痒，以后背部为重，有红色皮疹，秋冬季节易破溃（具体不详），当时未引起重视。随后体检时测空腹血糖 14mmol/L，诊断为 "2 型糖尿病"。降糖方案为：二甲双胍 250mg 口服，每日 3 次，测空腹血糖波动于 6~8mmol/L，餐后血糖未监测。9 年前降糖方案改为格列吡嗪控释片 5mg 每日 1 次和二甲双胍 500mg 每日 3 次，自诉空腹血糖波动于 6~8mmol/L，该降糖方案维持至今。近 3 年来出现双手麻木不适，持续 5 分钟左右，可缓解，无针刺感。近 1 周来自觉口干、多饮加重，自测空腹血糖 9.8mmol/L。今为进一步控制血糖收治入院。患者目前精神尚可，胃纳可，睡眠尚可，体重无明显改变，否认肝炎、结核或其他传染病病史，否认过敏史，否认手术史。

2）体格检查：体温 36.8℃，脉搏 70 次 /min，呼吸 20 次 /min，血压 125/70mmHg。身高 156cm，体重 55kg。

3）辅助检查：临床检查及结果，见表 13-4。

表 13-4 临床检查及结果

检查项目	检查结果
血糖情况	空腹血糖 9.1mmol/L,餐后 2h 血糖 10.5mmol/L
肝功能检查	白 / 球比例 2.6 mmol/L
血脂	甘油三酯 1.71mmol/L,高密度脂蛋白 0.86mmol/L,低密度脂蛋白 2.09mmol/L
24h 尿糖	4.88mmol/24h

4)入院诊断:2 型糖尿病。

(2)计算三大营养素需要量:根据患者的身高 156cm、体重 55kg,计算出 BMI 为 22.6kg/m²,说明体重处于正常范围,无须增肥或减肥。但患者空腹和餐后血糖均高于正常范围,需要调整其饮食结构,以控制血糖波动的幅度。

1)计算能量需要量:患者住院期间以休息为主,可自由活动,属于极轻体力劳动。由于其 BMI 属于正常范围。根据患者的标准体重 156(cm)–105=51kg,可按 25~30kcal/(kg·d)的标准给予能量,综合考虑给予该患者 30 kcal/(kg·d)。对糖尿病患者而言,碳水化合物、脂肪、蛋白质这三大宏量营养素并不存在广泛适用的最佳供给比例,需在总能量控制的前提下根据患者的代谢状态(如血脂、肾功能等)进行个体化设定。根据《中国糖尿病医学营养治疗指南(2013)》,蛋白质、脂肪、碳水化合物适宜的供能比分别为 15%~20%、25%~35%、45%~60%,本病例的范例食谱中蛋白质、脂肪、碳水化合物的供能比分别按 18%、30%、52% 计算。

全天能量需要量 =30kcal/kg × 51kg=1 530kcal。

2)计算蛋白质需要量:按供能比的 18% 来计算,且每克蛋白质提供 4kcal 能量。

全天蛋白质需要量 =(1 530kcal × 18%) ÷ 4 kcal/g=69g。

3)计算脂肪需要量:(1 530kcal × 30%) ÷ 9kcal/g=51g。

4)计算碳水化合物需要量:(1 530kcal × 52%) ÷ 4kcal/g=199g。

(3)范例食谱及其营养成分分析:2 型糖尿病患者一日范例食谱,见表 13-5;营养成分分析,见表 13-6。

表 13-5 2 型糖尿病患者一日范例食谱

餐别	食物名称	原料	重量 /g	多餐能量构成比 /%
早餐	西红柿鸡蛋面	荞麦面	50	25.7
		西红柿	100	
		鸡蛋	50	
早加餐	牛奶	牛奶	250	
午餐	米饭	粳米	50	38.3
	肉末茄子	茄子	100	
		猪瘦肉	50	
	凉拌木耳	干木耳	5	
	芹菜豆腐干	豆腐干	25	
		芹菜	250	
	午餐用油	豆油	15	
午加餐	苹果	苹果	200	

续表

餐别	食物名称	原料	重量 /g	多餐能量构成比 /%
晚餐	杂粮米饭	粳米	50	36.0
		小米	25	
	青菜蘑菇	青菜	150	
		蘑菇	50	
	清蒸鲈鱼	鲈鱼	125	
	炒西葫芦	西葫芦	150	
	晚餐用油	豆油	12	
全天	烹调用盐	精盐	6	

表 13-6　营养成分分析

宏量营养素				微量营养素			
三大营养素	含量 /g	能量 /kcal	供能比 /%				
蛋白质	76.7	306.8	20.0	维生素 B_1	1.1mg	维生素 B_2	1.5mg
脂肪	52.2	469.8	30.6	维生素 C	85.0mg	维生素 E	47.0mgα-TE
				钠	3 024.5mg	钾	2 848.8mg
碳水化合物	189.1	756.4	49.4	钙	836.4mg	磷	1 349.0mg
合计	—	1 533.0	100	铁	24.5mg	锌	11.31mg

早餐（图 13-1）

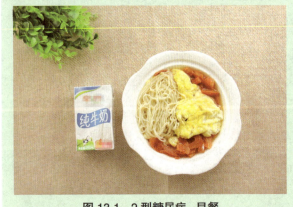

①西红柿鸡蛋面：荞麦面 50g+ 西红柿 100g+ 鸡蛋 50g

②牛奶：牛奶 250g

图 13-1　2 型糖尿病 - 早餐

午餐（图 13-2）

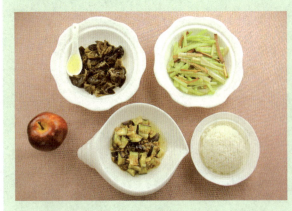

①米饭：粳米 50g

②肉末茄子：茄子 100g+ 猪瘦肉 50g

③凉拌木耳：干木耳 5g

④芹菜豆腐干：豆腐干 25g+ 芹菜 250g

⑤午餐用油：豆油 15g

⑥午加餐：苹果 200g

图 13-2　2 型糖尿病 - 午餐

晚餐（图 13-3）

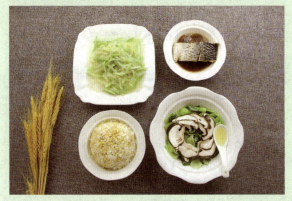

①杂粮米饭：粳米 50g+ 小米 25g
②青菜蘑菇：青菜 150g+ 蘑菇 50g
③清蒸鲈鱼：鲈鱼 125g
④炒西葫芦：西葫芦 150g
⑤晚餐用油：豆油 12g

图 13-3　2 型糖尿病 - 晚餐

二、急性并发症

（一）高血糖危象

1. 概述　糖尿病酮症酸中毒（diabetic ketoacidosis，DKA）为最常见的糖尿病急性并发症。其以高血糖、酮症和酸中毒为主要表现，是胰岛素不足和拮抗胰岛素激素过多共同作用所致的严重代谢紊乱综合征。酮体包括 β- 羟丁酸、乙酰乙酸和丙酮。糖尿病加重时，胰岛素缺乏致三大营养素代谢紊乱，不但血糖明显升高，而且脂肪分解增加，脂肪酸在肝脏经 β 氧化产生大量乙酰辅酶 A，由于糖代谢紊乱，草酰乙酸生成不足，乙酰辅酶 A 不能进入三羧酸循环氧化供能，生成大量酮体；同时由于蛋白质合成减少、分解增加，血中成糖、成酮氨基酸均增加，使血糖、血酮进一步升高。DKA 主要表现有多尿、烦渴多饮和乏力症状加重。大量失代偿阶段出现食欲减退、恶心、呕吐，常伴头痛、烦躁、嗜睡等症状，呼吸深快，呼气中有烂苹果味（丙酮气味）；病情进一步发展，出现严重失水现象，尿量减少，皮肤黏膜干燥、眼球下陷，脉快而弱，血压下降、四肢厥冷；到晚期，各种反射迟钝甚至消失，终至昏迷。

高渗高血糖综合征（hyperosmolar hyperglycemic syndrome，HHS）是糖尿病急性代谢紊乱的另一临床类型，以严重高血糖、高血浆渗透压、脱水为特点，无明显酮症，患者可有不同程度的意识障碍或昏迷（<10%）。部分患者可伴有酮症。主要见于老年 2 型糖尿病患者，超过 2/3 的患者原来无糖尿病病史。本病起病缓慢，最初表现为多尿、多饮，但多食不明显或食欲反而减退。渐出现严重脱水和神经精神症状，患者反应迟钝、烦躁或淡漠、嗜睡，逐渐陷入昏迷、抽搐，晚期尿少甚至尿闭。

2. DKA 和 HHS 的临床治疗原则　尽快补液以恢复血容量、纠正失水状态，降低血糖，纠正电解质及酸碱平衡失调，同时积极寻找和消除诱因，防治并发症，降低病死率。主要治疗方法包括：补液、胰岛素、补钾、补碱及磷酸盐治疗。

3. DKA 和 HHS 的饮食治疗原则

（1）昏迷者：一般禁食，可根据患者具体病情决定是否给予静脉营养治疗或者肠内营养治疗。

（2）清醒后：可选择糖尿病流质（给予牛奶、豆浆、蒸蛋羹、米汤、淡藕粉、鸡茸汤等）或者糖尿病专用型特殊医学用途配方食品，逐渐过渡到糖尿病半流质及软食，少食多餐，以防止血糖突然升高。

（3）进食须定时定量：尤其要固定碳水化合物的摄入量。

（4）普食的过渡：视病情恢复情况，决定是否过渡到糖尿病饮食。

（二）低血糖及反应性低血糖

1. 概念

（1）低血糖症（hypoglycemia）：是一组由多种病因引起的以静脉血浆葡萄糖（简称血糖）浓度过低，临床上以交感神经兴奋和脑细胞缺糖为主要特点的综合征。按照传统的 Whipple 三联症，一般以静脉血浆葡萄糖浓度低于 2.8mmol/L（50mg/dl）作为低血糖的标准。

(2)反应性低血糖：糖尿病早期或糖耐量减低患者的胰岛 B 细胞早期分泌反应迟钝,引起高血糖;高血糖又刺激 B 细胞,引起高胰岛素血症,在餐后 4~5 小时发生反应性低血糖症,称为晚发反应性低血糖症。

2. 症状　低血糖及反应性低血糖呈发作性,时间及频率随病因不同而异,非特异性症状千变万化。低血糖症的临床表现可归纳为以下 2 方面。

(1)自主(交感)神经过度兴奋表现：低血糖发作时,由于交感神经和肾上腺髓质释放肾上腺素、去甲肾上腺素和一些肽类物质,临床表现为出汗、饥饿、感觉异常、流涎、颤抖、心悸、紧张、焦虑、软弱无力、面色苍白、心率加快、四肢冰凉、收缩压轻度升高等。

(2)脑功能障碍的表现：亦称神经低血糖症状,是大脑缺乏足量葡萄糖供应时功能失调的一系列表现。初期为精神不集中,思维和语言迟钝,头晕、嗜睡、视物不清、步态不稳,可有幻觉、躁动、易怒、行为怪异等精神症状。皮质下受抑制时可出现骚动不安,甚而强直性惊厥、锥体束征阳性。波及延髓时进入昏迷状态,各种反射消失。如果低血糖持续得不到纠正,常不易逆转甚至死亡。

3. 饮食因素　如果降糖药物过量,饮食过少或活动突然增多,糖尿病患者易出现低血糖。

4. 饮食治疗原则

(1)对于低血糖症

1)尽管碳水化合物均可以改善低血糖,但对有意识的低血糖患者仍首选葡萄糖(15~20g);如治疗 15 分钟后仍为低血糖,应再次给予葡萄糖;一旦血糖恢复正常,需继续添加一餐或点心,以防止低血糖复发。

2)对于使用胰岛素和促胰岛素分泌剂治疗且运动前血糖监测 <5.6mmol/L 的患者,应增加碳水化合物的摄入以预防低血糖。

3)2 型糖尿病患者摄入蛋白可增加胰岛素反应,但不增加血浆葡萄糖浓度,因此,纯蛋白类食物不能用于治疗急性低血糖或预防夜间低血糖发生。

4)低 GI 饮食可改善血糖控制且不增加低血糖风险。

5)禁饮酒：因为饮酒后也易出现低血糖,饮酒后乙醇在体内代谢可减少来自糖异生途径的糖量,还会抑制升糖激素释放;加之饮酒时常减少正常饮食摄入,酒精吸收快,不能较长时间维持血糖水平;饮酒还可使糖负荷后胰岛素分泌增加,对用胰岛素、降糖药治疗的糖尿病患者,更易发生低血糖。

(2)对于反应性低血糖：鼓励少量多餐,避免进食单糖食物,以进食消化慢的碳水化合物、脂肪、蛋白质食物为宜,延缓餐后血糖升高的速度,预防餐后高血糖的发生。

5. 医疗膳食范例

(1)低血糖症病例

1)一般情况：陈某,男性,55 岁,因"发现血糖升高 2 年,伴发作性头晕、乏力 10 余天"入院。患者 2 年前体检时查空腹血糖 17.55mmol/L,伴多尿、口干、多食,就诊于门诊,查糖化血红蛋白 10%,糖化白蛋白 30.5%,诊断为 2 型糖尿病,给予饮食控制、适当运动,精蛋白锌重组赖脯胰岛素混合注射液(25R)早 16U、晚 12U,皮下注射 + 阿卡波糖 50mg 每日 3 次口服 + 格列美脲 1mg 每晚 1 次口服。患者诉平时监测空腹血糖波动 6~9mmol/L,餐后未监测。10 余天前患者出现反复低血糖发作,常于活动后或早餐进食少时易出现心慌、出冷汗,偶自测血糖有 3.5mmol/L,进食后好转。

2)体格检查：体温 36.8℃,脉搏 70 次/min,呼吸 20 次/min,血压 125/70mmHg。身高 174cm,体重 65kg。

3)辅助检查：临床检查及结果,见表 13-7。

表 13-7　临床检查及结果

检查项目	检查结果
血糖	空腹血糖 8.7mmol/L,餐后 2h 血糖 11.4mmol/L,糖化血红蛋白 7.6%,糖化白蛋白 17.6%
血脂	总胆固醇 5.2mmol/L,甘油三酯 1.5mmol/L

4)饮食建议:关于糖尿病食谱设计原则参见成人 2 型糖尿病部分。此外,针对患者近期反复发生低血糖情况给出的防治建议为随身携带饼干、巧克力、糖果等,在出现低血糖症状时及时加餐,以缓解低血糖症状。平时饮食应严格按照营养师设计的食谱安排饮食,尤其是保证一定量碳水化合物的摄入,不宜空腹运动,防止低血糖的发生。

(2)反应性低血糖病例

1)一般情况:赵某,男性,64 岁,出现头晕、恶心、大汗 30 分钟急诊入院。查血糖为 1.9mmol/L,静脉滴注葡萄糖后症状好转,诊断为低血糖症收治入院。患者既往 2 型糖尿病 15 年,口服二甲双胍、格列本脲控制血糖,血糖控制一般,未有低血糖发生。实验室检查:血、尿、便常规正常,肝肾功能、血电解质及血尿酸、二氧化碳结合率正常,甲状腺功能正常,尿微量白蛋白排泄率正常。甘油三酯、总胆固醇及低密度脂蛋白胆固醇正常。空腹血糖 6.84mmol/L,餐后 2 小时血糖 11.02mmol/L,糖化血红蛋白 7.9%。C肽 0 分钟 2.8nmol/L,120 分钟 3.6nmol/L。胰腺 B 超及 CT 未见异常。入院后胰岛素剂量减少为短效胰岛素 16U 加长效胰岛素 - 精蛋白锌胰岛素 4U,早餐前皮下注射。入院后第 3 天下午 4:00 患者出现饥饿、心慌、大汗,当时测血糖 2.3mmol/L,给予 50% 葡萄糖 10ml 口服及 2 块饼干后好转。因患者多次出现与胰岛素作用高峰不相符的低血糖反应,于入院后第 4 天停用胰岛素治疗,降糖治疗改为格列齐特40mg/d、二甲双胍 0.5g,3 次 /d。

2)体格检查:体温 36.8℃,脉搏 80 次 /min,呼吸 20 次 /min,血压 130/80mmHg。身高 174cm,体重 65kg。

3)辅助检查:临床检查及结果,见表 13-8。

表 13-8 临床检查及结果

检查项目	检查结果
血糖情况	血糖 0min 6.84mmol/L,120min 11.02mmol/L
	胰岛素 0min 4 452.3mU/L,120min 5 084.4mU/L
	C 肽 0min 2.8nmol/L,120min 3.6nmol/L
	糖化血红蛋白 7.9%
血脂	总胆固醇 5.1mmol/L,甘油三酯 1.4mmol/L
抗胰岛素抗体滴度	38.73%

4)入院诊断:反应性低血糖 - 高胰岛素抗体血症;2 型糖尿病。

5)医疗膳食设计原则:①在糖尿病食谱设计的基础上增加餐次,一日以 5~6 餐为宜;②选择加餐食物时,以碳水化合物类和蛋白质类食物相结合为宜;③选择部分低 GI 食物,避免简单糖的摄入;④加餐的能量摄入应纳入全天总能量。

6)计算营养需要量:患者身高 174cm,体重 65kg,BMI=21.5kg/m²,属于正常范围。计算能量时应按标准体重计算,标准体重为 174(cm)-105=69kg。而三大营养素(碳水化合物、蛋白质、脂肪)的供能比分别为 50%、20%、30%。

A. 计算能量需要量:患者退休在家,属轻体力活动者,BMI 也在正常范围,因此,可按 27kcal/(kg·d)的标准计算能量需要。

全天能量需要量 =27kcal/kg×69kg=1 863kcal。

B. 碳水化合物需要量:(1 863kcal×50%)÷4kcal/g=233g。

C. 蛋白质需要量:(1 863kcal×20%)÷4kcal/g=93g。

D. 脂肪需要量:(1 863kcal×30%)÷9kcal/g=62g。

7)范例食谱及其营养成分分析:2 型糖尿病伴反应性低血糖患者一日范例食谱,见表 13-9;营养成分分析,见表 13-10。

表 13-9 2 型糖尿病伴反应性低血糖患者一日范例食谱

餐别	食物名称	原料	重量 /g	多餐能量构成比 /%
早餐	馒头	标准粉	50	22.3
	牛奶	牛奶	250	
	煮鸡蛋	鸡蛋	50	
早加餐	苹果	苹果	150	
午餐	二米饭	粳米	50	37.9
		小米	25	
	肉末茄子	茄子	100	
		猪瘦肉	75	
	炒瓢儿菜	瓢儿菜	150	
	豆腐蘑菇汤	内酯豆腐	150	
		鲜白蘑菇	80	
	午餐用油	花生油	15	
午加餐	杏仁	杏仁	25	
晚餐	二米饭	粳米	30	39.8
		小米	75	
	芹菜炒木耳	干木耳	5	
		芹菜	200	
	白灼基围虾	基围虾	100	
	晚餐用油	花生油	10	
晚加餐	酸奶	酸奶	180	
	饼干	苏打饼干	21	
全天	盐	精盐	6	

表 13-10 营养成分分析

宏量营养素				微量营养素		
三大营养素	含量 /g	能量 /kcal	供能比 /%			
蛋白质	96.0	384.0	18.7	维生素 B_1	1.5mg	维生素 B_2	1.9mg
脂肪	69.6	626.4	30.6	维生素 C	62.4mg	维生素 E	39.0mgα-TE
				钠	3 139.9mg	钾	325.6mg
碳水化合物	259.5	1 380.0	50.7	钙	938.9mg	磷	1 496.4mg
合计	—	2 390.4	100	铁	28.9mg	锌	12.1mg

早餐（图 13-4）

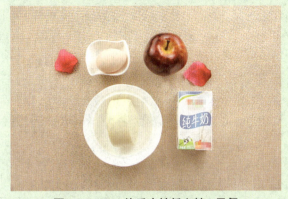

①馒头：标准粉 50g

②牛奶：牛奶 250g

③煮鸡蛋：鸡蛋 50g

④早加餐：苹果 150g

图 13-4　DM 伴反应性低血糖 - 早餐

午餐（图 13-5）

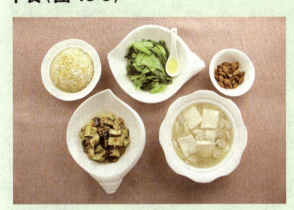

①二米饭：粳米 50g＋小米 25g

②肉末茄子：茄子 100g＋猪瘦肉 75g

③炒瓢儿菜：瓢儿菜 150g

④豆腐蘑菇汤：内酯豆腐 150g＋鲜白蘑菇 80g

⑤午餐用油：花生油 15g

⑥午加餐：杏仁 25g

图 13-5　DM 伴反应性低血糖 - 午餐

晚餐（图 13-6）

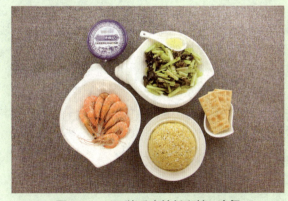

①二米饭：粳米 30g＋小米 75g

②芹菜炒木耳：干木耳 5g＋芹菜 200g

③白灼基围虾：基围虾 100g

④晚餐用油：花生油 10g

⑤晚加餐：酸奶 180g＋苏打饼干 21g

图 13-6　DM 伴反应性低血糖 - 晚餐

（三）索莫吉反应和黎明现象

1. 概述

（1）"索莫吉反应"：指继发于严重低血糖之后的反跳性血糖升高，这实际上是机体对低血糖的一种保护性自我调节。低血糖之后，体内的升糖激素（如生长激素、糖皮质激素等）分泌增加，促进肝糖原分解为葡萄糖，升高血糖，帮助机体自行纠正低血糖。健康人血糖上升时，胰岛素分泌亦随之增多，使血糖得以恢复正常。糖尿病患者由于胰岛 B 细胞功能减退，胰岛素分泌不足，致使其低血糖之后的血糖水平呈反跳性升高。此时,降糖药用量越大,血糖反跳越高。

(2)"黎明现象":是指患者夜间未曾发生低血糖,其血糖在每天黎明以后(凌晨 3~8 时)逐渐升高的现象。"黎明现象"的发生主要与机体胰岛素分泌不足、胰岛素拮抗激素(如生长激素、皮质醇、肾上腺素、去甲肾上腺素等)分泌增加,以及胰岛素抗体产生有关。这一现象最初是于 1981 年由国外学者 Schmidt 首先提出。

2. **症状** "黎明现象"和"索莫吉反应"在表现上都有一定的隐蔽性,不容易被发现。

"黎明现象"发生时,患者可能没有任何典型临床症状,常常是由于早餐前出现高血糖和三餐后高血糖难以控制而引起注意。若凌晨 3 时血糖 >6.1mmol/L,同时早餐前空腹血糖 >8mmol/L,即"高后高",就可断定为"黎明现象"。

"索莫吉反应"的发生常伴有如下表现:经常晨起感觉头痛、恶心;经常发生夜间低血糖;监测晚 11 时至次日凌晨 3 时的血糖,若凌晨 3 时血糖 <6.1mmol/L,同时早餐前空腹血糖 >8mmol/L,即"低后高",就可断定为"索莫吉反应"。

3. **饮食因素** 糖尿病患者出现"索莫吉反应"的常见原因有胰岛素使用过量、睡前没有按时加餐导致夜间严重低血糖之后的反跳性血糖升高。

"黎明现象"的发生主要与机体胰岛素分泌不足、胰岛素拮抗激素(如生长激素、皮质醇、肾上腺素、去甲肾上腺素等)分泌增加,以及胰岛素抗体产生有关。

4. **饮食治疗原则** "黎明现象"和"索莫吉反应"都是糖尿病患者出现的一种血糖失稳态表现,其饮食治疗原则与糖尿病营养治疗原则一致,但是,需要对餐次进行调整,即需要在睡前加餐。可将晚餐主食的 1/3 留出用于加餐。

如患者经常出现"索莫吉反应",则应酌情减少晚餐前(或睡前)降糖药或胰岛素的用量,并于睡前加餐,以避免夜间发生低血糖及空腹血糖的反跳性升高。

有"黎明现象"的糖尿病患者可以在白天口服降糖药物的基础上,睡前加用皮下注射中效胰岛素。但注射胰岛素前需要加餐,如半杯牛奶和两片饼干等,以避免注射胰岛素后发生低血糖。

(葛 声)

第二节 肥 胖 症

(一) 定义

肥胖症是指人体脂肪过量贮存、脂肪细胞增多和 / 或细胞体积增大,即全身脂肪组织块增大,与其他组织失去正常比例的状态。表现为体重超过相应身长所确定标准值的 20% 以上。但超重不一定全是肥胖,如果机体组织和骨骼特别发达,也可使体重超过标准。

(二) 病因

肥胖是一组异质性疾病,病因未明,根本原因是长期的能量摄入超过能量消耗,导致脂肪逐渐积聚而形成肥胖。绝大多数肥胖症是复杂的多基因系统与环境因素综合作用的结果。环境因素主要是指饮食和体力活动。静坐的生活方式、体力活动减少使能量消耗减少;而进食增多、喜甜食或油腻食物使能量摄入增多。

(三) 评估标准和诊断指标

肥胖症的评估包括测量身体肥胖程度、体脂总量和脂肪分布。常用的测量方法有:

1. **体重指数(BMI)** 判断肥胖度的重要指标(表 13-11)。

$$BMI（kg/m^2）= 体重 / 身高 ^2$$

大多数个体的体重指数与身体脂肪的百分含量有明显的相关性,能较好地反映机体的肥胖程度。但在具体应用时还应考虑到其局限性,如对肌肉很发达的运动员或有水肿的患者,体重指数值可能会过高估计其肥胖程度。老年人的肌肉组织与其脂肪组织相比,肌肉组织的减少较多,计算的体重指数值可能会过低估计其肥胖程度。

表 13-11　肥胖程度判断标准

分级	BMI 切点		
	欧美人群[a]	亚洲人群[b]	中国人群[c]
正常	18.5~24.9	18.5~22.9	18.5~23.9
肥胖前期(超重)	25.0~29.9	23.0~27.4	24~27.9
Ⅰ度(轻度)肥胖	30.0~34.9	27.5~32.4	≥ 28
Ⅱ度(中度)肥胖	35.0~39.9	32.5~37.4	
Ⅲ度(重度)肥胖	≥ 40.0	≥ 37.5	

注:[a] 1998 年 NHLBI《成人超重和肥胖指导、评估与治疗临床指南》;

[b] 2004 年 WHO 国际糖尿病联盟(IDF)推荐的亚洲人群 BMI 标准;

[c] 2003 年《中国成人超重和肥胖症预防与控制指南(试行)》。

2. **标准体重(SW)**　主要用于计算饮食中能量和三大营养素比例。

标准体重(kg)男性:=(身高 −100)× 0.9

女性:=(身高 −100)× 0.85

或标准体重(kg)= 身高 −105

3. **腰围以及腰臀比(WHR)**　反映脂肪分布情况,目前公认腰围是衡量脂肪在腹部蓄积(即向心性肥胖)程度的最简单、实用的指标。

(1)腰围的测量位置和方法:腰围测量髂前上棘和第 12 肋下缘连线的中点水平。腹型肥胖的标准分别为男性 >90cm;女性 >85cm。

(2)臀围的测量位置和方法:环绕臀部的骨盆最突出点的周径。

(四)饮食治疗原则

肥胖患者的饮食营养治疗应以长期控制能量摄入和增加能量消耗相结合的方法为原则,切不可通过单纯严格节食和间歇性锻炼来减重,否则不但不利于长期坚持体重控制,反而容易造成肌肉组织的丢失。

1. **限制总能量摄入**　能量的摄入应低于需要量。减重能量的供给可在每日能量需要量的基础之上,减少 500~750kcal 或减少 30% 的能量摄入。能量摄入的制订应结合患者体重和体力活动以及是否有合并症等情况,分阶段逐步控制。控制体重期间,女性能量摄入可控制在 1 200~1 500kcal/d,男性可控制在 1 500~1 800kcal/d。

2. **增加蛋白质的供能比**　可增至 25%~30%,其中优质蛋白的比例可占总蛋白的 50% 左右,如食用牛奶、鸡蛋、鱼、鸡肉、瘦肉、豆制品等。

3. **控制脂肪供能比**　不超过供能比的 30%,优先选择植物来源的脂类,减少动物脂肪摄入,因为后者富含饱和脂肪酸,不利于患者的心血管健康。

4. **适宜碳水化合物的比例和恰当的种类**　减肥初期,碳水化合物供能比可低于 45%,建议增加膳食纤维的摄入量达 25~30g/d,有助于预防便秘的发生。但需严格限制单糖的摄入。

5. **低钠限盐**　每日食盐摄入低于 6g 为宜,还需注意少用含盐较多的调味品,如酱油(5ml 酱油 =1g 盐)、味精等,以免刺激食欲,摄入过量。

6. **选择合适的烹饪方法**　多用蒸、煮、烧等方法,忌用油煎、炸。

7. 每天摄入 500g 左右的蔬菜以及中等大小的低糖分水果一个,以防止 B 族维生素以及钙、铁缺乏。其中淀粉含量较多的蔬菜须与主食等量交换。

8. **养成良好就餐习惯**　细嚼慢咽,定时定量进餐。

(五)医疗膳食范例

1. **食谱的设计与制作**

(1)病例

1)一般情况:段某,男性,29 岁,因"体重进行性增加 5 年"入院。患者 5 年前出现体重进行性增加,局部脂肪增多,以全身增多为主,面部未出现变红变深,伴食欲增强,进食量增加,喜甜食,每年体重增加10~15kg,无乏力、怕冷,毛发脱落。查 OGTT 空腹血糖 6.3mmol/L,120 分钟血糖 8.6mmol/L。腹部 B 超考虑脂肪肝,给予口服多烯酸乙酯软胶囊 0.25g 每日 3 次,二甲双胍 0.5g 每日 3 次及益肝灵片 38.5mg 每日3 次治疗,口服 4 个月后因胃部不适,自行停药。以"单纯性肥胖"收入院。自患病以来,晨起经常有恶心呕吐,无腹痛、腹泻,有饥饿感时即有头晕,进食后症状缓解。患者目前胃纳佳,大便如常,小便正常,睡眠、精神尚可。否认高血压、糖尿病病史,否认头部外伤史,否认甲状腺疾病史。有喜食油炸食物史。有偏食挑食史。否认服用减肥药史。否认肝炎、结核或其他传染病病史,否认过敏史,否认手术史。

2)体格检查:体温 36.5℃,脉搏 80 次 /min,呼吸 20 次 /min,血压 140/95mmHg。身高 190cm,体重120kg,BMI 33.2kg/m²,腰围 107cm,臀围 117cm,腰臀比 0.91。神志清晰,呼吸平稳,发育正常,营养良好。查体无特殊。

3)辅助检查:临床检查及结果,见表 13-12。

表 13-12 临床检查及结果

检查项目	检查结果
生化检查	白蛋白 49g/L,谷丙转氨酶 53U/L,谷草转氨酶 36U/L,Γ-GT 63U/L,总胆固醇 3.93mmol/L,甘油三酯 0.91mmol/L,高密度脂蛋白 1.08mmol/L,低密度脂蛋白 2.43mmol/L,尿酸 519μmol/L,空腹 C 肽 1.0nmol/L
血糖	空腹血糖 6.3mmol/L,餐后 2h 血糖 8.6mmol/L
B 超	脂肪肝

4)入院诊断:①单纯性肥胖;②糖尿病前期。

(2)计算三大营养素需要量:根据患者的 BMI 以及腰臀比判断,患者处于中度以上肥胖状态。餐后血糖处于临界,需要引起重视,存在胰岛素抵抗的情况。

1)计算能量需要量:患者为公司白领,工作主要在办公桌前完成,属于轻体力劳动型。由于其BMI≈33.2kg/m² 属于中度肥胖,需要减重。患者的标准体重为 190(cm)−105＝85kg,由于与实际体重120kg 相差较大,需要减少的体重较多,可先按 20kcal/(kg·d)的标准给予能量,一段时间后再调整。三大营养素的比例主要遵循高蛋白、低碳水化合物、适量脂肪的原则调整。根据本患者的情况,蛋白质、脂肪、碳水化合物的供能比分别给予 20%、30%、50%。由于蛋白质比例比普通成人标准的 10%~15% 要高出许多,因此在按该比例给患者设计食谱时,建议定期监测患者尿蛋白及肝、肾功能的相关指标,且过段时间(1~3 个月后)要适度下调蛋白比例。

全天能量需要量 =20kcal/kg×85kg＝1 700kcal。待患者耐受后,根据患者的依从性及减肥效果,再予以调整。

2)计算蛋白质需要量:按供能比的 20% 来计算,且每克蛋白质提供 4kcal 能量。全天蛋白质需要量 =(1 700kcal×20%)÷4kcal/g=85g。

3)计算脂肪需要量:(1 700kcal×30%)÷9kcal/g≈56.7g。

4)计算碳水化合物需要量:(1 700kcal×50%)÷4kcal/g=212.5g。

2. 一日范例食谱和营养成分分析 肥胖症患者一日范例食谱,见表 13-13；营养成分分析,见表 13-14。

表 13-13 肥胖症患者一日范例食谱

餐别	食物名称	原料	重量 /g	多餐能量构成比 /%
早餐	三明治	麦胚面包	75	23.6
		西红柿	100	
		鸡胸脯肉	25	
	白煮蛋	鸡蛋	50	
	酸奶	脱脂酸奶	180	

餐别	食物名称	原料	重量 /g	多餐能量构成比 /%
午餐	二米饭	粳米	50	43.1
		小米	25	
	冬瓜炒毛豆	冬瓜	150	
		毛豆	50	
	芹菜木耳炒肉丝	水芹菜	200	
		干木耳	5	
		猪肉(里脊)	30	
	午餐用油	豆油	10	
午加餐	苹果	苹果	250	
	杏仁	杏仁	20	
晚餐	二米饭	粳米	50	33.3
		小米	25	
	炒素菜	白花菜	100	
		蘑菇	50	
	油菜炒豆干	油菜	150	
		豆干	10	
	清蒸鲈鱼	鲈鱼	65	
	晚餐用油	豆油	10	
	酸奶	脱脂酸奶	180	
全天	烹调用盐	精盐	6	

表 13-14　营养成分分析

宏量营养素				微量营养素			
三大营养素	含量 /g	能量 /kcal	供能比 /%				
蛋白质	82.2	328.8	18.9	维生素 B_1	1.1mg	钠	3 398.4mg
				维生素 B_2	1.8mg	钾	3 197.4mg
脂肪	48.8	439.2	25.2	叶酸	259.8μg	钙	1 183.1mg
				烟酸	20.9mg NE	磷	1 349.3mg
碳水化合物	243.1	972.4	55.9	维生素 C	155.3mg	铁	35.0mg
				维生素 A	555.7μgRE	锌	12.7mg
合计	—	1 740.4	100	维生素 E	37.5mgα-TE	镁	405.8mg

早餐（图 13-7）

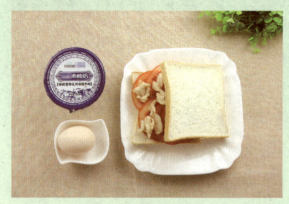

①三明治：麦胚面包 75g+ 西红柿 100g+ 鸡胸脯肉 25g

②白煮蛋：鸡蛋 50g

③酸奶：脱脂酸奶 180g

图 13-7　肥胖症 - 早餐

午餐（图 13-8）

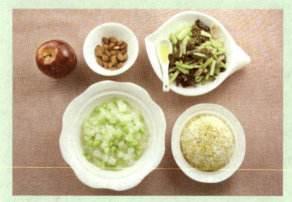

①二米饭：粳米 50g+ 小米 25g

②冬瓜炒毛豆：冬瓜 150g+ 毛豆 50g

③芹菜木耳炒肉丝：水芹菜 200g+ 干木耳 5g+ 猪肉（里脊）30g

④午餐用油：豆油 10g

⑤加餐：苹果 250g+ 杏仁 20g

图 13-8　肥胖症 - 午餐

晚餐（图 13-9）

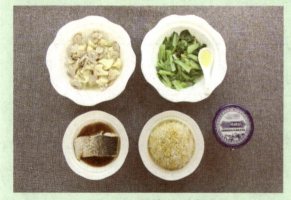

①二米饭：粳米 50g+ 小米 25g

②炒素菜：白花菜 100g+ 蘑菇 50g

③油菜炒豆干：油菜 150g+ 豆干 10g

④清蒸鲈鱼：鲈鱼 65g

⑤晚餐用油：豆油 10g

⑥酸奶：脱脂酸奶 180g

图 13-9　肥胖症 - 晚餐

（葛 声）

第三节　高尿酸血症

　　高尿酸血症（hyperuricemia，HUA）与痛风（gout）是嘌呤代谢障碍引起的代谢性疾病。20 世纪 80 年代以来，随着社会经济的发展以及居民生活水平的提高、生活方式和膳食结构的改变，我国高尿酸血症及痛风的患病率呈现逐年上升趋势,已接近发达国家水平。高尿酸血症与痛风之间密不可分,并且是多种代谢性疾病(糖尿病、代谢综合征、高脂血症等)、心血管疾病、慢性肾病、脑卒中等的独立危险因素。

饮食营养治疗是高尿酸血症及痛风生活方式干预的重要措施之一,其作用已被广泛认可。近年来,随着多项大型前瞻性流行病学研究的开展,以及关于尿酸转运的细胞机制的分子生物学研究新进展,都为我们进一步了解饮食对高尿酸血症及痛风患者尿酸水平的影响提供了新的依据。

一、概念、病因及临床表现

(一) 概念

机体血尿酸(serum uric acid,SUA)水平升高与体内核酸代谢异常和肾脏排泄减少相关。临床上分为原发性及继发性两大类,前者多由先天性嘌呤代谢异常所致,常与肥胖、糖脂代谢紊乱、高血压、动脉硬化和冠心病等聚集发生,后者则由某些系统性疾病或药物引起,少数患者可以发展为痛风,出现急性关节炎、痛风肾和痛风石等临床症状和阳性体征。正常情况下,血液中尿酸盐饱和度为398μmol/L,国际上将高尿酸血症的诊断定义为:正常嘌呤饮食状态下,非同日两次空腹SUA水平:男性>420μmol/L,女性>360μmol/L。

痛风是一种单钠尿酸盐(monosodium urate,MSU)沉积所致的晶体相关性关节病,与嘌呤代谢紊乱和/或尿酸排泄减少所致的高尿酸血症直接相关,属于代谢性风湿病范畴。痛风特指急性特征性关节炎和慢性痛风石疾病,可并发肾脏病变,重者可出现关节破坏、肾功能受损。

(二) 发病机制及病因

尿酸是嘌呤代谢的最终产物,人体内尿酸主要有两个来源:

1. **外源性** 约占体内总尿酸的20%,从富含嘌呤或核蛋白的食物而来。

2. **内源性** 约占体内总尿酸的80%,由体内氨基酸、核苷酸及其他小分子化合物合成及核酸代谢而来。尿酸在细胞外液的浓度取决于尿酸生成和肾脏排出之间的平衡关系,嘌呤合成代谢增高和/或尿酸排泄减少是体内血尿酸水平增高的重要机制。在原发性高尿酸血症和痛风患者中,80%~90%具有尿酸排泄障碍。

临床上仅有部分高尿酸血症患者发展为痛风,确切原因不清。当SUA浓度过高和/或在酸性环境下,尿酸可析出结晶,沉积在骨关节、肾脏和皮下等组织,造成组织病理学改变,导致痛风性关节炎、痛风肾和痛风石等。

(三) 临床表现

高尿酸血症及原发性痛风多见于男性,可与雌激素促进尿酸排泄及男性某些酶类基因突变致活性改变有关。有研究表明,高尿酸血症患病率男女性之比约为2:1,原发性痛风患病率男女性之比约为20:1。高尿酸血症及痛风的患病率随年龄增长而升高,女性多数在更年期后发病。

原发性痛风的自然病程包括4个阶段:无症状性高尿酸血症期、急性痛风性关节炎期、间歇期、痛风石与慢性痛风性关节炎期。依据病程的不同阶段,其营养治疗原则亦不相同。

1. **无症状性高尿酸血症期** 仅有波动性或持续性高尿酸血症,从血尿酸水平增高至症状出现的时间可长达数年至数十年,有些终身不出现症状,但随年龄增长痛风的患病率增加,并与高尿酸血症的水平和持续时间有关。

2. **急性痛风性关节炎期** 急性痛风性关节炎是痛风最常见的首发症状,受寒、劳累、过度饮酒、饥饿、高嘌呤饮食及感染、创伤、手术等为常见的诱因。常有以下特点:①多于午夜或清晨突然起病,多呈剧痛,数小时内出现受累关节的红、肿、热、痛和功能障碍,受累关节以第一跖趾为多见;②秋水仙碱治疗后,关节炎症状可迅速缓解;③发热;④初次发作常呈自限性,数日内自行缓解,此时受累关节局部皮肤出现脱屑和瘙痒;⑤可伴高尿酸血症,但亦有部分患者急性发作时血尿酸水平正常。

3. **间歇期** 两次发作之间的一段静止期称为间歇期。一般情况下,未经有效治疗的患者,发作频率渐频,间歇期缩短,症状加剧。随着病程发展,病累及多个关节,发作持续时间亦增长。

4. **痛风石与慢性痛风性关节炎期** 痛风石是痛风特征性损害,其核心是尿酸钠结晶,主要由于尿酸沉积于结缔组织中逐渐形成。痛风石多见于关节远端,如耳轮、跖趾、指间和掌指关节等。在未经药物治疗的患者中,半数患者出现痛风石。痛风患者经过10~20年演变,累及上、下肢各关节。由于痛风石不断增大、增多,软骨及关节周围结缔组织尿酸盐沉着,纤维增生,骨质破坏,最终导致关节强直、畸形,可出现假性类风湿关节炎样关节,使功能完全丧失。

二、营养治疗原则

(一)限制总能量,保持适宜体重

流行病学及临床研究均发现,肥胖是高尿酸血症及痛风的发病因素之一。高尿酸血症的发生与体重、体重指数、腰臀比等呈正相关,故对于超重及肥胖患者应注意限制总能量摄入,以达到并保持适宜体重。总能量可根据患者标准体重计算,通常不超过25~30kcal/kg,对于超重及肥胖患者,能量供给可予20~25kcal/kg,以减轻体重至标准体重范围。值得注意的是,如患者当前实际能量摄入量与目标能量差距较大,可分阶段减少能量供给,每阶段减少500kcal,逐步降低至目标能量。体重减轻应遵循循序渐进原则,避免体重短期内过多过快降低而引起机体产生大量酮体与尿酸竞争排出,造成血尿酸水平升高,导致痛风急性发作。体重减轻速度以每个月减少0.5~1kg为宜。

(二)适量蛋白质

蛋白质供给量应占总能量的10%~15%,或1g/(kg·d),急性痛风发作时可降低至0.8g/(kg·d)。可选择嘌呤含量较少的牛奶、奶酪、鸡蛋等动物蛋白或植物蛋白。

(三)适量碳水化合物

碳水化合物作为能量的主要来源,可防止脂肪组织分解及产生酮体,并有利于尿酸盐排泄。在限定总能量的前提下,碳水化合物的供能比应占总能量的55%~65%。研究显示,果糖可增加腺嘌呤核苷酸的分解,加速尿酸合成,因此应尽量减少果糖摄入。蔗糖及甜菜糖等分解代谢后50%成为果糖,故亦应减少摄入。

(四)低脂

脂肪供能比应控制在总能量的30%以下,其中饱和、单不饱和、多不饱和脂肪酸比例应控制于0.8:1.2:1。限制脂肪摄入量有利于减少总能量摄入,同时亦可减少由脂肪分解产生的酮体对肾脏尿酸排泄的抑制作用。

(五)控制食物中嘌呤摄入量

尽管高尿酸血症及痛风的发生主要由内源性代谢紊乱所致,但meta分析显示,饮食治疗可降低10%~18%的血尿酸或使血尿酸降低70~90μmmol/L。控制食物嘌呤摄入量作为高尿酸血症及痛风患者管理的重要环节之一,仍十分必要,有报道显示限制嘌呤摄入量可大大减少急性痛风性关节炎的发作。

正常成人日常膳食嘌呤摄入量为600~1 000mg/d,高尿酸血症及痛风患者应长期限制膳食中的嘌呤摄入量,具体可根据患者的病情轻重、所处病期、有无合并症等区别对待:

(1)急性期:膳食嘌呤摄入量应控制在150mg/d以下,宜选择嘌呤含量低的食物(表13-15),避免增加外源性嘌呤的摄入。

(2)缓解期:应遵循平衡膳食原则,可适量选择嘌呤含量中等的食物(表13-16)。但需注意的是,急性期及缓解期均应避免高嘌呤含量食物摄入(表13-17)。

(六)足量维生素及矿物质摄入

长期低嘌呤饮食限制了肉类、动物内脏的摄入量,需适量补充维生素及微量元素。B族维生素及维生素C的补充可同时促进组织中尿酸盐的溶解。蔬菜、水果、牛奶等含有较多的钾、钙、镁等元素,在体内氧化可生成碱性化合物,有利于降低血液和尿液的酸度,促使尿液碱性化,增加尿酸在尿液中的可溶性。

(七)充足水分摄入

充足水分的摄入有利于体内尿酸的排出。对于心、肾功能正常的高尿酸血症及痛风患者,每日饮水量应达2 000ml以上,如伴有肾结石者最好应达3 000ml以上。水分摄入以白开水、淡茶水、矿泉水等为主。睡前或夜间亦应适量补充水分以防止尿液浓缩。

（八）戒酒

酒类中乙醇代谢可增加尿酸合成，同时可使血乳酸浓度升高，抑制肾小管分泌尿酸，导致肾脏尿酸排泄减少。因此，痛风患者应戒酒。近年来研究显示，饮酒的类型亦与痛风发作相关，啤酒与痛风的相关性最强，烈酒次之，中等量以下的红酒不增加痛风的危险性。

（九）注意食品烹饪方法

合理烹饪方式的选择对高尿酸血症及痛风患者亦十分重要，恰当的烹饪方法可减少食物中的嘌呤含量，如因嘌呤易溶于水，故肉类食物烹饪前应先加水煮沸，弃汤后再行烹调，可大大减少嘌呤摄入量。除此之外，应注意部分刺激性调味品如辣椒、胡椒、芥末等的使用，因其可兴奋自主神经，可能诱发痛风急性发作，应尽量避免使用。

三、常用食物的嘌呤含量和食物选择

（一）常用食物的嘌呤含量

食物中嘌呤含量差距较大，通常可将食物按嘌呤含量分为3类，以便选择食物时参考，详见表13-15、表13-16及表13-17。

表 13-15　嘌呤含量很少的食物（每100g食物中嘌呤含量<50mg）

类别	品种
谷类	大米、小米、米粉、大麦、小麦、荞麦、富强粉、玉米、面粉、面条、麦片、白薯、马铃薯、芋头、通心粉、面包、馒头、苏打饼干、蛋糕
蔬菜类	白菜、卷心菜、芥菜、芹菜、青菜、空心菜、芥蓝、茼蒿、苦瓜、冬瓜、南瓜、丝瓜、西葫芦、茄子、青椒、萝卜、胡萝卜、黄瓜、甘蓝、莴苣、刀豆、西红柿、洋葱、泡菜、咸菜、葱、姜、蒜头
水果类	橙、橘、梨、苹果、桃、西瓜、香蕉、哈密瓜等各种水果
干果类	花生、核桃、杏仁、葡萄干、栗子、瓜子
乳类	牛奶、酸奶、奶粉、炼乳、奶酪、适量奶油、冰激凌
蛋类	鸡蛋、鸭蛋
其他	海参、海蜇皮、海藻、猪血、猪皮、枸杞子、木耳、红枣、蜂蜜、茶、咖啡、巧克力、可可等

表 13-16　嘌呤含量中等的食物（每100g食物中嘌呤含量50~150mg）

类别	品种
肉类	猪肉、牛肉、羊肉、兔肉、鹿肉、火腿、牛舌
禽类	鸡、鸭、鹅、鸽、火鸡
水产类	鲤鱼、鳗鱼、鳝鱼、鳕鱼、鲑鱼、鲈鱼、草鱼、黑鲳鱼、大比目鱼、金枪鱼、鱼卵、小虾、龙虾、乌贼、蟹
干豆类及其制品	黄豆、黑豆、绿豆、赤豆、豌豆、青豆、菜豆、扁豆、四季豆、豆腐干、豆腐
谷类	麦麸、麦糠、麦胚
蔬菜类	芦笋、菠菜、蘑菇

表 13-17　嘌呤含量高的食物（每100g食物中嘌呤含量150~1 000mg）

类别	品种
内脏	牛肝、牛肾、猪肝、猪小肠、胰腺、脑
水产类	凤尾鱼、沙丁鱼、白带鱼、白鲳鱼、鲭鱼、鲱鱼、鲢鱼、小鱼干、牡蛎、蛤蜊
肉汤	各种肉、禽制得的浓汤和清汤

（二）食物选择

1. 急性痛风发作期的食物选择 禁食一切肉类及含嘌呤丰富的食物,选择嘌呤含量很少的食物(禁用表 13-16、表 13-17 类食物),可选择牛奶、鸡蛋、精制面粉、蔬菜、适量水果及大量饮水。

2. 缓解期的食物选择 可在全天蛋白质摄入量范围内,选择全蛋 1 个、瘦肉、禽肉类、鱼虾合计每日小于 100g,同时注意采用肉类焯烫的烹调方法减少嘌呤摄入。亦有建议对缓解期患者每周 2 日按急性期膳食供给,其余 5 日可适量选用嘌呤含量中等食物(表 13-16)。严禁单次摄入大量高嘌呤食物。

3. 注意事项 食物嘌呤含量可作为高尿酸血症及痛风患者食物选择的指导,但需要注意的是,以食物中嘌呤含量作为食物选择的唯一依据局限性较大。

(1)烹调方法对嘌呤含量影响很大:如干黄豆属于嘌呤含量中等的食物,而加工为南豆腐后嘌呤含量仅为 13mg/100g,属于低嘌呤食物。

(2)重视嘌呤的食物来源:Hyon 等研究显示,摄入中等量植物性食物(包括豆类、豌豆、小扁豆、菠菜、蘑菇、燕麦等),其虽多为嘌呤含量中等食物(食物嘌呤含量 50~150mg/100g),但与痛风危险的增加无关,提示不能仅考虑嘌呤含量高低,还需重视嘌呤的食物来源,关注动、植物性食物的比例。

四、医疗膳食范例

（一）低嘌呤医疗膳食设计原则

1. 根据患者病情及所处病期,确定适宜嘌呤摄入量 急性期膳食嘌呤摄入量应控制在 150mg/d 以下,宜选择低嘌呤含量食物;缓解期可适量选择嘌呤含量中等的食物。

2. 合理搭配三餐及加餐 长期的低嘌呤膳食易导致患者膳食单一化,应注意食物选择及搭配,如除外鸡蛋、牛奶等低嘌呤动物性食物外,可适当选择海参、海蜇等低嘌呤食物调节患者口味;在总能量控制的前提下,可适量选择嘌呤含量低的干果类作为加餐等。

3. 避免过多果糖摄入 果糖摄入可使尿酸水平升高,故在饮食中应避免过多摄入,特别应注意高果糖含量的软饮料、甜点等成品食物中的果糖摄入量。

（二）食谱编制与制作

1. 病例

(1)一般情况:李某,男性,57 岁,因"反复多关节肿痛 10 年,复发加重 2 天"入院。患者 10 年前运动后出现右侧第一跖趾关节疼痛,伴皮肤红肿、发热,无踝、膝、腕、指、肘关节疼痛,于当地医院门诊就诊,诊断为"痛风",予口服药物治疗,具体不详,患者后自行停药,药物治疗不规律,无饮食控制。3 年前开始出现右侧腕关节疼痛,伴皮肤红肿、发热,其他关节未见明显异常。2 天前上述症状复发。自患病以来,患者睡眠欠佳,精神尚可,大小便正常,近期体重无明显变化。

(2)体格检查:体温 37.4℃,脉搏 63 次/min,呼吸 18 次/min,血压 123/69mmHg,身高 183cm,体重 108kg,体重指数 32.2kg/m^2,腰围 109.5cm,臀围 114cm,腰臀比 0.96。患者四肢无畸形,右侧腕关节红肿,局部皮温增高,轻度活动受限,压痛明显。

(3)既往史:血脂异常病史 15 年。

(4)个人史:有饮酒史,白酒 250g/d。

(5)辅助检查:临床检查及结果,见表 13-18。

表 13-18　临床检查及结果

检查项目	检查结果
血常规	淋巴细胞百分比 50.3%(20.0%~50.0%),余均正常
红细胞沉降率	29mm/h(0~21)
肝功能检查	谷草转氨酶 38U/L(8~37),γ- 谷氨酰转移酶 87U/L(0~50),余正常
肾功能检查	尿酸 569μmol/L(210~430)

检查项目	检查结果
血脂	甘油三酯 2.98mmol/L（0.45~1.81） 高密度脂蛋白 0.85mmol/L（0.90~1.68）
血糖相关	空腹血糖 6.31mmol/L（3.90~5.80） 餐后 2h 血糖 6.45mmol/L（3.90~7.80） 糖化血红蛋白 6.1%（4.3%~6.5%）
关节超声	腕关节内见点状强回声（尿酸结晶），右侧第一跖趾关节内见团状回声（小痛风石可能）

（6）入院诊断：①痛风性关节炎；②高甘油三酯血症。

2. **计算营养需要量**　患者诊断为痛风性关节炎且为急性发作期，故应限制嘌呤摄入量在 150mg/d 以内；患者身高 183cm，体重 108kg，BMI≈32.2kg/m²，属肥胖，需限制能量的供给以减轻体重。其标准体重为 183（cm）－105＝78kg。

（1）计算能量需要量：患者体型肥胖，需限制能量供给以减轻体重，按 25kcal/（kg·d）的标准计算能量需要，则能量供给应为 1 950kcal/d。膳食调查计算显示患者日常饮食摄入能量约为 2 400kcal/d，与目标能量值 1 950kcal/d 相差不大，患者可耐受，故能量供给标准可按 25kcal/（kg·d）计算。

全天能量需要量 ＝25kcal/kg×78kg＝1 950kcal。

（2）计算蛋白质需要量：患者为痛风急性发作期，应适当控制蛋白质摄入量，按 0.8g/kg 计算，则 0.8g/kg×78kg＝62.4g。

（3）计算脂肪及碳水化合物需要量：将每日能量需要量减去蛋白质所产生的能量，确定脂肪和碳水化合物需要量。患者为高甘油三酯血症，适当控制碳水化合物供能比。

脂肪占总能量的 28%：（1 950kcal×28%）÷9kcal/g≈60.7g。

碳水化合物：（1 950kcal–62.4g×4kcal/g–1 950kcal×28%）÷4kcal/g＝288.6g。

3. **范例食谱及其营养成分分析**　痛风急性发作期患者一日范例食谱，见表 13-19；营养成分分析，见表 13-20。

表 13-19　痛风急性发作期患者一日范例食谱

餐别	食物名称	原料	重量 /g	多餐能量构成比 /%
早餐	菜包	小麦粉	50	27.8
		芥菜	75	
	牛奶	牛奶	250	
	煮鸡蛋	鸡蛋	50	
	早餐用油	芝麻油	5	
早加餐	猕猴桃	猕猴桃	200	
午餐	杂粮饭	稻米（均值）	80	35.5
		玉米糁	20	
	凉拌白肉	猪肉	50	
	西芹百合	西芹	150	
		鲜百合	15	
	午餐用油	色拉油	10	
午加餐	苏打饼干	苏打饼干	21	
	坚果	杏仁	20	

续表

餐别	食物名称	原料	重量/g	多餐能量构成比/%
晚餐	米饭	稻米（均值）	100	36.7
	牛奶炒蛋白	牛奶	200	
		鸡蛋白	50	
	蒜蓉小白菜	小白菜	150	
	冲藕粉	藕粉	30	
	晚餐用油	色拉油	15	
全天	烹调用盐	精盐	6	

表 13-20　营养成分分析

宏量营养素				微量营养素			
三大营养素	含量/g	能量/kcal	供能比/%				
蛋白质	70.3	281.2	14.0	维生素 B_1	1.1mg	钠	3 008.9mg
				维生素 B_2	1.6mg	钾	2 162.0mg
脂肪	62.5	562.5	28.1	叶酸	315.2μg	钙	901.4mg
				烟酸	10.9mgNE	磷	1 058.1mg
碳水化合物	289.8	1 159.2	57.9	维生素 C	234.7mg	铁	20.2mg
合计	—	2 002.9	100	维生素 E	29.2mgα-TE	锌	12.1mg

早餐（图 13-10）

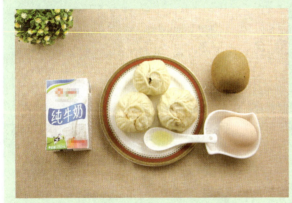

①菜包：小麦粉 50g+ 芥菜 75g

②牛奶：牛奶 250g

③煮鸡蛋：鸡蛋 50g

④早餐用油：芝麻油 5g

⑤早加餐：猕猴桃 200g

图 13-10　痛风急性发作期 - 早餐

午餐（图 13-11）

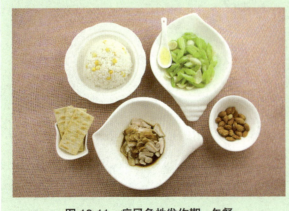

①杂粮饭：稻米 80g+ 玉米糁 20g

②凉拌白肉：猪肉 50g

③西芹百合：西芹 150g+ 鲜百合 15g

④午餐用油：色拉油 15g

⑤午加餐：苏打饼干 21g+ 杏仁 20g

图 13-11　痛风急性发作期 - 午餐

晚餐（图 13-12）

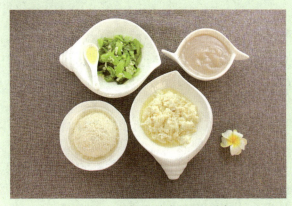

①米饭：稻米 100g
②牛奶炒蛋白：牛奶 200g+ 鸡蛋 50g
③蒜蓉小白菜：小白菜 150g
④冲藕粉：藕粉 30g
⑤晚餐用油：色拉油 15g

图 13-12　痛风急性发作期 - 晚餐

（葛　声）

第四节　骨质疏松症

一、概述

骨质疏松症（osteoporosis，OP）是以骨量减少和骨组织微观结构破坏为特征，导致骨的脆性和骨折危险性增高的全身性疾病。使骨吸收增加和 / 或骨形成减少的因素都会导致 OP。根据病因可分为两大类型：

（一）继发性 OP

由任何影响骨代谢的疾病（如性腺功能减退、甲状腺功能亢进、甲状旁腺功能亢进、库欣综合征、1型糖尿病等）和 / 或药物及其他明确病因导致的骨质疏松。

（二）原发性 OP

随年龄增长而出现的骨骼生理性退行性病变。

1. **Ⅰ型**　常见于绝经后女性，又称绝经妇女骨质疏松症（postmenopausal osteoporosis，PMOP），为高转换型，由破骨细胞介导，以骨吸收增加为主，小梁骨丢失大于皮质骨丢失，多发生在脊柱和桡骨远端。更年期后，雌激素水平下降，女性的骨密度下降速率快于男性。

2. **Ⅱ型**　多在 70 岁以后发生，又称老年性 OP，为低转换型，以骨形成不足为主，小梁骨和骨皮质呈同等比例减少，主要侵犯椎骨和骨髓。

本节主要介绍原发性 OP 中的 PMOP。

3. **特发性骨质疏松症（包括青少年型）**　原因不明。

骨质疏松的主要症状是骨痛，尤以腰背痛最常见，其余依次为膝关节、肩背部、手指、前臂、上臂。主要是由于骨吸收增加，骨质破坏引起。主要并发症是骨折，以椎体骨折最常见，而髋部骨折危害最大。

二、营养代谢特点

（一）钙

钙是骨的主要成分，机体总钙量的 99% 存在于骨质和牙齿中。随年龄增长而出现的骨矿物质丢失可能是长期钙摄入不足、吸收不良和排泄增多共同作用的结果。调节体内钙代谢的因素主要包括维生素 D、甲状旁腺素、降钙素和雌激素等。雌激素分泌能力下降，以致肾脏保留钙以减少排出的能力降低，加上缺乏运动，可能是 PMOP 发生的重要原因。如在青少年期开始就有足够的钙供给，增加骨矿化程度,增加成年后骨密度峰值,长期保持足量钙摄入,维持女性闭经后以及进入老年的骨密度,骨质疏松速度减慢,骨折的危险性也会降低。

(二) 磷

一般饮食中含磷丰富。高磷摄入引起血磷偏高,抑制 $1,25\text{-}(OH)_2D_3$ 生成,最终使钙吸收下降。但增加磷摄入可减少尿钙丢失,因此综合结果对钙平衡影响不大。一般认为钙磷比值 2:1~1:2 是合适的。

(三) 维生素

维生素 D 能够促进小肠钙吸收,减少钙磷排泄,有利于骨质钙化。如果没有维生素 D 的参与,人体对膳食中钙的吸收将不到 10%。另外,维生素 A 参与骨胶原和黏多糖的合成,后两者是骨基质的成分,对骨钙化有利。每日推荐的视黄醇当量为男性 800μgRE,女性 700μgRE。但基于现有的认识,维生素 A 过量或缺乏都会刺激和抑制骨的形成,维生素 A 水平过高(>1 500μgRE/d)或过低(<500μgRE/d)都有害于骨骼健康,但是尚不清楚有利于骨骼健康的维生素 A 的最佳摄入量是多少。

(四) 蛋白质

蛋白质摄入不足(<40g/d),营养不良和肌肉功能减退是 OP 的重要原因。蛋白质是组成骨基质的原料,但摄入高蛋白质膳食(>75g/d)可增加尿钙排泄。关于高蛋白摄入导致钙丢失的机制尚未完全清楚,有人认为饮食含硫氨基酸数量与尿钙排出量有关,降低含硫氨基酸可明显减少尿钙排泄。一般情况下,肉类和乳类高蛋白质膳食常伴有大量的磷,后者可减少尿钙排出,从而抵消了蛋白质促使尿钙排泄的作用,因而不会产生明显的尿钙。

三、营养治疗原则

(一) 营养治疗的目的

注重饮食的营养平衡,充分摄取钙等矿物质和维生素等营养物质,对 OP 的防治至关重要。并且,OP 的预防比治疗更为重要。自幼年起就应注意平衡膳食和积极运动。营养治疗的目的是在合理能量和蛋白质供给的基础上,通过膳食补充钙、磷、维生素 D 等,预防和治疗 OP。

(二) 营养治疗原则

1. 保持合适的体重　体重减轻或体重指数(BMI)过低(<18.5kg/m²),均会导致 PTH 和骨代谢指标增高,进而促使骨密度减少。应将 BMI 维持在 18.5~23.9 kg/m²,对于老年人来说,正常范围内稍高(20~25kg/m²)更佳。

2. 充足的钙　我国成人钙的推荐摄入量(RNI)为 800mg/d,孕中晚期及哺乳期妇女应达到 1 000mg/d。可耐受最高摄入量(tolerable upper intake level,UL)为 2 000mg/d,过量摄入会增加肾结石等的危险性。而我国大多数居民钙的摄入水平只达到适宜摄入量(AI)的 20%~60%,达到 AI 的人群不足 5%。此外,吸烟,饮用咖啡、茶或过量饮酒,长期服用糖皮质激素或甲状腺素,患有慢性胃肠道疾病,均会影响钙的吸收与利用。

3. 充足的维生素 D　维生素 D 促进钙的吸收和利用,推荐摄入量为成人 400U/d,65 岁及以上老年人 600U/d,适量多晒太阳,以增加体内维生素 D 的合成。维生素 A 促进骨骼发育,维生素 C 促进骨基质中胶原蛋白的合成。

4. 避免摄入过多钠盐　2020 年我国居民平均每天烹调用盐 9.3g,仍远超 WHO 的推荐值。钠的摄入量与尿钙排出量有很大关系。肾脏每排出 2 300mg 钠(相当于 6g 盐),同时就会损失 40~60mg 钙。钠盐摄入过多所带来的骨钙流失问题不可忽视。目前,DRIs 中钠的 AI 推荐值为 1 500mg,PI 值(建议摄入量)为 2 000mg。

5. 适量的磷　膳食磷的适宜供给量为 700mg/d,合适的钙磷比例有利于钙的利用和减慢骨钙丢失。如磷摄入过多可能会加重骨质疏松的危险性。磷的可耐受最高摄入量是 3 000mg/d,值得注意的是食物中普遍富含磷,一些食品在加工时添加多种含磷的添加剂也需考虑在内。

6. 适量的蛋白质　蛋白质可促进钙的吸收和储存,但过量也促进钙的排泄,故应适量供给。其中肉、奶、蛋、坚果中的蛋白都含胶原蛋白和弹性蛋白,是合成骨基质的重要原料。成人每代谢 1g 蛋白质,尿钙就丢失 1mg,蛋白质摄入高于 75g/d,钙摄入低于 600mg/d 时,就会出现负氮平衡。

7. 科学的烹调 谷类含有植酸,某些蔬菜富含草酸,它们与钙结合成不溶性钙盐而降低钙的吸收,故在烹调上应采取适当措施祛除干扰钙吸收的因素。可在面粉、豆粉、玉米粉中加入发酵剂发酵一段时间,均可使植酸水解,增加钙游离。对含草酸高的蔬菜,可以先在沸水中焯一下,部分草酸溶于水后,再烹调。

四、医疗膳食范例

(一)高钙医疗膳食设计原则

1. 宜用食物 富含钙和维生素 D 的食物,如奶、奶制品、小虾皮、海带、豆类及其制品、沙丁鱼、鲤鱼、青鱼、鸡蛋等;各种主食,特别是发酵的谷类;各种畜禽、鱼肉类;各种水果和蔬菜(含草酸高的除外)。常见食物中钙的含量,列于表 13-21。

表 13-21　常见食物中钙的含量 /$(mg \cdot 100g^{-1})$

肉鱼蛋奶	钙	肉鱼蛋奶	钙	豆类坚果	钙	蔬果	钙
海蟹	208	乳酪(干)	799	黄豆(干)	191	海带	1 048
河蟹	126	炼乳	242	扁豆(干)	137	紫菜	264
牡蛎	131	牛乳	104	豌豆(干)	97	芹菜茎	80
青虾	28	人乳	30	绿豆(干)	181	油菜	148
鲫鱼	79	牛肚	40	赤小豆(干)	74	黄豆芽	21
黄鱼	53	鸡肉	13	榛子仁	86	韭菜	44
鳝鱼	42	羊肉	16	西瓜子	392	苹果	4
鲤鱼	50	猪肝	11	南瓜子	16	土豆	7
带鱼	28	牛肉	5	核桃仁	56	西红柿	15
鸡蛋	56	猪肉	6	松子仁	78	梨	7

2. 饮食调配 草酸含量高的菠菜、空心菜、冬笋、茭白、洋葱头等,应先焯(汆)后烹调。避免含磷高的肝脏(磷比钙高 25~50 倍)和高磷酸盐添加剂的食品。另外,烹饪时少煎炒,使用香料代替盐作为调味品,注意食物标签上的含钠量;避免食用腌制食品和酱菜等;可将少量盐撒在食物表面而不将盐烹制于菜肴中;如食用罐头食品,则先沥掉盐水,再用清水浸泡几次后烹煮。

(二)食谱编制与制作

1. 病例

(1)一般情况:乔某,女性,56 岁,因"反复腰背疼痛 1$^+$ 年"入院。反复腰背疼痛 1$^+$ 年,一直未予重视,未到医院就诊。近日田间劳动后自觉疼痛加剧,遂于今日就诊,以"骨质疏松症"收住院。自患病以来,患者神志清,食欲缺乏,大小便正常。夜间休息差,体重有减轻(具体不详)。52 岁绝经。否认肝炎、结核或其他传染病病史,否认过敏史,否认手术史。

(2)体格检查:体温 36.8℃,脉搏 101 次 /min,呼吸 20 次 /min,血压 108/67mmHg。身高 165cm,体重 48kg。神志清楚,慢性病容,皮肤巩膜无黄染,全身浅表淋巴结未扪及肿大。颈静脉正常。心界不大,心律齐,各瓣膜区未闻及杂音。胸廓未见异常,双肺叩诊呈清音,双肺呼吸音清,未闻及干湿啰音及胸膜摩擦音。腹部外形正常,全腹柔软,无压痛及反跳痛,腹部未触及包块,肝、脾肋下未触及,双肾未触及。双下肢无水肿。

（3）辅助检查

1）腰椎侧位片：L_{1-4} 腰椎骨质疏松；骨密度（BMD）为 –3.2SD。

2）临床检查及结果，见表13-22。

表 13-22　临床检查及结果

检查项目	检查结果
血常规	红细胞计数 2.38×10^{12}/L，血红蛋白 105.0g/L，血细胞比容 0.20，平均红细胞体积 84.0fl，白细胞 5.03×10^{9}/L，中性粒细胞 62.0%
生化 4 项	钠 142mmol/L，钾 4.5mmol/L，钙 1.7mmol/L，磷 1.5mmol/L
肝功能检查	谷丙转氨酶 6U/L，谷草转氨酶 15U/L，总蛋白 62.5g/L，白蛋白 35.7g/L，球蛋白 26.8g/L

（4）入院诊断：①Ⅰ型骨质疏松症；②营养不良。

2. 计算营养需要量　患者诊断为骨质疏松症，应保证高钙食物的摄入；考虑到还合并有营养不良，需注重充足能量的补充。其身高 165cm，体重 48kg，BMI≈17.6kg/m^2，血浆白蛋白 35.7g/L，考虑为轻度混合型营养不良（根据我国成人 BMI 判定标准，17.0<BMI<18.5 可知），需保证能量的供给。其标准体重为 165（cm）–105＝60kg。

（1）计算能量需要量：患者中度体力活动，体型消瘦，为增加患者体重，按理应按 30kcal/（kg·d）的标准计算能量需要。

全天能量需要量 ＝30kcal/kg × 60kg＝1 800kcal。

（2）计算蛋白质需要量：1.2g/kg × 60kg＝72.0g。

（3）计算脂肪及碳水化合物的需要量：

脂肪占总能量的 25%：（1 800kcal × 25%）÷9kcal/g＝50g。

碳水化合物：（1 800kcal–72g × 4kcal/g–1 800kcal × 25%）÷ 4kcal/g＝265.5g。

3. 范例食谱及其营养成分分析　骨质疏松症患者一日范例食谱，见表 13-23；营养成分分析，见表 13-24。

表 13-23　骨质疏松症患者一日范例食谱

餐别	食物名称	原料	重量 /g	多餐能量构成比 /%
早餐	牛奶	牛奶	250	29.7
	馒头	小麦粉（标准）	75	
	煮鸡蛋	鸡蛋	50	
早加餐	苹果	苹果	200	
午餐	杂粮米饭	稻米（标准）	60	39.6
		玉米（鲜）	30	
	豆干肉丝	猪肉（瘦）	75	
		豆腐干（均值）	30	
	麻酱凤尾	芝麻酱	10	
		生菜	250	
	午餐用油	色拉油	15	
午加餐	香蕉	香蕉	150	

餐别	食物名称	原料	重量/g	多餐能量构成比/%
晚餐	杂粮米饭	稻米(标准)	60	30.7
		燕麦片	30	
晚餐	番茄鱼片	鳜鱼	75	
		番茄	150	
	海带拌白菜	海带	30	
		白菜	100	
	晚餐用油	色拉油	15	
全天	烹调用盐	精盐	6	

表 13-24　营养成分分析

宏量营养素				微量营养素			
三大营养素	含量/g	能量/kcal	供能比/%				
蛋白质	83.3	333.2	17.4	维生素 B_1	1.3mg	钠	2 920.6mg
				维生素 B_2	1.3mg	钾	2 469.4mg
脂肪	63.1	567.9	29.6	叶酸	275.9μg	钙	922.8mg
				烟酸	17.9mg NE	磷	1 307.8mg
碳水化合物	254.3	1 017.2	53.0	维生素 C	136.8mg	铁	26.0mg
合计	—	1 918.3	100	维生素 E	22.8mgα-TE	锌	12.3mg

早餐（图 13-13）

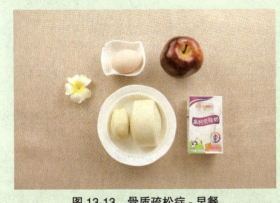

①牛奶：牛奶 250g

②馒头：小麦粉(标准)75g

③煮鸡蛋：鸡蛋 50g

④早加餐：苹果 200g

图 13-13　骨质疏松症 - 早餐

午餐（图 13-14）

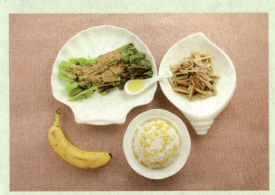

①杂粮米饭：

稻米(标准)60g+ 玉米(鲜)30g

②豆干肉丝：猪肉(瘦)75g+ 豆腐干 30g

③麻酱凤尾：芝麻酱 10g+ 生菜 250g

④午餐用油：色拉油 15g

⑤午加餐：香蕉 150g

图 13-14　骨质疏松症 - 午餐

晚餐（图 13-15）

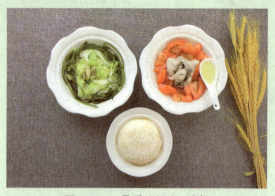

①杂粮米饭：稻米（标准）60g+ 燕麦 30g

②番茄鱼片：鳜鱼 75g+ 番茄 150g

③海带拌白菜：海带 30g+ 白菜 100g

④晚餐用油：色拉油 15g

图 13-15　骨质疏松症 - 晚餐

（胡　雯　景小凡　戴婷婷）

第五节　甲状腺疾病

一、甲状腺功能亢进症

甲状腺功能亢进症是由多种病因导致甲状腺激素（TH）分泌过多而致的临床综合征，以弥漫性毒性甲状腺肿较为多见。本病患者多为女性，男女之比为 1:(4~6)，各年龄组均可发病，以 20~40 岁为多见。多数起病缓慢，典型表现为高代谢综合征、甲状腺肿大和突眼症。

（一）营养代谢特点

1. **能量代谢**　甲状腺功能亢进患者基础代谢率明显升高。甲状腺激素可促进氧化磷酸化，刺激细胞膜上的 Na^+-K^+-ATP 酶，后者在维持细胞内外 Na^+-K^+ 梯度时，需要大量的能量以促进 Na^+ 的主动转移，从而消耗大量腺苷三磷酸（ATP），使氧耗和产热均增加，散热也加速，故患者怕热、多汗，体重下降，工作效率低。

2. **蛋白质**　少量甲状腺激素可促进蛋白质合成，但甲状腺激素分泌过多时，蛋白质分解加速，氮排泄量增加，蛋白质代谢呈负氮平衡，肌肉组织被消耗，患者疲乏无力、体重下降。

3. **脂肪**　大量甲状腺激素促进脂肪动员，加速脂肪氧化和分解，并加速胆固醇的合成，促使胆固醇转化为胆酸排出体外，增加胆固醇的利用，故甲状腺功能亢进患者其胆固醇并不高，反而偏低。

4. **碳水化合物**　甲状腺激素可促进肠道对碳水化合物的吸收，使葡萄糖进入细胞内被氧化，刺激肝糖原和肌糖原分解，加速糖异生。造成糖耐量降低，容易加重或诱发糖尿病。甲状腺功能亢进患者血糖通常有升高的倾向，但因氧化加速，升高并不明显。

5. **水盐代谢**　大量甲状腺激素有利尿排钾作用，促使骨质疏松，钙、磷转运率加速，尿排泄增加，但血中浓度仍正常或稍高。

6. **微量元素**　甲状腺功能亢进时，血中钡、镁、锰、锌、铈等微量元素浓度明显降低。血镁浓度还与 T_3、rT_3 浓度呈显著负相关。甲状腺功能亢进伴低钾性周期性麻痹时，血镁减少显著，这也是持续性低钾的原因。甲状腺功能亢进症时由于肠蠕动增加、锌吸收减少、汗液中锌丢失而引起低锌。低锌与甲状腺功能亢进脱发有关，并可引起月经周期延长甚至闭经。低锰可导致卵巢功能紊乱、性欲减退及糖耐量异常。

7. **维生素**　甲状腺激素是多种维生素代谢的必需激素。甲状腺功能亢进时，B 族维生素、维生素 C 及维生素 A 消耗量增多，组织中的含量减少。维生素 B_1 对甲状腺功能有抑制作用，而甲状腺功能亢进患者对维生素 B_1 的需要量及尿中排出量均增加，对维生素 C 的需要量也增加，有时伴有肝功能障碍及心肌病变,可能与维生素 B_1 缺乏有一定关系。

8. **消化系统**　甲状腺激素增多时,促使肠蠕动增强,致排便次数增多,甚至腹泻。

9. **造血系统**　甲状腺激素与红细胞生成有关。缺少时可致贫血,过多时变化不明显,仅有淋巴细胞增生与白细胞总数偏低。

10. **其他**　甲状腺激素和儿茶酚胺有协同作用,增强神经、心血管和消化等系统器官的兴奋性。常有心动过速、心律失常、循环加速、脉压增大及神经系统的症状。

(二)营养治疗原则

因为甲状腺功能亢进属于超高代谢综合征,基础代谢率增高,蛋白质分解代谢增强,需供给高能量、高蛋白、高碳水化合物、高维生素膳食,所以其膳食治疗目的是补偿其消耗,改善全身营养状况。必要时配合肠内营养制剂调节营养代谢,例如全营养素。

1. **保证能量供给**　能量需要量应结合临床治疗需要和患者能量需要而定。通常较正常人增加 50%~70%。因甲状腺功能亢进患者能量消耗较大,每人每天宜供给 12.55~14.64MJ(3 000~3 500kcal),适当增加餐次,除正常 3 餐外,另加餐 2~3 次。临床治疗开展时要及时根据病情,不断调整能量及其他营养素的供给量。

2. **增加碳水化合物**　应适当增加碳水化合物供给量 100~200g,通常占总能量的 60%~70%。

3. **保证蛋白质供给**　蛋白质供给应高于正常人,可为 1.5~2.0g/(kg·d)。不宜多给动物蛋白质,应占蛋白质总量的 1/3 左右。脂肪供给量可正常或偏低。

4. **供给丰富维生素并适当增加矿物质供给**　尤其是钾、钙和磷等,如有腹泻更应注意补充,多选用含维生素 B_1、维生素 B_2 及维生素 C 丰富的食物,适当多食肝类、动物内脏、新鲜绿叶蔬菜,必要时补充维生素类制剂。

5. **限制膳食纤维**　甲状腺功能亢进患者常伴有排便次数增多或腹泻的症状,所以对含纤维素多的食物应加以限制。

6. **其他**　忌含碘食物和药物。

7. **食物选择**

(1)宜选食物:根据患者的饮食习惯,可选用各种淀粉类食物,如米饭、面条、馒头、粉皮、芋芳、马铃薯、南瓜等;各种富含蛋白质的食物,如蛋类、乳类、肉类、鱼类等;还要保证供给各种新鲜蔬菜和水果。

(2)忌选食物:忌用含碘食物,如海带、紫菜、发菜等。

(三)医疗膳食范例

1. **病例**

(1)一般情况:杜某,女性,28 岁,因"体重减轻 2 年,伴下肢水肿 1 年,加重 2 个月余"入院。2 年前,患者无明显诱因逐渐出现体重减轻,体重减轻 15kg,伴怕热多汗,自诉容易饥饿,伴大便次数多,每日大便最多 10 次,为稀便,爬坡后感心慌、心悸,偶有手抖,伴月经紊乱,月经稀发,由每个月一次延长为 4~5 个月一次,月经量较前减少,颜色变深,无易怒及情绪易激动,无黏液脓血便,无多食,无畏光流泪,无复视,曾在当地中医院行中药治疗(具体不详),自觉上述不适改善不明显。16 个月前出现闭经,自诉头发脱落明显,1 年前出现间断左下肢凹陷性水肿,小腿前侧皮肤逐渐变深,伴皮肤出现少许水疱,活动后感心累、气促,休息后好转,夜间喜高枕入睡,无夜间阵发性呼吸困难及端坐呼吸,无畏寒及发热,在当地县医院诊断为"蜂窝织炎",予以"静脉输注消炎药"治疗(具体不详),后水肿及水疱消失,但之后反复出现活动或劳累后左下肢水肿,伴活动后心累、气促,休息后可好转并自行消退,无尿少,自诉每日尿量 2 000ml 左右,未予重视,未诊治。2 个月余前开始,患者无诱因出现上述不适加重,逐渐出现双下肢水肿,休息后无消退,伴活动后心累、气促,爬楼梯一层及走路快时即出现心累、气促,并逐渐出现夜间不能平卧,无夜间阵发性呼吸困难及端坐呼吸,无恶心及呕吐,无腹痛及腹胀,无畏寒及发热。心脏彩超示全心增大,肺动脉稍增宽,室间隔波幅低平,三尖瓣反流(中度),二尖瓣反流(轻度),左心室收缩功能测值降低,舒张功能降低。腹部彩超示:胆囊测值偏小,脾大。双肾尿盐沉积。胸片示心影增大。甲状腺彩超示:甲状腺长大,实质回声改变、血流信号极丰富:多为甲状腺功能亢进。否认肝炎、结核或其他传染病病史,否认过敏史,7 年前在当地县妇幼保健院行"剖宫产手术",无产后大出血。

(2)查体:体温 37.6℃,脉搏 96 次 /min,呼吸 20 次 /min,血压 123/88mmHg。神志清楚,慢性病容,全身浅表淋巴结未扪及肿大。颈静脉怒张。心界向左扩大,心律不齐,第一心音强弱不等,各瓣膜区未闻及杂音。双下肢中度非凹陷性水肿。其余无特殊。

(3)辅助检查:临床检查及结果见表 13-25。

表 13-25　临床检查及结果

检查项目	检查结果
肝功能检查	总蛋白 51.7g/L,白蛋白 23.6g/L,球蛋白 28.1g/L
肾功能检查	尿素 3.7mmol/L,肌酐 28μmol/L
甲状腺功能检查	甲状腺球蛋白抗体 16.89U/ml,抗甲状腺过氧化物酶自身抗体 58.38U/ml,抗促甲状腺素抗体 >40U/L

(4)入院诊断:①甲状腺功能亢进症(Graves 病);②甲状腺功能亢进性心脏病,全心增大,心房颤动,心功能Ⅲ级。

2. 医疗膳食设计

(1)计算营养需要量:青年女性患者,轻体力劳动,身高 158cm,目前体重 42kg,BMI 16.8kg/m^2,体型消瘦,且诊断甲状腺功能亢进,可按 45kcal/(kg·d)的标准计算每日能量需要。

标准体重 = 身高(cm)-105＝158-105＝53kg。

全天能量需要量 =45kcal/kg × 53kg＝2 385kcal。

(2)计算蛋白质需要量:2g/kg × 53kg＝106g。

(3)计算脂肪及碳水化合物的需要量:

脂肪占总能量的 25%:(2 385kcal × 25%)÷ 9kcal/g≈66.3g。

碳水化合物:(2385kcal−106g × 4kcal/g−2 385kcal × 25%)÷ 4kcal/g≈341.2g。

3. 范例食谱及其营养成分分析　甲状腺功能亢进症患者一日范例食谱,见表 13-26;营养成分分析,见表 13-27。

表 13-26　甲状腺功能亢进症患者一日范例食谱

餐别	食物名称	原料	重量 /g	多餐能量构成比 /%
早餐	馒头	小麦粉(标准粉)	100	33.1
	牛奶	牛奶(均值)	250	
	煮鸡蛋	鸡蛋(均值)	50	
	早餐配菜	黄瓜	100	
早加餐	饼干	饼干(均值)	50	
午餐	米饭	稻米(均值)	100	33.7
	清炒瓢儿白	瓢儿白(瓢儿菜)	200	
	土豆烧肉	土豆	100	
		猪肉(瘦)	75	
	午餐用油	菜籽油(青油)	15	
午加餐	苹果	苹果(均值)	200	

续表

餐别	食物名称	原料	重量/g	多餐能量构成比/%
晚餐	米饭	稻米(均值)	100	33.2
晚餐	白油冬瓜	冬瓜	150	
	清蒸鳜鱼	小白菜	100	
		鳜鱼(桂鱼)	100	
	晚餐用油	菜籽油(青油)	15	
晚加餐	面包	面包(均值)	50	
全天	烹调用盐	无碘盐	4	

表 13-27　营养成分分析

宏量营养素				微量营养素			
三大营养素	含量/g	能量/kcal	供能比/%				
蛋白质	92.6	370.4	15.7	维生素 B$_1$	1.36mg	钠	2 273.7mg
				维生素 B$_2$	1.13mg	钾	2 823.9mg
脂肪	65.0	585.0	24.7	叶酸	270.82μg	钙	753.6mg
				烟酸	23.08mgNE	磷	1 328.5mg
碳水化合物	352.4	1 409.6	59.6	维生素 C	123.0mg	铁	24.51mg
合计	—	2 365.0	100	维生素 E	32.6 mgα-TE	锌	13.57mg

早餐（图 13-16）

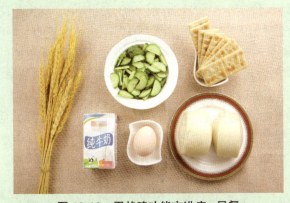

①馒头：小麦粉 100g
②牛奶：牛奶 250g
③煮鸡蛋：鸡蛋 50g
④早餐配菜：黄瓜 100g
⑤早加餐：饼干 50g

图 13-16　甲状腺功能亢进症 - 早餐

午餐（图 13-17）

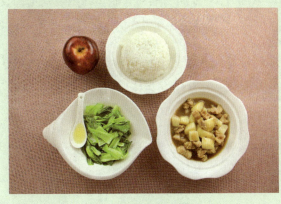

①米饭：稻米 100g
②清炒瓢儿白：瓢儿白(瓢儿菜)200g
③土豆烧肉：土豆 100g+ 猪肉(瘦)75g
④午餐用油：菜籽油(青油)15g
⑤午加餐：苹果 200g

图 13-17　甲状腺功能亢进症 - 午餐

晚餐（图 13-18）

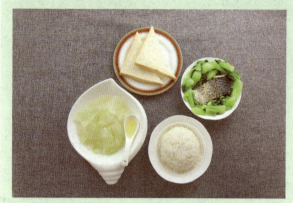

①米饭：稻米 100g
②白油冬瓜：冬瓜 150g
③清蒸鳜鱼：小白菜 100g+ 鳜鱼（桂鱼）100g
④晚餐用油：菜籽油（青油）15g
⑤晚加餐：面包 50g

图 13-18 甲状腺功能亢进症 - 晚餐

二、甲状腺功能减退症

甲状腺功能减退症（简称甲减）是由多种原因致甲状腺激素合成、分泌减少，或是生物效应不足所致的一组内分泌疾病。根据起病的年龄分为 3 型，即呆小病、幼年型甲状腺功能减退症和成年型甲状腺功能减退症。根据病因分为原发性甲状腺功能减退症、继发性甲状腺功能减退症和周围性甲状腺功能减退症。各型后期病重时均可表现为黏液性水肿。

（一）营养代谢特点

1. **碘代谢紊乱** 人体碘主要来自食物、食盐、水和空气，每天摄入量为 0.3~0.5mg。碘是甲状腺激素合成的原料，缺乏碘会使甲状腺激素合成不足，反馈性抑制促甲状腺激素（TSH），致使甲状腺增生肥大，出现甲状腺功能减退症的临床症状。碘在体内有保护作用，缺碘可直接影响大脑组织的发育，也可导致胎儿甲状腺功能减退而间接影响大脑发育。在缺碘地区，无论是甲状腺肿患者或是无甲状腺肿的居民，都存在体内缺碘的情况，甲状腺肿大是缺碘代偿的表现。反之，长期食用碘化物或含碘有机物质，也可发生因碘化物含量过高导致的甲状腺肿，临床治疗应加以鉴别。

2. **生甲状腺肿物质** 某些蔬菜及药物中有生甲状腺肿的作用，如卷心菜、白菜、油菜等蔬菜类食品，含有生甲状腺肿物质。此外，木薯、核桃等食品也是缺碘地区发生甲状腺肿的因素之一。因生甲状腺肿物质影响甲状腺激素的合成而致暂时性甲状腺功能减退症者，当停用生甲状腺肿物质后，甲状腺功能可自行恢复。

3. **蛋白质缺乏** 在蛋白质营养不良时，甲状腺功能有低下的趋势。如果要降低甲状腺肿的发生率，除了保证食物中碘供给之外，还应供给足够的蛋白质和能量，才能改善甲状腺的功能。

4. **脂肪代谢紊乱** 脂肪是体内供给能量和帮助脂溶性维生素吸收的物质。甲状腺功能减退症时，血浆胆固醇合成虽不快，但是排出较缓慢，故血浆胆固醇浓度升高，甘油三酯和 β 脂蛋白浓度均增高，在原发性甲状腺功能减退症时更为明显，其血脂增高程度与血清 TSH 水平呈正相关，故宜限制脂肪的摄入量。

5. **对造血功能的影响** 甲状腺激素不足可影响促红细胞生成素的合成而致骨髓造血功能降低，出现月经过多、铁吸收障碍等。另外，还与胃酸内因子、维生素 B_{12}、叶酸等与造血功能有关的因子缺乏有关。

（二）营养治疗原则

营养治疗的目的是给予一定量的碘和忌用可能致甲状腺肿大的食物，保证蛋白质供给，改善和纠正甲状腺功能。

1. **食物选择**

（1）补充富含碘的食物及选用碘盐：因缺碘所致的甲状腺功能减退症，需选用适量海带、紫菜，可用碘盐、碘酱油和加碘面包。国内通常采用 1/50 000~1/10 000 的碘盐浓度,即每 2~10kg 盐加 1g 碘化钾,用于防治甲状腺肿大,使发病率明显降低,适用于地方性甲状腺肿流行区。此外,对育龄期妇女更应注意补充碘盐,防治因母体缺碘而致后代患克汀病。

(2)忌用致甲状腺肿食品:避免选用生甲状腺肿物质,如卷心菜、白菜、油菜、木薯、核桃等食物,以免致甲状腺肿大。忌用富含胆固醇的食物,如蛋黄、奶油、动物脑髓和内脏等。限用高脂肪类食物,如各类植物油、动物油、花生米、核桃仁、杏仁、芝麻酱、火腿、五花肉、奶酪等。

2. 供给足够蛋白质　每人每天供给优质蛋白质的量至少应超过 20g,才能维持正常体内蛋白质平衡。氨基酸是组成蛋白质的基本成分,每天约有 3% 蛋白质不断更新,甲状腺功能减退时因小肠黏膜更新速度减慢,消化液分泌腺受到影响,酶活力降低。一旦出现血清白蛋白水平降低,应补充必需氨基酸,供给足量蛋白质以改善病情。

3. 限制脂肪和富含胆固醇的食物　甲状腺功能减退症患者常有高脂血症,这在原发性甲状腺功能减退症更明显,故应限制脂肪供给量。脂肪提供的能量应占总能量的 20% 左右,并限制高胆固醇食物的摄入。

4. 纠正贫血　对有贫血的患者应补充富含铁的食物,并供给丰富的微量元素。主要补充维生素 B_{12},如动物肝等。必要时还应供给叶酸及铁剂等。

(三)医疗膳食范例

1. 病例

(1)一般情况:周某,男性,53 岁,因"乏力 20 天"入院。20 天前,患者因进食较多面食后出现疲乏无力、精神差,偶有头晕不适,无呼吸困难,胸闷,气紧,视物旋转,恶心呕吐,肢体活动障碍等症状,遂住院给予补液等治疗 1 周(具体药名、剂量不详),乏力无缓解,今为求进一步治疗遂来内分泌科门诊以"甲减"收入住院。患者精神差,饮食可,睡眠欠佳,大便正常,夜尿 3~4 次 /d,体重无明显变化。

(2)体格检查:体温 36℃,脉搏 55 次 /min,呼吸 19 次 /min,血压 139/82mmHg。身高 169cm,体重 70kg,BMI 24.5kg/m²。神志清楚,慢性病容。心界扩大,起搏器心律,各瓣膜区未闻及杂音。胸廓呈桶状。其余无异常。

(3)辅助检查:临床检查及结果见表 13-28。

表 13-28　临床检查及结果

检查项目	检查结果
肝功能检查	总蛋白 62.7g/L,白蛋白 35.8g/L,球蛋白 27.4g/L
甲状腺功能检查	甲状旁腺素 0.79pmol/L,促甲状腺激素 2.680mU/L,游离三碘甲状腺原氨酸 3.37pmol/L,游离甲状腺素 22.24pmol/L

(4)入院诊断:原发性甲状腺功能减退症;结节性甲状腺肿?

2. 医疗膳食设计

(1)计算营养需要量:中年男性患者,轻体力劳动,身高 169cm,体重 70kg,BMI 24.5kg/m²,体型超重,可按 25kcal/(kg·d)的标准计算每日能量需要。

标准体重 =169(cm)–105=64kg。

全天能量需要量 =25kcal/kg×64kg=1 600kcal。

(2)计算蛋白质需要量:1.2g/kg×64kg=76.8g。

(3)计算脂肪及碳水化合物的需要量

脂肪占总能量的 20%:(1 600kcal×20%)÷9kcal/g≈35.6g。

碳水化合物:(1600kcal–76.8g×4kcal/g–1 600kcal×20%)÷4kcal/g=243.2g。

3. 范例食谱及其营养成分分析　甲状腺功能减退症患者一日范例食谱,见表 13-29;营养成分分析,见表 13-30。

表 13-29　甲状腺功能减退症患者一日范例食谱

餐别	食物名称	原料	重量 /g	多餐能量构成比 /%
早餐	馒头	小麦粉(标准粉)	75	35.6
	牛奶	牛奶(均值)	250	
	煮鸡蛋	鸡蛋(均值)	50	
	早餐配菜	黄瓜	150	
早加餐	苹果	苹果(均值)	200	
午餐	米饭	稻米(均值)	75	32.8
	清蒸鳜鱼	鳜鱼(桂鱼)	100	
	凉拌三丝	海带(江白菜)	75	
		粉丝	15	
		胡萝卜	50	
	午餐用油	菜籽油(青油)	10	
晚餐	米饭	稻米(均值)	75	31.6
	黄瓜肉片	黄瓜	150	
		猪肉(瘦)	50	
	紫菜蛋汤	紫菜(干)	5	
		鸡蛋(均值)	50	
	晚餐用油	菜籽油(青油)	10	
全天	烹调用盐	碘盐	6.0	

表 13-30　营养成分分析

宏量营养素				微量营养素			
三大营养素	含量 /g	能量 /kcal	供能比 /%				
蛋白质	76.0	304.0	18.3	维生素 B_1	1.1mg	钠	2 786.9mg
				维生素 B_2	1.2mg	钾	2 088.2mg
脂肪	47.7	429.3	25.9	叶酸	290.0μg	钙	567.2mg
				烟酸	16.1mgNE	磷	1 077.7mg
碳水化合物	231.8	927.2	55.8	维生素 C	44.1mg	铁	19.7mg
合计	—	1 660.5	100	维生素 E	25.0mgα-TE	锌	9.9mg

早餐（图 13-19）

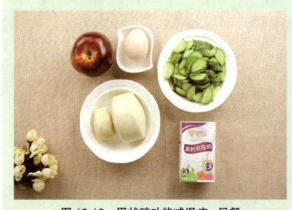

①馒头：小麦粉(标准粉)75g

②牛奶：牛奶 250g

③煮鸡蛋：鸡蛋 50g

④早餐配菜：黄瓜 150g

⑤早加餐：苹果 200g

图 13-19　甲状腺功能减退症 - 早餐

午餐（图 13-20）

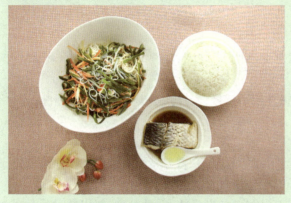

①米饭：稻米 75g
②清蒸鳜鱼：鳜鱼（桂鱼）100g
③凉拌三丝：海带（江白菜）75g+ 粉丝 15g+ 胡萝卜 50g
④午餐用油：菜籽油（青油）10g

图 13-20　甲状腺功能减退症 - 午餐

晚餐（图 13-21）

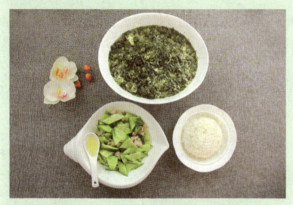

①米饭：稻米 75g
②黄瓜肉片：黄瓜 150g+ 猪肉（瘦）50g
③紫菜蛋汤：紫菜（干）5g+ 鸡蛋 50g
④晚餐用油：菜籽油 10g

图 13-21　甲状腺功能减退症 - 晚餐

（柳园　程懿）

第六节　消　瘦

一、概述

体内脂肪与蛋白质减少，体重下降超过正常标准的 10% 时，即称为消瘦。一般是多因素导致，较正常体重下降 10% 以上。世界卫生组织将成人消瘦定义为 BMI<18.5kg/m²，主要包括单纯性消瘦和继发性消瘦。单纯性消瘦又可分为两种，一种为体质性消瘦，主要为非渐进性消瘦，具有一定的遗传性。另外一种为外源性消瘦，通常受饮食、生活习惯和心理等各方面因素的影响，如食物摄入量不足、偏食、厌食、漏餐、生活不规律和缺乏锻炼等饮食生活习惯以及工作压力大，精神紧张和过度疲劳等心理因素都是导致外源性消瘦的原因。而继发性消瘦则是由神经系统或内分泌系统的器质性病变引起的，如甲状腺疾病、糖尿病、肾上腺疾病、消化系统疾病等，都容易造成体重过轻。

二、营养代谢特点

生长发育阶段或成人体重减少是由于饮食中长期缺乏能量、蛋白质和其他营养素引起的。

1. 食物摄入不足

（1）食物缺乏、偏食或喂养不当引起的消瘦：可见于小儿营养不良、佝偻病等。

（2）进食或吞咽困难引起的消瘦：常见于口腔溃疡、下颌关节炎、骨髓炎及食管肿瘤等。

（3）厌食或食欲减退引起的消瘦：常见于神经性厌食、慢性胃炎、肾上腺皮质功能减退、急慢性感染、尿毒症及恶性肿瘤等。

2. 食物消化吸收、利用障碍

（1）慢性胃肠病：常见于胃及十二指肠溃疡、慢性胃炎、胃肠道肿瘤、慢性结肠炎、慢性肠炎、肠结核及炎性肠病（克罗恩病、溃疡性结肠炎）等。

（2）慢性肝、胆、胰病：如慢性肝炎、肝硬化、肝癌、慢性胆道感染、慢性胰腺炎、胆囊和胰腺肿瘤等。

（3）内分泌与其他代谢性疾病：常见于糖尿病等。

（4）其他：久服泻药或其他对胃肠有刺激的药物。

3. 食物需要增加 如生长、发育、妊娠、哺乳等生理性的对能量和营养素的需求增加。如果食物摄入不相应增加，会引起消瘦。

4. 能量或营养素消耗增多 一些病理状态，如过劳、甲亢、长期发热、恶性肿瘤、创伤及大手术后由于能量及营养素消耗增加，需求量增加，不相应增加摄入，同样引起消瘦。

三、营养治疗原则

1. 足够能量摄入 体型消瘦的人群要保证体重增长，需要充足的能量供给，能量供给为 35~40kcal/（kg·d）。有食欲下降，消化功能减退的消瘦人群，应根据患者实际情况，逐渐增加其所需要量。膳食要求细软、少渣、易消化，不宜进食易胀气的食物。

2. 足够蛋白质摄入 去脂组织合成需要提供蛋白质、钾、镁和磷，都是细胞的基本组成成分。可多选蛋白质营养价值高的肉类、蛋类和奶类，但应避免过分油腻，以影响食物的消化吸收。可选用鸡蛋、甲鱼、鳗鱼、黑鱼、猪肝、猪瘦肉、鸡肉等食物。

3. 平衡膳食 遵循食物多样化，平衡膳食原则。

4. 加强肌肉锻炼 建议成年人每天进行累计相当于步行 6 000 步以上的身体活动，根据每个人能承受的运动负荷，找到最适合的运动强度和活动量。可选择复合型的锻炼方式，例如蹲举、哑铃、划桨、拉力等，可以锻炼全身不同部位的肌肉。

四、医疗膳食范例

1. 病例

（1）一般情况：患者，男性，23 岁，身高 172cm，体重 49kg，因"乏力、食欲缺乏 6 个月"来临床营养科门诊就诊。6 个月前，患者无明显诱因出现食欲下降伴失眠，无恶心、呕吐、腹胀、黑便，无发热、黄疸、四肢关节疼痛、皮疹等症状，至当地医院行胃镜检查（未见报告）后未见明显异常。查血常规、肝肾功能、电解质、淀粉酶、肿瘤标志物、尿常规等未见异常。腹部彩超未见异常。全腹增强 CT 示：肝、胆囊、胰腺、脾、双肾及肾上腺未见异常。小肠钡剂造影结果：小肠造影未见明显器质性异常。患者自患病以来，精神食欲差，大便 3 天未解，小便正常，体重下降约 10kg。

（2）体格检查：体温 36℃，脉搏 58 次 /min，呼吸 16 次 /min，血压 91/48mmHg。神志清楚，慢性病容，皮肤巩膜无黄染。余无特殊。

（3）辅助检查：临床检查及结果，见表 13-31。

表 13-31 临床检查及结果

检查项目	检查结果
肝功能检查	总蛋白 65.5g/L，白蛋白 29.3g/L，球蛋白 36.2g/L
肾功能检查	尿素 3.32mmol/L，肌酐 69.5μmol/L

（4）诊断：①营养不良；②焦虑？

2. 医疗膳食设计

(1)计算营养需要量:青年患者,轻体力劳动,身高172cm,体重49kg,BMI 16.6kg/m²,体型消瘦,可按30kcal/(kg·d)的标准计算每日能量需要。

标准体重=172(cm)-105=67kg。

全天能量需要量=30kcal/kg×67kg=2 010kcal(以30kcal/kg启用范例食谱,根据患者胃肠道耐受能力逐渐增加能量摄入至40kcal/kg)。

(2)计算蛋白质需要量:1.2g/kg×67kg=80.4g。

(3)计算脂肪及碳水化合物的需要量

脂肪占总能量的25%:(2 010kcal×25%)÷9kcal/g≈55.8g。

碳水化合物:(2 010kcal-80.4g×4kcal/g-2 010kcal×25%)÷4kcal/g≈296.5g。

3. 范例食谱及其营养成分分析 消瘦患者一日范例食谱,见表13-32;营养成分分析,见表13-33。

表13-32 消瘦患者一日范例食谱

餐别	食物名称	原料	重量/g	多餐能量构成比/%
早餐	馒头	小麦粉(标准粉)	50	27.4
	牛奶	牛奶(均值)	250	
	煮鸡蛋	鸡蛋(均值)	50	
	拌黄瓜	黄瓜	150	
		芝麻酱	10	
早加餐	面包	面包(均值)	30	
午餐	米饭	稻米(均值)	100	37.4
	清炒瓢儿白	瓢儿白(瓢儿菜)	150	
	胡萝卜烧肉	胡萝卜	100	
		猪肉(瘦)	75	
	午餐用油	菜籽油(青油)	15	
午加餐	苹果	苹果(均值)	200	
晚餐	米饭	稻米(均值)	100	35.2
	清炒西葫芦	西葫芦	150	
	甜椒肉丝	甜椒(灯笼椒)	100	
		鸡胸脯肉	75	
	晚餐用油	菜籽油(青油)	10	
晚加餐	酸奶	酸奶(均值)	180	
全天	烹调用盐	精盐	6	

表13-33 营养成分分析

宏量营养素				微量营养素			
三大营养素	含量/g	能量/kcal	供能比/%				
蛋白质	80.6	322.4	16.0	维生素 B_1	1.3mg	钠	2 919.9mg
				维生素 B_2	1.3mg	钾	2 693.2mg
脂肪	61.5	553.5	27.4	叶酸	236.0μg	钙	884.9mg
				烟酸	21.9mgNE	磷	1 300.2mg
碳水化合物	286.0	1 144.0	56.6	维生素 C	134.8mg	铁	25.0mg
合计	—	2 019.9	100	维生素 E	29.6mgα-TE	锌	12.2mg

早餐（图 13-22）

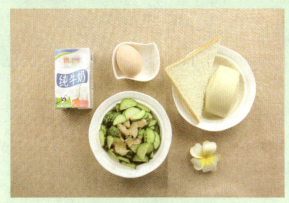

图 13-22 消瘦 - 早餐

①馒头：小麦粉（标准粉）50g

②牛奶：牛奶 250g

③煮鸡蛋：鸡蛋 50g

④拌黄瓜：黄瓜 150g + 芝麻酱 10g

⑤早加餐：面包 30g

午餐（图 13-23）

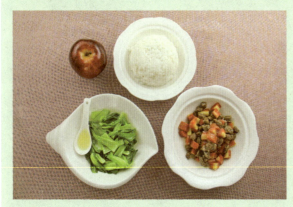

图 13-23 消瘦 - 午餐

①米饭：稻米 100g

②清炒瓢儿白：瓢儿白（瓢儿菜）150g

③胡萝卜烧肉：胡萝卜 100g + 猪肉（瘦）75g

④午餐用油：菜籽油（青油）15g

⑤午加餐：苹果 200g

晚餐（图 13-24）

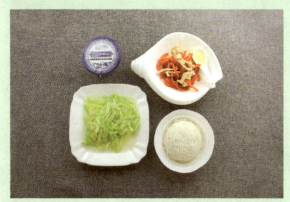

图 13-24 消瘦 - 晚餐

①米饭：稻米 100g

②清炒西葫芦：西葫芦 150g

③甜椒肉丝：甜椒（灯笼椒）100g + 鸡胸脯肉 75g

④晚餐用油：菜籽油（青油）10g

⑤酸奶：酸奶 180g

（王 建 于凤梅）

第七节　肾上腺疾病

一、原发性醛固酮增多症

原发性醛固酮增多症是由于肾上腺皮质肿瘤或增生致醛固酮分泌增多,引起潴钠排钾,体液容量扩张而抑制肾素-血管紧张素系统。原发性醛固酮增多症是一种继发性高血压症,占高血压发病率的0.4%~2%,发病年龄高峰为30~50岁,女性较男性多见。

(一)营养诊断

可用钾钠定量试验膳食来辅助诊断原发性醛固酮增多症。

(二)营养治疗原则

以平衡膳食原则为主,可根据不同临床症状和体征,采取针对性的膳食调整方案。

1. 供给适宜的能量　保持体重在正常范围。

2. 三大供能营养素　碳水化合物、脂肪、蛋白质的供能比分别为55%~65%、20%~30%、10%~15%,对于存在生长发育障碍的儿童可适当提高蛋白质的供给量。

3. 严格限制钠的摄入　可根据血压高低分别给予①低盐膳食:全天供钠1 500mg左右。每天烹调用盐限制在2~4g或酱油10~20ml,忌用盐腌制加工的食物,如咸蛋、咸肉、咸鱼、酱菜、面酱、腊肠等。②无盐膳食:全天供钠1 000mg左右。烹调时不加食盐或酱油,可用糖、醋等调味。忌用一切咸食,同低盐膳食。③低钠膳食:全天供钠不超过500mg。除无盐膳食的要求外,忌用含钠高的食物,如油菜、空心菜、茼蒿等可食部含钠100mg/100g以上的蔬菜,以及松花蛋、豆腐干、猪肾等食物。

4. 保证钾的充足摄入　多食用富含钾但同时含钠低的食物,如面粉、大米、淡水鱼、瘦畜肉、豆类、大多数的新鲜蔬菜水果等。

(三)医疗膳食范例

1. 病例

(1)一般情况:王某,女性,48岁,因"高血压3年,乏力半年"入院。3年前,体检时发现血压升高,当时血压150/100mmHg。无头晕、头痛等不适。后多次测血压均高,长期口服硝苯地平治疗,血压控制在130~150/80~90mmHg。半年前,患者无明显原因感全身乏力,从未出现周期性瘫痪等症状,来院就诊。测血压140/90mmHg,血钾2.5mmol/L。给予口服氯化钾治疗,症状逐渐减轻,但患者未坚持服药,未复查。10天前,复查血钾2.8mmol/L,血压140/90mmHg。为进一步治疗,门诊以"原发性高血压,低钾血症"收入院。既往史:体健,无其他病史。ECG示V_1-V_4可见U波;24小时动态血压曲线呈非勺形;全天血压间断轻、中重度升高;有晨起高血压现象。双肾动脉超声示双肾动脉血流未见异常;肾上腺CT示左侧肾上腺腺瘤;右肾多发囊肿。

(2)体格检查:体温36.4℃,脉搏71次/min,呼吸18次/min,血压140/80mmHg。身高155cm,体重55.3kg,BMI 23.0kg/m²。

(3)辅助检查:临床检查及结果,见表13-34。

表13-34　临床检查及结果

检查项目	检查结果
血常规	红细胞计数3.9×10¹²/L,血红蛋白127.0g/L,血细胞比容0.32,平均红细胞体积83.2fl,平均红细胞Hb含量25.9pg,平均红细胞Hb浓度315g/L,白细胞9.38×10⁹/L,中性粒细胞63.5%
肝功能检查	总蛋白63.5g/L,白蛋白37.8g/L,球蛋白27.4g/L
肾功能检查	尿素5.6mmol/L,肌酐896mmol/L
肾素-血管紧张素-醛固酮系统	肾素0.51ng/ml,血管紧张素Ⅱ25.6pg/ml,醛固酮1 405pg/ml

(4)入院诊断:①原发性醛固酮增多症;②右肾多发囊肿。

2. 医疗膳食设计

(1)计算营养需要量:中年女性患者,轻体力劳动,身高155cm,体重55.3kg,BMI 23.0kg/m²,体型正常,可按30kcal/kg的标准计算每日能量需要。

标准体重=身高(cm)−105=155−105=50kg。

全天能量需要量=30kcal/kg×50kg=1 500kcal。

(2)计算蛋白质需要量:1.2g/kg×50kg=60g。

(3)计算脂肪及碳水化合物的需要量

脂肪占总能量的30%:(1 500kcal×30%)÷9kcal/g=50g。

碳水化合物:(1 500kcal−60g×4kcal/g−1 500kcal×30%)÷4kcal/g=202.5g。

3. 范例食谱及其营养成分分析 原发性醛固酮增多症患者一日范例食谱,见表13-35;营养成分分析,见表13-36。

表 13-35 原发性醛固酮增多症患者一日范例食谱

餐别	食物名称	原料	重量/g	多餐能量构成比/%
早餐	馒头	小麦粉(标准粉)	50	32.4
	牛奶	牛奶(均值)	250	
	煮鸡蛋	鸡蛋(均值)	50	
	番茄	番茄(西红柿)	150	
早加餐	苹果	苹果	150	
午餐	米饭	稻米(均值)	75	35.4
	白油冬瓜	冬瓜	150	
	豆腐鱼	豆腐(均值)	50	
		鲫鱼(喜头鱼、海附鱼)	75	
	午餐用油	菜籽油(青油)	15	
晚餐	米饭	稻米(均值)	75	32.2
	清炒西葫芦	西葫芦	150	
	竹笋烧牛肉	竹笋	150	
		牛肉(瘦)	75	
	晚餐用油	菜籽油(青油)	10	
全天	烹调用盐	精盐	3	

表 13-36 营养成分分析

三大营养素	宏量营养素			微量营养素			
	含量/g	能量/kcal	供能比/%				
蛋白质	70.2	280.8	18.7	维生素 B₁	0.8mg	钠	1 442.5mg
				维生素 B₂	1.0mg	钾	2 354.4mg
脂肪	46.4	417.6	27.8	叶酸	188.3μg	钙	559.4mg
				烟酸	13.7mgNE	磷	1 034.0mg
碳水化合物	201.2	804.8	53.5	维生素 C	80.5mg	铁	14.9mg
合计	—	1 503.2	100	维生素 E	25.1mgα-TE	锌	11.2mg

早餐（图 13-25）

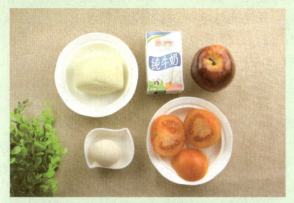

①馒头：小麦粉 50g

②牛奶：牛奶 250g

③煮鸡蛋：鸡蛋 50g

④番茄：番茄 150g

⑤早加餐：苹果 150g

图 13-25　原发性醛固酮增多症 - 早餐

午餐（图 13-26）

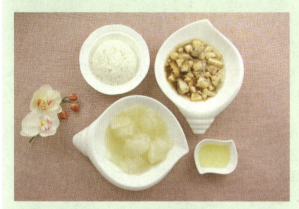

①米饭：稻米 75g

②白油冬瓜：冬瓜 150g

③豆腐鱼：

豆腐 50g+ 鲫鱼（喜头鱼、海附鱼）75g

④午餐用油：菜籽油（青油）15g

图 13-26　原发性醛固酮增多症 - 午餐

晚餐（图 13-27）

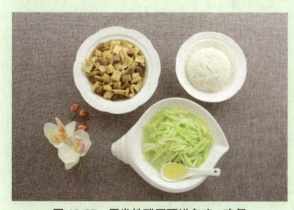

①米饭：稻米 75g

②清炒西葫芦：西葫芦 150g

③竹笋烧牛肉：竹笋 150g+ 牛肉（瘦）75g

④晚餐用油：菜籽油（青油）10g

图 13-27　原发性醛固酮增多症 - 晚餐

二、慢性肾上腺皮质功能减退症

慢性肾上腺皮质功能减退症分为原发性和继发性两类。原发性又称艾迪生病（Addison disease），由于自身免疫、结核、真菌等感染或肿瘤、白血病等原因破坏双侧肾上腺的绝大部分，引起肾上腺皮质激素分泌不足所致。继发性指下丘脑 - 垂体病变引起促肾上腺皮质激素分泌不足所致。

(一)代谢变化

本病除胃肠症状外,主要症状为缺乏糖皮质激素和盐皮质激素的表现,如肌无力、虚弱、极易疲劳、心动微弱、经常恶心、呕吐、低血糖、体重减轻、血钠降低、血钾升高、失水、低血容量、低血压、肾功能障碍及抵抗力降低等。此外,还有特征性的皮肤、黏膜色素沉着。

实验室检查显示,血钠降低,血钾升高,血钠血钾比值 <30。血清氯化物降低,血糖降低。X 线摄片,肾上腺可见钙化点。

(二)营养治疗原则

1. 供给适宜的能量,保持体重在正常范围。必要时配合肠内营养相关制剂调节营养状况。

2. 给予高碳水化合物、高蛋白质、高维生素膳食。碳水化合物供能比可提高至 60%~70%,在膳食中应多摄入瘦肉、牛奶、蛋类和新鲜蔬菜水果等。

3. 增加钠的摄入。选择富含钠的食物,如食物中氯化钠量不足,可口服食盐水溶液,摄入量为 8~10g/d,如大量出汗、腹泻时应酌情增加食盐摄入量。大部分患者在服用氢化可的松和充分摄盐条件下即可获满意效果。

4. 高钾血症时应适当限制富含钾食物的摄入。

(三)医疗膳食范例

1. 病例

(1)一般情况:患者,女性,48 岁,5 年来无明显诱因一直有疲劳、乏力、头晕、眼花、多眠及食欲缺乏等症状,并发现面部皮肤逐渐变黑。多次就医,也无明确诊断。近 4 个月来,明显消瘦,时有恶心、呕吐。并先后在四肢伸侧及后背部发现大小不等的白色斑块 10 余处。1 周前由于着凉,上述症状明显加重。昨日突然腹胀、腹痛,呈持续性,较为剧烈而来院就诊。发病来无腹泻。

(2)体格检查:体温 36.2℃,脉搏 86 次/min,呼吸 16 次/min,血压 96/64mmHg,神志清楚,消瘦体质,慢性病容,面部皮肤暗黑,在肘部及乳头处皮肤有色素沉着。后背部及四肢皮肤可见 2.0~9.0cm 大小不等白斑 10 余处,不突出皮肤表面,无压痛,压之无颜色变化。头发稀疏。甲状腺不大。两肺检查无异常。叩诊心浊音界略缩小,心率 86 次/min,心音低钝,无杂音,心律规整。腹部平软,全腹轻度压痛,无固定压痛点。肝、脾未触及,双肾区无叩击痛,双下肢无凹陷性水肿。

(3)辅助检查:临床检查及结果,见表 13-37。

表 13-37 临床检查及结果

检查项目	检查结果
肝功能检查	总蛋白 57.3g/L,白蛋白 30.2g/L,球蛋白 27.4g/L
肾功能检查	尿素 5.6mmol/L,肌酐 346mmol/L
电解质	钾 5.4mmol/L,氯 113mmol/L
血皮质醇	早 8:00 132mmol/L,晚 4:00 15.6mmol/L
心电图示	Ⅱ、Ⅲ、aVF、V_2~V_5 导联 ST 段下移 0.075mV

(4)入院诊断:慢性肾上腺皮质功能减退症。

2. 医疗膳食设计

(1)计算营养需要量:中年女性患者,轻体力劳动,身高 160cm,体重 47.5kg,BMI 18.6kg/m²,体型正常,可按 30kcal/(kg·d)的标准计算每日能量需要。

标准体重 =160(cm)-105=55kg。

全天能量需要量 =30kcal/kg×55kg=1 650kcal。

(2)计算蛋白质需要量:1.3g/kg×55kg=71.5g。

(3)计算脂肪及碳水化合物的需要量:

脂肪占总能量的 30%:(1 650kcal×30%)÷9kcal/g=55g。

碳水化合物:(1 650kcal–71.5g×4kcal/g–1 650kcal×30%)÷4kcal/g=217.3g。

3. 范例食谱及其营养成分分析　慢性肾上腺皮质功能减退症患者一日范例食谱,见表 13-38;营养成分分析,见表 13-39。

表 13-38　慢性肾上腺皮质功能减退症患者一日范例食谱

餐别	食物名称	原料	重量 /g	多餐能量构成比 /%
早餐	馒头	小麦粉(标准粉)	50	27.7
	牛奶	牛奶(均值)	250	
	煮鸡蛋	鸡蛋(均值)	50	
	榨菜	榨菜	20	
早加餐	水果	猕猴桃	150	
午餐	米饭	稻米(均值)	100	37.3
	清炒小白菜	小白菜	150	
	莴笋肉丁	猪瘦肉	75	
		莴笋	150	
	午餐用油	菜籽油(青油)	15	
晚餐	米饭	稻米(均值)	100	35.0
	清炒西葫芦	西葫芦	150	
	芹菜肉丝	猪瘦肉	75	
		芹菜茎	150	
	晚餐用油	菜籽油(青油)	10	
全天	烹调用盐	精盐	6	

表 13-39　营养成分分析

宏量营养素				微量营养素			
三大营养素	含量 /g	能量 /kcal	供能比 /%				
蛋白质	72.8	291.2	17.2	维生素 B_1	1.5mg	钠	3 763.3mg
				维生素 B_2	1.1mg	钾	2 351.9mg
脂肪	51.0	459.0	27.1	叶酸	216.3μg	钙	677.6mg
				烟酸	16.3mgNE	磷	1 121.0mg
碳水化合物	235.3	941.2	55.7	维生素 C	170.9mg	铁	22.0mg
合计	—	1 691.4	100	维生素 E	27.8mgα-TE	锌	13.6mg

早餐(图 13-28)

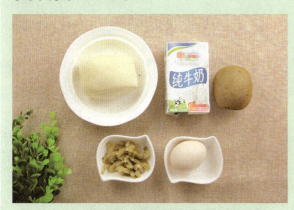

①馒头:小麦粉 50g

②牛奶:牛奶 250g

③煮鸡蛋:鸡蛋 50g

④榨菜:榨菜 20g

⑤早加餐:猕猴桃 150g

图 13-28　慢性肾上腺皮质功能减退症 - 早餐

午餐（图 13-29）

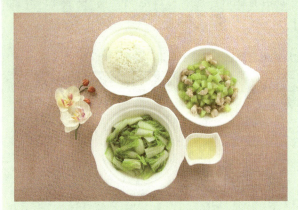

①米饭：稻米 100g
②清炒小白菜：小白菜 150g
③莴笋肉丁：猪瘦肉 75g+ 莴笋 150g
④午餐用油：菜籽油（青油）15g

图 13-29 慢性肾上腺皮质功能减退症 - 午餐

晚餐（图 13-30）

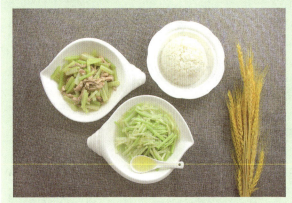

①米饭：稻米 100g
②清炒西葫芦：西葫芦 150g
③芹菜肉丝：猪瘦肉 75g+ 芹菜茎 150g
④晚餐用油：菜籽油（青油）10g

图 13-30 慢性肾上腺皮质功能减退症 - 晚餐

（马向华 王 建 于凤梅）

参 考 文 献

［1］中华医学会糖尿病学分会 . 中国 2 型糖尿病防治指南 (2014 年基层版)[J]. 北京 : 北京大学医学出版社 , 2014.
［2］中国医师协会营养医师专业委员会 , 中华医学会糖尿病学分会 . 2013 版中国糖尿病医学营养治疗指南 [J]. 北京 : 人民卫生出版社 , 2015.
［3］中华医学会内分泌学分会肥胖学组 . 中国成人肥胖症防治专家共识 [J]. 中华内分泌代谢杂志 ,2011, 27 (9): 711-717.
［4］李铎 . 食物营养学 [J]. 北京 : 化学工业出版社 , 2011.
［5］YAMANAKA H. Japanese guideline for the management of hyperuricemia and gout (2nd edition)[J]. Gout and Nucleic Acid Metabolism, 2011, 37 (2): 140.
［6］KHANNA D, FITZGERALD JD, KHANNA PP, et al. 2012 American College of Rheumatology Guidelines for Management of Gout [J]. Arthritis Care Res, 2012, 64 (10): 1431-1446.
［7］中华医学会内分泌学分会 . 高尿酸血症和痛风治疗的中国专家共识 [J]. 中华内分泌代谢杂志 ,2013, 29 (11): 913-920.
［8］蔡威 , 邵玉芬 . 现代营养学 [M]. 上海 : 复旦大学出版社 , 2010.
［9］中国医师协会 . 临床诊疗指南 : 临床营养科分册 [M]. 北京 : 人民军医出版社 , 2011.
［10］高美丁 . 膳食疗养学 . 3 版 [M]. 台中 : 华格那企业有限公司 , 2011.
［11］夏维波 , 章振林 , 林华 , 等 . 原发性骨质疏松症诊疗指南 (2017)[J]. 中国骨质疏松杂志 , 2019, 25 (03): 281-309.
［12］李连喜 . 2017 年成人甲状腺功能减退症诊治指南解读 [J]. 世界临床药物 , 2018, 39 (12): 793-799.

第十四章

神经系统疾病

第一节 脑 卒 中

卒中(stroke)是脑血管疾病的主要临床类型,包括缺血性卒中和出血性卒中,以发病突然、迅速出现局限性或弥散性脑功能缺损为共同临床特征,为器质性脑损伤导致的一组脑血管疾病。

一、脑血管疾病分类

脑血管疾病分类见表 14-1。

二、脑卒中的营养代谢变化

脑卒中后机体营养代谢发生变化,特别是重症脑损伤时,表现为分解代谢大于合成代谢。

1. **能量消耗增加** 脑损伤后能量消耗和氧消耗增加,表现为心排血量增加,器官血流量增加,心率加快,血压下降(外周血管阻力下降)。急性脑卒中患者发病后第 1 周能量需求约 32.5kcal/(kg·d)。当脑损伤伴随异常运动如伴疼痛、发热和焦虑时,能量消耗额外增加。有时需要精确的能量测定。

2. **糖原分解增加** 表现为血糖增高,通常发生在脑损伤后 24 小时内。已知血糖增高可加重脑损伤,主要与缺血区域脑组织葡萄糖无氧代谢增加,细胞内乳酸堆积,脑组织受到持续酸中毒损害有关。

3. **蛋白分解增加** 脑损伤后蛋白分解代谢增加,表现为体重下降、肌容积减小和尿素氮排泄增加。脑卒中后血清白蛋白降低,并已证明是预后不良的独立危险因素。

4. **急性时相反应** 脑损伤后通常出现急性时相反应,表现为发热、外周血白细胞计数增高、血浆急性时相反应蛋白水平增高和内脏蛋白(转铁蛋白、前白蛋白和白蛋白)水平下降,以及血浆各种微量元素水平下降。其中包括纤维蛋白原、C- 反应蛋白和结合球蛋白等。

三、脑卒中的营养治疗原则

1. **控制体重**

(1)教育超重者和肥胖者通过采取合理饮食、增加体力活动等措施减轻体重,降低卒中发病风险。

(2)根据我国提出 BMI 的评判标准,BMI<18.5kg/m^2 为体重过低,18.5kg/m^2 ≤ BMI<24.0kg/m^2 为体重正常,24.0kg/m^2 ≤ BMI<28.0kg/m^2 为超重,BMI ≥ 28.0kg/m^2 为肥胖。

2. **合理饮食** 提倡多吃蔬菜、水果,适量进食谷类、牛奶、豆类和肉类等,使能量的摄入和消耗达到平衡;限制红肉的摄入量,减少饱和脂肪(<10% 总能量)和胆固醇(<300mg/d)的摄入量;限制食盐摄入量(<6g/d);不喝或尽量少喝含糖饮料。

3. 限制饮酒　不饮酒；饮酒者应适度,一般男性每日摄入酒精不超过 25g,女性不超过 15g,不酗酒。

表 14-1　2015 年脑血管疾病分类(简表)

一、缺血性脑血管病	(3)尾状核出血
(一)短暂性脑缺血发作	(4)脑叶出血
1. 颈动脉系统(包括一过性黑矇)	(5)脑干出血
2. 椎 - 基底动脉系统	(6)小脑出血
(二)脑梗死(包括:脑动脉和入脑前动脉闭塞或狭窄引起的脑梗死)	(7)脑室出血(无脑实质出血)
	(8)多灶性脑出血
1. 大动脉粥样硬化性脑梗死	(9)其他
(1)颈内动脉闭塞综合征	2. 脑血管畸形或动脉瘤
(2)大脑前动脉闭塞综合征	3. 淀粉样脑血管病
(3)大脑中动脉闭塞综合征	4. 药物性(溶栓、抗凝、抗血小板治疗及应用可卡因等)
(4)大脑后动脉闭塞综合征	5. 瘤卒中
(5)椎 - 基底动脉闭塞综合征	6. 脑动脉炎
(6)小脑后下动脉闭塞综合征	7. 其他原因(moyamoya 病、夹层动脉瘤、颅内静脉系统血栓形成、血液病等)
(7)其他	
2. 脑梗死	8. 原因未明
(1)心源性	(三)其他颅内出血
(2)动脉源性	1. 硬膜下出血
(3)脂肪性	2. 硬膜外出血
(4)其他(反常栓塞、空气栓塞)	三、头颈部动脉粥样硬化、狭窄或闭塞(未形成脑梗死)
3. 小动脉闭塞性脑梗死	(一)头颈部动脉粥样硬化
4. 脑分水岭梗死	(二)颈总动脉狭窄或闭塞
5. 出血性脑梗死	(三)颈内动脉狭窄或闭塞
6. 其他原因(真性红细胞增多症、高凝状态、moyamoya 病,动脉夹层等)	(四)大脑前动脉狭窄或闭塞
	(五)大脑中动脉狭窄或闭塞
7. 原因未明	(六)椎动脉狭窄或闭塞
(三)脑动脉盗血综合征	(七)基底动脉狭窄或闭塞
1. 锁骨下动脉盗血综合征	(八)大脑后动脉狭窄或闭塞
2. 颈动脉盗血综合征	(九)多发性脑动脉狭窄或闭塞
3. 椎 - 基底动脉盗血综合征	(十)其他头颈部动脉狭窄或闭塞
(四)慢性脑缺血	四、高血压脑病
二、出血性脑血管病(不包括外伤性颅内出血)	五、颅内动脉瘤
(一)蛛网膜下腔出血	(一)先天性动脉瘤
1. 动脉瘤破裂	(二)动脉硬化性动脉瘤
(1)先天性动脉瘤	(三)感染性动脉瘤
(2)动脉硬化性动脉瘤	(四)外伤性假动脉瘤
(3)感染性动脉瘤	(五)其他
(4)其他	六、颅内血管畸形
2. 血管畸形	(一)脑动静脉畸形
3. 中脑周围肺动脉瘤性蛛网膜下腔出血	(二)海绵状血管瘤
4. 其他原因(moyamoya 病、夹层动脉瘤、颅内静脉系统血栓形成、血液病、抗凝治疗并发症等)	(三)静脉性血管畸形
	(四)颈内动脉海绵窦瘘
5. 原因不明	(五)毛细血管扩张症
(二)脑出血	(六)脑面血管瘤病
1. 高血压脑出血	(七)颅内 - 颅外血管交通性动静脉畸形
(1)壳核出血	(八)硬脑膜动静脉瘘
(2)丘脑出血	(九)其他

七、脑血管炎	（三）直窦血栓形成
（一）原发性中枢神经系统血管炎	（四）海绵窦血栓形成
（二）继发性中枢神经系统血管炎	（五）大脑大静脉血栓形成
1. 感染性疾病导致的动脉炎（梅毒、结核、钩端螺旋体、HIV、莱姆病等）	（六）其他
2. 免疫相关性脑血管炎	十、无急性症状的脑血管病
（1）大动脉炎	（一）无症状性脑梗死（未引起急性局灶神经功能缺损的脑梗死）
（2）巨细胞动脉炎（颞动脉炎）	（二）脑微出血（未引起急性局灶神经功能缺损的脑实质内小量出血）
（3）结节性多动脉炎	十一、急性脑血管病后遗症
（4）系统性红斑狼疮性脑血管炎	（一）蛛网膜下腔出血后遗症
（5）其他	（二）脑出血后遗症
3. 其他（药物、肿瘤、放射性损伤等）	（三）脑梗死后遗症
八、其他脑血管疾病	（四）脑血管病后癫痫
（一）脑底异常血管网症（moyamoya病）	（五）其他
（二）肌纤维发育不良	十二、血管性认知功能障碍
（三）淀粉样血管病	（一）非痴呆性血管性认知功能障碍
（四）伴皮质下梗死和白质脑病的常染色体显性遗传性脑动脉病（CADASIL）及伴皮质下梗死和白质脑病的常染色体隐性遗传性脑动脉病（CARASIL）	（二）血管痴呆
	1. 多发性脑梗死
（五）头颈部动脉夹层	2. 关键部位的单个梗死痴呆（如丘脑梗死）
（六）可逆性脑血管收缩综合征	3. 脑小管病性痴呆（包括皮质下动脉硬化性脑病、脑白质病变、脑淀粉样血管病、微脑出血）
（七）可逆性后部脑病综合征	4. 脑分水岭梗死性痴呆（低灌注性痴呆）
（八）其他	5. 出血性痴呆（如丘脑出血、SAH、硬膜下血肿）
九、颅内静脉系统血栓形成	6. 其他（如CADASIL）
（一）上矢状窦血栓形成	十三、急性脑血管病后抑郁
（二）横窦、乙状窦血栓形成	

四、脑卒中患者的医疗膳食范例

1. 膳食指导原则

（1）平衡膳食：选择多种食物，达到营养合理，以保证充足的营养和适宜的体重。每日推荐摄入谷薯类，蔬菜、水果类，肉、禽、鱼、乳、蛋类，豆类，油脂类共五大类食品。做到主食粗细搭配。

（2）个体化膳食指导：病情的严重程度与发病类型由脑血管疾病的程度和位置来决定。完整的评估可以针对个体制订所需的基本计划。对于年轻的脑卒中患者，应养成良好的饮食习惯，并减轻高血脂、高血压、高血糖症状。对于老年脑卒中患者，应提供适宜的能量和营养素并考虑其心理社会因素。

（3）烹调方法：多用蒸、煮、炖、拌、氽、水熘、煨、烩等少盐少油烹调方式。减少咀嚼，使食物易于消化和吸收。

（4）食物质量与性状的改变：针对吞咽障碍的患者，将固体食物改成泥状或糊状。固体食物经过机械处理使其柔软，质地更趋于一致，不容易松散，从而降低吞咽难度。脑卒中后大部分吞咽障碍患者最容易误吸的是稀液体，将稀液内加入增稠剂以增加黏度，可减少误吸，增加摄入量。注意在结构改变的食物中强化可能丢失的营养成分，尽量使食物能引起患者食欲。

2. 能量和主要营养素推荐摄入量

（1）能量：脑卒中患者的基础能量消耗约高于正常人的30%（采用Schofield修正公式计算正常人群的基础代谢消耗）。建议能量摄入为20~35kcal/（kg·d），再根据患者的身高、体重、性别、年龄、活动度、应激状况进行系数调整。

稳定期患者的能量供给量可与正常人相同，体重超重者应减少能量供给。发病后能量需要量应按照公式"BEE×活动系数"计算。

417

注:Schofield 修正公式如下。

1) 18~44 岁:(男性)基础能力消耗 = ［15.3 × 体重(kg)+679］× 95% × 1kcal/d;(女性)基础能力消耗 = ［14.7 × 体重(kg)+496］× 95% × 1kcal/d。

2) 45~59 岁:(男性)基础能力消耗 = ［11.6 × 体重(kg)+879］× 95% × 1kcal/d;(女性)基础能力消耗 = ［8.7 × 体重(kg)+829］× 95% × 1kcal/d。

(2) 蛋白质:脑卒中患者的蛋白质摄入量至少为 1.0g/(kg·d),存在分解代谢过度的情况下(如有压疮时)应将蛋白质摄入量增至 1.2~1.5 g/(kg·d)。动物蛋白与植物蛋白比例为 1:1 左右。

(3) 脂肪:总脂肪所提供的能量占一天摄入总能量的比例不超过 30%;对于血脂异常的患者,不超过 25%。饱和脂肪酸所提供的能量占一天摄入总能量的比例不超过 7%,反式脂肪酸不超过 1%。n-3 系列多不饱和脂肪酸摄入量可占总能量的 0.5%~2%,n-6 系列多不饱和脂肪酸摄入量可占总能量的 2.5%~9%。

(4) 碳水化合物:在合理控制总能量的基础上,脑卒中患者膳食中碳水化合物应占每日摄入总能量的 50%~65%。

(5) 维生素、矿物质:均衡补充含多种维生素与矿物质的食品和特殊医学用途配方食品,尤其是富含维生素 B_6、维生素 B_{12}、维生素 C、叶酸等维生素的食品,预防微量元素的缺乏并降低患者的发病风险。

(6) 膳食纤维:脑卒中患者膳食纤维摄入量可为 25~30g/d,卧床或合并便秘的患者应酌情增加膳食纤维摄入量。

(7) 胆固醇:限制胆固醇摄入,不超过 300mg/d,血脂异常者不超过 200mg/d。

(8) 水:无限制液体摄入状况下,在温和气候条件下,脑卒中患者每日最少饮水 1 200ml,对于昏迷的脑卒中患者可经营养管少量多次补充,保持水电解质平衡。

3. 脑卒中患者的食物选择

(1) 谷类和薯类:保证粮谷类和薯类食物的摄入量在 200~300g/d。优选低糖高膳食纤维的种类,如莜麦、荞麦、玉米面、小米、燕麦、麦麸、糙米等。

(2) 动物性食品

1) 禽畜肉类:建议每日禽肉类食物的摄入量在 50~75g/d。优选低脂肪高优质蛋白的种类,如鸽肉、火鸡腿、鸡胸肉、牛里脊、猪里脊等。

2) 鱼虾类:建议每日鱼虾类食物的摄入量在 75~100g/d。优选低脂肪高优质蛋白的种类,且含丰富多不饱和脂肪酸的食物,如海参、鲢鱼、青鱼、鲤鱼、带鱼、鳗鱼、鳕鱼等。

3) 蛋类:建议每日蛋类的摄入量在 25~50g/d。对伴有高血压、血脂异常、糖尿病的脑卒中患者,应少吃蛋黄,可 2~3 天吃一个。

4) 奶类及奶制品:建议每天饮 300g 奶或相当量的奶制品。优选低脂肪、脱脂奶及其制品。

(3) 豆类及其制品:建议每天摄入 30~50g 大豆或相当量的豆制品。优选绿豆、黑豆、红小豆、黄豆、豆浆、豆腐、豆汁等。

(4) 蔬菜:脑血管疾病患者每日蔬菜摄入量为 500g 以上,以新鲜绿叶类蔬菜为主,如菠菜、油菜、空心菜、生菜、莴笋叶等。

(5) 水果:不伴有高血糖的脑血管疾病患者每日水果摄入量为 150g 左右。可优选西瓜、橙子、柚子、柠檬、桃子、杏、猕猴桃、枇杷、菠萝、草莓、樱桃、火龙果等。

(6) 坚果:坚果含丰富的蛋白质、脂肪、维生素、矿物质,建议每周可摄入 50g 左右。优选开心果、大杏仁、白瓜子、核桃等。

(7) 油脂:以植物油为主,不宜吃含油脂过高及油炸类食物,如肥肉、动物油等。

(8) 调味品:不宜吃含盐高的菜品或腌制品,如咸肉、咸菜、熏酱食物等。食盐应不超过每日 5g,如果合并高血压,每日应不超过 3g。不宜吃辛辣调味品及咖啡、浓茶等刺激食物。

(9) 酒:脑卒中患者应限制饮酒。康复后如要饮酒,推荐女性一天饮用酒的酒精量不超过 15g,男性一天饮用酒的酒精量不超过 25g。15g 酒精相当于 450ml 啤酒、150ml 葡萄酒或 50ml 低度白酒。

(10)无添加糖食品:如阿斯巴甜、食用糖精等以其制作的食物。

4. 其他

(1)脑卒中患者合并糖尿病:应适量补充维生素 B_6、叶酸和维生素 B_{12} 以降低患者同型半胱氨酸水平,随机血糖控制在 10mmol/L 以下。

(2)脑卒中患者合并高血压:应低盐低钠饮食,营养管理措施同普通卒中患者。

(3)脑卒中患者合并脂代谢紊乱:建议给予含 n-3 系列多不饱和脂肪酸丰富的食物。

(4)脑卒中患者合并神经病变:应适量补充叶酸、维生素 B_{12}。

(5)脑卒中合并吸入性肺炎、应激性溃疡、吞咽障碍、肝性脑病:应听从临床医生和 / 或营养师的指导意见,给予肠内或肠外营养。

5. 脑卒中患者膳食处方的制订

(1)**按食物交换份法制订**

1)计算每日营养素需要量:按照代谢状态,以能量和营养素需要量为基础,计算每日蛋白质、脂肪和碳水化合物的需要量。

2)计算每日食品交换份数:按照计算总能量除以 90kcal 得出所需总交换份数。参考食物交换份表分配食物,把各类食物份数合理地分配于各餐次。

3)根据膳食原则及交换份选择食物。

(2)**按食物成分法制订**

1)计算每餐营养素需要量:按照代谢状态,以能量和营养素需要量为基础,计算每餐蛋白质、脂肪和碳水化合物的需要量。

2)确定主副食的品种和数量:查食物成分表(2002 年或 2004 年版),按照膳食原则合理搭配主食、副食的品种和数量。

6. 食谱编制与制作

(1)**病例**

1)一般情况:患者耿某,男性,63 岁,已婚,汉族,退休。主因左侧肢体无力伴言语不利、视物不清、记忆力减退 6 天入院。患者 6 天前无明显诱因出现左侧肢体无力,左手持物不稳,左下肢行走拖步,伴言语不利,偶有饮水呛咳,伴视物不清,表现为左侧视野视物模糊,双眼多向右视,伴反应迟钝,近记忆力减退,刚告诉的事情瞬间遗忘,伴面部紧缩感,上述症状呈持续性,无头痛、头晕、大小便失禁、抽搐,无发热、咳嗽、咳痰、心慌、胸闷、腹痛。在"某省某院"查"头部磁共振":右侧颞顶部硬膜下血肿,直窦左侧可疑少量硬膜下血肿,左侧枕叶脑软化灶,双侧基底节区、放射冠、半卵圆中心、丘脑、脑桥、右侧小脑半球缺血灶,部分软化,脑干左侧 Wallerian 变性,脑白质疏松,可疑左颞骨损伤"。

发病以来,患者神志清楚,精神差,睡眠正常,饮食正常,二便正常,体重正常。

既往"外伤后硬膜下血肿"23 天,在当地县医院住院治疗 14 天,症状好转出院,住院期间发现高血压,服用"硝苯地平缓释片、依那普利片";"糖尿病"14 年,目前应用"诺和锐 30R",无冠心病病史,无手术史,无输血史,无药物、食物过敏史。

2)体格检查:体温 36.5℃,脉搏 80 次 /min,呼吸 20 次 /min,血压 137/91mmHg,身高 170cm,体重 65kg。发育正常,营养中等,自主体位,精神差,面容正常,表情自然,体型匀称,神志清楚,查体合作。神经系统查体:神清,构音障碍,近记忆力、计算力减退,左侧周围性面瘫,双眼左视受限,左上肢近端肌力 2^+ 级,远端肌力 3 级,左下肢肌力 4 级,右侧肢体肌力 5 级,左侧 Babinski 征阳性。

3)辅助检查:

血常规:白细胞计数 5.0×10^9/L,单核细胞百分数 10.2%,红细胞计数 4.29×10^{12}/L,血红蛋白 136g/L。肝、肾功能未见异常,尿常规:尿糖(+++)。

4)入院诊断:①脑梗死;②左侧颞顶部硬膜下血肿;③ 2 型糖尿病。

(2)**计算营养需要量**

1)计算能量需要量:患者诊断为脑梗死,左侧肢体无力伴言语不利。身高 170cm,体重 65kg,BMI

$22.5 kg/m^2$。发育正常,营养中等,能量供给标准按27kcal/(kg·d)供给。其标准体重为170(cm)-105=65kg。

全天能量需要量=27kcal/kg×65kg=1 755kcal。

2)计算蛋白质需要量:1.2g/kg×65kg=78g。

3)计算脂肪及碳水化合物的需要量:

脂肪供能占总能量的25%:全天脂肪需要量=(1 755kcal×25%)÷9kcal/g≈48.8g。

全天碳水化合物需要量=(1 755kcal-78g×4kcal/g-1 755kcal×25%)÷4kcal/g≈251.1g。

(3)范例食谱及其营养成分分析:脑卒中患者一日范例食谱,见表14-2;营养成分分析,见表14-3。

表14-2 脑卒中患者一日范例食谱

餐别	食物名称	原料	重量/g	多餐能量构成比/%
早餐	黑米发糕	面粉(均值)	50	32.5
		黑米	25	
	煮鸡蛋	鸡蛋(白皮)	50	
	小米粥	小米	50	
早加餐	猕猴桃	猕猴桃	150	
午餐	米饭	稻米(均值)	100	41.5
	西芹炒羊肉	芹菜(茎)	100	
		羊肉(瘦)	25	
	清蒸鱼	鳜鱼(桂鱼,花鲫鱼)	100	
	拌红心萝卜	红心萝卜	30	
	豆腐羹	南豆腐	50	
	午餐用油	花生油	15	
午加餐	杏仁	杏仁	10	
晚餐	猪肉白菜蒸饺	猪肉(瘦)	10	26.0
		小白菜	50	
		面粉(均值)	50	
	炒黄瓜	黄瓜	100	
	蒜泥拌茄子	茄子	100	
	晚餐用油	芝麻油	12	
晚加餐	牛奶	脱脂牛奶	250	
全天	烹调用盐	精盐	5	

表14-3 营养成分分析

宏量营养素				微量营养素			
三大营养素	含量/g	能量/kcal	供能比/%				
蛋白质	80.8	323.2	17.7	维生素 B$_1$	1.2mg	钠	2 371.2mg
				维生素 B$_2$	1.2mg	钾	2 136.7mg
脂肪	58.0	522.0	28.6	叶酸	259.8μg	钙	688.3mg
				烟酸	17.7mg	磷	1 273.8mg
碳水化合物	245.4	981.6	53.7	维生素 C	154.1mg	铁	17.7mg
				维生素 A	930.6μgRE	锌	12.6mg
合计	—	1 826.8	100	维生素 E	31.8mgα-TE	镁	405.2mg

早餐（图 14-1）

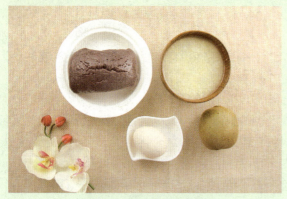

①紫薯发糕：面粉 50g+ 紫薯 25g
②煮鸡蛋：鸡蛋（白皮）50g
③小米粥：小米 50g
④猕猴桃：猕猴桃 150g

图 14-1　脑卒中 - 早餐

午餐（图 14-2）

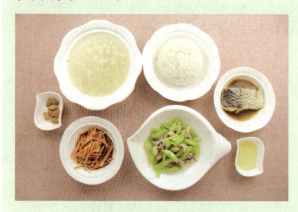

①米饭：稻米 100g
②西芹炒羊肉：芹菜（茎）100g+ 羊肉（瘦）25g
③清蒸鱼：鳜鱼（桂鱼，花鲫鱼）100g
④拌红心萝卜：红心萝卜 30g
⑤豆腐羹：南豆腐 50g
⑥午餐用油：花生油 15g
⑦杏仁：杏仁 10g

图 14-2　脑卒中 - 午餐

晚餐（图 14-3）

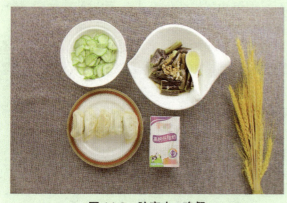

①猪肉白菜蒸饺：猪肉（瘦）10g+ 小白菜 50g+ 面粉 50g
②炒黄瓜：黄瓜 100g
③蒜泥拌茄子：茄子 100g
④晚餐用油：芝麻油 12g
⑤牛奶：牛奶 250g

图 14-3　脑卒中 - 晚餐

（李增宁）

第二节　重症肌无力

　　重症肌无力（myasthenia gravis，MG）是一种神经 - 肌肉接头传递功能障碍的获得性自身免疫性疾病。主要由于神经 - 肌肉接头突触后膜上 AChR 受损引起。临床主要表现为部分或全身骨骼肌无力和极易疲劳,活动后症状加重,经休息和胆碱酯酶抑制药(cholinesterase inhibitors,ChEI)治疗后症状减轻。发病率为(8~20)/10 万,患病率为 50/10 万,我国南方发病率较高。

一、临床分型及临床特点

重症肌无力的主要临床特征为受累骨骼肌易疲劳,且休息或用药后症状可以减轻。症状有波动性,朝轻暮重。除肌无力外,无神经系统受累体征。

本病多为慢性起病。首发症状以眼外肌无力常见,程度不等,包括上睑下垂、复视等,两侧受累程度常不对称。全身骨骼肌均可受累。累及面肌时出现表情淡漠、不能闭目等;累及咀嚼肌、咽喉肌时出现进食障碍、饮水呛咳、口齿不清、说话带鼻音等;肩胛带肌受累时可有转头、耸肩无力;四肢肌肉受累时以近端为重,活动困难,重者卧床不起;若累及呼吸肌则出现呼吸困难,即肌无力危象,是重症肌无力患者主要死因。

10%~15% 的重症肌无力患者合并有胸腺瘤,70% 左右胸腺肥大、淋巴滤泡增生。还有部分患者伴发甲状腺功能亢进、红斑狼疮、类风湿关节炎等自身免疫性疾病。

少数病例可于发病后 2~3 年内自然缓解。多数迁延,个别病例呈暴发型。除死于肌无力危象者,还有因心肌受累猝死者。

临床多采用 Osserman 分型,将重症肌无力分为单纯眼肌型、轻度全身型、中度全身型、重症激进型、迟发症型及伴肌萎缩型。国内也有医院将重症肌无力按受累肌群分为单纯眼肌型、延髓肌型、脊髓肌型、全身肌型和肌萎缩型。

二、重症肌无力的营养代谢变化

重症肌无力是神经肌肉连接点传递障碍所引起的慢性疾病,可能与乙酰胆碱的生成与释放不足相关。营养配合药物治疗,通过改变食物的构成及烹调方式,尽可能让患者获得充足的营养,对于出现咀嚼、吞咽肌无力的患者尤为重要,防止神经肌肉的永久性损害。使用短效抗胆碱酶药物或皮质激素类药物,需要限制钠的摄入量,长期使用抗酸药会影响钙和镁的代谢。部分病例使用卵磷脂及胆碱取得良好效果。

三、重症肌无力的营养治疗原则

1. **能量的供给量** 应根据病情发展程度而定。受累肌群少者能量需要可等同或稍低于正常人,四肢及躯干肌肉均受累时,每日供给 2 400kcal 左右即可。

2. **增加蛋白质供给量** 虽然对本病无明显治疗效果,但可增强患者免疫功能,缓解肌肉疲劳,每日可供给蛋白质 1.5g/kg,以优质蛋白为主。脂肪和碳水化合物的供给无特殊要求。

3. 由于本病症状有波动性,因此大多数患者需长期服用抗胆碱酯酶类、激素类等药物,对机体也会产生不同程度损伤,故营养治疗应注意以下几点,可减轻药物的副作用。

(1)饮食应清淡、细软、易消化,以避免刺激消化道。

(2)增加钾、钙的供给量,以弥补长期应用激素引起的低钾、骨质疏松等症状。可多食用含钾、钙的新鲜蔬菜、水果,或将其制作成果汁、菜汁、水果泥、菜泥后食用。

(3)限制钠盐的摄入,以减轻应用激素造成的水钠潴留。

4. 面肌、咀嚼肌、咽喉肌等肌肉群受累时,进食会有不同程度困难,食物应细软、易咀嚼、易吞咽,可选择半流食或软食,少吃叶类蔬菜,多吃根茎类蔬菜。

5. 出现重度吞咽困难、严重呛咳或肌无力危象者,应及时进行管饲供给营养。

6. **食物的选择**

(1)宜用食物

1)宜选择面条、面片、馄饨、馒头、面包、蛋糕、粥、土豆、红薯等细软食物。

2)含钾较多的食物,如新鲜蔬菜和水果。

3)含钙较多的食物,如乳类及其制品、豆类及其制品、蛋黄、带皮的虾类、虾米、硬果类、海带、紫菜、木耳、油菜等。

(2)忌(少)用食物：过咸、生冷、干硬食物以及辛辣调味品等刺激食物。

四、医疗膳食范例

1. 医疗膳食设计原则

(1)高蛋白质、高碳水化合物和高钾膳食，注意补充 B 族维生素和维生素 C。

(2)食物应细软，易消化，以软食或半流食为宜。

(3)如吞咽困难，应给予流质饮食，必要时管饲。

(4)餐次以少食多餐为宜。

(5)如果使用皮质激素治疗，每日膳食限钠 2g。

2. 食谱编制与制作

(1)病例

1)一般情况：患者吴某，女性，17 岁，未婚，汉族，学生。主因睁眼困难伴低热 5 天入院。患者 5 天前无明显诱因出现双眼抬眼皮费劲，症状晨起轻，下午以及傍晚加重，伴有下午体温升高，最高 37.6℃，无咽痛，无咳嗽流涕，无头痛头晕，无恶心呕吐，无眼球活动障碍，无呼吸困难，无肢体活动障碍，自服"清热解毒药物"效果不明显，近 5 天症状持续存在，无明显加重或者减轻，为求进一步诊治入院。

发病以来，患者神志清楚，精神可，饮食正常，二便正常，体重正常。

既往颞下颌关节炎半年。无糖尿病、高血压、冠心病病史，无手术史，无输血史，无药物、食物过敏史。

2)体格检查：体温 36.6℃，脉搏 70 次 /min，呼吸 18 次 /min，血压 110/66mmHg，身高 162cm，体重 50kg。发育正常，营养中等，自动体位，精神可，面容正常，表情自然，体型匀称，神志清楚，查体合作。其余无特殊。

3)辅助检查：入院后完善各项检查，大小便常规未见异常，钾 4.08mmol/L，钠 133.5mmol/L，钙 2.10mmol/L，总胆固醇 3.67mmol/L，高密度脂蛋白 1.26mmol/L，乳酸脱氢酶 143.0U/L，羟丁酸脱氢酶 93.0U/L，肌酸激酶 66.0U/L，肌酸激酶同工酶 7.0U/L，超敏 C 反应蛋白 0.50mg/L。头部磁共振回报：右侧额叶脑白质点状异常信号，性质待定；颅脑磁共振血管(动脉)成像。胸部 CT 未见异常。双侧听性脑干反应以及双眼视觉诱发电位未见异常。血液单纯疱疹病毒、风疹病毒、巨细胞病毒均未见异常。

4)入院诊断：重症肌无力。

(2)计算营养需要量

1)计算能量需要量：患者 17 岁，患重症肌无力，双眼抬眼皮费劲，身高 162cm，体重 50kg，BMI 19.1kg/m²。发育正常，营养中等，能量供给标准按 30kcal/(kg·d)供给。其标准体重为 162(cm)−105＝57kg。

全天能量需要量 ＝30kcal/kg × 57kg＝1 710kcal。

2)计算蛋白质需要量：1.5g/kg × 57kg＝85.5g。

3)计算脂肪及碳水化合物的需要量：

脂肪供能占总能量的 25%:(1 710kcal × 25%) ÷ 9kcal/g＝47.5g。

碳水化合物供给量:(1 710kcal−85.5g × 4kcal/g−1 710kcal × 25%) ÷ 4kcal/g≈235.1g。

(3)范例食谱及其营养成分分析：重症肌无力患者一日范例食谱，见表 14-4；营养成分分析，见表 14-5。

表 14-4　重症肌无力患者一日范例食谱

餐别	食物名称	原料	重量 /g	多餐能量构成比 /%
早餐	三丁肉包子	面粉(均值)	50	27.5
		胡萝卜	15	
		大白菜	15	
		猪肉(瘦)	15	
	麦片粥	燕麦片	50	
早加餐	香蕉	香蕉	100	

续表

餐别	食物名称	原料	重量/g	多餐能量构成比/%
午餐	米饭	稻米（均值）	75	37.7
	莴笋炒猪肉	莴笋	100	
		猪肉（瘦）	25	
	清炒藕片	藕（莲藕）	100	
	黄瓜蛋花汤	黄瓜	100	
		鸡蛋（白皮）	50	
	午餐用油	菜籽油	15	
午加餐	猕猴桃	猕猴桃	100	
晚餐	软面条	挂面（均值）	100	34.8
	清蒸鱼	鳜鱼	75	
	清炒冬瓜	冬瓜	100	
	晚餐用油	菜籽油	10	
晚加餐	牛奶	脱脂牛奶	250	
全天	烹调用盐	精盐	5	

表 14-5　营养成分分析

宏量营养素				微量营养素			
三大营养素	含量/g	能量/kcal	供能比/%				
蛋白质	72.5	290.0	16.8	维生素 B_1	1.2mg	钠	2 490.4mg
				维生素 B_2	1.0mg	钾	2 137.7mg
脂肪	42.5	378.0	21.9	叶酸	194.5μg	钙	623.6mg
				烟酸	14.9mg	磷	1 171.8mg
碳水化合物	265.1	1 060.4	61.3	维生素 C	154.1mg	铁	19.5mg
				维生素 A	435.8μgRE	锌	9.7mg
合计	—	1 728.4	100	维生素 E	25.3mgα-TE	镁	377.1mg

早餐（图 14-4）

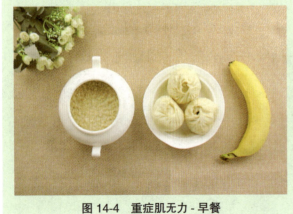

①三丁肉包子：面粉 50g+ 胡萝卜 15g+ 大白菜 15g+ 猪肉（瘦）15g

②麦片粥：燕麦片 50g

③香蕉：香蕉 100g

图 14-4　重症肌无力 - 早餐

午餐（图 14-5）

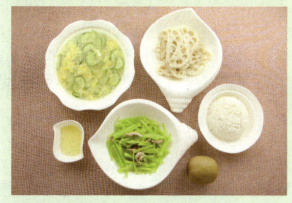

①米饭：稻米 75g
②莴笋炒猪肉：莴笋 100g+ 猪肉（瘦）25g
③清炒藕片：藕（莲藕）100g
④黄瓜蛋花汤：黄瓜 100g+ 鸡蛋（白皮）50g
⑤午餐用油：菜籽油 15g
⑥猕猴桃：猕猴桃 100g

图 14-5　重症肌无力 - 午餐

晚餐（图 14-6）

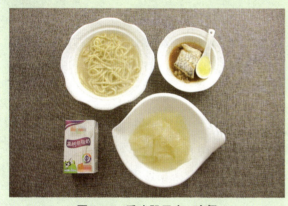

①软面条：挂面 100g
②清蒸鱼：鳜鱼 75g
③清炒冬瓜：冬瓜 100g
④晚餐用油：菜籽油 10g
⑤牛奶：牛奶 250g

图 14-6　重症肌无力 - 晚餐

（李增宁）

第三节　癫　痫

　　癫痫（epilepsy）是多种原因导致的脑部神经元高度同步化异常放电所致的临床综合征，临床表现具有发作性、短暂性、重复性和刻板性的特点。因异常放电神经元的位置不同及异常放电波及的范围的差异，导致患者的发作形式不一，可表现为感觉、运动、意识、精神、行为、自主神经功能障碍或兼有之。

一、临床分型及临床特点

　　癫痫的临床表现，分为痫性发作和癫痫症。前者指临床表现，后者指有一种或数种发作类型且反复发作。痫性发作又可按放电部位分类，其分类准则为：①痫性发作起始的异常放电源于一侧脑部者为部分性发作，源于两侧脑部者为全面性发作；②意识保存者为单纯部分性发作，有意识障碍者为复杂部分性发作。

（一）痫性发作

　　可分为部分性发作和全面性发作两种，每一种发作类型又包含多种小类型。临床可见一侧口角和 / 或眼睑反复抽动；局部肢体瘫痪；多汗、颜面潮红、烦渴、大小便失禁等自主神经紊乱症状；遗忘症、幻觉甚至意识障碍；全身重复性阵挛发作；躯干角弓发张；意识丧失与全身抽搐（也称强直阵挛发作）等多种症状。

若在短期内频繁出现强直阵挛发作，导致发作间歇期内意识持续昏迷，称为癫痫持续状态，常伴高热、脱水、白细胞增多和酸中毒等症状。

（二）癫痫症

1. 部分性癫痫症

（1）特发性：为儿童期癫痫，有部分性发作，无神经体征或智力缺陷，多有家族史，痫性表现各不相同，但每个患儿的症状相当固定。

1）良性儿童期癫痫有中央颞部棘波者：常发于 3~13 岁，男性为多，口咽部和一侧面部阵挛性抽搐，意识清晰，常于夜间发作，多在 15~16 岁前痊愈。

2）儿童期癫痫有枕部脑电阵发者：发作先有视觉症状，继而出现偏侧阵挛发作或自动症。

（2）症状性：癫痫性发作类型依病灶部位不一，以颞叶癫痫最为常见，各种症状性部分性癫痫都可能激发全面性强直阵挛发作。

2. 全面性癫痫症

（1）特发性：临床表现一开始即呈对称性，无神经体征。

1）良性婴儿期阵挛癫痫：于生后第 1 年或第 2 年发作，呈短促的全身性肌阵挛，青春期可能大发作。

2）儿童期失神癫痫：常发于 6~7 岁，女性较多，多有家族史，每日发作频繁，青春期后并发或转化为大发作。

3）青春期失神癫痫：发作年龄较迟，频率较低，常伴大发作。

4）青春期肌阵挛癫痫：短促不规则性肌阵挛，以下肢为主，无意识障碍，可有家族史，常与大发作及失神发作相伴。

5）有晨醒时大发作的癫痫：多发于 11~20 岁，晨醒和傍晚休息时常发，可与典型失神发作或肌阵挛并发。

（2）特发性或症状性

1）West 综合征：亦称婴儿痉挛症，出生后 1 年内发病，3~7 个月者较多。发病前多有发育迟缓和神经体征，发作时有短促、强直性痉挛，以屈肌较显著，发作时间以睡前和醒后最多。一般在 2~5 岁消失，半数以上可转化成全面性强直阵挛发作、不典型失神发作或精神运动性发作。

2）Lennox-Gastaut 综合征：多发于学龄前期，常伴智力发育障碍，癫痫发作类型较多。

（3）症状性

1）无特异病因者：如早期阵挛性脑病，可有肌阵挛与强直发作，伴智力发育障碍。

2）有特异病因者：如发育畸形或先天性代谢障碍。

二、营养代谢变化

癫痫（epilepsy）是一种阵发性慢性临床综合征，是由于长期反复发作的大脑神经异常放电引起的阵发性脑功能失常，可以表现为运动、感觉、意识、行为、自主神经等方面不同程度的障碍。癫痫病因复杂，急性酒精中毒、水中毒、低血糖、低钙血症、维生素 B_6 缺乏等营养障碍都可能成为癫痫发作的原因之一。营养障碍可使得神经元的兴奋性升高、膜电位不稳定、膜内外电解质的分布和转运发生变化，造成神经元同步异常放电。同样在饮酒、摄入高糖饮食及浓茶、浓咖啡等刺激性食物时，也可诱发癫痫的发作。癫痫发作频繁，特别是持续状态时，由于高热、缺氧、呕吐、脱水、酸中毒，营养素消耗增加，而发作后进食过少，或是禁食，使得营养摄入不足，导致营养失调。

三、营养治疗原则

1. 膳食指导原则

（1）能量和供能营养素的供应可与正常人相同。

(2)由营养缺乏或代谢性疾病引发的癫痫,应注意相应营养素的摄入量。

(3)发作后应及时补充营养素,可选择易于吸收的肠道营养制剂,以快速恢复发作时消耗的能量及丢失的营养素。

(4)长期应用抗癫痫药物会干扰叶酸的代谢和吸收,出现巨幼细胞贫血,因此应补充富含叶酸的食物,但注意将血中叶酸的浓度维持在正常范围内,过高会加重癫痫症状。

(5)日常饮食应清淡,忌过饥过饱、过冷过热,忌烟酒及辛辣刺激性食物。

(6)增加每日蔬菜、水果的摄入量,以保证膳食纤维、矿物质及维生素的供给,保持大便通畅。

2. 食物的选择

(1)宜用食物

1)清淡、易消化的食物。

2)蔬菜、水果不仅可以保证大便通畅,还能补充一定的叶酸。

3)含叶酸丰富的食物除蔬菜、水果外,还有动物肝脏、肾脏、鸡蛋、豆类、酵母及坚果类食物。

(2)忌(少)用食物:过冷、过热、过咸、浓茶、咖啡、辛辣调味品等刺激食物及烟酒。

四、癫痫医疗膳食范例

(一)医疗膳食设计原则

1. 能量和蛋白质与正常人相同,应减少碳水化合物供给量,提高脂肪的供给量,可占总能量的60%左右。限制水分,每天不超过600ml。供给充足维生素与矿物质,尤其是铁、钙等元素。禁食含单糖类高的食物和刺激性食物,如酒、含酒精饮料、含糖饮料、浓茶、浓咖啡等。

2. 发作时饮食治疗,严重发作特别是癫痫持续状态时,及时补充营养不足或营养失调,可参考脑卒中的饮食治疗。

3. 治疗饮食食谱可参考普通饮食,在此基础上减少碳水化合物、提高脂肪量,限制水分。

(二)生酮饮食(KD)

1. KD 属于饮食行为治疗,最早起源于1920年,有抗惊厥和治疗儿童癫痫作用,是一种高脂肪(>70% 总能量),充足蛋白和低碳水化合物(<20g/d)的饮食。一般被用于治疗难治性癫痫性脑病,尤其是儿童耐药性癫痫,可以降低患者癫痫发作频率,提高患者生活质量。根据饮食中不同脂肪的比例,可将 KD 分为:①经典 KD,其中脂肪以长链脂肪酸为主;②中链甘油三酯(MCT)KD,其中脂肪以中链脂肪酸为主;③改良的阿特金斯饮食(modified Atkins diet,MAD),不限制蛋白质摄入及能量、液量,无严格的生酮比例要求,仅需要限制全天碳水化合物量10~15g;④低血糖指数治疗(low glycemic index treatment,LGIT),摄入的碳水化合物全天总量可以达到40~60g,但要求尽可能为血糖指数 <50 的碳水化合物。

2. KD 的抗癫痫作用机制仍未完全阐明,目前认为可能与以下因素有关:

(1)酮体降低葡萄糖代谢发挥抗癫痫作用:抑制糖酵解能够促进葡萄糖经磷酸戊糖途径的利用。磷酸戊糖途径能产生腺嘌呤二核苷酸磷酸(NAPDH),而 NAPDH 能够减少细胞内的活性氧(reactive oxygen species,ROS),提高抗氧化能力而抑制癫痫发作。

(2)酮体通过降低神经元兴奋性发挥抗癫痫的治疗作用

1)抑制谷氨酸能改善神经递质通路:KD 抗癫痫疗效与产生的酮症、乙酰乙酸和 / 或 β- 羟丁酸有关,丙酮可以抑制实验动物癫痫(强直阵挛发作、典型及不典型失神发作和复杂部分性发作)。乙酰乙酸可对抗兴奋性神经递质谷氨酸的毒性,此外 KD 还使多不饱和脂肪酸(PUFAs)合成增加,后者抑制神经元上电压门控钠通道,KD 还有神经保护作用及包括改变三羧酸循环来增加 γ- 氨基丁酸在大脑中的合成,限制活性氧生成和促进脑组织能源物质的产生,从而使大脑神经元发生超极化,稳定突触功能和增加癫痫发作的阻力。

2)激活 ATP 敏感性钾通道(KATP):KATP 通道在脑中分布广泛,并产生超极化电流,降低细胞的兴奋性。KD 通过激活 KATP 发挥抗癫痫作用,同时产生的酮体能够自发降低黑质网状部 γ- 氨基丁酸能神经元的代谢率,发挥抗癫痫作用。

3. **可进行 KD 治疗的范围**　KD 适用于从婴儿期至成年期的患者。最新的研究表明,KD 应用于 ≤ 2 岁的婴幼儿具有明确的疗效和安全性,并且有趋势认为婴幼儿期是启动 KD 治疗的理想年龄。采用 KD 治疗的年龄越小,KD 更易被接受。

建议可早期进行 KD 治疗的癫痫性脑病:婴儿痉挛症、Dravet 综合征、Doose 综合征、大田原综合征等;可建议 KD 治疗的癫痫性脑病:早期肌阵挛脑病、Lennox-Gastaut 综合征、婴儿癫痫伴游走性局灶性发作、Landau-Kleffner 综合征、癫痫性脑病伴慢波睡眠期持续棘慢波及部分明确致病基因导致的癫痫性脑病,如 CDKL5、STXBP1 及 KCNQ2 等相关脑病。

4. **KD 治疗中各环节的注意事项**　KD 治疗启动需要多学科团队(包括儿童神经科或儿童癫痫专科医师、脑电生理医师、临床营养师、专科护士等)进行医学评估、实验室评估、发育与营养评估、KD 知识和配餐宣教、心理支持服务。同时指导患儿家长 / 监护人学会血酮与血糖检测、癫痫发作日记记录,关注孩子的体格发育与神经精神发育状况。

(1)启动期:癫痫性脑病患儿伴有不同程度的认知、运动和行为障碍,为了医疗安全监护与患儿家长 / 监护人宣教,推荐低龄患儿采用住院启动的方式开始 KD 治疗;住院启动时间推荐 5~7 天。启动方案包括禁食启动或非禁食启动方案,依据临床需要选择;非禁食启动方案能提高患儿启动期饮食耐受性;启动期脂肪 /(蛋白质 + 碳水化合物)重量比例(生酮比例)通常为 2:1 或 3:1,对于婴幼儿、难治性癫痫持续状态患者,4:1 的启动方案能更快提高血酮水平,发挥控制发作的效果。4 种不同类型的 KD,可依据患儿 KD 启动的年龄、儿童耐受性、癫痫的病因而选择。

(2)维持期

1)KD 饮食比例调整:根据癫痫发作疗效、不良反应及饮食耐受情况、个体血酮波动范围逐步调整患儿的饮食比例,可以按"周或月"为单位逐步从生酮比例 2:1 过渡到生酮比例 4:1 饮食。原则上以癫痫控制及尽可能的最佳生活质量为目标,进行个体化的饮食比例调整。

2)KD 维持期安全性评估:在进入稳定阶段前,血酮体和血糖需每天测量,以后推荐每周 1 次。维持期定期测量身高、体重及实验室评估,治疗 3 个月内,血生化检查推荐每个月进行 1 次;治疗 3 个月后,推荐 3~6 个月进行 1 次血生化检测,必要时行心脏超声、泌尿系统 B 超、骨龄、脑电图复查。

3)KD 维持期营养素补充与预防用药:补充多种维生素和微量元素矿物质,尤其是硒;补充每日推荐量的钙及维生素 D。另外,每日口服枸橼酸,预防泌尿系统结石。

5. **KD 治疗期间的不良反应及处理**

(1)嗜睡和乏力:嗜睡和乏力是启动期常见的不良反应,一般持续 1~2 周自行缓解。KD 治疗期间如果出现持续嗜睡与疲乏,应关注是否不能完成 KD 食量,是否伴有感染,建议血生化、血气分析明确是否存在低血糖与酮症酸中毒,发现低血糖与酸中毒应及时处理。

(2)胃肠道不良反应:启动期和维持期均可发生,启动期更为常见。包括呕吐、便秘、腹泻和腹痛,发生率约为 50%。可适当添加益生菌、含高膳食纤维的蔬菜、调整饮食比例和增加饮水等缓解,必要时请消化专科诊治。

(3)低血糖症:在启动期出现的可能性大。当血糖 >2.8mmol/L,患儿无低血糖症状时可暂不处理,但需严密观察,0.5 小时后复测血糖;当血糖 <2.8mmol/L,可给予口服橙汁 30ml 或适量 10% 葡萄糖,0.5 小时后复测血糖;当血糖 <2.0~2.5mmol/L 时,可给予 10% 葡萄糖 2ml/kg 静脉推注,0.5 小时后复测血糖。

(4)高脂血症:高脂血症是 KD 最常见的不良反应,14%~59% 的患儿在经典 KD 治疗期间,血清甘油三酯和总胆固醇水平升高,60% 的患者在 12 个月后会恢复正常,并维持在正常范围。可通过增加橄榄油或中链脂肪酸的摄入,补充 n-3 脂肪酸和肉碱,减少长链饱和脂肪酸及胆固醇的摄入,降低 KD 治疗的比例来预防和降低高脂血症。

(5)泌尿系统结石:肾结石的发生率为 3%~7%,增加饮水量和口服枸橼酸钾可降低泌尿系统结石的发生率,避免服用升高尿酸的药物或食物可降低结石病的发生风险。

(6)低蛋白血症：发生在 KD 治疗 1~2 个月或中后期，常见于 1 岁以内婴幼儿。通过增加饮食中蛋白质摄入来纠正低蛋白血症，严重时需静脉补充白蛋白和 / 或球蛋白。

当出现不能纠正的严重低蛋白血症、严重高脂血症（血脂 >11.3mmol/L，胆固醇 >25.9mmol/L）、心肌功能受损、胰腺炎、严重感染等危及生命的不良反应者，立即终止 KD 治疗。

6. KD 治疗结果 癫痫发作减少达到 50% 以上（尤其是完全不发作者），维持 KD 疗程至 2 年；特殊癫痫性脑病如婴儿痉挛症，疗程推荐 6~10 个月。

若 KD 治疗生酮比例 4∶1 或其他比例（2∶1 与 3∶1），血酮检测已达到最佳状态（血酮 4.0~5.0mmol/L），治疗 3~6 个月仍无效，可视为治疗无效，随后可逐渐停止 KD，恢复正常饮食。

（三）食谱编制与制作

1. 病例

(1)一般情况：患者郑某，女性，62 岁，已婚，汉族，农民。主因双下肢憋胀发凉 1 年零 9 个月，发作性右下肢不自主抽动 1 年，加重伴双下肢肿胀入院。患者因 1 年 9 个月前无明显诱因出现双下肢憋胀、发凉、觉得说话时咽部有气往耳朵里跑，双耳有凉气，无意识障碍及抽搐，无头痛、头晕及恶心、呕吐，无肢体活动障碍。症状持续存在，时轻时重，伴心烦，易紧张。后因双下肢发凉及憋胀加重伴双小腿水肿及幻觉症状加重而反复入院。

发病以来，患者神志清楚，精神状态一般，睡眠情况一般，偶尔出现失眠，饮食情况可，无明显呛咳，大小便无明显异常，体重无明显减轻。

既往：3 年前因小便失禁伴走路不稳就诊于"省二院"，诊断"右颞及左顶囊性占位病变、脑囊虫病可能性大"，给予行"脑内囊肿穿刺引流术"治疗，术后有时言语颠三倒四，易怒及间断出现幻觉等症状。2 年前行"阑尾炎手术"；1.5 年前发现"高脂血症及自主神经功能紊乱"，口服"阿托伐他汀钙，阿司匹林，氟哌噻吨美利曲辛片"等药物治疗，患者未坚持服用。"肺大疱、高同型半胱氨酸血症、下肢动脉粥样硬化、高血压 1 级"病史 10 个月。否认糖尿病、冠心病病史，否认输血史，否认药物、食物过敏史。

(2)体格检查：体温 36.4℃，脉搏 68 次 /min，呼吸 19 次 /min，血压 125/86mmHg，身高 162cm，体重 60kg。双下肢足背动脉搏动减弱，双小腿轻度凹陷性水肿，左下肢稍明显。神经系统查体：神志清楚，言语基本流利，但有时答非所问，交流困难，有时说话不着边际。双上肢肌力 5 级，双下肢肌力 4$^+$ 级，双上肢肌张力基本正常，双下肢肌张力稍高，双侧腱反射稍减弱，双侧跖反射中性，双侧病理反射未引出。浅感觉检查未见明显异常，双下肢振动觉减退。双侧指鼻及跟膝胫试验基本稳准，Romberg 征阳性，直线行走困难。

(3)辅助检查：肝肾功能示谷草转氨酶 36.1U/L，白蛋白 34.2g/L，总胆汁酸 18.2μmol/L，腺苷脱氨酶 16.9U/L，其余在正常范围。

(4)诊断：①继发性癫痫；②脑囊虫病；③高脂血症；④高血压 1 级极高危；⑤焦虑抑郁状态；⑥肺大疱；⑦高同型半胱氨酸血症；⑧尿路感染；⑨下肢动脉粥样硬化。

2. 计算营养需要量

(1)计算能量需要量：患者 62 岁，患继发性癫痫，双下肢憋胀发凉 1 年零 9 个月，发作性右下肢不自主抽动 1 年，加重伴双下肢肿胀 8 个月。身高 162cm，体重 60kg。BMI 22.9kg/m^2。发育正常，营养中等，能量供给标准按 27kcal/（kg·d）。其标准体重为 162（cm）−105＝57kg。

全天能量需要量 =27kcal/kg × 57kg＝1 539kcal。

(2)计算蛋白质需要量：1.2g/kg × 57kg＝68.4g。

(3)计算脂肪及碳水化合物的需要量：

脂肪供能占总能量的 20%：(1 539kcal × 20%）÷9kcal/g＝34.2g。

碳水化合物供给量：(1 539kcal−68.4g × 4kcal/g−1 539kcal × 20%）÷4kcal/g＝239.4g。

3. 范例食谱及其营养成分分析 成年癫痫患者一日范例食谱，见表 14-6；营养成分分析，见表 14-7。

表 14-6 成年癫痫患者一日范例食谱

餐别	食物名称	原料	重量 /g	多餐能量构成比 /%
早餐	馒头	面粉(均值)	50	25.6
	煮鸡蛋	鸡蛋(白皮)	50	
	炒胡萝卜	胡萝卜	100	
	大米粥	稻米(均值)	25	
早加餐	柚子	柚子	100	
午餐	米饭	稻米(均值)	100	44.2
	青笋肉片	莴苣(莴笋)	100	
		猪肉(瘦)	50	
	清蒸鱼	鳜鱼(桂鱼,花鲫鱼)	75	
	紫菜汤	紫菜(干)	2	
	午餐用油	花生油	10	
午加餐	香蕉	香蕉	100	
晚餐	青菜香菇面	青菜	40	30.2
		香菇	10	
		挂面(均值)	75	
	蒜苔炒鲜贝	蒜苔	60	
		鲜贝	30	
	晚餐用油	花生油	10	
晚加餐	牛奶	脱脂牛奶	250	
全天	烹调用盐	精盐	6	

表 14-7 营养成分分析

三大营养素	宏量营养素			微量营养素			
	含量 /g	能量 /kcal	供能比 /%				
蛋白质	73.2	292.8	18.4	维生素 B₁	1.0mg	钠	2 924.0mg
				维生素 B₂	1.0mg	钾	2 150.5mg
脂肪	34.4	309.6	19.4	叶酸	169.7μg	钙	486.9mg
				烟酸	16.1mg	磷	1 074.1mg
碳水化合物	248.0	992.0	62.2	维生素 C	54.0mg	铁	18.3mg
				维生素 E	15.1mgα-TE	锌	10.3mg
合计	—	1 594.4	100	维生素 A	1 004.4μgRE	镁	285.1mg

早餐(图 14-7)

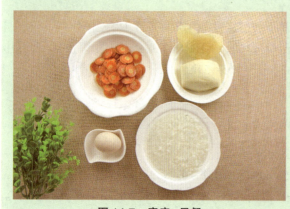

①馒头:面粉 50g

②煮鸡蛋:鸡蛋(白皮)50g

③炒胡萝卜:胡萝卜 100g

④大米粥:稻米 25g

⑤柚子:柚子 100g

图 14-7 癫痫 - 早餐

午餐（图 14-8）

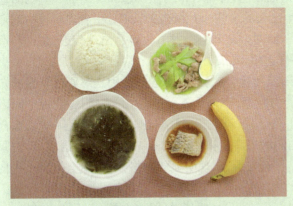

①米饭：稻米 100g
②青笋肉片：莴苣（莴笋）100g+ 猪肉（瘦）50g
③清蒸鱼：鳜鱼（桂鱼，花鲫鱼）75g
④紫菜汤：紫菜（干）2g
⑤午餐用油：花生油 10g
⑥香蕉：香蕉 100g

图 14-8 癫痫 - 午餐

晚餐（图 14-9）

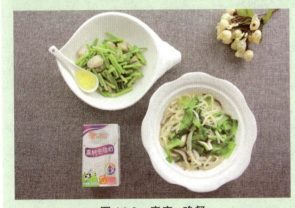

①青菜香菇面：青菜 40g+ 香菇 10g+ 挂面 75g
②蒜苔炒鲜贝：蒜苔 60g+ 鲜贝 30g
③晚餐用油：花生油 10g
④牛奶：牛奶 250g

图 14-9 癫痫 - 晚餐

（李增宁）

第四节　阿尔茨海默病

阿尔茨海默病（Alzheimer disease，AD）是发生于老年和老年前期、以进行性认知功能障碍和行为损害为特征的中枢神经系统退行性病变。临床上表现为记忆障碍、失语、失用、失认、视空间能力损害、抽象思维和计算力损害、人格和行为改变等。AD 是老年期最常见的痴呆类型，占老年期痴呆的 50%~70%。

一、临床分型及临床特点

AD 通常隐匿起病，持续进行发展，主要表现为认知功能减退和非认知性神经精神症状。按照最新分期，AD 包括两个阶段：痴呆前阶段和痴呆阶段。

1. **痴呆前阶段**　此阶段分为轻度认知功能障碍发生前期（pre-mild cognitive impairment，pre-MCI）和轻度认知功能障碍期（mild cognitive impairment，MCI）。AD 的 pre-MCI 期没有任何认知功能障碍的临床表现或者仅有极轻微的记忆力减退主诉，这个概念目前主要用于临床研究。AD 的 MCI 期，即 AD 源性 MCI，是引起非痴呆性认知损害（cognitive impairment not dementia，CIND）的多种原因中的一种，主要表现为记忆力轻度受损，学习和保存新知识的能力下降，其他认知域，如注意力、执行能力、语言能力和视空间能力也可出现轻度受损，但不影响基本日常生活能力，达不到痴呆的程度。

2. **痴呆阶段**　即传统意义上的 AD，此阶段患者认知功能损害导致了日常生活能力下降，根据认知损害的程度大致可以分为轻、中、重三度。

(1)轻度：主要表现是记忆障碍。首先出现近事记忆减退,常将日常所做的事和常用的一些物品遗忘。随着病情的发展,可出现远期记忆减退,即对发生已久的事情和人物遗忘。部分患者出现视空间障碍,外出后找不到回家的路,不能精确地临摹立体图。面对生疏和复杂的事物容易出现疲乏、焦虑和消极情绪,还会表现出人格方面的障碍,如不爱清洁、不修边幅、暴躁、易怒、自私、多疑。

(2)中度：除记忆障碍逐渐加重外,工作、学习新知识和社会接触能力减退,特别是对原已掌握的知识和技巧出现明显衰退。出现逻辑思维、综合分析能力减退,言语重复、计算力下降,明显的视空间障碍,如在家中找不到自己的房间,还可出现失语、失用、失认等,有些患者还可出现癫痫、强直-少动综合征。此时患者常有较明显的行为和精神异常,性格内向的患者变得易激惹、兴奋、欣快、言语增多,而原来性格外向的患者则可变得沉默寡言,对任何事情提不起兴趣,出现明显的人格改变,甚至作出一些丧失羞耻感(如随地大小便等)的行为。

(3)重度：此期的患者除上述各项症状逐渐加重外,还会出现情感淡漠、哭笑无常、言语能力丧失,以致不能完成简单的日常生活事项如穿衣、进食。终日无语而卧床,与外界(包括亲友)逐渐丧失接触能力。四肢出现强直或屈曲瘫痪,括约肌功能障碍。此外,此期患者常可并发全身系统疾病的症状,如肺部及尿路感染、压疮以及全身性衰竭症状等,最终因并发症而死亡。

二、营养代谢变化

阿尔茨海默病病因不明,有人认为与神经递质生物合成酶的活性降低有关,有人认为是因神经组织过氧化,自由基产生过多导致细胞病理性老化所致。营养因素被认为是有关的环境因素之一。随着年龄增长,器官功能降低,腺体分泌减少,代谢、免疫功能下降。如果所需营养素如优质蛋白、维生素、微量元素等补给不足或不当,特别是脂肪过多,则加速老化过程。发病后,生活能力下降,极易发生饮食营养障碍,会加重阿尔茨海默病的发展。

三、营养筛查与评价

根据《2019中国阿尔茨海默病患者家庭生存状况调研报告》,中国有1 000多万AD患者,是全球患者数量最多的国家,预计2050年中国将有2 800万患者。然而,目前中国包括AD在内的痴呆就诊率仅26.9%,接受规范化治疗率仅21.3%。

《老年患者家庭营养管理中国专家共识》(2017版)指出,住院期间很难完全改善老年患者的营养问题,家庭营养管理(HNA)可以在老年患者出院后对其继续进行营养评估、营养干预及检测,它不仅可改善患者生理功能,满足其心理需求,还能够延长其寿命,并可以提供患者的生活质量。研究显示,阿尔茨海默病患者、抑郁症患者、帕金森病患者营养不良的发生率均较高。

家庭营养管理是由营养师、医生、护士、照护者及康复治疗师组成的多学科专业化团队,在家庭、社区及养老机构为老年人群提供的全程营养管理服务。营养教育可以帮助群众获得食物和营养知识、了解相关政策、养成合理饮食习惯及健康的生活方式;家庭肠内营养包括经口服或管饲两种途径,经胃肠道为老年患者提供机体所需能量和各种营养素,可以有效改善老年患者的营养状况和生活质量。

营养风险筛查

加强对出院后AD患者的营养风险筛查,营养风险是潜在的与营养因素有关、可能对老年患者临床结局等发生不良影响的风险。因进食量减少、代谢紊乱、长期服药、反复住院等多种因素作用,AD患者的营养风险及营养不良发生率通常较健康人群高。现有研究显示,存在营养风险或营养不良的老年患者在感染发生率,病死率及医疗费用方面均较营养正常的患者高。所以,应及早使用筛查工具及持续营养监测以发现存在营养风险的AD患者。

目前针对社区老年人群尚无统一的筛查量表。常用的营养风险筛查工具有主观全面评定法(SGA)、营养风险筛查2002(NRS2002)、营养不良通用筛查工具(MUST)和微型营养评定简表(MNA-

SF）。这些工具评价的可靠性和预后准确性不同，且使用便利性和患者的可接受程度、适用性不同。其中，MNA-SF 是 MNA 的简表，检测营养不良的敏感度达 96%，包含 6 方面问题：饮食改变、体重改变、应激、神经精神因素、运动能力及 BMI（或小腿肌围）。MNA-SF 根据总评分情况可量化诊断正常营养状态（12~14 分）、发生营养不良的风险或可能性（8~11 分）及营养不良（0~7 分）。MNA-SF 的简易性和可快速操作性增加了临床实践中的适用性，故在大型社区营养筛查中更为实用。目前 ESPEN 及 CSPEN 均建议在养老机构、社区和家庭中使用 MNA-SF 作为首选营养筛查工具。

定期筛查可及时发现老年人群营养问题。目前的专家共识建议对社区居住的老年人群可每 3~6 个月筛查一次，如一般情况、饮食能力或饮食行为发生变化甚至出现严重健康问题时，需更密切地监督营养状况，见图 14-10。

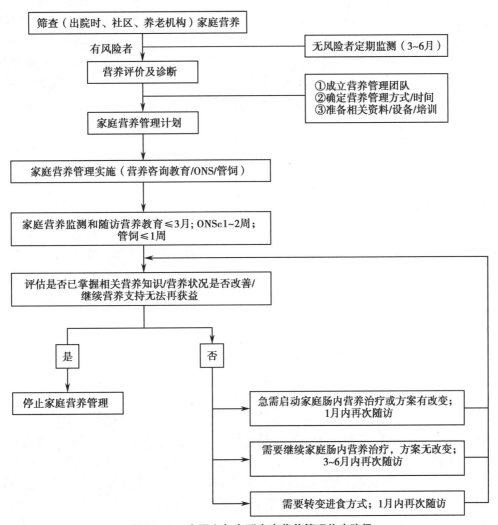

图 14-10　中国老年人群家庭营养管理临床路径

四、营养治疗原则

自我料理能力进行性丧失会影响食物的摄入和营养状态。阿尔茨海默病患者通常会发生体重下降和低体重，因此营养干预可鼓励患者摄入足够的营养以保持体重和体力，减少发病（如压疮和肺炎），并尽可能提高生存质量。

1. 患者可能会忘记吃饭或吃完饭，可在吃饭时间进行口头或非口头的提醒（如通知患者吃饭；将饭具放在其手上）。在集体环境中吃饭可能增加患者摄入，因为这些患者在吃饭的行为上会观察他人。

2. 甚至在没有吞咽困难的患者中也会普遍发生摄入不足。要给患者足够的摄食时间，并在进餐期间不让其分心。许多患者有"日落现象"或在傍晚烦躁或焦虑,在这段时间食物摄入会减少。对于这类人群,应在中午和早晨认知能力尚好时尽可能多地摄入食物。患者可能需要喂食,可试着交替使用甜食和不甜的食物来改善患者的摄入。与其他食物相比,甜品可能是首选。如果喂食时患者情绪激动或抗拒,可使用转移注意力的手段。

3. 家庭营养干预

(1)家庭营养教育:受年龄、文化程度和地域等因素影响,我国老年人群营养知识、态度及行为情况普遍不理想。我国社区老年人群对《中国老年人平衡膳食宝塔(2010)》知晓率极低,且半数慢性病老年人群认为自己不需要接受相关的营养教育或改变饮食习惯。所以,我国社区老年人群的营养健康教育仍需继续加强。

(2)营养教育:老年人群的慢性疾病种类多、自我效能降低、膳食准备困难,易发生营养风险和营养不良。有研究表明,老年人群可受益于健康促进和营养教育。营养教育和干预服务将有助于改善营养状况和成功促进老龄化、个体化的营养管理和教育适用于社区中的大多数老年人群。通过不同形式的营养教育能改善存在营养不良风险的社区居家老年人群的营养状况:①对社区居家老年人群的营养宣教及规律性随访可改善其营养状况;②营养师家访可显著提高社区老年人群对膳食干预的依从性,降低再入院率和死亡率;还对能动性和营养状况(体重、能量及蛋白质摄入)有积极改善作用;③单纯通过营养教育可显著改善有营养不良风险的社区居家老年人群的 MNA 评分和血清白蛋白水平。

五、医疗膳食范例

1. 医疗膳食设计原则

(1)给予平衡膳食,合理营养补充,延缓痴呆病理过程。

(2)维持各器官组织的功能。

(3)保证优质蛋白质,其中动物性优质蛋白占蛋白总量的 50% 以上,食物应易消化,切细煮软,脂肪占总能量的 20%~25% 为宜,限制饱和脂肪酸的摄入;碳水化合物占总能量的 60%~65%,特别应限制食糖摄入。

(4)食用含有通便功能的食物和富含纤维素的蔬菜水果或麸糠,同时注意补充水分。

(5)补充维生素,特别是维生素 C 和维生素 E,增加 B 族维生素供给。

(6)减少钠盐摄入,适当增加钙、铁、锌等供给量。

(7)增加餐次,少量多餐,避免过食导致体重增加过多。

2. 食谱编制与制作

(1)病例

1)一般情况:患者李某,女性,59 岁,已婚,汉族,职员。患者源于 12 年前,无明显诱因逐渐出现认知功能下降。3 年前,患者认知功能减退症状加重,记忆力下降症状逐渐加重。1 年前,患者开始出现睡眠情况不理想,早醒,但无明显的幻觉及妄想。2 个月前,其出现记忆力下降明显,不认知家人;且出现睡眠障碍加重,入睡困难,睡眠时存在双手摸索及寻衣摸床现象。出现言语表达困难。出现情绪不稳定,间断烦躁不安及不愿活动,不愿与人交流等症状。出现多汗症状。查头 MRI 提示"脑萎缩,海马萎缩,侧脑室旁脑白质脱髓鞘改变,头 MRA 提示动脉硬化"。给予"盐酸美金刚片,多奈哌齐片,富马酸喹硫平片"等药物治疗。经治疗后,患者认知功能较前有所改善,但出现烦躁不安症状及睡眠障碍加重。有时整夜不能入睡,存在双手摸索及坐立不安现象。烦躁不安在晨起较轻,下午较重。患者为求进一步诊治就诊,门诊以"器质性精神障碍,阿尔茨海默病,高血压,糖尿病,结肠癌术后"收入院。

发病以来,患者神志清楚,精神差,睡眠不理想,饮食一般,间断恶心,大便干,小便无明显异常,体重无明显减轻。

既往:"糖尿病"病史 2 年,目前应用"诺和锐 30R"控制血糖,血糖控制欠理想。"高血压"病史半个月,收缩压最高达 160mmHg,血压控制情况不详,"结肠癌手术"病史 20 年,术后曾化疗 1 周,有输血史,否认药物、食物过敏史。

2)体格检查:体温 36.6℃,脉搏 73 次/min,呼吸 20 次/min,血压 138/89mmHg,身高 155cm,体重

56kg。发育正常,营养中等,自主体位,精神差,面容正常,表情自然,查体合作。神经系统查体:神志清楚,言语欠流利,表达困难。脑膜刺激征未引出。记忆力及计算力明显减退。时间及空间定向力均差。命名能力差。脑神经检查未见明显异常。四肢肌力5级,肌张力检查欠合作,存在轻度的"主动违拗"现象。双侧腱反射对称,双侧病理反射未引出。感觉及共济检查不能合作。余无异常。

3)辅助检查:头部磁共振(外院)示脑萎缩,海马萎缩,侧脑室旁脑白质脱髓鞘改变,头部磁共振血管造影提示动脉硬化。

4)入院诊断:①混合性痴呆,阿尔茨海默病,血管性痴呆;②器质性精神障碍;③高血压2级极高危;④2型糖尿病;⑤脑动脉粥样硬化;⑥结肠癌术后。

(2)计算营养需要量

1)计算能量需要量:患者李某,女性,59岁,患阿尔茨海默病,认知功能减退12年,加重2个月。身高155cm,体重56kg,BMI 23.3 kg/m²。发育正常,营养中等,能量供给标准按30kcal/(kg·d)供给。其标准体重为155(cm)-105=50kg。

全天能量需要量=30kcal/kg×50kg=1 500kcal。

2)计算蛋白质需要量:1.2g/kg×50kg=60g。

3)计算脂肪及碳水化合物的需要量:

脂肪供能占总能量的25%:(1 500kcal×25%)÷9kcal/g≈41.7g。

碳水化合物供给量:(1 500kcal-60g×4kcal/g-1 500kcal×25%)÷4kcal/g≈221.3g。

(3)范例食谱及其营养成分分析:阿尔茨海默病患者一日范例食谱,见表14-8;营养成分分析,见表14-9。

表14-8　阿尔茨海默病患者一日范例食谱

餐别	食物名称	原料	重量/g	多餐能量构成比/%
早餐	花卷	面粉(均值)	25	27.8
	煮鸡蛋	鸡蛋(白皮)	50	
	拌豆腐丝	豆腐丝	10	
	拌黄瓜	黄瓜	100	
	大米粥	稻米(均值)	25	
早加餐	猕猴桃	猕猴桃	100	
午餐	米饭	稻米(均值)	75	38.4
	芸豆炖猪肉	鲜芸豆	30	
		猪瘦肉	25	
	炒卷心菜	甘蓝	100	
	虾仁紫菜汤	虾仁	10	
		紫菜(干)	2	
	午餐用油	花生油	10	
午加餐	苹果	苹果(均值)	100	
晚餐	米饭	稻米(均值)	75	33.8
	烧鲢鱼	鲢鱼	50	
	炒绿豆芽	绿豆芽	100	
	晚餐用油	花生油	10	
晚加餐	酸奶	酸奶	150	
全天	烹调用盐	精盐	6	

表 14-9　营养成分分析

宏量营养素				微量营养素			
三大营养素	含量 /g	能量 /kcal	供能比 /%				
蛋白质	62.3	249.2	16.7	维生素 B₁	0.8mg	钠	3 103.1mg
				维生素 B₂	0.8mg	钾	1 337.2mg
脂肪	33.6	302.4	20.3	叶酸	188.6μg	钙	542.9mg
				烟酸	10.4mgNE	磷	858.9mg
碳水化合物	234.3	937.2	63.0	维生素 C	156.5mg	铁	15.4mg
				维生素 E	20.4mgα-TE	锌	8.6mg
合计	—	1 488.8	100	维生素 A	253.2μgRE	镁	210.2mg

早餐（图 14-11）

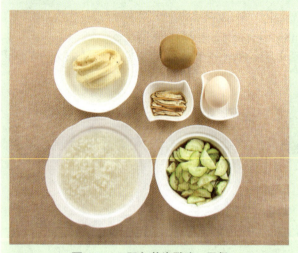

①花卷：面粉 25g
②煮鸡蛋：鸡蛋（白皮）50g
③拌豆腐丝：豆腐丝 10g
④拌黄瓜：黄瓜 100g
⑤大米粥：稻米 25g
⑥猕猴桃：猕猴桃 100g

图 14-11　阿尔茨海默病 - 早餐

午餐（图 14-12）

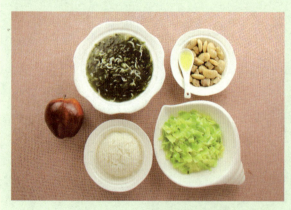

①米饭：稻米 75g
②芸豆炖猪肉：鲜芸豆 30g+ 猪瘦肉 25g
③炒卷心菜：甘蓝 100g
④虾仁紫菜汤：虾仁 10g+ 紫菜（干）2g
⑤午餐用油：花生油 10g
⑥苹果：苹果 100g

图 14-12　阿尔茨海默病 - 午餐

晚餐（图 14-13）

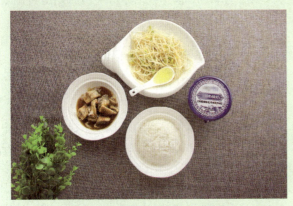

①米饭：稻米 75g
②烧鲢鱼：鲢鱼 50g
③炒绿豆芽：绿豆芽 100g
④晚餐用油：花生油 10g
⑤酸奶：酸奶 180g

图 14-13 阿尔茨海默病 - 晚餐

（李增宁）

第五节 帕 金 森 病

帕金森病（Parkinson disease，PD），又名震颤麻痹（paralysis agitans），是一种常见于中老年人的神经系统变性疾病，临床上以静止性震颤、运动迟缓、肌强直和姿势平衡障碍为主要特征。

一、临床分型及临床特点

发病年龄平均约 55 岁，多见于 60 岁以后，40 岁以前相对少见。男性略多于女性。隐匿起病，缓慢发展。

1. 运动症状 常始于一侧上肢，逐渐累及同侧下肢，再波及对侧上肢及下肢。肢体可出现静止性震颤、肌强直、运动迟缓、姿势障碍。

（1）静止性震颤：常为首发症状，多始于一侧上肢远端，静止位时出现或明显，随意运动时减轻或停止，紧张或激动时加剧，入睡后消失。典型表现是拇指与示指呈"搓丸样"动作，频率为 4~6Hz。令患者一侧肢体运动如握拳或松拳，可使另一侧肢体震颤更明显，该试验有助于发现早期轻微震颤。少数患者可不出现震颤，部分患者可合并轻度姿势性震颤。

（2）肌强直：被动运动关节时阻力增高，且呈一致性，类似弯曲软铅管的感觉，故称"铅管样强直"；在有静止性震颤的患者中可感到在均匀的阻力中出现断续停顿，如同转动齿轮，称为"齿轮样强直"。四肢、躯干、颈部肌强直可使患者出现特殊的屈曲体姿，表现为头部前倾，躯干俯屈，肘关节屈曲，腕关节伸直，前臂内收，髋及膝关节略为弯曲。

（3）运动迟缓：随意运动减少，动作缓慢、笨拙。早期以手指精细动作如解或扣纽扣、系鞋带等动作缓慢，逐渐发展成全面性随意运动减少、迟钝，晚期因合并肌张力增高，导致起床、翻身均有困难。体检见面容呆板，双眼凝视，瞬目减少，酷似"面具脸"；口、咽、腭肌运动徐缓时，表现语速变慢，语音低调；书写字体越写越小，呈现"小字征"；做快速重复性动作如拇、示指对指时表现运动速度缓慢和幅度减小。

（4）姿势障碍：在疾病早期，表现为走路时患侧上肢摆臂幅度减小或消失，下肢拖曳。随病情进展，步伐逐渐变小变慢，启动、转弯时步态障碍尤为明显，自坐位、卧位起立时困难。有时行走中全身僵住，不能动弹，称为"冻结"现象。有时迈步后以极小的步伐越走越快，不能及时止步，称为前冲步态或慌张步态。

2. 非运动症状 也是常见和重要的临床征象，而且有的可先于运动症状而发生。

（1）感觉障碍：疾病早期即可出现嗅觉减退或睡眠障碍，尤其是快速眼动期睡眠行为异常。中、晚期常有肢体麻木、疼痛。有些患者可伴有不宁腿综合征。

（2）自主神经功能障碍：如便秘、多汗、脂溢性皮炎、吞咽活动减少、排尿障碍等。疾病后期也可出现性功能减退、排尿障碍或直立性低血压。

（3）精神障碍：近半数患者伴有抑郁，并常伴有焦虑。15%~30% 的患者在疾病晚期发生认知功能障碍乃至痴呆，以及幻觉，其中视幻觉多见。

二、营养代谢变化

帕金森病是由于脑基底神经节多巴胺水平降低引起的神经肌肉功能紊乱，产生震颤、肌强直、异常步态，咀嚼、吞咽及言语困难等表现。一般使用氨基酸左旋多巴治疗，能改善僵硬、运动缓慢及震颤。左旋多巴进入特定脑神经细胞内，转变成多巴胺，大部分摄入的左旋多巴在周围神经节的细胞内转变为多巴胺，从左旋多巴转变为多巴胺的过程中，有一种去羧酶依靠大量维生素 B_6 而激发，使左旋多巴流入周围，降低了治疗效果。又因为标准膳食的氨基酸含量与左旋多巴在胃肠道中争夺吸收的位置，因而使用左旋多巴的患者必须降低蛋白质的摄入量，一般 0.5g/（kg·d）左右。

三、营养筛查与评价

具体参见第四节"阿尔茨海默病"的营养筛查与评价部分内容。

四、营养治疗原则

帕金森病患者可能会发生体重下降，因为震颤和不自主运动会增加能量消耗并导致不能够自己摄入足够的膳食。帕金森病还会损害患者的吞咽能力，妨碍摄食和饮水。此外，左旋多巴有明显的药物 - 营养素相互作用，为了使治疗达到较佳的效果，必须了解这些问题。

1. 定期监测体重。

2. 鼓励患者摄入足够的能量，以达到相应性别和年龄推荐量的高限（25~30kcal/kg）。

3. 选择容易送入口中的食物（三明治和其他可用手拿着的食物，或可使用叉子摄食的食物如大块水果或蔬菜）。汤或其他食物必须在容器内端稳，否则对于有震颤症状的患者摄入较困难。

4. 由于患者摄食速度慢，要使用隔热的碟子或能保温的托盘以保持食物的温热适口。

5. 患者进食（或吃药）时不要受到打扰。任何分散注意力的事情都可能使老年帕金森病患者失去对进食的关注并难以重新开始。

6. 患者可能还需要引导盘以帮助他们铲起食物并送入口中。

7. 避免特别粗糙、硬核难嚼的食物。

8. 在餐前 1 小时或餐后 2 小时使用左旋多巴。同时食用蛋白质与左旋多巴，会影响左旋多巴的作用。

9. 维生素 B_6 有对抗左旋多巴的作用，不要摄入过多。使用维生素补充剂时维生素 B_6 的量不要超过 DRIs 推荐量。选择含中等量维生素 B_6 的食物：鳄梨、火腿、麦麸、牛肾、牛肝、菜豆、扁豆、利马豆（大棉豆）、麦乳精、糖蜜、青豆、燕麦片、猪肉、甘薯、鲜鲑鱼、黄豆、豌豆、金枪鱼、胡桃、酵母。

10. 在服用左旋多巴的同时避免服用铁剂，因为铁可减少左旋多巴的吸收。

11. 在应用左旋多巴治疗几年后，患者可能会对药物不敏感，如出现这种情况，首先要评估蛋白质的摄入量，有文献报道北美人的膳食蛋白质常达到 DRIs 的 2 倍，这可能会降低左旋多巴的效用。这就需要调整饮食模式以改善药物的作用。

（1）从早上到下午限制蛋白质摄入 ≤ 7g（大约 3 份谷物或淀粉类的蔬菜）。可以食用水果、绿叶菜、果汁、糖和少量面包、谷类或淀粉类蔬菜。

（2）由于在晚间帕金森病症状对生活影响较小，晚餐时可给予豆类、肉类和奶类。

（3）按照这个膳食模式，监测体重并评估蛋白质、钙、铁、维生素 B_2 和烟酸的摄入。可能需要补充钙或其他营养素。

五、医疗膳食范例

1. 医疗膳食设计原则

(1)在疾病早期高蛋白质摄入影响多巴胺的治疗作用:故应采用低蛋白质饮食,每日 35g 或 0.5g/kg,在蛋白质限量范围内多用高生物价蛋白质。目前无足够证据支持疾病中后期低蛋白饮食,故采用常规蛋白质摄入。

(2)限制维生素 B_6 在 10mg 以下:下列食物的维生素 B_6 含量较丰富,如脱脂奶粉、豌豆及菜豆类、甜薯、芋头、强化的谷类、麦片、麦胚芽、酵母、牛内脏、金枪鱼、大马哈鱼等。

(3)根据患者的需要改变医疗膳食质地:制作膳食时可以采用切碎、捣烂或煮软等方法。

(4)如患者吸吮或吞咽反射减弱,要改善其进食能力,在患者能接受时,采用半流质或软食比用完全流质更佳。

2. 食谱编制与制作

(1)病例

1)一般情况:患者马某,女性,56 岁,已婚,汉族,农民。主因左下肢震颤、活动不灵活 8 年,上身抖动 3 年,加重 3 个月,于门诊入院。患者缘于 8 年前出现左下肢静止性震颤,行走困难,就诊于某医院,诊断为"帕金森病",给予"多巴丝肼 62.5mg,每日 3 次"治疗,左下肢震颤有所改善,后症状逐渐加重,其自行加量"多巴丝肼 125mg,每日 3 次"后,左下肢震颤症状逐渐好转。3 年前,患者出现上身伴双上肢不自主抖动,给予"多巴丝肼 187.5mg,每日 4 次;吡贝地尔缓释片 125mg,每日 4 次;苯海索 2mg,每日 4 次",症状改善不明显,仍存在上身抖动症状。近 3 个月,患者自觉症状逐渐加重,伴心烦失眠,间断出现自言自语,自诉看到不存在的人,听到他人说话。

发病以来,患者神志清楚,精神欠佳,睡眠差,饮食一般,大便干燥,小便尿频,体重正常。

既往"高血压"多年,收缩压最高 160mmHg,近期未规律服药,自诉血压正常;否认糖尿病、冠心病病史,无手术史,无输血史,无药物、食物过敏史。

2)体格检查:体温 36.2℃,脉搏 112 次 /min,呼吸 20 次 /min,血压 169/93mmHg,身高 160cm,体重 50kg。发育正常,营养中等,自动体位,精神欠佳,面容正常,表情自然,查体合作。其余无特殊。

3)辅助检查:生化示 AST/ALT 2.03,总蛋白 62.8g/L,白蛋白 38.8g/L,同型半胱氨酸 22.21μmol/L。胸部 CT 示右肺上叶微结节;两肺多发条索;主动脉硬化。

4)入院诊断:①帕金森病;②高血压 2 级,极高危。

(2)计算营养需要量

1)计算能量需要量:患者身高 160cm,体重 50kg。BMI 19.53kg/m²。发育正常,营养中等,能量供给标准按 30kcal/(kg·d)供给。其标准体重为 160(cm)-105=55kg。

全天能量需要量 =30kcal/kg × 55kg=1 650kcal。

2)计算蛋白质需要量:1.0g/kg × 55=55g。

3)计算脂肪及碳水化合物的需要量:

脂肪供能占总能量的 25%:(1 650kcal × 25%)÷9kcal/g=45.8g。

碳水化合物供给量:(1 650kcal–55g × 4kcal/g–1 650kcal × 25%)÷4kcal/g≈254.4g。

(3)范例食谱及其营养成分分析:帕金森病患者一日范例食谱,见表 14-10;营养成分分析,见表 14-11。

表 14-10　帕金森病患者一日范例食谱

餐别	食物名称	原料	重量 /g	多餐能量构成比 /%
早餐	馒头	麦淀粉	50	25.1
		面粉(均值)	25	
	煮鸡蛋	鸡蛋	50	
	拌冬瓜	冬瓜	100	
早加餐	猕猴桃	猕猴桃	150	

续表

餐别	食物名称	原料	重量 /g	多餐能量构成比 /%
午餐	米饭	低蛋白大米	75	40.7
	香菇肉片	鲜香菇	100	
		猪肉(瘦)	50	
	煮毛豆	毛豆	50	
	午餐用油	菜籽油	15	
加餐	香蕉	香蕉	150	
晚餐	米饭	低蛋白大米	75	34.2
	青笋鸡丁	鸡胸脯肉	50	
		莴苣(莴笋)	100	
	青菜汤	青菜	150	
	晚餐用油	菜籽油	10	
加餐	酸奶	酸奶	100	
全天	烹调用盐	精盐	6	

表 14-11　营养成分分析

宏量营养素				微量营养素			
三大营养素	含量 /g	能量 /kcal	供能比 /%				
蛋白质	50.7	202.8	11.9	维生素 B₁	0.7mg	钠	2 667.9mg
				维生素 B₂	0.8mg	钾	2 344.3mg
脂肪	47.0	423.0	24.7	叶酸	210.5μg	钙	460.2mg
				烟酸	14.4mg	磷	820.5mg
碳水化合物	271.0	1 084.0	63.4	维生素 C	153.8mg	铁	11.6mg
				维生素 E	24.2mgα-TE	锌	6.9mg
合计	—	1 709.8	100	维生素 A	361.3μgRE	镁	232.0mg

早餐(图 14-14)

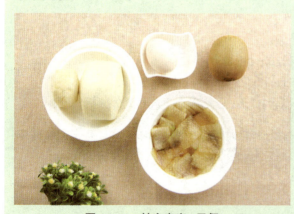

①馒头:麦淀粉 50g+ 面粉 25g
②煮鸡蛋:鸡蛋 50g
③拌冬瓜:冬瓜 100g
④猕猴桃:猕猴桃 150g

图 14-14　帕金森病 - 早餐

午餐（图 14-15）

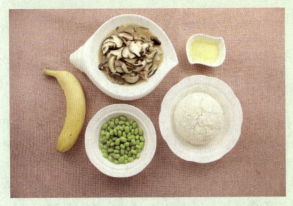

①米饭：低蛋白大米 75g
②香菇肉片：鲜香菇 100g+ 猪肉（瘦）50g
③煮毛豆：毛豆 50g
④午餐用油：菜籽油 15g
⑤香蕉：香蕉 150g

图 14-15　帕金森病 - 午餐

晚餐（图 14-16）

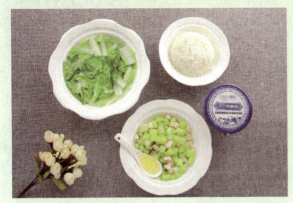

①米饭：低蛋白大米 75g
②青笋鸡丁：鸡胸脯肉 50g+ 莴苣（莴笋）100g
③青菜汤：青菜 150g
④晚餐用油：菜籽油 10g
⑤酸奶：酸奶 180g

图 14-16　帕金森病 - 晚餐

（李增宁）

第六节　吞 咽 障 碍

吞咽障碍（dysphagia）即吞咽过程异常，是由于下颌、双唇、舌、软腭、咽喉、食管等器官结构和 / 或功能受损，不能安全、有效地把食物由口输送到胃内，导致患者不能摄取足够营养和水分。吞障是因认知、精神、心理等方面问题引起的行为和行动异常进而导致的吞咽和进食问题。

一、临床分型及临床特点

吞咽障碍的临床表现包括：引发吞咽动作困难、鼻内容物反流、咳嗽、鼻音重、咳嗽反射减弱、噎塞、构音障碍和复视。根据解剖功能结构的变化情况，吞咽障碍可分为功能性吞咽障碍与器质性吞咽障碍。

1. 功能性吞咽障碍　由中枢神经系统或周围神经系统损伤、肌病等引起口咽、食管运动功能异常，无器官解剖结构改变的吞咽障碍。包括：

（1）脑卒中、帕金森病、放射性脑病、脑外伤、第四脑室肿瘤、脑干或小脑病变、脑瘫、严重认知功能障碍等。

（2）脑神经病变，如多发性硬化、运动神经元病、吉兰 - 巴雷综合征等。

（3）神经肌肉接头疾病，如重症肌无力。

（4）肌肉疾病，如多发性肌炎、硬皮病、代谢性肌病、张力性及营养不良、环咽肌痉挛、口颜面或颈部肌张力障碍、脊髓灰质炎后肌萎缩等。

2. 器质性吞咽障碍 口、咽、喉、食管等解剖结构异常引起的吞咽障碍。

(1)口咽部器质性病变：舌炎、扁桃体炎、甲状腺肿、淋巴结病、口腔癌、口咽癌、下咽癌及癌症放化疗后等。

(2)食管器质性病变：食管肌炎、食管癌、化学损伤、放射性损伤、感染性食管炎等。

二、营养代谢变化

老年人衰老、功能衰退和疾病会导致吞咽障碍，吞障广泛存在于老年人中，但多数老年人并未意识到吞障问题。2016年《欧洲吞咽障碍学会-欧盟老年医学会白皮书》报道：独居老年人吞障发生率为30%~40%，老年急症者发生率为44%，养老/医养机构老年人发生率为60%。

吞障是影响老年人功能、健康、营养状况，增加死亡风险和降低生活质量的危险因素。导致吞障的疾病包括神经系统疾病、颅脑外伤、退行性变、全身系统疾病、肿瘤、传染病、心理疾病等；其他与营养相关的老年并发症如肌肉减少症也是导致吞障的主要原因之一。吞障在神经系统疾病患者，尤其在晚期患者中发病率最高，如脑卒中患者为29%~64%，痴呆患者中约为80%。

吞障与营养不良关系密切，可互为因果并形成恶性循环。吞咽功能受损使食物、液体的吞咽效率低下，误吸风险增加，社交活动受限，经口摄入欲望逐渐丧失，进而导致营养不良和/或脱水。30%~60%的吞障患者需营养治疗，但长期营养治疗易出现心理反应、胃肠道并发症、代谢性并发症、机械性并发症及感染等并发症，其肺部感染发病率为10%~80%。因此，给予营养支持应定期监测。

三、吞咽功能与吞障患者营养评估

吞障老年人住院治疗时间有限、无法满足复健需求，由多学科团队开展专业的进食安全管理和饮食干预可减少误吸和吸入性肺炎发生，改善吞障老年人的生存质量和心理状态，更有利其吞咽功能的恢复。多学科合作将系统性的营养管理模式延伸到院外（如养老机构、社区、家庭），更符合实际需要，即建立早期吞咽功能评估、健全吞咽障碍的营养治疗体系。

体重减轻、进食时间延长、抑郁、疲劳常见于老年人确诊吞障之前。因此对老年人吞障的筛查应结合个体生活机能、心理情感等多方面考虑。吞咽障碍指数（dysphagia handicap index，DHI）是一种适用于老年人群的容易完成、临床可用、统计结果可靠的患者自主报告工具，用于评价吞障对个人生活的情感、功能和身体方面造成的障碍及不便。DHI整体分为问卷和自评级两部分：问卷部分由身体（physical，P）、功能（functional，F）、情感（emotional，E）3个维度，25个问题组成，总分与维度别总分越高，代表吞咽功能情况和临床结局越不理想；自评级共7级，级别数字越大表明自评吞障情况越严重。对DHI得分为0、进入管理体系后出现营养不良或不良反应的患者，每隔1个月进行DHI再评价；对进入管理体系后未出现营养不良和不良反应的患者，每隔3~6个月进行再评价。

吞障的筛查与评价是一个多学科团队的常规合作模式。尽早请临床专科医（技）师（口腔、康复、耳鼻咽喉、超声影像）筛查与评价吞障并提供针对性的管理，可有效预防误吸，减少吸入性肺炎发病率，缩短住院时间，提高患者满意度，增加吞咽功能筛查次数可减少误吸和肺部感染的发生。随后临床营养师根据吞咽功能评级制订并执行"阶段性"营养管理方案。

使用MNA-SF筛查老年吞咽障碍患者的营养风险，包含6方面问题：饮食改变、体重改变、应激、神经精神因素、运动能力及BMI（或小腿肌围）。营养评价不是由单一指标或量表决定，需结合多方情况，如年龄、性别等个体差异与疾病的不同阶段等进行综合评价。每隔3~6个月需进行再筛查与再评价。

四、吞障的营养治疗原则

1. 保持良好的营养状况，预防误吸、脱水和延缓吞咽功能损害。

2. 在患者能经口进食的情况下，根据吞咽功能与进食喜好，通过改善食物性状，改变进食姿势及调整进食速度，来预防误吸、延缓吞咽功能损害，以达到临时安全顺利进食的目的。

3. 当经口进食不安全时,应通过口服营养补充剂或管饲作为营养支持。

4. 吞障患者吞咽液体时易发生呛咳和误吸,为避免饮水恐惧感,患者可能自主减少饮水次数与饮水量,造成水分摄入不足而导致脱水。脱水又导致口干、唾液分泌减少、脑功能下降,进一步加重吞障。所以,应重视并密切关注吞障老年人的饮水量及脱水状况。

5. 在无吞障和吞障的早期阶段,应充分尊重老年人的进食意愿,保证生活质量。通过营养宣教的方式指导选择适宜的食物,不吃容易引发呛咳、误吸的危险食物。

6. 病情进展到 5 级及以上时(才藤吞咽功能分级),为保证安全进食和预防误吸及营养不良的发生,临床营养师应根据患者的功能状况选择经口进食或鼻饲喂养。高龄吞障患者留置胃管时,采取侧卧位可提高置管成功率,优于平卧及半卧位置管。

7. 定时监测随访患者有助于改善患者营养状况,预防和减少并发症发生,并及时处理并发症。

8. 参与型营养教育可明显提高家属和陪护的照护能力,并改善脑卒中后吞障患者的吞咽功能、心理状态和生活质量。

9. 家庭营养干预

(1)"阶段性"家庭营养管理方案的制订:日本吞障的医疗管理始于 1981 年,多学科合作模式成熟。其已共识:在吞障患者从进食到吞咽全过程的医疗管理中,食物的味道、外形、质构、营养成分、照护食品、肠内营养、肠外营养支持的时机、品种选择,对吞障老年人的疾病恢复、功能恢复、自理能力、生活能力的恢复都十分重要。《中国吞咽障碍评估与治疗专家共识(2017 年版)》指出,营养是吞障患者需要首先解决的问题,营养管理非常重要,需要考虑营养的量、供给方式、食物性状、膳食合理配制等。《中国卒中吞咽障碍与营养管理手册》(2017 年版)中提出:吞障治疗可改善个体的进食状况,也可改善营养、预防并发症(肺炎等);吞障的治疗包括饮食质地调整、代偿性方法、康复方法、营养支持、进食途径、护理及药物给予途径等。

(2)基于吞咽功能分级来制订家庭营养管理方案:选择营养支持途径前需对吞障老年人进行个体化评估。如何制订营养管理方案取决于患者现阶段的营养状况、吞咽功能、经口进食的安全性、预计营养支持时间、原发病的严重程度、认知功能及依从性等方面。吞咽功能评级可明确咀嚼、吞咽能力弱化的程度和阶段,直接决定了患者经口进食的安全性、营养管理方式、预计营养支持时间等。《老年吞咽障碍患者家庭营养管理中国专家共识(2018 版)》根据日本吞障家庭营养管理的经验,提出了适用于我国吞障家庭营养管理措施及吞咽功能对应的具体营养管理操作(表 14-12)。

表 14-12　不同吞咽功能分级营养管理方案

吞咽功能级别		临床表现	进食状态	诊疗要点	营养管理策略
无误吸	7 级正常	无吞咽障碍	经口进食(吞障普食)	不需治疗	营养教育
	6 级轻度问题	主观评估有轻度吞咽问题,存在咀嚼不充分但口腔残留少,无误吸	经口进食(吞障普食>吞障调整饮食)	关注口腔问题(如调整义齿),指导食物选择和烹饪方式。根据实际需求进行康复训练	营养教育+饮食质地调整
	5 级口腔问题	存在先行期和准备期:口腔期中度或重度障碍,进食时间延长,口腔内残留食物增多。可能存在脱水和营养不良风险	经口进食(吞障普食≤吞障调整饮食);可能需要肠内营养(ONS)	康复训练;指导食物选择、饮食营养教育、饮食质地调整和烹饪方式。吞咽时需他人的提示或监护	营养教育+饮食质地调整+训练饮食+肠内营养
存在误吸	4 级机会误咽	常规经口进食存在误吸风险,通过视频透视吞咽检查可见咽头食物残留。可能存在脱水和营养不良	吞障调整饮食,常规使用管饲肠内营养;经口进食(吞障调整饮食)>管饲	康复训练;通过饮食质地调整防止误吸和营养不良	营养教育+饮食质地调整+训练饮食+肠内营养

续表

吞咽功能级别		临床表现	进食状态	诊疗要点	营养管理策略
存在误吸	3级水分误咽	存在水的误吸,吃饭只能咽下食物,但摄取的能量不充分	吞障调整饮食,饮水必须加增稠剂:经口饮食(吞障调整饮食)<管饲,如经皮内镜下胃造瘘(PEG)、经皮内镜下空肠造瘘(PEJ)	饮食质地调整有一定效果;需要长期管饲营养支持保证水分和营养供给;在安全前提下进行康复训练	营养教育+饮食质地调整+训练饮食+肠内营养
	2级食物误咽	存在水分、固体、半固体食物误吸,基本不可经口进食。可保持稳定的呼吸状态。需要长期管饲营养支持	长期管饲(PEG、PEJ)	饮食质地调整效果不确定,长期管饲营养支持。康复训练,外科治疗	营养教育+肠内营养
	1级唾液误咽	存在唾液误吸,不能经口进食、饮水。无法保证稳定的呼吸状态	长期管饲(PEG、PEJ),或需要肠外营养	以维持平稳生命体征为基本目的,长期管饲营养支持;必要时可行肠外营养支持。外科治疗	营养教育+肠内营养/肠外营养+乐趣性进食

五、医疗膳食范例

医疗膳食设计原则如下:

(1)可参照《中国老年人平衡膳食宝塔(2010)》,给予均衡膳食,合理营养补充。保证优质蛋白质,其中动物性优质蛋白占蛋白总量的50%以上,脂肪占总能量的20%~25%为宜,限制饱和脂肪酸的摄入;碳水化合物占总能量的60%~65%,特别限制食糖摄入。

(2)注意补充水分,每日所需饮水量可为21~43ml/(kg·d)。

(3)在全阶段吞障治疗中,临床营养师应制订"代偿性方法",并制订标准化"训练饮食"协助康复训练。

1)代偿性方法:主要是调整进食习惯、姿势等,虽不能改善吞咽功能,但可减少误吸和增加食物摄入量。

2)训练饮食的配制:需使用通用设计食品(universal design foods,UDF)。目前中国主要应用的增稠剂采用的是美国营养学会吞咽障碍饮食工作组于2002年发布的国家吞咽障碍饮食方案(national dysphagia diet,NDD)中的液体4个黏度水平标准,以及2013年日本吞咽障碍康复学会(Japanese Society of Dysphagia Rehabilitation,JSDR)增稠分级里的液体3个黏度水平标准(表14-13)。

表14-13　美国和日本液体黏稠度水平标准　　　　　　　　单位:mPa·s

标准	黏稠度	水平标准
美国NDD标准	稀薄	1~50
	糖浆样	51~350
	蜂蜜样	351~1 750
	布丁样	>1 750
日本JSDR2013标准	轻稠	50~150
	中稠	151~300
	重稠	301~500

(4)根据吞障阶段性病情变化,调整食物质构以适应减退的咀嚼和吞咽能力。饮食质地调整方式包括:调整食物形态、改变烹饪方式、添加 UDF 等。最常见的是将固体食物改成泥状或糊状,固体食物经过机械处理使其柔软,质地更趋于一致,不容易松散,从而降低吞咽难度。

(5)大部分吞障患者最容易误吸稀薄液体,需在稀液内加入增稠剂以增加黏度,可减少误吸,增加营养素的摄入量。

中国尚无本土化吞障食物标准。《老年吞咽障碍患者家庭营养管理中国专家共识(2018 版)》按照食物体积、硬度、黏度的程度递减以及从固态向液态转变的顺序,依据中国现有医疗膳食分类(吞障普食、吞障软食、吞障半流质膳食和吞障流质膳食),初步建立了中国老年人平衡膳食理念指导下的吞障调整饮食分级(表 14-14)。

表 14-14　吞咽障碍调整饮食分级举例

食物分类	吞障调整饮食分级			
	吞障普食	吞障软食	吞障半流质	吞障流质(浓稠程度从轻到重)
谷类食物	米饭(米:水 =1:1.2)	软米饭 (米:水 =1:3)	米粥(米:水 =1:5)	米糊(米:水 =1:1.2)　米糊 +UDF
蔬菜水果	土豆块 苹果块	土豆大丁 苹果大丁	土豆小丁 苹果小丁	土豆泥 苹果泥　　土豆泥 +UDF 苹果泥 +UDF
鱼禽肉蛋	鱼排 水煮蛋(去壳)	荷包蛋	炒鸡蛋	水煮蛋(老)　水蒸蛋(嫩)
奶类和豆类	酸奶 豆腐块	豆腐大丁	豆腐小丁	豆腐泥　　豆腐泥 +UDF

(李增宁)

参 考 文 献

[1] 贾建平,陈生弟.神经病学 [M].7 版.北京:人民卫生出版社,2013.
[2] 国家卫生和计划生育委员会脑卒中筛查与防治工程委员会.卒中筛查与防治技术规范 [J].中华神经科杂志,2014,47 (3): 199-203.
[3] 中国医师协会神经内科医师分会儿童神经专业委员会,中华医学会儿科学分会神经学组.生酮饮食治疗儿童癫痫性脑病循证指南 [J].中华实用儿科临床杂志,2019,34 (12): 881-888.
[4] 中国老年医学学会营养与食品安全分会,中国循证医学中心,《中国循证医学杂志》编辑委员会,等.老年患者家庭营养管理中国专家共识 (2017 版)[J].中国循证医学杂志,2017,17 (11): 1251-1259.
[5] 胡雯.老年吞咽障碍患者家庭营养管理中国专家共识 (2018 版)[J].中国循证医学杂志,2018,18 (6): 547-559.

第十五章

恶 性 肿 瘤

恶性肿瘤患者营养不良的发生率高,40%~80%的患者存在营养不良,20%~50%的患者死于营养不良或恶病质。恶性肿瘤患者的营养不良以体重下降、肌肉组织减少、恶病质为临床特征。临床研究表明,有体重下降、营养不良的患者预后差,不仅生存质量差,且可能缩短其生存期。因此,及早发现肿瘤患者的营养不良并进行积极的营养干预,是改善患者生存质量、临床结局的重要措施。

第一节 肿瘤患者营养代谢特点

尽管恶性肿瘤的发病原因尚未阐明,但越来越多的证据提示:恶性肿瘤是一种代谢相关性疾病。肿瘤患者的代谢与健康人不同,其代谢改变包括两方面:一方面是肿瘤细胞对各种营养素代谢的改变,众多研究表明肿瘤细胞的代谢不同于机体正常组织细胞;另一方面是机体(即肿瘤细胞的宿主)的代谢改变,肿瘤细胞分泌的众多细胞因子影响机体细胞的代谢,同时机体自身的代谢也发生相应改变。

肿瘤细胞由于一些基因结构与功能改变,导致以 Warburg 效应为主要特征的一系列代谢改变(包括有氧糖酵解增强、葡萄糖摄取和消耗增加、脂类和蛋白质合成加强,以及谷氨酰胺摄取和分解代谢增加等),从而有利于肿瘤恶性增殖、侵袭转移和适应不利生存环境。早在 1924 年,德国生理学家 Otto Heinrich Warburg 就发现了肿瘤细胞的葡萄糖 "有氧酵解" 的代谢特征,并因此获得 1931 年诺贝尔生理学或医学奖。不仅葡萄糖如此,肿瘤细胞的其他物质如蛋白质、脂肪、维生素、矿物质等的代谢都有其鲜明的特点。

我们需要关注肿瘤细胞本身的代谢改变,以及机体整体的代谢改变,为正确的膳食选择提供方向,从而有可能防治肿瘤患者营养不良,改善其预后。

(一)碳水化合物代谢及其调节

正常细胞的糖代谢以有氧氧化为主,糖的无氧酵解情况极少。相比健康人群,肿瘤患者的糖代谢异常主要表现为葡萄糖的氧化和利用降低,葡萄糖转化增加,胰岛素抵抗和胰岛素分泌相对不足。

1924 年,德国生理学家 Otto Heinrich Warburg 发现肝癌细胞即使在氧气充足的情况下,始终优先通过糖酵解代谢获取 ATP。肿瘤细胞这种特殊生化表型,称为 Warburg 效应,或有氧糖酵解,或反 Pasteur 效应。正常细胞主要通过有氧氧化获得 ATP,而肿瘤细胞 50% 的 ATP 来自糖酵解。肿瘤细胞的糖酵解能力是正常细胞的 20~30 倍,这种代谢特点使葡萄糖成为肿瘤代谢调节治疗的重要靶点。

不同种类碳水化合物对肿瘤发生、发展产生影响。高 GI/GL 碳水化合物膳食增加肿瘤发生风险。血糖指数(GI)和血糖负荷(GL)被认为是反映餐后血糖变化和胰岛素分泌水平的综合性指标。其作用机制可能是高 GI/GL 碳水化合物饮食、肥胖和胰岛素抵抗共同影响了机体内平衡稳态,引起体内胰岛素、胰岛素样生长因子等激素水平的上调,氧化应激背景值增高,炎症介质增多,免疫细胞功能受损,细胞增殖与凋亡失衡等,最终可能导致肿瘤发生发展。因此,针对上述代谢特点,在膳食和营养素供给方面采取以下措施可能不利于肿瘤的生长。

1. **减少葡萄糖供给** 有研究报道,不同肿瘤细胞株细胞在 25mmol/L、0.5mmol/L、0mmol/L 葡萄糖浓度条件下培养 120 小时,结果发现:0.5mmol/L 葡萄糖浓度时多数肿瘤细胞生长抑制;没有葡萄糖(0mmol/L)时,所有肿瘤细胞株细胞的生长均得到显著抑制。据此,减少葡萄糖供给成为荷瘤患者的重要治疗原则。

2. **维持血糖稳定** 研究发现,肿瘤细胞在血糖浓度波动条件下生长更快、更加容易脱落而发生转移。因此在肿瘤治疗过程中不仅要减少葡萄糖供给,而且要稳定血糖浓度。

3. **促进葡萄糖有氧氧化、抑制糖酵解** 肿瘤细胞在氧供充足条件下也可进行活跃的糖酵解,因此,抑制糖酵解、促进有氧氧化成为肿瘤代谢调节治疗的重要手段。二氯乙酸(dichloroacetic acid,DCA)作为丙酮酸脱氢酶激酶(pyruvate dehydrogenase kinase,PDK)的抑制剂,通过抑制 PDK 去磷酸化激活丙酮酸脱氢酶(pyruvate dehydrogenase,PDH)。维生素 B_1 作为丙酮酸脱氢酶复合物的重要组成成分,参与脱羧作用,二者有效促进葡萄糖有氧氧化,从而促进肿瘤细胞的凋亡,抑制肿瘤生长。但这些研究均处于体外研究及动物实验阶段,尚无在临床上具体应用营养素干预的指南意见。

4. **推荐意见** 中国抗癌协会肿瘤营养与支持治疗专业委员会(CSONSC)制定的《中国肿瘤营养治疗指南(2019)》对碳水化合物的应用提出了以下推荐意见:

(1)不同种类的碳水化合物对肿瘤发生、发展过程中的影响存在显著差异,应区别对待。

(2)高 GI/GL 类碳水化合物的过量摄入可增加肿瘤发生风险。

(3)部分寡糖具有增强免疫功能、抗肿瘤的生物活性。

(4)适量膳食纤维的摄入(25~35g/d)有利于预防肠癌和乳腺癌等多种癌症的发生发展。

(5)活性多糖及其聚合物在免疫调节、抗肿瘤、抗炎、抗辐射、降低胆固醇、降血压以及抗血栓等多方面具有良好的药理活性。

(二)脂肪代谢及其调节

1. **肿瘤患者脂肪代谢的主要特征** 血浆脂蛋白、甘油三酯和胆固醇升高,外源性脂肪利用下降,脂肪动员增加。肿瘤细胞则主要表现为脂肪酸从头合成、磷脂和胆固醇合成增强。调节肿瘤宿主及肿瘤细胞的脂肪代谢同样可以达到肿瘤治疗作用。

2. **脂肪对不同类型肿瘤的作用机制不同** 需明确的是,膳食和营养本身并无直接致癌作用,主要通过刺激致癌物代谢转化或改变体内正常生化代谢途径及免疫功能,发挥其促癌效用。脂肪促进或抑制肿瘤的作用机制主要有:影响细胞基因表达;影响细胞膜的脂肪酸组成并因此改变细胞的生理功能;影响激素代谢;影响脂质过氧化及自由基形成;影响免疫系统的反应性。

3. **对于需要肠外营养(PN)支持的肿瘤患者** 脂肪乳剂与碳水化合物一样,对于患者氨基酸的吸收和储存具有极其重要的意义。已有大量随机对照研究证明,对于外科、内科、危重症以及肿瘤患者的 PN 支持,恰当的葡萄糖/脂肪酸供能比例可以产生较好的节氮作用。ESPEN 的肿瘤指南中,建议对需要明确延长 PN 治疗时间的恶病质肿瘤患者提供更高的脂肪供能比例(如占非蛋白供能的 50%)。ASPEN 指南亦提出脂肪的重要性,并认为对需要接受 PN 的肿瘤患者,可根据脂代谢情况给予 0.7~1.9g/kg 的脂肪,即提供了 6.3~17kcal/kg 的能量,占 REE 的 60%~78%。

4. **n-3 多不饱和脂肪酸(n-3 PUFA)在肿瘤治疗中的运用** 人体所需的 n-3 PUFA 主要从深海鱼油和亚麻油等食物中摄取。人群研究显示,n-3PUFA 能降低某些肿瘤,包括乳腺癌、结直肠癌、前列腺癌等的发病风险。总结起来看,n-3PUFA 与肿瘤的关系有如下证据:①进展期肿瘤患者血 n-3 PUFA 浓度降低;②恶性肿瘤患者骨骼肌减少与血 n-3PUFA 浓度降低相关;③抗肿瘤治疗期间补充 n-3 PUFA 可以提高治疗反应并改善患者生活质量;④n-3PUFA 在提高抗肿瘤治疗的疗效以及减轻化疗毒性反应等方面也扮演着重要角色,因此形成了 n-3PUFA 治疗肿瘤的新概念。

n-3PUFA 对肿瘤发生的机制还可能与其调节炎症反应的功能相关。炎症反应在肿瘤的发生及进展过程中具有重要意义,因此富含 n-3PUFA 的饮食可能会起到预防肿瘤的作用。

n-3PUFA 在肿瘤的发生、发展、转归及治疗中均有一定的作用,似乎是个需要额外补充的营养添加剂。n-3PUFA 的补充多为口服营养补充剂,每天的补充量约为 2.5g,但是具体的补充方案还需要大规模的随机对照临床试验提供证据支持。考虑到肿瘤恶病质的病因及发展过程较为复杂,依靠某种单一的方法来预防恶病质似乎不太现实,但是 n-3PUFA 在预防肿瘤恶病质中所起的作用的确不容忽视。

5. 针对肿瘤患者的脂肪代谢特点,以下措施可能有益于患者:

(1)提高脂肪供能比例、促进脂肪氧化:生理条件下,非蛋白质能量的分配一般为葡萄糖:脂肪 = 70%:30%。荷瘤条件下尤其是进展期、终末期肿瘤患者,推荐高脂肪低碳水化合物配方,二者比例可以达到 50%:50%,甚至脂肪供能更多(70%)。与高糖配方相比,高脂肪配方不仅降低血糖浓度,而且显著减少了感染风险。

由于肿瘤细胞特征性依赖葡萄糖供能,正常细胞可以依靠葡萄糖及脂肪酸供能。高脂低糖配方可以选择性饥饿肿瘤细胞,而不影响正常细胞。Abdelwahab MG 等、Zuccoli G 等分别报道,高脂肪的生酮饮食可以有效治疗恶性脑胶质瘤、多形性胶质母细胞瘤患者。与单纯放疗相比,放疗 + 生酮饮食的疗效更加显著。但生酮饮食需要在临床医生及营养师的监控及指导下实施,且生酮饮食的使用本身有诸多限制,同时有诸多不良反应,因此切不可盲目自行实施。

(2)选择合适的脂肪:根据脂肪酸与炎症的关系,将脂肪酸分为 3 类:致炎脂肪酸如 n-6 脂肪酸、抑炎脂肪酸如 n-3 脂肪酸及中性脂肪酸如 n-9 脂肪酸。由于恶性肿瘤本质上是一种慢性低度炎症,所以 n-3 及 n-9 脂肪酸的应用受到特别重视。动物及细胞研究证明,n-3 脂肪酸可以治疗动物乳腺癌骨转移病灶,抑制肿瘤细胞的转移。也有研究发现,n-3 脂肪酸可以提高化疗药物的疗效,促进肿瘤干细胞的凋亡,抑制其增殖。临床研究发现,n-3 脂肪酸可以抑制甚至逆转胰腺癌患者的体重下降,增加瘦体重,改善体能。另外,肉碱作为促进长链脂肪酸 β 氧化的营养素,有研究显示,补充肉碱可促进长链脂肪酸氧化利用,可能显著改善肿瘤患者的疲劳感,从而提高肿瘤患者的生活质量。

(3)CSONSC 制定的《中国肿瘤营养治疗指南(2019)》对脂肪的应用提出了以下推荐意见:

1)恶性肿瘤患者应用肠外营养时,其营养配方中应常规包括脂肪乳剂。

2)高脂血症(甘油三酯 >3.5mmol/L)和脂代谢异常的患者,应根据患者的代谢状况决定是否使用脂肪乳剂;重度甘油三酯血症(>4.5mmol/L)的患者应避免使用脂肪乳剂。

3)肿瘤患者脂肪乳剂的供能比例应考虑患者的代谢状况,较高的脂肪供能比例(接近或达到非蛋白能量的 50%)可能对需要长期肠外营养的肿瘤患者有益。

4)推荐使用中长链脂肪乳剂替代单纯长链脂肪酸供能。

5)鱼油脂肪乳剂可降低接受外科治疗的肿瘤患者的围手术期感染性并发症。

6)富含 n-3PUFA 的肿瘤专用型 EN 制剂可能有益于肿瘤患者。

7)橄榄油脂肪乳剂中的脂肪酸含量较接近 WHO 和美国心脏协会推荐标准。

8)橄榄油脂肪乳剂具有抗氧化应激及免疫中性特征,对免疫系统、炎症反应及肝功能影响较小,可能适合更多患者。

(三)蛋白质代谢及其调节

肿瘤患者常表现为骨骼肌不断降解、瘦体重下降、内脏蛋白消耗和低蛋白血症,其核心是骨骼肌蛋白质和功能蛋白质的合成代谢下降、分解代谢增强。肿瘤细胞常常加强一些其自身增殖所需要的蛋白质的合成,增加某些氨基酸的摄取和代谢,包括谷氨酰胺摄取和分解代谢加强,蛋氨酸依赖性增强,支链氨基酸摄取和氧化分解增加,精氨酸需求增加而再合成能力下降等。

骨骼肌是高耗能组织,主要依赖葡萄糖和肌糖原分解获得能量。由于肿瘤和炎症因子等引起肿瘤患者,尤其是恶病质患者出现不同程度的胰岛素抵抗和胰岛素分泌不足,使得骨骼肌利用葡萄糖呈现不同程度的障碍和肌糖原储存减少。这种情况下机体脂肪分解增强,肌肉利用脂肪酸和酮体供能也增加,同时肌肉与肝脏之间丙氨酸 - 葡萄糖循环增强,这些无效循环导致更多 ATP 消耗,从而引起肿瘤患者的高代谢状态。

骨骼肌是人体最大的蛋白质库,机体 60% 的蛋白质都以各种形式储存在骨骼肌内。正常成人肌肉质量,即使没有任何锻炼等刺激仍能保持恒定,这主要是因为机体保持了蛋白质合成和降解的平衡缘故。肿瘤恶病质状态下,宿主蛋白质/氨基酸代谢不能维持平衡。随着肿瘤进展,蛋白质代谢紊乱主要表现为骨骼肌蛋白质高代谢,导致骨骼肌组织不断减少——肌少症,这是肿瘤患者恶病质的核心。一位典型的恶病质患者,当体重下降30%时就可能有75%骨骼肌蛋白消耗,且摄食并不能逆转恶病质患者的肌肉消耗。同时,整体蛋白质周转加快,肝脏合成和分泌急性期反应蛋白增加,肌肉蛋白质分解加强,释放出的氨基酸异生葡萄糖增加;内脏蛋白分解增加而蛋白质合成减少,蛋白转化率升高;低蛋白血症,血浆氨基酸谱异常(生糖氨基酸,合成核苷酸氨基酸,BCAA和精氨酸等水平下降;芳香族氨基酸水平升高,芳香族氨基酸/BCAA比值升高等),患者总体呈现负氮平衡。肿瘤患者肝脏急性期反应蛋白合成增加可能是对炎症的一种代偿反应。肌肉蛋白分解和释放出的芳香族氨基酸增加,由于芳香族氨基酸不易被氧化利用,导致血浆芳香族氨基酸水平升高,其中色氨酸是大脑5-羟色胺前体物质,而5-羟色胺可刺激下丘脑饱食中枢,引起厌食。因此,血浆色氨酸浓度增高在进行性营养物质消耗中起关键性作用。同时色氨酸的代谢物犬尿氨酸具有抑制机体免疫功能的作用,有助于肿瘤发展。

以下措施可能有益于肿瘤患者。

(1)提高蛋白质供给:肿瘤患者的肌肉消耗不可避免地导致明显的蛋白质丢失,因此应提高蛋白质供给。2017年ESPEN指南提出:肿瘤患者的氨基酸需要量推荐值最少为1.0g/(kg·d),目标需要量应达到1.2~2.0g/(kg·d),其中必需氨基酸应该增加至≥1.2g/(kg·d),BCAA应该达到≥0.6g/(kg·d)。目前认为,对于老年、肿瘤不进展及合并全身性炎症的肿瘤患者,蛋白质目标需要量为1.2~1.5 g/(kg·d),肾功能正常的患者蛋白质目标需要量可提高至2.0g/(kg·d),而急性或慢性肾功能不全患者蛋白质目标需要量应限制在1.0或1.2g/(kg·d)以内。日常饮食不足时,应该口服营养补充剂;口服营养补充剂仍然不足时,应该由静脉补充。

(2)选择合适蛋白质:富含(≥35%)BCAA的氨基酸制剂被很多专家推荐用于肿瘤患者,认为可以改善肿瘤患者的肌肉减少,维护肝功能,平衡芳香族氨基酸,改善厌食与早饱。整蛋白型制剂适用于绝大多数肿瘤患者;短肽制剂含水解蛋白,无须消化,吸收较快,改善氮平衡更快,对消化功能受损如术后早期、放化疗患者、老年患者更加有益。有研究发现,用乳清蛋白水解物喂养动物可以显著抑制致癌剂的成瘤率,乳清蛋白整蛋白则无此作用。

(3)CSONSC制定的《中国肿瘤营养治疗指南(2019)》对蛋白质的应用提出了以下推荐意见:

1)肿瘤患者推荐提高蛋白质摄入量,尤其是提高优质蛋白摄入比例。蛋白质供给量建议为1~1.5g/(kg·d),严重消耗者1.5~2.0g/(kg·d)。

2)对手术、放疗、化疗等肠道吸收功能障碍患者,建议优先选择短肽制剂。

3)促进肌肉蛋白合成需要额外的蛋白质和能量,通过监测治疗反应确定恰当的需要量。

(叶文锋　许红霞)

第二节　肿瘤患者营养治疗原则

一、肿瘤化疗患者与饮食营养

恶性肿瘤患者的营养不良一方面来自肿瘤本身,另一方面来自肿瘤治疗方法及过程,包括放化疗、手术等。化疗是抗肿瘤治疗的重要手段,化疗既可以通过抗肿瘤作用从根本上改善肿瘤患者的营养不良,但又可能因其不良反应引起或加重患者的营养不良,几乎所有的化疗药物都可能导致营养相关不良反应。化疗过程可能引起中枢对进食的调控,也可能损伤敏感的整个消化道的黏膜细胞,从而带来恶心、厌食、呕吐、口腔炎、味觉改变、胃肠道黏膜损伤、食欲减退等一系列不良反应,影响营养物质的摄入,在肿瘤引起代谢异常的基础上进一步加重机体营养不良。研究显示,出现上述消化道症状的患者,其营养不良发生率高,营养不良程度严重,临床预后差。同时,适时、正确地选择和使用营养筛查与评估工具,能够尽早发现营养不良,及时给予合理、有效的营养干预措施,以提高肿瘤化疗患者的营养状况,提升其生活质量,降低并发症的发生率,缩短住院时间,减少治疗费用,从而改善其临床结局。

1. 化疗患者营养治疗的途径 在 ASPEN、ESPEN、CSPEN 的恶性肿瘤患者营养治疗的临床指南以及《中国恶性肿瘤营养治疗通路专家共识(2018 年)》中均表明:化疗患者营养治疗的途径选择遵循"只要肠道功能允许,应首先使用肠道途径"的原则,优先选择肠内营养;符合营养治疗指征,但不能耐受肠内营养,或存在消化道梗阻、化疗所致严重黏膜炎、肠道功能紊乱等情况,以及仅通过经口摄食和肠内营养途径,患者仍无法获得足够的营养时,可给予肠外营养,一般为短期治疗。

肠内营养首先鼓励口服,增加饮食频次或选择高能量密度食品,口服不足或不能满足需要时,用管饲补充或替代。需长时间营养治疗且食管通畅的患者,主张实施 PEG、PEJ。但长期或重度营养不良的肿瘤患者在实施人工喂养的初期,EN 或 PN 应从小剂量开始缓慢增加,同时采取有效措施防止再喂养综合征。肠外营养的使用指征原则上同肠内营养,但指征掌握更加严格,主要限于肠内营养不能耐受者。对于化疗患者,不建议进行常规的肠外营养治疗。

2. 化疗患者的营养制剂选择

(1)对于非终末期化疗患者,肠内营养及短期肠外营养应选择标准配方。

(2)对于需要长达几周以上 PN 或有明显恶病质的肿瘤患者,应给予特殊营养配方,因为在这种情况下存在异常的能量物质代谢。推荐高脂肪、低碳水化合物的配方,碳水化合物 / 脂肪比例可以达到1:1(脂肪供能达到非蛋白能量的 50%)。

(3)氨基酸制剂:ESPEN 的非手术肿瘤患者肠外营养指南中推荐补充剂量范围是 1~2.0g/(kg·d)。对于手术创伤大的肿瘤患者,目标摄入量应提高为 1.5~2.0g/(kg·d)。推荐接受 EN 或 PN 的化疗患者应用含有全面氨基酸种类的复方氨基酸制剂;富含支链氨基酸的氨基酸制剂被很多专家推荐用于肿瘤患者,认为对改善肿瘤患者的肌肉减少,维护肝功能,平衡芳香族氨基酸,改善厌食与早饱有益,尤其对存在肝性脑病风险的患者,推荐使用。

(4)脂肪乳剂:①中 / 长链脂肪乳剂可能更加适合接受 PN 的肿瘤患者,尤其是合并肝功能障碍患者;②橄榄油脂肪乳剂对免疫功能及肝功能影响较小,其维生素 E 的含量适中,降低了脂质过氧化反应;③富含 n-3 PUFA 的鱼油脂肪乳剂,有助于降低心血管疾病风险、抑制炎症反应、平衡免疫功能,甚至可能抑制肿瘤生长等。

3. CSONSC 制定的《中国肿瘤营养治疗指南(2019)》对化疗患者的推荐意见如下:

(1)化疗患者不推荐常规肠外营养、肠内营养。

(2)化疗患者经营养筛查发现存在营养风险或营养不良时,当其每日摄入能量低于 60% 目标能量的情况超过 10 天时;或者预计患者将有 7 天或以上不能进食时;或者患者体重丢失 >5% 时,应开始营养治疗。

(3)营养途径推荐首选肠内营养。如果患者发生了化疗相关胃肠道黏膜损伤或不能耐受肠内营养,可以采用短期的肠外营养。

(4)通用型肠内及肠外营养配方适用于多数肿瘤化疗患者的营养治疗;患者无脂代谢异常时,可使用高脂肪低碳水化合物的配方,碳水化合物 / 脂肪比例可以达到 1:1。

(5)中 / 长链脂肪乳剂可能更适合接受 PN 的肿瘤患者,尤其是合并肝功能障碍患者。

(6)n-3 PUFA 强化的 ONS 可以帮助非主观因素体重丢失的肿瘤患者稳定体重。

(7)肠内免疫调节配方(含有谷氨酰胺、精氨酸、核苷酸和 n-3 PUFA 等)可能会减轻化疗所致黏膜炎、腹泻的发生率,减轻化疗不良反应。

4. 化疗患者的营养治疗原则 需要重视化疗前的营养支持准备和化疗期间的营养均衡。肿瘤患者常有体重减轻和营养不良的表现,化疗前应重视营养需要,积极补充营养,可减少并发症,增加抗肿瘤治疗的耐受力,提高化疗效果。在化疗期间,除对症使用抗呕吐及促进食欲的药物外,应特别注意患者的食欲。良好的饮食护理可帮助化疗患者减轻或摆脱困境,有利于化疗的顺利完成。

(1)能量需要量:推荐以 20~25kcal/(kg·d)来估算卧床患者,25~30kcal/(kg·d)来估算能下床活动患者。

（2）蛋白质：通常机体需要的蛋白质为 0.8~1.0g/(kg·d)，而肿瘤患者由于消耗增加，每日的需要量更多，为 1.5g/(kg·d)，应占总能量的 15%~20%。化疗过程中应食用高蛋白饮食，根据患者消化能力选用蛋类、乳类、鱼、瘦肉、禽肉及豆制品等食物，提供足够蛋白质和能量，否则会引起肌肉分解代谢，体重迅速下降。对于化疗患者而言，要维持其基础代谢，需增加蛋白质至 2g/(kg·d) 以上。

（3）碳水化合物：摄入充足的碳水化合物同时能提高蛋白质的利用和贮存。应多食含复杂碳水化合物及丰富维生素的食物，如全谷类、蔬菜（包括颜色鲜艳的、深色的蔬菜，如西红柿、胡萝卜）、水果等。

（4）脂肪：富含脂肪的食物为患者提供能量、脂肪酸、脂溶性维生素等，鉴于肿瘤细胞的代谢特点推荐高脂饮食。但放疗患者如果存在消化道黏膜损伤，可能难以耐受高脂食物，因此有消化道症状的患者建议脂肪适量，消化道症状（如腹泻等）急性期建议低脂饮食，症状缓解后逐步增加脂肪含量。化疗间歇期，没有消化道黏膜损伤的患者建议增加食物的脂肪含量，包括植物油、坚果、鱼油制剂、奶酪等。

（5）维生素和矿物质：化疗期间患者也应保证维生素和矿物质的补充。协助能量代谢的维生素，如 B 族维生素的需求可能增加；一些抗氧化营养素如维生素 C、维生素 E、硒等也被推荐。考虑到相当一部分化疗患者的食物摄入减少，可能存在维生素、矿物质（包括微量元素）的摄入不足甚至缺乏，建议通过合理膳食搭配获得这些营养素。在从食物无法得到足够量的情况下，服用一些复合维生素及矿物质补充剂是一种可行的选择。不建议单一营养素补充。

5. 化疗副反应的处理方法 恶心、呕吐等化疗相关不良反应常引起患者食欲低下，造成其化疗期间营养不良。对于此类患者，要采取一定的预防措施，在给予患者止吐制剂的同时，充分鼓励他们进食高蛋白流质饮食。目前化疗药多针对增殖快的细胞（包括胃肠道黏膜细胞），化疗期间胃肠道黏膜因药物效应会受到一定程度的破坏。如果患者食欲低下，可以在无禁忌的情况下合理使用适量甲地孕酮治疗以增加食欲，但这需要由医生来决定。以下方法可能有助于维持化疗期间的营养状况：

（1）少量多餐：建议在接受化疗 2 小时内避免进食，在治疗后以少量多餐方式，避免空腹或腹胀。不要用勉强吃、勉强喝的办法来压住恶心和呕吐。

（2）提供患者温和、无刺激的食物：避免浓厚的调味品及煎炸、油腻的食物，可饮用清淡、冷的饮料，食用酸味的食物来减轻症状。

（3）在起床前后及运动前吃较干的食物，如饼干或面包，可抑制恶心；运动后勿立即进食。

（4）避免同时摄取冷、热的食物，否则易引起呕吐。饮料最好在饭前 30~60 分钟饮用并以吸管吸取为宜。

（5）腹痛、腹泻者应食含钠、钾的食物（如香蕉、苹果），少食产气食物（如豆类）。

（6）饭后可适度休息，但勿平躺。远离有油烟或异味的地方。入睡时应选择侧卧姿势，以免呕吐时误吸入气管。

（7）对呕吐剧烈者，患者不能摄入足够的食物时，在配合药物治疗改善食欲、抑制呕吐的同时，根据具体情况采用肠内营养、甚至肠外营养的方式补充营养，预防营养不良的发生。

二、放疗患者的膳食营养

放射治疗是恶性肿瘤的主要治疗手段之一。头颈部、消化道和腹盆腔部位放疗过程中往往会出现相应部位放射损伤而影响患者进食，从而进一步加重肿瘤患者营养状况恶化。随着肿瘤的发展，机体的应激状态及肿瘤组织不断增殖，导致机体营养不断消耗，呈异常代谢状态。营养不良的肿瘤患者常常会出现疲乏、疼痛、食欲丧失和身体机能下降，更容易出现Ⅲ、Ⅳ级放疗毒副作用，还会引起放化疗的中断，明显影响其生活质量。

1. 放疗性营养不良的发病情况、原因及其后果 体重是脂肪组织、瘦组织、矿物质之和，体重改变反映着机体能量和蛋白质平衡的改变，故体重可从总体上反映人体营养状况。目前评定肿瘤患者营养状态最主要的指标包括体重变化百分比和体重指数（BMI）。据文献报道，有相当多的肿瘤患者在放疗期间出现体重下降，尤其是头颈部或盆腔放疗患者，发生率可高达 83%（表 15-1）。因此给予这类患者适当的营养干预，帮助其改善营养状态是十分有必要的。

表 15-1 恶性肿瘤放疗性体重下降发生率

部位	体重下降发生率 /%
头颈	32.7~68
鼻咽	46
口咽	50~67.3
口腔	17
喉咽	28~40
喉	27
胸腔 / 纵隔	40.3
盆腔	0~83

2. 放疗性营养不良的原因

(1) 营养不良相关性放疗副反应：放疗主要作用于细胞的 DNA，使得细胞不能继续分裂和成长。由于放射线对肿瘤细胞和正常组织细胞均有毒性作用，因此患者在接受放疗过程中，皮肤、口腔食管黏膜、唾液腺、味蕾等一系列的损坏，出现急性(治疗期间出现)或慢性(一直持续到或在治疗后出现)的放疗反应。放疗在杀伤肿瘤细胞的同时，肿瘤附近的正常组织和器官也会受到放射性损伤。放疗副反应依照射部位不同而不同，其中能引起患者营养不良的主要包括：①恶心、呕吐、厌食和乏力等全身反应；②唾液腺、肝脏、胰腺放疗后分泌功能受损，导致患者吞咽困难以及消化功能下降；③放射性黏膜炎所致上皮剥脱、溃疡，引起吞咽疼痛、摄入减少；④放射性肠炎使肠上皮吸收功能受损以及营养物质代谢障碍，引起腹痛、腹泻进而导致体重下降。放疗相关的副反应常在治疗开始的第 3~4 周出现，并可持续到放疗结束后的 2 周以上，如果期间患者缺乏足够的营养补充和对症支持治疗，毒副作用将会进一步恶化从而加重营养不良。

(2) 放疗期间患者的饮食状况：肿瘤放疗患者大部分不需要住院治疗，长时间、远距离的颠簸以及放疗等待过程(如上腹部放疗患者空腹等待)，间接增加了患者的身体负荷，扰乱了患者正常的饮食规律，增加了患者发生营养不良的风险。此外，住院期间医院饮食与个人生活习惯的差异，可直接影响患者的食欲以及摄食量。

(3) 患者负性心理情感因素：放疗是对患者身体和心理的双重挑战，接受放疗的患者常常感到乏力、恐惧、失望、焦虑、甚至抑郁，这些负性情绪常导致患者食欲下降、营养不良，而机体消瘦又不断提示患者疾病的存在和死亡的可能，易形成负性心理的恶性循环，因而有研究指出：恶心、呕吐、厌食、乏力等放疗或化疗副反应可能是心理因素所致。

3. 放疗性营养不良的影响

放疗主要作用于细胞的 DNA，使得细胞不能继续分裂和成长。由于放射线对肿瘤细胞和正常组织细胞均有毒性作用，因此患者在接受放疗过程中，皮肤、口腔食管黏膜、唾液腺、味蕾等一系列的损坏，出现急性(治疗期间出现)或慢性(一直持续到或在治疗后出现)的放疗反应。

放疗在杀伤肿瘤细胞的同时，肿瘤附近的正常组织和器官也会受到放射性损伤。在头颈部肿瘤放疗时，会出现放射性黏膜炎、吞咽困难、口腔黏膜溃疡、味觉损伤和唾液分泌减少，软腭、颞颌关节和颈部软组织纤维化等；上消化道肿瘤放疗时可发生放射性食管炎，吞咽困难和疼痛。在腹盆腔放疗时会出现肠道黏膜损伤、炎症和穿孔等，会导致患者食欲下降、进食困难。

放疗性营养不良是肿瘤放疗患者的常见并发症，且常常导致不良的结局，包括患者生活质量下降、治疗耐受性和反应性下降、住院日延长和费用增加，甚至生存时间缩短。多项研究结果均显示良好的营养状态与生活质量呈正相关。

4. 对放疗患者的营养干预

目前在对癌症患者的治疗中，支持疗法已经变得越来越重要。肿瘤学家已经将治疗对生活质量和营养状态产生的正性影响视为与生存率同等重要的预后指标。因此，对于接受放疗的肿瘤患者，应尽早评估其营养状态，及时采取有效的营养支持手段，以改善肿瘤患者的机体功能，提高对治疗的反应性以及生活质量。

(1) 营养干预的作用和目标：现有的研究证据表明，放疗患者接受肠内营养有助于改善患者的营养状况,同时保护患者免受急性和慢性放射性损伤。多数研究结果支持积极地给予患者肠内营养,有助于保持体重,提高生活质量,减少入院次数,并保证患者能够耐受放疗过程。

对非终末期肿瘤放疗患者,实施营养干预的目标包括:①评估患者放疗前营养状态,预防和治疗放疗过程中的营养不良或恶病质;②提高患者对放疗的耐受性和依从性;③控制某些放疗相关的不良反应;④缓解患者体重下降,提高患者生活质量。对终末期肿瘤患者,因其已失去常规抗肿瘤治疗的指征,预计生存期不足 3 个月,且常常伴有严重的恶病质。此类患者多行姑息放疗止痛和缓解急症,营养治疗的目标旨在提高患者的生活质量。

(2)放疗中营养治疗的适应证:基于现有证据,目前已经取得较为一致意见的是认为头颈部肿瘤患者接受营养治疗是有必要的。临床调查研究发现,头颈部放射治疗可引起营养相关性急性症状,如口疮,味觉、嗅觉改变,吞咽困难和疼痛,黏膜炎,口干,厌食,疲劳,体重丢失等症状,可严重影响患者生活质量的评分。多项临床营养指南做了较高等级的推荐:通过强化营养教育和增加 ONS 能够改善头颈部肿瘤患者的生活质量,显著改善患者的临床预后。此外,对于严重放射性胃黏膜炎以及急性放射性小肠炎,营养支持治疗也有肯定的价值。研究显示,营养干预能显著减轻盆腔放疗引起的腹泻,改善患者营养状况。Koretz 等的研究表明,在无营养不良情况下同时给予肠外营养并不能取得更好效果反而有害,而在营养不良或存在医源性严重胃肠道并发症的患者中给予肠外营养却是有益的。终末期肿瘤患者是否给予营养治疗不仅是一个医学问题,还更多地涉及伦理、患者以及家属意愿。营养治疗可提高此类患者的生活质量,但生存期能否得到延长目前尚无定论,还有待进一步的研究。

(3)营养治疗的途径:ESPEN、ASPEN 和 CSPEN 的共同意见均认为,对于放疗患者不推荐常规使用 PN。但若是出现严重放射性肠炎和营养吸收不良,EN 无法实施或满足机体需求的情况时,应及时对患者行 PN 支持。对于 EN 的使用,各指南均认为管饲肠内营养并非常规营养支持的首选途径,而更强调的是强化营养咨询和 ONS 的补充。ONS 是营养干预的重要措施,对于接受放疗的患者,营养评估后存在营养不良可给予 ONS 治疗,能有效改善患者的营养状况。对于头颈部、消化道和腹盆腔部位放疗患者,选用合适的 ONS 治疗可改善患者营养状况,还可减轻放疗毒副作用。

PEG 作为肠内营养输注的重要途径也受到了临床领域大多数指南的推荐。ESPEN 认为由于放射线可导致口腔和咽喉的黏膜炎症,故推荐使用 PEG 作为放疗中肠内营养的支持途径。有一些研究认为,预防性放置 PEG 的喂养管可以帮助减少放射线治疗相关的体重丢失及营养不良。吕家华等的研究也表明,肠内营养可以减少放疗期间的体重丢失、血红蛋白和白蛋白计数下降,降低骨髓抑制和感染发生率,提高放疗完成率,增加治疗疗效。

5. 推荐意见

(1)营养不良在恶性肿瘤放疗患者中发生率高,降低了治疗疗效,增加治疗副反应,因此应该对放疗患者常规进行营养风险筛查(推荐采用 NRS 2002 量表)和营养评估(推荐采用 PG-SGA 量表)。

(2)恶性肿瘤放疗患者在"围放疗期"需要进行全程营养管理。放疗前需根据 PG-SGA 评分,放疗中需根据 PG-SGA 评分和 RTOG 急性放射损伤分级,放疗后需根据 PG-SGA 评分和 RTOG 晚期放射损伤分级,规范化、个体化地选择营养治疗方式。

(3)营养治疗方式不推荐常规进行肠外营养治疗,当患者无法通过肠内营养获得足够的营养需要或出现严重放射性黏膜炎、放射性肠炎或肠衰竭时,推荐及时联合部分或全肠外营养。肠外 - 肠内营养过渡需循序渐进,预防再喂养综合征。

(4)ONS 是恶性肿瘤放疗患者肠内营养首选方式。不推荐放疗前预防性置入营养管(NGT 或 PEJ/PEG)。如果患者管饲营养时间短(≤ 30 天),通常首选经鼻管饲(NGT)。而当 NGT 无法满足营养需求或患者需要长期管饲喂养(>30 天)或头颈部肿瘤放疗患者,可首选 PEG/PEJ。

(5)恶性肿瘤放疗患者能量目标量推荐为 25~30kcal/(kg·d)。在放疗过程中,患者能量需求受到肿瘤负荷、应激状态和急性放射损伤的影响而变化,因此需要个体化给予并进行动态调整。

(6)恶性肿瘤放疗患者推荐提高蛋白质摄入量。对于一般患者推荐 1.2~1.5g/(kg·d);对于严重营养不良患者,推荐 1.5~2.0g/(kg·d),对于并发恶病质的患者可提高到 2.0g/(kg·d)。

6. 放疗副反应的处理方法　放疗过程中,放射线对准肿瘤以杀死肿瘤细胞。周围正常细胞也可能会受到放疗的影响,大部分正常细胞通常会随着时间推移而恢复。

肿瘤患者在放疗过程中建议每周至少测量体重1次,作为观察放疗反应及机体营养状况的参考。放疗期间常会出现骨髓抑制,还要注意每周检验白细胞情况,当白细胞计数降低时,因根据情况由医生决定是否需要使用提高白细胞水平药物,并减少外出,注意保暖,避免着凉感冒。

以下方法可能有助于维持放疗期间的营养状况:

(1)准备小零食:接受治疗前至少1小时尽量进食一点东西,不要空腹接受治疗,除非放疗中心另有医嘱。如果需要赶一段长路去放疗,可以带些点心或营养补充品在路上食用或饮用。方便食品包括小份的水果、咸饼干、小点心等。

(2)平时确保饮用大量的水和其他液体,除非医生建议限制液体入量。对于口干的患者建议多饮水,适量吃些生津的食物如梨汁、橙汁等。

(3)尽量少食多餐,而不是一日3餐。如果食欲在每天的某个时间段较好,就可以尝试在那个时间段进食一天中最大份量的餐食。

(4)每个患者的放疗副作用不一定相同,即使接受了完全相同治疗方案的患者也可能出现不同的副作用。

(5)营养补充品:对于正常进食不能满足营养需要的患者,可使用营养补充剂(如肠内营养制剂、多种维生素和微量元素制剂)。

(6)对于吞咽困难的患者:可以吃流质或半流质饮食,并避免过冷、过热及酸辣刺激食物。

(7)对于肠道放疗患者:尽量避免吃油腻及刺激性食物。如出现食欲下降、恶心呕吐等胃肠道反应,可给予止吐药物对症处理。

三、姑息治疗患者的营养支持

2017年,ESPEN推荐在姑息治疗的患者,首要就是在用药期间要确保足够的营养摄入及保持体力运动。无论患者是否接受过临床教育和饮食指导,在营养摄入不足之后,专业受训人员应及时介入并开始营养干预,尽早拟订个体化方案,确定是用口服补充,还是肠内或肠外的营养治疗方案。此外,目前尚缺乏证据表明谷氨酰胺的使用可对此类患者有积极作用,故不作推荐是较为明智的做法。

四、手术患者的营养支持

2017年ESPEN强烈推荐ERAS计划(术后快速康复计划);每位患者都应该接受筛查,并对营养不良和有潜在营养不良可能性的患者给予额外的营养支持。对需要建造多条通路的肿瘤手术患者,每个围手术期都应该参加到ERAS计划中来防止营养不良风险并恢复尽量正常的胃肠道消化功能。术后营养支持应有医院至家庭营养计划(H2H计划)跟踪并且常规进行营养治疗和营养规划。而对于接受传统切除术的上消化道肿瘤患者的围手术期护理,ESPEN建议口服或进行肠内免疫营养(如加强补充精氨酸,n-3脂肪酸和核苷酸)。

(许红霞　叶文锋)

第三节　医疗膳食范例

一、普通化疗患者

食谱编制与制作

(1)病例

1)一般情况:患者何某,女,63岁,已婚,退休人员,因"食管恶性肿瘤切除术后1年,纵隔淋巴结转移4个月"入院。患者1年前在外院诊断为"食管恶性肿瘤"并行切除手术(具体情况不详),术后一般情况稍差,反复到住家附近医院行放化疗。4 个月前患者出现食欲缺乏、乏力、胸前区及背部疼痛不适感,疼痛呈轻度持续性胀痛样,偶伴有恶心、呕吐、无咳嗽、咳痰、畏寒、腹泻、呕血、黑便等。遂到附近医院复查 CT 提示"纵隔淋巴结转移瘤达 7cm",4 个月来一般情况渐差,为求进一步治疗入院。

发病以来精神、食欲及睡眠变差,体重下降,大便有时便秘,小便正常。患者 42 岁时因"子宫肌瘤"行"子宫切除术"。

2)体格检查:体温 36.5℃,脉搏 78 次/min,呼吸 20 次/min,血压 116/75mmHg。体型消瘦,神志清楚,慢性病容,查体无特殊。

3)辅助检查:(2015-09-18)CEA 5.06ng/ml,CA19-9 44.64U/ml,红细胞计数 3.49×10^{12}/L,血红蛋白 98g/L,血小板计数 363×10^9/L;肝功能示 ALT 3U/L,AST 14U/L,肾功能基本正常,丙肝抗体及乙肝表面抗原半定量阳性,凝血酶原时间 PT 15.6 秒。胸部增强 CT 示:"食管癌术后",吻合口周围壁稍显增厚;纵隔内、心包前份多发囊性结节及肿块影,边缘明显强化,多系转移淋巴结。双肺散在感染灶。心脏未见增大,心包少量积液。双侧胸腔少量积液。左侧第 6 后肋骨离断征,系术后改变。

4)入院诊断:食管恶性肿瘤术后纵隔淋巴结转移。

(2)计算营养需要量

1)计算能量需要量:患者诊断为食管恶性肿瘤术后纵隔淋巴结转移。身高 154cm,体重 41kg,BMI 17.3kg/m^2。发育正常,化疗后食欲较差,营养较差。能量供给标准按 35kcal/(kg·d)供给。其标准体重为 154(cm)-105=49kg。但患者目前属消瘦,且根据食管癌病情,考虑到患者进食量下降,能量供给不宜过高。鉴于患者肠道耐受性差,如按照标准体重计算能量需要量可能依从性较差,可按照介于实际体重和标准体重(中位)的体重计算。

用于计算能量的体重 = 实际体重 +(标准体重 - 实际体重)/2 = 41+(49-41)÷2=45kg。

全天能量需要量 =35kcal/kg×45kg=1 575 kcal。

2)计算蛋白质需要量(以标准体重计算):1.5g/kg×49kg=73.5g。

3)计算脂肪及碳水化合物的需要量

脂肪占总能量的 25%:(1 575kcal×25%)÷9kcal/g≈43.8g。

碳水化合物:(1 575kcal-73.5g×4kcal/g-1 575kcal×25%)÷4kcal/g≈221.8g。

(3)范例食谱及其营养成分分析:普通化疗患者一日范例食谱,见表 15-2;营养成分分析,见表 15-3。

表 15-2 普通化疗患者一日范例食谱

餐别	食物名称	原料	重量/g	多餐能量构成比/%
早餐	馒头	面粉(标准)	50	30.6
	煮鸡蛋	鸡蛋(白皮)	50	
	牛奶	纯牛奶	250	
早加餐	苹果	苹果(均值)	100	
	全营养素	整蛋白型全营养素	25	
午餐	黑米饭	稻米(均值)	75	41.0
		黑米	10	
	清蒸鱼	鲢鱼	100	
	炒菠菜	菠菜	100	
	午餐用油	花生油	15	
午加餐	杏仁	杏仁	30	

续表

餐别	食物名称	原料	重量 /g	多餐能量构成比 /%
晚餐	软面条	挂面(均值)	75	28.4
	清炒冬瓜	冬瓜	100	
	胡萝卜炖牛肉	牛肉(瘦)	20	
		胡萝卜	50	
	晚餐用油	花生油	15	
晚加餐	酸奶	脱脂酸奶	100	
全天	烹调用盐	精盐	6	

表 15-3　营养成分分析

宏量营养素				微量营养素			
三大营养素	含量 /g	能量 /kcal	供能比 /%				
蛋白质	72.4	289.6	16.4	维生素 B$_1$	1.0mg	钠	2 965.0mg
				维生素 B$_2$	1.4mg	钾	1 972.8mg
脂肪	67.7	609.3	34.5	叶酸	234.3μg	钙	714.2mg
				烟酸	13.7mgNE	磷	1 058.4mg
碳水化合物	217.0	868.0	49.1	维生素 C	100.8mg	铁	16.7mg
				维生素 A	1 221.2μgRE	锌	11.2mg
合计	—	1 766.9	100	维生素 E	36.0mgα-TE	镁	333.9mg

早餐(图 15-1)

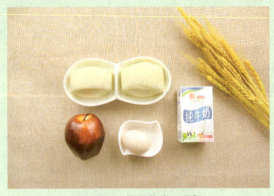

①馒头:面粉 50g
②煮鸡蛋:鸡蛋(白皮)50g
③牛奶:纯牛奶 250ml
④早加餐:苹果 200g

图 15-1　普通化疗 - 早餐

午餐(图 15-2)

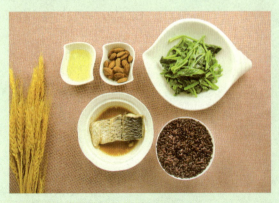

①黑米饭:稻米 75g+ 黑米 10g
②清蒸鱼:鲢鱼 100g
③炒菠菜:菠菜 100g
④午餐用油:花生油 10g
⑤午加餐:杏仁 30g

图 15-2　普通化疗 - 午餐

晚餐(图 15-3)

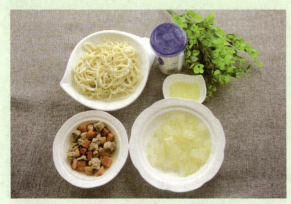

①软面条:挂面 75g
②清炒冬瓜:冬瓜 100g
③胡萝卜炖牛肉:牛肉(瘦)20g+ 胡萝卜 50g
④晚餐用油:花生油 15g
⑤酸奶:脱脂酸奶 100g

图 15-3 普通化疗 - 晚餐

二、普通放疗患者

食谱编制与制作

(1)病例

1)一般情况:患者林某,男,48 岁,因 "左下肢疼痛 5⁺ 个月,确诊非霍奇金淋巴瘤 1⁺ 个月" 入院。其主要病史特点如下:患者 5⁺ 个月前无明显诱因下出现左下肢疼痛,行相关检查后病理诊断为非霍奇金淋巴瘤浸润,系弥漫大 B 细胞淋巴瘤,高增殖活性,侵袭性。排除放疗禁忌,行 L_{2-5} 椎管旁局部放疗(计划剂量:PGTV=5 040cGy/28f/180cGy),现已完成 1 980cGy/11 次放疗,并行止吐,护胃等对症治疗,现患者一般情况可。现继续入院治疗。

既往一般情况良好,高血压、糖尿病病史 5 年,血糖、血压控制良好。

2)体格检查:体温 36.9℃,脉搏 90 次 /min,呼吸 19 次 /min,血压 109/60mmHg。神志清楚,无病容,查体无特殊。

3)辅助检查:临床检查及结果,见表 15-4。

表 15-4 临床检查及结果

检查项目	检查结果
血常规	红细胞计数 4.10×10^{12}/L,血红蛋白 131.0g/L,血细胞比容 0.38,平均红细胞体积 92.0fl,平均红细胞 Hb 含量 32.0pg,平均红细胞 Hb 浓度 347g/L,白细胞 4.11×10^9/L,中性粒细胞 68.9%
肝功能检查	谷丙转氨酶 23U/L,谷草转氨酶 19U/L, 总蛋白 59.6g/L,白蛋白 34.7g/L,球蛋白 24.9g/L

4)入院诊断:①$L_{3/4}$ 左侧椎间孔非霍奇金淋巴瘤(弥漫大 B 细胞淋巴瘤Ⅰe 期 A 亚型);②慢性胆囊炎、胆囊结石;③肝脏、双肾囊肿。

(2)计算营养需要量

1)计算能量需要量:患者诊断为非霍奇金淋巴瘤。身高 160cm,体重 59kg,BMI 23kg/m²。发育正常,营养中等,能量供给标准按 30kcal/(kg·d)供给。其标准体重为 160(cm)−105=55kg。

全天能量需要量 =30kcal/kg×55kg=1 650kcal。

2)计算蛋白质需要量:1.5g/kg×55kg=82.5g。

3)计算脂肪及碳水化合物的需要量:

脂肪占总能量的 25%:(1 650kcal×25%)÷9kcal/g≈45.8g。

碳水化合物:(1 650kcal−82.5g×4kcal/g−1 650kcal×25%)÷4kcal/g≈226.9g。

（3）范例食谱及其营养成分分析：放疗患者一日范例食谱，见表 15-5 ；营养成分分析，见表 15-6。

表 15-5　放疗患者一日范例食谱

餐别	食物名称	原料	重量 /g	多餐能量构成比 /%
早餐	杂粮粥	稻米（均值）	50	16.0
		赤小豆	10	
	煮鸡蛋	鸡蛋（白皮）	50	
早加餐	番茄汁	番茄	50	
午餐	玉米饭	稻米（均值）	75	45.3
		鲜玉米	30	
	清蒸鱼	鳜鱼	100	
	鲜蘑炒鸡丝	蘑菇	50	
		鸡胸脯肉	50	
	麻酱凤尾	莴苣叶	150	
		芝麻酱	5	
	午餐用油	色拉油	10	
午加餐	杏仁	杏仁	30	
晚餐	玉米饭	稻米（均值）	100	38.7
		鲜玉米	30	
	番茄炖牛肉	番茄	150	
		牛肉（瘦）	50	
	晚餐用油	色拉油	10	
晚加餐	牛奶	纯牛奶	250	
全天	烹调用盐	精盐	6	

表 15-6　营养成分分析

宏量营养素				微量营养素			
三大营养素	含量 /g	能量 /kcal	供能比 /%				
蛋白质	87.6	350.3	19.8	维生素 B$_1$	0.8mg	钠	2 699.3mg
				维生素 B$_2$	1.4mg	钾	2 142.4mg
脂肪	59.9	539.1	30.5	叶酸	197.5μg	钙	556.2mg
				烟酸	24.4mgNE	磷	1 200.3mg
碳水化合物	219.8	879.2	49.7	维生素 C	78.4mg	铁	18.3mg
				维生素 A	645.7μgRE	锌	12.3mg
合计	—	1 768.6	100	维生素 E	19.4mgα-TE	镁	318.1mg

早餐（图 15-4）

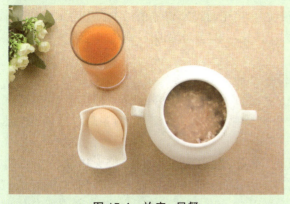

①杂粮粥：稻米 50g+ 赤小豆 10g

②煮鸡蛋：鸡蛋（白皮）50g

③番茄汁：番茄 50g

图 15-4　放疗 - 早餐

午餐（图 15-5）

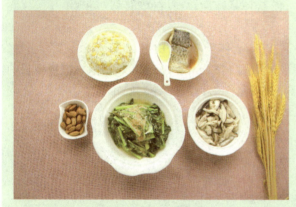

①玉米饭：稻米 75g+ 鲜玉米 10g

②清蒸鱼：鳜鱼 100g

③鲜蘑炒鸡丝：蘑菇 50g+ 鸡胸脯肉 50g

④麻酱凤尾：莴苣叶 150g+ 芝麻酱 5g

⑤午餐用油：色拉油 10g

⑥杏仁：杏仁 30g

图 15-5　放疗 - 午餐

晚餐（图 15-6）

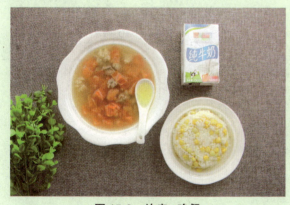

①玉米饭：稻米 100g+ 鲜玉米 10g

②番茄炖牛肉：番茄 150g+ 牛肉（瘦）50g

③晚餐用油：色拉油 10g

④牛奶：纯牛奶 250g

图 15-6　放疗 - 晚餐

三、恶心、呕吐患者

食谱编制与制作

（1）病例

1）一般情况：患者何某，男，59 岁，因"腰背痛 1 个月，发热、咳嗽、痰中带血 10$^+$ 天"入院。其主要病史特点如下：以腰背部疼痛、发热、咳嗽、痰中带血为主要表现，量少，伴轻微气紧，夜间盗汗，食欲缺乏，体重下降，无畏寒、寒战、心悸、心累、明显呼吸困难等不适。院外查胸部 CT 提示"右下肺占位"，予抗感染等对症治疗无缓解。门诊以"肺部包块"收治，在全麻下行远端胃癌根治术。患者术后食欲缺乏，进食易呕吐。患病以来患者精神食欲可，睡眠可，大小便正常，体重未见明显变化。患者一般情况良好，否认肝炎、结核或其他传染病病史，否认过敏史。

40$^+$ 年前曾行"阑尾切除术"。吸烟 20 年，20 支 /d，戒烟 20 年。

2）体格检查：体温 38℃，脉搏 72 次 /min，呼吸 21 次 /min，血压 118/69mmHg。神志清楚，慢性病容，强迫斜坡卧位，皮肤巩膜无黄染，全身浅表淋巴结未扪及肿大。颈静脉正常。胸 7、12 椎体棘突压痛、叩击痛。其余无特殊。

3）辅助检查：CT 示右下肺占位，右侧少量胸腔积液。血常规：白细胞计数 12.65×10^9/L、中性分叶核粒细胞百分率 73.1%、中性分叶核粒细胞绝对值 9.25×10^9/L；骨显像胸 7、12 椎体放射性稀疏缺损。肺功能提示轻度阻塞性通气功能障碍，大气道气流轻度受限，小气道气流重度受限，通气储备功能中度下降，过度通气，肺功能轻度受损。纤维支气管镜报告示右下前外后段支气管浸润样狭窄，余未见异常。

4）入院诊断

①右下肺占位：肺癌？②右肺阻塞性肺炎；③胸 7,12 椎体稀疏性缺损：肿瘤转移？④呕吐。

（2）计算营养需要量

1）计算能量需要量：患者诊断为肺癌伴转移。身高 175cm，体重 79kg，BMI 25.8kg/m^2。发育正常，营养中等，能量供给标准按 30kcal/（kg·d）供给。其标准体重为 175（cm）–105＝70kg。但根据患者目前肺癌伴转移，食欲缺乏，进食易呕吐，能量供给不宜过高，故能量供给标准按照 25kcal/（kg·d）供给，适当限制碳水化合物的供给，脂肪也不宜过高。

全天能量需要量 =25kcal/kg×70kg＝1 750kcal。

2）计算蛋白质需要量：1.2g/kg×70kg＝84g。

3）计算脂肪及碳水化合物的需要量：

脂肪占总能量的 30%:（1 750kcal×30%）÷9kcal/g≈58.3g。

碳水化合物:（1 750kcal–84g×4kcal/g–1 750kcal×30%）÷4kcal/g≈222.3g。

（3）范例食谱及其营养成分分析：恶心、呕吐患者一日范例食谱，见表 15-7；营养成分分析，见表 15-8。

表 15-7 恶心、呕吐患者一日范例食谱

餐别	食物名称	原料	重量 /g	多餐能量构成比 /%
早餐	馒头	面粉（标准）	75	28.8
	煮鸡蛋	鸡蛋（白皮）	50	
	燕麦粥	燕麦片	30	
	拌胡萝卜丝	胡萝卜	20	
	饼干	饼干（均值）	30	
早加餐	橙汁	橙子（均值）	150	
午餐	米饭	稻米（均值）	100	37.6
	清蒸鱼	鲈鱼	100	
	蒸山药	山药	50	
	青菜豆腐汤	南豆腐	75	
		小白菜	150	

续表

餐别	食物名称	原料	重量 /g	多餐能量构成比 /%
午餐	午餐用油	菜籽油	5	
午加餐	猕猴桃	猕猴桃	100	
晚餐	米饭	稻米(均值)	100	33.6
	芹菜牛肉丝	芹菜茎	100	
		牛肉(瘦)	50	
	紫菜蛋花汤	紫菜(干)	5	
		鸡蛋	50	
	晚餐用油	菜籽油	5	
晚加餐	牛奶	牛奶	250	
全天	烹调用盐	精盐	5	

表 15-8 营养成分分析

宏量营养素				微量营养素			
三大营养素	含量 /g	能量 /kcal	供能比 /%				
蛋白质	89.3	357.0	20.0	维生素 B$_1$	0.9mg	钠	2 862.2mg
				维生素 B$_2$	1.5mg	钾	2 315.5mg
脂肪	35.8	296.1	16.5	叶酸	340.4μg	钙	955.2mg
				烟酸	15.9mgNE	磷	1 382.0mg
碳水化合物	284.5	1 138.0	63.5	维生素 C	170.0mg	铁	25.3mg
				维生素 A	1 093.1μgRE	锌	14.5mg
合计	—	1 791.1	100	维生素 E	21.3mgα-TE	镁	377.7mg

早餐(图 15-7)

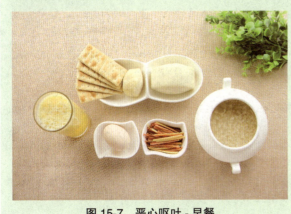

①馒头:面粉(标准)75g

②煮鸡蛋:鸡蛋(白皮)50g

③燕麦粥:燕麦片 30g

④拌胡萝卜丝:胡萝卜 20g

⑤饼干:饼干 30g

⑥橙汁:橙子 150g

图 15-7 恶心呕吐-早餐

午餐（图 15-8）

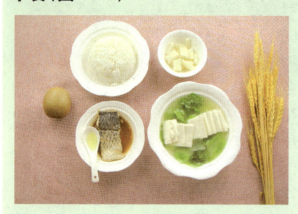

①米饭：稻米 100g
②清蒸鱼：鲈鱼 100g
③蒸山药：山药 50g
④青菜豆腐汤：南豆腐 75g+ 小白菜 150g
⑤午餐用油：菜籽油 5g
⑥猕猴桃：猕猴桃 100g

图 15-8　恶心呕吐 - 午餐

晚餐（图 15-9）

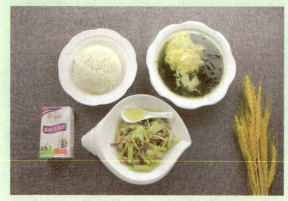

①米饭：稻米 100g
②芹菜牛肉丝：芹菜茎 100g+ 牛肉（瘦）50g
③紫菜蛋花汤：紫菜（干）5g+ 鸡蛋 50g
④晚餐用油：菜籽油 5g
⑤牛奶：牛奶 250g

图 15-9　恶心呕吐 - 晚餐

（胡 雯　戴婷婷　李雪梅）

参 考 文 献

［1］石汉平，李薇，陈公琰，等 . 肿瘤恶液质 [M]. 北京：人民卫生出版社，2016.

［2］石汉平，凌文华，李薇 . 肿瘤营养学 [M]. 北京：人民卫生出版社，2012.

［3］中国抗癌协会肿瘤营养与支持治疗专业委员会 . 中国肿瘤营养治疗指南 [J]. 北京：人民卫生出版社，2019.

［4］石汉平，蔡丽雅 . 肿瘤营养代谢调节治疗 [J]. 肿瘤综合治疗电子杂志，2019, 5 (1): 83-86.

［5］PARKER A, KIM Y. The Effect of Low Glycemic Index and Glycemic Load Diets on Hepatic Fat Mass, Insulin Resistance, and Blood Lipid Panels in Individuals with Nonalcoholic Fatty Liver Disease [J]. Metabolic Syndrome and Rrelated Disorders, 2019, 17 (8): 389-396.

［6］TURATI F, GALEONE C, AUGUSTIN L, et al. Glycemic Index, Glycemic Load and Cancer Risk: An Updated Meta-Analysis [J]. Nutrients, 2019, 11 (10): 2342.

［7］INOUE M, TSUGANE S. Insulin resistance and cancer: epidemiological evidence [J]. Endocr Relat Cancer, 2012, 19 (5): F1-F8.

［8］FOSTER R, GRIFFIN S, GROOBY S, et al. Multiple metabolic alterations exist in mutant PI3K cancers, but only glucose is essential as a nutrient source [J]. PLoS One, 2012, 7 (9): e45061.

［9］KIM Y, ROH S, LAWLER S, et al. miR451 and AMPK mutual antagonism in glioma cell migration and proliferation: a mathematical model [J]. PLoS One, 2011, 6 (12): e28293.

［10］SUTENDRA G, MICHELAKIS ED. Pyruvate dehydrogenase kinase as a novel therapeutic target in on cology [J]. Front

Oncol, 2013 (3): 38.

［11］LUCIDO CT, MISKIMINS WK, VERMEER PD. Propranolol Promotes Glucose Dependence and Synergizes with Dichloroacetate for Anti-Cancer Activity in HNSCC [J]. Cancer, 2018, 10 (12): 476.

［12］ARENDS J, BACHMANN P, BARACOS V, et al. ESPEN Guidelines on nutrition in cancer patients [J]. Clin Nutr, 2017, 36 (1): 11-48.

［13］王晖，陈克能. ω-3 多不饱和脂肪酸与肿瘤 [J]. 肿瘤代谢与营养电子杂志，2014, 1 (3): 23-26.

［14］BOZZETTI F, BOZZETTI V. Is the intravenous supplementation of amino acid to cancer patients adequate？ A critical appraisal of literature [J]. Clin Nutr, 2013, 32 (1): 142-146.

［15］于康，石汉平. 肿瘤患者必备营养手册 [M]. 北京：人民卫生出版社，2014.

［16］SILANDER E, NYMAN J, HAMMERLID E. An exploration of factors predicting malnutrition in patients with advanced head and neck cancer [J]. Laryngoscope, 2013, 123 (10): 2428-2434.

［17］KISS N, ISENRING E, GOUGH K, et al. The prevalence of weight loss during (chemo) radiotherapy treatment for lung cancer and associated patient-and treatment-related factors [J]. Clin Nutr, 2014, 33 (6): 1074-1080.

［18］秦楠，姜桂春. 肿瘤化疗患者营养不良现状及研究进展 [J]. 肿瘤代谢与营养电子杂志，2018, 5 (2): 220-224.

［19］高纯，李梦，韦军民. 复方氨基酸注射液临床应用专家共识 [J]. 肿瘤代谢与营养电子杂志，2019, 6 (2): 183-189.

［20］李涛，吕家华，郎锦义，等. 恶性肿瘤放疗患者营养治疗专家共识 [J]. 肿瘤代谢与营养电子杂志，2018, 5 (4): 358-365.

［21］中华医学会放射肿瘤治疗学分会. 肿瘤放疗患者口服营养补充专家共识 (2017)[J]. 中华放射肿瘤学杂志，2017, 26 (11): 1239-1247.

［22］中国抗癌协会，中国抗癌协会肿瘤营养与支持治疗专业委员会，中国抗癌协会肿瘤康复与姑息治疗专业委员会，等. 化疗患者营养治疗指南 [J]. 肿瘤代谢与营养电子杂志，2016, 3 (3): 158-163.

［23］吕家华，李涛，朱广迎，等. 肠内营养对食管癌同步放化疗患者营养状况、不良反应和近期疗效影响——前瞻性、多中心、随机对照临床研究 (NCT02399306)[J]. 中华放射肿瘤学杂志，2018, 27 (1): 44-48.

第十六章

特殊人群营养

第一节 女 性 营 养

一、妊娠糖尿病

(一) 概述

妊娠糖尿病(gestational diabetes mellitus,GDM)指妊娠期首次发生的糖代谢异常。妊娠期首次发现且血糖升高已经达到糖尿病标准,应将其诊断为孕前糖尿病(pregestational diabetes mellitus,PGDM)而非 GDM。我国 PGDM 和 GDM 诊断方法和标准及妊娠期血糖控制目标见表 16-1。

表 16-1 我国 PGDM 和 GDM 诊断方法和标准及妊娠期血糖控制目标(2014)

	PGDM	GDM
诊断方法和标准	符合以下 2 项中任意一项者,可确诊: 1. 妊娠前已确诊为糖尿病的患者。 2. 妊娠前未进行过血糖检查的孕妇,尤其存在糖尿病高危因素者,首次产前检查时须明确是否存在糖尿病,妊娠期血糖升高达到以下任何一项标准可诊断。 (1)FPG ≥ 7.0mmol/L; (2)75g OGTT 服糖后 2h 血糖 ≥ 11.1mmol/L; (3)伴有典型的高血糖症状或高血糖危象,同时随机血糖 ≥ 11.1mmol/L; (4)HbA1c ≥ 6.5%。	对所有尚未被诊断为 PGDM 或 GDM 的孕妇,在妊娠 24~28 周及 28 周后首次就诊时行 75g OGTT,其血糖值中任何一项达到或超过下述标准即诊断。 (1)服糖前血糖 ≥ 5.1mmol/L; (2)服糖后 1h 血糖 ≥ 10.0mmol/L; (3)服糖后 2h 血糖 ≥ 8.5mmol/L。
血糖控制目标	妊娠期餐前、夜间血糖及 FPG 宜控制在 3.3~5.6mmol/L; 餐后峰值血糖 5.6~7.1mmol/L,HbA1c<6.0%; PGDM 患者妊娠早期血糖控制勿过于严格,以防低血糖发生	餐前血糖值 ≤ 5.3mmol/L; 餐后 2h 血糖值 ≤ 6.7mmol/L; 特殊情况下可测餐后 1h 血糖 ≤ 7.8mmol/L; 夜间血糖不低于 3.3mmol/L; 妊娠期 HbA1c 宜<5.5%

注:FPG,空腹血浆葡萄糖(fasting plasma glucose);HbA1c,糖化血红蛋白(glycosylated hemoglobin),采用美国国家糖化血红蛋白标准化项目(the National Glycohemoglobin Standardization Program,NGSP)/糖尿病控制与并发症试验(diabetes control and complication trial,DCCT)标化的方法,但不推荐妊娠期常规用 HbA1c 进行糖尿病筛查;75gOGTT,75g 口服葡萄糖耐量试验(oral glucose tolerance test,OGTT)方法:OGTT 前禁食至少 8 小时,试验前连续 3 天正常饮食,即每日进食碳水化合物不少于150g,检查期间静坐、禁烟。检查时,5 分钟内口服含 75g 葡萄糖的液体 300ml,分别抽取孕妇服糖前及服糖后 1 小时、2 小时的静脉血(从开始饮用葡萄糖水计算时间),放入含有氟化钠的试管中,采用葡萄糖氧化酶法测定血糖水平。

孕妇具有 GDM 高危因素或者医疗资源缺乏地区，建议妊娠 24~28 周首先检查 FPG。FPG ≥5.1mmol/L，可以直接诊断 GDM，不必行 OGTT；FPG<4.4mmol/L，发生 GDM 可能性极小，可以暂时不行 OGTT。FPG ≥4.4mmol/L 且<5.1mmol/L 时，应尽早行 OGTT；孕妇具有 GDM 高危因素，首次 OGTT 结果正常，必要时可在妊娠晚期重复行 OGTT；妊娠早、中期随孕周增加 FPG 水平逐渐下降，尤以妊娠早期下降明显，因此妊娠早期 FPG 水平不能作为 GDM 的诊断依据；未定期检查者，如果首次就诊时间在妊娠 28 周以后，建议首次就诊时或就诊后尽早行 OGTT 或 FPG。

GDM 高危因素包括肥胖（尤其是重度肥胖）、一级亲属患 2 型糖尿病（T2DM）、GDM 史或巨大儿分娩史、多囊卵巢综合征、妊娠早期空腹尿糖反复阳性等。

无论 GDM 或 PGDM，经过饮食和运动管理，妊娠期血糖达不到上述标准时，应及时加用胰岛素或口服降糖药物进一步控制血糖。

GDM 孕妇是糖尿病患病的高危人群。推荐所有妊娠糖尿病患者分娩后 6~12 周进行产后筛查，以识别糖尿病患者、空腹血糖受损或糖耐量受损（图 16-1）。妊娠时并发妊娠糖尿病而产后筛查结果正常的妇女，至少每 3 年复查 1 次。空腹血糖受损、IGT 或者糖尿病女性应进行治疗，尤其医学营养治疗。

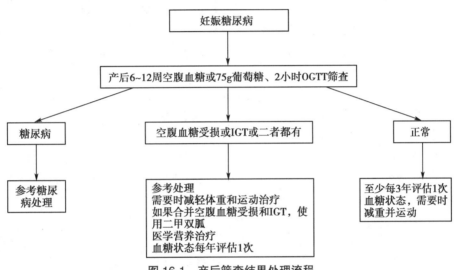

图 16-1 产后筛查结果处理流程

（二）妊娠糖尿病的医学营养治疗原则

医学营养治疗适用于所有糖尿病患病人群。妊娠糖尿病的医学营养治疗目的是使糖尿病孕妇的血糖控制在正常范围，保证孕妇和胎儿的合理营养摄入，减少母婴并发症的发生。

1. 总能量 既要确保胎儿正常生长发育，还应使母体代谢状态得到良好控制。每日摄入总能量应根据不同妊娠前体重和妊娠期的体重增长速度而定（表 16-2）。孕期不宜出现体重下降。应避免能量限制过度，影响胎儿正常生长。对于有 GDM 的超重或肥胖妇女，应合理控制体重增长速度。

表 16-2 基于妊娠前体重指数推荐的孕妇每日能量摄入及妊娠期体重增长标准

妊娠前体重指数 / （kg·m⁻²）	能量系数 / （kcal·kg⁻¹）	平均能量 / （kcal·d⁻¹）	妊娠期体重 增长 /kg	妊娠中晚期每周体重增长 /kg	
				均数	范围
<18.5	35~40	2 000~2 300	12.5~18.0	0.51	0.44~0.58
18.5~<25	30~35	1 800~2 100	11.5~16.0	0.42	0.35~0.50
≥25.0	25~30	1 500~1 800	7.0~11.5	0.28	0.23~0.33

注：平均能量（kcal·d⁻¹）=能量系数（kcal·kg⁻¹）× 标准体重（kg）；1kcal=4.184kJ；对于我国常见身高（150~175cm）的孕妇，可以参考：标准体重（kg）= 身高（cm）−105；体重指数（BMI）= 体重（kg）÷ 身高（m²）。身材过矮或过高孕妇需要根据患者的状况调整膳食能量推荐。妊娠中、晚期在上述基础上平均依次再增加约 200kcal/d；妊娠早期平均体重增加 0.5~2.0kg；多胎妊娠者，应在单胎基础上每日适当增加 200kcal 能量摄入。

2. 碳水化合物 推荐膳食中碳水化合物供能占总能量的 50%~60% 为宜,每日碳水化合物不低于 175g。应尽量避免食用精制糖,宜选用含复合碳水化合物的食物。食物选择可参考食物的血糖指数(GI)和血糖负荷(GL)(见附录二),更有助于血糖控制。应用基于 GL 概念的食物交换份较传统的食物交换份更容易控制血糖(见附录三)。过度限制碳水化合物摄入可能导致饥饿性酮症的发生,对孕妇和胎儿都会产生不利影响。

3. 蛋白质 推荐蛋白质摄入量占总能量的 15%~20% 为宜,以满足孕妇妊娠期生理状态及胎儿生长发育之需。孕中期后应增加鱼、肉、蛋、奶等富含优质蛋白质的食物。植物来源的蛋白质,尤其是大豆蛋白,相比动物蛋白更有助于降低血脂和血糖水平。可参照《中国居民膳食营养素参考摄入量》(2013版):孕早期蛋白质可与孕前相似,孕中期蛋白质增加 15g/d,孕晚期蛋白质增加 30g/d。

4. 脂肪 推荐脂肪摄入量占总能量的 25%~30% 为宜。但应适当限制饱和脂肪酸含量高的食物,如动物油脂、红肉类、全脂奶制品等,减少反式脂肪酸的摄入量,如卡夫酱、沙拉酱、油炸食品等,在总脂肪限量范围内适当增加单不饱和脂肪酸,如橄榄油、茶油及适量坚果(大杏仁、山核桃、榛子)等。

5. 膳食纤维 膳食纤维可减少胰岛素抵抗,改善胰岛素的敏感性。水果中的果胶、海带、紫菜、木耳中的藻胶、某些豆类中的胍胶和魔芋粉等具有控制餐后血糖上升程度、改善葡萄糖耐量和降低血胆固醇的作用。推荐每日膳食纤维摄入量 25~30g。可多选用富含膳食纤维的燕麦、荞麦等粗杂粮,以及新鲜蔬菜、藻类食物等。

6. 维生素及矿物质 妊娠期对钙、镁、铁、锌、硒、碘、铬,维生素 A、C、D、B 族维生素、叶酸等的需要量均增加,妊娠期应有计划地增加富含这些矿物质和维生素的食物,如瘦肉、家禽、鱼、虾、奶制品、豆制品、新鲜蔬菜、粗杂粮等,经常晒太阳。

7. 非营养性甜味剂的使用 美国糖尿病学会(ADA)建议只有美国食品药品监督管理局(FDA)批准的非营养性甜味剂孕妇才可以使用,并适度推荐。目前,相关研究非常有限。美国 FDA 批准的 5 种非营养性甜味剂分别是乙酰磺胺酸钾、阿斯巴甜、纽甜、食用糖精和三氯蔗糖。

8. 餐次的合理安排 少食多餐、定时定量规律进餐对血糖控制非常重要,早、中、晚三餐的能量应控制在每日摄入总能量的 10%~15%、30%、30%,每次加餐的能量可以占 5%~10%,有助于防止餐前过度饥饿。餐次可按 15%、5%、30%、10%、30%、10%,血糖控制较好也可结合饮食习惯按 2/7、2/7、1/7、2/7 分配。膳食计划必须实现个体化,应根据文化背景、生活方式、经济条件和受教育程度进行合理的膳食安排和相应的营养教育。

(三)妊娠糖尿病的膳食治疗举例

1. 病例

(1)一般情况:李某,女性,32 岁,文员。孕期规律产检,孕 24 周,OGTT 试验示:空腹血糖 4.69mmol/L,服糖后 2 小时血糖 11.05,服糖后 3 小时血糖 9.21mmol/L,经产科医生推荐看营养门诊。停经 24^{+3} 周,B 超示胎儿大小符合孕周,胎儿心脏彩超未见异常。无明显口干、多饮、多食、多尿,无腹痛不适。否认高血压、糖尿病、心脏病、肾病等病史,否认肝炎、结核等传染病病史,否认重大外伤史及输血史,否认药物过敏史。父亲有 2 型糖尿病。

(2)体格检查:体温 36.8℃,脉搏 95 次/min,呼吸 20 次/min,血压 108/67mmHg。身高 158cm,体重 55kg,孕前体重 50kg。双下肢无水肿。

(3)辅助检查:临床检查及结果,见表 16-3。

表 16-3 临床检查及结果

检查项目	检查结果
血常规	红细胞计数 3.08×10^{12}/L,血红蛋白 105.0g/L,血细胞比容 0.2 平均红细胞体积 78.0fl,平均红细胞 Hb 含量 25.0pg,平均红细胞 Hb 浓度 310g/L,白细胞 5.53×10^{9}/L,中性粒细胞 60.0%

检查项目	检查结果
贫血检查	血清铁 8.40μmol/L，铁蛋白 125.70μg/L，叶酸 12.4ng/ml，维生素 B$_{12}$ 201pmol/L
肝功能检查	谷丙转氨酶 35U/L，谷草转氨酶 40U/L，总蛋白 65.7g/L，白蛋白 35.9g/L，球蛋白 29.8g/L
肾功能检查	尿素氮 7.59mmol/L，肌酐 105.4μmol/L，尿酸 305.5μmol/L
血脂检查	血胆固醇 4.93mmol/L，甘油三酯 2.87mmol/L，高密度脂蛋白胆固醇 1.56mmol/L，低密度脂蛋白胆固醇 2.04mmol/L
尿常规	尿蛋白（–），尿糖（–），尿酮（–）
大便常规	隐血阴性

（4）门诊诊断：①孕 2 产 0 宫内妊娠 24^{+3} 周 LOA 单活胎；②妊娠糖尿病；③妊娠期缺铁性贫血。

2. 医疗膳食设计

（1）计算营养需要量：患者诊断为妊娠糖尿病，考虑到还合并有缺铁性贫血，需注重富含铁和维生素 C 食物的补充。

1）评价体重增长：其身高 158cm，孕前体重 50kg，目前孕 24^{+3} 周，体重 55kg。

2）孕前体重状况：孕前 BMI 20.0kg/m^2，在 18.5~24.9 范围内，孕前体重理想。

3）孕期体重增长情况：根据表 16-2 孕中晚期每周体重增长平均范围为 0.42kg，说明该孕妇目前孕期体重增长合理。

（2）计算能量需要量：患者孕中期，轻体力劳动，进食量不大，应按 30kcal/（kg·d）+200kcal 的标准计算每日能量需要。

标准体重 = 身高（cm）–105=158–105=53kg。

全天能量需要量 =30kcal/kg × 53kg+200kcal=1 790kcal。

（3）计算三大营养素需要量：先计算碳水化合物需要量，再计算蛋白质、脂肪的需要量。碳水化合物占总能量的 53%，脂肪占总能量的 30%，蛋白质占总能量的 17%。

1）碳水化合物：（1 790kcal × 53%）÷4kcal/g ≈ 237g。

2）脂肪：（1 790kcal × 30%）÷9kcal/g ≈ 59.7g。

3）蛋白质：（1 790kcal × 17%）÷4kcal/g ≈ 76.1g。

（4）确定餐次及每餐营养素分配：除水果外，每日 4 餐，按 2/7，2/7，1/7，2/7（早、午、下午加餐、晚）分配。

1）碳水化合物各餐次分配：含糖量 10% 的 200g 水果其碳水化合物量约为 20g，4 餐碳水化合物总量 =237–20=217g，4 餐碳水化合物按 62g，62g，31g，62g 分配。

2）脂肪各餐次分配：4 餐脂肪按 17.1g，17.1g，8.4g，17.1g 分配。

3）蛋白质各餐次分配：4 餐蛋白质按 21.7g，21.7g，11.0g，21.7g 分配。

3. 范例食谱及其营养成分分析　妊娠糖尿病患者一日范例食谱，见表 16-4；营养成分分析，见表 16-5。

表 16-4　妊娠糖尿病患者一日范例食谱

餐别	食物名称	原料	重量 /g	多餐能量构成比 /%
早餐	杂粮馒头	小麦粉（标准粉）	60	26.5
		苦荞麦粉	15	
	牛奶	牛奶（均值）	250	
	煮鸡蛋	鸡蛋（均值）	50	
	黄瓜	黄瓜	100	

续表

餐别	食物名称	原料	重量 /g	多餐能量构成比 /%
午餐	杂粮米饭	稻米(均值)	60	37.8
		玉米糁(黄)	15	
	肉末豆腐	豆腐(均值)	100	
		猪瘦肉	75	
	清炒圆白菜	甘蓝(圆白菜)	150	
	午餐用油	菜籽油(青油)	10	
午加餐	苹果	苹果	200	
晚餐	杂粮米饭	稻米(均值)	60	35.7
		玉米糁(黄)	15	
	苦瓜肉片	苦瓜	150	
		猪瘦肉	75	
	水煮小白菜	小白菜	150	
	晚餐用油	菜籽油(青油)	10	
晚加餐	酸奶	酸奶	180	
全天	烹调用盐	精盐	5	

表 16-5　营养成分分析

宏量营养素				微量营养素			
三大营养素	含量 /g	能量 /kcal	供能比 /%				
蛋白质	83.8	322.2	18.8	维生素 B$_1$	1.7mg	钠	2 461.0mg
				维生素 B$_2$	1.4mg	钾	2 718.8mg
脂肪	54.9	553.5	27.7	叶酸	269.2μg	钙	992.6mg
				烟酸	15.8mgNE	磷	1 322.6mg
碳水化合物	238.9	1 144.0	53.5	维生素 C	207.3mg	铁	22.4mg
合计	—	2 019.7	100	维生素 E	27.0mgα-TE	锌	14.1mg

早餐(图 16-2)

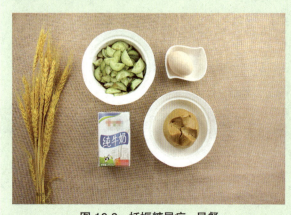

①杂粮馒头:小麦粉 60g+ 苦荞麦粉 15g
②牛奶:牛奶 250g
③煮鸡蛋:鸡蛋 50g
④黄瓜:黄瓜 100g

图 16-2　妊娠糖尿病 - 早餐

午餐（图 16-3）

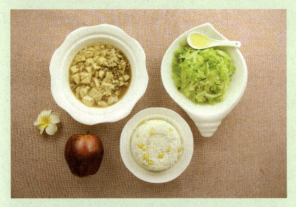

①杂粮米饭：稻米 60g+ 玉米糁（黄）15g
②肉末豆腐：豆腐 100g+ 猪瘦肉 75g
③清炒圆白菜：甘蓝（圆白菜）150g
④午餐用油：菜籽油（青油）10g
⑤苹果：苹果 200g

图 16-3　妊娠糖尿病 - 午餐

晚餐（图 16-4）

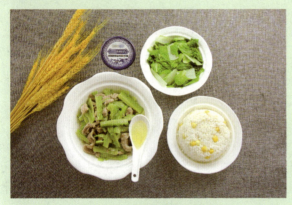

①杂粮米饭：稻米 60g+ 玉米糁（黄）15g
②苦瓜肉片：苦瓜 150g+ 猪瘦肉 75g
③水煮小白菜：小白菜 150g
④晚餐用油：菜籽油（青油）10g
⑤酸奶：酸奶 180g

图 16-4　妊娠糖尿病 - 晚餐

二、经前期综合征

（一）概述

经前期综合征（premenstrual syndrome，PMS）指妇女反复在黄体期（月经周期第 14~28 天）出现周期性的以躯体、精神症状为特征的综合征。在月经来潮后症状缓解或消失。PMS 症状通常分为躯体、精神和行为症状 3 类，主要表现为烦躁易怒、失眠、紧张、压抑以及头痛、乳房胀痛、颜面水肿等，严重者可影响妇女的正常生理。因采用不同的诊断标准，难以得到较为确切的 PMS 发生率数据，PMS 在育龄期女性中发病率较高，青春期也常见。

对于 PMS 迄今国内外尚无统一诊断标准。一般参考 2002 年美国妇产科学会（ACOG）推荐的 PMS 回顾性诊断标准：

（1）患者自我报告月经前 5 天期间具有下列症状之一，且已经存在于 3 个月经周期：情绪低落或抑郁消沉、愤怒发火及情绪失控、易激怒、焦虑、思维不清晰、乳房胀痛或触痛、腹胀、头痛、肢体水肿（前 5 个症状属情绪异常，后 4 个症状属躯体症状）。

（2）患者具有可确认的社会或经济行为能力下降。

（3）月经期 4 天内症状减轻或消失，且月经周期 13 天内未再发作。

（4）预期上述症状在其后 2 个月经周期内再次重复出现。

（5）在没有服药、酗酒及摄入激素等情况下症状呈现。

具备以上 5 项者诊断为 PMS。

经前期综合征病因比较复杂且与多种因素相关,目前缺乏特异的治疗方法,主要还是以安慰、同情、降低压力为主要手段。采用选择性 5- 羟色胺再摄取抑制剂(SSRIs)治疗,可以减轻患者情绪症状和躯体不适,提高生活质量和社会功能,因此许多学者认为 SSRIs 是针对具有严重情绪症状的经前期综合征患者的一线药物。

(二)营养治疗原则

健康的生活方式可以帮助患者克服疾病状态,获得幸福和变得自信。研究表明,适当的体育锻炼、心理疏导和健康饮食对情绪及健康都会有积极的作用,有助于减轻症状。

1. 适当的能量摄入,保持标准体重。

2. 低脂肪、清淡饮食。

3. 增加复合碳水化合物的摄入。

4. 供给足够的维生素和矿物质,维生素 E、维生素 B_6、钙、镁等。补充钙剂是治疗经前期综合征的一种简单而有效的方法,可以明显改善黄体期的各种症状。其可能的机制是抑制甲状腺激素的分泌,减少神经肌肉的兴奋性和血管反应性。维生素 B_6 可以促进体内过多的雌激素在肝内廓清,增加脑的单胺基生物合成,调节行为和情绪。

5. 减少盐、酒精、糖、咖啡因的摄入,纠正水钠潴留。

(马文君)

第二节　儿　童　营　养

一、小儿腹泻

(一)临床特点

小儿腹泻是一组由多种病原、多种因素引起的以腹泻为主的儿科消化系统疾病。主要特点为大便次数增多和性状改变(呈稀便、水样便、黏液便或脓血便),可伴有发热、呕吐、腹痛等症状及不同程度水电解质、酸碱平衡紊乱。

小儿腹泻是世界性公共卫生问题,严重威胁着儿童健康,在我国是仅次于呼吸道疾病的第 2 位小儿常见疾病,发病时间多见两个高峰期:6~8 月份的夏季腹泻,10~12 月份的秋季腹泻。

1. 主要病因

(1)感染因素

1)肠道内感染:病原可由病毒(主要为人轮状病毒及其他肠道病毒)、细菌(致病性大肠埃希菌、产毒性大肠埃希菌、出血性大肠埃希菌、侵袭性大肠埃希菌、鼠伤寒沙门菌、空肠弯曲菌、耶尔森菌和金黄色葡萄球菌等)、寄生虫、真菌等引起。

2)肠道外感染:可引起消化功能紊乱,出现腹泻症状。另外,滥用抗生素可导致肠道菌群失调引起腹泻,这种腹泻常表现为慢性、迁延性腹泻。

(2)非感染因素

1)消化系统发育尚未成熟:小儿正处于生长发育的关键时期,对营养物质需求量较大,但其消化系统功能却尚未成熟,胃酸和消化酶分泌较少,消化酶的活性较低,因而胃肠道负担较重,且婴幼儿食品含有较多液体,摄入量较多,易发生消化道功能紊乱,出现腹泻。

2)人工喂养:母乳含有较强的对抗肠道感染的因子,如 SIgA、乳铁蛋白、巨噬细胞、粒细胞、溶菌酶、溶酶体等。这些抑菌物质在人工喂养的配方奶粉或配方米粉中含量少,且加工制备过程中受到破坏,同时制作过程中食物和餐具极易受到污染。所以,人工喂养儿腹泻发生率明显高于母乳喂养儿。

3)过敏性腹泻:如对牛奶、大豆制品过敏,对麦类食物中的谷蛋白过敏(乳糜泻),以及多种过敏物均可引起小儿腹泻。

4)原发性肠吸收不良:亦称原发性脂肪泻,脂肪进入小肠后不能被肠道吸收,直接随粪便排出。由于腹泻,不利于碳水化合物、矿物质、脂溶性维生素的吸收,但对果糖、麦芽糖、葡萄糖则能消化利用。

5)其他:①原发性或继发性乳糖酶缺乏或活性降低,肠道对乳糖的吸收不良引起腹泻。②婴儿辅食添加的时间过早,量过多,亦容易引起腹泻。③气候突然变化、腹部受凉使肠蠕动增加;天气过热,消化液分泌减少或由于口渴饮奶过多等,都可以诱发消化功能紊乱导致腹泻。

2. 分类

(1)根据病情严重程度分类:分为①轻型腹泻:有胃肠道症状,全身症状不明显,体温正常或有低热,无水、电解质及酸碱平衡紊乱;②中型腹泻:症状介于轻、重型之间;③重型腹泻:此型除有严重的胃肠道症状外,还伴有重度的水、电解质及酸碱平衡紊乱,有明显的全身中毒症状。

(2)根据病程分类:分为①急性腹泻:病程少于1周;②迁延性腹泻:病程2周~2个月;③慢性腹泻:病程超过2个月。

(3)根据病因分类:分为①感染性腹泻:包括肠道内感染、肠道外感染引起的腹泻;②非感染性腹泻:食源性腹泻、症状性腹泻、过敏性腹泻、内分泌性腹泻,先天性或获得性免疫缺陷、炎性肠病、小肠淋巴管扩张症等引起的腹泻。

3. 临床表现

(1)轻型腹泻:起病可缓可急,以胃肠道症状为主,无明显的全身症状,精神尚好,体温多正常,偶有低热,无脱水,无中毒症状,多在数日内痊愈,常由饮食因素及肠道外感染引起。患儿可表现为无力、苍白、食欲低下,大便次数增加但量不多,味酸、稀薄,呈黄色或黄绿色,常见白色或黄白色奶瓣和泡沫,可有少量黏液,大便镜检可见少量白细胞。

(2)中型腹泻:轻至中度脱水或有轻度中毒症状。

(3)重型腹泻:常急性起病,也可由轻型逐渐加重、转变而来,除有较重的胃肠道症状外,还有重度脱水或有明显全身中毒症状,发热、烦躁、精神萎靡、嗜睡甚至昏迷、休克,体温不升,白细胞计数明显增高等,多由肠道内感染引起。可呕吐咖啡渣样液体,腹泻次数和量均增加,大便呈黄绿色、黄色或微黄色,蛋花汤样或水样,可有少量黏液。水电解质紊乱,以脱水、酸中毒、低钾血症为主。

(二)营养代谢特点

1. 营养素代谢障碍　腹泻可导致小儿出现明显的蛋白质-能量营养不良(PEM),导致体重不增甚至下降。发生腹泻时,肠道消化功能降低、肠蠕动亢进、肠道乳糖酶破坏,导致蛋白质、脂肪及其他营养素的消化和吸收发生障碍,尤其对脂肪的消化和吸收影响较大,一般情况下腹泻患儿脂肪吸收仅为正常小儿的50%~70%。对于腹泻患儿,继续进食在营养学方面具有明显益处。现已明确证实,进食不仅不会使小儿腹泻加重或增加脱水风险,反而可以减轻由于腹泻本身造成的营养物质吸收不良。

2. 营养素丢失增加　急性感染性腹泻时,患儿体内水分和电解质大量丢失(主要丢失的是肠液),从而产生一系列水、电解质紊乱,如脱水、低钾、低钠、低镁血症等。排泄物中还带走大量氮、脂肪和碳水化合物,以及多种微量元素和维生素等。能量丢失增加,可达500~600kcal/d。

3. 营养素需求增加　腹泻伴有感染、发热时,增加机体代谢,因而对能量、蛋白质和其他营养素的需要量相对增加。

4. 患儿自身的营养状况影响腹泻预后　腹泻与营养不良有着非常密切的关系。若本身有蛋白质-能量营养不良的小儿发生腹泻,则症状更重、病程更长、迁延不愈,甚至导致患儿体重增长停滞、免疫功能低下、反复感染,严重影响小儿的体格和智力发育;若腹泻时患儿营养状况良好,则腹泻往往呈自限性,并可迅速恢复。

(三)营养治疗

1. 营养治疗原则　营养治疗是腹泻患儿重要的辅助治疗手段,关键在于:①正确纠正水、电解质紊乱;②给予合理的饮食干预,改善患儿营养不良状态。营养治疗以减轻症状、及早进食为原则,能量和营养素的供应要由少到多、由细到粗、由稀到稠、少量多次为宜,必要时可使用肠内营养支持。当患儿肠道无法满足需要时,可从静脉中补液或应用肠外营养。

(1)急性腹泻:纠正水、电解质紊乱,调节饮食,减轻胃肠道负担,恢复胃肠消化系统功能。

1）急性期排便次数多且常伴呕吐、脱水和严重电解质紊乱,此时可暂禁食 6~12 小时,使胃肠道完全休息,从静脉输液,补充水分和电解质;症状较轻患儿不需禁食,可予全流食,避免食用高脂肪和难消化食物。

2）母乳喂养患儿需适当缩短每次哺乳时间,暂停或减少辅食添加量;人工喂养患儿建议暂将配方奶稀释、给予米汤或米粉,由稀到稠,由少到多,随病情变化逐渐增加奶量及辅食用量;正在进半流食或固体食物的年长患儿应继续接受日常饮食,总量适当减少,建议选择的食物包括淀粉、谷类、酸奶、水果和蔬菜(避免粗纤维含量多的蔬菜),富含单糖和脂肪的食物应予避免。

3）有轻度脱水的患儿要在 4~6 小时内补水,然后用葡萄糖 - 电解质溶液(ORS)或米粉口服补液盐(制备方法:米粉 50g 加水到 1 000ml 煮沸 15 分钟,冷却后加入氯化钠 3.5g、氯化钾 1.5g、碳酸氢钠 2.5g,混匀),待症状减轻后增加液体摄入量,并逐步过渡到米粥、面条等半流质饮食,根据从少到多、由稀到稠的原则逐渐恢复正常饮食。

(2)慢性腹泻:对症、对因治疗,勿滥用抗生素,避免肠道菌群失调。慢性腹泻应根据不同年龄和诊断而采用不同营养治疗方案,总的营养原则是高蛋白、高能量、少渣、低脂饮食。①小于 4 个月的患儿,往往对配方奶粉的蛋白或碳水化合物吸收障碍,其中乳糖酶缺乏较为常见;乳类均含有大量乳糖,停用是治疗方法之一,也可改用不含乳糖的配方豆奶或豆类代替品,如豆奶、豆浆、果糖等;随年龄增长,患儿对碳水化合物的耐受增加,可试用适量的乳类制品。②4 个月至 3 岁的患儿病因各有不同,如慢性非特异性的婴儿腹泻、先天性蔗糖酶缺乏、寄生虫病、原发性肠吸收不良等,病因不同治疗方法不同,饮食上继续遵循由少到多、由细到粗、由稀到稠、少量多次的原则。原发性肠吸收不良是临床常见的腹泻原因,此时营养治疗原则如下:停用含脂肪多的食物,增加蛋白质、各种维生素及充足的水分,初期给予富含果糖的水果或口服葡萄糖水、脱脂奶,症状好转后继续增加蛋白质,逐渐补充全脂奶,适量植物油;经治疗症状缓解,可根据年龄添加淀粉及脂肪食物。

慢性腹泻患儿,应考虑到蛋白质 - 能量营养不良和维生素、矿物质缺乏的可能性,可采用富含相应营养物质的食物或者肠内营养制剂进行补充。当患儿肠道供给无法满足需要时,可从静脉中补液或辅用肠外营养支持。

2. 注意事项

(1)及早进食:一般在补液 4~6 小时后开始进食,先从纯碳水化合物(如米汤)饮食开始,过早给予高能量食物会加重腹泻。

(2)循序渐进:先进行低乳糖、低蛋白、低脂肪饮食,最好采用易消化食物,以利于吸收利用,并适当补充微量元素与维生素。可选择腹泻奶粉,从少量低浓度冲调,依耐受程度逐渐调整浓度及用量。

(3)注意早发现并预防脱水:当患儿腹泻严重,伴有呕吐、发热、口渴、口唇发干等症状时,要口服葡萄糖电解质溶液(ORS)或米粉口服补液盐,及时补充,预防脱水。

(4)对腹泻时缺失的营养素进行补充:水溶性维生素和矿物质的流失较多,可通过相应制剂补充。

(5)腹泻期间避免刺激性食物:忌给予生、冷、硬以及脂肪、蔗糖含量过高的膳食,如西瓜、冰淇淋等。

(四)医疗膳食范例

1. 食物选择原则

(1)由稀到稠:从清淡流食(米汤、藕粉、过滤果汁、菜汤等)开始,症状好转后,予 1~2 日鸡蛋汤、烂面条、烂米粥、果菜泥等,然后逐渐过渡为低脂肪、少渣半流食或软饭。

(2)少量多次

①婴儿建议每日喂哺 6~8 次,在 2 次之间加喂温开水,人工喂养儿可用稀释的配方奶粉,额外加 1 份水或米汤。②幼儿可先饮用焦米汤、胡萝卜汤、苹果泥汤,病情好转后逐渐食用米汤、稀粥、藕粉、清汤面、小馄饨(少脂肪)等。

(3)禁用食物:①脂肪含量高的食物,不宜消化,加重消化系统负担,如油炸食物等;②辛辣刺激性食物,刺激消化道黏膜,加重腹泻;③高纤维食物,如燕麦片、含粗纤维多的蔬菜等,使消化道蠕动加快,增加便次,同时还会增加粪便体积;④纯碳水化合物食物,在肠道内发酵,产酸产气,刺激肠道。

2. 食谱编制与制作

(1)小儿非感染性腹泻病例

1)一般情况:赵某某,女,2 岁 10 个月,因"呕吐、排黄色稀便 2 日"为主诉于门诊就诊。患儿就诊前 2 日开始出现腹痛、腹泻,5~6 次 /d,呈黄色稀水样便,并伴呕吐,呕吐为胃内容物。追问病史,家属述患儿曾于发病前一日晚餐摄入牛奶 150ml、杂粮粥 100g、1 个鸡蛋羹、凉拌西红柿 100g、葡萄 100g;第 2 日早餐为蔬菜瘦肉粥 100g,拌黄瓜豆皮 50g;前一日晚间睡觉房间空调未关(夏季)。中午时开始出现大便异常,排稀水样或鸡蛋汤样便,下午孩子开始哭闹,家属自行给予丁桂儿脐贴贴敷。次日晨起未见好转,前来就诊。

2)体格检查:体温 36.7℃,心率 118 次 /min,呼吸 28 次 /min,血压 98/58mmHg。身长 95cm,体重 12kg。神志清楚,呼吸平稳,未见皮疹及出血点,双瞳孔等大正圆,D=3mm,双侧对光反射灵敏,鼻翼扇动(−),口唇无发绀,出气不凉,咽无充血,双侧扁桃体无肿大,未见脓点,颈强直(−),三凹征(−)。叩诊双肺清音,腹部呈鼓音;听诊双肺呼吸音粗,未闻及干、湿啰音,心音有力,律齐,各瓣膜听诊区未闻及杂音,腹平软,全腹无压痛,肝脾肋下未触及,四肢末梢温暖,活动自如,未见手足镯,双下肢无水肿。

3)辅助检查:临床检查及结果,见表 16-6。

表 16-6　临床检查及结果

检查项目	检查结果
血常规	血红蛋白 123.0g/L,白细胞 7.81×10⁹/L
血离子检查	钾 4.43mmol/L,氯化物 98.7mmol/L,钠 136.1mmol/L, 钙 2.42mmol/L,无机磷 1.37mmol/L,镁 0.87mmol/L, 阴离子间隙 17.43mmol/L
肝功能检查	总蛋白 61.3g/L,白蛋白 38.3g/L,前白蛋白 22.2mg/L
大便常规	隐血阴性

4)门诊诊断:急性腹泻。

诊断依据:综合患儿病史、体格检查及血常规、病毒抗体等相关辅助检查结果未见明显异常,可除外细菌、病毒等感染因素引起的腹泻,考虑为不当饮食后着凉造成的消化功能紊乱所致(患儿发病前一日晚餐摄入牛奶 150ml、杂粮粥 100g、1 个鸡蛋羹、凉拌西红柿 100g、葡萄 100g;第 2 日早餐为蔬菜瘦肉粥 100g,拌黄瓜豆皮 50g;晚间睡觉房间空调未关)。

5)营养治疗:因患儿处于腹泻急性期,建议先酌情减少食物摄入量,逐渐增加至需要量。营养支持应以减轻胃肠负担、改善消化功能为主,若在 1~2 周内仍无法满足需求,建议经口补充小儿专用型肠内营养制剂。①少食多餐,饮食暂以清淡易消化的半流食、软食为宜。②补液盐(葡萄糖 - 电解质溶液 ORS)100~200ml,3~5 次 /d,口服,以预防脱水。③其他:婴幼儿专用益生菌,2 次 /d,口服,调整肠道菌群。蒙脱石散 1.5g,3 次 /d,温开水冲服,改善腹泻症状。

6)计算营养需要量

A. 计算能量需要量:患儿身高、体重、发育正常,能量摄入标准按 90kcal/(kg·d)计算。但目前患儿急性腹泻,有呕吐症状,为缓解胃肠负担,能量供给标准可暂时适当降低,按 80~90kcal/(kg·d),待腹泻、呕吐症状缓解后,再逐渐调整,增加能量供给至正常需求量。若设定能量摄入 85kcal/(kg·d),则

全天能量需要 =85kcal/kg × 12kg=1 020kcal。

B. 计算蛋白质需要量:蛋白质供能比不宜过高,一般占总能量的 10%~20%。若设定蛋白质占总能量的 15%,则

全天蛋白质需要量 =1 020kcal × 15% ÷ 4kcal/g ≈ 38.2g。

注:患儿辅助检查肝功能示血清白蛋白 38.3g/L,在正常范围,但是血清总蛋白 61.3g/L、血清前白蛋白 22.2mg/L,略低于正常。提示患儿体内蛋白储备不足,建议待腹泻好转后,调整蛋白质供能比至总能

量的 20%。

C. 计算脂肪及碳水化合物的需要量：脂肪供能比宜在 30%~35%。若设定脂肪占总能量的 30%，则全天脂肪需要量 =1 020kcal×30%÷9kcal/g=34g。

碳水化合物供能比宜在 45%~60%。若设定碳水化合物占总能量的 55%，则

全天碳水化合物需要量 =1 020kcal×55%÷4kcal/g≈140.3g。

D. 范例食谱及其营养成分分析：急性腹泻患儿一日范例食谱，见表 16-7；营养成分分析，见表 16-8。

表 16-7 急性腹泻患儿一日范例食谱

餐别	食物名称	原料	重量 /g	多餐能量构成比 /%
早餐	小米粥	小米	15	41.6
	馒头	黑米	5	
		面粉(标准)	15	
	鸡蛋羹	鸡蛋(红皮)	50	
	拌胡萝卜丝	胡萝卜	25	
		香菜	5	
		橄榄油	2	
早加餐	苹果泥	苹果	100	
	配方奶	婴儿奶粉	20	
午餐	蒸红薯	红薯	25	32.9
	馄饨	面粉(标准)	20	
		猪瘦肉	15	
		圆白菜	25	
	炖扁豆汤	红糖	4	
		扁豆(白)	20	
	午餐用油	色拉油	4	
午加餐	果酱面包	草莓酱	4	
		面粉(标准)	20	
晚餐	清汤面条	面粉(标准)	25	25.5
	清蒸鱼	鲈鱼	25	
	炒西蓝花	西蓝花	50	
	晚餐用油	色拉油	6	
晚加餐	酸奶	酸奶(均值)	180	
全天	烹调用盐	精盐	6	

表 16-8 营养成分分析

宏量营养素				微量营养素			
三大营养素	含量 /g	能量 /kcal	供能比 /%				
蛋白质	40.7	162.8	15.7	维生素 B₁	1.0mg	钠	2 611.5mg
				维生素 B₂	1.3mg	钾	1 845.7mg
脂肪	34.8	313.2	30.3	叶酸	140.9μg	钙	925.2mg
				烟酸	6.4mg	磷	1 006.6mg
碳水化合物	139.8	559.2	54.0	维生素 C	56.7mg	铁	11.2mg
				维生素 A	1 163.6μgRE	锌	6.8mg
合计	—	1 035.2	100	维生素 E	9.9mgα-TE	镁	267.7mg

早餐（图 16-5）

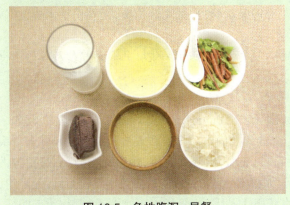

①小米粥：小米 15g
②馒头：黑米 5g+ 面粉（标准）15g
③鸡蛋羹：鸡蛋（红皮）50g
④拌胡萝卜丝：胡萝卜 50g+ 香菜 5g+ 橄榄油 2g
⑤苹果泥：苹果 100g
⑥配方奶：婴儿奶粉 50g

图 16-5　急性腹泻 - 早餐

午餐（图 16-6）

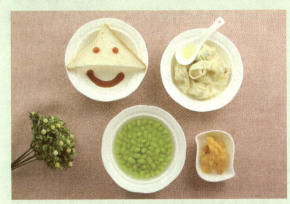

①蒸红薯：红薯 25g
②馄饨：面粉 25g+ 猪瘦肉 15g+ 圆白菜 25g
③炖扁豆汤：红糖 5g+ 扁豆（白）50g
④午餐用油：色拉油 6g
⑤果酱面包：草莓酱 4g+ 面粉 20g

图 16-6　急性腹泻 - 午餐

晚餐（图 16-7）

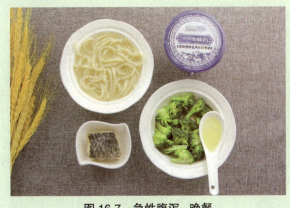

①清汤面条：面粉 25g
②清蒸鱼：鲈鱼 25g
③炒西蓝花：西蓝花 50g
④晚餐用油：色拉油 6g
⑤酸奶：酸奶 180g

图 16-7　急性腹泻 - 晚餐

（2）小儿感染性腹泻病例

1）一般情况：孙某，男，2 岁 5 个月，因"咳嗽、发热、排稀水样便，加重 3 日"为主诉入院。患儿入院前 1 周，无明显诱因出现咳嗽、咳痰、发热（最高体温 39.5℃），进食后呕吐，为胃内容物，家属予布洛芬混悬液、999 感冒颗粒口服，未见明显好转，2 日后出现腹泻，开始时 3~4 次 /d，之后腹泻加重，10~12 次 /d，大便呈水样或蛋花汤样，带有少量黏液，无腥臭。追问病史，家属述患儿曾于发病前一日外出时于手推车中睡着,患儿近 1 周除厌食、进食量少外,未见明显异常,近 2 日排尿较前减少。为进一步诊治,收入院。

既往史:既往体健,无"肝炎、痢疾、麻疹、百日咳"等传染病病史,无高热惊厥,无外伤手术史,否认药物、食物过敏史,否认输血史。

个人史:G_1P_1,出生、成长于原籍,无疫区、疫水接触史,生活居住环境一般,平素无偏食及其他不良嗜好。智力、体格发育与同龄儿相同。按期预防接种。

家族史:无异常。

2)体格检查:体温 39.2℃,身高 93cm,体重 14kg,血压 92/50mmHg。神志清楚,发育正常,营养一般,呼吸平稳。全身皮肤黏膜无黄染,无出血点、皮疹,皮肤弹性尚好。全身浅表淋巴结未触及肿大。头颅无畸形,毛发黑密。五官端正,眼窝略凹陷,结膜无苍白、充血,巩膜无黄染,角膜透明,双侧瞳孔等大等圆,直径约 2.5mm,对光反射敏感,外耳道、鼻道通畅,无异常分泌物,无鼻翼扇动。口唇干燥,无发绀,口腔黏膜光滑,咽部无充血,双扁桃体无肿大,颈软,甲状腺无肿大,气管居中。胸廓无畸形,无三凹征。双侧呼吸运动对称,触诊双肺语颤无异常,叩诊呈清音,听诊双肺呼吸音清,未闻及干湿性啰音,呼吸 29 次 /min。心前区无隆起,未触及震颤,心界叩诊无扩大,心律齐,心率 120 次 /min,心音强,各瓣膜区未闻及病理性杂音。腹平坦,未见胃肠形、蠕动波,腹软,脐周轻压痛,无反跳痛,未触及包块,肝脾肋下未触及。腹部叩诊鼓音,无移动性浊音,肠鸣音 8 次 /min。肛门、外生殖器无异常,肛周皮肤无潮红、破溃,脊柱四肢无畸形、活动自如,四肢肌力、肌张力正常,双侧膝反射对称,无亢进、减弱,克氏征阴性,巴宾斯基征阴性。

3)辅助检查:入院后该患儿的辅助检查,如血常规、白细胞计数、C 反应蛋白、尿常规、便常规未见明显异常。钠测定 132.3mmol/L、氯化物测定 97.7mmol/L、镁测定 0.77mmol/L、血清白蛋白 38.4g/L、血清总蛋白 64g/L,低于正常范围。

4)入院诊断:感染性腹泻(轮状病毒感染可能性大)。

诊断依据:患儿有咳嗽、发热、腹泻等症状,辅助检查提示,血常规白细胞、C 反应蛋白正常,考虑病毒感染可能性大,另患儿就诊时间为秋冬季,当时为轮状病毒感染性腹泻高发期。

5)对症治疗:蒙脱石散 1.5g,3 次 /d,温开水冲服,改善腹泻症状。金银花软胶囊 2 粒,3 次 /d 口服,清热解毒。注意监测患儿体温变化,体温超过 38.5℃时,口服布洛芬混悬液降温。

6)营养治疗:综合患儿病史、体格检查及辅助检查结果,目前患儿口唇干燥、眼窝略凹陷、近 2 日排尿较前减少,血离子(钠、氯、镁测定)明显低于正常,初步判断患儿已有轻度脱水,营养治疗首先应注意纠正水、电解质紊乱,同时保证各种营养素的充足供给。

A. 配合临床补液治疗,予口服补液盐(葡萄糖电解质溶液 ORS)100~200ml,每日 5~6 次口服,纠正脱水。

B. 进食宜少量多次、由稀到稠,建议暂予米汤、过滤果菜等清淡流食,腹泻、呕吐症状好转后,予 1~2 日鸡蛋汤、烂米粥、藕粉、果菜泥等,然后逐渐过渡为低脂肪、少渣半流食或软饭。

C. 婴幼儿专用益生菌,2 次 /d 口服,调节肠道菌群失调。

D. 计算营养需要量

a. 计算能量需要量:目前患儿急性腹泻,有呕吐症状,为缓解胃肠负担,能量供给标准可暂时按 85kcal/(kg·d),待腹泻、呕吐症状缓解后再逐渐调整,增加能量供给至正常需求量。

全天能量需要量 =85kcal/kg × 14kg=1 190kcal。

b. 计算蛋白质需要量:蛋白质供能比不宜过高,设定蛋白质占总能量的 12%,则该患儿每日所需的蛋白质为:1 190kcal × 12% ÷ 4kcal/g=35.7g。

患儿辅助检查肝功能:血清白蛋白 38.4g/L、血清总蛋白 64g/L,略低于正常范围。建议腹泻好转后增加蛋白质,尤其是优质蛋白质的摄入。

c. 计算脂肪及碳水化合物的需要量:脂肪供能比不宜过高,设定脂肪占总能量的 30%,则该患儿每日所需的脂肪为:1 190kcal × 30% ÷ 9kcal/g ≈ 39.7g。

该患儿每日所需的碳水化合物为：$1\,190kcal \times (1-12\%-30\%) \div 4kcal/g \approx 172.6g$。

该例患儿处于感染性腹泻急性期，一方面，有轻度脱水症状，注意水、电解质的补充；另一方面，患儿白蛋白、总蛋白略低于正常，应注意优质蛋白的补充，避免长时间摄入不足造成营养不良。另外，患儿进食后呕吐剧烈，饮食摄入量不能满足营养需求，若这种状态持续未得到改善，建议选择小儿专用的肠内营养制剂作为膳食补充。

E. 范例食谱及其营养成分分析

a. 感染性腹泻（过渡期）：感染性腹泻（过渡期）患儿一日范例食谱，见表 16-9；营养成分分析，见表 16-10。

表 16-9　感染性腹泻（过渡期）患儿一日范例食谱

餐别	食物名称	原料	重量/g	各餐能量构成比/%
早餐	焦米汤	米粉	30	26.3
	稀释配方奶	婴儿奶粉	50	
午餐	软面条	龙须面	50	25.7
		黄瓜	20	
		娃娃菜	20	
		鸡蛋（均值）	50	
	午餐用油	色拉油	3	
午加餐	煮胡萝卜泥	胡萝卜	100	
晚餐	稀释配方奶	婴儿奶粉	50	48.0
晚加餐	藕粉	藕粉	100	
全天	烹调用盐	精盐	6	

表 16-10　营养成分分析

宏量营养素				微量营养素			
三大营养素	含量/g	能量/kcal	供能比/%				
蛋白质	38.7	154.8	10.9	维生素 B$_1$	0.3mg	钠	2 661.6mg
				维生素 B$_2$	1.5mg	钾	1 126.1mg
脂肪	23.9	215.1	17.1	叶酸	89.0μg	钙	1 099.1mg
				烟酸	1.7mg	磷	630.9mg
碳水化合物	223.6	984.4	72.0	维生素 C	17.2mg	铁	27.2mg
				维生素 A	837.6μgRE	锌	5.3mg
合计	—	1 354.3	100	维生素 E	5.43mgα-TE	镁	138.9mg

早餐（图 16-8）

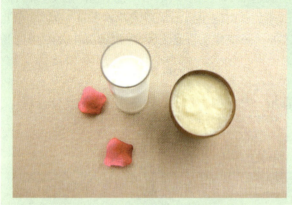

①焦米汤：米粉 30g
②稀释配方奶：婴儿奶粉 50g

图 16-8　感染性腹泻（过渡期）- 早餐

午餐（图 16-9）

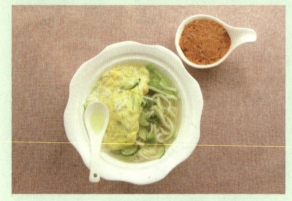

①软面条：龙须面 50g+ 黄瓜 20g+ 娃娃菜 20g+ 鸡蛋 50g
②午餐用油：色拉油 3g
③煮胡萝卜泥：胡萝卜 100g

图 16-9　感染性腹泻（过渡期）- 午餐

晚餐（图 16-10）

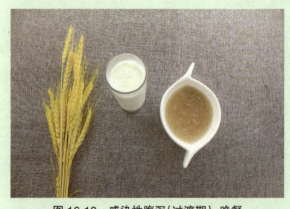

①稀释配方奶：婴儿奶粉 200g
②藕粉：藕粉 20g

图 16-10　感染性腹泻（过渡期）- 晚餐

　　b. 感染性腹泻（恢复期）：感染性腹泻（恢复期）患儿一日范例食谱，见表 16-11；营养成分分析，见表 16-12。

表 16-11 感染性腹泻(恢复期)患儿一日范例食谱

餐别	食物名称	原料	重量 /g	多餐能量构成比 /%
早餐	红枣山药粥	山药	30	30.9
		红枣	10	
		稻米	20	
	酸奶花椰菜泥	花菜	50	
		酸奶	40	
	清蒸豆腐	南豆腐	50	
		豆瓣酱	2	
早加餐	配方奶	婴儿奶粉	30	
午餐	小馄饨	虾仁	15	28.1
		面粉	30	
		佛手瓜	15	
	土豆炖牛肉	土豆	20	
		胡萝卜	10	
		牛肉(瘦)	30	
		洋葱	10	
	午餐用油	色拉油	8	
午加餐	苹果泥	苹果	100	
晚餐	番茄鸡蛋面	番茄	40	41.0
		鸡蛋	50	
		龙须面	50	
	拌茄泥	茄子	50	
	晚餐用油	色拉油	4	
晚加餐	酸奶	酸奶(均值)	180	
全天	烹调用盐	精盐	6	

表 16-12 营养成分分析

宏量营养素				微量营养素			
三大营养素	含量 /g	能量 /kcal	供能比 /%				
蛋白质	45.7	182.8	16.0	维生素 B$_1$	0.6mg	钠	2 872.4mg
				维生素 B$_2$	1.1mg	钾	1 437.0mg
脂肪	31.1	296.1	25.8	叶酸	128.1μg	钙	755.0mg
				烟酸	7.0mg	磷	754.4mg
碳水化合物	146.6	666.0	58.2	维生素 C	53.4mg	铁	9.7mg
				维生素 A	980.9μgRE	锌	6.2mg
合计	—	1 144.9	100	维生素 E	11.1mgα-TE	镁	176.8mg

早餐（图 16-11）

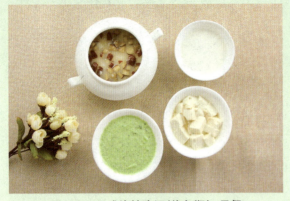

①红枣山药粥：山药 30g+ 红枣 10g+ 稻米 20g

②酸奶花椰菜泥：花菜 50g+ 酸奶 40g

③清蒸豆腐：南豆腐 50g+ 豆瓣酱 2g

④配方奶：婴儿奶粉 30g

图 16-11　感染性腹泻（恢复期）- 早餐

午餐（图 16-12）

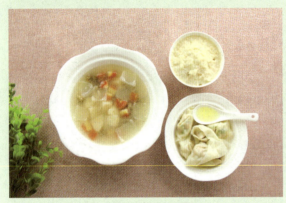

①小馄饨：虾仁 15g+ 面粉 30g+ 佛手瓜 15g

②土豆炖牛肉：土豆 20g+ 胡萝卜 10g+ 牛肉（瘦）30g+ 洋葱 10g

③午餐用油：色拉油 8g

④苹果泥：苹果 100g

图 16-12　感染性腹泻（恢复期）- 午餐

晚餐（图 16-13）

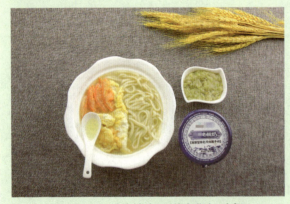

①番茄鸡蛋面：番茄 40g+ 鸡蛋 50g+ 龙须面 50g

②拌茄泥：茄子 50g

③晚餐用油：色拉油 4g

④酸奶：酸奶 180g

图 16-13　感染性腹泻（恢复期）- 晚餐

（施万英）

二、儿童肥胖症

（一）概述

肥胖症又名肥胖（obesity），是指体内脂肪堆积过多和 / 或分布异常，是一种多因素的慢性代谢性疾病。国际肥胖工作组（International Obesity Task Force，IOTF）指出，肥胖将成为新世纪威胁人类健康和生活满意度的最大杀手。在过去的 30 年里,全球 6~11 岁儿童肥胖率从 7% 增长到了 18%。2014 年,全球有 4 100 万 5 岁以下儿童超重或肥胖,其中,亚洲 5 岁以下儿童有 48% 超重。《中国居民营养与慢性病状况报告 (2015)》显示,我国儿童超重率为 9.6%,肥胖率为 6.4%。肥胖对儿童的生理、心理、行为和智力均有不利的影响,肥胖的儿童也更容易在成人期肥胖并可能罹患诸多慢性病,增加代谢性疾病、心血管疾病发病的危险性;而且,肥胖对儿童的性格塑造、气质培养、习惯养成等方面也会造成不良影响。总之,儿童肥胖症已成为全球性重要公共健康问题。

按病因和发病机制,肥胖可分为单纯性肥胖和继发性肥胖两大类。单纯性肥胖是遗传因素和环境因素共同作用的结果,是一种慢性代谢性疾病。继发性肥胖是某些疾病(如肿瘤、甲状腺功能减退症、库欣综合征等)的临床表现之一。本节主要讨论单纯性肥胖。

(二)儿童肥胖评定标准

美国医学研究所(Institute of Medicine,IOM)和美国儿科学会(American Academy of Pediatrics,AAP)认为 BMI 是判断儿童是否肥胖的首选方法。我国儿童肥胖的筛查标准可参考"中国学龄儿童青少年超重 / 肥胖筛查体重指数分类标准"(WGOC-BMI 标准),同时和腰围界值点结合起来,先确定是否超重 / 肥胖,其次判断出是中心型还是外周型肥胖(表 16-13)。被筛查出的肥胖者应通过诊断,才能真正确定。目前各国多以计算体脂率为核心指标。体重(kg)= 体脂量(kg)+ 去脂体重(kg);体脂量占体重的百分比即为体脂率,用于评价肥胖程度(表 16-14)。测量体脂率常用的方法有:生物电阻抗法、双能 X 线吸收法和皮脂厚度法。

表 16-13　中国学龄儿童青少年 BMI 超重 / 肥胖筛查标准和区分中心型 / 外周型肥胖界值点

| 年龄 / 岁 | BMI 筛查超重 / 肥胖标准 | | | | 腰围界值点 /cm | |
| | 超重 | | 肥胖 | | | |
	男生	女生	男生	女生	男生	女生
7~<8	17.4	17.2	19.2	18.9	67.8	63.7
8~<9	18.1	18.1	20.3	19.9	71.6	66.3
9~<10	18.9	19.0	21.4	21.0	75.5	69.2
10~<11	19.6	20.0	22.5	22.1	79.1	72.2
11~<12	20.3	21.1	23.6	23.3	81.7	74.8
12~<13	21.0	21.9	24.7	24.5	83.4	76.8
13~<14	21.9	22.6	25.7	25.6	84.4	78.0
14~<15	22.6	23.0	26.4	26.3	85.0	78.7
15~<16	23.1	23.4	26.9	26.9	85.6	79.1
16~<17	23.5	23.7	27.4	27.4	86.2	79.3
17~<18	23.8	23.8	27.8	27.7	86.8	79.4
≥18	24.0	24.0	28.0	28.0	87.7	79.5

表 16-14　不同性别 - 年龄组体脂率判定肥胖标准

性别	年龄 / 岁	轻度肥胖	中度肥胖	重度肥胖
男生	6~18	20%	25%	30%
女生	6~14	25%	30%	35%
	15~18	30%	35%	40%

（三）儿童肥胖营养治疗原则

由于儿童期处在身体发育重要阶段,任何过激的治疗方法(如药物治疗、外科手术治疗等)都会对儿童的成长发育造成不良影响。营养治疗是治疗儿童肥胖的最佳疗法,即通过控制能量的摄入和增加能量的消耗,彻底纠正其能量代谢的摄入超量,同时不影响身体健康和生长发育。

对儿童进行营养治疗,首先进行营养筛查和评估,有营养风险的患儿需进行营养干预。其次要掌握儿童的食物营养特点,以便于对各年龄段和各病程阶段的儿童设计治疗方案。总的原则是控制能量的摄入和增加能量的消耗,同时保证生长发育需要,避免极端地限制能量,否则会造成儿童心理上的压抑,甚至引起其对治疗的抵触。

在营养治疗初期,尤其要给予患儿足够的关心和鼓励。此外,行为调整在肥胖的营养治疗中也至关重要,须找出不良的行为习惯加以调整。

1. 控制总能量摄入和能量消耗

(1)膳食总能量必须低于机体实际消耗能量,亦即必须供应低能膳食,直至体重恢复到正常水平;体重恢复后,注意控制能量摄入与消耗的平衡,并且维持这一水平。

(2)供能的具体数值应依据下述情况统筹考虑:①治疗前患者长期的日常膳食能量水平;②判断肥胖是处在上升发展阶段还是平衡稳定阶段;③注意有无并发症;④兼顾患儿生长发育的需要,综合确定其每日膳食能量水平。儿科肥胖住院患者提供的每日目标能量应该是他们标准体重的目标能量。

(3)限制膳食供应能量,一定要循序渐进,逐步降低,并适可而止;必须在营养平衡的前提下有分寸地去限制,切忌骤然猛降或降至最低安全水平以下。而限制膳食能量摄入,并非仅仅只限于对一些高能量密度物质的限制;决不可脱离营养平衡的前提去限制,更不可将其扩大为对一切营养的限制。同时,避免摄入高能量、低营养素的食物(如含糖饮料、运动饮料、含果汁饮料,大多数“快餐食品”及高能量零食)。

(4)一般来说,对于轻度肥胖者,可按每个月稳步减肥 0.5~1.0kg,即每日负能 125~250kcal(1kg 体重折合 7 000~7 700kcal 能量)的标准来确定一日三餐膳食的供能量;而对中度以上的肥胖者,须加大其负能千卡值,以每周减肥 0.5~1.0kg,每日负能 550~1 100kcal 为宜,并应适当从严控制,膳食能量减少量尽量不大于原膳食摄入量的 20%,每日剩余的负能尽量通过运动消耗,且每日膳食供能不低于 1 000kcal。

(5)运动疗法:通常应辅以适当的体力活动,以增加其能量消耗。不可盲目过于苛求控制饮食,以免神经性厌食(anorexia nervosa,AN)的发生。适当的运动能促使脂肪分解,减少胰岛素分泌,使脂肪合成减少,蛋白质合成增加,促进肌肉发育。肥胖儿童常因动作笨拙和活动后易劳累而不愿锻炼,可鼓励和选择患儿喜欢、有效并易于坚持的运动,如晨间跑步、散步、做操等。每天坚持至少运动 30 分钟,活动量以运动后轻松愉快、不感到疲劳为原则;尤其注意饭后不要立刻坐下来看电视,提倡饭后参加家务和散步。运动要循序渐进,不要求之过急。如果运动后疲惫不堪、心慌气促以及食欲大增,均提示活动过度。

2. 脂肪的摄入　膳食脂肪具有很高的能量密度,摄入过多易导致机体能量摄入超量。尤其在限制碳水化合物的情况下,过多脂肪的摄入还会引起酮症酸中毒,因此必须控制脂肪摄入;同时,膳食脂肪具有较强的饱腻作用,能使食欲下降,为使膳食含能量较低而耐饿性较强,因此不可对膳食脂肪限制过于苛刻。所以,肥胖者膳食脂肪的供能量以控制在占全天膳食总能量摄入的 25%~30% 为妥,每日宜摄入脂肪 50~60g,可选用富含单不饱和脂肪酸或多不饱和脂肪酸的食用油,如橄榄油、茶油、葵花子油、玉米油、花生油、豆油、菜籽油等植物油。

3. 控制碳水化合物的摄入　碳水化合物供能占全天膳食总能量摄入的 40%~55% 为宜,亦即其供给量当以 100~137.5g/1 200kcal 较合适。至于食物纤维则不在限制之列,凡含食物纤维多的食品可酌情多用;每日膳食纤维供给量尽可能不低于 12g;碳水化合物的摄取来源应以谷类食物为主,并多选择粗粮,如玉米面、荞麦面、燕麦等。由于碳水化合物在体内能转变成脂肪,尤其肥胖者摄入单糖后更容易以脂肪形式沉积,因此必须严格限制碳水化合物的摄取,尤其严格限制单糖、双糖。

4. 蛋白质的摄入　由于限制膳食能量的供给,不仅会促使体脂消耗的增加,而且还会造成机体组织蛋白的消耗增加,这就意味着低能膳食中蛋白质比值必须予以提高;但另一方面,蛋白质作为机体三大主要能源物质之一,过多摄入可引起肥胖;同时,在严格限制膳食能量供给的情况下,蛋白质的营养过度还会导致肝、肾功能不可逆的损伤,低能膳食中蛋白质的供给量不可过高。因此,对于采用低能膳食的中度以上肥胖者,其食物蛋白供能量应控制在占膳食总能量的 20%~30%(即每供能约 1 000kcal 就可供蛋白质 50~75g)为宜。此外,应选用高生物效价的蛋白,如牛奶、豆类、鸡蛋清、鱼、瘦肉等。

5. 注意三餐的分配与烹调　三餐能量的分配,应为早餐 30%、午餐 40%、晚餐 30%。动物性蛋白和脂肪含量多的食品,应安排在早、午餐食用,晚餐则以清淡为主,含糖量低且利于消化。烹调方式宜采用蒸、煮、烧等,忌用煎、炸。注意食物色、香、味、形的选择与调配,应尽可能符合具体对象的爱好。每天食盐摄入量则应限定为 3~6g。

6. 开展心理和行为调节　有精神情绪问题的肥胖患儿,在治疗之前,首先弄清其问题的实质所在,有针对性地做好思想疏导工作,切实改变其原有心理状态,然后才有可能落实有关治疗的措施,并取得疗效。

7. 必要时行肠内营养制剂代餐治疗　针对需要适当减轻体重的肥胖患儿,营养医师需在详细了解患儿膳食情况的前提下,制订出适宜的个体化减肥方案,可短时间地采用肠内营养制剂完全或者部分代餐治疗以辅助减轻体重,并进行阶段性营养状况评估,及时根据患儿膳食、体重变化调整营养治疗方案。

(四) 儿童青少年膳食指南

在一般人群膳食指南的基础上,学龄前儿童应强调:每日饮奶;选择营养丰富、易消化的食物;多进行户外活动,合理安排饮食;每天足量饮水,少喝含糖分高的饮料;定期监测生长发育状况。儿童青少年还应强调:三餐定时定量,保证吃好早餐,避免盲目节食;吃富含铁和维生素 C 的食物;每天进行充足的户外运动。

(五) 医疗膳食范例

1. 医疗膳食原则　①膳食营养素参考摄入量(DRIs)是能量和主要营养素供给目标确定的依据;②《中国居民膳食指南(2016)》和平衡膳食宝塔指南是营养配餐与食谱编制的基本原则。

2. 病例

(1) 一般情况:某男童,13 岁,身高 160cm,体重 97kg,BMI 37.9kg/m²,体脂 40%,腰围 110cm。未做临床检查。

(2) 饮食及体力活动情况:一日三餐在家吃,喜欢吃肉,一天摄入总能量 2 900kcal;体力活动很少。

(3) 既往病史:9 岁后体重逐渐增加,无骨关节病。父母均无肥胖症。

(4) 诊断:重度肥胖合并向心性肥胖。

3. 计算营养需要量

(1) 根据患儿正常 BMI 来计算能量摄入与消耗量,制定减重目标:健康体重 =21.8kg/m² × $1.62^2 ≈57.2kg$,取整值 57.0kg。该患儿超重:97-57=40kg。首先确定减肥目标:在 3 个月内减去现有体重的 10%(9.7kg),平均减重 3.2kg/ 月,0.8kg/ 周。

(2) 计算能量需要量:减去 1kg 体重折合消耗 7 000~7 700kcal 能量,即:每天能量负平衡 =7 700 × 0.8 ÷ 7=880kcal/d。一般情况下,膳食能量摄入量在原基础上减少 20% 能够耐受,也易坚持并且不影响儿童生长发育,所以每天膳食能量减少量:2 900kcal × 20%=580kcal。建议每天运动消耗能量:880-580=300kcal。

全天能量需要 =2 900kcal-2 900kcal × 20%=2 320kcal。

(3) 计算三大供能营养素需要量:该男童的蛋白质、脂肪、碳水化合物的供能比分别为:15%、25%、60%。

全天蛋白质需要量 =2 320kcal × 15% ÷ 4kcal/g=87g。

全天脂肪需要量 =2 320kcal × 25% ÷ 9kcal/g ≈ 64.4g。

全天碳水化合物需要量 =2 320kcal × 60% ÷ 4kcal/g=348g。

(4) 范例食谱及其营养成分分析:儿童肥胖症患儿一日范例食谱,见表 16-15;营养成分分析,见表 16-16。

表 16-15　儿童肥胖症患儿一日范例食谱

餐别	食物名称	原料	重量 /g	多餐能量构成比 /%
早餐	馒头	面粉(标准粉)	100	29.5
	牛奶	牛奶(均值)	250	
	水煮鸡蛋	鸡蛋(均值)	50	
早加餐	坚果	杏仁	20	
午餐	米饭	稻米(均值)	100	37.1
	木耳肉片	木耳(干)[黑木耳,云耳]	10	
		猪肉(瘦)	75	
	炒莴笋	莴笋叶[莴苣叶]	200	
	午餐用油	菜籽油	15	
午加餐	苏打饼干	苏打饼干	50	
晚餐	清蒸鲫鱼	鲫鱼[喜头鱼,海附鱼]	75	33.4
	凉拌黄瓜	黄瓜(胡瓜)	50	
	米饭	稻米(均值)	100	
	牛奶	牛奶	250	
	晚餐用油	色拉油	10	
晚加餐	苹果	苹果(均值)	200	
全天	烹调用盐	精盐	6	

表 16-16　营养成分分析

宏量营养素				微量营养素			
三大营养素	含量 /g	能量 /kcal	供能 /%				
蛋白质	93.7	374.8	16.3	维生素 B$_1$	1.6mg	钠	2 943.2mg
				维生素 B$_2$	1.5mg	钾	2 188.6mg
脂肪	70.1	631.1	27.4	叶酸	212.0μg	钙	805.3mg
				烟酸	13.9mgNE	磷	1 262.1mg
碳水化合物	323.5	1 294.1	56.3	维生素 C	48.7mg	铁	27.1mg
				维生素 A	592.0μgRE	锌	13.0mg
合计		2 300.0	100	维生素 E	26.5mgα-TE	镁	342.5mg

早餐（图 16-14）

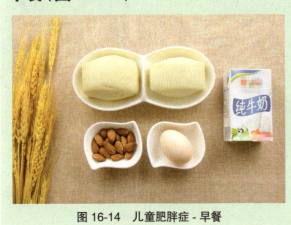

①馒头：面粉 100g

②牛奶：牛奶 250g

③水煮鸡蛋：鸡蛋 50g

④坚果：杏仁 20g

图 16-14　儿童肥胖症 - 早餐

午餐（图 16-15）

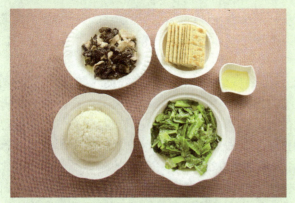

①米饭：稻米 100g
②木耳肉片：木耳（干）10g+ 猪肉（瘦）75g
③炒莴笋：莴笋叶 200g
④午餐用油：菜籽油 15g
⑤苏打饼干：苏打饼干 50g

图 16-15 儿童肥胖症 - 午餐

晚餐（图 16-16）

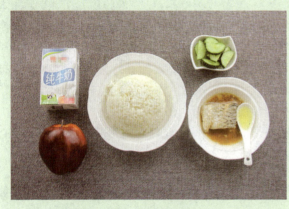

①清蒸鲫鱼：鲫鱼 75g
②凉拌黄瓜：黄瓜 50g
③米饭：稻米 100g
④牛奶：牛奶 250g
⑤晚餐用油：色拉油 10g
⑥苹果：苹果 200g

图 16-16 儿童肥胖症 - 晚餐

（5）运动方案

1）第 1 个月：全身有氧耐力运动为主，如快走（>90m/min）1 小时，>5 天 / 周。

2）第 2 个月：有氧耐力运动，逐渐增加阻力训练。

3）第 3 个月：有氧耐力运动，加适量的阻力训练。

（6）注意事项

1）不要减少蛋白质的摄入：儿童肥胖症者减少能量，指的是减少供能量多的脂肪和碳水化合物，而不是蛋白质。蛋白质是构造身体组织及调节生理机能所必需，如果减少则很可能会损害到身体。

2）严格限制高能量密度食物：能量密度高而营养素密度低的食品，它们给机体提供的只是些"空白能量"，而这恰恰正是肥胖者所最为忌讳的。①低分子糖：低分子糖消化吸收快，易使机体遭受糖的冲击性负荷，而导致反馈性的胰岛素过度分泌，不利于减肥；同时过多食入低分子碳水化合物食品，还可促使铬的排出量增加，造成机体丧失重要微量元素。②饱和脂肪酸：流行病学调查结果表明，过分贪食含有大量饱和脂肪酸的脂肪，是导致肥胖、高脂血症、动脉粥样硬化和心肌梗死的一个重要危险因素（若同时又贪食低分子碳水化合物食品，其危险程度则就更大）。③尽量少食用下面的食物：通心粉、花生酱、巧克力酱、奶酪、巧克力、全麦面包、坚果、培根、方便面，动物肝、脑、鱼子、蛋黄，包括烹调用油。

3）合理安排每日餐次：应当以三餐或更多为好。合理搭配三餐及加餐：结合患儿的饮食习惯和治疗要求给予三餐及加餐食物的具体分配。食物与营养直接影响青少年的体能与智能发育，保证一日三餐摄入均衡营养才能为孩子生长发育和学习提供保障。首先，要让孩子养成定时定量有规律进食的好习惯。早餐尤其要注意合理搭配,包括奶类、豆类、肉类、蛋类、谷类、蔬菜、水果等。经常不吃早餐,会导致全天的能量和营养素摄入不足,影响学生的认知能力和短期记忆能力,更有可能导致孩子在吃午餐时饥肠辘辘,不知不觉吃下去过多的食物引起能量摄入过多,从而在体内转化为脂肪蓄积,进一步引发肥胖。中餐和晚餐,都要保证孩子吃够谷类,搭配适量肉类和蔬菜,同时可以根据具体情况为孩子适当加餐,补充一些坚果、水果、牛奶及杂粮食品。

4)预防远较治疗有效:从妊娠中期至5岁以前,是人的一生中机体生长最快的时期,这一时期的能量摄入超量将会促使全身各种组织细胞,包括脂肪细胞的增生肥大。因此,预防工作就应从此开始。其重点是纠正传统的"婴儿越胖越好"的错误观念,切实掌握好能量摄入与消耗的平衡,勿使能量过剩;对哺乳期婴儿来说,必须提倡母乳喂养;待孩子稍大一点,就应培养其爱活动、不暴食等正确良好的生活饮食习惯。此外,人们在青春发育期、病后恢复期等,以及在一年中的冬春季节和一日内的夜晚,其体脂往往也较易于引起积聚。所以,在这些时期或时刻,都必须及时根据具体对象与当时的具体情况,有针对性地对体力活动和饮食进量进行相应调整,不致体内有过剩的能量积聚。切实按照祖国医学所倡导的"体欲常劳,食欲常少;劳勿过极,少勿至饥"的原则去妥善安排日常的饮食与作息。

5)适当运动:在控制饮食的同时适当增加体力活动,不仅可改善糖耐量,降低胰岛素分泌,促进体脂分解,减少体蛋白丢失和增加体蛋白合成,有利于机体正常氮平衡的维持;而且当体力上经受一定刺激之后,会使人感到精神振奋,有一种难以形容的"健康感",可有效改善心理状态、增强治疗信心。开始即使每天能多消耗50kcal能量也很有益处;随后可酌情逐步加大活动量,使其每天消耗>100kcal的能量。至于活动项目,则应根据具体对象的体质状况,首先可考虑慢跑、快走、跑走结合等;体质较好者,可选择游泳、爬坡、打乒乓球或羽毛球等。但一般不宜参加竞赛性活动。

肥胖患儿控制能量摄入和增加能量消耗,贵在养成习惯、长期坚持。此外。医生需根据患儿营养监测和营养评估的结果给出合适的营养指导方案。

三、儿童糖尿病

糖尿病(diabetes mellitus,DM)是遗传因素和环境因素长期共同作用而导致的一种慢性全身性代谢性疾病,是一种胰岛素相对或绝对不足,胰升糖素不适当分泌过多造成的双激素病。糖尿病分为原发性和继发性两类。原发性糖尿病又可分为①1型糖尿病:以胰岛B细胞被破坏,胰岛素分泌绝对缺乏所造成,必须使用胰岛素治疗的糖尿病,故又称胰岛素依赖型糖尿病(insulin-dependent diabetes mellitus,IDDM);②2型糖尿病:胰岛B细胞分泌胰岛素不足或靶细胞对胰岛素不敏感(胰岛素抵抗)所致的糖尿病,亦称非胰岛素依赖型糖尿病(noninsulin-dependent diabetes mellitus,NIDDM);③青年成熟期发病型(maturity-onset diabetes of the young,MODY):是一种罕见的遗传性胰岛B细胞功能缺陷症,属常染色体显性遗传。

儿童糖尿病通常是指18周岁以下的儿童所患糖尿病。98%的儿童糖尿病为1型糖尿病,2型糖尿病甚少,但随儿童肥胖症的增多而有增加趋势。

(一)1型糖尿病临床特点

1. 好发于儿童及青少年期,但各年龄组均可发生。

2. 多有人类白细胞抗原(human leukocyte antigen,HLA)相关型遗传机制和自身免疫基础,血清胰岛细胞抗体、胰岛素自身抗体及抗谷氨酸脱羧酶抗体可呈阳性。

3. 需要注射胰岛素维持生存,否则将发生酮症酸中毒而危及生命。

4. 发病初期往往有较显著的体重下降,若长时间控制不佳,较易发生肾脏及眼底等微血管病变。

5. 起病较急骤,多有感染或饮食不当等诱因。其典型症状为多饮、多尿、多食和体重下降(即"三多一少")。但婴儿多饮、多尿不易被发觉,很快即可发生脱水和酮症酸中毒。儿童因为夜尿增多可发生遗尿。年长儿还可出现消瘦、精神不振、倦怠乏力等体质显著下降症状。约40%糖尿病患儿在就诊时即处于酮症酸中毒状态,这类患儿常因急性感染、过食、诊断延误、突然中断胰岛素治疗等因素诱发,多表现为:起病急,进食减少,恶心,呕吐,腹痛,关节或肌肉疼痛,皮肤黏膜干燥,呼吸深长,呼气中带有酮味,脉搏细速,血压下降,体温不升,甚至嗜睡,淡漠,昏迷。常被误诊为肺炎、败血症、急腹症或脑膜炎等。少数患儿起病缓慢,以精神呆滞、软弱、体重下降等为主。

体格检查时除见体重减轻、消瘦外,一般无阳性体征。酮症酸中毒时可出现呼吸深长,带有酮味,有脱水征和神志的改变。病程较久,对糖尿病控制不好时可发生生长落后、智能发育迟缓、肝大,称为Mauriac 综合征。晚期可出现蛋白尿、高血压等糖尿病肾病表现,最后致肾衰竭,还可出现白内障、视力障碍、视网膜病变,甚至双目失明。

6. **自然病程**

(1)急性代谢紊乱期:当胰岛 B 细胞破坏 80%~90% 及以上时,出现糖尿病"三多一少"症状,甚至发生糖尿病酮症酸中毒等。

(2)缓解期:又称蜜月期,经过胰岛素和适当的饮食等治疗,胰岛功能得到一定恢复,临床症状消失,血糖下降,尿糖消失。胰岛素用量明显减少,仅为 2~4U/d,甚至更少。一般患儿这个阶段会持续 3~12个月,最终所有患者缓解期均会结束。但有些患者的缓解期不明显。

(3)强化期:此阶段患者的血糖、尿糖不稳定,即使在适当的饮食控制情况下,仍需要增加胰岛素的用量。或因某些诱发因素使血糖突然增高,病情加重,则胰岛素用量必须增加,标志糖尿病进入强化期。

(4)永久糖尿病期:糖尿病儿童最终都要进入永久糖尿病期,在此阶段由于胰岛 B 细胞功能完全衰竭,体内无自身胰岛素分泌,需要完全依靠外源性胰岛素维持生命以防止酮症酸中毒。特别是处于青春期的糖尿病儿童,由于性激素增多,与胰岛素作用相拮抗,使胰岛素用量进一步增加,病情极不稳定。青春期过后胰岛素用量将有所减少,病情逐渐趋于稳定。

(二)1 型糖尿病的营养代谢变化

1. **"三多一少"** 多尿是高血糖引起的高渗性利尿所致,尿次和尿量增多,夜间尤为明显;多饮是多尿造成脱水所致。多食是机体得不到足够能量补充所致,饮食量较以前明显增多而不能饱腹,或明显超过同年龄、同性别、同体力儿童。体力及体重下降是机体得不到足够的能量补充,消耗脂肪和肌肉组织的结果。

2. **餐前低血糖** 胰岛素分泌延迟,胰岛素快速分泌高峰消失,分泌高峰后移,血糖仪净值较低水平时,胰岛素分泌到峰值,进而引起餐前低血糖症。

3. **皮肤瘙痒及感染** 全身皮肤瘙痒,外阴部尤为明显,是高血糖刺激与尿液局部刺激的结果。

4. **视力下降** 主要是血糖波动引起晶状体凸度改变,白内障和视网膜病变的结果。

5. **神经系统表现** 如感觉神经、运动神经和自主神经病变的表现。

(三)1 型糖尿病的营养治疗原则

糖尿病治疗是综合性的,包括饮食控制、运动处方、血糖监测、自我管理教育及药物治疗,其中,医学营养治疗(medical nutrition therapy,MNT)是治疗的基础,是糖尿病自然病程任何阶段预防和控制必不可少的措施。儿童 MNT 的目标是提供充足的能量与营养,保证正常发育。

儿童 MNT 目标为:

1. 根据儿童的食欲、食品喜好和家庭生活方式提供维持正常生长发育的充足营养。

(1)合理控制能量摄入:宜采用充足能量,保证患儿正常生长发育,保证其正常生活活动。全日能量分配为早餐 1/5,中餐和晚餐分别 2/5,每餐中留出少量(5%)作为餐间点心。碳水化合物供能占总能量的 50%~55%,应选择低血糖指数的食物,避免蔗糖等精制糖。此外,鼓励糖尿病或糖尿病前期儿童每天至少进行 60 分钟的体力活动。

不同年龄段对能量、蛋白质、碳水化合物和脂肪的摄入量都有不同要求(表 16-17,表 16-18,表 16-19)。在临床上,0~12 岁糖尿病儿童能量摄入的计算公式:每日总能量 /kcal=1 000+ 年龄 ×(80~100),决定 80~100 系数的因素有年龄、胖瘦程度、活动量大小以及患者饮食习惯等,对年幼儿宜稍偏高;12~15 岁每日总能量为 1 500~2 000kcal。

表 16-17　膳食能量需要量（EER）

年龄 / 岁	能量 /（kcal·d⁻¹）					
	身体活动水平（轻）		身体活动水平（中）		身体活动水平（重）	
	男	女	男	女	男	女
0~<0.5	—	—	90kcal/（kg·d）	90kcal/（kg·d）	—	—
0.5~<1	—	—	80kcal/（kg·d）	80kcal/（kg·d）	—	—
1~<2	—	—	900	800	—	—
2~<3	—	—	1 100	1 000	—	—
3~<4	—	—	1 250	1 200	—	—
4~<5	—	—	1 300	1 250	—	—
5~<6	—	—	1 400	1 300	—	—
6~<7	1 400	1 250	1 600	1 450	1 800	1 650
7~<8	1 500	1 350	1 700	1 550	1 900	1 750
8~<9	1 650	1 450	1 850	1 700	2 100	1 900
9~<10	1 750	1 550	2 000	1 800	2 250	2 000
10~<11	1 800	1 650	2 050	1 900	2 300	2 150
11~<14	2 050	1 800	2 350	2 050	2 600	2 300
14~<18	2 500	2 000	2 850	2 300	3 200	2 550
≥18	2 250	1 800	2 600	2 100	3 000	2 400

表 16-18　膳食蛋白质参考摄入量（DRIs）

年龄 / 岁	EAR/（g·d⁻¹）		RNI/（g·d⁻¹）	
	男	女	男	女
0~<0.5	—	—	9（AI）	9（AI）
0.5~<1	15	15	20	20
1~<2	20	20	25	25
2~<3	20	20	25	25
3~<4	25	25	30	30
4~<5	25	25	30	30
5~<6	25	25	30	30
6~<7	25	25	35	35
7~<8	30	30	40	40
8~<9	30	30	40	40
9~<10	40	40	45	45
10~<11	40	40	50	50
11~<14	50	45	60	55
14~<18	60	50	75	60
≥18	60	50	65	55

表 16-19　膳食碳水化合物、脂肪酸参考摄入量（DRIs）

年龄/岁	总碳水化合物/(g·d⁻¹)	亚油酸/%Eb	α-亚麻酸/%E	EPA+DHA/(g·d⁻¹)
	EAR	AI	AI	AI
0~<0.5	60（AI）	7.3（0.15gc）	0.87	0.10d
0.5~<1	85（AI）	6.0	0.66	0.10d
1~<4	120	4.0	0.60	0.10d
4~<7	120	4.0	0.60	—
7~<11	120	4.0	0.60	—
11~<14	150	4.0	0.60	—
14~<18	150	4.0	0.60	—
≥18	120	4.0	0.60	—

注：ª 未制定参考值者用"—"表示；ᵇ%E 为占能量的百分比；ᶜ 为花生四烯酸；ᵈ 为 DHA。

我国 2 岁以上儿童及成人膳食中来源于食品工业加工产生的反式脂肪酸的 UL 为<1%E。

（2）优质蛋白质：在保证供给能量充足的前提下，肾功能正常的糖尿病儿童和青少年蛋白质摄入量基于推荐的日摄入量。全天蛋白质占总能量的 15%~20%，蛋白质成分在 3 岁以下儿童应稍多，每天至少有 1/2 的优质蛋白质，有助于儿童及青少年生长发育所需。优质蛋白质的食物来源有：蛋、牛奶及奶制品、瘦禽畜肉、鱼虾、豆类及豆制品。在微蛋白尿的患者，减少蛋白质摄入量为 0.8~1.0g/(kg·d)时可延缓肾病的发展。明显肾病时蛋白质摄入量减少到 0.8g/(kg·d)。

（3）优质脂肪：膳食中脂肪供能占总能量的 30%~35%。每日脂肪摄入量不能超过全日总能量的 30%，以不饱和脂肪酸为主，少食用富含饱和脂肪的食物，如肥肉、动物油。

（4）保证维生素、矿物质和膳食纤维的摄入：多吃新鲜蔬菜和水果。适量的维生素和矿物质有助于儿童神经与体格发育。

（5）限制含糖饮料、运动饮料、含果汁饮料、汽水、咖啡以及快餐食品的摄入。

（6）必要时行肠内营养制剂代餐治疗：在进行严格饮食控制后，血糖水平并不理想的情况下可以采用儿童专用糖尿病型肠内营养制剂进行部分或者完全代餐治疗。糖尿病型肠内营养制剂富含果糖，口感好，儿童易于接受，且有高不饱和脂肪酸、低饱和脂肪酸的设计，不仅能够帮助血糖和血脂达至平稳水平，还可以有效控制体重。具体的代餐治疗实施需在营养医师的指导下进行。

2. 维持接近正常的血糖水平，减少和预防长期与短期的糖尿病风险。

3. 获得最佳的血脂水平。

4. 保持社会心理健康。

5. 提供满足家庭兴趣和能力的最佳营养策略，帮助家庭做出最适当的营养决定。

（四）1 型糖尿病医疗膳食范例

为 DM 患儿设计医疗膳食计划的最终目的是促进患儿积极的行为改变，提供健康的餐食和点心建议，注意力集中在整个家庭的健康饮食习惯。

1. 平衡膳食合理营养原则

（1）在控制总能量、合理搭配的前提下，兼顾儿童对食物的喜好，食物种类多样化，以满足机体对各种营养素的需求。年龄小的能量偏高，体重偏瘦的患儿能量偏高，活动量大的能量偏高。

（2）膳食个性化：根据具体病情特点、血糖、尿糖的变化，结合血脂水平与并发症等因素，调整食物的比例，强调个性化。

（3）烹调方式：采用蒸、煮、炖、烧、烤、凉拌的方法。

（4）定时定量进餐，最好配置 3 餐 3 点。一般 3 餐能量比例分别为 1/3、1/3、1/3 或 1/5、2/5、2/5。每餐预留 15~20g 的食品作为加餐。在体力活动量稳定的情况下，饮食做到定时定量，主副食搭配，除加餐外每餐都应该含有碳水化合物、蛋白质和脂肪。

(5)不适宜糖尿病患儿食用的食物:第 1 类为高脂肪食物,如肥肉、油炸食物;第 2 类为高糖食物,如糖果、含糖饮料、含糖高的水果;第 3 类是纯淀粉食品,如粉丝、粉条、凉粉等。

2. 碳水化合物计数法 1 型糖尿病为配合胰岛素使用,目前提倡碳水化合物计数法。

3. 食谱编制与制作

(1)病例

1)一般情况:李某,男性,13 岁,因"体重下降、尿频、饥饿感明显 1 周"入院。入院前半年,患者无明显诱因出现摄食量增加,1 周前出现尿频,15~20 次 /d,口干症状加重,无尿急、尿痛及肉眼血尿。自患病以来,患者神清,体重减轻,近半年减少 2.5kg。大便正常,1 次 /d,每次量不多,色黄。否认肝炎、结核等传染病病史,否认食物及药物过敏史,否认手术史。

2)体格检查:体温 36.5℃,脉搏 95 次 /min,呼吸 20 次 /min,血压 102/70mmHg。身高 153cm,体重 40kg。其余未见明显异常。

3)辅助检查:临床检查及结果,见表 16-20。

表 16-20 临床检查及结果

检查项目	检查结果
血糖	空腹血糖 5.8mmol/L,餐后 2h 血糖 12.6mmol/L,糖化血红蛋白 6.5%

4)入院诊断:儿童糖尿病。

(2)计算营养需要量:患者身高 153cm,体重 40kg,BMI=17.1kg/m^2。

1)计算总能量需要量:10 岁以上男孩每日总能量(kcal)=1 000+ 年龄 × 70=1 000+13 × 70=1 910kcal。

2)患者为儿童,体型匀称,学生,轻体力劳动者,青春期,因生长发育需要,蛋白质供给按 2g/(kg·d)。全天蛋白质需要量 =2g/kg × 40kg=80g。

3)计算脂肪及碳水化合物的需要量

脂肪占总能量的 25%:(1 910kcal × 25%)÷9kcal/g ≈ 53.1g。

碳水化合物需要量:(1 910kcal–80g × 4kcal/g–1 910kcal × 25%)÷4kcal/g ≈ 278.1g。

(3)范例食谱及其营养成分分析:儿童糖尿病患者一日范例食谱,见表 16-21;营养成分分析,见表 16-22。

表 16-21 儿童糖尿病患者一日范例食谱

餐别	食物名称	原料	重量 /g	多餐能量构成比 /%
早餐	牛奶燕麦	牛奶(均值)	200	27.3
		燕麦片	25	
	煮鸡蛋	鸡蛋	50	
	拌木耳	木耳(干)	15	
	早餐用油	芝麻油	5	
早加餐	苹果	苹果	200	
	杏仁	杏仁	20	
午餐	杂粮米饭	大米	75	39.9
		小米	50	
	黄瓜炒肉片	黄瓜	100	
		猪瘦肉	75	
	炒卷心菜	卷心菜	200	
	午餐用油	菜籽油	10	
午加餐	酸奶	酸奶	180	

续表

餐别	食物名称	原料	重量 /g	多餐能量构成比 /%
晚餐	玉米饭	稻米（均值）	75	32.8
		玉米	25	
	清蒸鲫鱼	鲫鱼	50	
	炒小白菜	小白菜	100	
	晚餐用油	菜籽油	10	
晚加餐	牛奶	牛奶	250	
	西红柿	西红柿	200	
全天	烹调用盐	精盐	6	

表 16-22　营养成分分析

宏量营养素				微量营养素			
三大营养素	含量 /g	能量 /kcal	供能 /%				
蛋白质	83.6	334.4	16.2	维生素 B₁	1.4mg	钠	2 892.8mg
				维生素 B₂	1.8mg	钾	2 833.5mg
脂肪	70.8	637.2	30.8	叶酸	316.5μg	钙	1 151.2mg
				烟酸	14.0mgNE	磷	1 406.0mg
碳水化合物	273.8	1 095.2	53.0	维生素 C	174.5mg	铁	35.9mg
				维生素 A	833.4μgRE	锌	14.7mg
合计		2 066.8	100	维生素 E	34.7mgα-TE	镁	444.1mg

早餐（图 16-17）

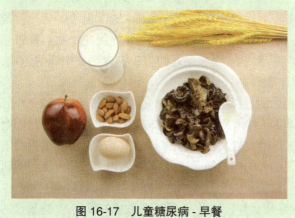

①牛奶燕麦：牛奶 200g+ 燕麦片 25g

②煮鸡蛋：鸡蛋 50g

③拌木耳：木耳（干）15g

④早餐用油：芝麻油 5g

⑤加餐：苹果 200g+ 杏仁 20g

图 16-17　儿童糖尿病 - 早餐

午餐（图 16-18）

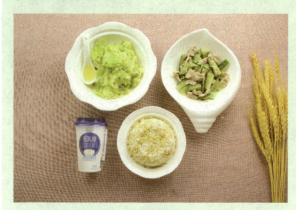

①杂粮米饭：大米 75g+ 小米 50g
②黄瓜炒肉片：黄瓜 100g+ 猪瘦肉 75g
③炒卷心菜：卷心菜 200g
④午餐用油：菜籽油 10g
⑤酸奶：酸奶 180g

图 16-18　儿童糖尿病 - 午餐

晚餐（图 16-19）

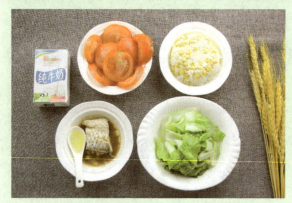

①玉米饭：稻米 75g+ 玉米 25g
②清蒸鲫鱼：鲫鱼 50g
③炒小白菜：小白菜 100g
④晚餐用油：菜籽油 10g
⑤加餐：牛奶 250g+ 西红柿 200g

图 16-19　儿童糖尿病 - 晚餐

四、儿童和青少年慢性肾脏疾病

罹患慢性肾脏疾病（CKD）的患儿容易进展为终末期肾病（end-stage renal disease，ESRD），因此如何延缓 CKD 的进展备受关注。遗传是导致婴幼儿罹患 CKD 的主要病因，其次是后天因素，最常见的病理表现为局灶节段性肾小球硬化。我国肾小球肾炎是引起肾功能不全最主要的原因，西方几乎一半是由先天性疾病引起。相对于成年人，糖尿病肾病和高血压性肾小球硬化导致的 CKD 非常少见。传统上，在北美有 60%~65% 的 ESRD 患儿采用腹膜透析，而近期采用血液透析的患儿比例在增加。肾脏移植是 CKD 5 期患儿的最佳选择，但受供体缺乏的影响，其并不常用。患儿的生长发育受到疾病的影响，一般情况下，CKD 患儿身高比健康儿童平均低 1.6 个标准差。

肾功能正常的人体在摄取营养物质和性质方面有很大的选择空间，CKD 患儿由于肾排泄和 / 或肾小管受损，需要对饮食和营养素的选择进行适当的限制与调整。对儿童和青少年 CKD 患者进行营养干预需要考虑多方面因素。因为这一群体不仅需要注意传统 CKD 相关的饮食问题，如磷、钾和钠等，但更为重要的是，要注意营养供给是否满足患儿的生长、发育需要。婴幼儿的营养缺乏比成年人少，因为其营养储备低而需求高，以满足快速的体格和大脑生长发育需求。同样，青少年由于青春期生长的高需要，对营养的需要也较大。所以，对 CKD 患儿实施饮食营养干预，控制尿毒症症状和代谢异常，防止并发症的发生，促进最佳的生长和保护残存肾功能是 CKD 患儿营养治疗的主要目标，良好的营养管理可以影响 CKD 患儿结局。

（一）疾病分期及临床特点

CKD 患儿进展为 ESRD 是比较慢的过程，其肾功能并非随年龄增长而直线下降，常常是在青春期急剧下降的。肾小球滤过率(GFR)也表示残余的肾功能;一般每年下降 2~3ml/(min·1.73m⁻²)。所以 ESRD 患者中 20 岁以下病例比较少。

儿童 CKD 早期常无明显症状,随病情进展 GFR 不断下降。CKD 的病理表现是肾小球硬化、血管硬化、间质纤维化、形成肾瘢痕、肾单位丧失、终致整个肾脏结构受累。美国肾脏病学会肾脏病预后质量指南(National Kidney Foundation's Disease Kidney Outcomes Quality initiative,NKF-K/DOQI)对肾脏病患儿的分期与成人相同,只是发现有蛋白尿或肾结构异常可不列入 CKD。

(二)营养代谢变化

CKD 患儿由于不能摄入足够的营养,导致生长发育缓慢,肾功能逐渐恶化。50% 左右的患儿在接受肾脏移植之前,其身高就已低于正常。而身高不足与死亡率之间呈正相关。由于胃肠动力异常和胃排空延迟,厌食、恶心和呕吐在 CKD 患儿中非常常见,因此营养不良的预防和治疗至关重要。各年龄阶段发生营养不良都会影响今后的身高,尤其在 2 岁以内最为明显。一般情况下,成年以后一半的身高都在这 2 年内获得。

血脂代谢异常在 CKD 患儿中非常常见,在非透析的患儿,血脂异常发生率约为 44%。在 CKD3~5 期的患儿中,主要表现为血浆甘油三酯升高,血浆极低密度脂蛋白(VLDL)、低密度脂蛋白(LDL)和总胆固醇也会有不同程度的升高,血浆高密度脂蛋白(HDL)水平下降。肾移植后使用免疫抑制剂也会出现以上类似的血脂代谢异常。透析容易导致营养素的丢失,最容易丢失水溶性维生素和蛋白质。

(三)营养治疗原则

K/DOQI 提供了不同年龄阶段宏量和微量营养素的摄入量标准。这个推荐量可以作为 CKD 患儿营养需要的基础,根据患儿的遗传、代谢应激和合并症等情况,按照个体化的原则进行适当调整。当然,明显的体重异常也要调整需要量;体重低于正常,可以按照身高对应的年龄计算营养需要;对于提前发育的患儿,也要根据发育年龄进行调整。由于生长发育的需要,成年人的低蛋白饮食治疗原则在婴幼儿、儿童和青少年中不再适用。但还是需要对磷、钾、钠和水等进行限制。

1. 充足的能量 能量供给充足,不仅有助于获得足够的体格发育,还有助于防止蛋白质通过糖异生途径作为能量被消耗。CKD 患儿的能量需要与同年龄的正常儿童相似。2002 年,美国食品营养委员会发布了新的儿童能量计算公式,见表 16-23 和表 16-24。体格大小也会影响能量的需要量,应根据实际情况调整以满足个体化需要;对于恶病质或蛋白质 - 能量营养不良(PEM)的患儿,能量供给应适当高一些。腹膜透析的患儿每天从透析液中吸收的葡萄糖可提供 9kcal/kg 的能量,但是 K/DOQI 并不推荐常规将其作为能量供给计算入总能量供给中。只有在腹膜透析患儿经口摄入能量非常低的情况下,才考虑将透析液中的葡萄糖作为额外的能量供给。此外,在腹膜透析患儿体重明显增加时,透析液中的葡萄糖需要考虑为能量供给,并对膳食进行调整。当然,可以根据《中国居民膳食营养素参考摄入量》(2013 版)计算能量需要。另外,经口摄入不足并出现生长缓慢时,可考虑行口服肠内营养制剂(ONS),或通过鼻胃管或胃造口等方式行肠内营养。

表 16-23　能量估算公式(单位:kcal)

年龄	性别	公式
0~3 个月		EER=89 × 体重(kg)−100+175
>3~6 个月		EER=89 × 体重(kg)−100+56
>6~12 个月		EER=89 × 体重(kg)−100+22
>12~36 个月		EER=89 × 体重(kg)−100+20
>3~8 岁	男	EER=88.5−61.9 × 年龄(岁)+PA × [26.7 × 体重(kg)+903 × 身高(m)]+20
	女	EER=135.3−30.8 × 年龄(岁)+PA × [10 × 体重(kg)+934 × 身高(m)]+20
>8~18 岁	男	EER=88.5−61.9 × 年龄(岁)+PA × [26.7 × 体重(kg)+903 × 身高(m)]+25
	女	EER=135.3−30.8 × 年龄(岁)+PA × [10 × 体重(kg)+934 × 身高(m)]+25

注:EER 即 estimate energy requirement;数据来源:Institute of Medicine.Dietary References Intakes for Energy,Carbohydrates,Fiber,Fat,Protein and Amino Acids(Macronutrients).Washington,DC:National Academy of Sciences,2002。其中 PA 为活动系数,参见表 16-24。

表 16-24 活动系数

性别	静态水平 （日常生活 典型活动）	轻体力活动 （每天 30~60min 的 适度运动）	中度体力活动 （每天 ≥60min 的 适度运动）	重度体力活动 （每天 ≥60min 的适度运动 +60min 精力旺盛，或 120min 的适度运动）
男	1.0	1.13	1.26	1.42
女	1.0	1.16	1.31	1.56

2. 适宜的蛋白质 由于低蛋白饮食对 CKD 进程并没有影响，而且低蛋白饮食还会影响患儿的营养状况和生长发育，因此一般情况下，蛋白质的供给量可以参考正常儿童的 DRIs，但要求优质蛋白的比例在 70% 以上。饮食营养治疗的重点是防止出现过多的蛋白质摄入，以减少尿素氮的产生。但是，当患儿肾小球滤过率低于 $25ml/(min \cdot 1.73m^2)$ 时，需要适当限制饮食中的蛋白质，使婴儿和 10 岁以下患儿的血浆 BUN 低于 20mmol/L，年龄较大的患儿低于 30mmol/L，同时血浆白蛋白维持正常水平。

对于没有透析的 CKD 3 期儿童或青少年，K/DOQI 推荐蛋白质的摄入量不超过 DRIs 的 140%；CKD 4 期和 5 期，蛋白质摄入量不超过 DRIs 的 120%，既可以防止产生过多的尿毒症毒素，又可以减少磷的摄入。但是，为了保证正常的生长和发育，以及饭菜的口感，蛋白质的摄入量最好不低于 DRIs。透析的患儿需要更多蛋白质来弥补透析的丢失。所以，透析的患儿在相对应的 DRIs 蛋白质供给量基础上增加蛋白质的摄入，血液透析增加 $0.1g/(kg \cdot d)$，腹膜透析增加 $0.2~0.3g/(kg \cdot d)$。由于《中国居民膳食营养素参考摄入量》（2013 版）与 K/DOQI 之间存在差异，也可以按照表 16-25 中的推荐量计算蛋白质需要量。

表 16-25 CKD 患儿蛋白质推荐摄入量   单位：$g \cdot kg^{-1} \cdot d^{-1}$

年龄	DRIs	CKD 3 期 100%~140%DRIs	CKD 4~5 期 100%~120%DRIs	血液透析	腹膜透析
0~6 个月	1.5	1.5~2.1	1.5~1.8	1.6	1.7~1.8
>6~12 个月	1.2	1.2~1.7	1.2~1.5	1.3	1.4~1.5
>1~3 岁	1.05	1.05~1.47	1.05~1.26	1.15	1.25~1.35
>3~13 岁	0.95	1.05~1.50	1.05~1.25	1.05	1.15~1.25
>13~18 岁	0.85	0.85~1.20	0.85~1.05	0.95	1.05~1.15

但是，对于肥胖的患儿，使用上面方法计算肯定会过多估计蛋白质需要量。肥胖患儿体脂比例高，而蛋白质需要量应基于机体瘦体组织的量。所以，需要对患儿的实际体重进行校正。可以使用公式来计算校正体重：校正体重 =（实际体重 - 标准体重）× 25%+ 标准体重。同样，体型偏瘦的患儿，其瘦体组织的比例相对较高，也需要对蛋白质的需要量进行校正。蛋白尿、酸中毒、腹膜炎、透析时间较长或者使用糖皮质激素的患儿，需适当提高蛋白质的供给量。

3. 碳水化合物、脂肪和血脂管理 血脂正常患儿的脂肪比例可以参照正常儿童标准，CKD 3 期及其以内，1~3 岁为 30%~40%，4~18 岁为 25%~35%；CKD 4~5 期（包括腹膜透析和血液透析患儿）患儿控制在 30% 以内，且饱和脂肪酸比例控制在 7% 左右，避免摄入反式脂肪酸。由于 CKD 患儿中血脂代谢异常发生率很常见，对于年龄 4 岁及其以上的患儿，脂肪比例应控制在总能量的 30% 以下，饱和脂肪酸占总能量的 7%~10%，胆固醇控制在 300mg/d 以下。高能量膳食或富含脂肪的管饲肠内营养，会影响血脂代谢。美国心脏协会（AHA）和美国儿科学会（AAP）均认为 CKD 患儿是心血管疾病的高危人群。为了防止心血管疾病的发生，在选择脂肪时，可考虑对心血管疾病发生有保护作用的油脂，如菜籽油、花生油和橄榄油。

碳水化合物比例也不宜太高，一般控制在 45%~60%，在确定蛋白质和脂肪比例的情况，可计算出碳水化合物的用量。同时，由于血脂代谢异常，在计算碳水化合物的量时，需要将腹膜透析液中的葡萄糖计算在内,总量应控制在 45%~60%。营养不良或消瘦患儿,摄入的碳水化合物主要为复合碳水化合物如淀粉,并增加膳食纤维的摄入量,而且需要控制单糖和双糖的摄入。

对血脂代谢异常的管理,K/DOQI 建议可以遵照美国儿童和青少年胆固醇专家组(National Cholesterol Expert Panel in Children and Adolescents)的推荐意见,对青春期前的 CKD 患儿和 CKD 5 期(包括肾移植后)的患儿进行管理。K/DOQI 也建议对于 CKD 4 期和 5 期(包括肾移植后)的青春期后患儿的血脂代谢异常进行管理。K/DOQI 建议:①一旦确诊 CKD 就要进行血脂异常评估,肾移植后每年都要监测血脂;②如果营养状况正常,LDL 在 3.4~4.1mmol/L(130~160mg/dl)时就需要使用调整成分的医疗膳食,如果效果差,还需要使用半年他汀类药物治疗[掌握使用药物的标准是 LDL>3.4mmol/L(130mg/dl)];③当 LDL ≥ 4.1mmol/L(160mg/dl)时,就需要同时使用医疗膳食和他汀类药物。营养不良的患儿不能使用医疗膳食。血脂异常的 CKD 患儿可以进行适当的体力活动。

4. 钠　由于 CKD 患儿常会出现水、钠潴留,而且还与高血压之间存在正相关,所以应限制饮食中钠的摄入。钠的摄入量与终末期 CKD 患儿所致心血管系统疾病相关的死亡率之间存在明显的相关性。相反,不恰当限盐会出现耗盐综合征(salt-wasting syndromes),其是一种影响细胞外容量并影响生长发育的病症,表现为尿路梗阻、肾发育不良、肾小管疾病和多囊肾;对于腹膜透析患儿甚至需要补充钠以防止不足。如果出现盐补充不足,可导致严重的脑血管并发症。但是随着年龄增长,盐的摄入会导致血压升高,所以控制盐的摄入变得尤为重要。

《中国居民膳食营养素参考摄入量》(2013 版)中,0 岁钠的适宜摄入量(AI)为 170mg/d;半岁、1 岁、4 岁、7 岁、11 岁和 14 岁以上分别为 350mg/d、700mg/d、900mg/d、1 200mg/d、1 400mg/d 和 1 600mg/d,4 岁、7 岁、11 岁和 14 岁以上的儿童和青少年预防慢性非传染性疾病的建议摄入量(PI-NCD)为 1 200mg/d、1 500mg/d、1 900mg/d 和 2 200mg/d。对于 CKD 患儿,考虑到年龄因素,K/DOQI 推荐钠的摄入量在 1 500~2 400mg/d 为宜。为了控制盐的摄入,患儿和其监护人在烹调时应限制盐的使用,或在食用时才添加,选用新鲜的食物,少选加工食品,并仔细阅读食品标签。

5. 钾　进展期的 CKD 患儿需要限制钾的摄入。钾的限制直接与 CKD 的进展程度相关。大部分患儿不需要限制钾的摄入,只有接近透析或透析的患儿需要限制钾的摄入。但是,对于婴儿或学龄前儿童,病因常为先天性异常,如:肾脏发育不良或尿路梗阻容易出现钾的蓄积,则需要严格限制钾的摄入。在使用药物的情况下也需要限制钾的摄入,比如:血管紧张素转换酶抑制剂(ACEI)或血管紧张素受体阻滞剂(ARBs)。

CKD 婴儿需要限钾时可选用低钾配方奶粉,肠内营养的患儿也应选用低钾配方。在使用配方奶粉或肠内营养制剂时,可以用阳离子交换树脂,比如聚苯乙烯磺酸钠和磺酸钙。通常 1mmol 钾加 1g 聚磺苯乙烯,经过摇匀、冷藏后,倒出的配方奶或肠内营养制剂中的钾含量所剩无几。当婴儿开始添加辅食时,应选用低钾食物,限制高钾食物,包括许多蔬菜和水果。较大一些的患儿一般不需要限制钾的摄入,只有在血液透析时需要限制含钾丰富食物的摄入,如牛奶、酸奶、香蕉、哈密瓜、番茄和马铃薯,以及钾营养强化食品等。另一方面,腹膜透析的较大患儿一般不需要限制钾,甚至限制以后还需要额外补充。

对于 CKD 患儿,各种指南均未明确说明钾的限制量。根据成年人每天钾的摄入量为 2 400mg/d,计算出成年人钾应限制在 30~40mg/(kg·d)以下或 0.8~1mmol/(kg·d)。对于婴儿和学龄前儿童,钾起初应限制在 1~3mmol/(kg·d)以下。应该记住,导致高钾血症的主要原因不仅是饮食,还有便秘、酸中毒、炎症、分解代谢、饥饿、血糖升高、透析不充分、活动增加和药物治疗,在治疗高钾血症时应考虑。

6. 磷和钙　相对于成年人,CKD 患儿骨骼更新更快,肾性骨病的发生率也高一些。为了防止发生生长发育迟缓和钙磷平衡失调相关的心血管疾病,达到钙和磷的摄入量尤其重要。钙磷的摄入量根据血浆甲状旁腺激素(PTH)和钙磷浓度而定。K/DOQI 建议,当 PTH 升高时,应限制磷的摄入(比 DRIs 低);当血清磷的浓度升高时,磷的摄入量应控制在 DRIs 的 80% 以下。透析的患儿,磷也要控制在 DRIs 的 80% 以下。

含蛋白质丰富的食物一般含磷都比较多。磷含量低,而优质蛋白质含量较高的食物主要为新鲜肉类,而鸡蛋、乳制品、豆类和小扁豆等有较高的磷蛋白比(平均:1g 蛋白质含 20mg 磷)。有研究认为,非透析的患儿,由于不需要高生物价的蛋白质来补充透析的丢失,可以采用素食。另外,可以适当使用一些磷结合剂,如碳酸钙、醋酸钙、碳酸司维拉姆(sevelamer)和乙酸等。K/DOQI建议CKD患儿最好使用钙基结合剂。

关于钙的摄入量,首先应考虑到钙的骨化作用和保证正常的生长发育。大剂量的活性维生素D可增加肠钙的吸收率。K/DOQI建议,CKD患儿钙的摄入量应为DRIs的100%~200%,既要注意膳食补充,还要使用钙结合剂或补充剂。当然,在出现高钙血症或低钙血症时,应对钙的摄入量进行调整。如果患儿饮食钙没有达到推荐量或出现低钙血症时,可以使用钙剂;为了达到最佳的吸收率,避免随餐服用,而且每次剂量不超过500mg。

7. 维生素和微量元素 充足的维生素和微量元素摄入有利于患儿的生长发育,并维持整体健康。对于厌食或控制饮食的患儿,应详细评估患儿的维生素和微量元素摄入。由于透析的丢失和需要量的增加(比如在使用促红细胞生成素治疗时对铁的需要增加),透析的患儿更容易出现维生素和微量元素的缺乏。K/DOQI建议谨慎补充维生素和微量元素,而不是过于强调缺乏。对于透析的患儿,每天都应补充安全剂量的水溶性维生素,国外专门有针对CKD患儿的复合维生素制剂。如果没有,减量使用成人用维生素,最大限度地满足患儿需要。青少年对维生素的需要量接近成年人,可以直接使用成年配方。维生素的供给量达到或略高于DRIs即可。

除了磷、钾和钠以外,K/DOQI建议所有的维生素和矿物质需要达到DRIs,但是维生素A和维生素E的血浆水平一般在正常范围,甚至升高。因此一般情况下应避免补充维生素A和维生素E。儿童和成年CKD患者,均发现血浆视黄醇、视黄醇结合蛋白和甲状腺素水平升高,具体原因不详。但是,尿毒症症状和维生素A的中毒症状是相似的。可以适当增加透析患儿维生素C的摄入量,因为透析中维生素C的丢失量较大。

特别需要关注的是维生素D的营养状况。即便是健康儿童,也容易出现维生素D的缺乏。为了防止发生佝偻病,发挥维生素D的其他一些生理功能,AAP建议所有的婴幼儿、儿童和青少年维生素D的每天最低摄入量由原来的200U增加到现在的400U(10μg);《中国居民膳食营养素参考摄入量》(2013版)中维生素D的推荐摄入量也是10μg。一些母乳喂养的婴儿还需要补充维生素D,比如婴儿出生时,母亲就已经有维生素D的缺乏。相对于健康儿童,CKD患儿是维生素D缺乏的高危人群。常常观察到进展期的CKD或透析患儿25-(OH)D$_3$缺乏。可以通过检测血浆25-(OH)D$_3$水平了解维生素D是否缺乏;一般情况下,25-(OH)D$_3$<32ng/ml为维生素D不足,<15ng/ml为缺乏。由于肾脏转化25-(OH)D$_3$为活性维生素D$_3$的能力减弱,可以对CKD的患儿使用1,25-(OH)$_2$D$_3$。

8. 液体摄入 一方面,多尿的CKD患儿需要额外补充水分,以防止出现慢性脱水而影响生长发育,所以需要经常评价患儿水分摄入是否充足。另一方面,水肿和高血压的患儿需要限制液体的摄入。遵循量出为入的原则,计量全天24小时尿量、透析超滤量和其他丢失(如腹泻或引流等)。液体摄入量 = 24小时尿量 + 不显性失水 + 额外丢失量(如呕吐、腹泻等)。许多蔬菜和水果含有较多的水,煮饭用的水应计入患儿水的摄入量中。液体限制后,患儿会觉口渴,缓解口渴的方法有:吸吮碎冰、嚼口香糖或漱口等;当然,限制钠的摄入量也能缓解口渴。对于限制液体摄入的婴儿或患儿,如果耐受的话,配方奶或肠内营养液的能量密度可以逐渐增加到2kcal/ml。

(四)医疗膳食范例

1. CKD患儿医疗膳食设计原则

(1)满足患儿对能量和蛋白质的需要,保证其正常生长发育:不同年龄阶段应按照不同要求进行喂养或设计食谱,以达到患儿能量和蛋白质的需要。

(2)选择适合其年龄的饮食类别:婴儿时期以母乳为主,其次为配方奶粉,添加辅食时应控制磷、钾等摄入。随着年龄的增长,饮食类别应与同年龄、同性别健康儿童饮食相同。在饮食摄入不足时,可酌情使用肠内营养制剂。

(3)三餐搭配合理:幼儿以三餐两点制为宜,早上活动多,早餐和早点共占总能量的30%;午餐宜丰富,午点宜低能量,避免影响晚餐,合计能量为40%;晚餐宜清淡,避免影响睡眠,占30%。学龄患儿可按照三餐的原则搭配,早、中和晚三餐能量比例 30%、40% 和 30% 来搭配食谱,也可将午餐匀 10% 作为加餐。

(4)注意饭菜的口味:饭菜的口味可以促进患儿食欲。除了满足治疗和营养需要外,巧妙的搭配和制作也至关重要。去除怪味,多变换花样,采用不同的刀法,制作成片、丝、块、卷、夹、丁等形状,配以带馅的面点、拼盘式的菜肴,会极大地调动患儿食欲。

(5)控制磷的摄入:避免含磷丰富食物的同时,可采用水煮或熬汤,弃汤食用含磷高又需适量食用的食物,如动物性瘦肉、鱼、禽肉等。米饭可选用捞米饭,不食用米汤。精制米面磷含量较低,可多选用,当然应限制含磷高的粗粮摄入。干制豆制品比大豆的磷含量降低,可适当食用。由于使用比较多的含磷添加剂,典型的西餐和西点中磷的含量比较多。对于需要限制磷的婴儿,也可食用含磷低的婴儿配方奶粉,或者食用磷结合剂。

(6)选择新鲜的食物,控制盐的摄入:新鲜的食物相对于加工食品来说钠的含量较低,所以尽量不要选用加工食品,因加工食品一般会添加盐、味精、亚硝酸盐、小苏打等。另外,大部分调味品钠的含量没有标注,一般含量较多,比如:豆瓣酱、各种酱、酱油、豆豉、味精和鸡精等。腌菜、泡菜、霉干菜、腊肉、香肠、酱肉和豆腐乳等含钠非常高,最好不要食用。

(7)适当使用膳食补充剂:由于对磷的限制(如牛奶)会导致钙的摄入不足,可选用含磷低的钙剂作为补充。另外,需要注意补充维生素 D 和水溶性维生素。特别是透析的患儿,要注意水溶性维生素的补充。

2. 食谱编制与制作

(1)病例

1)一般情况:患儿张某,女,7 岁,因 "面色发黄,口唇苍白,厌食 3 个月" 入院,起病缓。患儿 3 个月前无明显诱因出现面色发黄,口唇苍白,厌食;无腹痛、腰痛、腹泻、恶心、呕吐,无咳嗽,全身未见皮疹。患病以来,体重变化不详,睡眠欠佳。

2)体格检查:体温 36.7℃,脉搏 98 次 /min,呼吸 21 次 /min,血压 101/61mmHg。患儿身高 125cm,体重 21.5kg。慢性病容,贫血面容;自主体位,神志清楚;皮肤正常,全身皮肤未见皮疹,全身无水肿。其余无特殊。

3)辅助检查:临床检查及结果,见表 16-26。

表 16-26 临床检查及结果

检查项目	检查结果
血常规	RBC 3.31×10^{12}/L,Hb 87g/L,MCV 80.3fl,MCH 26.2pg,MCHC 327g/L,PLT 324×10^9/L,WBC 6.51×10^9/L
血生化	总蛋白 60.8g/L,白蛋白 29.2g/L,球蛋白 31.6g/L,血糖 5.27mmol/L,BUN 27.63mmol/L,Cr 286.6μmol/L,GFR22.75ml/min,钾 5.81mmol/L,钠 137.8mmol/L,氯 108.2mmol/L,钙 2.52mmol/L,镁 1.07mmol/L,磷 2.54mmol/L
微量营养素	维生素 D 13.2ng/ml,Cu^{2+} 21.9μmol/L,Fe^{2+} 5 762.6μmol/L
尿常规	尿蛋白(+++),隐血(++)

4)入院诊断:①慢性肾脏疾病 3 期;②中度贫血。

(2)计算营养需要量

1)能量需要量:根据表 16-23 公式估计患儿能量需要:135.3–30.8×7+1.16(轻度活动)×(10×21.5+934×1.25)+20=1 543.4kcal。

2)蛋白质需要量:蛋白质需要量为 1.05~1.50g/(kg·d),计算得到全天蛋白质需要量为 22.58~32.25g/d,编制食谱时可取平均值 27.4g/d 计算,进行食谱评价每天蛋白质不超过 32.25g/d 为宜。

3)脂肪及碳水化合物的需要量:因考虑到脂肪比例取 30% 会导致碳水化合物比例高于 60%,故取脂肪比例最高限度 35%。

全天脂肪需要量 =1 543.4kcal×35%÷9kcal/g≈60.0g。

全天碳水化合物需要量 =（1 543.4kcal–1 543.4kcal×35%–27.4g×4kcal/g）÷4kcal/g≈223.4g。

（3）范例食谱及其营养成分分析：CKD 患儿一日范例食谱，见表 16-27；营养成分分析，见表 16-28。

表 16-27 CKD 患儿一日范例食谱

餐别	食物名称	原料	重量 /g	多餐能量构成比 /%
早餐	葱油饼	马铃薯淀粉	50	28.6
		玉米油	15	
	牛奶	纯牛奶	250	
午餐	米饭	大米	20	33.4
	莲花白粉丝	豌豆粉丝	50	
		莲花白	150	
	糖醋里脊	猪里脊	35	
		玉米淀粉	10	
	午餐用油	玉米油	15	
晚餐	金银面	小麦粉	20	38.0
		红薯粉条	60	
	宫保鸡丁	鸡脯肉	35	
		黄瓜丁	50	
	素炒小白菜	小白菜	100	
	晚餐用油	玉米油	15	
加餐	水果	苹果	200	

表 16-28 营养成分分析

宏量营养素				微量营养素			
三大营养素	含量 /g	能量 /kcal	供能比 /%				
蛋白质	30.3	121.2	7.8	维生素 B$_1$	0.6mg	钠	253.5mg
				维生素 B$_2$	0.7mg	钾	1 244.9mg
脂肪	58.8	529.2	34.2	叶酸	129.9μg	钙	494.7mg
				烟酸	8.6mgNE	磷	541.3mg
碳水化合物	217.7	895.2	58.0	维生素 C	103.0mg	铁	13.7mg
				维生素 A	378.9μgRE	锌	4.9mg
合计	—	1 545.6	100	维生素 E	30.1mgα-TE	镁	126.0mg

早餐（图 16-20）

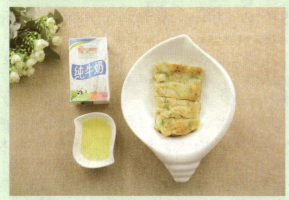

①葱油饼：马铃薯淀粉 50g+ 玉米油 15g
②牛奶：纯牛奶 250g

图 16-20 儿童和青少年慢性肾脏病 - 早餐

午餐（图 16-21）

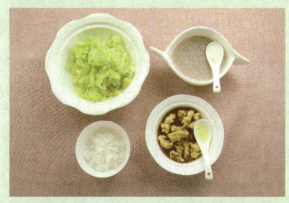

①米饭：大米 20g
②莲花白粉丝：豌豆粉丝 50g+ 莲花白 150g
③糖醋里脊：猪里脊 35g+ 玉米淀粉 10g
④午餐用油：玉米油 15g

图 16-21 儿童和青少年慢性肾脏病 - 午餐

晚餐（图 16-22）

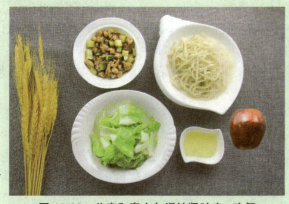

①金银面：小麦粉 20g+ 红薯粉条 60g
②宫保鸡丁：鸡胸脯肉 35g+ 黄瓜丁 50g
③素炒小白菜：小白菜 100g
④晚餐用油：玉米油 15g
⑤加餐水果：苹果 200g

图 16-22 儿童和青少年慢性肾脏病 - 晚餐

五、其他（先天性代谢疾病）

（一）苯丙酮尿症

1. **临床特点** 苯丙酮尿症（phenylketonuria，PKU）是由于苯丙氨酸代谢过程中酶的缺陷，使苯丙氨酸不能转变为酪氨酸，导致苯丙氨酸及其代谢产物在体内蓄积并从尿中大量排出的一种较为常见的常染色体隐性遗传病。本症的发病率因种族、地区而异，美国约为 1∶14 000，日本约为 1∶60 000，我国日前统计约为 1 : 11 000,且北方高于南方。

(1)发病机制:苯丙氨酸是人体的必需氨基酸之一,正常小儿每日需要量为 200~500mg,其中 1/3 用于合成机体组织蛋白,2/3 通过肝细胞中苯丙氨酸羟化酶(phenylalanine hydroxylase,PAH)的作用转化为酪氨酸,以合成甲状腺素、多巴胺、肾上腺素和黑色素等。在苯丙氨酸羟化过程中,除 PAH 的作用外,还需要辅酶四氢生物蝶呤(tetrabiopterin,BH_4)的参与。人体内的 BH_4 来源于鸟苷三磷酸(GTP),后者在转化和再生过程中需要多种酶的参与,一旦相关酶的活力缺陷,将使体内苯丙氨酸代谢发生紊乱。

根据酶缺陷的类型不同,本病可分为典型 PKU 和 BH_4 缺乏型 PKU 两种。典型 PKU 是由于患者肝细胞内缺乏 PAH,不能将苯丙氨酸转化为酪氨酸,致使其在血液、脑脊液、各种组织液和尿液中浓度升高。由于正常代谢途径受阻,则次要代谢通路增强,即:苯丙氨酸在转氨酶的作用下,脱氨基产生大量苯丙酮酸,后者经氧化作用生成苯乙酸、苯乳酸和对羟基苯丙酮酸等旁路代谢产物,并从尿中大量排出,产生苯丙酮尿。高浓度苯丙氨酸及其旁路代谢产物在脑、血液和其他组织中大量蓄积,造成脑细胞受损。BH_4 缺乏型 PKU 是由于 BH_4 缺乏,而 BH_4 是苯丙氨酸、酪氨酸和色氨酸等芳香族氨基酸羟化过程中所必需的共同辅酶,其缺乏不仅使酪氨酸合成障碍,还会造成多巴胺、5- 羟色胺等重要神经递质合成受阻,进而加重患者神经系统功能损害。本病患者绝大多数为典型 PKU,仅 1% 左右为 BH_4 缺乏型 PKU,后者临床症状更重,治疗也更困难。

(2)临床表现:大多数患者出生时无明显异常表现,3~6 个月时逐渐出现症状,表现为呕吐、易激惹和发育迟缓等。未经治疗者在 4~9 个月可见明显智力发育落后,尤以语言发育障碍明显。

1)神经系统:以智力落后为主要表现,严重程度不尽相同,约 60% 患者属于重度智力低下(IQ 低于 50),只有 1%~4% 未经治疗的典型 PKU 患者 IQ ≥ 80。患者可表现为:①兴奋、多动、攻击性行为等行为异常;②约 1/4 患者有癫痫发作;③少数患者可见小头畸形、步态异常、手部细微震颤和肢体重复动作等;④BH_4 缺乏型 PKU 患者往往症状出现早且重。

2)外貌:约 90% 的患者出生后皮肤和毛发色泽逐渐变浅。约 1/3 患者皮肤干燥,常见湿疹。

3)其他:尿液和汗液呈现特殊的鼠尿样臭味。

(3)化验检查

1)尿三氯化铁试验:阳性,可用于较大婴儿的筛查,但结果特异性较差;

2)血苯丙氨酸和酪氨酸生化定量:典型 PKU 患儿生后经母乳喂养数日后,血苯丙酮酸明显升高,而血酪氨酸正常或略低,凡新生儿筛查结果阳性者都需经该项检验确诊;

3)尿蝶呤分析:应用高效液相层析法测定尿液中新蝶呤和生物蝶呤的含量,以鉴别各型 PKU;

4)BH_4 负荷试验:口服 BH_4 连续 3 天,剂量为 20mg/(kg·d),检测血中苯丙氨酸和酪氨酸含量,BH_4 缺乏症患者在 72 小时负荷期间,血中苯丙氨酸浓度明显下降,可供鉴别诊断时参考。

(4)影像学检查:在典型 PKU 和 BH_4 缺乏症患者,CT 和 MRI 检查可见弥漫性脑皮质萎缩,脑白质病变等。

经过合理的饮食治疗后,PKU 的大部分症状是可逆的,但智力发育落后却很难逆转。因此,早发现、早治疗是预防本病智力发育障碍的关键。

2. 营养代谢特点 正常情况下,人体经由膳食摄入的苯丙氨酸在肝细胞内苯丙氨酸羟化酶的催化作用下生成酪氨酸。PKU 患者由于苯丙氨酸羟化酶活性下降,不能将苯丙氨酸转化为酪氨酸,而是通过转氨基、脱羧基等旁路途径生成大量苯丙酮酸、苯乙酸、苯乳酸和对羟基苯丙酮酸等代谢产物,并与苯丙氨酸一同蓄积在体内,对神经系统及其他脏器造成损伤。

BH_4 是芳香族氨基酸在体内进行羟化所必需的辅酶,缺乏时会造成多巴胺和 5- 羟色胺等神经递质的合成受阻,进而影响神经系统功能。

3. 营养治疗原则 营养治疗是 PKU 患者的主要治疗手段,一旦确诊即应给予合理饮食调剂,以控制病情并促进患者生长发育。饮食控制不宜停用过早,至少需持续到青春期以后。

(1)适当控制苯丙氨酸摄入:PKU 患者智力障碍是由于体内过量的苯丙氨酸和旁路代谢产物的神经毒性作用所致。为防止脑损伤,必须限制食物中苯丙氨酸摄入量。但另一方面,苯丙氨酸是人体的必需氨基酸,体内不能合成,必须经由食物摄取,一旦缺乏会影响体内蛋白质合成,影响患者生长发育,并导致神经系统损害,出现低蛋白血症、贫血、湿疹、腹泻、嗜睡,严重缺乏时可危及生命。因此,苯丙氨酸摄入量宜为保证患者生长发育、又不增加血中苯丙氨酸水平的最低量。

在饮食治疗实施期间,应定期检测血中苯丙氨酸水平,并根据检测结果随时调整饮食计划。患者苯丙氨酸的适宜摄入标准如下:生后 2 个月内为 50~70mg/(kg·d);3~6 个月为 40mg/(kg·d);2 岁为 25~30mg/(kg·d);4 岁以上为 10~30mg/(kg·d)。应以能维持血中苯丙氨酸浓度在 180~600μmol/L 为宜。

(2)增加酪氨酸摄入量:人体内的酪氨酸可由苯丙氨酸在苯丙氨酸羟化酶的催化下转变而来,属于半必需氨基酸。PKU 患者需限制苯丙氨酸的摄入,将间接导致机体酪氨酸缺乏。如能直接增加膳食中酪氨酸摄入量,可以减少人体对苯丙氨酸的需要量,且能使摄入的有限苯丙氨酸得到合理利用,以达到控制病情并促进儿童生长发育的目的。

(3)充足的能量和适宜蛋白质摄入:蛋白质摄入不足将直接影响儿童生长发育;能量摄取不足,会使蛋白质作为能量被消耗;高蛋白质饮食往往含有较多的苯丙氨酸,摄入过多直接影响患者病情。因此,在限制苯丙氨酸摄入的前提下,要保证充足的能量和适宜的蛋白质摄取。

(4)充足的碳水化合物:占总能量的 60%~70%,以满足患者生长发育的需求。来源以精制淀粉类食物为主。

(5)充足的维生素和矿物质:由于患者食物摄入种类受限,基本上限制了动物性食品的摄入,且主食又必须是特制的淀粉,很容易造成 B 族维生素、肉碱、钙、铁、锌、铜、硒、碘等微量营养素的摄入不足。而 PKU 患者本来就存在智力、运动发育落后,如果同时合并微量营养素缺乏,势必会加重病情,要注意补充,必要时可给予维生素、矿物质制剂。

4. 医疗膳食范例

(1)低苯丙氨酸医疗膳食设计原则:应严格限制含苯丙氨酸高的食物。

1)宜用食物:①母乳;②各种淀粉、团粉、藕粉、土豆、地瓜、粉条、粉皮、凉粉等高碳水化合物食物;③胡萝卜、南瓜、茄子、洋葱、西红柿、圆白菜、白菜、油菜等蔬菜;④橙子、橘子、桃、杏、葡萄、苹果、樱桃、草莓、菠萝、杨梅、猕猴桃等水果类;⑤猪油、牛油、奶油、各种植物油等油脂类;⑥市售 PKU 专用肠内营养制剂;⑦荸荠、柿子椒、海棠果、柚子、茯苓等含苯丙氨酸少而酪氨酸含量相对高的食物。

2)禁用或少用食物:乳类、蛋类、畜禽瘦肉类和豆类等高蛋白食品。

3)不同年龄段 PKU 患者饮食治疗要点

①哺乳期:用无苯丙氨酸的配方奶粉,辅以母乳,每次先喂配制好的无苯丙氨酸治疗奶粉,然后再喂母乳,以便控制母乳的摄入量,维持血苯丙氨酸浓度的稳定;②幼儿及学龄前儿童:进入幼儿期可添加无苯丙氨酸的蛋白质粉,较大的儿童应增加蔬菜和水果的摄入,同时要注意食物的色、香、味、形,以激发孩子的进餐欲望;③学龄期:无苯丙氨酸蛋白质粉是孩子优质蛋白质的主要来源,要教育孩子学会自己管理饮食;④ PKU 患者:PKU 患者从怀孕前半年即应严密观察血苯丙氨酸水平,将其控制在 1 200μmol/L,直至分娩。

4)注意事项:①定期监测血苯丙氨酸浓度,防止患儿血苯丙氨酸浓度长期低于 20mg/L;②以氨基酸混合物作为主要成分的治疗奶粉,蛋白质的营养价值较天然食物差,在血苯丙氨酸浓度控制较为理想的情况下,应尽可能地摄入各种天然蛋白质食物。

(2)食谱编制与制作

1)病例

A. 一般情况:柳某,女,5 个月 14 天,以"阵发性抽搐 1 天"为主诉入院。患儿刚出生时外表未见异常,3 个月左右见头发由黑变黄,肤色变浅,小便有难闻臭味,不能抬头。曾就诊于当地医院,未确诊。7 天前开始无故哭闹,喂养困难;3 天前上述症状加重,且出现呕吐;1 天前出现阵发性抽搐,每次持续 2~3 分钟,可自行缓解。患儿无发热,无攻击性行为,无步态异常,皮肤干燥且偶见湿疹,排便正常。患儿为第 2 胎,足月顺产,母乳喂养。否认传染病病史,否认食物、药物过敏史。父母及哥哥体健。

B. 体格检查:身高 65.2cm,体重 6.5kg,体温 36.7 ℃,脉搏 122 次/min,呼吸 35 次/min,血压

85/54mmHg。神志清楚,烦躁不安,呼吸急促,未见皮疹和出血点,皮肤干燥且色泽浅,左脸颊可见湿疹,毛发为淡黄色,双瞳孔等大正圆,双侧对光反射灵敏,口唇无发绀,咽部无充血,颈强直(−),双肺呼吸音轻,未闻及干、湿啰音,心律齐,各瓣膜听诊区未闻及杂音,手部细微震颤,腹平软,全腹无固定压痛点,肝脾肋下未触及,脊柱四肢无畸形,活动自如,未见手镯、足镯。

C. 辅助检查:临床检查及结果,见表 16-29。

表 16-29 临床检查及结果

检查项目	检查结果
血常规	红细胞计数 $3.53 \times 10^{12}/L$,血红蛋白 110g/L,血细胞比容 0.345,平均红细胞体积 79.9fl,平均红细胞 Hb 含量 25.8pg
	平均红细胞 Hb 浓度 0.310g/L
血离子检查	血清钠 133mmol/L,血清钙 2.51mmol/L,血清铁 5.87μmol/L,血清锌 15.3μmol/L,血清铜 13.5μmol/L,血清铅 0.39μmol/L,尿三氯化铁试验(+)
肝功能检查	总蛋白 58g/L,白蛋白 29g/L,苯丙氨酸浓度 1 560μmol/L,γ- 谷氨酰转移酶 45U/L
血糖	空腹血糖 4.7mmol/L
颅脑 CT	轻度弥漫性脑皮质萎缩

D. 入院诊断:苯丙酮尿症(典型)? 低蛋白血症;贫血。

诊断依据:呕吐、喂养困难、易激惹、阵发性抽搐、尿液有异味、毛发及肤色变浅、手部细微震颤;血苯丙氨酸浓度高,尿三氯化铁试验(+)。

2)计算营养需要量:由于患者为 5 个月女婴,生长发育及代谢旺盛,体重 6.5kg,取 7kg 算,能量供给标准按 95kcal/(kg·d)。

A. 计算能量需要量:全天能量需要量 =95kcal/kg × 7kg=665kcal。

B. 计算蛋白质需要量:蛋白质按 2.5~3g/(kg·d)标准给予,

全天蛋白质需要量 =(2.5~3)g/kg × 7kg=17.5~21g。

C. 计算脂肪及碳水化合物的需要量:

全天脂肪需要量 =5g/kg × 7kg=35g。

全天碳水化合物需要量 = [665kcal−(17.5~21)g × 4kcal/g−35g × 9kcal/g] ÷ 4kcal/g=66.5~70.0g。

3)范例食谱及其营养成分分析:儿童苯丙酮尿症患者一日范例食谱,见表 16-30;营养成分分析,见表 16-31。

表 16-30 儿童苯丙酮尿症患者一日范例食谱

食品	蛋白质 /g	苯丙氨酸 /mg	能量 /kcal
无苯丙氨酸治疗奶粉 75g	12.0	0	319
母乳 450ml	5.0	225	302
蛋黄 1/4 个(7.5g)	1.15	40	25
合计	18.15	265	646

表 16-31 营养成分分析

食品	蛋白质 /g	苯丙氨酸 /mg	能量 /kcal
无苯丙氨酸治疗奶粉 75g	12.0	0	319
母乳 450ml	5.0	225	302
蛋黄 1/4 个(7.5g)	1.15	40	25
菜泥 50g	0.25	25	30
果泥 25g	0.3	15	30
合计	18.7	305	706

（二）肝豆状核变性

1. 临床特点　肝豆状核变性（hepatolenticular degeneration，HLD）又称 Wilson 病（Wilson disease，WD），是一种原发性常染色体隐性遗传的铜代谢缺陷病，是由于铜蓝蛋白基因突变，铜在体内蓄积并沉积在肝、脑、肾和角膜等组织，从而引起一系列临床症状。在活产婴儿中发病率约为 1/30 000，男性发病率略高于女性。

正常人由肠道吸收和胆汁排泄来维持铜代谢的动态平衡。经饮食摄入的铜 40%~60% 在小肠上段被吸收，经门静脉入肝，在其溶酶体内合成铜蓝蛋白（ceruloplasmin，CP），余下的铜则被结合到其他特殊铜蛋白中。肝脏是铜代谢的主要器官，途径有二：其一是以 CP 形式释放入血液循环，在正常人的血浆中，90%~95% 的铜与 CP 结合，只有少量与白蛋白或氨基酸结合；其二是经溶酶体排入胆汁，人体每日经由胆汁排出铜 1.2~1.7mg。

（1）发病机制：铜是人体的必需微量元素，机体许多重要的酶都含有铜离子，如细胞色素氧化酶、过氧化物歧化酶、酪氨酸酶和铜蓝蛋白等。HLD 患者的铜在肠道吸收正常，但从胆汁中排出锐减（仅为正常人的 20%~40%），致使大量铜蓄积在肝细胞、脑、肾和角膜等组织中，最终导致肝功能异常、肝硬化及其他脏器损伤。铜代谢障碍的机制主要表现在如下 2 方面：①铜经胆汁排泄障碍；②铜与 CP 结合率下降，可能是本病最基本的遗传缺陷。

（2）临床表现：肝豆状核变性患者的发病年龄、临床表现有明显个体差异。发病年龄最小者为 3 岁，最大者 60 岁，但以 7~12 岁居多。50% 以上的病例以肝病症状为首发；20% 以神经系统症状为起始表现；另 30% 以肝病和神经系统的混合表现开始。其发病具有如下特点：初发年龄较小的患者，起病急，早期多以肝病症状为主诉；发病年龄较大者，病情进展较慢，以肝病或神经系统症状开始；年长儿或成人发病者通常病情进展缓慢，以神经、精神症状为主。

1）肝病症状：发病年龄小者常以本症为首发，可见食欲缺乏、恶心、呕吐、疲乏无力、嗜睡、腹痛等急性或慢性肝炎的病程。体格检查可见肝脾大、肝区疼痛、水肿等。本病具有反复发作、逐渐加重或自行缓解的特点。严重者可出现脾大、腹水、食管静脉曲张、出血等肝硬化的表现，甚至发生严重肝衰竭，进而危及生命。

2）神经精神症状：多见于年龄较大儿童。主要表现为头部或肢体的异常姿势、步态异常、躯干扭转痉挛、精细动作（吃饭、穿衣、写字）困难、言语不清、说话慢、吞咽困难、流涎、表情呆滞、肢体震颤（开始时为细小震颤，而后变为粗大震颤，最后甚至发展为扑翼样震颤）、易冲动、注意力不集中、思维缓慢。年长儿可有抑郁、人格改变或精神分裂症样表现。一般没有严重的智力低下。

3）眼部症状：角膜边缘可见棕灰、棕绿或棕黄色色素环，即凯 - 弗环（Kayser-Fleischer ring，K-F 环）。K-F 环是本病特有的体征，具有重要诊断价值。凡以神经精神症状起病者，几乎均能见到 K-F 环；以肝病或溶血性贫血作为主要表现者，约 75% 的病例可见此环。

4）血液系统症状：由于大量铜经肝释放到血液中，直接损伤红细胞膜，可导致溶血性贫血。多发生于疾病早期或与肝病症状同时出现，一般为一过性，但可反复发作，严重溶血常与暴发性肝衰竭相伴随。

5）肾脏表现：可见血尿、蛋白尿、糖尿和肾小管酸中毒等。

6）骨骼改变：表现为骨骼畸形、关节疼痛、骨质疏松、佝偻病、退行性骨关节病等，其中最易受累的关节是膝关节和踝关节。骨骼症状常与肝、肾症状同时存在，这与肝、肾功能减退影响活性维生素 D 合成有关。

（3）化验检查

1）血清铜蓝蛋白测定：低血清 CP 是诊断肝豆状核变性的重要依据之一，但 CP 高低与病情、病程和驱铜疗效无关。

2）24 小时尿铜排出量测定：尿铜高是该病的明显生化改变之一，尿铜排出量可作为辅助诊断、评估疗效和指导临床用药的依据。

（4）影像学检查：①颅脑 CT 和 MRI：显示基底节低密度影，严重者可累及丘脑、脑干和小脑；②X 线检查：常见骨质疏松、关节间隙变窄等改变。

2. 营养代谢特点　食物和饮水中的铜主要在小肠上段吸收,经门静脉聚集于肝脏。在肝细胞内,铜在 P 型铜转运 ATP 酶(ATP7B)的作用下与前铜蓝蛋白结合生成结合型铜蓝蛋白。结合型铜蓝蛋白经血液循环将铜原子传递到全身发挥作用。当肝细胞处在高铜环境时,ATP7B 重新定位,促使所携带的铜从胆道排出。

肝豆状核变性患者由于 ATP7B 发生基因突变,导致肝脏内铜与前铜蓝蛋白结合率下降,且铜经胆汁排泄障碍(仅为正常人的 20%~40%),使铜在体内过多蓄积。高浓度铜具有细胞毒性,可造成多脏器损伤。少数患者还可伴发甲状旁腺功能减退、葡萄糖不耐症、胰酶分泌不足等情况。

3. 营养治疗原则　合理的饮食调剂是肝豆状核变性治疗的重要环节,尤其在治疗的初期和重症病例,严格的饮食管理对病情的恢复至关重要。

(1)限制铜的摄入:在平衡膳食的基础上,避免食用动物肝脏、贝壳类海产品、坚果、蘑菇等含铜高的食品。尽量避免用铜制器皿烹调或存放食物。每日铜的摄入量应在 1mg 以下。

(2)充足的蛋白质:宜选择蛋白质生物利用率高且铜含量低的食物,如奶类和蛋类。

(3)增加钙、铁、锌等矿物质的摄入:锌能干扰肠道内铜的吸收,促进铜的排泄,减少铜在体内蓄积。日常应多选择富含钙、铁、锌而含铜低的食物,也可口服硫酸锌或醋酸锌。

(4)充足维生素:多选用富含维生素的食物,改善机体代谢并提升抵抗力。

4. 医疗膳食范例

(1)低铜医疗膳食设计原则:严格限制铜的摄入,加速铜的排泄,控制病情。

1)宜用食物:奶类、草鱼、鲤鱼、海参、鸡肉、鸡腿、鸡翅、鸭翅、羊肉、猪小排、猪里脊、牛肉等优质蛋白质食物;粳米(特级)、籼米、富强粉、玉米面等精制的主食类;胡萝卜、白萝卜、白菜、洋葱、油菜、佛手瓜、橙子、山竹、木瓜、苹果、西瓜、哈密瓜等蔬菜水果类。

2)禁用或少用食物:动物肝脏、鸡肫、河蟹、生蚝、墨鱼干等动物性食品;黄豆、黑豆、绿豆、扁豆等各种豆类;核桃、葵花子、榛子、西瓜子等坚果和种子类;口蘑等菌类食物;红皮大葱、枸杞菜、鲜地笋、金针菜、芥菜、芹菜叶、茴香椿、酸梨、软梨、桑葚等蔬菜水果类,可可、巧克力等。部分含铜量高的食物,见表 16-32。

3)饮水及餐具:饮用水应避免铜管输水或用含铜容器储水;避免使用铜质餐具。

4)多用含锌丰富的食品:增加锌的摄入可抑制铜的吸收,减少铜在体内蓄积。

(2)食谱编制与制作

1)病例

A. 一般情况:段某某,男,12 岁 3 个月,以"流涎半年,言语不清 1 个月"为主诉入院。患儿半年前无明显诱因出现流涎,家属未予重视。近 1 个月出现言语不清,吞咽困难,步态不稳,写字时手抖,偶见情绪不稳,遂到医院就诊,经颅脑磁共振检查提示双侧苍白球、尾状核头异常信号。为求进一步诊治经门诊收入院。患儿患病以来无发热、呕吐、头痛、抽搐、视物不清、吞咽困难及呛咳,偶见恶心,二便正常。患儿为第 1 胎,足月顺产,生后母乳喂养,按时添加辅食,生长发育同正常同龄儿。否认传染病病史,否认食物、药物过敏史。父母体健。

B. 体格检查:身高 150cm,体重 42.5kg,体温 36.6℃,脉搏 70 次 /min,呼吸 24 次 /min,血压 110/56mmHg。神志清楚,呼吸平稳,未见皮疹和出血点,皮肤巩膜无黄染,双瞳孔等大正圆,双侧对光反射灵敏,鼻翼扇动(-),口唇无发绀,咽无充血,颈强直(-),三凹征(-),双肺呼吸音轻,未闻及干、湿啰音,心律齐,各瓣膜听诊区未闻及杂音,腹平软,全腹无固定压痛点,肝脾肋下未触及,四肢末梢温暖,毛细血管再充盈时间 <3 秒,脊柱四肢无畸形,活动自如,未见手足镯,走路略不稳,蹲起自如,指鼻试验(+),写字费力伴手抖,4 字试验阴性。

C. 辅助检查:临床检查及结果,见表 16-33。

表 16-32　部分含铜量高的食物　　　　　　　　　　　单位:mg/100g

种类	含量	种类	含量
谷类		水果类	
高粱米	0.53	酸梨	4.46
薏仁米	0.77	干桑葚	1.57
大麦	0.63	软梨	4.69
大黄米	0.57	库尔勒梨	2.54
苦荞粉	0.97	半干桂圆	1.28
小麦胚粉	0.83	肉类	
燕麦粉	1.79	牛肝	1.34
麸皮	2.03	羊大肠	1.46
干豆类		马心	14.74
黄豆	1.35	五香牛肉干	1.52
豇豆	2.10	羊肝	4.51
扁豆	1.27	鹅肝	7.78
绿豆面	1.55	鸡肫	2.11
豆腐干	1.28	中盐火腿	1.09
豆腐皮	1.88	奶蛋类	
坚果类		土鸡蛋	0.32
核桃(干)	1.17	鸡蛋	0.25
炒葵瓜子	1.95	鸡蛋黄	0.28
炒西瓜子	1.82	鹅蛋黄	0.25
榛子(干)	3.03	水产、贝壳类	
菌藻类		石螺	2.14
口蘑	2.61	虾米	2.33
蘑菇(干)	1.05	江虾	3.46
蔬菜类		河蟹	2.97
红皮大葱	0.34	生蚝	11.50
枸杞菜	0.21	牡蛎	8.13
鲜地笋	0.43	墨鱼干	4.20

表 16-33　临床检查及结果

检查项目	检查结果
血常规	红细胞计数 3.93×10^{12}/L,血红蛋白 117g/L,血细胞比容 0.336
铜含量检查	血清铜蓝蛋白 59.1mg/L,血清铜 413.8μg/L,24 小时尿铜排出量 416.5μg/L
肝功能检查	总蛋白 61g/L,白蛋白 33g/L,前白蛋白 158mg/L
腹部超声检查	肝内回声粗糙,脾大,肝静脉迂曲增宽
颅脑磁共振	双侧苍白球、尾状核头异常信号

D. 入院诊断:肝豆状核变性(Wilson 病);低蛋白血症;轻度贫血。

　　诊断依据：流涎半年，言语不清 1 个月，吞咽困难，步态不稳，写字时手抖，有时情绪不稳；血清铜蓝蛋白低，尿铜高；超声显示肝内回声粗糙，脾大，肝静脉迂曲增宽；颅脑磁共振提示双侧苍白球，尾状核头异常信号。

　　2）计算营养需要量

　　A. 计算能量需要量：患者诊断为肝豆状核变性。身高 150cm，体重 42.5kg，BMI 18.9kg/m²。12 岁男性，为满足生长发育及代谢需要，能量供给需要按 50kcal/（kg·d）供给，少用含铜量高的食物。

　　全天能量需要量 =50kcal/kg×42.5kg=2 125kcal。

　　B. 计算蛋白质需要量：全天蛋白质需要量 =2 125kcal×14%÷4kcal/g≈74.4g。

　　C. 计算脂肪及碳水化合物的需要量：全天脂肪需要量 =2 125kcal×30%÷9kcal/g≈70.8g。

　　全天碳水化合物需要量 =（2 125kcal–74.4g×4kcal/g–70.8g×9kcal/g）÷4kcal/g≈297.6g。

　　3）范例食谱及其营养成分分析：肝豆状核变性患者一日范例食谱，见表 16-34；营养成分分析，见表 16-35。

表 16-34　肝豆状核变性患者一日范例食谱

餐别	食物名称	原料	重量 /g	多餐能量构成比 /%
早餐	大米粥	稻米（均值）	50	32.9
	果酱卷	面粉（富强粉）	60	
		草莓酱	10	
	荷包蛋	鸡蛋（白皮）	50	
	拌三丝	土豆	75	
		胡萝卜	35	
		青椒	25	
		橄榄油	5	
早加餐	香蕉	香蕉	150	
午餐	米饭	稻米（均值）	100	33.0
	宫保鸡丁	鸡胸脯肉	100	
		花生	20	
	紫菜瓜片汤	黄瓜	50	
		紫菜	2	
	午餐用油	色拉油	13	
午加餐	苹果	苹果（均值）	150	
晚餐	米饭	稻米（均值）	100	34.1
	佛手瓜炒肉	佛手瓜	150	
		猪肉（瘦）	50	
	红烧鱼	鲢鱼	100	
	晚餐用油	色拉油	12	
晚加餐	酸奶	酸奶（均值）	160	
全天	烹调用盐	精盐	6	

表 16-35　营养成分分析

宏量营养素				微量营养素			
三大营养素	含量 /g	能量 /kcal	供能比 /%				
蛋白质	93.4	373.6	16.6	维生素 B_1	1.0mg	钠	2 653.7mg
				维生素 B_2	1.1mg	钾	2 614.3mg
脂肪	59.6	536.4	23.8	叶酸	119.6μg	钙	412.6mg
				烟酸	27.4mg	磷	1 270.7mg
碳水化合物	335.7	1 342.8	59.6	维生素 C	79.3mg	铁	16.8mg
				维生素 A	549.9μgRE	锌	10.7mg
合计	—	2 252.8	100	维生素 E	14.9mgα-TE	铜	1.7mg

早餐（图 16-23）

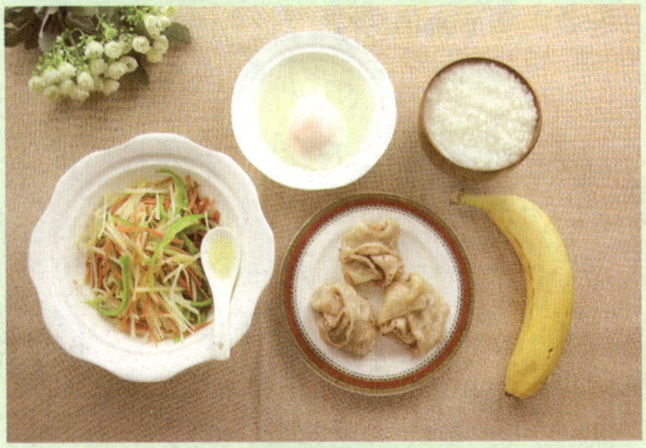

图 16-23　肝豆状核变性患儿 - 早餐

①大米粥：稻米 50g
②果酱卷：面粉 60g+ 草莓酱 10g
③荷包蛋：鸡蛋（白皮）50g
④拌三丝：土豆 75g+ 胡萝卜 35g+ 大青椒 25g+ 橄榄油 5g
⑤香蕉：香蕉 150g

午餐（图 16-24）

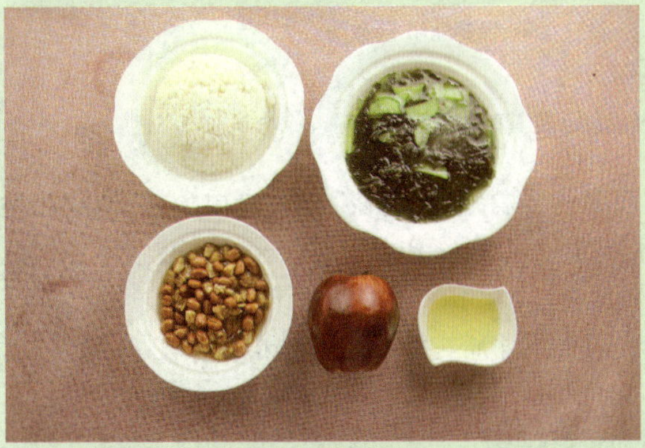

图 16-24　肝豆状核变性患儿 - 午餐

①米饭：稻米 100g
②宫保鸡丁：鸡胸脯肉 100g+ 花生 20g
③紫菜瓜片汤：黄瓜 50g+ 紫菜 2g
④午餐用油：色拉油 13g
⑤苹果：苹果 150g

晚餐（图 16-25）

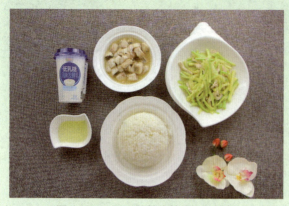

①米饭：稻米 100g
②佛手瓜炒肉：佛手瓜 150g＋猪肉（瘦）50g
③红烧鱼：鲢鱼 100g
④晚餐用油：色拉油 12g
⑤酸奶：酸奶 160g

图 16-25　肝豆状核变性患儿 - 晚餐

（三）糖原贮积症

1. **临床特点**　糖原贮积症（glycogen storage disease, GSD）是一组由于先天性酶缺陷所造成的糖代谢障碍性疾病。根据酶缺陷的种类和临床表现共分为 16 种类型，其中以 I 型 GSD 最为常见。

（1）糖原贮积症 I 型（GSD- I 型）：也称为肝肾型 GSD，是糖原贮积症中最为常见的类型。

1）发病机制：本症是由于肝、肾等组织中葡萄糖 -6- 磷酸酶活力缺陷，使 6- 磷酸葡萄糖在体内堆积，不能水解为机体所需的葡萄糖，以维持血糖的稳定，导致空腹低血糖，并产生过多丙酮酸和乳酸，引起血脂异常和血尿酸水平的升高。见图 16-26，图 16-27。

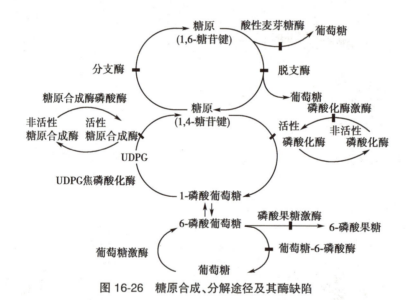

图 16-26　糖原合成、分解途径及其酶缺陷

2）临床表现：轻重不一。轻症病例在婴幼儿期常表现为身材矮小、骨龄落后、骨质疏松、肌肉松弛、皮下脂肪堆积、四肢伸侧可见脂肪瘤；重症者在新生儿期即可出现严重的低血糖、抽搐、酸中毒、呼吸困难和肝大等症状。患者常出现低血糖发作和腹泻。

3）化验检查：①空腹血糖降低、乳酸血症；②血清丙酮酸、甘油三酯、胆固醇和尿酸增高；③肝功能大多正常。

4）影像学检查：X 线检查可见骨龄落后、骨质疏松和肾脏肿大。

（2）糖原贮积症 III 型（GSD-III 型）：本型是由于脱支酶缺陷所致。

1）发病机制：由于脱支酶缺乏，使糖原分解出现障碍，导致大量形态、结构异常的糖原蓄积在肝脏，伴或不伴在肌肉中蓄积。

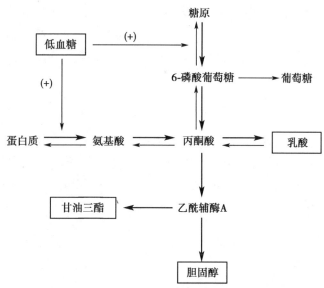

图 16-27 葡萄糖 -6- 磷酸酶缺乏时的代谢改变

2）临床表现：生长迟缓、肝脾大、肌无力、心脏增大、心电图异常。

3）化验检查：①血清转氨酶明显升高；②血脂增高，程度不一；③低血糖；④血清肌酸激酶升高；⑤空腹尿酮阳性；⑥血清乳酸和尿酸一般正常。

4）影像学检查：B 超检查显示肝大。

2. 营养代谢特点

（1）碳水化合物代谢特点：在正常人体内，由葡萄糖分解或糖异生所产生的 6- 磷酸葡萄糖都需经葡萄糖 -6- 磷酸酶系统。该酶系统可以提供由肝糖原分解所得到的 90% 葡萄糖，这对维持人体血糖的稳定起到至关重要的作用。

GSD-Ⅰ型由于缺乏葡萄糖 -6- 磷酸酶，机体仅能获取由脱支酶分解糖原 1,6- 糖苷键所产生的少量葡萄糖（约 8%），进而造成严重空腹低血糖。而低血糖又不断使组织蛋白分解，不断向肝脏输送糖异生原料，更加速了肝糖原的合成。

GSD-Ⅲ型是由于脱支酶缺乏，糖原分解不能正常进行，导致大量形态和结构异常的糖原在肝和 / 或肌肉蓄积。

（2）脂肪代谢特点：亢进的糖异生和糖酵解过程不仅使血中丙酮酸和乳酸水平增高导致酸中毒，还生成大量乙酰辅酶 A，为脂肪酸和胆固醇的合成提供了原料，同时还产生了合成脂肪酸和胆固醇所必需的还原性辅酶Ⅰ和辅酶Ⅱ。此外，低血糖使胰岛素水平下降，加速了外周脂肪组织分解，使游离脂肪酸水平增高，最终导致血脂异常和脂肪肝。

（3）嘌呤代谢特点：GSD-Ⅰ型患者由于嘌呤合成代谢亢进，常伴有高尿酸血症。

3. 营养治疗原则 本病营养治疗的目的是维持正常的血糖水平，减弱异常的生化过程，从而减轻临床症状。

（1）GSD-Ⅰ型

1）婴儿：采用日间多次哺乳（母乳或以葡萄糖、葡萄糖多聚体作为唯一碳水化合物来源的配方奶），夜间通过胃管持续滴注葡萄糖液，以维持血糖水平在 4~5mmol/L 为宜。

2）1 岁以后：为避免长期鼻饲困难，可服用生玉米淀粉混悬液，从每次 1.6g/kg，4 小时一次，渐增至每次 1.75~2.5g/kg，6 小时一次，放在正餐中间服用，服用时生玉米淀粉与凉白开水以 1:2 的比例混合（不要开水冲服，不要加葡萄糖，可与牛奶、酸奶等混合）。

3）能量与宏量营养素供给：能量同正常小儿，来源以碳水化合物为主，蛋白质、脂肪和碳水化合物供能比宜为 15%~20%、20%、60%~65%，过多的脂肪和蛋白质可加重酸中毒或增加机体代谢负担。

4）充足的维生素与矿物质：注意维生素 D、钙与铁的补充，以预防佝偻病、骨质疏松和贫血。

5)如出现血尿酸异常,应限制高嘌呤食物的摄入。

(2)GSD-Ⅲ型:治疗基本同 GSD-Ⅰ型。由于本型葡萄糖异生过程正常,可以适当增加蛋白质摄入,以促进儿童正常生长发育。如果发生低血糖,可给予以生玉米淀粉为主的综合治疗。

4. 医疗膳食范例

(1)高碳水化合物医疗膳食设计原则:以生玉米淀粉为中心的高碳水化合物综合营养治疗,能大大改善 GSD 患者预后。

1)宜用食物:淀粉类、各种米面、奶类及其制品、蛋类、瘦肉、海鱼、各种糕点、水果、菠菜、苋菜等。

2)禁用或少用食物:油炸食品、油腻汤汁、动物内脏、动物脑等高脂肪、高胆固醇、高嘌呤食物。

3)多选用钙、维生素 D 和铁含量丰富的食物,必要时可给予相应的营养制剂。

(2)食谱编制与制作

1)病例

A. 一般情况:栾某,女,10 岁,以"上腹不适、乏力、食欲减退 5 天"为主诉入院。患者 5 天前开始出现间断性上腹不适,乏力,食欲低下,有时感觉胸骨后闷痛。2 天前腹痛加重,伴进食后恶心、呕吐、发热,最高体温 38℃,1 天前出现懒言少语、嗜睡。

B. 查体:身高 125cm,体重 29kg,体温 37.8 ℃,脉搏 102 次/min,呼吸 23 次/min,血压 95/62mmHg。神志清楚,消瘦体型,发育正常,浅表淋巴结未触及,肺部听诊未见异常,右上腹壁静脉曲张。全腹软,压痛(+),反跳痛(-),肝肋下 5cm,质韧,小结节感,脾肋下未及,移动性浊音(-),肠鸣音亢进。

C. 辅助检查:临床检查及结果,见表 16-36。

表 16-36 临床检查及结果

检查项目	检查结果
血常规	红细胞计数 3.93×10^{12}/L,血红蛋白 117g/L,血细胞比容 0.336,平均红细胞体积 82.7fl,平均红细胞 Hb 含量 26.7pg,平均红细胞 Hb 浓度 0.322g/L,白细胞 17.2×10^9/L
肝功能检查	谷丙转氨酶 161U/L,谷草转氨酶 325U/L,γ- 谷氨酰转移酶 289U/L,血清肌酸激酶 901U/L,总蛋白 61g/L,白蛋白 33g/L,前白蛋白 15.8mg/L
血糖	空腹血糖 1.15mmol/L
B 超检查	肝脏近场回声显著增强,远场回声明显衰减,管状结构不清,无法辨认。胆囊、胰、脾、肾未见异常
CT 检查	肝脏明显增大,密度重度减低,CT 值 30.7HU,肝内血管呈相对高密度,显示清晰,肝内胆管不扩张

D. 入院诊断:肝糖原贮积症;重度脂肪肝。

诊断依据:追问家族情况,其双胞胎弟弟于 3 年前在某大医院确诊为肝糖原贮积症,已死亡,具体不详。结合病史、B 超、CT 及实验室检查可明确诊断。

2)计算营养需要量

A. 计算能量需要量:全天能量需要量 =55kcal/kg×29.0kg=1 595kcal。

B. 计算蛋白质需要量:全天蛋白质需要量 =1 595kcal×15%÷4kcal/g≈59.8g。

C. 计算脂肪及碳水化合物的需要量:

全天脂肪需要量 =1 595kcal×20%÷9kcal/g=35.4g。

全天碳水化合物需要量 =(1 595kcal-59.8g×4kcal/g-35.4g×9kcal/g)÷4kcal/g=259.3g。

3)范例食谱及其营养成分分析:GSD-Ⅰ型患儿一日范例食谱,见表 16-37;营养成分分析,见表 16-38。

表 16-37　GSD-Ⅰ型患儿一日范例食谱

餐别	食物名称	原料	重量 /g	多餐能量构成比 /%
早餐	牛奶	牛奶(均值)	250	28.6
	果酱卷	面粉(富强粉)	20	
		草莓酱	5	
	煮鸡蛋	鸡蛋(白皮)	50	
	炝青椒胡萝卜	青椒	100	
		胡萝卜	25	
		橄榄油	5	
	冲藕粉	藕粉	30	
午餐	米饭	稻米(均值)	75	37.8
	芹菜牛肉丝	牛肉(瘦)	50	
		芹菜	100	
	清蒸鳜鱼	鳜鱼	50	
	紫菜瓜片汤	黄瓜	50	
		紫菜(干)	2	
	午餐用油	色拉油	10	
午加餐	苹果	苹果	100	
	豆沙馅面包	面粉(均值)	20	
		赤小豆沙	3	
晚餐	米饭	稻米(均值)	75	33.6
	青笋鸡丁	鸡胸脯肉	50	
		莴笋	100	
	无糖豆浆	豆浆	150	
	晚餐用油	色拉油	10	
晚加餐	冲藕粉	藕粉	30	
全天	烹调用盐	精盐	6	

表 16-38　营养成分分析

宏量营养素				微量营养素			
三大营养素	含量 /g	能量 /kcal	供能比 /%				
蛋白质	70.0	280.0	16.7	维生素 B$_1$	0.7mg	钠	2 755.2mg
				维生素 B$_2$	1.1mg	钾	1 907.2mg
脂肪	47.6	428.4	25.5	叶酸	255.5μg	钙	487.4mg
				烟酸	18.2mgNE	磷	1 029.0mg
碳水化合物	242.3	969.2	57.8	维生素 C	102.3mg	铁	24.1mg
				维生素 A	1 011.6μgRE	锌	9.5mg
合计	—	1 677.6	100	维生素 E	14.8mgα-TE	镁	266.9mg

早餐（图 16-28）

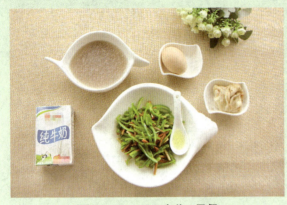

①牛奶：牛奶 250g

②果酱卷：面粉 20g+ 草莓酱 5g

③煮鸡蛋：鸡蛋（白皮）50g

④炝青椒胡萝卜：青椒 100g+ 胡萝卜 25g+ 橄榄油 5g

⑤冲藕粉：藕粉 30g

图 16-28　GSD 患儿 - 早餐

午餐（图 16-29）

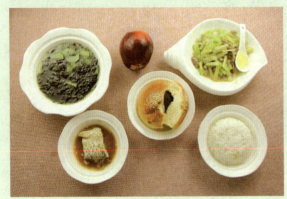

①米饭：稻米 75g

②芹菜牛肉丝：牛肉（瘦）50g+ 芹菜 100g

③清蒸鳜鱼：鳜鱼 50g

④紫菜瓜片汤：黄瓜 50g+ 紫菜（干）2g

⑤午餐用油：色拉油 10g

⑥苹果：苹果 100g

⑦豆沙馅面包：面粉 20g+ 赤小豆沙 3g

图 16-29　GSD 患儿 - 午餐

晚餐（图 16-30）

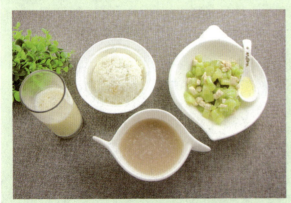

①米饭：稻米 75g

②青笋鸡丁：鸡胸脯肉 50g+ 莴笋 100g

③无糖豆浆：豆浆 150g

④晚餐用油：色拉油 10g

⑤冲藕粉：藕粉 30g

图 16-30　GSD 患儿 - 晚餐

（赵　勇　饶志勇　程改平　李雪梅　施万英）

第三节 老 年 营 养

一、老年营养和膳食特点概述

(一)老年人的人体组成

老年人的人体组成及生理机能与中青年相比有很大差异,如70~80岁健康男性的瘦体组织(lean body mass,LBM)较20岁时减少约25%,其中骨骼肌减少近50%,是构成LBM丧失的主要原因。有研究表明,年龄每增长10岁,LBM约减少6.3%。LBM的减少反映了人体内脏器官的减重。70岁后,人体肝脏重量可减轻约18%,肾脏减轻9%,肺减轻11%。Garn在老年骨骼研究中提出,在90岁时,男性骨密度损失12%,女性损失25%。

另一方面,与中青年相比,老年人的体脂(total body fat,TBF)可增加35%,其中腹部及臀部脂肪的增加较为显著,而面部、前臂及小腿的脂肪减少。

(二)老年人消化道结构和生理改变

人步入老年期后,随着年龄的增长,消化器官结构及功能逐渐衰退,包括口腔改变:黏膜萎缩、牙龈萎缩、牙齿松动脱落、舌黏膜变薄、舌乳头萎缩、味蕾减少、舌肌萎缩、运动能力下降、咀嚼及吞咽受限。食管蠕动能力减退,部分老年人出现第三蠕动波,这些均不利于食物入胃。胃肠黏膜萎缩,血管变性以致血液供应减少,胃肠肌松弛无力,胃肠蠕动能力减退,胃排空延迟。唾液、胃液、胰液、小肠液在质与量上均发生变化,唾液淀粉酶、胰脂酶、胰淀粉酶、胰蛋白酶、胃蛋白酶等消化酶活性下降。胆囊功能障碍,小肠黏膜表面积减少。这些变化均降低了对营养素的消化与吸收能力,再则老年人组织修复能力降低,术后或损伤后,胃肠蠕动恢复时间延长等。有研究显示,老年人胃酸缺乏的发生率达24%~65%,因此极易导致维生素B_{12}吸收下降、铁和钙吸收能力下降、乳糖酶的减少与缺乏,使得奶及乳制品的应用受到限制。此外,肝、肾实体亦相应萎缩,70岁老年人上述器官的重量仅剩余高峰时的60%~80%。肝解毒能力下降,氨基酸合成率下降。肾脏皮质萎缩及其代谢能力的减退,使得排泄过量代谢废物的能力下降,最后排泄延缓。

肝脏是人体重要的代谢器官,对营养素的吸收和转化起着重要的作用。老年人的肝脏体积缩小,重量下降,70岁以上尤为明显。老年人的肝脏一般有如下组织学的改变:①实质细胞减少,实质细胞体积、核的体积和核染色多呈变性,使肝脏重量减轻;②有巨大实质细胞,有巨大、深染、不规则的异形核;③在巨大的核中有多个核仁,核内有大的包涵体;④有双核细胞,有清晰的核周围带。

老年人的白蛋白减低,γ-球蛋白增高。老年人肝细胞的酶活性、解毒功能及蛋白质合成能力均降低。老年人肝脏虽有上述改变,在通常情况下仍能保持一定的功能,但在应激情况下,其代偿、解毒能力远不如青年人。进行营养支持时,更应重点保护老年人的肝脏。

由于老年人消化器官有日渐萎缩的趋势,所以在某些外来因素或病理因素作用下,老年人在进食摄取营养的过程中往往有下列情况发生。①吞咽困难:以往认为老年人吞咽困难与年龄有关,但近年来有人认为单纯年龄因素不会导致吞咽困难,而这是一种病理现象。其原因是多方面的,包括食管运动障碍,食管梗阻、食管外的因素如延髓麻痹、食管周围病变的压迫等。②便秘:老年人的大便次数和规律因个人体质不同而有所不同,一般每日3次至每周3次大便尚属正常。但若在排便中便次太少,或排便不畅、费力、困难、粪便干结且量少,这是便秘的主要表现。在了解便秘时,应首先了解近期大便习惯有无异常改变,便秘可能为功能性的或器质性的,其原因是多方面的,如食物中缺少膳食纤维、液体摄入量减少、精神因素、截瘫、经常用镇痛药和降血压药物等,均可导致便秘。在器质性病变中,主要为结肠肿瘤、肠梗阻、肛门疾病、内分泌疾病等。便秘的发生必然影响老年人消化系统对营养素的吸收。③腹泻:老年人腹泻,除一般胃肠道疾病外,常见的原因包括老年人吸收不良综合征,长期应用抗生素,小肠和结肠病变如炎性肠道疾病、结肠癌、结肠息肉等。④上消化道出血:老年人上消化道出血可由胃溃疡、胃肿瘤、食管静脉出血、出血性胃炎、口服水杨酸类药物等引起。⑤便血:原因包括痔,结肠、直肠肿瘤,缺血性肠炎,肛裂外伤等。⑥急性与慢性腹痛:老年人急性腹痛主要有胆囊炎、阑尾炎、胰腺炎、急性肠系膜血管栓塞;慢性腹痛常为胰腺肿瘤、肠道肿瘤早期症状,慢性血管供血不足也可以引起慢性腹痛。⑦黄疸:老年人出现黄疸,除肝炎外,常见为胆道阻塞性黄疸,如胆总管结石、胰腺肿瘤等,黄疸的发生更加重老年人消化道对营养素吸收的障碍。

(三)老年人营养素代谢特点

与成年人相比,老年人能量代谢有两大特点,一是基础代谢率降低。从 20~90 岁,随着年龄增长,每增加 10 岁,基础代谢率下降 2%~3%,60 岁以上基础代谢率约为青年时期的 90%。二是能量利用率下降,但活动量减少,加上基础代谢率下降等,总体来说,老年人总的能量消耗量是下降的。

老年人白蛋白的转化率、合成率及异化量均降低,半衰期亦延长。血中氨基酸模式改变,必需氨基酸含量下降,具有特殊功能的蛋白质含量下降,聚合胶原含量上升。蛋白质解毒和适应代谢酶的诱导时间延长。临床往往发现老年人血清总蛋白量及白蛋白水平降低,球蛋白与白蛋白比例上升。某些氮平衡试验结果亦显示,足以使年轻人保持正氮平衡的蛋白质供给量却导致老年人呈负氮平衡。随着年龄的增长,体内核酸总量降低。老年人脱氧核糖核酸与脱氧核酸蛋白复合物中的蛋白质分子结合得更稳固,从而抑制基因的遗传特性表现。

随着年龄的增长,老年人血清中低密度脂蛋白(LDL)水平增高,胆固醇浓度增高,女性尤为显著。20~70 岁血清胆固醇浓度上升 0.3%~0.5%,饥饿时脂肪动员较慢,胆固醇中以胆固醇酸的增加较游离胆固醇明显。脂蛋白中,与动脉硬化有关的、颗粒较大又较不稳定的 β 脂蛋白也增高。血中甘油三酯水平增高较明显,其与胆固醇沉积于血管壁的量关系密切。

老年人对碳水化合物的代谢率下降,虽然正常状态下空腹血糖水平可能是在正常范围,但糖耐量随着年龄增长却逐渐下降,其转化为脂肪储存起来的能力亦相应减弱。葡萄糖耐量试验往往出现高糖曲线,这主要是与胰岛素分泌不足,对胰岛素的敏感性降低,肝糖原分解能力提高有关;另一部分原因可能与因衰老而引起细胞膜与细胞内酶系统的改变有关。

老年人体内的水分总量相对减少,主要为细胞内液的减少。老年人水的储备能力减退,因此在应激情况下容易发生脱水,特别是在腹泻、发热、出汗时更明显。发生脱水后易发生水、电解质失衡。当发生水和电解质缺少或过多时,由不正常恢复到正常所需的时间比年轻人长,这种恢复能力下降的程度与肾功能减退相关。老年人易发生水、电解质失衡,主要因素有:①老年人尿浓缩能力减退,当摄入水分不足时易发生脱水;②老年人对轻度脱水状态缺乏敏感性;③老年人心、肾功能不全,易发生水钠潴留;④老年人易发生抗利尿激素分泌过多综合征,引起低钠血症;⑤老年人精神不正常时,过度饮水可引起水中毒;⑥老年人也可因神经性厌食、呕吐、滥用利尿药及泻药等多种因素而造成低钠血症。

(四)老年人能量及营养素需要量

1. 能量 老年人与年轻人一样,能量要求亦来自 2 方面:一方面是基础代谢的需要;另一方面是活动时消耗,依据老年人状态而定。一般来说,老年人活动相应减少。总体讲,老年人能量需要较年轻人为少,而且适当限制老年人总能量摄入是有益的。因研究人群及条件不同,总能量的供给标准各家报道不尽相同。一般超过 60 岁者,每增加 10 岁,总能量应减少 10%。

老年人的能量需求在一定程度上还取决于老年人活动的程度和范围,取决于老年人机体组织活动的代谢程度。老年人获得能量后,能在维持细胞功能和降低机体活动的同时,对能量要求亦发生相应减少。随着老年人健康状况的改变,在发生某些疾病后,为了能尽快恢复健康,老年人机体将要求提供更多的能量。

2. 蛋白质 老年人的蛋白质供应一定要充足,以维持其正氮平衡,尤其强调应供给必需氨基酸齐全的高生物效价蛋白质,主张基础供给量为 1.0~1.2g/(kg·d)。损伤及手术后患者处于高代谢应激状态,因此要求在损伤及手术后应根据情况提高蛋白质的供给。蛋白质供给过量会增加消化系统及代谢功能已降低的肾脏负担。高生物效价蛋白供给应占总供给量的 50%。若鸡蛋、鲜肉、牛乳的摄入量充足,它们可提供生命过程所需要的全部氨基酸。在低能量供给或能量供给不足时,老年人往往需要更高的蛋白质摄入量,以达到正氮平衡。

3. **脂肪**　由于老年人脂质代谢异常,一些常见老年性疾病又多与此有关,老年人脂肪供给要求比年轻人严格:一是脂肪的供给量,一般认为不应超过供给总能量的25%,高限量不超过30%。当然过低供给又会影响脂溶性维生素的吸收和必需脂肪酸的供给。二是要求脂肪的质量要高,多价不饱和脂肪酸及不饱和脂肪酸的供给要充足,尽量减少饱和脂肪酸的摄入,应保证饱和脂肪酸/单不饱和脂肪酸/多不饱和脂肪酸比例为1:1:1,即饱和脂肪酸/不饱和脂肪酸(包含多不饱和脂肪酸比例为1:2)。另外,老年人应适当地限制胆固醇的摄入,尤其有血清胆固醇增高者,每天摄入量应小于200mg。植物油除椰子油外,以含不饱和脂肪酸为多。因此主张老年人应用富含单不饱和脂肪酸的植物油,既能满足必需脂肪酸的供给需要,又不致增加血脂浓度而造成人体损害。同时,n-3脂肪酸对老年人血脂的健康益处亦受到关注。

4. **碳水化合物**　鉴于老年人对碳水化合物的代谢率下降,要求其摄入量亦应相应下降,目前建议每日碳水化合物供给量占总能量的55%~60%为宜,且单糖比例不应超过10%。碳水化合物供给过多,又易使内源性甘油三酯生成增多,尤其是单糖更易发生甘油三酯及胆固醇血症,而且可导致其他营养素不足等。老年人因胰腺功能减退,因此在提供碳水化合物时,应考虑到老年人对葡萄糖的耐受性。在糖尿病老年患者中,应考虑适当配合应用胰岛素或其他降糖药,亦可改用糖尿病患者用的肠内营养配方制剂。在老年患者中,若伴有重度外伤、胰腺疾病、肾脏疾病、肝脏疾病、重度感染等时,应考虑到老年患者对糖的利用受到一定限制,适当调整碳水化合物的摄入量。

5. **维生素**　由于老年人胃肠功能衰退,进食量的减少及饮食习惯的改变,造成维生素的摄入量及利用不足,出现维生素缺乏的临床表现,但如摄入量过多又易中毒以及影响其他维生素的吸收与利用,尤其是脂溶性维生素更易如此。目前关于老年人维生素的正常需要量尚无统一的国际标准,各家报道亦不尽相同,而且多根据正常成年人标准而定。一般认为老年人每日维生素需要量及供给量应高于青壮年人。特别值得强调的是维生素D的供给。

6. **矿物质**　由于老年人饮食摄入等特点,较青壮年人更易缺乏矿物质。病理情况下更是如此。因此,在进行老年人营养支持时,要特别强调矿物质的供给监测。

需要特别提出的是老年人钠盐的摄入量问题,目前公认的观点是适当限制钠盐的摄入。有研究表明:特发性高血压患者对食盐负荷引起的升压反应随年龄增长而增强,而且水钠潴留加重心、肾负担,故在老年人营养支持时应注意限钠摄入,检测血钠改变情况,以免超过其限量。

磷的研究亦成为目前比较热门的课题,尤其是老年人血磷的改变情况。在外科术后危重患者中,约52.9%有低磷血症,老年患者更为多见。低磷血症往往合并有低镁、低钙血症。钙和磷的吸收密切相关,因此对于老年人要特别强调钙、磷的补给,目前推荐的钙、磷供应比为1:1,这样有利于二者的吸收和利用。老年人应摄取钙1 000~1 200mg/d以预防老年骨质疏松症的发生。至于一般电解质维持和治疗的原则与一般成年人无特殊差异,但要及时监测。

7. **水分**　许多老年人有尿频和尿失禁的问题,便会减少水分的摄取,殊不知这会使肾脏不易排除体内代谢所产生的废物。而且老年人结肠、直肠的肌肉萎缩,排便能力较差,再加上肠道中黏液分泌减少,细胞内液减少、萎缩,以致大便容易秘结。故膳食中要有充足的水分,一般认为饮水量可控制在2 000ml/d左右,因此多样化的汤、羹是不可缺少的。应尽量安排在白天多喝水,既利于肾脏的清除作用,又不致影响到夜间的正常睡眠。

(五)老年人膳食特点

1. **膳食指导原则**　食物多样、搭配合理,达到平衡膳食要求。能量供给与机体需要相适应,食动平衡、维持健康体重。保证优质蛋白质、矿物质、维生素的供给。烹调加工的食物应适合老年人咀嚼吞咽和消化功能。膳食营养摄入不足时,合理使用营养补充剂、强化食品及特殊医学用途配方食品。

2. **谷类为主,粗细搭配**　保证粮谷类和薯类食物的摄入量,并摄入适量的全谷类食物,使全谷类食物占一定的比例。根据身体活动水平不同调整每日谷类和薯类摄入量;轻至中度体力活动的老年人,每天摄入谷类200~400g(其中1/3~1/2为全谷类食物和杂粮),薯类50~100g,做到粗细搭配。

3. **适量鱼虾和禽肉、畜肉及蛋类食物摄入,保证优质蛋白质供应**　每日由动物性食物或大豆提供的优质蛋白质在总膳食蛋白质中所占比例应大于 1/3。平均每日摄入鱼、虾类及禽肉类食物 50~100g，畜肉类食物 40~50g，蛋类食物 25~50g。患有慢性肾功能不全等疾病的老年人，应在营养师和医生指导下控制蛋白质总量，确保优质蛋白质的摄入。

4. 适量摄入奶类、豆类制品 每天应保证摄入 250~300g 鲜牛奶或相当量的奶制品（如酸奶），注意选择低脂奶及其制品；同时每天应摄入 30~50g 的大豆或相当量的豆制品（如豆浆、豆腐、豆腐干等）。

5. 保证果蔬摄入，多吃深色蔬菜 应保证每日水果和蔬菜的摄入量，注意选择种类的多样化，多吃深色及十字花科蔬菜（白菜、甘蓝、芥菜等）。每日蔬菜摄入推荐量为 350~400g；水果为 100~200g。

6. 控制油脂食用量，维持脂肪酸的良好比例 减少动物性油脂摄入，平均每日植物油食用量应在 20~25g，应经常更换不同品种的食用植物油，以达到脂肪酸的推荐比例。

7. 保持低盐饮食 饮食宜清淡，保持低盐饮食，每日食盐摄入量应不高于 5g。

8. 主动足量饮水，以白开水为主 老年人应主动、少量多次饮水，以维持机体的正常需求。饮水量应随着年龄增长有所降低，推荐每日饮水 1.5~1.7L，以温热的白开水为主，少喝浓茶与饮料。具体饮水量应该根据个人状况调整，在高温或进行中等以上身体活动时，应适当增加饮水量。

9. 如饮酒，应根据个人身体状况适量饮用 老年人如饮酒应限量，每天饮用酒的酒精量，男性不超过 25g，相当于啤酒 750ml，或葡萄酒 250ml，或 38 度白酒 75g，或高度白酒（38 度以上）50g；女性不超过 15g，相当于啤酒 450ml，或葡萄酒 150ml，或 38 度白酒 50g。患肝炎、肝硬化、食管炎、胃炎、胃溃疡、胰腺炎等疾病的老年人不能饮酒；疾病治疗期间也不应饮酒。

10. 合理使用膳食补充剂、强化食品、特殊医学用途配方食品 当能量摄入不足推荐摄入量的 75% 或非液体食物摄入总量每日不足 1 000g 时，可使用膳食补充剂进行补充，其中营养素补充量应为 DRIs 的 1/3~2/3；维生素 D 可达到最大安全剂量（UL）的 1/2。补充蛋白粉、多肽及氨基酸应在医生指导下进行，补充量为 10~20g/d。根据需要选用强化食品，酌情补充其他有利于健康的植物化学物制品。

对于存在营养不良或营养风险的老年人，在饮食基础上口服营养补充剂（ONS）；在临床营养师或医生指导下，选用合适的特殊医学用途配方食品（医用食品），每天 1~2 次，每次提供能量 200~300kcal、蛋白质 10~12g。

11. 合理安排饮食，增进食欲，维持适宜食物摄入量 要根据老年人的自身生理和营养需要特点，采取积极主动的方式指导其定时定量适宜进食，并注意餐次与食物的安排，增进食欲，保障适宜进食量。用餐次数宜采用三餐两点制，必要时可少量多餐。食物分配量按各餐食物供能占全天总能量计算，早餐占 20%~25%，午间加餐 5%~10%，午餐 30%~40%，下午加餐 5%~10%，晚餐 25%~30%。

12. 虚弱老年人，宜辅助或陪伴进食 对于体弱多病的老年人，根据老年人自理情况，可由专人陪伴老年人用餐，采用辅助进食、陪伴用餐的方式，增强其用餐的信心，提高用餐的乐趣，满足其适宜进食的要求。

二、肌肉衰减症

（一）概述

"sarcopenia"（肌肉衰减症）一词最早由 Rosenberg 于 1989 年提出。2009 年，欧洲老年肌肉衰减症工作组（The European Working Group on Sarcopenia in Older People，EWGSOP）制定了肌肉衰减症的定义，即肌肉衰减症是老龄化进程中以骨骼肌质量及力量下降为特征的临床综合征，并伴有生理残疾，生活质量降低及死亡率增高等不良结局。增龄性肌肉质量的丢失以及肌力减退成为老年人主要的卫生问题。

肌肉衰减症产生原因包括年龄、缺乏体力活动、肿瘤、低体重、营养不良、失用、骨骼肌细胞去神经支配、线粒体功能障碍、炎性、激素以及内分泌改变等，其最常见的诱因为老化、肿瘤、营养不良，以老化最为重要。国外研究显示，65 岁及以上老年人中肌肉衰减症发病率为 20%~30%，85 岁及以上老年人的发病率高达 50%~60%。

2010 年，EWGSOP 提出了肌肉衰减症的诊断标准和分期标准。符合骨骼肌质量减少及骨骼肌力量下降或体能下降的患者可诊断为肌肉衰减症。EWGSOP 建议将肌肉衰减症分为 3 期,即肌肉衰减症前期、肌肉衰减症期和严重肌肉衰减症期。

肌肉衰减症可导致一系列不良后果从而影响临床结局,主要包括骨骼肌肌力减退,骨骼肌质量下降及由此导致的疲劳、跌倒、骨折,代谢紊乱,基础代谢率下降,营养摄入障碍,自主活动能力下降,呼吸困难,感染等。肌肉衰减症是跌倒的独立危险因素,也是生命后期失能的重要预测指标。

(二)营养干预

1. 蛋白质　食物蛋白质能促进肌肉蛋白质的合成,维持机体氮平衡,纠正老年人因能量摄入不足和蛋白质营养不良的问题,减少老年人患病、衰弱、跌倒、残疾,甚至死亡的风险。老年人蛋白质的推荐摄入量应维持在 1.0~1.2g/(kg·d),并均衡分配到一日三餐,优质蛋白质应占 50%。应选择摄入易于消化吸收的、富含亮氨酸等支链氨基酸的优质蛋白质。

2. 脂肪酸　我国推荐的老年人膳食脂肪的宏量营养素可接受范围(AMDR)与成人相同,为 20%E~30%E;老年人 n-3PUFA 的 AI 为 0.60%E;EPA+DHA 的 ADMR 定为 0.25~2g/d。膳食中 EPA 和 DHA 的主要食物来源是鱼类食物,特别是体内富含脂肪的海鱼。

3. 维生素 D　老年人维生素 D 缺乏的风险增加,有必要检测所有肌肉衰减症老年人体内维生素 D 的水平,当老年人血清维生素 D 浓度低下时,应补充维生素 D。增加户外活动时间,多晒太阳,有助于提高老年人血清维生素 D 水平。应增加海鱼、动物肝脏和蛋黄等维生素 D 含量较高食物的摄入。

4. 抗氧化营养素　鼓励增加富含抗氧化营养素维生素 C、维生素 E 和硒的食物(深色蔬菜和水果以及海产品等)摄入,以减少与氧化应激有关的肌肉损伤。可适当补充含多种抗氧化营养素的膳食补充剂。

5. 口服营养补充剂(ONS)　老年人在日常饮食摄入不足或某些营养素不能满足代谢所需的情况下,经口补充性摄入 ONS 有助于防治老年人疾病相关性营养不良。建议在每日膳食和锻炼的基础上,每天 2 次,于餐间或锻炼后摄入 15~20g 蛋白质(含 7.5~10g 必需氨基酸或 2.5~3.0g 亮氨酸)补充剂,有助克服年龄相关的肌肉蛋白质合成抗性。以饮食总量摄入不足为主要特征的老年人可在两餐间增加全营养的肠内营养制剂(简称全营养素)每次 200ml(通常含有能量 200kcal),全天 400~600ml,能增加能量及营养素摄入,认为能有效改善老年人营养状况。ONS 有助于预防老年人营养不良,预防脆弱老年人的肌肉衰减和改善肌肉衰减综合征患者的肌肉量、强度和身体组成。

(于　康　成　果)

参 考 文 献

[1] 中国营养学会. 中国居民膳食营养素参考摄入量 (2013 版)[M]. 北京 : 科学出版社 , 2014.

[2] 孟群 , 沈颖 . 慢性肾脏病患儿营养临床实践指南介绍 [J]. 中华儿科杂志 , 2010, 48 (5): 368-370.

[3] 中华医学会妇产科学分会产科学组 , 中华医学会围产医学分会妊娠合并糖尿病协作组 . 妊娠合并糖尿病诊治指南 (2014)[J]. 中华妇产科杂志 , 2014, 49 (8): 561-569.

[4] 中华医学会糖尿病学分会 , 中国医师协会营养医师专业委员会 . 中国糖尿病医学营养治疗指南 (2013)[J]. 中华糖尿病杂志 , 2015, 7 (2): 73-88.

[5] 王占辉 , 刘彦君 . 2013 年美国妇产科学会临床管理指南——妊娠糖尿病临床实践公报解读 [J]. 中国医学前沿杂志 (电子版), 2013, 5 (11): 60-64.

[6] 王卫平 . 儿科学 [M]. 8 版 . 北京 : 人民卫生出版社 , 2013.

[7] 中国医师协会 . 临床诊疗指南 : 临床营养科分册 [J]. 北京 : 人民军医出版社 , 2011.

[8] BIRO FM, WIEN M. Childhood obesity and adult morbidities [J]. Am J Clin Nutr, 2010, 91 (5): 1499-1505.

[9] FRANKS PW, HANSON RL, KNOWLER WC, et al. Childhood obesity, other cardiovascular risk factors, and premature death [J]. N Engl J Med, 2010, 362 (6): 485-493.

[10] CHERYL JESUIT, CRISTIN DILLON, CHARLENE COMPHER, et al. A. S. P. E. N. Clinical Guidelines: Nutrition Support of Hospitalized Pediatric Patients With Obesity [J]. Journal of Parenteral and Enteral Nutrition, 2010, 34 (1): 13-20.

［11］季成叶 . 儿童少年卫生学 [J]. 7 版 . 北京：人民卫生出版社 , 2012.

［12］王卫庆 , 宁光 , 包玉倩 , 等 . 糖尿病医学营养治疗专家共识 [J]. 中华内分泌代谢杂志 , 2013, 29 (5): 357-362.

［13］MECHANICK JI, MARCHETTI AE, APOVIAN C, et al. Diabetes-specific nutrition algorithm: a transcultural program to optimize diabetes and prediabetes care [J]. Curr Diab Rep, 2012, 12 (2): 180-194.

［14］American Diabetes Association. Standards of medical care in diabetes-2015 [J]. Diabetes Care, 2015, 38 (Suppl 1): S1-S93.

［15］胡亚美 , 江载芳 . 诸福棠实用儿科学 [M]. 7 版 . 北京：人民卫生出版社 , 2013.

［16］苏宜香 . 儿童营养及相关疾病 [M]. 北京：人民卫生出版社 , 2016.

第十七章

食疗与药膳

第一节　食疗与药膳基本理论概述

一、食疗与药膳的定义

食疗指食物疗法,又称食治,是在中医理论指导下利用食物的特性来调节机体功能,使其获得健康或愈疾防病的一种方法。食物疗法寓治于食,不仅能达到保健强身、防治疾病的目的,还能给人感官上、精神上的享受,使人在享受食物美味之中,不知不觉达到防病治病之目的。这种自然疗法与服用苦口的药物相比迥然不同,对于慢性疾病的调理治疗尤为适宜。

药膳是在中医理论指导下,将不同药物与食物进行合理组方配伍、加工制作,具有保健、防病、治病等作用的特殊膳食。药膳具有独特的色、香、味、形、效,在发挥其作用时,也能满足人们对美味食品的追求。

因有部分中药,既是药品又是食品(药食同源),故食疗与药膳既有区别又有重合。

涉及用药(非药食同源)时必须十分审慎,且需具备中医医师或药师资格。而食疗用品在剂型、剂量上不像药物那样有严格的规定,它可以根据患者的口味习惯进行不同的烹调加工,使之味美色艳,寓治疗于营养和美味之中。清代中医大家张锡纯在《医学衷中参西录》中所说"食疗病人服之,不但疗病,并可充饥,不但充饥,更可适口,用之对症,病自渐愈,即不对症,亦无他患"。本书作为临床营养师的工具书,将重点介绍食疗(包括药食同源)部分。

《中华人民共和国食品卫生法》中规定食品不得加入药物,但是按照传统既是食品又是药品的作为原料、调料的除外。它们具有传统食用的习惯,同时列入国家中药材标准(包括《中华人民共和国药典》及相关中药材标准)中,包括动物和植物可食用部分(也含食品原料、香辛料和调味品等)。这些既是食品又是中药材的物质目录曾发布多次,截至 2019 年底国家卫生健康委员会发布认可的共有 110 种,为临床选用提供了非常好的依据。

按照传统既是食品又是中药材物质:丁香、八角茴香、刀豆、小茴香、小蓟、山药、山楂、马齿苋、乌梢蛇、乌梅、木瓜、火麻仁、玳玳花、玉竹、甘草、白芷、白果、白扁豆、白扁豆花、龙眼肉(桂圆)、决明子、百合、肉豆蔻、肉桂、余甘子、佛手、杏仁(甜、苦)、沙棘、牡蛎、芡实、花椒、赤小豆、阿胶、鸡内金、麦芽、昆布、枣(大枣、酸枣、黑枣)、罗汉果、郁李仁、金银花、青果、鱼腥草、姜(生姜、干姜)、枳椇子、枸杞子、栀子、砂仁、胖大海、茯苓、香橼、香薷、桃仁、桑叶、桑椹、化橘红、桔梗、益智仁、荷叶、莱菔子、莲子、高良姜、淡竹叶、淡豆豉、菊花、菊苣、黄芥子、黄精、紫苏、紫苏子、葛根、黑芝麻、黑胡椒、槐米、槐花、蒲公英、蜂蜜、榧子、酸枣仁、鲜白茅根、鲜芦根、蝮蛇、橘皮、薄荷、薏苡仁、薤白、覆盆子、藿香。

人参、山银花、芫荽、玫瑰花、松花粉、粉葛、布渣叶、夏枯草、当归、山奈、西红花、草果、姜黄、荜茇、党参、肉苁蓉、铁皮石斛、西洋参、黄芪、灵芝、天麻、山茱萸、杜仲叶,在限定使用范围和剂量内作为药食两用。

国家卫生健康委员会公布的可用于保健食品的中药名单:

人参、人参叶、人参果、三七、土茯苓、大蓟、女贞子、山茱萸、川牛膝、川贝母、川芎、马鹿胎、马鹿茸、马鹿骨、丹参、五加皮、五味子、升麻、天冬、天麻、太子参、巴戟天、木香、木贼、牛蒡子、牛蒡根、车前子、车前草、北沙参、平贝母、玄参、生地黄、生何首乌、白及、白术、白芍、白豆蔻、石决明、石斛、地骨皮、当归、竹茹、红花、红景天、西洋参、吴茱萸、怀牛膝、杜仲、杜仲叶、沙苑子、牡丹皮、芦荟、苍术、补骨脂、诃子、赤芍、远志、麦冬、龟甲、佩兰、侧柏叶、制大黄、制何首乌、刺五加、刺玫果、泽兰、泽泻、玫瑰花、玫瑰茄、知母、罗布麻、苦丁茶、金荞麦、金樱子、青皮、厚朴花、姜黄、枳壳、枳实、柏子仁、珍珠、绞股蓝、葫芦巴、茜草、荜茇、韭菜子、首乌藤、香附、骨碎补、党参、桑白皮、桑枝、浙贝母、益母草、积雪草、淫羊藿、菟丝子、野菊花、银杏叶、黄芪、湖北贝母、番泻叶、蛤蚧、越橘、槐角、蒲黄、蒺藜、蜂胶、酸角、墨旱莲、熟大黄、熟地黄、鳖甲。

以上是法定的药食两用的动植物,即"药食同源"的种类。所谓"药食同源"一般包含两个层面,一是食物与中药产生和来源相同,均属天然产品,都来自祖先在大自然中的生活实践和总结。自古便有"神农尝百草"的传说,食物也是人们品尝了千千万万的动植物后总结出的适口、可维系生命,且长期食用无副作用的动植物。二是食物与药物性能相通,食药同理。都具有形、色、气、味、质等特性(四气五味),且可在同一理论(中医基础理论)指导下发挥强身健体、防病治病的作用。

食物之所以能养生治病,是由它们自身具有一定的性能所决定的,主要有性味、归经、升降浮沉等几方面,与中医对人体的辨证紧密结合在一起。我们日常进食的普通食物,虽然相对药物来说偏性均不大,但仍可以根据其作用于人体所产生的反应进行属性归类(表17-1)。

表 17-1 食物性能归类

性能	具体	定义	作用	食物举例
四性 (四气)	寒	用于热性体质或病症的食物	滋阴、清热、泻火、凉血、解毒	芦根、淡竹叶、栀子、桑叶、马齿苋、苦瓜、莲藕
	凉			薄荷、葛根、淡豆豉、绿豆、萝卜、丝瓜
	热	用于寒性体质或病症的食物	温经、散寒、助阳、活血、通络	芥末、辣椒、胡椒、干姜、肉桂、茴香、荜茇
	温			紫苏叶、香薷、生姜、白芷、葱白、胡桃仁、羊乳
	平	寒热倾向不明显	补益滋养,作用和缓	粳米、黄豆、白扁豆、山药、莲子、牛乳
味 (五味)	辛	五味的确定, 一是口尝真实味道的反应; 二是通过食物作用于人体的反应总结而来	发散、行气、行血	生姜、葱白、茴香、薄荷、菊花、橘皮、佛手、姜黄
	甘		补益、和中、缓急	人参、西洋参、党参、黄芪、山药、甘草、大枣、肉苁蓉、阿胶、枸杞子、黄精
	酸		收敛、固涩	乌梅、山茱萸、覆盆子
	苦		清热泻火,除湿泻下	蒲公英、板蓝根、栀子、夏枯草、金银花、苦瓜
	咸		软坚散结、泻下	海带、紫菜
	淡		渗湿、利尿	茯苓、薏苡仁、冬瓜
	涩		与酸相近	莲子、芡实、乌梅
	芳香		醒脾开胃、行气化湿	柑橘、苹果、芫荽、香椿、茴香
归经		食物对机体某部分的选择性作用	如同属寒性食物清热,作用范围侧重不同	如鸭梨偏于清肺热,西瓜偏于清心胃热,各有所长

性能	具体	定义	作用	食物举例
升降浮沉		疾病在病机和证候上,常表现向上(咳喘)、向下(泄痢)等,升降、浮沉是相对的。质地轻薄、气味芳香的食物具有向上、向外作用趋向(升浮);质地结实、气味浓厚的食物具有向下、向内的作用趋向(沉降)。 升浮食物有升阳发表、祛风散寒、涌吐、开窍等功效;沉降食物有泻下、清热、利尿渗湿、重镇安神、潜阳息风、消食导滞、降逆、收敛及止咳平喘等功效。 芫荽、葱白气味芳香,辛温解表,发散风寒;茉莉花疏肝解郁;冬瓜、玉米须利尿治水肿、小便不利;西瓜清热生津治热病、烦渴		

二、食疗的基本特点与运用

食疗学以中医理论基础为指导,其基本特点有整体观念、辨证施膳、脾胃为本和全面膳食。

(一) 整体观念

整体观念始终贯穿于中医学生理、病理、诊断、治疗及养生的各环节中。人体是一个有机的整体,内外统一,体内脏腑的生理病理变化可反映于外,而观察人体外在的生理病理征象,也可推知体内脏腑的变化。

人与自然界相统一。人生活在自然环境中,是自然的一部分。自然界季节气候变化,昼夜晨昏的运转,地方区域的不同等,都对人体有不同的影响。人应顺应四时,春生夏长,秋收冬藏。

人与社会环境和谐统一。心理健康是健康的重要部分。

(二) 辨证施膳

辨证,是指运用四诊(望、闻、问、切)获得患者各种症状和体征资料(包括病史、主要症状、舌象、脉象和其他病理体征等),然后根据整体观原则,五脏相关的特性,对复杂的临床表现进行综合分析,以判断病证的性质;辨证论治原则不仅是药治理论原则,同时也是食疗与药膳运用的原则。以下我们主要了解八纲辨证(表17-2)。

表 17-2　八纲辨证

八纲	具体
阴阳	病证类别
表里	病位深浅
寒热	病情性质
虚实	邪正盛衰

1. **阴阳**　阴阳代表着一切事物中的矛盾双方,向光为阳,背光为阴。阴阳决定着一切事物的生长、发展、变化以及衰败和消亡。人体的正常生命活动是阴阳两方面保持相对平衡的结果。如果阴阳失去相对平衡,出现偏盛、偏衰或互损,就会发生疾病。如果阴阳不协调发展到相互分离,人的生命就停止了。

阴阳是辨别证候的总纲。八纲中,表证、热证、实证属阳;里证、寒证、虚证属阴。调理阴阳,是传统营养理论核心之所在。《黄帝内经·素问》骨空论篇说:"调其阴阳,不足则补,有余则泻。"益气、养血、滋阴、助阳、添精、生精等属补虚,解表、祛寒、清热、燥湿、利水、泻下、祛风、行气等属泻实。在临床辨证中,只有分清阴阳,才能抓住疾病本质,做到执简驭繁。

2. **表里**　表里是辨别病变部位内外深浅的两个纲领。表与里是相对概念,皮肤属表,筋骨属里;腑(六腑:胃、大肠、小肠、三焦、膀胱、胆)属表,脏(五脏:心、肝、脾、肺、肾)属里。临床辨证时,一般把外邪侵犯肌表,病位浅者,称为表证;病在脏腑,病位深者,称为里证。

3. **寒热**　寒热是辨别性质的两个纲领。疾病的性质,其实不只是为寒为热。但《黄帝内经·素问》阴阳应象大论篇说:"水火者,阴阳之征兆也。"《景岳全书·传忠录》说:"寒热者,阴阳之化也。"《类经·疾病类》亦说："水火失其和，则为寒为热。"由于寒热较突出地反映了疾病中机体阴阳的偏盛偏衰、病邪属性的属阴属阳，而阴阳是决定疾病性质的根本，所以说寒热是辨别疾病性质的纲领。

寒证指感受寒邪，或阳虚阴盛所表现的具有冷、凉特点的证候。热证指感受热邪，或脏腑阳气亢盛，或阴虚阳亢，导致机体机能活动亢进所表现的具有温、热特点的证候。

4. **虚实**　主要反映病变过程中人体正气的强弱和致病邪气的盛衰。《黄帝内经·素问》通评虚实论篇说："邪气盛则实，精气夺则虚。"《景岳全书·传忠录》亦说："虚实者，有余不足也。"实主要指邪气盛实，虚主要指正气不足，所以实与虚是用于概括和辨别邪正盛衰的两个纲领。

由于邪正斗争是疾病过程中的根本矛盾，阴阳盛衰及其所形成的寒热证候亦存在着虚实之分，所以分析疾病过程中邪正的虚实关系，是辨证的基本要求，因而《黄帝内经·素问》调经论篇有"百病之生，皆有虚实"之说。通过虚实辨证，可以了解机体的邪正盛衰，为治疗提供依据。实证宜攻，虚证宜补。

人体通过辨证，辨出阴阳、表里、虚实、寒热，通过或补、或清、或温、或消、或和、或行气、或活血、或祛湿等方法进行调理。而食物刚好有四气五味，对应人体所需要的功效作用，见表17-3。

表 17-3　食物的治疗作用

分类	功效主治	具体食物 / 药物
解表类	发散风寒	生姜、白芷、葱白、香薷、紫苏叶、芫荽
	发散风热	薄荷、桑叶、菊花、淡豆豉、葛根、粉葛、升麻、牛蒡子、牛蒡根
清热类	清热泻火	栀子、淡竹叶、鲜芦根、鲜白茅根、决明子、夏枯草、木贼、知母
	清热解毒	金银花、蒲公英、马齿苋、青果、绿豆、余甘子、山银花、土茯苓、金荞麦、积雪草、野菊花
	清热凉血	玄参、生地黄、牡丹皮、赤芍
	清虚热	地骨皮
	清热解暑	布渣叶
泻下类	攻下导滞	芦荟、制大黄、熟大黄、番泻叶
	润下	火麻仁、郁李仁
祛风湿类	祛风除湿舒筋活络	乌梢蛇、木瓜、蝮蛇、五加皮、桑枝
化湿类	化湿	藿香、砂仁、白扁豆花、草果、白豆蔻、苍术、佩兰、厚朴花
利水渗湿类	利水消肿	茯苓、薏苡仁、赤小豆、泽泻
	利水通淋	车前子、车前草、越橘
	利湿退黄	菊苣
温里类	温里散寒	干姜、肉桂、丁香、小茴香、八角茴香、高良姜、黑胡椒、花椒、荜茇、山柰、吴茱萸
行气类	行气	橘皮、佛手、薤白、香橼、刀豆、玳玳花、枳子、玫瑰花、木香、青皮、枳壳、枳实、香附
消食类	消食化积	神曲、山楂、麦芽、鸡内金、莱菔子
驱虫类	驱虫	榧子
止血类	凉血止血	小蓟、槐花、槐米、槐角、大蓟、侧柏叶
	收敛止血	荷叶、松花粉、白及
	化瘀止血	三七、茜草、蒲黄
活血化瘀类	活血止痛	姜黄、川芎、银杏叶
	活血调经	桃仁、西红花、丹参、川牛膝、红花、怀牛膝、泽兰、益母草
	活血疗伤	骨碎补

续表

分类	功效主治	具体食物/药物
化痰类	温化寒痰	黄芥子
	清热化痰	桔梗、胖大海、罗汉果、化橘红、昆布、川贝母、平贝母、浙贝母、湖北贝母、竹茹
	止咳平喘	杏仁(甜、苦)、白果、紫苏子、桑白皮
安神类	宁心安神	酸枣、酸枣仁、远志、柏子仁、珍珠、首乌藤
息风类	息风止痉	天麻
平肝类	平肝潜阳	牡蛎、石决明、罗布麻、蒺藜
补虚类	补气	山药、甘草、大枣、黑枣、蜂蜜、白扁豆、人参、西洋参、党参、黄芪、灵芝、人参叶、太子参、白术、红景天、刺五加、绞股蓝
	补血	阿胶、枸杞子、龙眼肉(桂圆)、当归、熟地黄、白芍、制何首乌
	补阳	益智仁、核桃仁、肉苁蓉、杜仲叶、巴戟天、杜仲、沙苑子、补骨脂、胡芦巴、韭菜子、淫羊藿、菟丝子、蛤蚧、马鹿胎、马鹿骨
	滋阴	百合、玉竹、黄精、桑椹、黑芝麻、沙棘、铁皮石斛、女贞子、北沙参、麦冬、龟甲、鳖甲、墨旱莲
收涩类	涩肠止泻	乌梅、肉豆蔻、五味子、诃子
	固精缩尿止带	覆盆子、莲子、芡实、山茱萸、金樱子
未分类		人参果、天冬、生何首乌、刺玫果、玫瑰茄、苦丁茶、蜂胶、酸角

注:1. 黑色和红色为国家卫生健康委员会公布的既是食品又是药品的中药名单。其中红色的在限定使用范围和剂量内作为药食两用。

2. 蓝色为国家卫生健康委员会公布的可用于保健食品的中药名单。

(三)脾胃为本

饮食是人类赖以生存的基础,而脾胃(中、西医的脾胃所指概念有所不同)是食物储存、消化、吸收的场所。"脾为后天之本",脾胃健运,机体健康;脾胃一伤,百病由生。日常饮食需顾护脾胃,做到饮食有节,饥饱适度,冷热适宜,五味兼顾,饮食规律,注意卫生,食动平衡。

(四)全面膳食

早在两千多年前,我国医学著作《黄帝内经》就提出了全面膳食的要求。《黄帝内经·素问》脏气法时论篇说:"五谷为养,五果为助,五畜为益,五菜为充,气味合而服之,以补益精气",这大概是世界上最早的膳食指南。人类为杂食动物,需要的营养素多样,应全面膳食,结构均衡,不挑食偏食,方能保证机体健康。

第二节 辨体施食

体质学说是中医学的一大特色,根据天赋体质的差别对人进行分类,是中医理论体系的重要组成部分,其理论丰富而且实践性强。在日常生活中,常可见到在同样的致病条件下,有的人感染生病,而有的人却安然无恙;同样患感冒,有的人出现风寒症状,有的人却出现风热症状,这主要与人的体质有关。

中医根据不同体质类型,进行针对性预防。饮食应以中医"四气五味"理论为基础,根据食物的寒、热、温、凉等性味的不同,选择针对性的食疗方案,能改善症状,提高生活质量。

对于健康人群,以及健康人群中处于特殊生理阶段的人群,如婴幼儿、青少年、孕产妇、老年人等,可根据其生理特点及不同的体质类型,根据其营养状况和需要给予食疗,总体以食养为主,保证其营养的摄入和利用过程符合完善、充足的原则和要求,见表17-4。

表 17-4　辨体施食

分类	临床表现	食养原则及方选
平和体质	体态适中,面色红润有光泽,肤色润泽,头发稠密有光泽,目光有神,鼻色明润,嗅觉通利,唇色红润,不易疲劳,精力充沛,耐受寒热,睡眠良好,胃纳佳,二便正常,舌色淡红,苔薄白,脉和缓有力	1. 全面膳食 2. 寒温适中 3. 谨和五味(食物有酸、苦、甘、辛、咸,五味不得偏嗜,以免影响体质平衡状态) 八宝豆腐:豆腐 250g,香菇丁、蘑菇丁、松子仁、瓜子仁、鸡丁、火腿丁、食盐、鸡汤各适量,大火煮沸,食盐调味,起锅即成
阳虚体质	畏冷肢凉,口淡不渴,或喜热饮,睡眠偏多,小便清长,大便稀薄,面色㿠白,舌淡胖,苔白滑,脉沉迟(或数)无力。可兼神疲、乏力、气短等气虚表现。常见心阳虚证、脾阳虚证、胃阳虚证、肾阳虚证等,并表现有各脏器的证候特征	1. 温补阳气 2. 宜温热,忌生冷 ①羊肉稷米粥:羊肉 100g,稷米 100g,葱、食盐各适量。将羊肉煮至八成熟,再放入稷米、葱、食盐,煮熟即成。②山药肉桂粥。③韭菜炒鲜虾仁。④龙眼肉粥
阴虚体质	形体消瘦,口燥咽干,两颧潮红,五心烦热,潮热,盗汗,小便短黄,大便干结,胃热喜凉,舌红少津或少苔,脉细数等(阴不制阳,故表现为虚热)	1. 滋阴润燥 2. 少食辛辣 ①煨甲鱼:甲鱼 1 只,葱、姜、食盐、黄酒、植物油适量。处理、余水后的甲鱼块用适量黄酒煨 1 小时,加入植物油煨 1 小时,加葱、姜、食盐少许,起锅。②秋梨白藕汁饮。③莲子粥。④百合粥。⑤麦冬粥。⑥葛根粉粥
气虚体质	气短声低,少气懒言,精神疲惫,脉虚,舌质淡嫩,边有齿痕,或有头晕目眩,自汗,动则诸症加重。或大便无力或不成形,便后仍觉未尽,小便正常或偏多	1. 健脾益气 2. 忌滋腻难化,如肥肉、甜食、油炸食品 3. 忌生冷、苦寒之品 4. 忌破气耗气之品,如佛手柑、大头菜等 ①茯苓酥:茯苓 500g,米酒 1 000ml,蜂蜜适量。将茯苓和蜂蜜一起放入米酒中,搅拌均匀,密封保存,15~20 天后启封,将酒表面漂浮的一层白酥取出,放在通风处阴干后制成小饼,作零食。②黄芪炖鸡。③大枣粥。④白扁豆粥
血虚体质	面色淡白或萎黄,眼睑、口唇、舌质、爪甲的颜色淡白,头晕,或见眼花、两目干涩,心悸,多梦,健忘,神疲,手足发麻,或妇女月经量少、色淡、延期甚或经闭,脉细无力等。血虚可与气虚、阴虚、血瘀等兼并存在。血虚证主要指心血虚证和肝血虚证,并可有血虚肠燥证、血虚肤燥生风证等	1. 补血养血 2. 慎食辛辣 ①仙果不饥方:大枣 500g,柿饼 10 个,芝麻 250g,炒糯米粉 250g。先将芝麻研成极细末备用;枣、柿饼同入饭中蒸熟取出,去皮、核、蒂,捣烂,再加入芝麻、糯米粉捣匀,作丸晒干收贮备食。每次 5 丸,每日 2 次。②鸡血汤。③酱醋羊肝。④枸杞粥。⑤糯米阿胶粥。⑥乌贼鹌鹑汤
痰湿体质	形体偏胖,腹部肥满,面部皮肤油脂较多,多汗且黏,身重嗜睡,胸闷痰多,口黏腻或甜,喜食肥甘甜黏,舌体偏胖,苔滑腻,脉滑	1. 健脾利湿、化痰祛湿 2. 多食甘淡、清淡之品 3. 忌食膏粱厚味(如肥肉、奶油、鳗鱼、蟹黄、鱼子、奶酪、巧克力等) ①焖海带:海带 500g,赤小豆 100g,胡萝卜 150g,山楂、食盐各适量。赤小豆、胡萝卜、山楂加水煮沸 30 分钟,捞出弃之,放入泡发好的海带焖至汁尽、酥烂,加食盐调味。②鲫鱼赤小豆汤。③黑豆莼菜羹。④豆蔻草果炖乌鸡。⑤扁豆薏仁粥

分类	临床表现	食养原则及方选
湿热体质	口干口苦,身重困倦,易生痤疮,大便黏滞不畅,小便少黄。舌质偏红,苔黄腻,脉滑数	1. 清热祛湿 2. 忌肥甘厚味 3. 忌食生冷之品 4. 少食辛辣之品 ①鲜拌三皮:西瓜皮200g,黄瓜皮200g,冬瓜皮200g。将西瓜皮刮去蜡质外皮,冬瓜皮刮去绒毛外皮,与黄瓜皮一起,沸水焯一下,待冷切成条状,食盐调味。②丝瓜叶粥。③苋菜粥。④薏苡仁二豆粥(赤小豆、绿豆)
气郁体质	形体瘦者偏多,神情抑郁,情感脆弱,郁闷不乐,舌淡红,苔薄白,脉弦	1. 行气解郁 2. 芳香开郁 3. 少吃肥甘黏腻之品 4. 少食收敛酸涩之物 ①橘饼:蜜橘500g,蜂蜜、白糖各适量。新鲜橘子去种子浸泡以去涩味,沸水中煮5~10分钟,沥干水分;放入蜂蜜中浸泡2天,白糖按1∶1水中溶解,与橘果一起加热,至糖液黏稠,捞出橘果,晒干,撒一层白糖。②三花茶(玫瑰花、玳玳花、绿萼梅)。③佛手陈皮茶(佛手、陈皮、绿茶)。④姜橘汤
血瘀体质	肤色晦暗,色素沉着,易出现瘀斑、胸闷、刺痛、痞块、出血及肌肤甲错,口唇青紫或暗淡,舌暗或有瘀点,舌下络脉紫暗或增粗,脉涩。妇女可见小腹疼痛,月经不调,痛经,经闭,经色紫黑有块或崩漏等	1. 活血祛瘀 2. 行气散结 3. 忌食寒凉、收涩之品 ①炒红果:山楂去籽去蒂,加适量水和冰糖煮沸,文火炖烂。②蒸茄子;③炒油菜苔;④木耳炒黄花
阳盛体质	阳气旺盛,形体壮实,面赤,声高气粗,喜凉怕热,口渴汗多,小便热赤,大便恶臭。脉洪大有力,舌红苔黄	1. 清热泻火 2. 多饮用清凉饮品 3. 忌食辛辣温燥之品 4. 少食温热性食物 ①二豆粥(白扁豆,绿豆);②凉拌蕨根粉;③鲜汤煨冻豆腐

第三节　辨证施膳

一、辨证施膳

临床上食疗的应用非常广泛,但也绝非包治百病。针对不同人群,食疗的应用各有不同,但总体的原则还是平衡膳食,均衡营养,补益为主,攻邪为辅。通过对膳食结构、膳食行为与生活方式的总体干预,达到对健康人群、亚健康人群、亚临床人群、患者及病后康复人群进行综合调理的目的。它强调的是对人身体脏腑机能的调整,提升免疫力,通过个体自身抗病康复能力的增强达到预防和治疗疾病的作用,即中医所言"正气存内,邪不可干"。

对于疾病人群,食疗的应用范围主要集中在慢性病特别是功能性疾病方面。辨证是中医理论实践中最重要的环节,在辨证的基础上选用食物,才能真正达到疗效。以下详细列举常见疾病的临床表现、食疗治法及选方(表17-5)。

表 17-5　常见疾病的临床表现、食疗治法及选方

疾病	辨证	临床表现	治法及选方
1. 感冒	风寒型	恶寒重,发热轻,无汗,头痛,肢体酸疼,鼻塞声重,清涕,痰液稀薄色白,口不渴或喜热饮,舌苔薄白,脉浮或浮紧	辛温解表,宣肺散寒 ①葱豉汤 ②姜糖苏叶饮
	风热型	发热重,恶风,有汗不畅,头胀痛,面赤,咳嗽,痰黏或黄,咽喉红肿热痛燥,流黄浊涕,口干欲饮,舌苔薄白微黄,舌边尖红,脉浮数	辛凉解表 ①葛根粥 ②大豆黄卷饮
	体虚型	恶寒较甚,发热,无汗,头痛身楚,咳嗽,痰白,咯痰无力,平素神疲体弱,气短懒言,反复易感,舌淡苔白,脉浮无力	益气解表,扶正祛邪 ①生姜大枣粥 ②葱豉炖豆腐
2. 咳嗽	风寒袭肺	咳嗽声重,气急,咽痒,咯痰稀薄色白,常伴鼻塞、流清涕、头痛、肢体酸楚,或见恶寒发热、无汗等,舌苔薄白,脉浮或浮紧	疏风散寒,宣肺止咳 ①芥菜姜汤 ②橘皮姜茶
	风热犯肺	咳嗽频剧,气粗或咳声嘶哑,喉燥咽痛,咯痰不爽,痰黏稠或黄,咳时汗出,常伴鼻流黄涕、口渴、头痛、肢体酸楚,或见恶风、身热等表证,舌苔薄黄,脉浮数或浮滑	疏风清热,宣肺止咳 ①无花果茶(绿茶) ②橄榄粥(橄榄肉、白萝卜、粳米)
	燥热伤肺	咳嗽频剧,气粗或咳声嘶哑,喉燥咽痛,口渴,咯痰不爽,痰黏稠或黄,咳时汗出,初起或伴鼻流黄涕等表证,舌质红干少津,脉数	疏风清肺润燥 ①梨汁冰糖汤 ②红白萝卜蜜糕 ③丝瓜花蜜茶
	痰湿蕴肺	咳嗽反复发作,咳声重浊,痰多,因痰而嗽,痰出咳平,痰黏腻或稠厚成块,色白或带灰色,每天早晨或食后则咳甚痰多,进甘甜油腻食物加重,胸闷、脘痞、呕恶、食少、体倦,大便时溏,舌苔白腻,脉象濡滑	燥湿化痰,理气止咳 ①橙皮粥 ②茯苓粉粥
3. 喘证	实喘	呼吸深长有余,呼出为快,气粗声高,伴有痰鸣咳嗽,脉数有力,病势多急。实喘又当辨外感、内伤:外感起病急,病程短,多有表证;内伤病程久,反复发作,无表证	祛邪利气 ①丝瓜枇杷粥 ②文旦百合汤 ③杏仁粥(表寒)
	虚喘	呼吸短促难续,深吸为快,气怯声低,少有痰鸣咳嗽,脉象微弱或浮大中空,病势徐缓,时轻时重,遇劳则甚。虚喘应辨清病变脏器,如肺虚、肾虚、心气心阳虚弱等	培补摄纳,益气平喘 ①五果茶 ②宁嗽定喘饮 ③猪肺萝卜汤 ④参桃汤
4. 心悸	心血不足	心悸气短,头晕目眩,失眠健忘,面色无华,倦怠乏力,纳呆食少,舌淡红,脉细弱	补血养心,益气安神 ①猪心粥 ②龙眼莲芡茶 ③蜜饯姜枣龙眼
	气阴两虚	心悸心痛,气短自汗,面色无华,倦怠乏力,头晕头痛,心烦不寐,口干少津,舌红少苔,脉弦细无力或结代	益气养阴,养心安神 ①洋参莲肉汤 ②百合炖银耳 ③百合糯米粥
	心血瘀阻	心悸不安,胸闷不舒,心痛时作,痛如针刺,唇甲青紫,舌质紫暗或有瘀斑,脉涩或结代	活血化瘀,理气通络 ①月季花茶 ②莲子韭菜粥

续表

疾病	辨证	临床表现	治法及选方
5. 不寐	心脾两虚	多梦易醒,心悸健忘,头晕目眩,肢倦神疲,饮食无味,面色无华,或胸闷纳呆,舌质淡,苔薄白,脉细弱	补养心脾,宁心安神 ①百合龙眼粥 ②莲子茯苓糕 ③藕丝羹
	阴虚火旺	心烦不寐,心悸不安,头晕耳鸣,健忘,腰酸梦遗,五心烦热,潮热盗汗,口干津少,舌质红,少苔或无苔,脉细数	滋阴降火,养心安神 ①桑椹汤 ②黑豆龙眼芡枣汤
	肝郁化火	不寐,急躁易怒,严重者彻夜不眠,胸闷胁痛,口渴喜饮,不思饮食,口苦而干,耳鸣目赤,小便黄赤,大便秘结,头晕头痛,舌质红,苔黄或黄燥,脉弦数或滑数	疏肝解郁,宁心安神 ①核桃佛手饮 ②菊苗粥 ③百合炒芹菜
6. 胃痛	寒邪客胃	胃痛暴作,恶寒喜暖,得温痛减,遇寒加重,口淡不渴,或喜热饮,舌淡苔薄白,脉弦紧	散寒止痛 ①丁香肉桂红糖煎 ②醋制大蒜 ③小茴香粥
	饮食伤胃	胃脘疼痛,胀满拒按,嗳腐吞酸,或呕吐不消化食物,气味腐臭,吐后痛减,不思饮食,大便不爽,得矢气及便后稍舒,舌苔厚腻,脉滑	消食导滞,和胃止痛 ①白萝卜汁 ②小麦曲粥 ③大山楂丸
	肝气犯胃	胃脘胀痛,痛连两胁,遇烦恼则痛作或痛甚,嗳气、矢气则痛舒,胸闷嗳气,善太息,大便不畅,舌苔多薄白,脉弦	疏肝和胃,理气解郁 ①茉莉花露 ②金橘露 ③玫瑰花茶
	湿热中阻	胃脘疼痛,痛势急迫,脘闷灼热,口干口苦,口渴不欲饮,纳呆恶心,小便色黄,大便不畅,舌红,苔黄腻,脉滑数	清热化湿,和胃止痛 ①薏苡仁粥 ②薏仁香砂饮
	瘀血停胃	胃脘疼痛,如针刺,似刀割,痛有定处,按之痛甚,痛时持久,食后加剧,夜尤甚,或见吐血、黑便,舌质紫暗或有瘀斑,脉涩	活血化瘀,和胃止痛 ①山楂红糖饮 ②桃仁牛血羹
	胃阴亏耗	胃痛隐隐,口燥咽干,大便干结,舌红少津,脉细数	滋阴养胃,和胃止痛 ①乌鸡豆蔻 ②干枣丸 ③桑椹醪
	脾胃虚寒	胃痛隐隐,绵绵不休,喜温喜按,空腹痛甚,得食则缓,劳累或受凉后发作或加重,泛吐清水,神疲纳呆,四肢倦怠,手足不温,大便溏薄,舌淡苔白,脉虚弱或迟缓	健脾温中,益气和胃 ①姜枣饮 ②高良姜粥 ③黄芪建中汤加减 ④鹌突羹 ⑤四和汤

续表

疾病	辨证	临床表现	治法及选方
7. 呕吐	外邪犯胃	发病急骤,突然呕吐,有发热恶寒,头身疼痛,常伴胸脘满闷,不思饮食;舌苔白,脉濡	解表祛邪,和胃降逆 ①胡椒生姜汤 ②川椒面 ③姜茶速溶饮
	饮食停滞	呕吐酸腐,脘腹胀满,嗳气厌食,得食愈甚,吐后反快,大便或溏或结,舌苔厚腻,脉滑实	消食导滞,和胃降逆 ①萝卜生姜汁 ②山楂导滞糕 ③炒萝卜缨
	脾胃气虚	食欲缺乏,食入难化,恶心呕吐,脘部痞闷,大便不畅,舌苔白滑,脉虚弦	补益脾胃 ①丁香煨梨 ②干姜粥 ③生姜煨红枣
	脾胃阳虚	饮食稍多即吐,时作时止,面色㿠白,倦怠乏力,喜暖恶寒,四肢不温,口干不欲饮,大便溏薄,舌质淡,脉濡弱	散寒和胃,降逆止呕 ①姜茶饮 ②良姜粥
	胃阴不足	呕吐反复发作,或时作干呕,似饥而不欲食,口燥咽干,舌红少津,脉象细数	滋阴养胃,降逆止呕 ①香姜牛奶 ②羊髓煎 ③参麦养胃饮
8. 呃逆	胃中寒冷	呃声沉缓有力,胸膈及胃脘不舒,遇寒更甚,得热则减,进食减少,口淡不渴,舌苔白润,脉迟缓	散寒温中,降逆止呃 ①丁香姜糖 ②米醋红糖饮
	胃火上逆	呃声洪亮有力,冲逆而出,口臭烦渴,多喜冷饮,大便秘结,小便短赤,苔黄燥,脉滑数	清胃泻火,降逆止呃 ①白扁豆粥 ②白糖番茄
	气机郁滞	呃逆连声,常因情志不畅而诱发或加重,胸胁满闷,脘腹胀满,嗳气纳减,肠鸣矢气,苔薄白,脉弦	理气解郁,降逆止呃 ①生姜陈皮汤 ②陈皮瘦肉粥
	脾胃阳虚	呃声低长无力,气不得续,泛吐清水,脘腹不适,喜温喜按,面色㿠白,手足不温,食少乏力,大便溏薄,舌质淡,苔薄白,脉细弱	温补脾胃,降逆止呃 ①豆蔻粥 ②韭菜汁 ③大建中汤
	胃阴不足	呃声短促不得续,口干咽燥,烦躁不安,不思饮食,或食后饱胀,大便干结,舌质红,苔少而干,脉细数	滋阴养胃,和胃降逆 ①山药玉竹白鸽汤 ②五味枸杞饮 ③石斛花生米
9. 泄泻	寒湿泄泻	腹痛肠鸣,脘闷食少,泻下清稀,甚至如水样,或兼有恶寒发热,鼻塞头痛,肢体酸痛,苔薄白或白腻,脉濡缓	化湿散寒解表 ①扁豆花馄饨 ②豆蔻饼 ③大蒜粥
	湿热泄泻	腹痛即泻,泻下急迫,势如水注,或泻而不爽,粪色黄褐而臭,烦热口渴,小便短赤,肛门灼热,舌红,苔黄腻,脉濡数或滑数	清热解毒,利湿止泻 ①马齿苋粥 ②黄瓜叶饮

续表

疾病	辨证	临床表现	治法及选方
9. 泄泻	食滞胃肠	腹痛肠鸣,泻后痛减,泻下粪便臭如败卵,夹有不消化的食物,或见脘腹痞满,嗳腐酸臭,不思饮食,舌苔垢浊或厚腻,脉滑大	消食导滞,健脾止泻 ①陈茗粥 ②神曲末粥 ③山楂软糖
	脾胃虚弱	大便时溏时泻,反复发作,稍有饮食不慎,大便次数即增多,夹见水谷不化;或见饮食减少,脘腹胀闷不舒,面色少华,肢倦乏力;舌质淡,苔白,脉细弱	补中益气,健脾止泻 ①豆蔻粥 ②扁豆包子 ③白胡椒炖猪肚
	肾阳虚衰	每于黎明之前,脐腹作痛,继则肠鸣而泻,完谷不化,泻后则安,或形寒肢冷,腹部喜暖,腰膝酸软,舌苔淡,苔白,脉沉细	温肾健脾,固涩止泻 ①干姜饼 ②栗子猪腰粥
10. 便秘	肠胃积热	大便干结,腹中胀满,口干口臭,面红身热,心烦不安,多汗,时欲饮冷,小便短赤,舌质干红,苔黄燥,或焦黄起芒刺,脉滑数或弦数	润肠导滞,泻热通便 ①马蹄空心菜汤 ②熟香蕉粥 ③马铃薯汁
	气机郁滞	大便干结,欲便不出,腹中胀满,或胸胁满闷,嗳气呃逆,食欲缺乏,肠鸣矢气,便后不畅,舌苔薄白或薄黄,脉弦	降逆导滞,顺气通便 ①橘皮杏仁丸 ②梅橘汤 ③苏麻粥
	气虚便秘	大便并不干硬,虽有便意,但排便困难,用力努挣则汗出短气,便后乏力,面白神疲,肢倦懒言,舌淡苔白,脉弱	补气润肠 ①荸荠猪肚羹 ②黄芪芝麻糊 ③菠菜粥
	血虚便秘	大便干结,面色无华,心悸气短,健忘,头晕目眩,口唇色淡,舌淡苔白,脉细	养血润燥 ①木耳海参煲猪肠 ②阿胶葱白煮蜜糖 ③黑芝麻杏仁粥
	阴虚便秘	大便干结如羊屎状,消瘦,头晕耳鸣,两颧红赤,心烦少眠,潮热盗汗,腰膝酸软,舌红少苔,脉细数	滋阴,润肠通便 ①沙参玉竹煲老鸭 ②山药玉竹粥
	阳虚便秘	大便排出困难,小便清长,面色㿠白,四肢不温,腹中冷痛,或腰膝酸软,舌淡苔白,脉沉迟	温阳通便 ①当归生姜羊肉汤 ②韭菜炒胡桃仁
11. 头痛	外感风热	起病急,头呈胀痛,甚者头痛欲裂,发热或恶风,口渴欲饮,面红目赤,便秘溲黄,舌红苔黄,脉浮数。外感风寒参考"感冒"	疏风清热,行气活血 ①杏仁菊花茶 ②桑叶薄荷茶 ③绿豆粳米粥
	外感风湿	头痛如裹,肢体困重,胸闷纳呆,小便不利,大便或溏,苔白腻,脉濡	祛风胜湿,调气活血 ①荷叶粳米粥 ②薏仁粥
	肝阳上亢	头胀痛而眩,心烦易怒,面赤口苦,或兼耳鸣胁痛,舌红苔薄黄,脉弦有力	滋阴潜阳,清气疏络 ①芦根决明茶 ②芹菜根煮鸡蛋 ③菊花粥

疾病	辨证	临床表现	治法及选方
11. 头痛	瘀血阻络	头痛经久不愈,其痛如刺,入夜尤甚,固定不移,或头部有外伤史,舌紫或有瘀斑、瘀点,苔薄白,脉沉细或细涩	行气通窍,活血止痛 如黄牛脑髓酒
	肾虚精亏	头痛而空,兼眩晕耳鸣,腰膝酸软,遗精,带下,少寐健忘,舌红少苔,脉沉细无力	滋阴补肾 ①山药杞枣鸽肉汤 ②山药桑椹汤 ③枸杞鸡汤
	气血亏虚	头痛绵绵,朝重夕轻,过劳则甚,常自汗出,头觉空虚,倦怠气短,恶风,不思饮食,舌质淡,苔薄白,脉细弱	补气养血 ①桂圆红枣汤 ②人参核桃粥 ③芪芷炖乌鸡
	肝火上扰	暴发,痛剧,或左或右,或连及眼、齿,痛止如常人,反复发作	疏肝行气止痛 ①山楂二皮汤 ②川芎蛋 ③玫瑰山楂酒
12. 眩晕	肝阳上亢	眩晕耳鸣,头痛且胀,劳烦则甚,急躁易怒,少寐多梦,舌红苔黄,脉弦	平肝潜阳,补益肝肾 ①芹菜粥 ②天麻鸡蛋汤 ③绿豆衣茶
	痰浊上蒙	眩晕,头重如蒙,胸闷恶心,呕吐痰涎,食少多寐,苔白腻,脉弦滑	燥湿祛痰,健脾和胃 ①枳术饭 ②天麻白术汤 ③橘皮竹茹汤
	气血亏虚	头晕目眩,动则加剧,遇劳则发,面色㿠白,爪甲不荣,神疲乏力,心悸少寐,少食懒言,舌淡苔薄白,脉细弱	补益气血 ①归参炖母鸡 ②芝麻胡桃泥
	肝肾亏虚	眩晕耳鸣,久发不已,腰酸膝软,遗精带下,视力减退,两目干涩,少寐健忘,偏阳虚者,神疲乏力,四肢不温,夜尿多;偏阴虚者,五心烦热,盗汗,心烦口干,舌红少苔,脉沉细	补益肝肾 ①法制黑豆 ②天麻菊花枸杞粉
13. 郁证	肝气郁结	精神抑郁,情绪不宁,善太息,胸部满闷,胁肋胀痛,痛无定所,脘闷嗳气,不思饮食,大便失常,或女子月经不调,舌苔薄腻,脉弦	疏肝解郁,理气宽中 ①玫瑰花茶 ②茴香汤
	气郁化火	性情急躁易怒,胸胁胀满,口苦而干,或头痛、目赤、耳鸣,或嘈杂吞酸,大便秘结,舌质红,苔黄,脉弦数	疏肝解郁,清肝泻火 ①菊花龙井茶 ②佛手菊花饮 ③菊苗粥
	痰气郁结	精神抑郁,胸部闷塞,胁肋胀满,咽中如有物梗塞,吞之不下,咯之不出,苔白腻,脉弦滑	行气化痰,开郁散结 ①橘红茶 ②佛手姜汤 ③莱菔粥
	心神失养	精神恍惚,心神不宁,多疑易惊,悲忧善哭,喜怒无常,或时时欠伸,或手舞足蹈,骂詈喊叫等,舌质淡,苔薄白,脉弦细。此证后多见于女性,常因精神刺激诱发,临床表现多种多样	养心安神 ①百龙茶 ②甘麦大枣汤 ③酸枣仁粥
	心脾两虚	多思善疑,心悸胆怯,失眠健忘,头晕神疲,面色无华,食欲缺乏,舌质淡,苔薄白,脉细弱	健脾养心,补气养血 ①人参大枣茶 ②芪归鸡汤 ③龙眼莲子粥

疾病	辨证	临床表现	治法及选方
13. 郁证	心肾阴虚	情绪不宁,心悸,眩晕,健忘,失眠,多梦,心烦易怒,口燥咽干,或遗精腰酸,妇女则月经不调,舌红少津,脉细数	滋养心肾 ①杞子五味茶 ②二冬甲鱼汤
14. 虚劳	肺气虚	咳嗽无力,痰液清稀,平素易感冒,面色萎黄,气短懒言,自汗,语声低怯,神疲乏力,脉细无力	补肺益气 ①虫草老鸭汤 ②猪肺粥 ③黄芪黑豆汤
	心气虚	心悸气短,劳则更甚,神疲乏力,面色淡白,自汗,脉细无力	补气养心 ①龙眼粥 ②白茯苓粥 ③黄精蒸鸡
	脾气虚	食欲缺乏,食后胃脘不舒,大便溏薄,面色萎黄,倦怠乏力,气短懒言,舌淡苔白,脉濡	健脾补虚,益气养血 ①益脾饼 ②乌鸡汤 ③薯蓣拨粥
	肾气虚	腰膝酸软,小便频数清长,夜尿多,面色㿠白,神疲乏力,女子带下清稀,舌淡胖,苔白,脉沉无力	益气补肾 ①益智仁粥 ②胡桃仁粥 ③参归山药猪腰
	心血虚	心悸怔忡,失眠多梦,健忘,面色淡白不华,头晕目花,舌质淡苔少,脉细	养血宁心安神 ①豆豉猪心 ②龙眼肉粥 ③甘麦大枣汤
	肝血虚	头晕目眩,胁痛不适,肢体麻木,筋脉拘急,或筋惕肉瞤,面色淡白,唇舌指甲色淡,妇女月经不调甚则闭经,肌肤枯糙,脉细	养肝补血 ①归参鳝鱼 ②菠菜猪肝汤 ③归参炖母鸡
	肺阴虚	干咳,口咽干燥,甚或失音,面色潮红,手足心热,虚烦不安,盗汗,甚或咳血,舌红少津,脉细数无力	养阴润肺 ①蜜糖蒸百合 ②川贝梨子猪肺汤 ③玉竹沙参焖老鸭
	心阴虚	心悸失眠,潮热盗汗,或口舌生疮,舌红少津,脉细数	滋阴养心 ①百合粥 ②麦门冬粥 ③酸枣仁粥
	脾胃阴虚	口干唇燥,不思饮食,大便干结,甚则干呕,呃逆,面色潮红,舌红少苔,脉细数	养阴和胃 ①豆浆粥 ②人参炖鸡粥 ③黄精粥
	肝阴虚	头痛眩晕,目干畏光,耳鸣,视物不明,急躁易怒,肢体麻木,两颧红赤,舌红少津,脉细弦数	息风潜阳,滋养肝阴 ①玄参拌猪肝 ②仙人羊肝羹 ③枸杞粥
	肾阴虚	腰酸膝软,遗精盗汗,两足痿弱,眩晕耳鸣,甚则耳聋,伴两颧红赤,口干咽燥,虚烦不安,舌光红少苔,脉细数无力	滋阴补肾 ①八仙茶 ②地仙煎 ③桑椹蜜膏

续表

疾病	辨证	临床表现	治法及选方
14. 虚劳	心阳虚	心悸,自汗,神倦嗜卧,心胸憋闷疼痛,面色苍白,手足不温,或伴气息微弱,或有浮肿,下肢为甚,舌质胖嫩,边有齿印,苔薄白而润,脉细微或沉迟或虚大	益气温阳 ①薤白粥 ②小麦粥 ③人参粥
	脾阳虚	面色萎黄,食少,形寒肢冷,神倦乏力,大便溏薄,肠鸣腹痛,每因受寒或饮食不慎而加剧,舌质胖嫩,边有齿印,苔淡白而润,脉虚无力	健脾温中 ①当归生姜羊肉汤 ②人参莲肉汤 ③阳春白雪糕
	肾阳虚	腰背酸痛,遗精阳痿,多尿或失禁,面色苍白,畏寒肢冷,下利清谷或五更泄泻,舌淡胖,脉沉迟无力	温阳补肾 ①羊肾苁蓉羹 ②冬虫夏草鸭
15. 肥胖	胃热火郁	形体肥胖,消谷善饥,大便不爽,甚或干结,尿黄,或有口苦口干,喜饮水,舌质红,苔黄,脉平或偏数	清胃泻火,消导疏通 ①冬瓜瓤汤 ②荸荠汤 ③雪羹汤
	痰湿内盛	形体肥胖,身体沉重,肢体困倦,脘痞胸满,可伴头晕,口干不欲饮,大便少行,嗜食肥甘醇酒,喜卧懒动,舌质淡胖或大,苔白腻或白滑,脉滑	化痰利湿,理气消脂 ①赤小豆鲤鱼汤 ②荷叶茶 ③薏仁赤豆粥
	气郁血瘀	肥胖懒动,喜太息,胸闷胁满,面晦唇暗,肢端色泽不鲜,甚或青紫,可伴便干,失眠,男子性欲下降甚至阳痿,女性月经不调、量少甚或闭经,经血色黯或有血块,舌质黯或有瘀斑、瘀点,舌苔薄,脉或滑或涩	理气解郁,活血化瘀 ①玫瑰花汤 ②藕粉粥 ③橘皮粥
	脾虚不运	肥胖臃肿,神疲乏力,身体困重,脘腹痞闷,或有四肢轻度浮肿,晨轻暮重,劳累后更为明显,饮食如常或偏少,小便不利,大便溏或便秘,舌质淡胖,边有齿印,苔薄白或白腻,脉濡	健脾益气,利水渗湿 ①茯苓赤豆粥 ②党参鸡丝冬瓜汤 ③参苓粥
	脾肾阳虚	形体肥胖,易于疲乏,可见四肢不温,甚或四肢厥冷,喜食热饮,小便清长,舌淡胖,苔薄白,脉沉细	补脾益气,温阳化气 ①杜仲猪腰 ②韭菜粥
16. 痹症	行痹	肢体关节酸痛,游走不定,发病初期可见红肿、屈伸不利,或恶风,或恶寒;舌质红,苔薄白,脉浮紧或浮缓	祛风除湿,散寒通络 ①紫苏煎 ②鳗鲡鱼粥
	寒痹	肢体关节紧痛不移,遇寒痛增,得热痛减,兼关节屈伸不利,局部皮色不红,触之不热;舌质淡红,苔白而薄腻,脉紧,或沉迟而弦	温经散寒,祛风除湿 ①樱桃酒 ②胡椒根炖蛇肉 ③蛇肉汤
	湿痹	肢体关节重着、酸痛、兼关节肿胀,痛有定处,手足沉重,活动不便,肌肤麻木不仁;舌质红,苔白厚而腻,脉濡缓	除湿散寒,祛风通络 ①薏苡仁酒 ②青鱼鲊 ③黄卷散
	热痹	肢体关节红肿灼热剧痛,兼关节痛不可触,得冷稍舒,多伴有发热、恶风、口渴、尿黄、烦闷不安等全身症状;舌质红,苔黄腻,脉滑数	清热除湿,祛风通络 ①薏苡仁粥 ②莼菜鲤鱼羹 ③炒老丝瓜

续表

疾病	辨证	临床表现	治法及选方
17. 水肿	风热袭表	眼睑浮肿,继而四肢水肿,全身皆肿,伴恶寒发热,肢节酸痛,小便短少等。风热者,咽喉红肿疼痛,口渴,舌质红,脉浮滑数	疏风清热,宣肺行水 ①桑叶桔梗汤 ②紫苏生姜汤 ③英荷茶
	风寒袭表	眼睑浮肿,继而四肢水肿,全身皆肿,伴恶寒发热,肢节酸痛,小便短少等。恶寒无汗,头痛鼻塞,咳喘,舌苔薄白,脉浮滑或浮紧	疏风散寒,宣肺行水 ①生姜桔梗汤 ②二香粥 ③花香茶
	脾阳虚衰	身体水肿,腰以下肿甚,按之凹陷不易恢复,脘腹胀满,纳减,食少,便溏,面色无华,神倦肢冷,小便短少,舌质淡,苔白腻或白滑,脉沉缓或沉弱	温阳健脾,利水化气 ①姜苓仁汤 ②二香粥 ③花枣茶
	肾阳衰微	颜面身体浮肿,腰以下肿甚,按之凹陷不起,心悸,呼吸急促,腰部冷痛酸重,尿量少,四肢逆冷,怯寒神疲,面色㿠白或灰滞,舌质淡胖,苔白,脉沉细或沉迟无力	温肾助阳,化气行水 ①姜桂仁汤 ②三香粥 ③二姜茶
18. 痛经	气滞血瘀	经前或行经期小腹胀痛拒按,胸胁、乳房胀痛,经行不畅,经色紫暗有块,块下痛减,舌紫暗,或有瘀点,脉弦或弦涩有力	活血通经,化瘀止痛 ①玫瑰调经茶 ②山楂薏米粥 ③三七炖乳鸽 ④月季核桃汤
	寒凝血瘀	经前或行经期少腹冷痛,痛剧,得热痛减,经行量少,色暗夹有血块,恶寒肢冷,大便溏泄;舌紫暗,或有瘀点,脉弦或弦涩有力	温经散寒,活血止痛 ①姜艾苡仁粥 ②干姜艾叶大枣汤 ③当归椒姜炖羊肉
	气血两虚	经期或行经后小腹隐痛,空坠感,喜揉按,月经量稀少、色淡,面色不华,神疲乏力,纳少便溏,舌质淡,脉细无力	益气补血,调经止痛 ①党参当归羊肉汤 ②黄芪阿胶鸡肉汤 ③乌鸡汤 ④鸡蛋黑豆煎
	湿热瘀结	经前或经期腹痛,胀痛拒按,有灼热感,或痛连腰骶,经色深红、质稠或夹较多黏涎,素常带下量多、色黄质稠,或伴有低热起伏,小便短黄、大便不爽,舌暗红苔黄腻,脉弦数或滑数	清热除湿,化瘀止痛 ①赤小豆桃仁羹 ②益母草苦瓜泥 ③益母草汁

二、补益类食疗的应用举例

临床食疗药膳的应用广泛,特别是补益类食疗药膳。补益药膳根据其功效和适用范围,可分为补气、补血、气血双补、补阴、补阳五大类。下面我们以补气类食疗为例,介绍一下临床食疗具体的做法和应用。

(一)辨证要点及注意事项

气虚证是指全身或局部气的减少,而导致脏腑组织功能减退的证候。多由久病体虚、劳累过度,年老体弱、营养不足等原因引起。主要临床表现为少气懒言,神疲乏力,头晕目眩,自汗,活动时诸症加剧,舌淡苔白,脉虚无力。其中乏力、无力是其主要症状。气虚证临床以脾气虚、肺气虚、肾气虚为多见。常用补脾肺之气的药食如人参、党参、黄芪、冬虫夏草、怀山药、薏苡仁、茯苓、白术、猪肺、猪胃、猪肠、鸡肉等,补肾(气)固摄的药食如蛤蚧、菟丝子、胡桃仁、益智仁、桑螵蛸、鸽肉、麻雀肉、猪肾、猪膀胱,以及禽兽类肉(如狗肉、羊肉)等。益气类药膳方如黄芪蒸鸡、人参猪肚。

应用补益药膳时,除前述一般注意事项外,还应注意以下几点:①虚证不宜骤补,用量不宜过重,恐"虚不受补"反致不良反应。如补阴类药膳,骤补或过量,易碍胃滞脾致纳少、腹胀、便溏等;补阳类药膳,骤补或过量,易生热化燥致口咽干燥或咽喉疼痛、便秘、躁扰不宁、出血等。②审时进补,顺应阴阳,以获佳效。一般而言,春夏不宜大进温补,只宜缓补,清补;冬主闭藏,则宜温补。民间素有冬令进补的习俗,最适宜于素体阳虚者或阳虚证患者。

(二)常用药膳举例

1. 黄芪蒸鸡(图 17-1)

(1)来源:《随园食单》。

(2)组成:嫩母鸡 1 只,黄芪 30g,绍酒 15g,食盐 1.5g,葱、生姜各 10g,胡椒粉 2g,清汤 500g。

(3)制作:母鸡宰杀后去毛,剖开去内脏,剁去爪,洗净。先入沸水锅内焯至鸡皮伸展,再捞出用清水冲洗,沥干水待用。黄芪用清水冲洗干净,趁湿润斜切成 2mm 厚的长片,塞入鸡腹内。葱洗净后切成段,生姜洗净去皮,切成片。把鸡放入砂锅内,加入葱、姜、绍

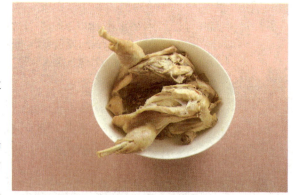

图 17-1 黄芪蒸鸡

酒、清汤、精盐,用湿棉纸封口。上蒸笼用武火蒸,水沸后蒸 1.5~2 小时,至鸡肉熟烂。出笼后去黄芪,再加入胡椒粉调味。

(4)用法:空腹时食用,1 日内分次食完。

(5)功效:益气升阳,养血补虚。

(6)适应人群:适用于脾虚食少,倦怠乏力,气虚自汗,易患感冒,血虚眩晕、肢体麻木及中气下陷所引起的久泻、脱肛、子宫下垂等。

(7)使用注意:表虚邪盛,气滞湿阻,食积停滞,以及阴虚阳亢者,均不宜用。

(8)附方

1)人参胡桃鸡汤(《养生食疗菜谱》):由人参 10g,核桃肉 300g,鸡肉 600g,鲜菜心 150g,生姜 15g,葱 20g,精盐 10g,绍酒 15g,味精 1g 组成。先将人参烘干研粉,核桃肉洗净压成茸。将菜心放入开水中余片刻,漂入清水中。将生姜、葱、鸡肉洗净,放锅中,加清水,煮沸后除去泡沫,再加绍酒,移于小火上煮至鸡肉熟透,拣出姜、葱,加入核桃茸、精盐,再烧几分钟。取出鸡肉切成长约 4cm、宽 1.5cm 的长条。将鲜菜心放碗内,鸡肉条放其上,倒入前汤,加入人参粉与味精,放入汤中焖几分钟。食肉喝汤。功能补肺肾之气。适用于肺肾气虚证的咳嗽气喘,气怯声低,动则尤甚等症。

2)北芪杞子炖乳鸽(《饮食疗法》):由黄芪、枸杞子各 30g,乳鸽 1 只组成。将乳鸽置水中憋死,去毛杂内脏,洗净,与黄芪、枸杞子同放碗内,加水适量,隔水炖熟,待熟烂后加盐、味精,再蒸片刻,即可食用。食肉喝汤,每 3 天 1 剂,连用 3~5 剂。功能补中益气,托疮生肌。适用于中气虚弱所致的神疲乏力、体虚自汗等症,以及痈疮溃后久不愈合。

2. 人参猪肚

(1)来源:《良药佳馔》。

(2)组成:人参、甜杏仁各 10g,茯苓 15g,红枣 12g,陈皮 1 片,糯米 100g,猪肚 1 具,花椒 7 粒,生姜 1 块,独头蒜 4 个,葱 1 根,白胡椒、奶油、料酒、食盐各适量。

(3)制作:人参洗净,置旺火上煨 30 分钟,切片留汤。红枣酒喷后去核;茯苓洗净;杏仁先用开水浸泡,用冷水搓去皮晾干;陈皮洗净,剖两半;猪肚两面冲洗干净,刮去白膜,用开水稍稍烫一下。姜、蒜拍

破,葱切段,糯米淘洗干净。把诸药与糯米、花椒、白胡椒同装纱布袋内,扎口,放入猪肚内。把猪肚放置在一个大盘内,加适量奶油、料酒、盐、姜、葱、蒜,上屉用旺火蒸 2 小时,至猪肚烂熟时取出。待稍凉后,取出纱布袋解开,取出人参、杏仁、红枣,余物取出弃去不用,只剩糯米饭。把红枣放入小碗内,并将猪肚切成薄片放在红枣上,然后人参再放置在猪肚上。把盘内原汤与人参汤倒入锅内,待沸,调入味精。

(4)用法:饮汤,食猪肚与糯米饭。每日 1 剂,分次食用。每周 1~2 剂,长期食用效佳。

(5)功效:益气健脾,滋养补虚。

(6)适应人群:适用于脾胃虚弱,食欲缺乏,便溏,气短乏力,头晕眼花及浮肿诸证。

(7)使用注意:本方适用于慢性疾病的恢复与调养,尤其对脾胃虚弱者的调补最为适宜,各种急性病发作期均不宜应用。

(8)附方

1)莲子猪肚(《医学发明》):猪肚 1 个,莲子肉(去心)90g,调料适量。将猪肚剖开、洗净,装入莲子肉(洗净),用线缝合,放盆内,隔水炖熟;取出,切细丝,与莲子肉同放盘内,加麻油、姜、葱、蒜、盐等并拌匀。佐餐食用,适量。功能健脾益气,补虚养胃,利水消肿,固肾涩精。适用于脾胃气虚所致的神疲乏力,少气懒言,食欲缺乏,腹胀,便溏或腹泻,浮肿,或形体消瘦;肾气虚所致的遗精等症。

2)胡椒猪肚(《一百天学中医食疗》):猪肚 1 具,白胡椒 15g,调料适量。将猪肚剖开、洗净,胡椒打碎放入猪肚内,用线缝合,放锅内,加清水,慢火煨至烂熟,出锅、切片,回锅煮沸片刻,加入调料。食猪肚片、喝汤,佐餐食用,适量。功能健脾益气,温胃散寒止痛。适用于脾胃虚弱、寒客胃脘所致的胃脘隐痛、冷痛,食欲减退,神疲乏力,面色不华,手足不温等。

3. 人参莲肉汤

(1)来源:《经验良方全集》。

(2)组成:白人参 10g,莲子 15 枚,冰糖 30g。

(3)制作:将白人参与去心莲子肉放碗内,加水适量浸泡至透,再加入冰糖,置蒸锅内隔水蒸炖 1 小时左右,人参可连用 3 次,第 3 次可连同人参一起吃完。

(4)用法:温食。

(5)功效:补气益脾,养心固肾。

(6)适应人群:适用于体虚气弱,神疲乏力,自汗脉虚;脾虚食少,大便泄泻;心悸失眠,或夜寐多梦;肾虚遗精、滑精及妇女崩漏,白带过多等。

(7)使用注意:脾虚气滞或湿阻、食积所致的胸闷腹胀、食欲缺乏、舌苔厚腻的患者不宜服用;不可同时服食萝卜及茶叶;大便燥结者不宜服用。

4. 生脉饮

(1)来源:《千金要方》。

(2)组成:人参 10g,麦冬 15g,五味子 10g。

(3)制作:水煎,取汁。

(4)用法:不拘时温服。

(5)功效:益气生津,敛阴止汗。

(6)适应人群:适用于体倦乏力,气短懒言,汗多神疲,咽干口渴,舌干红少苔,脉虚数;或久咳气弱,口渴自汗等。

(7)使用注意:外邪未解,或暑病热盛,气阴未伤者,不宜用本方。

(辛 宝)

参 考 文 献

[1] 周俭 . 中医营养学 [M]. 北京 : 中国中医药出版社 ,2012.

[2] 施洪飞 ,方泓 . 中医食疗学 [M]. 10 版 . 北京 : 中国中医药出版社 ,2016.

［3］朱文锋.中医诊断学 [M].北京：中国中医药出版社，2002.

［4］张廷模.临床中药学 [M].上海：上海科学技术出版社，2006.

［5］郭永洁.中医食养与食疗 [M].上海：上海科学技术出版社，2004.

［6］党毅.中医营养食疗学 [M].北京：科学出版社，1996.

［7］倪世美.中医食疗学 [M].北京：中国中医药出版社，2004.

［8］杨永良，张正浩.中医食疗学 [M].2 版.北京：中国医药科技出版社，1998.

第十八章

其他疾病

第一节 烧伤患者的营养治疗

一、烧伤后代谢特点及生理和病理变化

烧伤（burn）是机体遭受热力、电、化学物质、放射线等所导致的组织损伤。严重的烧伤可造成机体严重的应激反应，患者除了一般创伤的变化外，由于其皮肤屏障的破坏，大量烧伤坏死组织的存在，开放的创面大量丢失水分、电解质、蛋白质和微量营养素，大量能量消耗，各脏器功能受损，从而引起强烈的应激调节反应，具有一定的特殊性。与其他任何严重创伤一样，烧伤患者可因休克、急性呼吸窘迫综合征、脓毒症和多器官功能衰竭等原因导致死亡。

严重烧伤患者在碳水化合物、蛋白质、脂肪以及水盐代谢方面都出现一系列复杂的变化。一方面组织加剧分解，蛋白质严重丢失，代谢率增高，发生负氮平衡；另一方面修复创伤所需的营养物质增加。这些变化是烧伤后机体反应中的一部分，其发生与各种内分泌因素及神经活动有密切关系，它与患者的营养状况，创面愈合时间及预后都有重要关系，因此，研究烧伤后的代谢反应与营养支持对临床诊断及治疗均有重要意义。

（一）烧伤后的代谢特点

烧伤后机体随病程产生一系列改变，其代谢变化可归结为 3 期：

1. **衰退期（ebb phase）** 即短时间的基础代谢率下降，持续时间从伤后数小时至数天，相当于临床休克期。

2. **代谢旺盛期（catabolic phase）** 即衰退期后随之出现的长时间的高代谢反应，分解代谢增强，此期随烧伤的严重程度不同，自伤后 2~3 天开始可持续数周甚至数个月，相当于烧伤感染期。

3. **合成代谢期（anabolic phase）** 这时创面大部分愈合，机体逐渐进入合成代谢，相当于临床康复期。各期的持续时间及改变程度与烧伤面积和深度有密切关系。

烧伤患者组织损伤较重，代谢率增加，且分解代谢率与合成代谢率均增高，但分解代谢率增高大于合成代谢率，称之为高代谢状态。患者伴有能量严重消耗及蛋白质大量丢失。正常人平均基础产能量为 40kcal/m²，24 小时总产能量为 960kcal/m²，而严重烧伤患者在休克期代谢产能量可达 120~140kcal/(h·m²)，24 小时达 3 400kcal/(h·m²)。如体表面积按 1.7m² 计算，则每日消耗能量高达 6 000kcal。

能量消耗在烧伤早期最多，且随烧伤面积和深度而增加（表 18-1）。严重患者代谢率可增加 50%~100%，有人认为烧伤面积超过 50% 和 50% 的代谢改变相似，推测烧伤面积达到 50% 时，此时机体的反应能力已经达到极限，所以代谢率不再增高。代谢率变化也与烧伤病程有关，一般伤后 6~10 天

达高峰,之后随创面逐渐修复,感染被控制,患者康复而逐渐下降。

表 18-1　烧伤面积和代谢率增高的关系

	烧伤面积 /%					
	10	20	30	40	50	60
代谢率增高 /%	28	54	70	85	93	98

研究发现,在代谢旺盛阶段存在 4 个特点:

首先是过度产热,研究证明产生的能量 80% 来自脂肪组织,15%~20% 来自蛋白质。

其次是氧消耗量增加。一般创伤时,氧消耗量增加最多比正常高出 30%~40%。而严重烧伤时,氧消耗量可增加到 100% 以上。

第 3 个特点是通过体表丢失的水分增加,由于正常皮肤含有六己烷可溶性脂类,可防止水分丢失;烧伤可以破坏这一脂层,通过体表丢失的水分至少比正常皮肤快 3~4 倍。大面积烧伤早期不显性失水可达 150~300ml/(h·m²),当皮肤温度在 32℃时每蒸发 1L 水需消耗 580kcal 能量才能保持体温不下降。烧伤病患者每小时蒸发丢失水分计算公式为:烧伤病患者每小时蒸发丢失水分(ml)=(25+ 体表烧伤面积 %)× 体表面积(m²)

第四个特点是体温调定点增高,比正常人高 1~2℃,体内皮肤传导常数比正常人高 2 倍,在较冷环境下体内皮肤绝缘性差,比正常人蒸发散热多。

(二) 烧伤后激素对代谢的作用

烧伤可引发一系列神经 - 激素反应,包括兴奋交感神经系统,刺激下丘脑 - 垂体 - 肾上腺轴,引起一系列具有特征的应激反应,临床表现为心动过速、呼吸急促、高血糖、体内脂肪动员、骨骼肌蛋白质分解等。

烧伤后因应激反应而产生的炎症介质可分为 3 大类:激素、细胞因子和脂质介质。应激反应发生时,常同时引发大量炎症介质释放,各种介质常相互作用。细胞因子或脂质介质可能是激素变化的启动因子。

目前认为,严重创伤后激素间复杂的相互作用基本上包括如下几方面:

1. 儿茶酚胺排出增加,抑制胰岛素分泌和对周围组织的作用,刺激胰高血糖素(glucagon),刺激垂体分泌 ACTH。

2. 对垂体和肾上腺的刺激,增加皮质类固醇的分泌,也抑制胰岛素的作用,同时产生醛固酮。

3. 对神经垂体的刺激,产生抗利尿作用和造成水潴留。

其中作用最显著的是儿茶酚胺和肾上腺素分泌增加。烧伤早期,肾上腺皮质立即被腺垂体释放的促肾上腺皮质激素生成糖皮质激素,人类糖皮质激素中活性最高的是皮质醇,尿中游离皮质醇的测定是肾上腺皮质活动的可靠指标。在严重烧伤后皮质醇的分泌速率可加快 10 倍,并保持高浓度数日,随伤情程度和并发症而变化。皮质醇主要引起蛋白水解,增加氨基酸释放和抑制氨基酸合成蛋白,并促进氨基酸在肝内合成葡萄糖。烧伤早期 α 肾上腺素能受体兴奋,从而胰岛素的释放受抑制。出现血糖升高(除此之外还有糖异生作用)和尿糖增加,此时葡萄糖对胰岛素的反应下降,除糖耐量减低外,往往空腹血糖也升高,对胰岛素产生耐受性,这和伤情有紧密关系。烧伤后常发生应激性糖尿病,血糖可高达 800~1 000mg/L,一般发生在大面积烧伤后 1 周左右,同时伴尿糖增高,多尿,脱水,氮质血症,神志昏迷等。

在烧伤高代谢期,α 肾上腺素能受体效应占优势的早期被 β 肾上腺素能受体效应所取代。此期主要特征是氧耗和产热增加,负氮平衡和体重下降,似乎直接由儿茶酚胺和胰高血糖素支配。甲状腺激素分泌增加并参与蛋白质分解代谢,脂肪氧化和能量消耗,切实的作用尚难以确定。神经垂体在应激情况下分泌抗利尿激素,通过对肾小球滤过率的作用抑制溶质丢失,达到保持水分、维持体液的功能。生长激素对于创伤后代谢变化有重要作用。烧伤后血中胰岛素样生长因子(insulin-like growth factor- I ,

IGF-Ⅰ)浓度和活性降低,研究证明外源性给予生长激素有助于减少尿素氮排出,增加蛋白质周转率,同时 IGF-Ⅰ升高。

(三)烧伤后碳水化合物代谢的改变

烧伤后高血糖发生率较高。碳水化合物代谢紊乱是全身代谢反应中很重要的一环,因为蛋白质和脂肪代谢的变化都与碳水化合物代谢改变有直接关系。

1. 早期的高血糖症 研究表明,烧伤导致应激反应后,一方面糖原分解加速,肝脏生成葡萄糖增加;另一方面组织对葡萄糖的利用率相对下降,促使患者血糖迅速升高,有时能维持很长一段时间。血糖升高的程度与烧伤严重程度有密切关系,烧伤面积>30% 的患者伤后几小时内即可出现明显血糖升高。

烧伤后高血糖改变主要与肾上腺素、肾上腺皮质激素、胰高血糖素分泌有关。严重烧伤患者在伤后早期首先出现的是血浆肾上腺皮质激素浓度的快速升高,其后血浆胰高血糖素浓度升高。儿茶酚胺,特别是肾上腺素分泌的增加,促使肝糖原被转化为葡萄糖进入血液循环;同时,肌肉内的糖原通过无氧酵解分解以乳酸形式进入血液,因而出现乳酸血症,乳酸再进入肝脏形成葡萄糖后进入到血液循环。许多患者烧伤后都出现了不同程度的糖耐量减低,这种现象与肝内和细胞内出现胰岛素抵抗有关。烧伤后机体组织对胰岛素的反应性降低,使胰岛素不能发挥正常的刺激组织摄取和利用葡萄糖的作用,称为胰岛素抵抗,此时胰岛素和高血糖抑制肝脏生成葡萄糖的作用明显降低。另外胰岛 B 细胞的 α 受体受到儿茶酚胺的刺激后可以抑制胰岛素的分泌,血糖升高时胰岛素的分泌不能相应增加,造成胰岛素相对不足从而使细胞对葡萄糖的利用率下降,血糖难以下降。再者交感神经和儿茶酚胺均可刺激胰腺分泌胰高血糖素,促使高血糖症形成。

2. 烧伤后的糖异生 烧伤后糖异生的增强主要是由于儿茶酚胺、肾上腺皮质激素、胰高血糖素等的释放增加以及胰岛素抵抗和造成胰岛素相对不足引起。糖异生的原料来源于通过蛋白质分解而形成的氨基酸。肝生成葡萄糖增加可能来源于氨基酸糖异生,尤其是丙氨酸被认为是葡萄糖的主要来源(可占 50%),它主要是通过丙氨酸 - 葡萄糖循环合成葡萄糖,肌肉释放的丙氨酸在肝脏转化为葡萄糖入血,被肌肉摄取利用形成丙酮酸又合成丙氨酸。其次是脂肪通过形成甘油再转化为葡萄糖。正常情况下,糖异生作用受血糖水平的调节和内分泌激素的影响,在严重烧伤时肾上腺皮质激素增加导致蛋白质分解,抑制氨基酸再形成蛋白质,血中氨基酸增加会加速肝内葡萄糖的合成。胰高血糖素分泌增加动员肝内糖原分解,有人发现用生长抑素抑制胰高血糖素后,葡萄糖的生成明显下降,推测皮质醇也可能是通过加强和延长胰高血糖素的作用而促使葡萄糖的生成。

可以认为,烧伤后由于激素平衡失调,分解代谢激素分泌增强,合成代谢激素分泌相对不足,组织产生胰岛素抵抗,从而导致糖原分解增加,糖异生增强,组织利用糖的能力降低,最终引起血糖增高。

(四)烧伤后脂肪代谢

脂肪组织占体重的 5%~25%,贮存的能量大于碳水化合物和可动用的蛋白质。在正常的情况下身体贮存的葡萄糖或糖原为量甚少,只能维持 12 小时。虽然蛋白质含较多的潜在能量,但只能相对利用,每日只能分解 1kg 肌肉或其他蛋白组织,提供 30g 氮。因此,当机体摄入葡萄糖不足或不能被利用时,身体要靠脂肪来提供大部分能量,如摄入不够则要动员体内的脂肪组织。此时,储存于脂肪组织中的甘油三酯通过水解被利用,产生的游离脂肪酸进入血液与白蛋白结合后进入代谢供机体利用,当血游离脂肪酸超过机体需要时,又重新进入肝脏,肝脏对游离脂肪酸有两条代谢路径,一是转化为甘油三酯或磷脂,甘油三酯以极低密度脂蛋白形式进入血液,回到脂肪组织中存储备用;二是通过形成脂肪酸 - 肉碱复合体进入线粒体,进行 β 氧化产生能量及乙酰辅酶 A,进一步代谢形成酮体。脂肪分解为脂肪酸和甘油的过程称为脂解作用,正常人脂解作用和脂化作用在脂肪组织中保持平衡,烧伤后这种平衡被破坏,脂肪分解加速,严重时每日丢失脂肪可达 600g 以上。

烧伤患者伤后血浆脂肪酸浓度大多都有升高。脂肪酸的生成速度受多种激素的调节,肾上腺素、儿茶酚胺、甲状腺素、胰高血糖素和糖皮质激素均可促进甘油三酯分解为甘油及脂肪酸,而胰岛素、前列腺素和三羧酸循环中的葡萄糖、乳酸、丙酮酸则能抑制脂解,烧伤后游离脂肪酸的血浆浓度增高,主要是由于肾上腺素、胰高血糖素增高,胰岛素活性受抑制,造成存储的脂肪分解利用增加所致;其次,也与血浆中的甘油三酯水解及白蛋白减少限制了脂肪酸转运有关。

肉碱能促进脂肪酸进入线粒体进行氧化,但烧伤患者从创面渗出液和尿液中丢失较多且补充不足,因此烧伤后肉碱缺乏,长链脂肪酸氧化障碍,易造成甘油三酯在肝脏和其他组织的沉积,可引起肝脂肪变性,增加心肌纤维、肾小管细胞内的脂含量,如大面积严重烧伤这种过程持续时间长、变化程度重,可以导致心肌纤维坏死而造成损害。

烧伤后代谢旺盛期,脂类成为体内主要能量来源,这时体内产生能量的80%来自脂类氧化。临床观察到烧伤患者很少发生酮血症和酮尿症,表明脂类的氧化过程并未受损。

(五) 蛋白质代谢的改变

研究早已明确创伤后患者尿素氮含量增加,这种反应与创伤严重程度成正比(表18-2)。正常人每天尿液及粪便中排出的氮量与摄取的氮量相等,其范围大约不超过12g,烧伤后第2天即可检测到尿素氮排出量增多,可持续数日甚至数周,尿素氮量与烧伤面积和深度有关,轻至中度烧伤丢失10~20g/d,严重烧伤可达28~45g/d。研究发现中度烧伤患者的分解代谢期可持续30天,甚至伤后40~60天仍为负氮平衡,同时伴有钾、硫、磷、钙、镁、锌丢失,体重减轻,创面愈合迟缓。烧伤面积超过40%的患者,2个月体重将丢失22%。如体重丢失40%~50%即有生命危险。

表 18-2　烧伤对氮丢失的影响

创伤种类	负氮平衡		分解代谢期 /d
	总量 /g	平均每日量 /g	
烧伤	200	4.5	44

烧伤后蛋白质分解代谢和合成代谢的速度均加快,但分解代谢速度超过了合成速度,因此造成了负氮平衡。分解代谢反应涉及全身各组织器官,但各种组织中蛋白质的分解代谢并不完全均衡,主要是肌肉组织中的蛋白质被分解,其次健存的皮肤、血管、肺、内脏平滑肌也是重要来源,而重要器官如心脏,肝则维持蛋白质的含量。

烧伤患者创面渗出液是丢失氮的肾外因素,成人大约每1%面积第1周丢失氮0.2g/d,深度烧伤面积达全身体表1/3的患者,创面渗出液丢失的氮量占总丢失量的10%~20%,大面积深度烧伤患者创面丢失氮可达总量的20%~30%。

烧伤后蛋白质分解代谢增强的原因主要是激素的变化。在创伤、手术、感染的刺激下,皮质醇、儿茶酚胺增加,可加速蛋白质分解、氨基酸释放,而且抑制再形成蛋白质,并促进氨基酸在肝内形成葡萄糖;儿茶酚胺和胰高血糖素加速肝内葡萄糖合成;伤后胰岛素相对不足,造成其抑制葡萄糖合成,抑制细胞内蛋白质分解及促进蛋白质合成的作用减弱。其次,烧伤后患者摄入不足及长期卧床肌肉失用性萎缩,也是造成分解代谢增强的重要原因。

肌肉组织蛋白质加速分解释放氨基酸,可用于氧化供能,合成葡萄糖,满足脑组织等生命必需的生理活动,供肝脏合成急性期蛋白反应物,如血浆蛋白质成分。在这个过程中,机体调用骨骼肌等蛋白质储备,将其用于合成供创伤修复使用的蛋白质、氨基酸、葡萄糖和免疫物质。

近年来,关于烧伤后氨基酸代谢的研究正在不断深入,但报道不一。烧伤后应激反应严重,应激变化程度与预后密切相关,因此血浆氨基酸谱的变化与伤后检测时间有很大关系。一般认为表现为血浆浓度降低的有甘氨酸、脯氨酸、苏氨酸、丝氨酸、精氨酸、谷氨酰胺等,表现为浓度升高的主要有苯丙氨酸、谷氨酸、亮氨酸,关于其他氨基酸的报道较有分歧。临床用于治疗患者的氨基酸中,研究报道较多的有谷氨酰胺、精氨酸、支链氨基酸(BCAA)、鸟氨酸 α- 酮戊二酸盐(OKG)等。

谷氨酰胺是人体内含量最丰富的氨基酸,约占游离氨基酸池的50%,正常血浆浓度为600~680μmol/L,细胞内浓度是细胞外浓度的30倍。因机体可以自身合成谷氨酰胺,所以属于非必需氨基酸。但在创伤、烧伤、感染等造成的应激反应下,体内的谷氨酰胺耗竭,自身合成不能满足代谢需要,必须外源补充,故称之为条件必需氨基酸,为生理性无毒性氮运输载体,参与人体的多种重要代谢,对维持人体的正常生理功能起着非常重要的作用。谷氨酰胺是应激状态下小肠黏膜的唯一能量来源,对维持肠黏膜完整性和预防肠源性感染有重要意义。北京协和医院研究发现,严重烧伤患者休克期经肠道补充谷氨酰胺可支持血浆谷氨酰胺浓度,有助于改善肠黏膜通透性,保护肠黏膜屏障,改善氮平衡,有助于缩短创面愈合时间,缩短病程。据 Wilmore 报道,对临床严重烧伤患者使用谷氨酰胺可以支持血浆谷氨酰胺浓度,保护肠黏膜的结构和功能,建议用量为 25~35g/d,国内有报道用量为 0.3~0.5g/(kg·d),目前已生产出静脉及口服的谷氨酰胺双肽制剂,但有关临床应用时补充途径、剂量及时机仍需进一步研究探讨。

精氨酸也是一种条件必需氨基酸,是合成蛋白质的重要物质,能直接作用于淋巴细胞,对细胞免疫调节有重要作用。在正常成年机体并不居主要地位,但在创伤或感染的情况下,机体对精氨酸需要量明显增加,必须提供足够的外源补充才能满足机体修复创伤和抗感染的需要。临床患者剂量尚不明确,Satio 报道营养液中精氨酸用量占总能量的 2% 进行喂养,有明显的改善代谢和免疫效应,能降低死亡率;国内报道补充精氨酸占总能量的 2% 时,可以改善烧伤患者的免疫功能。

有人主张补充支链氨基酸给应激患者可做能源使用,有利于减少蛋白分解,促进蛋白质合成,也有资料证明尽管支链氨基酸烧伤后血浆水平下降,但外源性补充无明显效果。具体用量尚需探索。

鸟氨酸 α- 酮戊二酸盐的作用机制目前无统一定论,一般认为 OKG 可抵抗分解代谢,改善和纠正负氮平衡,能提高血浆前白蛋白和视黄醇结合蛋白的水平,成人用量为 10g/d。

(六)无机盐代谢和微量元素

烧伤后高代谢常伴有维生素和矿物质的大量消耗,烧伤患者对二者的需要比正常人大。国内学者报道烧伤面积和深度越大,血清微量元素值下降越显著,在 1 周内较明显。水疱液中锌、铜、铁、镁含量接近血清浓度,因此对严重烧伤患者尤其不能进食的患者应注意加以补充。

1. **钠** 烧伤后可能出现肾钠潴留,当病情好转时可出现钠利尿,即"钠潴留"和"钠利尿"现象。这个过程受伤情和合并症的影响。如果能量摄入不足,细胞内钠浓度将增高。研究显示,烧伤患者每日摄入少于 1 000kcal,持续 8~9 天及以上时,细胞内钠浓度明显增高。

2. **水** 伤后患者排出水负荷量的能力明显不足。有时患者表现低钠血症,往往是给予过多的低渗溶液引起的。

3. **钾** 钾离子存在于细胞内。烧伤后组织受到破坏,钾离子从细胞内释出,从尿和创面丢失较多,常出现早期高钾血症,后期低钾血症。随着创面的修复,蛋白质合成的增加,钾的需要量也相应地增加,治疗中必须注意。

4. **锌** 烧伤后血清锌含量下降,主要原因是从创面渗出液丢失,渗出液的锌含量是血浆的 2~4 倍,血浆中许多锌与白蛋白结合在一起,蛋白丢失也带走了锌离子;其次烧伤者尿中锌的排出量显著增加,达正常人的 5~10 倍,可持续 2 个月之久,低锌血症将影响创面愈合。

5. **铜** 正常情况下人体吸收的铜存储在肝脏最多,铜进入血液后与白蛋白结合形成铜蓝蛋白。铜的排泄主要通过胆道,少量由尿液排出。烧伤后血清铜、铜蓝蛋白水平下降,下降程度与烧伤严重程度成正比。其原因与输液造成的体液稀释、创面渗出及补充减少有关。

6. **铁** 烧伤后血清铁降低,主要原因是与摄入不足及手术切痂造成的出血有关,在严重病例缺铁存在于整个病程中,铁的需要量为 1μmol/L,注意临床治疗的补充。

7. **其他离子** 磷代谢常与氮代谢相平衡而出现负平衡,低磷对组织氧化、白细胞吞噬功能和细胞 ATP 的消耗具有不良作用。血清钙虽能维持正常低限,但尿钙排出仍增多,伤后 2 周达高峰。最近发现,血清钙等升高,而降钙素分泌受儿茶酚胺和肾上腺素的促进,也可能与血磷降低有关。镁的变化和锌也相似,如长期得不到补充可发生缺乏,近年有报道烧伤后铬含量也有下降,与尿铬排出量增加有关,铬缺乏将影响葡萄糖和脂肪代谢。

烧伤患者的微量元素每日供给量参见表 18-3。

表 18-3　烧伤患者的微量元素每日供给量

微量元素	膳食供给量 /mg	完全静脉营养供给量 /mg
铁（Fe）	12（男）/18（女）	1
锌（Zn）	15	10
铜（Cu）	2~3	2
锰（Mn）	2.5~5.0	5.0
铬（Cr）	0.05~0.20	0.20
碘（I）	0.15	0.50
硒（Se）	0.05~0.20	0.12
钴（Co）		0.05

8. 维生素　维生素是许多酶的辅酶,烧伤后同样也从创面和尿液中丢失,烧伤患者的血清或血浆中维生素 A、维生素 B_1、维生素 B_2、维生素 B_6、维生素 B_{12}、维生素 C、生物素、叶酸、烟酸含量均降低。近年来发现维生素 A 有增加纤维细胞增生和肉芽组织羟脯氨酸含量的作用,能加速创面愈合。维生素 E 则能防止烧伤后脑和肝组织中脂肪氧化物升高和磷脂含量降低,防止红细胞破裂而引起溶血性贫血,维生素 E 有抗氧化作用,因此对减少创面愈合后的瘢痕形成有作用。维生素 C 参与羟化作用,使脯氨酸转化成羟脯氨酸,参与胶原合成,有助于创面愈合。维生素 B_1 参与糖代谢,与神经传导功能有关,缺乏会出现周围神经系统症状。维生素 B_6 能加强心肌琥珀酸脱氢酶和磷脂酶的活力,改善中枢和心肌的耐缺氧能力,是营养治疗的重要物质。叶酸和维生素 B_{12} 可以促进红细胞、白细胞和血小板的合成,对造血功能有明显促进作用。烟酸有助于减轻烧伤患者血容量丢失和水肿发生。烧伤患者维生素每日需要量参见表 18-4。

表 18-4　维生素每日需要量

维生素	正常膳食需要量	烧伤后需要量	主要功能
视黄醇当量 /μg	800	7 680	促进表皮生长和创面愈合
维生素 D/μg	5~10	5~10	钙、磷正常代谢必需
维生素 E/mgα-TE	10~12	200	抗氧化,防止烧伤瘢痕形成,缺乏可引起溶血性贫血,核酸代谢紊乱,影响胶原代谢
维生素 K/mg		1	合成多种凝血因子
维生素 B_1/mg	1.5（男）,1.4（女）	60~90	参与糖代谢,缺乏则影响氮平衡,使机体合成脂肪能力降低
维生素 B_2/mg	1.5（男）,1.4（女）	30~60	是许多重要辅酶组成部分,促进创面愈合
维生素 B_6/mg	2.2（男）,2.0（女）	10	参与氨基酸和不饱和脂肪酸代谢,止吐
烟酸 /mg	15（男）,14（女）	100	减少血容量丢失及水肿
泛酸 /mg	5~10	20	辅酶的组成部分,参与代谢过程中的酰化作用
叶酸 /μg	400	1 500	与核酸和血红蛋白的生物合成有密切关系
维生素 B_{12}/mg	3	400	促进核酸与蛋白质的合成,促进红细胞的成熟
维生素 C/mg	60	600~2 000	促进创面愈合,增强抗感染能力

二、烧伤患者的营养支持

严重烧伤患者由于伤后发生应激反应,内分泌调节紊乱,创面难以在短时间内愈合,出现高代谢反应,长期持续分解代谢,易导致营养障碍。Wilmore 认为,正常人体由脂肪组织、细胞外液、体细胞(富含蛋白质的功能活跃的组织和细胞内液)3 种独特的成分组成。烧伤后由于发生分解代谢反应,导致体重下降,体内脂肪和细胞减少。蛋白质为应激反应时提供高效的能源储备,它与脂肪不同的是,蛋白质不是简单的能量储存,而是以功能和结构组织的形式存在于人体,蛋白质的丢失常伴随功能的下降。烧伤后营养障碍主要表现为:低蛋白血症、贫血、电解质紊乱、维生素缺乏和免疫功能低下,临床可观察到消瘦、体重下降、创面愈合迟延、抗感染能力差。

造成烧伤患者营养障碍的主要原因包括:①代谢率增高,分解代谢旺盛。②创面大量渗出,随渗出液丢失大量蛋白质、无机盐、维生素。③消化功能紊乱,患者食欲减退,营养吸收和补充困难。④组织修复的需要量增加。

一般而言,烧伤愈严重,发生营养障碍的可能性越大,而且营养不良程度越严重。如果不能及时补充所需的营养物质,将严重影响患者的预后。因此,烧伤患者的营养治疗是烧伤综合治疗中的重要环节之一。

(一)烧伤患者的营养评估

参见表 18-5。

表 18-5　成年烧伤患者营养不良程度估计指标

监测指标	标准值	正常	轻度营养不良	中度营养不良	重度营养不良
标准体重 /%	100	>90	80~90	60~80	<60
血清白蛋白 /(g·L^{-1})	45	35~45	30~35	25~30	<25
血清转铁蛋白 /(g·L^{-1})	2.5~3.0	>2.0	1.5~2.0	1.0~1.5	<1.0
前白蛋白 /(mg·L^{-1})	150~300	>150	100~150	50~100	<50
氮平衡 /(g 氮·24h^{-1})	±1	±1	−10~−5	−15~−10	<−15

(二)烧伤患者营养需要

根据烧伤的面积、深度,有无复合伤,体重变化,氮平衡和伤前的营养状况来确定营养需要量。测量体重的改变是简单而实际的指标。烧伤患者尿排出氮增高,一般来讲与烧伤面积和深度成正比,每次手术切痂植皮或合并感染时尿素氮排出量均有显著增加。资料显示严重感染时每日排出尿素氮可高达 40~62.5g,而且持续时间长达数周,组织消耗极大,体重可下降 20%~30%。伤后首先消耗体内不稳定的蛋白质和脂肪,此后动用组织蛋白供给能量,严重影响组织修复。

1. 能量的需要　烧伤后由于高代谢反应,患者能量需要量增大,正常成人能量消耗主要包括基础代谢、身体活动、食物热效应 3 方面(婴幼儿、儿童及青少年还包括生长发育的能量消耗),目前估算烧伤患者能量需要量的公式不尽统一,北京协和医院通过临床病例分析,认为烧伤面积 50% 以上的成年人补充能量 40~60kcal/(kg·d),8 岁以下儿童为 150kcal/(kg·d)。

Harrison 等的研究结果认为,烧伤面积 40%,每日供给 3 000kcal 能达到热平衡。

Curreri 提出烧伤面积在 20% 以上的成人能量补充公式,其中面积大于 50% 的按 50% 计算。

能量需要量(kcal)=25× 体重(kg)+40× 烧伤面积 %。

8 岁以下儿童能量需要量(kcal)=60× 体重(kg)+35× 烧伤面积。

2. 蛋白质的需要　成人每日需摄入蛋白质 1g/kg,在儿童生长期,妇女妊娠期和创面愈合期,由于组织的修复,还需要增加供给量。大面积烧伤后,分解代谢亢进,蛋白丢失严重,出现负氮平衡。研究资料表明,如果给予患者足够的能量、蛋白质和其他必需营养成分,体内蛋白质的加速性净分解过程可以减慢,一般认为通过静脉途径供给营养物质可以防止体内蛋白质的丢失。然而,对人体组分的系列测定和底物-流动的研究证明,在分解代谢期维持或增加体内蛋白质的含量是极为困难的,Wilmore认为强化营养支持并不能阻止严重分解代谢时体内蛋白的大量丢失。有一些学者认为大面积烧伤患者接受高蛋白饮食可以改善氮平衡,但不能增加净蛋白合成率。多数资料显示,在应激状态下高蛋白营养不能增加净蛋白合成率,但可加速总体蛋白质流量,促进机体蛋白质更新。

通过试验表明:烧伤患者不同时期氨基酸缺乏的程度不同,早期血清中丙氨酸和蛋氨酸缺乏,以后组氨酸、酪氨酸、甘氨酸、胱氨酸缺乏,苏氨酸、谷氨酰胺也特别少,谷氨酸在结合和消除体内形成氨方面起着重要作用,可使呼吸酶氧化,促进组织氧化过程,增强氧化不全代谢产物进入三羧酸循环,服用谷氨酸后可使大多数氨基酸恢复,加速上皮生长。最近认为,高浓度的支链氨基酸溶液使用可改善能量供应不足,明显改善机体对氨基酸的利用,促进蛋白合成,防止并减轻分解代谢反应,改善氮平衡,有利于营养支持及免疫功能恢复。但许多报道证明,过多地强调某一营养成分摄入也是无益的。

在临床上要根据蛋白质的丢失程度适当补充。

Sutherland提出烧伤后的蛋白需要量

成人 =1g× 千克体重 +3g× 烧伤面积 %

儿童 =3g× 千克体重 +1g× 烧伤面积 %

补充蛋白质的同时应补充非蛋白(脂肪、糖)能量,以免蛋白质作为能量被消耗。一般非蛋白能量和氮的比例约为 150kcal:1g,严重烧伤患者可以 100kcal:1g。

3. 脂肪的需要　补充脂肪也为患者提供了一种重要的能源物质,可以减少体内蛋白质的消耗,同时补充了脂溶性维生素,防止必需脂肪酸的缺乏。必需脂肪酸缺乏将严重影响机体的生理功能,如花生四烯酸是合成前列腺素的物质,前列腺素不足会引起前列腺素调节功能性紊乱。此外,必需脂肪酸的不足会引起皮炎、细胞膜组成的改变、血小板功能障碍、贫血等。通常脂肪需要是成人 2g/(kg·d),在重度烧伤时需要量增至 3~4g/(kg·d)。

4. 微量元素的需要　在严重应激条件下,分解代谢和长期利用内源性组织满足需要,造成微量元素丢失,主要有钠、钾、镁、铁、锰、锌、铜、铬、磷、氯、碘、钴等,任何一种缺乏都会影响机体功能。烧伤患者的钠、钾、磷需要量比正常人高,尤其组织恢复时需要钾离子更多,钾离子的补充有利于氮的利用。钙为 0.25mEq/(kg·d),镁 0.35mEq/(kg·d),锌 4~6mg/d。

5. 维生素的需要量　维生素是人体不可缺少的,维生素 A、维生素 B、维生素 C 缺少均可延缓创面愈合,在应激时人体的需要量应增加,水溶性维生素可比正常高 5~10 倍(表 18-6)。

表 18-6　不同烧伤面积患者的主要维生素需要量

烧伤面积	维生素 A/μgRE	维生素 B_1/mg	维生素 B_2/mg	维生素 B_6/mg	维生素 C/mg
<30%	10	30	20	2	300
30%~50%	20	60	40	4	600
>50%	30	90	60	6	900

(三)营养支持治疗原则

中至重度烧伤均应根据病情制订营养治疗计划,通过胃肠道或静脉补充所需营养物质。注意补充时各营养素相互之间比例要合适,总量要足够患者所需但不能超量,适当补充维生素和微量元素。

1. 根据临床病程的不同调整营养方式

(1)休克期:烧伤后 1~2 天,患者应激反应严重,此时以静脉补液纠正休克治疗为主。应特别注意休克期喂养,因休克期胃肠蠕动减弱,贲门松弛,胃肠功能受到抑制,此时不宜经胃肠道供应过多饮食,特别要限制患者的饮水量,防止大量饮水造成呕吐或急性胃扩张,可以置"鼻-空肠导管"经肠内营养泵控制,持续给予少量肠内营养制剂以保护胃肠结构和功能。

(2)感染期:休克期过后,患者进入代谢旺盛期,此时创面坏死组织逐渐脱痂,易发生创面感染,严重时可出现全身感染。患者需补充大量营养物质,此期通过营养治疗主要是改善高代谢状态,缩短高代谢反应期,改善负氮平衡,促进创面修复。休克期过后多数患者胃肠道功能逐渐恢复,但不能承受突然大剂量的营养供给,因此早期应以静脉营养为主要方式,从胃肠道补充营养制剂应逐渐增加用量,大约1周后,胃肠功能基本康复,可以减少静脉营养,过渡到完全胃肠营养。如口服有困难,可置鼻-胃管,鼻-空肠导管给予肠内营养液。如患者有严重消化道功能紊乱,且周围静脉不能利用,可以考虑中心静脉插管进行营养支持。

(3)康复期:这个时期患者创面大部分愈合,全身情况逐渐好转,应注意继续营养支持,促进患者痊愈。应以胃肠道营养为主,给予高蛋白、高能量、富含维生素的膳食。

2. **强化给予特殊物质**　近年来有些研究显示,一些特殊的物质有助于改善烧伤后的高代谢反应,改善负氮平衡,如生长激素、精氨酸、支链氨基酸、鸟氨酸α-酮戊二酸盐等。国外研究资料证明,在大面积烧伤中用低剂量的生长激素(growth hormone,GH)0.03~0.06mg/(kg·d)治疗,GH除了降低血尿素氮外,对氮平衡、体重丢失都无影响,而用0.2mg/(kg·d)GH治疗时,患者的供皮区愈合时间及总住院时间都显著减少;北京协和医院对24例严重烧伤患者应用谷氨酰胺0.3~0.5g/(kg·d)后,可观察到改善肠黏膜通透性的作用,但具体临床应用剂量及方法尚需进一步探索。

(四)营养支持途径选择

严重烧伤后的营养支持方式有肠内和肠外(静脉)营养两种途径,因多数烧伤患者胃肠道功能尚好,一般以肠内营养为主,肠外营养为辅,但早期患者胃肠道功能尚未恢复,应以静脉补充为主,随胃肠道功能恢复可逐渐增加肠内营养。肠内营养主要通过口服和管饲两种方法。肠外营养多选用周围静脉输入营养液,必要时也可通过中心静脉,或经外周的中心静脉置管(PICC)。休克期可给予少量的流质饮食通过鼻-空肠导管进行早期喂养,此时主要目的是保护胃肠道的结构和功能,促进和恢复胃肠蠕动。

1. **肠内营养**　以往认为大面积严重烧伤患者由于伤后应激反应,造成早期胃肠功能抑制,多主张禁食,等待胃肠功能恢复后才进行肠内营养。近年来的研究显示肠道是创伤应激反应时的中心器官,禁食可导致肠黏膜萎缩,绒毛高度下降,隐窝变浅,肠黏膜通透性增加,发生细菌和毒素的移位等,有可能引起肠源性感染及多器官功能衰竭等严重并发症。通过对烧伤后胃肠道的研究发现,烧伤早期空肠和回肠尚保持一定功能,能接受适量的营养物质。因此,烧伤后早期肠道营养逐渐在临床采用。目前认为,早期肠道营养可以保护肠黏膜的结构和功能,预防肠道细菌和毒素移位,可以降低烧伤后高代谢反应,改善氮平衡,改善全身营养状况,减少伤后并发症。休克期喂养可以通过给予患者少量肠道营养制剂,促进患者胃肠功能恢复。也有研究认为早期肠内营养对高代谢无明显影响,早期肠内营养的机制、时机、剂量及成分尚需进一步研究。

肠内营养方法包括:①口服法:口服为烧伤患者补充营养的主要途径,但要有较好的胃肠功能。应注意首先要少量多次逐渐增加饮食,从流食、半流食过渡到普通饮食、高蛋白饮食;其次既要尊重患者饮食习惯又要合理调配,以优质、易消化、营养成分齐全为原则,做到形式多样化以增进患者食欲;要注意保持患者大便通畅。②管饲法:目前常用于烧伤患者的胃肠营养管主要有"鼻-胃管"和"鼻-空肠导管",用于胃肠道功能好但进食困难者;或严重烧伤患者休克期喂养及早期的营养补充。输入营养液时最好持续匀速,在肠内营养输液泵控制下24小时持续输注为佳,根据患者病情做适当调整,防止出现腹胀、腹泻、呕吐等胃肠道不良反应,注意补充水分,避免因高渗、脱水发生管饲综合征,注意保持营养液及输入管道的清洁,预防感染性腹泻。

2. **肠外营养**　很多大面积严重烧伤患者如仅凭肠内营养往往难以满足全部所需,要经肠外营养补充不足的能量及营养物质,以满足患者高代谢的需要。严重烧伤患者因全身多处皮肤受伤,浅静脉利用较困难,一般选择头静脉、大隐静脉、股静脉等管径较粗大的静脉进行营养支持。应特别注意保护静脉通道,一定要选择等渗液体输入。应特别注意的是,烧伤患者因创面存在时间较长,常伴有创面感染,中心静脉插管后易发生感染,有统计资料显示,中心静脉插管后3天以上,感染发生率可达10%~20%。除非胃肠道和周围静脉均不能利用时才选择中心静脉营养支持。

三、烧伤患者的饮食管理

（一）烧伤后各时期饮食原则

1. **衰退期（休克期）**　饮食原则为清热、利尿、消炎，补给多种维生素，维持水电解质平衡，尽量保护食欲。每日能量约为 500kcal，蛋白质为 10~20g。食物选择包括淡茶、米汤、绿豆汤、西瓜水、梨汁、果汁冰块、维生素饮品等。采用少量多餐原则，每日餐次 6~8 次，或依据患者具体情况加以调整。

2. **代谢旺盛期（感染期）**　饮食原则为继续清热、利尿、消炎，逐渐增加能量及蛋白质摄入量，改善负氮平衡状况，保证供皮区再生及植皮成活率。该期每日能量摄入可增至 20~25kcal/（kg·d）甚至更高。蛋白质入量可增加至 0.8g/（kg·d）或更高。食物选择包括各种粥、面食、鱼虾、瘦肉、禽类、蛋类、奶类、巧克力及各类蔬菜、水果等，可制成半流质。继续采用少量多餐原则，每日进食 4~6 次，或依据患者具体情况加以调整。

3. **合成代谢期（康复期）**　饮食原则为逐步增加能量和蛋白质，提供相对平衡和完全的膳食，同时继续控制感染，改善营养状况，调节免疫功能，增强抵抗力。该期能量摄入可增至 25~30kcal/（kg·d）甚至更高。蛋白质入量可增至 1.2~1.5g/（kg·d）或更高。食物选择包括各类面食、软米饭、瘦肉、鱼虾、禽类、奶类、蛋类、各种蔬菜和水果等。每日可进食 3~5 餐，或依据患者具体情况加以调整。

（二）烧伤后各时期饮食举例

1. **衰退期（休克期）医疗膳食范例**　烧伤患者休克期一日范例食谱，见表 18-7；营养成分分析，见表 18-8。

表 18-7　烧伤患者休克期一日范例食谱

餐别	食物名称	原料	重量 /g	多餐能量构成比 /%
早餐	绿豆汤	绿豆	30	25.5
		白砂糖	20	
早加餐	鲜果汁蛋白水	葡萄	20	
		蛋清	20	
		白砂糖	10	
午餐	西瓜水	西瓜	200	32
	梨汁	梨	200	
午加餐	杏仁豆腐汁	杏仁	10	
		脱脂牛乳	20	
		白砂糖	20	
		琼脂	5	
晚餐	山楂汁	山楂	200	42.5
	冰糖银耳羹	银耳（干）	5	
		冰糖	20	
晚加餐	百合汁	百合	20	
		白砂糖	20	

表 18-8 营养成分分析

宏量营养素				微量营养素			
三大营养素	含量 /g	能量 /kcal	供能比 /%				
蛋白质	15.9	63.6	6.9	维生素 B$_1$	0.3mg	钠	53.2mg
				维生素 B$_2$	0.4mg	钾	1 457.4mg
脂肪	6.8	61.2	6.6	叶酸	199.4μg	钙	223.2mg
				烟酸	2.9mg	磷	255.2mg
碳水化合物	199.8	799.2	86.5	维生素 C	141.4mg	铁	7.5mg
				维生素 A	209.4μgRE	锌	3.5mg
合计	—	924.0	100	维生素 E	22.9mgα-TE	镁	149.4mg

早餐（图 18-1）

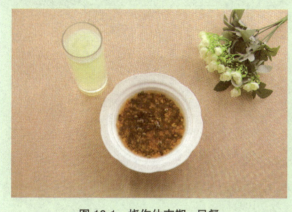

①绿豆汤：绿豆 30g+ 白砂糖 20g
②鲜果汁蛋白水：
葡萄 20g+ 蛋清 20g+ 白砂糖 10g

图 18-1　烧伤休克期 - 早餐

午餐（图 18-2）

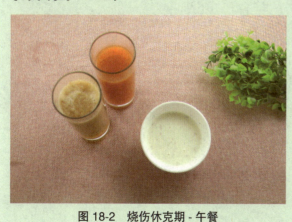

①西瓜水：西瓜 200g
②梨汁：梨 200g
③杏仁豆腐汁：杏仁 10g+ 脱脂牛乳 20g+ 白砂糖 20g+ 琼脂 5g

图 18-2　烧伤休克期 - 午餐

晚餐（图 18-3）

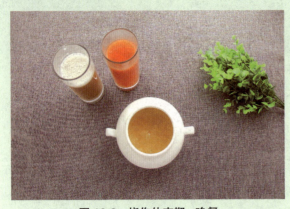

①山楂汁：山楂 200g
②冰糖银耳羹：银耳（干）5g+ 冰糖 20g
③百合汁：百合 20g+ 白砂糖 20g

图 18-3　烧伤休克期 - 晚餐

　　2. **代谢旺盛期（感染期）医疗膳食范例**　烧伤患者感染期一日范例食谱，见表 18-9；营养成分分析，见表 18-10。

表 18-9　烧伤患者感染期一日范例食谱

餐别	食物名称	原料	重量 /g	多餐能量构成比 /%
早餐	米粥	大米	25	33.6
	牛奶	牛奶	250	
	鸡蛋羹	鸡蛋	60	
	豆沙包	面粉	50	
		红小豆	20	
		白砂糖	10	
早加餐	苹果汁	苹果	200	
午餐	小花卷	面粉	50	38.2
	余丸子冬瓜汤	瘦猪肉	100	
		冬瓜	200	
	清蒸鲤鱼	鲤鱼	100	
	青菜泥	菠菜	100	
	午餐用油	色拉油	15	
午加餐	绿豆汤	绿豆	30	
		白砂糖	20	
晚餐	西红柿鸡蛋汤	西红柿	100	28.2
		鸡蛋	60	
	鸡丝拌黄瓜丝	鸡胸脯肉	100	
		黄瓜	100	
	龙须面	挂面	50	
	晚餐用油	橄榄油	5	
晚加餐	酸奶	酸奶	150	
全天	烹调用盐	精盐	6	

表 18-10 营养成分分析

宏量营养素				微量营养素			
三大营养素	含量 /g	能量 /kcal	供能比 /%				
蛋白质	123.2	492.8	23.8	维生素 B_1	1.8mg	钠	3 015.2mg
				维生素 B_2	1.6mg	钾	3 320.4mg
脂肪	62.7	564.3	27.3	叶酸	538.2μg	钙	801.1mg
				烟酸	26.6mg	磷	1 641.2mg
碳水化合物	252.9	1 011.6	48.9	维生素 C	108.0mg	铁	22.4mg
				维生素 A	1 100.0μgRE	锌	12.7mg
合计	—	2 068.7	100	维生素 E	22.7mgα-TE	镁	398.8mg

早餐（图 18-4）

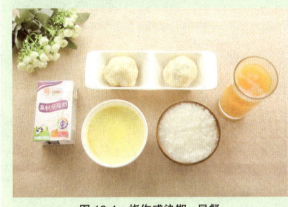

①米粥：大米 25g
②牛奶：牛奶 250g
③鸡蛋羹：鸡蛋 60g
④豆沙包：面粉 50g+ 红小豆 20g+ 白砂糖 10g
⑤苹果汁：苹果 200g

图 18-4 烧伤感染期 - 早餐

午餐（图 18-5）

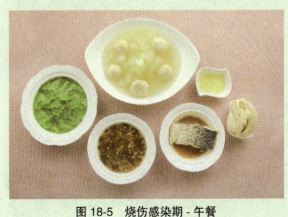

①小花卷：面粉 50g
②余丸子冬瓜汤：瘦猪肉 100g+ 冬瓜 200g
③清蒸鲤鱼：鲤鱼 100g
④青菜泥：菠菜 100g
⑤午餐用油：色拉油 15g
⑥绿豆汤：绿豆 30g+ 白砂糖 20g

图 18-5 烧伤感染期 - 午餐

晚餐（图18-6）

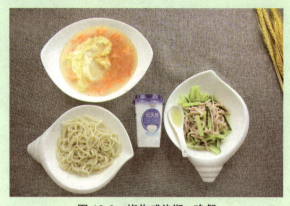

①西红柿鸡蛋汤：西红柿100g+鸡蛋60g
②鸡丝拌黄瓜丝：鸡胸脯肉100g+黄瓜100g
③龙须面：挂面50g
④晚餐用油：橄榄油5g
⑤酸奶：酸奶150g

图18-6　烧伤感染期-晚餐

　　3. 合成代谢期（康复期）医疗膳食范例　烧伤患者康复期一日范例食谱，见表18-11；营养成分分析，见表18-12。

表18-11　烧伤患者康复期一日范例食谱

餐别	食物名称	原料	重量/g	多餐能量构成比/%
早餐	米粥	大米	25	30.4
	牛奶	牛奶	250	
	煮鸡蛋	鸡蛋	60	
	麻酱花卷	面粉	50	
		麻酱	5	
早加餐	水果	苹果	200	
午餐	米饭	大米	100	41.6
	肉末豆腐	瘦肉	50	
		豆腐	100	
	素烧西葫芦	西葫芦	150	
	午餐用油	色拉油	10	
午加餐	水果	橙子	500	
晚餐	馒头	面粉	75	28.0
	虾仁黄瓜片	虾仁	100	
		黄瓜	25	
	晚餐用油	色拉油	5	
晚加餐	酸奶	酸奶	150	
	苏打饼干	苏打饼干	25	
全天	烹调用盐	精盐	6	

表 18-12　营养成分分析

宏量营养素				微量营养素			
三大营养素	含量 /g	能量 /kcal	供能比 /%				
蛋白质	85.6	342.4	16.6	维生素 B$_1$	1.6mg	钠	3 005.6mg
				维生素 B$_2$	1.3mg	钾	2 567.0mg
脂肪	50.2	451.8	22.0	叶酸	313.4μg	钙	914.6mg
				烟酸	10.9mg	磷	1 319.0mg
碳水化合物	316.2	1 264.8	61.4	维生素 C	188.3mg	铁	17.2mg
				维生素 A	414.5μgRE	锌	9.7mg
合计	—	2 059.0	100	维生素 E	19.6mgα-TE	镁	317.4mg

早餐（图 18-7）

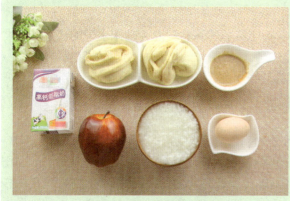

①米粥：大米 25g
②牛奶：牛奶 250g
③煮鸡蛋：鸡蛋 60g
④麻酱花卷：面粉 50g+ 麻酱 5g
⑤水果：苹果 200g

图 18-7　烧伤康复期 - 早餐

午餐（图 18-8）

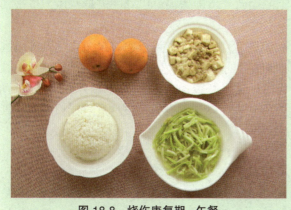

①米饭：大米 100g
②肉末豆腐：瘦肉 50g+ 豆腐 100g
③素烧西葫芦：西葫芦 150g
④午餐用油：色拉油 10g
⑤水果：橙子 500g

图 18-8　烧伤康复期 - 午餐

晚餐（图 18-9）

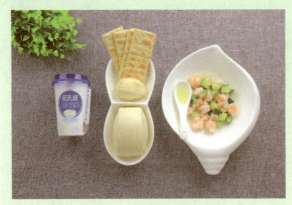

①馒头：面粉 75g
②虾仁黄瓜片：虾仁 100g+ 黄瓜 25g
③晚餐用油：色拉油 5g
④酸奶：酸奶 150g
⑤苏打饼干：苏打饼干 25g

图 18-9 烧伤康复期 - 晚餐

（于 康）

第二节 乳 糜 胸

一、分类、病因、发病机制与临床表现

乳糜胸，又称"淋巴瘘"，是一种相对少见的，以具有特定特征的胸腔积液为临床表现的疾病。主要原因在于各种原因引起的胸腔淋巴管内淋巴液（乳糜）外漏，使胸腔积液呈现白色、乳白色或浑浊外观。乳糜胸病因复杂、大量淋巴漏出液导致营养流失、机体内环境紊乱，如不及时诊断及正确治疗，其死亡率较高。

（一）分类及病因

乳糜胸按照其发生原因，主要分为创伤性乳糜胸和非创伤性乳糜胸。

1. **创伤性乳糜胸** 乳糜胸的病因在于不同原因导致胸导管破裂或阻塞，使乳糜液溢入胸腔。创伤性乳糜胸主要因手术或外伤而引起。胸部大手术后并发乳糜胸是其发生的最主要原因之一，尤其是各种肿瘤手术如食管癌、肺癌手术以及心脏外科手术等。有研究显示，腹部和腹膜后肿瘤术后乳糜胸发生率高达 7.4%，甲状腺癌颈淋巴结清扫术后乳糜胸的发生率为 1%~2.5%，而乳腺癌术后乳糜胸发生机会较少，有报道其发生率约 0.2%。在儿童中，主要是先天性心脏病手术后并发乳糜胸。

肿瘤术后乳糜胸发生的原因与肿瘤根治手术的推广、淋巴清扫范围的扩大、电刀及超声刀的广泛应用、先天淋巴管分布及走向异常有关。肿瘤术后行早期肠内营养可能增加淋巴管的流量及压力也是其中的一个原因。

2. **非创伤性乳糜胸** 非创伤性乳糜胸病因复杂，胸腹腔恶性肿瘤尤其淋巴瘤是最主要的乳糜胸病因。充血性心力衰竭、先天或获得性淋巴管性疾病（如淋巴管扩张）、结核、丝虫病、胸骨后甲状腺肿、纵隔良性肿瘤等可以引起乳糜胸。另外，一些医疗处置也可导致乳糜胸，如胸部肿瘤的放疗、中心静脉置管。还有部分病例无法找到病因，称为特发性乳糜胸，车祸中安全带引起脊柱过度伸展可能损伤胸导管引起乳糜胸。

（二）发病机制

人体全身的毛细淋巴管集合成淋巴管网，再汇合成淋巴管，最后汇合成两条最大的淋巴导管，即左侧胸导管和右侧的右淋巴导管，分别进入左、右锁骨下静脉。胸导管为体内最大的淋巴管，全长30~40cm。它起源于腹腔内第 1 腰椎前方的乳糜池，向上经主动脉裂孔穿越横膈而入纵隔。再沿椎体右前方及食管后方上行，于第 5 胸椎处跨椎体斜向左上。在椎体及食管左侧上行至颈部，经颈动脉鞘后方跨过锁骨下动脉返行并注入左静脉角（左颈静脉与左锁骨下静脉汇合处）。当胸导管受压或堵塞时，管内压力增高致导管或其在纵隔内分支破裂,使乳糜液反流、溢出而进入纵隔,继之穿破纵隔进入胸腔,形成乳糜性胸腔积液。胸导管也可能因压力高,发生肺内及肋间淋巴管的扩张反流,乳糜液不经纵隔而直接漏入胸腔。由于解剖上的原因,阻塞或压迫发生在第 5 胸椎以下时,仅出现右侧乳糜胸;在第 5 胸椎以上时,则出现双侧乳糜胸。

(三)临床表现及诊断

乳糜胸临床常急性起病,有气急和胸腔积液征。但多数时候乳糜胸的临床症状并不特异,可有咳嗽、呼吸困难、胸痛等,其发病可为渐进性,往往在创伤后 2~7 天才逐渐出现胸腔积液的相应症状。乳糜胸的引流液外观可能呈现乳白色,但禁食期间患者的胸腔积液引流液乳白色外观不明显。其他形状可能为浆液样、血性浆液样,甚至完全血性样的胸腔积液。

实验室检查:胸腔积液甘油三酯高($\geq 1.2mmol/L$),胆固醇低;胸腔积液甘油三酯 $\geq 1.2mmol/L$ 是主要的诊断依据。同时结合胸腔积液乳糜颗粒阳性,以及脂蛋白电泳阳性更加明确诊断。

乳糜胸患者主要表现为水分、电解质和蛋白质丢失,临床上往往导致贫血和低蛋白血症。患者营养不良、体重减轻、免疫功能减退、易发生感染及应激性溃疡,严重者发生呼吸循环系统衰竭,甚至可能导致死亡。

二、乳糜胸的营养治疗原则

乳糜胸的治疗包括保守治疗和手术治疗。

1. **手术治疗** 乳糜胸保守治疗无效,需要及早进行手术治疗如胸导管结扎。部分学者认为淋巴瘘量>500ml/d,应积极寻求手术治疗;而另一部分学者主张即使在淋巴瘘量>500ml/d 时仍先保守治疗 2 周左右,无效后再行手术治疗。保守治疗和手术治疗均需要进行病因治疗和对症治疗。

2. **病因治疗和对症治疗** 病因治疗如针对胸腹腔恶性肿瘤的放化疗。对症治疗主要是减少淋巴生成、缓解症状、维持较好的营养状态,以及促进瘘口愈合。对症治疗主要包括:患者胸腔闭式引流、生长抑素抑制胃肠道激素释放及消化液分泌、维持机体内环境稳定、营养治疗、预防感染等。由于疾病创伤本身的影响,以及大量引流液引起的营养流失,乳糜胸患者易发生营养不良(包括低蛋白血症和贫血)。患者营养不良引起瘘口难以治愈,营养进一步流失,患者病程长,易并发感染,临床结局差。因此。乳糜胸患者的营养不良一方面是乳糜胸的结果,营养不良又进一步影响患者内环境、延迟伤口愈合,形成恶性循环。通过各种措施改善患者营养不良,至关重要。

3. **营养支持治疗** 营养治疗是乳糜胸治疗的重要手段之一。乳糜胸的营养治疗主要是针对其营养丢失及减少漏出,在乳糜胸治疗过程中占据重要地位。在乳糜胸发生早期,引流量大时需要禁食,并进行肠外营养支持,逐步过渡到肠内营养支持,最后用医疗膳食,并过渡到正常饮食(图 18-10)。

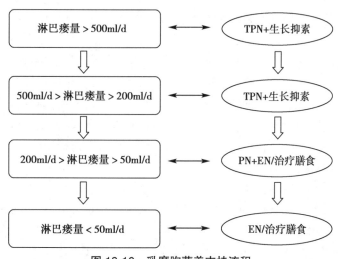

图 18-10 乳糜胸营养支持流程

其中,全肠外营养支持(TPN)中的脂肪乳剂直接进入静脉血,不再由淋巴转运,大大减少乳糜微粒的生成。TPN同时为机体提供充足的营养素,改善营养状况,为瘘口的闭合提供有利条件。

乳糜胸的肠内营养支持(EN),采用营养成分明确的高能量、高蛋白、低脂肪配方,具有易于消化吸收、营养成分齐全、能保证能量及营养素摄入的优点,尤其某些肿瘤术后给予管饲EN的患者,其实施EN依从性高,能保证足量营养素摄入,是改善乳糜胸患者营养不良,促进瘘口愈合,促进早期康复的重要措施。

在患者可以口服的情况下,逐步让患者从TPN、PN+EN、EN过渡到膳食,但该阶段患者可能仍有淋巴液的漏出,因此需要特殊的医疗膳食。乳糜胸患者的治疗饮食以低脂、高蛋白、高纤维素饮食为主。

中链甘油三酯(MCT)在人体肠道吸收后不参与乳糜形成,由门静脉直接进入肝,并在细胞内可快速氧化产生能量,因此在乳糜胸患者膳食中,烹调油可采用MCT取代。

4. 乳糜胸患者的具体能量及营养素要求

(1)能量:和正常人相比患者能量需求有所增加。能量摄入在30~35kcal/(kg·d),结合患者活动能力适当增加,如有发热亦需增加能量供给量。三大产能营养素配比合理。

(2)蛋白质:乳糜胸患者的蛋白质需求是增加的,可参考《中国居民膳食营养素参考摄入量》(2013版)。蛋白质供给量可达2.0~3.0g/(kg·d)。蛋白质每日的摄入量占总能量的15%~20%。

(3)脂肪:乳糜胸患者的EN及医疗膳食中的脂肪含量建议低于健康成年人。其供能比占总能量摄入的15%~25%。尽量控制在20%以内。采用低脂饮食。

(4)碳水化合物:碳水化合物是乳糜胸患者能量的主要来源。碳水化合物供能比占总能量的55%~65%。

(5)矿物质:没有足够的证据支持乳糜胸患者的矿物质供应要高于健康成年人,因此在PN、EN及医疗膳食中,保证每天各矿物质的总量供应依据我国居民营养素参考摄入量(DRIs)中的RNI或AI水平,与健康人基本一致。同时临床检测电解质水平,对于低于正常值的矿物质如钾、钠、钙等,需要额外补充。在医疗膳食中,患者需摄入足量的来源于天然食物的矿物质。通常建议多摄入富含钾的食物以补充丢失的电解质,如香蕉、葡萄、桂圆等。

(6)维生素:患者维生素的需要量可高于我国居民营养素参考摄入量(DRIs)中的RNI或AI。医疗膳食为患者提供来源于天然食物的足量维生素。

(7)水:患者水的需要量要考虑淋巴漏出液的量,以维持水和电解质平衡为目的。患者不摄入含咖啡因的食物(如浓茶、咖啡等)。

(8)膳食纤维:从EN过渡到医疗膳食的患者建议增加膳食纤维的摄入。

三、乳糜胸医疗膳食

乳糜胸医疗膳食范例　建议予低脂、高蛋白、高纤维素饮食。

(1)病例

1)一般情况:郭某,女,53岁,身高162cm,体重54kg,已婚,因"胸骨后烧灼感4个月"入院。患者4个月前无明显诱因出现胸骨后烧灼感,进食刺激性食物后明显,不伴吞咽梗阻、声音嘶哑、反酸、嗳气、腹痛、腹胀。入院前在外院行胃镜检查,提示距离门齿26~28cm处可见黏膜粗糙,病理活检提示中分化鳞癌。入院后行胸腹部CT、肺功能、心电图等检查,完善血常规、肝肾功、凝血、电解质、肿瘤标志物等检查,入院后第5天行"胸腔镜下经右胸食管癌切除、淋巴结清扫、胃食管吻合术"。术中安置胃减压管及十二指肠营养管,持续闭式胸腔引流。术后当日引流暗红色液体660ml。

术后第1日辅助检查:白细胞14.11×10^9/L,红细胞4.91×10^{12}/L,血红蛋白153g/L,血小板计数166×10^9/L,中性粒细胞百分数93.5%,钾3.11mmol/L,钠139.5mmol/L,氯102.6mmol/L,白蛋白36.4g/L,前白蛋白204.4mg/L。胸腔引流淡黄色液体1 100ml。

术后第2日引流淡黄色液体900ml,考虑"乳糜胸"。给予生长抑素治疗,禁食水,给予肠外营养支持脂肪乳氨基酸(17)葡萄糖(11%)注射液1 440ml,提供能量1 000kcal。

术后第6日,引流淡黄色液体160ml,手术切口愈合良好,复查血常规提示:白细胞7.56×10⁹/L,红细胞3.25×10¹²/L,血红蛋白102g/L,血小板计数86×10⁹/L,中性粒细胞百分数84.2%,白蛋白26.8g/L。患者术后出现乳糜胸,给予禁食水和生长抑素治疗后,目前胸腔引流液明显减少。

术后第7日,引流淡黄色液体100ml,给予肠内营养支持,提供低脂型全营养素配方250ml/d(提供能量250kcal)为起始量,喂养泵滴入,速度30ml/h起始。

术后第7日至术后第11日,肠内营养逐步增加到1 500ml/d(提供能量1 500kcal),术后第9日,肠内营养达到1 000kcal/d时,停止肠外营养。

术后第10日,经口饮水,观察吻合口有无外漏。术后第11日,指导患者进食,给予高能量、高蛋白、低脂医疗膳食。术后第12日至第18日,患者继续高能量、高蛋白、低脂医疗膳食,术后第15日,胸腔引流停止(乳糜瘘愈合),拔除十二指肠营养管。术后第19日,患者切口愈合良好,恢复正常饮食,出院。出院时查:白蛋白31.4g/L,前白蛋白144.3mg/L,血红蛋白111g/L。

2)临床诊断:"食管癌术后乳糜胸"。

(2)计算营养需要量:患者,女,53岁,身高162cm,体重54kg,诊断为食管癌术后乳糜胸。根据乳糜胸营养治疗原则,需给予高蛋白、高能量、低脂饮食。能量需要量按30~35kcal/(kg·d)计算,蛋白质需要量为2.0~3.0g/(kg·d),脂肪摄入控制在20%以内。计算患者标准体重为162(cm)–105=57kg。

1)计算能量需要量:全天能量需要量=35kcal/kg×57kg=1 995kcal。

2)计算蛋白质需要量:2.0g/kg×57kg=114g。

3)计算脂肪及碳水化合物的需要量:将每日能量需要量减去蛋白质所产生的能量,确定脂肪和碳水化合物需要量。

脂肪占总能量的20%:(1 995kcal×20%)÷9kcal/g≈44.3g。

碳水化合物:(1 995kcal–114g×4kcal/g–1 995kcal×20%)÷4kcal/g=285g。

(3)范例食谱及其营养成分分析:乳糜胸患者高能量高蛋白低脂一日范例食谱,见表18-13;营养成分分析,见表18-14。

表18-13 乳糜胸患者高能量高蛋白低脂一日范例食谱

餐别	食物名称	原料	重量/g	多餐能量构成比/%
早餐	牛奶	牛奶	250	34.2
	煮鸡蛋	鸡蛋	50	
	花卷	面粉	100	
早加餐	苹果	苹果	200	
午餐	米饭	大米	100	34.7
	甜椒肉丝	甜椒	100	
		猪肉	70	
	虾仁豆腐	海虾	20	
		豆腐	150	
	清炒莴笋尖	莴笋叶	100	
	豆芽汤	黄豆芽	80	
		虾皮	10	
	午餐用油	色拉油	5	

续表

餐别	食物名称	原料	重量 /g	多餐能量构成比 /%
晚餐	杂粮饭	稻米	75	31.1
		玉米糁	25	
	炝炒豌豆苗	豌豆苗	100	
	红烧带鱼	带鱼	100	
	香菇青菜	香菇	20	
		小白菜	100	
	晚餐用油	生椰子油	5	
全天	烹调用盐	精盐	6	

表 18-14　营养成分分析

宏量营养素				微量营养素			
三大营养素	含量 /g	能量 /kcal	供能比 /%				
蛋白质	107.6	430.4	19.9	维生素 B_1	1.4mg	钠	4 341.7mg
				维生素 B_2	1.5mg	钾	2 615.8mg
脂肪	44.0	396.0	18.4	叶酸	390.5μg	钙	1 025.6mg
				烟酸	226.1mgNE	磷	1 597.9mg
碳水化合物	332.8	1 331.2	61.7	维生素 C	141.1mg	铁	30.4mg
				维生素 A	1 188.9μgRE	锌	15.0mg
合计	—	2 157.6	100	维生素 E	19.1mgα-TE	镁	454.7mg

早餐（图 18-11）

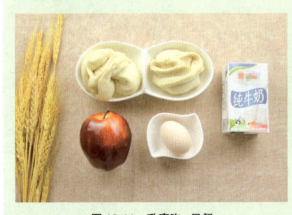

①牛奶：牛奶 250g
②煮鸡蛋：鸡蛋 50g
③花卷：面粉 100g
④苹果：苹果 200g

图 18-11　乳糜胸 - 早餐

午餐（图 18-12）

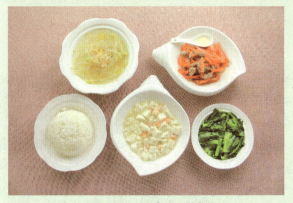

①米饭：大米 100g
②甜椒肉丝：甜椒 100g+ 猪肉 70g
③虾仁豆腐：海虾 20g+ 豆腐 150g
④清炒莴笋尖：莴笋叶 100g
⑤豆芽汤：黄豆芽 80g+ 虾皮 10g
⑥午餐用油：色拉油 5g

图 18-12　乳糜胸 - 午餐

晚餐（图 18-13）

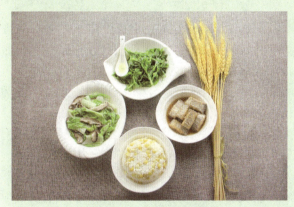

①杂粮饭：稻米 75g+ 玉米糁 25g
②炝炒豌豆苗：豌豆苗 100g
③红烧带鱼：带鱼 100g
④香菇青菜：香菇 20g+ 小白菜 100g
⑤晚餐用油：色拉油 5g

图 18-13　乳糜胸 - 晚餐

（许红霞）

第三节　进食障碍

进食障碍是指以进食行为异常和对食物、体重及体型的过分关注为主要临床表现，常伴有情绪障碍、显著的体重改变（增加或减少）和 / 或生理功能紊乱的一组综合征。其根据在疾病中表现出的不同饮食行为可大致分为两大类：神经性厌食和神经性贪食，本病可单独表现为厌食或贪食，也可能混合发生。所有年龄阶段都可能患进食障碍，其中女性的发病率高于男性，青少年的发病率高于成年人。它的发病机制非常复杂，与生物学因素、家庭因素和社会因素息息相关。

一、神经性厌食

（一）概念

根据《国际疾病分类》第 11 版（ICD-11）草案，神经性厌食症的诊断标准如下：

1. **成年人**　拒绝维持体重在标准体重最低标准以上（BMI<18.5kg/m²）；儿童和青少年拒绝正常的体重与身高增加，体重低于相应年龄的第 5 个百分点（BMI-for-age<95%），常伴有生长缓慢或发育延迟。

2. **观念和行为**　对于身材、体型的概念异常，对于体重与自我价值的概念异常，也否认目前过低的体重有问题。即使已经达到体重过轻的地步，仍然极度惧怕体重增加。

需要注意的是,有些精神性厌食症患者否认自己有怕胖观念,可通过其行为评估予以判断:①严格控制平日里食物摄入量和种类;②暴食和清除的行为(如自我催吐、滥用泻药或利尿药),防止体重增加。

3. 内分泌功能紊乱,生育期的女性可能伴有闭经现象(>3个月停经)。

4. 常伴有其他精神障碍,如焦虑、抑郁、强迫症、自残等。

(二)发生原因及生理变化

1. 发生原因 神经性厌食源自生理、心理、社会环境的综合影响,造成患者对于体重与进食有了特殊的偏差态度,而且由于行为特异,造成生理、心理与社交上的负面影响,有的患者出现一些不可逆的身心损伤,有的甚至失去生命。

(1)生物学因素:患者的同胞中同病率6%~10%,高于普通人群。有研究显示单卵双生子的同病率为55%,双卵双生子只有5%的同病率,提示遗传因素起一定的作用。另有研究认为神经性厌食可能存在神经内分泌、中枢神经递质功能异常。与其有关的神经递质有去甲肾上腺素、神经肽-γ、5-羟色胺等。去甲肾上腺素、神经肽-γ能促进碳水化合物的摄入;5-羟色胺的功能是引起饱食感,其前体是色氨酸,低色氨酸饮食、低蛋白、低能量高碳水化合物饮食或一次又一次的及时控制体重,都可能造成低5-羟色胺的问题,引起饱食控制机制异常。近年的研究发现,瘦素等神经肽及其受体在特殊脑环路的作用与控制摄取食物有关。

(2)家庭心理因素:神经性厌食患者性格多具有自卑、刻板、拘谨、强迫的特点及完美主义倾向,过度关注体型和体重,并以此来判断自我价值。有人认为该病的发生与青少年的性心理发育不同步有关,希望拒绝成熟,停留在儿童时期。另有研究发现,患者的家庭环境常具有内部冲突多、管制多、情感交流少、不同意见不能表达、少娱乐等特点,患者以节食表示对父母过度控制、过度保护的反抗;或以节食为手段达到对父母的反控制,以此作为解决家庭冲突的一种方法。

(3)社会环境因素:慢性精神刺激、工作学习过度紧张、新环境适应不良、交友方面的挫折和打击造成情绪抑郁等均可使食欲降低,部分可发展成本病。发病率上升与追求苗条的审美文化也有关。

2. 生理变化 神经性厌食是由心理生理障碍与心身疾病导致的减少或无法进食。心理生理障碍与心身疾病是由人的情绪、性格等障碍对健康造成影响而引发的疾病,主要表现为与心理因素有关的生理功能障碍,无明显精神活动或行为障碍。这类疾病常伴有明显的神经内分泌功能及生化改变:

(1)神经内分泌功能改变:下丘脑-垂体-性腺轴功能障碍、下丘脑-垂体-肾上腺轴功能障碍、下丘脑-垂体-甲状腺轴功能障碍,这些功能障碍可能会导致骨密度降低、焦虑,女性可能出现下丘脑性闭经。

(2)神经递质功能改变:5-羟色胺功能降低,去甲肾上腺素、新边缘系统的多巴胺通路的功能障碍,产生某些能抑制食欲的神经肽类物质如阿片类肽、血管紧张素等。

(三)治疗原则

国家卓越临床研究中心(National Institute for Clinical Excellence,NICE)指南推荐的治疗原则:①多学科联合治疗(包括精神科医生、内科医生、营养师和心理治疗师等);②加强对患者治疗过程中的评估(精神状况和躯体变化);③加强对患者的心理教育,要求家属参与治疗过程。

1. 心理治疗 对于成年的精神性厌食症患者,有3种心理疗法。需向患者介绍每种治疗的方式和内容,以选择自己最愿意接受的方式。

(1)聚焦于进食障碍的个体认知行为疗法(individual eating-disorder-focused cognitive behavioural therapy):该疗法旨在减少躯体症状及其他饮食障碍症状的风险,鼓励患者进行健康饮食,以达到健康标准体重。其内容包括:①调整营养认知结构、调节情绪、提高社会技能、正确引导患者对身体形象的关注和自尊、预防复发等;②解释体重过低与营养不良相关疾病的风险;③进行自我监测饮食以及相关想法和感受;④在日常生活中实践学到的干预措施。临床应根据患者的个体情况,制订个性化治疗方案。

(2)Maudsley神经性厌食疗法:该治疗为一种经验性的认知人际关系治疗。它主要靶点治疗4项与内在强迫和焦虑(或回避)人格特征相关的广泛性因素,包括:①以缺乏灵活性、过度关注细节、害怕犯错为特点的思考形式;②社会情绪受损(如情绪体验、调节和表达的回避);③认为神经性厌食有助于生活;④亲友的无益回应(如过度卷入、批评、顺应症状)。该疗法鼓励患者家属共同参与治疗过程。治疗时应灵活调整具体内容,旨在调节营养、症状、行为表现等,并提高患者的心理社会适应能力。

(3)专家支持的临床管理(SSCM)

治疗目标:建立医患之间的积极联系,帮助患者认识自身症状和异常饮食行为之间的联系,最终达到恢复体重的目的。治疗内容包括:评估、鉴别、定期检测患者的关键症状;提供心理教育,营养教育和建议;建立目标体重范围,鼓励患者进行健康饮食并监测精神健康。

对于儿童和未成年患者,最有效的心理疗法是聚焦家庭治疗,可分为单家庭治疗和多家庭治疗。患者可以选择治疗方式:①家庭成员在场;②家庭成员和患者分开。家庭治疗旨在向父母和患者强调疾病的严重性、可能存在的危险性,并认识到治疗的重要性。家庭治疗重要的思想是要认可父母,而非认定家庭行为存在问题。通过干预帮助家庭做出改变,鼓励父母和孩子一起解决共同面对的问题。在治疗过程中要注重个体化,要系统考虑到患者的个体和家庭特点:起病年龄和病程、病情严重程度、家庭情感表达等。

2. **营养治疗** 营养治疗的目标:帮患者恢复正常的体重,建立正常的饮食模式,获得正常的饥饿感和饱腹感,修正因精神性厌食症导致的心理与生理后遗症。

(1)营养师与患者、家属、医疗团队沟通:神经性厌食的营养治疗首先需要营养师在家属、心理医生、临床医生的配合下,与患者进行良好沟通,解除其顾虑,取得患者的信任和配合,使其产生重新进食的欲望;其次,营养医师应与医生和患者沟通协商,参考其饮食习惯,配合患者的诊疗计划,分阶段制订出合理、均衡的营养治疗方案。

(2)营养治疗和心理、药物治疗相结合:心理治疗包括疏导患者的心理压力,使其对健康体魄的概念、标准体重的意义和对自己的身体状况有客观的评估,找到适应社会的角度及处理和应付各种生活事件的能力。药物治疗是对心理治疗的有效补充,很少有系统的证据表明,药物治疗有利于改善神经性厌食。对于存在焦虑和抑郁的患者,合并抗焦虑药、抗抑郁药可改善焦虑或抑郁症状,有利于患者的尽快恢复。

(3)躯体并发症的对症支持治疗:如果神经性厌食患者病情稳定,并无医学上的危重症状,则可列为门诊患者追踪治疗。但如果出现严重低蛋白血症、休克征兆、严重电解质不平衡、体重极低、近期仍有体重进一步降低、水肿、体力衰弱致行动不良等情况时,应考虑住院治疗,以防出现生命危险。血浆白蛋白低下时,应静脉补充白蛋白;贫血时,可静脉输注血浆或补充铁、叶酸、维生素 B_{12} 等。此外,神经性厌食患者多有不同程度的胃轻瘫表现,这与胃排空延缓、胃动力异常或胃-幽门-十二指肠动力异常有关。可建议患者先进食流食(如清粥、蛋花汤等)或软食(如软面条、馄饨等),必要时可口服肠内营养制剂补充,以改善胃潴留状,同时给予促胃肠动力药和助消化药,帮助消化和减轻胃胀等不适症状。待胃胀等症状好转后,再逐渐过渡到普通食物。另外,为促进食欲,可餐前肌内注射胰岛素,但要防止低血糖反应。在精神性厌食症患者营养重建过程中,为了预防再喂养综合征的发生,①应监测电解质(钾、钠、氯、钙、镁、磷)和血糖,记录出入水量以保持体液平衡;②放慢再喂养的速度:起始能量应该遵行允许性低能量原则[20~25kcal/(kg·d)],逐渐增加摄入能量。

(4)营养治疗应分阶段、循序渐进实施:神经性厌食患者由于长期不能正常进食而引发多种胃电生理和神经激素的异常,如胃节律障碍导致胃窦收缩无力,使固体食物的排空明显迟缓,消化酶的活性受到抑制。因此,营养治疗方案的制订要循序渐进,不同阶段采取不同的营养治疗方案。初期多采用口服流质或半流质饮食,严重者甚至要采用鼻饲管喂养,尽量选用富含蛋白质、维生素和矿物质的食物,适当限制脂肪,每日以少食多餐为宜。待胃肠道功能适应后采用高能量、高碳水化合物、高蛋白饮食。根据患者病情及胃肠道适应过程,每种膳食或营养液均从少量、低浓度开始逐渐增加,能量的增加应视患者的耐受性而定,患者体重达到标准体重的80%时,不宜继续使用要素膳维持,避免干扰食欲及正常进食行为的重建。勿操之过急,否则患者将出现上腹饱胀感而终止进食。饮食内容一定要清淡、少油腻、易消化为主,并避免选用易胀气的食物,如牛奶、干豆、硬果、生萝卜等。但要多选择一些富含蛋白质和矿物质、维生素的食物,如鱼、鸡、蛋、瘦肉、豆制品以及新鲜蔬菜、水果。忌食油腻、干硬、辛辣、刺激性食物。

（5）能量与微量营养素

1）能量：神经性厌食患者可能已有相当一段时间的轻至中度饥饿，导致基础代谢率降低，再加上患者体重偏低，每日所需要维持代谢平衡的能量非常低，目标能量应以平衡能量加上 500kcal。起始能量应在 1 200~1 400kcal，然后以每天调整增加 100~200kcal 的过程逐步增加能量供应。对于住院患者，体重增加速度可以计划为 1~2kg/ 周，门诊患者的计划增长速度可以稍慢一些，为 0.5~1kg/ 周。如果患者出现心理压力增加，情绪反弹，即不要过于快速增重。

2）对于神经性厌食患者，蛋白质的供给应比普通人增加，以 1.5g/（kg·d）为宜或供能比为总能量的 15%~20% 为原则；因肠道功能降低，突然给予高油脂的饮食可能会造成消化不良，引起脂肪泻痢，故脂肪的供给以总能量的 25%~30% 为宜；碳水化合物的供给应占总能量的 50%~55%。

3）鼓励患者每日补充复合维生素和矿物质补充剂，直到患者可以从正常饮食中摄入足量的微量元素。

4）成年患者每日补充钙剂（800mg/d），可改善低骨密度；儿童与青少年患者，足量的钙（1 000mg/d）可支持骨骼的生长发育。

（6）营养治疗应是一个连续、完整的治疗过程包括体格检查、营养评估、知信行宣教、食谱制订、调查反馈等。

对于神经性厌食患者，首先要做详细的营养评估，包括患者自述起始的时间、早期营养状态、肥胖史、家族肥胖史、用于控制体重的饮食模式、运动情形、对自我体型要求及满意度、对食物的观感与认知等；通过详细的体格检查，如人体成分、皮肤改变、毛发脱落、维生素或微量元素缺乏体征等情况，检查是否存在营养不良；进行实验室及影像学检查，如血常规、肾功能、电解质、肝功能及其他指标，以提供客观的营养状况评价结果。在营养评估基础上，结合患者饮食习惯等制订均衡合理的食谱，以维持正常的新陈代谢，保证患者身体的营养需要。

加强营养监测，及时记录营养日记。自营养治疗开始即记录每日进食时间、食物名称及重量、自我感觉等。定期称量体重与测量三头肌皮褶厚度、上臂围等营养评价指标，根据以上数据变化情况及时调整饮食方案，并以此来鼓励患者，增强患者战胜疾病的信心。当患者各项指标基本正常后，根据患者身高、体重再重新制订一个平衡食谱，以提供身体所需要的能量和营养素来维持身体健康。同时应帮助患者建立一个健康的体象认知，并促进患者形成健康的饮食模式和习惯。需要说明的是，神经性厌食是一种顽固的慢性疾病，有些患者的症状可能会反复发作，所以需要长期和规范的坚持治疗（门诊或住院），还要加强随诊。

（四）医疗膳食范例

1. 病例

（1）一般情况：马某，女，22 岁，以 "怕胖，引吐、消瘦 2 年余" 为主诉入院。2 年余前患者因上学期间环境改变，总认为自己很胖，因此开始节食，有时暴饮暴食，后担心自己发胖而自行引吐，体重由 65kg 减至 35kg。1 年余前出现停经、焦虑、心烦、固执、夜眠差，2 周前就诊于郑州某医院，给予 "帕罗西汀、奥氮平" 等药物治疗，稍有改善。今为进一步治疗，以 "神经性厌食症" 收入院。自发病以来，饮食、夜眠差，大小便无明显异常，体力下降，体重下降约 30kg。病史中无明显冲动、伤人、毁物、自杀等行为。否认 "高血压、糖尿病" 等慢性疾病史，否认 "肝炎、结核" 等传染病病史，否认 "脑炎、脑膜炎" 等中枢神经系统感染史，无高热、抽搐及颅外伤史，无重大手术史，无过敏史，个人史、家族史无特殊。

（2）体格检查：体温 36℃，脉搏 72 次 /min，呼吸 18 次 /min，血压 90/60mmHg。发育正常，体质消瘦，全身皮肤干燥，无黄染，毛发无光泽，全身浅表淋巴结未扪及肿大。其余无特殊。

（3）精神检查：意识清，认知活动正常，情感表现焦虑、心烦、情绪低落、意志活动减弱，对事物无兴趣，不愿上门，不愿与人交往，无消极言行。

（4）辅助检查：临床检查及结果，见表 18-15。

表 18-15 临床检查及结果

检查项目	检查结果
血常规	红细胞计数 3.28×10^{12}/L,血细胞比容 0.286,血红蛋白 100g/L
肝功能检查	谷丙转氨酶 16U/L,谷草转氨酶 23U/L,总蛋白 55.4g/L,球蛋白 21.3g/L,白蛋白 34.1g/L
肾功能检查	尿素 3.3mmol/L,肌酐 58.3μmol/L
电解质	钾 2.48mmol/L,钠 140mmol/L,氯 95mmol/L
尿常规	白细胞弱阳性
甲状腺功能检查	三碘甲状腺原氨酸 1.16nmol/L,游离三碘甲状腺原氨酸 2.73pmol/L
彩超检查	胆囊壁毛糙;二尖瓣、三尖瓣轻度关闭不全,心动过缓

(5)临床诊断:①神经性厌食症;②轻度贫血。

(6)临床治疗方案:①应用"氟西汀、奥氮平"改善抑郁、焦虑情绪;②完善各项必要检查;③使用促胃肠动力药;④应用肝精补血素口服液,纠正贫血;⑤补充 B 族维生素,促进能量代谢、改善消化,辅助治疗贫血;⑥每天一次物理治疗,每 3 天一次心理治疗(包括认知和行为治疗);⑦请营养科进行营养干预。

2. 营养状况评估

(1)膳食调查:通过膳食调查询问法调查计算得到该患者膳食干预前 1 周经口摄食能量约 875kcal/d,蛋白质约 36g/d,肠外营养约 200kcal/d,能量共计 1 075kcal/d。

(2)体格检查及实验室指标(详见病情摘要)。

(3)人体测量:身高 167cm,体重 33.2kg,BMI 11.9kg/m^2,肱三头肌皮褶厚度 2.3mm,腰围 57.0cm,腰臀比 0.73,上臂围 15.5cm。

(4)主观全面营养评价法(SGA):重度营养不良。

(5)综合评估结果:重度蛋白质 - 能量营养不良。

3. 营养干预前宣教

(1)赢得患者的信任:首次与患者接触前,通过医生及家属充分了解患者日常生活工作模式、兴趣爱好和对疾病认知方面的信息,以换位思考的方式了解患者的处境。与患者沟通时,态度诚恳,语气温和,适当使用肢体语言拉近与患者的心理距离。同时,适时向患者表明营养医师的临床营养学习及工作背景,取得患者对营养医师专业能力的信任。

(2)认知和行为矫正:该患者自知力完整,认识到自身疾病的存在,但在行为方面又担心增加进食会导致消化不良、腹胀不适,害怕出现进食罪恶感、肥胖等。基于患者以上表现,对患者的教育重点从以下 5 方面入手:①健康体重的标准是什么,以及患者目前的体重处于什么范围;②目前体重状况可能会对机体健康造成哪些危害;③机体的能量需求、饮食营养与体重之间的关系;④目前患者的饮食认知和饮食行为存在的误区;⑤营养干预过程中,会充分尊重患者个人的意愿,采用逐级脱敏疗法来消除患者对消化不良和进食罪恶感的恐惧。

(3)简要介绍饮食干预计划,邀请患者共同参与食谱制订:该策略一方面能够调动患者对饮食的兴趣,另一方面可以充分考虑患者的饮食意愿,利于方案执行。

4. 营养干预方案

(1)膳食日记:制作膳食日记表格,教会患者记录一天所摄入食物的种类、重量和自我感受。膳食日记能够更真实、具体地反映患者进餐情况,有助于了解患者对各类食物的喜好及进食反应。营养医师根据记录调整食物种类,使之更能切合患者的实际需要。通过膳食日记可以反映患者的体重变化是由于体液的改变还是体重的变化。

(2)膳食安排:采用三餐三点制或三餐两点制的进餐形式,以结构化的方式来结束患者混乱的进餐模式,有效终止患者暴食 - 催吐的恶性循环。

（3）营养支持方式：医院膳食配合口服补充肠内营养制剂。

（4）能量摄入方案：患者能量及营养素供给应分阶段进行，遵循循序渐进、尊重患者意愿的原则，视患者的状况灵活调整干预方案。

1）干预适应期：结合患者的膳食史，接受干预前患者的能量摄入量约 1 075kcal/d，在此基础上增加200~300kcal/d，注意增加富含铁、钾元素的食物及钠盐的摄入，改善贫血及电解质紊乱。此期在饮食方案制订方面应充分尊重患者的意愿，重点关注患者增加摄食量后生理和心理变化，及时干预应对。

2）体重恢复期：患者基础代谢为 1 178kcal（H-B 公式），体力活动系数为 1.3，维持当前体重的最低能量需要量为 1 532kcal/d，维持标准体重的能量需要量为 2 267kcal/d，此期能量摄入量可在其基础上增加 400~600kcal/d。食物的选择同样要考虑到有助于贫血及电解质紊乱的改善。采用逐级脱敏的方法增加患者的食物摄入量和摄入范围。此期是改善患者认知和行为的主要阶段，营养医师要加强与患者、主管医师和家属的沟通，善于发现患者存在的认知和行为误区，并给予耐心逐一纠正。

3）体重维持期：当患者体重达到正常体重范围内，即进入体重维持期，该期的饮食应强调平衡膳食，能量摄入以维持健康的体重为宜。此期的重点在于教育患者如何通过合理膳食及适量运动来管理体重，同时要对患者共同生活的亲人或家属进行教育，要求能够为患者创造良好的生活环境，防止外界不良刺激诱发患者再次出现厌食相关症状。

具体实施方案如表 18-16 所示：

表 18-16　神经性厌食症患者营养供给方案

阶段	干预适应期		体重恢复期	
日期	入院第 1 周	入院第 2 周	入院第 3 周	入院第 4 周
医院膳食（自选）	软食	普食	高铁饮食	高铁饮食
	900kcal	1 200kcal	1 700kcal	2 000kcal
口服补充（全营养素/匀浆膳）	80g	80g	40g	40g
	354kcal	354kcal	177kcal	177kcal
能量	1 254kcal	1 554kcal	1 877kcal	2 177kcal
主要营养素含量 /%	蛋白质 10%~15%；脂肪 20%~30%；碳水化合物 55%~65%。其中，高铁饮食还需优质蛋白质占膳食蛋白质总量的 50% 以上；铁>20mg/d；维生素 C >100mg/d			

5. 住院期间营养支持效果评价　患者接受营养干预共计 48 天后出院，基本耐受良好，体重较营养支持前增加 4.3kg（增长速度约为 0.6kg/周），皮褶厚度较前稍有增加，低蛋白血症得以纠正，贫血状况在联合用药治疗下恢复正常，详见表 18-17。

表 18-17　神经性厌食患者干预前后营养相关指标变化

指标	参考值	时间			
		入院第 1 周	入院第 2 周	入院第 3 周	入院第 4 周
体重 /kg	51.5~66.6	33.2	34.1	36.4	37.5
皮褶厚度 /mm	13.8~16.8	2.3	—	—	3.1
总蛋白 /（g·L⁻¹）	60.0~80.0	55.4	64.3	67.0	69.5
白蛋白 /（g·L⁻¹）	35.0~55.0	34.1	43.7	43.9	44.9
血红蛋白 /（g·L⁻¹）	113~151	100	108	104	121

6. 出院前指导

（1）患者目前仍处于体重恢复期，能量摄入量应逐渐增至 2 600~2 800kcal/d；当患者体重达到正常范围后,进入体重维持期,能量摄入量可维持在 2 267kcal/d。

(2)指导患者通过食物交换份进行饮食安排,建议体重恢复期:粮谷类 18 份,蔬菜类 1 份,水果类 1 份,肉、蛋、鱼类 5~6 份,乳类 3~4 份,油脂类 2~3 份;体重维持期:粮谷类 15 份,蔬菜类 1 份,水果类 1 份,肉、蛋、鱼类 5 份,乳类 2 份,油脂类 2 份;适当选择富含铁、维生素 C 和 B 族维生素的食物。

(3)烹调宜采用蒸、煮、烩、焖、炖、氽等方法,使食物细软、易于消化。

(4)每周定期测量体重,保持体重的合理增长,以每周增加 0.5~1.0kg 为宜。

(5)家属要多给予患者积极的心理支持,为患者营造良好的家庭进餐氛围。

(6)饮食要有规律,按时进餐,忌过饥过饱。

(7)适当进行温和的运动,改善胃肠道功能及身体素质。

7. 随访　患者出院半年左右体重恢复至 45kg,目前患者体重约 47kg,BMI 16.85kg/m²,喜进食水果、牛奶等,主食摄入量偏少,患者目前对自身的体型满意,无增加体重的愿望。营养医师回访:患者仍消瘦,属中度营养不良,认知依旧存在偏差,建议 1 年内定期回营养门诊随访。

8. 范例食谱及其营养成分分析　神经性厌食症患者软食一日范例食谱,见表18-18;营养成分分析,见表18-19。普食一日范例食谱,见表18-20;营养成分分析,见表18-21。高铁饮食一日范例食谱,见表18-22;营养成分分析,见表18-23。

表 18-18　神经性厌食症患者软食一日范例食谱

餐别	食物名称	原料	重量 /g	多餐能量构成比 /%
早餐	花卷	小麦粉(标准粉)	50	27.4
	蒸蛋	鸡蛋(均值)	50	
	炒茼蒿	茼蒿(蓬蒿菜)	100	
	烹调用油	豆油	5	
早加餐	猕猴桃	猕猴桃	75	
午餐	荠菜肉馄饨	小麦粉(标准粉)	50	36.0
		猪肉(瘦)	25	
		荠菜	50	
	虾仁紫菜汤	虾米(虾仁)	10	
		紫菜(干)	3	
	凉拌小菜	青菜	20	
	烹调用油	豆油	5	
午加餐	立适康匀浆	立适康匀浆	40	
晚餐	番茄鸡蛋面	挂面(精制龙须面)	50	36.6
		鸡蛋(均值)	50	
		番茄	50	
	烹调用油	豆油	5	
晚加餐	立适康匀浆	立适康匀浆	40	
全天	烹调用盐	精盐	4	

表 18-19　营养成分分析

宏量营养素				微量营养素			
三大营养素	含量/g	能量/kcal	供能比/%				
蛋白质	59.6	238.4	18.5	维生素 B$_1$	0.9mg	钠	2 940.8mg
				维生素 B$_2$	0.8mg	钾	1 530.9mg
脂肪	38.1	342.9	26.5	叶酸	341.4μg	钙	565.6mg
				烟酸	7.1mgNE	磷	743.2mg
碳水化合物	177.1	708.4	55.0	维生素 C	105.0mg	铁	19.7mg
合计	—	1 289.7	100	维生素 E	23.4mgα-TE	锌	8.2mg

早餐（图 18-14）

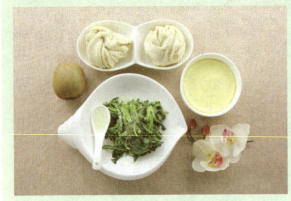

①花卷：小麦粉 50g
②蒸蛋：鸡蛋 50g
③炒茼蒿：茼蒿（蓬蒿菜）100g
④烹调用油：豆油 5g
⑤加餐：猕猴桃 75g

图 18-14　神经性厌食症软食 - 早餐

午餐（图 18-15）

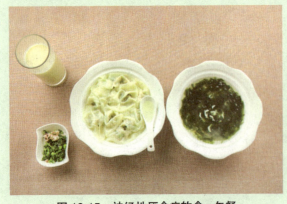

①荠菜肉馄饨：小麦粉 50g+ 猪肉（瘦）25g+ 荠菜 50g
②虾仁紫菜汤：虾仁 10g+ 紫菜（干）3g
③凉拌小菜：青菜 20g
④烹调用油：豆油 5g
⑤加餐：立适康匀浆 40g

图 18-15　神经性厌食症软食 - 午餐

晚餐（图 18-16）

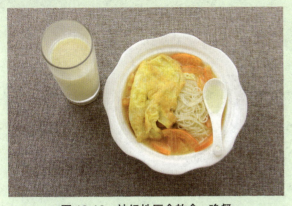

①番茄鸡蛋面：挂面（精制龙须面）50g+鸡蛋50g+番茄50g
②烹调用油：豆油 5g
③加餐：立适康匀浆 40g

图 18-16 神经性厌食软食 - 晚餐

表 18-20 神经性厌食症患者普食一日范例食谱

餐别	食物名称	原料	重量/g	多餐能量构成比/%
早餐	面包	面包（均值）	50	23.9
	牛奶	牛奶（均值）	250	
	煮鸡蛋	鸡蛋（均值）	50	
	早餐配菜	黄瓜	100	
早加餐	苹果	苹果	200	
午餐	馒头	小麦粉（标准粉）	50	37.5
	青椒鱼片	大青椒	75	
		草鱼（草包鱼）	75	
	水煮小白菜	小白菜	150	
	烹调用油	豆油	10	
午加餐	立适康匀浆	立适康匀浆	40	
晚餐	花卷	小麦粉（标准粉）	50	38.6
	凉拌三丝	黄瓜	50	
		胡萝卜	50	
		豆腐干（均值）	50	
	炒空心菜	空心菜	150	
	烹调用油	豆油	10	
晚加餐	立适康匀浆	立适康匀浆	40	
全天	烹调用盐	精盐	4	

表 18-21 营养成分分析

宏量营养素				微量营养素			
三大营养素	含量/g	能量/kcal	供能比/%				
蛋白质	73.3	293.2	18.5	维生素 B_1	0.8mg	钠	2 587.6mg
				维生素 B_2	1.2mg	钾	2 339.8mg
脂肪	54.3	480.6	30.3	叶酸	314.6μg	钙	1 021.0mg
				烟酸	8.8mgNE	磷	1 080.5mg
碳水化合物	203.2	812.8	51.2	维生素 C	118.0mg	铁	21.3mg
合计	—	1 586.6	100	维生素 E	33.8mgα-TE	锌	9.9mg

早餐（图 18-17）

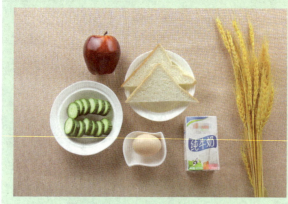

①面包：面包 50g
②牛奶：牛奶 250g
③煮鸡蛋：鸡蛋 50g
④早餐配菜：黄瓜 100g
⑤加餐：苹果 200g

图 18-17 神经性厌食普食 - 早餐

午餐（图 18-18）

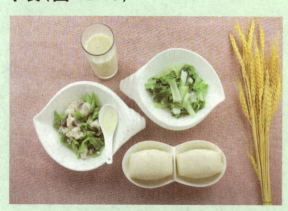

①馒头：小麦粉 50g
②青椒鱼片：大青椒 75g+ 草鱼（草包鱼）75g
③水煮小白菜：小白菜 150g
④烹调用油：豆油 10g
⑤加餐：立适康匀浆 40g

图 18-18 神经性厌食普食 - 午餐

晚餐(图 18-19)

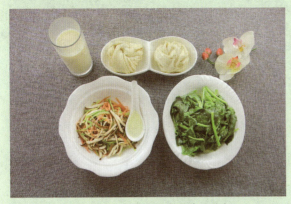

①花卷：小麦粉 50g

②凉拌三丝：黄瓜 50g+ 胡萝卜 50g+ 豆腐干 50g

③炒空心菜：空心菜 150g

④烹调用油：豆油 10g

⑤加餐：立适康匀浆 40g

图 18-19 神经性厌食普食 - 晚餐

表 18-22 神经性厌食症患者高铁饮食一日范例食谱

餐别	食物名称	原料	重量 /g	多餐能量构成比 /%
早餐	花卷	小麦粉(标准粉)	50	23.9
	小米红枣粥	小米	25	
		枣(干)	5	
早加餐	煮鸡蛋	鸡蛋(均值)	50	
	猕猴桃	猕猴桃	100	
午餐	菠菜香干	菠菜	50	43.2
		豆腐干(香干)	50	
	烹调用油	豆油	5	
	软米饭	稻米(均值)	75	
	萝卜烧牛肉	白萝卜	100	
		牛肉	100	
	蒜蓉西蓝花	西蓝花	100	
午加餐	立适康匀浆	立适康匀浆	40	
晚餐	馒头	小麦粉(标准粉)	75	32.9
	爆炒猪肝	猪肝	50	
	青笋肉片	莴笋(莴苣)	150	
		猪肉(瘦)	50	
	烹调用油	豆油	10	
晚加餐	酸奶	酸奶	160	
全天	烹调用盐	精盐	4	

表 18-23　营养成分分析

宏量营养素				微量营养素			
三大营养素	含量 /g	能量 /kcal	供能比 /%				
蛋白质	96.3	385.2	22.9	维生素 B$_1$	1.4mg	钠	2 315.7mg
				维生素 B$_2$	2.1mg	钾	2 290.8mg
脂肪	44.4	339.6	20.1	叶酸	407.8μg	钙	717.1mg
				烟酸	24.0mgNE	磷	1 387.4mg
碳水化合物	240.4	960.8	57.0	维生素 C	172.0mg	铁	34.8mg
合计	—	1 685.6	100	维生素 E	33.7mgα-TE	锌	18.0mg

早餐（图 18-20）

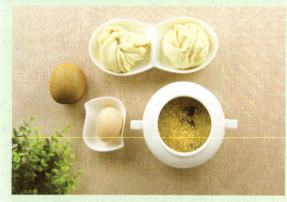

①花卷：小麦粉 50g
②小米红枣粥：小米 25g+ 枣(干)5g
③煮鸡蛋：鸡蛋 50g
④加餐：猕猴桃 100g

图 18-20　神经性厌食高铁饮食 - 早餐

午餐（图 18-21）

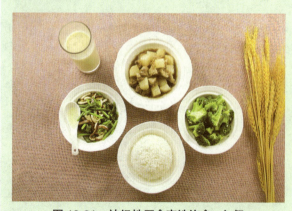

①菠菜香干：菠菜 50g+ 豆腐干(香干)50g
②烹调用油：豆油 5g
③软米饭：稻米 75g
④萝卜烧牛肉：白萝卜 100g+ 牛肉 100g
⑤蒜蓉西蓝花：西蓝花 100g
⑥加餐：立适康匀浆 40g

图 18-21　神经性厌食高铁饮食 - 午餐

晚餐（图 18-22）

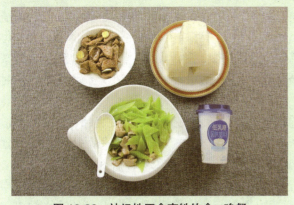

①馒头：小麦粉 75g
②爆炒猪肝：猪肝 50g
③青笋肉片：莴笋（莴苣）150g + 猪肉（瘦）50g
④烹调用油：豆油 10g
⑤加餐：酸奶 160g

图 18-22　神经性厌食高铁饮食 - 晚餐

二、神经性贪食

（一）概念

根据《国际疾病分类》第 11 版（ICD-11）草案，神经性厌食症的诊断标准如下：

1. 出现一再复发的暴食行为，所谓暴食的明显状况是：主观性不受控制的过量饮食。

2. 在暴食行为后，开始用一些补偿行为来预防体重增加，如自我引吐、滥用利尿药、泻药或其他药物、禁食、过度运动等。

3. 与精神性厌食不同的是，这一类患者的体重通常是正常的或超重。自我价值观受到体重及体型的不当影响。

（二）发生原因及生理变化

1. **发生原因**　目前多倾向于从生物学角度寻找病因，心理社会因素也起一定作用。

（1）生物学因素：虽然已有研究报道该病单卵双生子同病率为 22%，双卵双生子同病率为 9%；其亲属中患抑郁症的比例高于普通人群，但该病与遗传的关系尚不明确。血清素 - 肾上腺素能失衡学说认为，神经性贪食患者突触后 5- 羟色胺受体敏感性降低，通过下丘脑 - 垂体 - 肾上腺素轴功能紊乱而产生发作性的暴食和其他行为症状。

（2）社会心理因素：以瘦为美的社会文化，一些特殊职业的要求，妇女追求完美以适应职业竞争的需要，患者个性中的问题，如缺乏自信、控制力差等带来的压抑食欲既可产生厌食，也可呈反转相，表现为发作性暴食，或者说神经性厌食和神经性贪食是同一疾病的不同表现形式。

2. **生理变化**　与神经性厌食不同的是，神经性贪食症患者内分泌功能可能恢复，而神经性厌食症患者恢复较迟缓或不能恢复。

（三）治疗原则

1. **营养师与患者、家属、医疗团队沟通**　具体参见第一部分"神经性厌食症"同一条款。

2. **营养治疗和心理、药物治疗相结合**　治疗的目的是帮助患者从心理上克服对过度饮食的强烈欲望，纠正其异常的进食行为。因此以心理治疗为主，药物治疗为辅。心理治疗最多采用的是认知行为治疗，分为 3 个阶段：

第一阶段：主要是为患者提供与疾病和治疗方案有关的基本原理，例如让患者了解暴食的危害以及正常饮食带来的益处，正常的体重观念等，打消患者对体重增加的顾虑，同时给予营养治疗，帮助患者恢复和维持正常体重。

第二阶段：使用行为和认知疗法，改变患者对于体重和体型的过分关注及其他方面的歪曲认知。

第三阶段：维持前两阶段取得的成果，并阻止治疗结束后的复发。这种方法较容易操作与执行，对于一些具有强烈治愈信念的患者，短期内预后效果很好。但是在治愈后，患者的生活出现应激事件时，比如在工作中不顺心,复发的概率也较高。必要时可联合药物治疗,双盲对照研究表明抗抑郁药可以改善神经性贪食症者的易激怒、沮丧等情绪,进而减少暴食行为的发生。

3. 躯体并发症的对症支持治疗 早期神经性贪食患者一般较少发生营养不良,但因催吐行为可能伴有电解质紊乱、心律失常等内科并发症,需加强支持性营养治疗及相应的对症处理。病情严重者如出现低钾血症、低钠血症等水、电解质紊乱,可静脉补充生理盐水和氯化钾。如果患者因呕吐致使胃酸减少导致代谢性碱中毒,可静脉补充精氨酸;使用泻药导致的代谢性酸中毒,可静脉补充碳酸氢钠。同时要兼顾神经性贪食患者后期易发生负氮平衡,处理方式同神经性厌食。

4. 养成健康的饮食行为,制订并遵守一个规律的进食计划 营养支持开始阶段的目标是恢复正常的进食方式,以纠正进食行为长期紊乱可能引起营养不良的任何生理和心理后果。一旦进食行为得到矫正,呕吐和导泻行为就会自行趋于减少,因为这些行为常常是过量进食的结果。神经性贪食者通常会试图避免吃甜食和高脂肪食物作为日常饮食的一部分,所以在暴食行为发作时,通常对这些食物产生强烈的渴望并且一般食用量很大。因此纠正神经性贪食者的进食行为非常重要,控制食量并建立规律的饮食习惯需要严格遵守一个固定的饮食计划。出现暴食的基本原因就是因为身体长期处于饥饿状态,物极必反的现象,所以:

(1)一日三餐一定要定时定量才可消除想暴食的冲动。

(2)尽量减少加餐,如有需要,可在两正餐之间加餐少量水果、点心、牛奶、酸奶或饼干等食物,忌用零食、甜食、碳酸型饮料等食物作为加餐。

(3)正餐不应以糕点、甜食取代主副食。

(4)饮食上给予适量的能量,三餐比例要适宜,早餐提供的能量应占全天总能量的 25%~30%,午餐应占 30%~40%,晚餐应占 30%~40%。要天天吃早餐并保证其营养充足,午餐要吃好,晚餐要适量。

(5)进餐时应细嚼慢咽,当感觉吃饱就应该停止进食,每餐八分饱为宜,不暴饮暴食,不宜饥一顿饱一顿。

(6)对单纯摄食增加的神经性贪食症患者,须控制餐次和摄入量。应少量多餐,每天至少 6 餐,严格控制每餐摄食量。症状好转以后,逐渐减少餐次并增加每餐摄入量。

(7)对于长期依赖泻药的神经性厌食者,应多选用富含膳食纤维的食物,如绿叶蔬菜、菌菇类等,并每天保证 7~8 杯(200ml/ 杯)饮水量,以减少便秘和肠梗阻的风险。

5. 营养治疗应是一个连续、完整的治疗过程 包括体格检查、营养评估、知信行宣教、食谱制订、调查反馈等。记录起病诱因、发病形式、病程和首发症状;询问是否存在反复发作和不可抗拒的摄食欲望,以及暴食行为等特征,是否担心发胖,并常采取引吐、导泻等方法以消除暴食后的罪恶感以及有无内分泌改变;了解既往躯体和精神疾病史,个人文化水平和性格特点以及精神障碍家族史;分析精神检查所见意识、感知觉、思维、情感和行为方面的主要异常表现;观察实验室检查如水、电解质平衡紊乱及外周血象、心电图异常改变等证据。根据以上数据变化情况及时调整饮食方案,并以此来鼓励患者,增强患者战胜疾病的信心。当患者各项指标基本正常后,根据患者身高和体重再重新制订一个平衡饮食食谱。

6. 营养治疗应分类处置 对于成人和青少年应建立分类处置机制:饮食管理的目标和目的,应分别达到成人的健康营养状态和青少年的正常成长需求,并维持这种状态。最好在治疗开始时制订好目标体重并取得患者同意。对成人,其目的是稳定的体重增加,或体重保持在人体健康的水平,并能够形成规律的饮食以维持这一体重。对青少年,其目的是稳定的体重增加或体重稳定,并保证以正常的速度继续成长发育。

7. 饮食策略

(1)坐着进食正餐或加餐,避免手抓的食物,进食在器皿盛放的食物。

(2)每餐中加入蔬菜、沙拉、水果来延长进餐的时间。

(3)选择全麦、高膳食纤维含量的面包和谷物食品来尽量增加食物的体积,进食热的食物来增强饱腹感。

（4）保持一个均衡的饮食结构，每餐要包括多种食物。

（5）有规律间隔进食，可以使患者减少饥饿和对食物的渴望。

（6）选择小份食物以控制食量。

（7）为每餐做一个计划，并在进餐之前把计划记录在一个进食记录，给自己设定一个容易的目标。

（8）减少在外就餐频次，并避免独自一人进餐，尽可能与他人、家人共同进餐，并营造轻松、愉快的就餐氛围。

（陈永春）

参 考 文 献

［1］何彦侠，薛兵，赵淑敏，等．乳糜胸的病因临床特点及诊治进展 [J]. 海南医学，2015, 26 (6): 850-852.

［2］SHAH RD, LUKETICH JD, SCHUCHERT MJ, et al. Postesophagectomy chylothorax: Incidence, risk factors and outcomes [J]. Ann Thorac Surg, 2012, 93 (3): 897-904.

［3］LONGSHENG MIAO, YAWEI ZHANG, HONG HU, et al. Incidence and management of chylothorax after esophagectomy [J]. Thorac Cancer, 2015, 6 (3): 354-358.

［4］HANS H SCHILD, CHRISTIAN P STRASSBURG, ARMIN WELZ, et al. Treatment Options in Patients With Chylothorax [J]. Dtsch Arztebl Int, 2013, 110 (48): 819-826.

［5］王民洁，孙静，吴爱勤，等．精神病学 [M]. 南京：东南大学出版社，2010.

［6］高美丁．膳食疗养学 [M]. 4 版．台中：华格那企业有限公司，2011.

［7］李明伟，高剑峰，吴迎春．神经性厌食症营养干预治疗效果的观察 [J]. 中国民康医学，2014, 26 (14): 69-70.

［8］李秀亮．进食障碍的病因及治疗 [J]. 中国健康心理学杂志，2010, 18 (5): 633-635.

［9］丰丽莉，毛春英，金辉，等．神经性厌食症患者的营养干预及心理护理 [J]. 护理与康复，2010, 9 (3): 204-205.

［10］孔庆梅．中国进食障碍防治指南解读 [J]. 中华精神科杂志，2018, 51 (6): 355-358.

［11］郑毓鹑，陈珏，赵敏，等．喂养和进食障碍诊断标准最新进展 [J]. 中华精神科杂志，2017, 50 (1): 85-87.

附录 1　老年人照护食品介绍

一、高营养面包糊

【配料】

1. 牛奶风味　面包粉(含小麦)、砂糖、乳蛋白、糊精、植物油、玉米糖浆、香料(大豆、乳提取)、增黏多糖类、酪朊酸钠(乳提取)、乳化剂、葡萄糖酸锌、焦磷酸铁。

2. 低甜版　面包粉(含小麦)、糊精、乳蛋白、植物油、砂糖、玉米糖浆、增黏多糖类、酪朊酸钠(乳提取)、贝钙、乳化剂、香料、葡萄糖酸锌、焦磷酸铁。

【营养成分】(附表 1-1)

附表 1-1　高营养面包糊营养成分表(每 100g 参考值)

项目		牛奶风味	低甜版
能量 /kcal		410	410
水分 /g		5.2	5.6
蛋白质 /g		16.0	16.0
脂肪 /g		9.4	10.4
碳水化合物	糖分 /g	65.4	63.2
	膳食纤维 /g	2.0	2.5
矿物质 /g		2.0	2.3
钠 /mg		230	250
钾 /mg		210	200
铁 /mg		4	4
锌 /mg		10	10
钙 /mg		400	400
磷 /mg		240	260
食盐相当量 /g		0.6	0.6

【产品特点】

1. **制作简单**　只需加入一定量的开水,搅拌均匀后放置数分钟即可食用。
2. **营养补给**　少量高营养:一餐 50g 中含有能量 205kcal、蛋白质 8g、钙 200mg、铁 2mg、锌 5mg。
3. **减少进食负担**　补充多种营养的同时不增加进食量,节约进食时间。

二、经口补水液——果冻

【配料】

葡萄糖、食盐、胶凝剂(增黏多糖)、乳酸钙、氯化钾、乳酸、硫酸镁、磷酸钠、谷氨酸钠、甜味剂(三氯蔗糖、安赛蜜)、香料。

【营养成分】(附表 1-2)

附表 1-2　进口补水液——果冻营养成分表(每 100g 参考值)

营养素	能量 / kcal	碳水化合物 /g	食盐相当量 /g	钠 / mg	钾 / mg	镁 / mg	磷 / mg	葡萄糖 / mg	氯 / mg
含量	10	2.5	0.3	115	78	2.4	6.2	1.8	177

【产品特点】

经口补水液是以经口补水疗法发达的美国小儿科学会的方针为准则,根据 WHO 提倡的经口补水疗法研发出的补水饮料。

【适用人群】

1. 感染肠炎、感冒引起腹泻、呕吐,发热时引起脱水人群。
2. 过度流汗造成的脱水人群。
3. 咀嚼、吞咽障碍造成水分摄入不足人群。

（胡　雯　曾小庆　母东煜）

附录 2　食物血糖指数和血糖负荷

一、血糖指数

血糖指数(glycemic index, GI):50g 碳水化合物试验食物的血糖应答曲线下面积,与等量碳水化合物标准参考物(葡萄糖或白面包)的血糖应答之比,反映食物与葡萄糖相比升高血糖的速度和能力。通常把葡萄糖的血糖指数定为 100。由此看出,同等量的碳水化合物有着不一样的血糖生成;一样的食物,由于加工工艺不一样,血糖应答不同。GI 既考虑了碳水化合物的含量,又考虑了碳水化合物的种类。一般而言,将碳水化合物分为 3 个等级:① GI>70 为高 GI 食物;② GI 55~70 为中 GI 食物;③ GI<55 为低 GI 食物。

其区分的关键在于吸收率,高 GI 食物,进入胃肠道后消化快、吸收完全,升血糖快;低 GI 食物,在胃肠中停留时间长,释放缓慢,引起的餐后血糖反应较小。通常豆类、乳类、富含纤维的蔬菜总是低的或较低 GI 的食物,而谷类、薯类、水果常依赖类型和加工方式,特别是膳食纤维的含量而变化。虽然 GI 有它的优点,但 GI 反映食物本身特性,不反映膳食总能量控制及平衡膳食的搭配。

利用 GI 选择食物的基本原则:

1. **注意食物类别和精度**　同类食物的选择,可选择硬质、粗加工的食物,而精细加工的食物是高 GI 的食物。多选择豆类及其制品。注意选择蔬菜。
2. **选择富含膳食纤维的食物**　富含膳食纤维的食物 GI 较低,可适当多选。
3. **选用不容易糊化的谷类制品**　不吃长时间高温煮的稠粥、松软的发酵面包和点心,不选择黏性大的食物,如黏玉米、黏高粱米、糯米等糊化程度高,GI也高。

4. 合理搭配　利用豆类低GI的特点合理搭配,如大米、绿豆或赤小豆饭。巧妙添加膳食纤维和酸度,如酸奶、荞麦、西红柿等。简单处理,主副食搭配,如白米饭、豆干、蔬菜搭配等。

二、血糖负荷

血糖负荷(glycemic load,GL):表示单位食物中可利用碳水化合物数量与GI的乘积。血糖负荷的判断:

GL>20为高;GL11~19为中;GL<10为低。

一般而言,食物为低GI时,总有低GL;中、高GI食物却常有一个从低到高的宽范围变化。所以控制高GI食物和碳水化合物摄入量是非常重要的。单纯以GI高低选择食物可能会产生错误。比如胡萝卜与西瓜的GI分别为71与72,属于高GI食物,但其GL分别为5.5与3.9,日常食用量不会引起血糖的大幅度变化。要产生实验条件下(含50g碳水化合物)的血糖应答,则分别需摄入909g西瓜和649g胡萝卜,超出通常摄入量。因此脱离碳水化合物含量及食物总体积、含水量等因素,仅看GI的意义不大。GL将摄入碳水化合物的数量和质量结合起来,可对实际提供的食物或总体膳食模式的血糖效应进行定量测定。人们选择食物时以单位重量为依据,因此GL更符合对食物属性的表述习惯,便于等量比较。

(马文君)

附录3　基于血糖负荷的食物交换份

食物交换份是糖尿病饮食治疗和营养教育的经典方法,简便易行。其缺点是不能区别交换表中等值食物餐后引起的血糖应答差异,以及食物加工烹调方法和食物成熟度对机体血糖的影响。基于GL的食物交换份是由孙建琴等于2006年提出的,主要参照我国常用糖尿病饮食计划食物交换表,谷类及其制品、豆类、奶类、蔬菜、水果食物的交换份重以90kcal能量为一个交换。在传统食物交换份中赋以GL值(国内数据主要来源于杨月欣等中国食物成分表,国外数据主要采用Foster-Powell等的"国际GI、GL"表和FAO/WHO资料。我国居民常用而国内外均无GI数据的食物,由上海华东医院实验室按国际标准方法测定,GI计算采用Wolever法)。

基于GL的食物交换份保留传统食物交换份以等值能量为交换的基础,选择食物血糖负荷低的食物,既保留了传统交换方法简单易行的特点,又充分考虑了碳水化合物在质和量方面的差异,有助于在控制总能量的同时,定量预测或调整混合膳食的血糖应答效应,在临床实际应用方便,可以指导妊娠糖尿病孕妇合理饮食搭配。

例如:以供给1 800kcal/d能量为例,设计两套膳方案:均提供1 800kcal能量,需要20个食物交换份,按平衡膳食的原则分配,根据基于GL的食物交换份进行食物的选择与搭配。两套饮食方案均符合平衡膳食的要求,所提供的能量及营养素组成基本相同,但是二者的GL相差2倍多(附表3-1),尤其富含碳水化合物主食的选择很关键。基于GL的食物交换份保留传统食物交换份法既可以对实际提供食物或总体膳食模式的餐后血糖效应进行定量预测的特点,也可以根据GL及个人的食物喜好随时调整,简便易行(附表3-2~附表3-8)。

附表3-1　相同能量不同GL值的食谱组成(1 800kcal)

基于血糖负荷食物交换份				传统食物交换份			
食物	交换份	重量/g	GL值	食物	交换份	重量/g	GL值
米线	3	75	9.6	糯米饭	3	75	53.4
鸡蛋	1	50	—	鸡蛋	1	50	—

续表

基于血糖负荷食物交换份				传统食物交换份			
食物	交换份	重量/g	GL值	食物	交换份	重量/g	GL值
大米饭	3	75	49.5	香米饭	5	125	102
荞麦	3	75	27.0	玉米	1	400	50.2
肉	2	100	—	肉	2	100	—
豆干	1	50	1.3	豆干	1	50	1.3
蔬菜	1	500	—	蔬菜	1	500	—
苹果	1	200	8.8	香蕉	1	150	16.2
植物油	2.5	25	—	植物油	2.5	25	—
牛奶	1.5	240	2.25	牛奶	1.5	240	2.25
燕麦面包	1	35	10.8	苏打饼干	1	35	13.7
合计	20		109.25	合计	20		239.05

附表 3-2　等值粮谷类交换表（每份相当于能量 90kcal）

食物名称	交换份重/g	每份食物/GL	食物名称	交换份重/g	每份食物/GL	食物名称	交换份重/g	每份食物/GL
强化蛋白通心粉	35	2.7	通心粉	25	8.9	面条（小麦粉）	25	11.8
米线	25	3.2	荞麦（黄）	25	9.0	燕麦片	25	12.8
粗麦粉（煮）	25	3.9	酥皮糕点	25	9.2	玉米面（粗粉，煮）	25	12.8
大麦（整粒，煮）	25	4.0	面条（硬小麦粉，细）	25	9.3	荞麦馒头	25	13.0
绿豆挂面	25	5.0	油条	25	9.4	白馒头	25	13.3
面条（硬小麦粉，细）	25	6.4	玉米面粥	25	9.4	小米（煮）	25	14.7
小麦整粒煮	25	6.6	寿司	25	9.6	烙饼	25	15.3
黑麦（整粒，煮）	25	6.6	黄豆挂面	25	9.8	玉米片	25	15.7
面条（硬，扁，粗）	25	6.7	面条（硬小麦粉，细）	25	10.0	大米（即食，煮）	25	16.1
方便面	25	7.2	荞麦方便面	25	10.1	碎白米饭	25	16.2
粟（煮）	25	7.5	小麦片	25	10.1	大米饭	25	16.5
黑米粥	25	7.6	大麦粉	25	10.5	糯米饭	25	17.8
大米（即食，煮）	25	8.3	荞麦面条	25	10.6	烧饼	25	20.2
玉米糁	25	8.6	小米粥	25	11.5	香米饭	25	20.4
大麦粉（煮）	25	11.6						

附表 3-3　等值饼干面包类交换表 (每份相当于能量 90kcal)

食物名称	交换份重 /g	每份食物 /GL	食物名称	交换份重 /g	每份食物 /GL	食物名称	交换份重 /g	每份食物 /GL
花生酱饼干	25	1.5	汉堡面包	35	10.7	白面包 (吐司)	35	12.8
牛奶香脆	25	5.8	燕麦面包	35	10.8	苏打饼干	35	13.7
饼干	25	6.9	面包 (粗面粉)	35	11.2	荞麦面包	35	16.4
裸麦粉粗面包	35	7.0	面包 (黑麦粉)	35	11.4	棍子白面包	35	16.6
达能阳光早餐饼干	25	7.2	面包 (80% 燕麦粒)	35	11.4	膨化米脆饼	35	17.2
面包 (混合谷物)	35	7.9	面包 (高纤维)	35	11.9	白面包	35	17.9
面包 (黑麦粒)	35	8.8	面包 (全麦粉)	35	12.1	白小麦粉面包	35	18.5
高钙达能饼干	25	8.8						

附表 3-4　等值薯类及制品交换表 (每份相当于能量 90kcal)

食物名称	交换份重 /g	每份食物 /GL	食物名称	交换份重 /g	每份食物 /GL	食物名称	交换份重 /g	每份食物 /GL
马铃薯粉条	25	2.7	马铃薯 (烤)	100	9.9	马铃薯泥	100	12.0
粉丝汤	25	6.6	马铃薯片 (油炸)	100	9.9	马铃薯 (微波烤)	100	13.5
藕粉	25	6.9	马铃薯 (蒸)	100	10.7	甘薯 (山芋)	100	14.3
筥粉	25	7.1	马铃薯 (煮)	100	11.0	甘薯 (红 , 煮)	100	18.6

附表 3-5　等值干豆及坚果交换表 (每份相当于能量 90kcal)

食物名称	交换份重 /g	每份食物 /GL	食物名称	交换份重 /g	每份食物 /GL	食物名称	交换份重 /g	每份食物 /GL
花生	15	0.4	蚕豆 (五香)	25	2.5	鹰嘴豆	25	4.7
黄豆 (罐头)	25	0.7	干豌豆	25	3.0	莲子	26	5.0
豆腐 (冻)	150	0.8	芸豆 (四季豆)	25	3.3	黑豆汤	25	5.4
黄豆 (浸泡 , 煮)	25	0.8	扁豆 (红 , 小)	25	3.6	栗子	50	10.7
腰果	15	0.9	扁豆 (红 , 小)	25	3.8	腰豆	35	1.7
豆腐干	50	1.3	扁豆 (绿 , 小)	25	4.2	赤小豆	25	2.9
豆腐 (炖)	100	1.3	四季豆 (高压处理)	25	4.0			

附表 3-6　等值鲜豆及蔬菜交换表 (每份相当于能量 90kcal)

食物名称	交换份重 /g	每份食物 /GL	食物名称	交换份重 /g	每份食物 /GL	食物名称	交换份重 /g	每份食物 /GL
洋葱	230	2.4	芋头 (蒸)	100	8.0	南瓜	350	11.8
四季豆	250	2.8	百合	56	8.4	鲜豌豆	250	24.6
速冻豌豆	70	3.0	山药	150	8.8	甜菜	350	39.4
青刀豆	250	5.0	莲藕	130	9.6	玉米 (甜 , 煮)	400	50.2
扁豆	250	5.8	胡萝卜	200	11.0			

附表 3-7　等值水果交换表（每份相当于能量 90kcal）

食物名称	交换份重/g	每份食物/GL	食物名称	交换份重/g	每份食物/GL	食物名称	交换份重/g	每份食物/GL
李子	200	3.8	橙子	200	8.8	菠萝	200	12.6
樱桃	200	4.4	苹果	200	8.8	杏干	60	14.6
柚	200	4.6	杏	200	8.8	香蕉(熟)	150	16.2
桃	200	6.2	香蕉(生)	150	9.4	木瓜	200	16.6
梨	200	7.4	苹果	200	9.8	西瓜	500	19.8
芒果	200	7.8	柑	200	9.8	芭蕉	200	27.4
葡萄	200	8.6	猕猴桃	200	12.4	提子	200	93.4
草莓	300	8.6						

附表 3-8　等值奶类交换表（每份相当于能量 90kcal）

食物名称	交换份重/g	每份食物/GL	食物名称	交换份重/g	每份食物/GL	食物名称	交换份重/g	每份食物/GL
全脂牛奶	160	1.5	降糖奶粉	25	3.4	酸奶(加糖)	130	5.8
牛奶	160	1.5	豆奶	160	4.9	老年奶粉	25	6.2
酸奶(原味)	130	2.3	老年奶粉	25	5.3	冰激凌	70	11.1
脱脂牛奶	160	2.6						

（马文君）

附录 4　全书餐具尺寸一览（附图 4-1~ 附图 4-15）

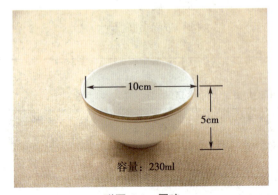

附图 4-1　圆碗

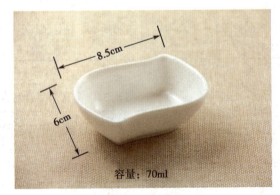

附图 4-2　碟子

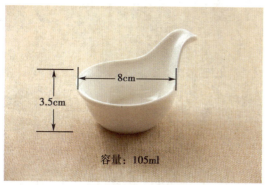

容量：105ml

附图 4-3　汤匙

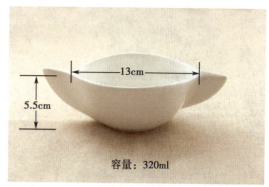

容量：320ml

附图 4-4　碗

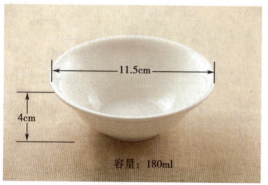

容量：180ml

附图 4-5　碗

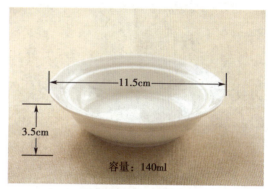

容量：140ml

附图 4-6　盘子

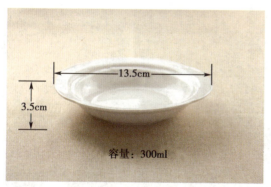

容量：300ml

附图 4-7　盘子

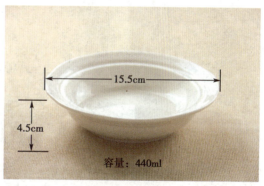

容量：440ml

附图 4-8　盘子

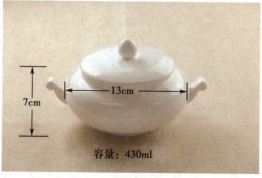

容量：430ml

附图 4-9　盅

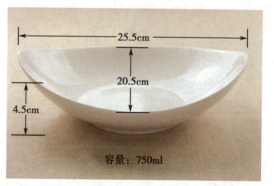

容量：750ml

附图 4-10　碟子

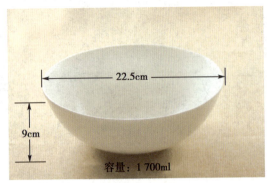

附图 4-11　汤碗

容量：1 700ml

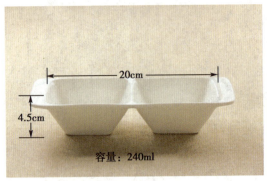

附图 4-12　点心碟

容量：240ml

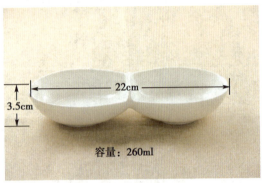

附图 4-13　点心碟

容量：260ml

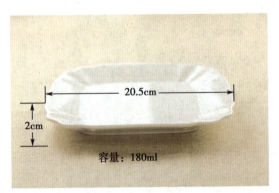

附图 4-14　菜碟

容量：180ml

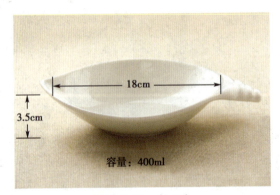

附图 4-15　点心碗

容量：400ml

（胡　雯　李晶晶　廖欣怡）